Albert MATHIEU

MÉDECIN DE L'HOPITAL ANDRAL

TRAITÉ

DES

MALADIES DE L'ESTOMAC

ET DE L'INTESTIN

Avec 71 figures dans le texte

PARIS

OCTAVE DOIN, ÉDITEUR

8, PLACE DE L'ODÉON, 8

1901

TRAITÉ

DES

MALADIES DE L'ESTOMAC ET DE L'INTESTIN

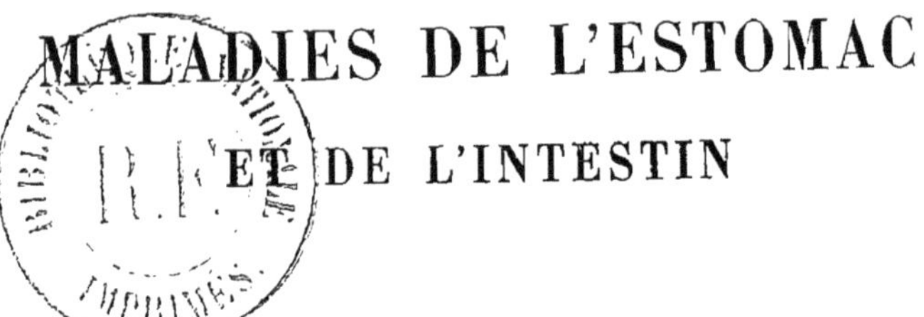

TRAITÉ

DES

MALADIES DE L'ESTOMAC ET DE L'INTESTIN

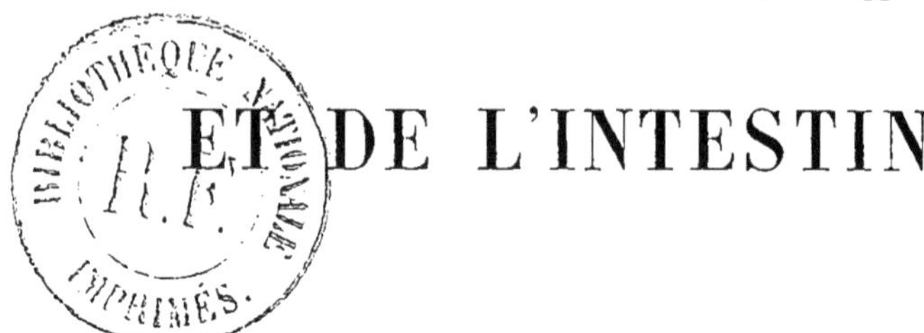

PAR

ALBERT MATHIEU

Médecin de l'hôpital Andral

Avec 71 figures dans le texte

PARIS

OCTAVE DOIN, ÉDITEUR

8, PLACE DE L'ODÉON, 8

—

1901

PRÉFACE

Habituellement, l'histoire des maladies de l'estomac et celle des maladies de l'intestin sont complètement séparées : cette dissociation est tout à fait artificielle.

En réalité, l'action des divers segments du tube digestif et de ses glandes annexes se succède, se complète et, au besoin, se supplée tant à l'état normal qu'à l'état pathologique. Le plus souvent, la viciation porte à la fois sur les fonctions de l'estomac et de l'intestin. Il est donc naturel de rapprocher l'histoire de la dyspepsie intestinale de celle de la dyspepsie stomacale, sinon dans le même chapitre, tout au moins dans des chapitres voisins.

Le lecteur ne sera pas surpris, pour ces raisons, de trouver dans ce volume une ordonnance à laquelle les livres classiques ne l'ont pas habitué.

Après un préambule indispensable d'anatomie et de physiologie normales, nous avons passé successivement en revue la séméiologie analytique, l'étude des grands complexus symptomatiques de l'estomac et de l'intestin, et, enfin, celle des maladies caractérisées par des lésions. Il résulte de cette division que les mêmes questions se trouvent assez souvent examinées à plusieurs reprises, sous des angles différents, en allant des notions les plus simples aux plus complexes. J'ose espérer qu'on y trouvera plus d'avantage que d'ennui.

Nous avons donné la prépondérance à la séméiologie basée

sur la pathogénie et la physiologie pathologique et relégué l'anatomie pathologique au second plan. L'anatomie pathologique est en effet, par elle-même, la *science de la mort*. Ce qui intéresse avant tout le médecin, c'est la *vie de la lésion*, sa pathogénie, son expression clinique et le mécanisme physiologique de sa symptomatologie.

La place que nous avons attribué à la thérapeutique générale des symptômes et des complexus morbides est relativement considérable. Il nous paraît que le médecin trouvera plus de profit à lire cet exposé d'ensemble, muni des notions précédemment exposées, qu'à parcourir successivement des paragraphes de thérapeutique disséminés à la fin de chacun des chapitres antérieurs.

Cette étude d'ensemble sur la pathologie de l'estomac et de l'intestin n'est pas la première qu'on publie depuis que la recherche du chimisme gastrique a amené le remaniement de cette partie de la science médicale. Il est juste de le reconnaître, nous nous sommes largement inspiré de la lecture des traités spéciaux et des chapitres consacrés à la pathologie du tube digestif dans les traités généraux : on en trouvera l'énumération en tête de la bibliographie.

A notre époque d'abondante publication et de collaboration internationale, la part d'originalité des auteurs tend de plus en plus à se restreindre, et le mérite dans un traité de pathologie consiste avant tout à distinguer ce qu'il est essentiel de savoir et à l'exposer clairement. Puissions-nous y avoir réussi !

En terminant cette introduction, je considère comme un agréable devoir de remercier mon ancien interne et fidèle élève le Dr J. Ch. Roux. Il a été pour moi un collaborateur dans toute la force du terme, et, sans son aide, il m'eût été impossible de terminer à l'heure dite une œuvre qui a demandé deux années de notre travail commun.

ALBERT MATHIEU.

29 juillet 1900.

TRAITÉ
DES
MALADIES DE L'ESTOMAC
ET DE L'INTESTIN

ANATOMIE ET PHYSIOLOGIE NORMALES
DE L'ESTOMAC ET DE L'INTESTIN

Les aliments broyés et insalivés dans la bouche pénètrent dans l'estomac ; ils y subissent l'action de l'acide chlorhydrique et de la pepsine qui dissocient, dissolvent et peptonisent en partie ceux qui sont riches en substances albuminoïdes.

L'estomac élimine son contenu dans l'intestin d'une façon continue, tout d'abord les substances liquides, plus tard celles qui sont simplement ramollies ou dissociées et celles qui ont échappé à son action.

La digestion intestinale commence donc presque immédiatement après la digestion stomacale ; elle est beaucoup plus complexe et porte à la fois sur les substances des trois ordres grâce aux deux grosses glandes annexes, le pancréas et le foie.

A l'intestin appartient à peu près exclusivement l'absorption des aliments et des boissons ; commencée dans l'intestin grêle, elle s'achève dans le gros intestin où les résidus rebelles à la digestion, mêlés aux produits d'excrétion du foie et de desquamation de l'intestin, prennent les caractères des matières fécales.

Au point de vue anatomique, le tube digestif se trouve nettement divisé en trois segments dont les limites sont marquées par le sphincter pylorique et la valvule iléo-cæcale.

Ces trois segments ont une commune origine embryogénique ; leur innervation présente une origine commune ; les phénomènes physiologiques qui s'y déroulent se continuent et se complètent.

Le tube digestif dans son entier préside à une fonction générale, il représente un appareil spécial à cette fonction ; nous allons en étudier sommairement l'anatomie et la physiologie, en insistant plus particulièrement sur les notions nécessaires pour l'intelligence de sa pathologie.

ÉTUDE ANATOMIQUE DU TUBE GASTRO-INTESTINAL

ESTOMAC

Configuration. — L'estomac est une poche musculaire tapissée d'une muqueuse dans laquelle les aliments séjournent plus ou moins longtemps; ils s'y trouvent soumis à l'action combinée de l'acide chlorhydrique et de la pepsine.

Par sa configuration extérieure, c'est un cône vertical dont la base correspond à la grosse tubérosité ; la partie inférieure du cône se trouve renflée en bas de façon à constituer la petite tubérosité. Le sommet du cône est tronqué, il se continue avec le duodénum au niveau du pylore.

Autrefois, on attribuait à l'estomac une direction horizontale ; depuis les travaux de Luschka, on admet que sa direction est presque complètement verticale : l'opinion de cet auteur a été successivement confirmée par les recherches de Betz, de Henle, de Tillaux, de Doyen, de Jonnesco, etc.

Les deux orifices de l'estomac, le cardia et le pylore ne sont pas cependant directement superposés ; en effet, le cardia correspond au flanc gauche du corps de la dixième vertèbre dorsale, à *gauche* de l'apophyse épineuse de la neuvième et le pylore à la partie *droite* du bord inférieur du corps de la première lombaire.

L'axe de l'estomac ne coïncide du reste nullement avec la ligne passant par le centre de ces deux orifices ; le corps de l'estomac se trouve au contraire en entier rejeté à gauche de cette ligne. L'axe du cône auquel on compare l'estomac se trouve également à gauche ; sa direction est à peu près verticale, ou tout au moins légèrement oblique de haut en bas et de gauche à droite. Le sommet tronqué du cône se trouve dévié à droite en suivant la direction du quart inférieur de la petite courbure. Il en résulte que le poids des substances contenues dans l'estomac ne presse pas sur l'orifice pylorique, mais sur la petite tubérosité.

La grande courbure de l'estomac, en descendant de la grosse tubérosité se dirige en bas et à droite jusqu'au point le plus déclive qu'elle doive atteindre. Sur ce trajet, elle présente une dépression plus ou moins marquée, très accentuée chez les femmes qui portent un corset serré. A partir du point le plus déclive, elle se porte en haut et à droite, à la rencontre du pylore en décrivant une courbe à concavité supérieure qui limite la petite tubérosité de l'estomac.

C'est dans la cavité de cette petite tubérosité que se rassemblent les liquides ; c'est là que presse le poids des aliments. *C'est cette petite tubérosité qui se développe lorsque la surcharge alimentaire amène la dilatation de l'estomac.*

Rapports. — Il importe au médecin de connaître les rapports de l'estomac avec la paroi thoraco-abdominale de façon à pouvoir apprécier les modifications qui se produisent à l'état pathologique.

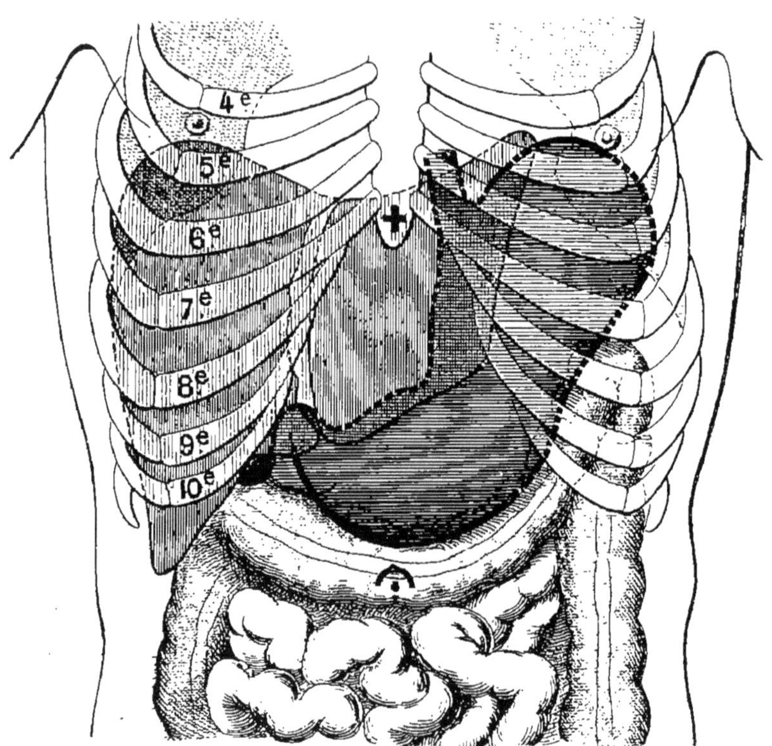

Fig. 1. — Rapports de la face antérieure de l'estomac.

La grosse tubérosité est recouverte directement par le diaphragme. En avant, la face antérieure de l'estomac est recouverte par le foie dont le bord antérieur est obliquement dirigé de l'extrémité de la septième côte gauche à l'extrémité de la neuvième côte droite. A gauche du foie, la face antérieure de l'estomac et la grande courbure correspondent aux 5e, 6e, 7e, 8e côtes et aux espaces intercostaux qui les séparent.

D'après Labbé, la grande courbure ne remonterait jamais au-dessus de la ligne horizontale qui passe par le cartilage de la neuvième côte des deux côtés. L'estomac se trouve ainsi à jeun en contact avec la paroi abdominale antérieure au niveau d'une surface triangulaire limitée en haut et à gauche par le rebord des fausses côtes, en haut et à droite par le bord oblique du foie, et, en bas, par la ligne horizontale passant par le cartilage de la 9e côte des deux côtés.

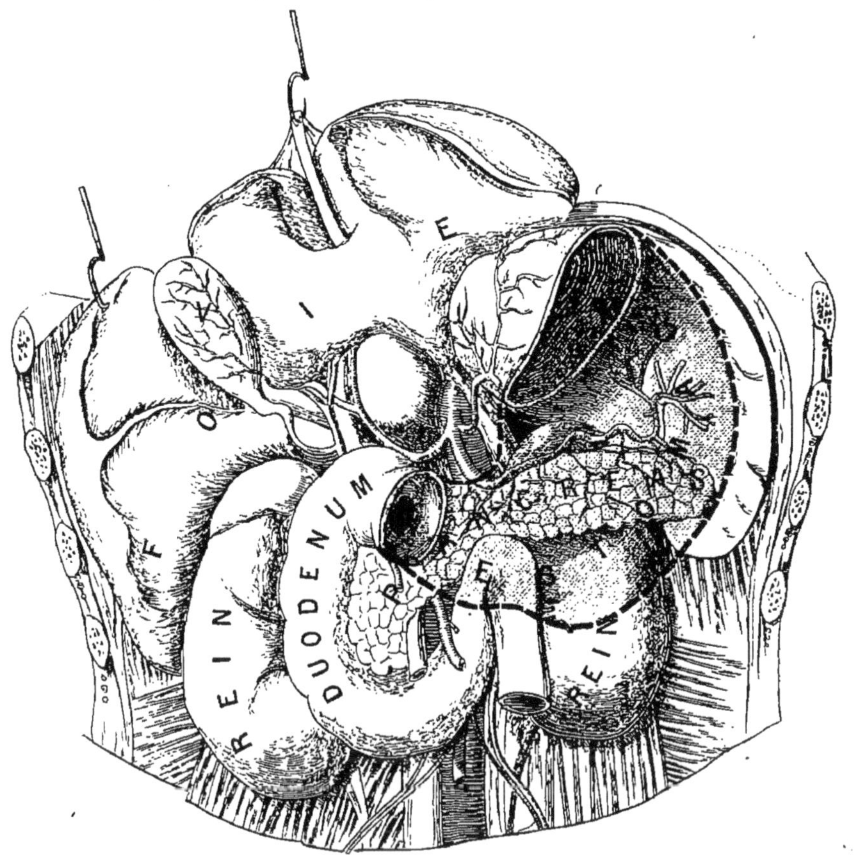

Fig. 2. — Configuration et rapports du duodénum.
Rapports de la face postérieure de l'estomac. (D'après Testut.)

Cette limite inférieure subit des variations considérables suivant les personnes, suivant aussi que l'estomac est à l'état de plénitude ou de vacuité.

La face postérieure de l'estomac est en rapport avec les vaisseaux spléniques, la queue du pancréas, le rein gauche et la capsule surrénale correspondante ; ces rapports prennent de l'importance dans certains cas d'ulcère de l'estomac : l'ulcération, après avoir amené la perforation des parois stomacales, peut atteindre les organes avoisinants qui se trouvent entamés à leur tour. La perforation de l'artère splénique a assez souvent donné lieu à des hémorragies mortelles.

D'après Luschka, la rate est située non à gauche de l'estomac, mais en arrière ; cependant son extrémité inférieure déborde très souvent à gauche vers le milieu de la grande courbure.

En bas, l'estomac est en rapport avec le côlon transverse qui suit la direction de sa grande courbure, mais s'en trouve quelquefois plus ou moins éloigné.

Dimensions. — Quelles sont les dimensions normales de l'estomac ? Il est impossible de répondre à cette question avec une précision absolue ; les variations individuelles sont en effet assez grandes, et il est difficile de décider quand l'estomac cesse d'être grand pour devenir dilaté. Les auteurs indiquent les dimensions suivantes : 26 à 34 centimètres pour la longueur, de l'orifice cardiaque à l'orifice pylorique, 10 à 12 et même 15 centimètres pour la largeur au niveau du cardia ; 9 centimètres pour le diamètre antéro-postérieur (de la face antérieure à la face postérieure).

La capacité de l'estomac est très difficile à évaluer, car il est malaisé de savoir à quel moment son élasticité normale commence à être forcée.

La capacité moyenne chez l'adulte varierait de 600 à 2 000 centimètres cubes (Ewald, Legendre, Chabrié) ; comme moyenne, il faudrait admettre 1 200 centimètres cubes d'après Ewald, Charpy et Chabrié.

Configuration intérieure. — A l'intérieur, l'estomac est tapissé par une muqueuse d'une structure particulière ; elle est assez mobile, de coloration grisâtre sur le cadavre, rosée sur le vivant. Après la mort, elle est rapidement attaquée par le suc gastrique ; sa partie superficielle se ramollit, devient comme gélatineuse ; elle se déchire alors par lambeaux avec la plus grande facilité. Les veines s'aperçoivent sous forme de traînées d'un rouge noirâtre ; la matière colorante du sang, en diffusant dans le voisinage, leur dessine quelquefois comme une auréole. Ces modifications de la structure et de l'aspect de la muqueuse ont été prises longtemps pour de véritables lésions.

La muqueuse très mobile sur les plans sous-jacents présente des plis longitudinaux assez accentués, et des plis transversaux, moins saillants. Elle est de plus parsemée de petites saillies planes polygonales, de quelques millimètres de côté, qui portent le nom de *mamelons*. Elles sont séparées les unes des autres par de petits sillons superficiels.

Le *cardia* appartient à l'œsophage beaucoup plus qu'à l'estomac : il est représenté par un rétrécissement du calibre de ce conduit au niveau duquel la muqueuse est plissée en long ; du côté de l'estomac, la muqueuse d'un blanc nacré de l'œsophage tranche d'une façon assez nette avec la coloration grisâtre, plus terne de la muqueuse stomacale.

Au niveau du *pylore*, la disposition est bien différente ; si l'on regarde du côté de l'estomac, on ne trouve qu'une dépression en entonnoir ; au contraire, si l'on regarde par le duodénum, on voit un diaphragme percé d'un orifice susceptible de dilatation, et de resserrement. La valvule existe donc de l'intestin vers l'estomac, sans exister de l'estomac vers l'intestin. Le pylore du reste est beaucoup plus un sphincter qu'une valvule ainsi qu'en témoigne l'épaisseur des tuniques musculaires à ce niveau : cet épaississement est attribuable au renforcement de la tunique des fibres circulaires.

Structure de l'estomac. — L'estomac est constitué par trois tuniques superposées ; la tunique séreuse qui n'est que la lame viscérale du péritoine, la tunique musculaire et la tunique muqueuse. La muqueuse est unie à la musculeuse par un tissu cellulaire lâche qui lui permet des mouvements étendus de glissement et de plissement.

Tunique musculaire. — De la séreuse nous ne dirons rien. La tunique musculaire comprend comme dans tout le tube digestif une série de fibres longitudinales en dehors et une série de fibres circulaires en dedans. Il y a de plus un système particulier de fibres obliques de renforcement qu'on ne trouve que sur cette région du tube digestif. Ces fibres de renforcement réunies en faisceaux sont sous-jacentes à la couche circulaire, directement superposées à la muqueuse par conséquent. Pris dans leur ensemble, leurs faisceaux forment une anse à cheval sur le côté gauche du cardia ; partant de ce point, les faisceaux s'épanouissent sur la paroi antérieure et la paroi postérieure.

La couche longitudinale forme le long de la petite courbure un faisceau qui porte le nom de cravate de Suisse. La couche circulaire présente un épaississement marqué dans la région pylorique, où elle atteint le double de son épaisseur, un épaississement plus marqué encore au niveau du pylore lui-même.

Muqueuse. — Nous avons dit plus haut quel était l'aspect de la muqueuse.

Elle est formée par un épithélium de revêtement, une membrane basale, un chorion avec des glandes et un plan de fibres musculaires qui la sépare de la couche celluleuse sous-jacente ; elle présente de plus des vaisseaux et des nerfs.

L'*épithélium* est constitué par une couche unique de cellules cylindriques ou prismatiques par pression réciproque. Ce sont des cellules mucipares, qui, lorsqu'elles se sont vidées de la gouttelette de mucus qui distendait leur moitié superficielle, prennent l'aspect bien connu des cellules caliciformes. Leur partie profonde, effilée et recourbée, renferme un protoplasma légèrement granuleux avec un noyau et un nucléole. Ces cellules reposent sur la membrane basale qui les sépare du chorion muqueux.

Le *chorion* est formé de tissu conjonctif renforcé par des fibres élastiques ; il sert de charpente à la muqueuse ; il remplit les interstices compris entre les glandes. Il supporte les vaisseaux et les nerfs.

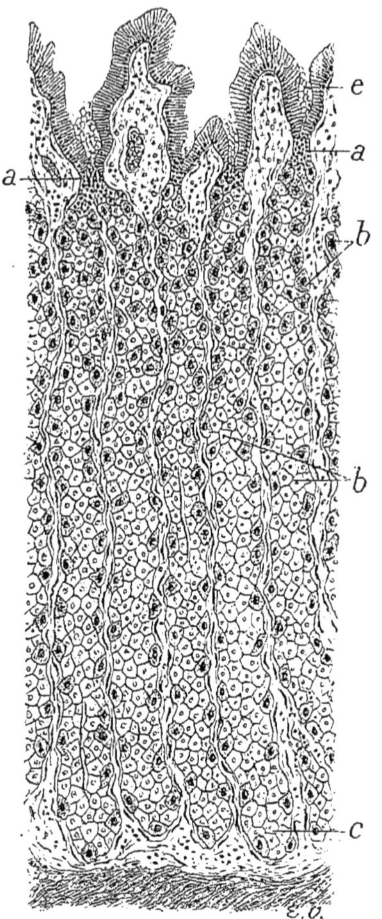

Fig. 3. — Glandes de sécrétion chlorhydro-peptique (chez le chien).

a, col de la glande. — *b*, cellules bordantes. — *c*, cellules principales. — *e*, dépressions de la muqueuse dans lesquelles les glandes viennent déboucher.

La *musculaire sous-muqueuse* est constituée par un mince plan horizontal de fibres musculaires ; elle limite le chorion muqueux dans sa profondeur ; elle émet un certain nombre de fibres musculaires interglandulaires.

Glandes. — La muqueuse de l'estomac est parsemée de glandes très nombreuses. Ce sont des glandes en tubes ramifiés ; elles viennent déboucher par deux ou par trois au fond de dépressions tapissées de cellules cylindriques semblables aux cellules de revêtement de la muqueuse ; ces dépressions, plus profondes dans la région pylorique que dans les autres parties de l'estomac, leur servent en réalité de canal excréteur.

La structure des glandes gastriques diffère suivant les régions ; celles de la région pylorique doivent être décrites à part.

Les glandes de la grosse tubérosité et de la grande et de la petite courbure sont des glandes en tubes, d'une structure assez complexe, d'une longueur variable, en rapport d'une façon générale avec l'épaisseur de la muqueuse. Elles présentent, après leur confluent avec la dépression en fossette à laquelle elles aboutissent, une partie rétrécie appelée col de la glande, une partie plus dilatée et enfin un fond un peu moins large.

On y trouve deux ordres de cellules, les unes, les plus nombreuses atteignent la lumière du tube. Elles sont claires, transparentes, ne renferment que de petites granulations très fines. Leur limite s'efface rapidement après la mort, elles n'ont qu'un petit noyau, ce sont les cellules *principales* de Haidenhain, appelées par Rollett, *cellules adélomorphes*. Les autres, plus volumineuses se colorent fortement par les couleurs d'aniline, elles sont arrondies et rejetées en dehors de la lumière du tube glandulaire ; souvent même, elles soulèvent la membrane propre de façon à faire une saillie extérieure. Leurs contours sont beaucoup plus nettement dessinés que ceux des cellules principales; elles ont été appelées cellules *bordantes* par Haidenhain à cause de leur situation périphérique, cellules *délomorphes* par Rollett à cause de la netteté de leurs contours.

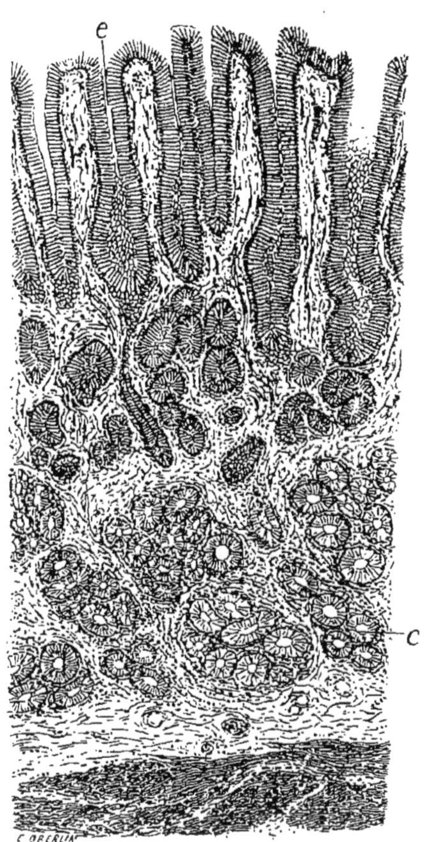

Fig. 4.
Glandes de la région pylorique.

e, embouchure des glandes à la surface de la muqueuse. — c, terminaison des canaux glandulaires réunis en lobules. Les canaux excréteurs relativement très longs et les tubes glandulaires dilatés vers leur terminaison sont tapissés d'un épithélium cylindrique.

Dans la région pylorique, les cellules bordantes manquent totalement ou sont très rares. Les cellules bordantes et les cellules principales sont évidemment préposées à la sécrétion chlorhydropeptique. Les premières sont-elles plus particulièrement chargées de la sécrétion de l'acide chlorhydrique, les secondes de celle de la pepsine, cela n'est pas encore nettement démontré. Ces deux ordres de cellules se montrent multipliées et hypertrophiées dans l'hyperchlorhydrie. Le plus souvent alors le nombre des cellules bordantes tend à l'emporter sur celui des cellules principales.

Vaisseaux de l'estomac. — L'estomac est entouré par un cercle artériel complet qui longe la petite et la grande courbure sans s'y appliquer complètement à l'état de vacuité ; ce cercle est formé par la réunion de branches émanées du tronc cœliaque.

Le demi-cercle correspondant à la petite courbure est formé par l'artère coronaire stomachique qui aborde l'estomac au-dessous du cardia et va s'anastomoser par une double arcade avec deux branches de l'artère pylorique, venue par la gastro-hépatique de l'artère hépatique.

Le demi-cercle correspondant à la grande courbure est formé par l'anastomose des deux artères gastro-épiploïques, la gauche et la droite, venues l'une de l'artère hépatique, l'autre de l'artère splénique.

De la convexité du demi-cercle artériel de la petite courbure et de la concavité du demi-cercle de la grande courbure, naissent des branches artérielles qui se répandent sur la surface de l'estomac les unes sur la face antérieure, les autres sur la face postérieure ; elles décrivent des arborescences sous la séreuse. Les rameaux qui en émanent traversent la musculeuse à laquelle ils abandonnent quelques capillaires, puis ils viennent se ramifier dans la tunique celluleuse et former le *réseau sous-glandulaire*. De ce réseau naissent des ramuscules très fins qui montent parallèlement vers la surface libre de la muqueuse. En s'anastomosant autour des glandes ils forment le *réseau péri-glandulaire*, puis en s'anastomosant au-dessous de l'épithélium superficiel, le *réseau sous-épithélial*.

Les rameaux artériels seraient en réalité des *artères terminales* d'après les recherches pathologiques de Virchow, Rindfleisch, Merkel, Godinier, et les expériences de Lebert et de Prévost et Cottard.

Henle attribue au réseau capillaire sous-épithélial un rôle respiratoire; le sang y abandonnerait de l'acide carbonique et se chargerait d'oxygène.

Veines. — Les veines naissent d'un *réseau capillaire superficiel;* elles plongent perpendiculairement dans la profondeur de la muqueuse et, vont former des *troncs sous-séreux* en suivant le trajet des artères. Elles forment comme les artères un cercle vasculaire qui enveloppe l'estomac. Les troncs qui les résument vont se jeter dans la veine porte.

Lymphatiques. — Le système lymphatique de l'estomac est très développé. Il forme des *lacunes* qui engainent les glandes et les vaisseaux, un *réseau superficiel* immédiatement sous la surface libre de la muqueuse et un *réseau profond sous-glandulaire.* On trouve encore un *réseau sous-muqueux* au-dessous de la musculaire de la muqueuse et un *réseau sous-séreux*. Des troncs lymphatiques venus de ces plans superposés de réseaux, les uns se rendent dans les ganglions sous-pancréatiques, les autres ont une terminaison commune avec les lymphatiques du foie et de la rate.

Nerfs de l'estomac. — Les nerfs de l'estomac viennent du pneumogastrique et du grand sympathique, par l'intermédiaire du *plexus solaire*. Le pneumogastrique gauche donne la plus grande partie de ses rameaux au plexus stomacal antérieur de l'estomac ; le pneumogastrique droit ne fournit qu'un tiers environ de ses rameaux au plexus stomacal postérieur. Les nerfs de l'estomac forment un *plexus intramusculaire*, correspondant au plexus d'Auerbach de l'intestin et un *plexus sous-muqueux*, correspondant au plexus de Meissner. Ce dernier est destiné à la musculaire sous-muqueuse et à la muqueuse.

INTESTIN GRÊLE

Duodénum. — A l'estomac succède le duodénum qui présente une longueur moyenne de 26 centimètres. Il se porte d'abord en haut et en arrière jusqu'au niveau du col de la vésicule biliaire, puis descend verticalement en bas en longeant la tête du pancréas ; parvenu au-dessous d'elle, il se dirige de droite à gauche en remontant vers la ligne médiane au niveau de la seconde vertèbre lombaire ; il se produit alors un angle aigu ouvert en bas, au niveau duquel commence l'iléo-jéjunum. Le duodénum décrit ainsi au moins les trois quarts d'un cercle qui encadre l'extrémité du pancréas. Le plus souvent toutefois, ses changements de direction se font d'une façon assez brusque, et sa partie ouverte en haut a pu être comparée tantôt à un U, tantôt à un V.

Comme son diamètre est plus grand que celui de l'iléon qui lui fait suite, on a pu le considérer comme une sorte de second estomac et l'appeler *ventricule succenturié*.

Les aliments à leur sortie de l'estomac dont ils sont éliminés par gorgées successives séjournent donc un certain temps dans l'anse duodénale dans laquelle ils sont mis en contact avec la bile et le suc pancréatique qui viennent se déverser à la partie moyenne de la seconde partie du duodénum.

Le duodénum présente des rapports d'une importance très grande ; ils expliquent bien certains phénomènes pathologiques, en particulier les conséquences de la propagation des tumeurs cancéreuses de cette région. Il encadre presque complètement la tête du pancréas, comme nous l'avons vu, il se trouve en arrière de l'extrémité droite du côlon transverse, au-devant de la partie interne du rein droit, de la veine cave et de l'aorte. La première partie est comprise comme l'estomac dans le dédoublement de l'épiploon hépato-gastro-colique ; sa seconde portion est rejetée en arrière de l'orifice de l'arrière-cavité des épiploons, et sa portion transverse dans l'insertion du mésocôlon transverse. Il vient se terminer au niveau de l'extrémité supérieure du mésentère.

Iléo-jéjunum. — L'iléo-jéjunum d'une longueur moyenne de 6 à 7 mètres chez l'homme, fait suite au duodénum; il se termine au niveau de la valvule iléo-cæcale, point auquel il vient s'aboucher dans le cæcum.

L'iléo-jéjunum, pour pouvoir tenir dans l'abdomen est obligé de se replier plusieurs fois sur lui-même alternativement de gauche à droite, puis de droite à gauche. Il est fixé à la colonne vertébrale par un double repli du péritoine beaucoup plus large à sa partie moyenne, où il est flottant, qu'à ses deux extrémités. Cette laxité de son ligament suspenseur permet à l'intestin grêle des déplacements étendus, cela lui permet de s'adapter facilement aux différentes modifications qui peuvent se produire à l'état normal et à l'état pathologique dans la cavité abdominale. Le mésentère renferme entre ses deux feuillets les vaisseaux et les nerfs qui vont à l'intestin et ceux qui en viennent. Le long de son insertion à la colonne vertébrale se trouve une chaîne de ganglions lymphatiques dont le rôle pathologique est quelquefois considérable.

L'iléo-jéjunum est plus large à sa partie supérieure où il mesure 25 à 30 millimètres de diamètre, qu'à sa partie inférieure où il n'en compte que 20 à 25. Il représente donc une sorte de cône très allongé à sommet inférieur. L'intestin grêle se trouve encadré presque complètement par le gros intestin ; il se trouve situé au-dessous de l'estomac et du foie qu'il tend à maintenir à leur place normale grâce aux gaz qu'il renferme. C'est encore grâce à ces gaz que la tension abdominale se maintient à un degré normal ; des accidents dyspeptiques et des manifestations nerveuses abdominales et éloignées ont été, comme nous le verrons, attribués à la diminution de la tension intra abdominale.

Muqueuse de l'intestin grêle. — La muqueuse de l'intestin grêle, présente à l'œil nu des particularités de structure très importantes.

On y remarque des replis appelés valvules conniventes, des villosités et des follicules lymphatiques isolés ou agminés.

Valvules conniventes. — Les valvules conniventes sont des replis de la muqueuse qui augmentent notablement la surface interne de l'intestin. L'intestin grêle présente une longueur de 6 à 7 mètres, tandis que sa muqueuse déplissée et étalée en mesurerait environ 14, presque le double.

Les valvules conniventes font défaut dans la première partie du duodénum, elles apparaissent sur la seconde, et atteignent le maximum de leur développement dans la troisième et la quatrième et au commencement de l'iléon. Elles deviennent moins nombreuses vers la fin de l'iléo-jéjunum, où elles s'espacent et sont moins saillantes. Elles disparaissent complètement à 60 ou 80 centimètres de la valvule iléo-cæcale.

Villosités. — La muqueuse de l'intestin grêle présente un aspect velouté qu'elle doit à la présence d'un nombre considérable de petites saillies qui occupent toute son étendue. Jusque dans ces dernières années, on en décrivait deux types le type lamelleux et le type arrondi (Sappey). Les villosités arrondies étaient coniques, digitiformes, filiformes, mamelonnées, etc. Chaput a démontré qu'elles sont toutes semblables les unes aux autres, qu'elles ont la forme d'un prisme à base pentagonale ; leurs extrémités libres accolées prennent l'aspect d'un pavage en mosaïque Dans les interstices qui les séparent, viennent aboutir les orifices glandulaires des glandes. Chaput a expliqué l'erreur classique d'une façon aussi simple que satisfaisante. Il est rare que les coupes faites sur la muqueuse pour l'examen histologique soient des coupes absolument parallèles aux conduits excréteurs. Souvent elle se trouve attaquée obliquement, et les saillies interglandulaires prennent ainsi l'aspect de villosités pour la plupart coniques.

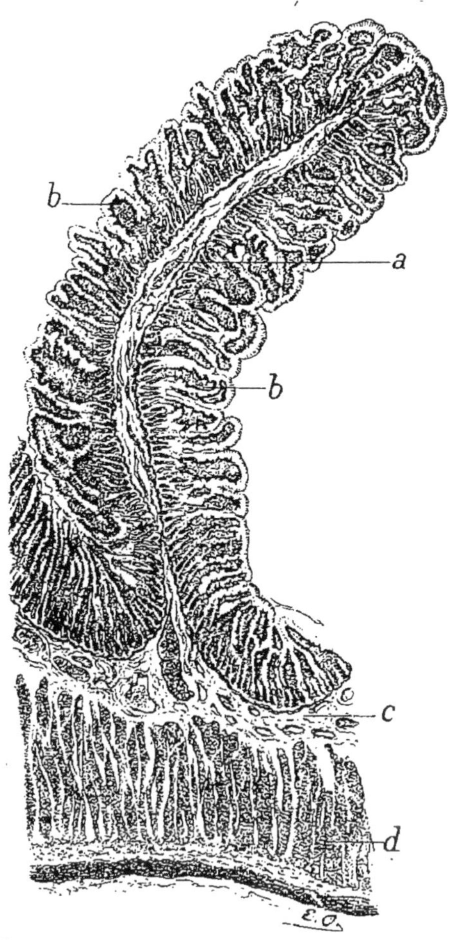

Fig. 5. — Valvule connivente du jéjunum. (Préparation faite sur un segment d'intestin sain pris sur l'homme vivant.)

a, charpente conjonctive et vaisseaux. — *b*, villosités. — *c*. celluleuse sous-muqueuse. — *d*, couche musculaire de l'intestin.

Follicules clos. — Les follicules clos sont *isolés* ou *agminés*. Les follicules isolés ou solitaires forment de petites saillies blanchâtres, miliaires à la surface de la muqueuse ; ils sont espacés sur toute la surface de l'intestin, beaucoup plus nombreux sur certains sujets que sur d'autres.

Follicules agminés. — Les follicules agminés forment des espèces de plaques, que l'on appelle plaques de Peyer ; exceptionnelles dans le duodénum, rares dans la première partie de l'iléo-jéjunum, elles siègent surtout dans la partie terminale de l'iléon. Leur nombre est variable suivant les sujets ; on peut en compter de 15 à 35, mais on en rencontre quelquefois plus de 100. Elles occupent surtout le bord libre de l'intestin ; leurs dimensions sont variables ; elles sont le plus souvent allongées ; les plus grandes situées au voisinage de la valvule iléo-cæcale mesurent en général 10 à 12 centimètres, mais elles peuvent atteindre 20 et même 30 centimètres. Les follicules, isolés ou agminés, sont des formations lymphoïdes dont la structure rappelle beaucoup celle des ganglions lymphatiques.

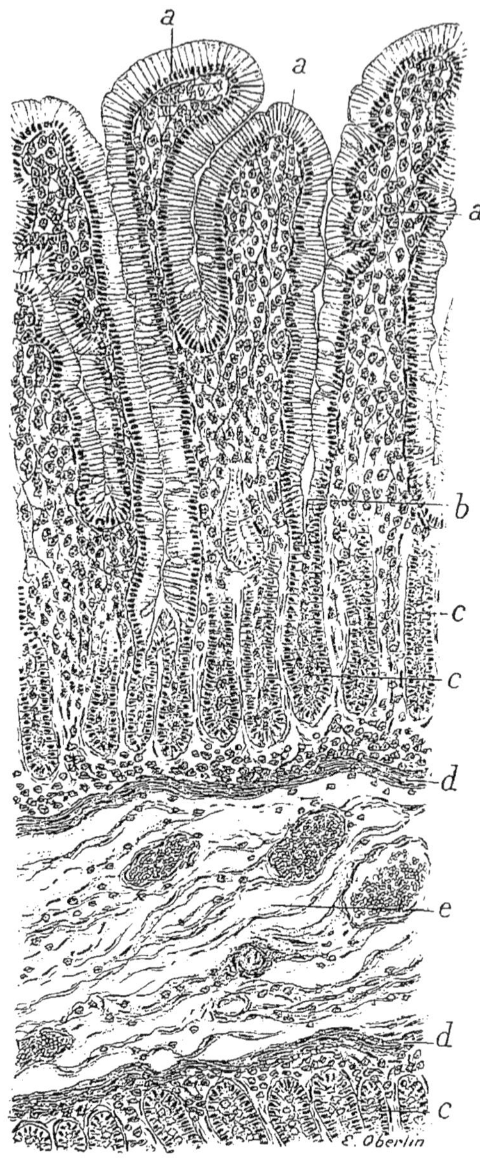

Fig. 6. — Coupe transversale d'une valvule conniventc.

a, villosités. — *b*, espace compris entre deux villosités dans lequel viennent aboutir les canaux glandulaires. — *c*, glandes de Lieberkuhn. — *d*, musculaire sous-muqueuse. — *e*, celluleuse sous-muqueuse. (D'après une préparation faite sur un segment d'intestin sain pris sur un homme vivant.)

Structure histologique de l'intestin grêle. — On retrouve dans l'intestin grêle les mêmes tuniques que dans l'estomac, c'est-à-dire, en allant de l'extérieur à l'intérieur : la tunique séreuse, la tunique musculaire, la tunique celluleuse et la tunique muqueuse.

Nous ne ferons que mentionner la tunique séreuse.

La *tunique musculaire* est formée par deux couches superposées de fibres musculaires lisses, l'inférieure constituée par des fibres longitudinales, l'intérieure, plus importante, par des fibres circulaires.

La *tunique celluleuse* est constituée par un feutrage lâche de tissu cellulaire qui permet le glissement facile de la muqueuse sur la musculaire.

L'étude de la structure histologique de la muqueuse présente un grand intérêt.

Revêtement épithélial. — Elle est revêtue par une couche continue de cellules cylindriques au milieu desquelles se rencontre un certain nombre de cellules gorgées de mucus ou cellules caliciformes.

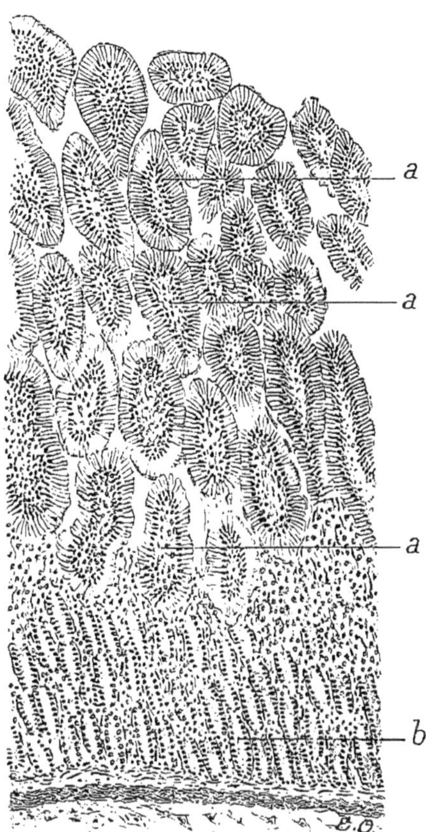

Fig. 7. — Coupe portant obliquement sur les villosités intestinales (intestin d'un jeune chat).

Les *cellules cylindriques* sont prismatiques, coniques ou pyramidales, suivant les hasards des pressions réciproques. Ces cellules contiennent un protoplasma granuleux et un noyau nucléolé. Ce qui leur constitue un aspect particulier, c'est l'existence, sur la base du prisme ou du cône cellulaire, vers la lumière de l'intestin, d'un épaississement formant une sorte de plateau. Ce plateau présente des *stries* perpendiculaires à sa surface. On a beaucoup discuté sur la nature de ces stries; pour les uns, ce seraient de fins canalicules par lesquels se ferait l'absorption et plus particulièrement la pénétration de la graisse émulsionnée. Pour d'autres auteurs, la striation du plateau serait due à des bâtonnets tassés les uns contre les autres; ce seraient en quelque sorte des cils vibratiles tassés les uns contre les autres et agglomérés en plateau.

Les *cellules caliciformes* occupent des loges creusées entre les cellules cylindriques, elles sont constituées par une partie périphérique renflée, gorgée de mucus, et par une partie profonde effilée qui s'insinue profondément entre les autres cellules. A la réunion de ces deux parties se trouve leur noyau. Il semble bien que les cellules caliciformes ne soient que des cellules coniques modifiées ; quelques auteurs prétendent qu'après s'être vidées de leur contenu, elles peuvent reprendre leur forme primitive de cellules coniques.

Des *cellules migratrices*, c'est-à-dire des leucocytes, s'insinuent entre les cellules de revêtement épithélial, et même, d'après J. Renaut dans l'intérieur même de ces cellules. Elles jouent peut-être un rôle dans la digestion et plus particulièrement dans l'absorption. Peut-être aussi peut-on les considérer comme des vedettes phagocytaires dont la consigne serait de saisir au passage les corpuscules rebelles à la digestion, et, entre autres, les divers bacilles pathogènes, et de les détruire ou tout au moins d'atténuer leurs propriétés nocives.

Le revêtement épithélial ne repose pas directement sur le stroma conjonctif, il en est séparé par une membrane limitante ou *membrane basale* dont la structure encore discutée ne doit pas nous arrêter.

Charpente conjonctive. — Le chorion de la muqueuse est formé par du tissu conjonctif réticulé dans lequel se trouvent plongées les glandes en tube que nous allons bientôt étudier. Ses prolongements constituent la charpente des villosités.

Structure des villosités. — Les villosités que nous avons décrites plus haut sont de petits prolongements polypiformes de la muqueuse. On y trouve une artère afférente, et une veine efférente ; entre l'artère et la veine, existe un réseau capillaire placé à la périphérie de la villosité ; au centre, on trouve de plus un espace lymphatique central. On distingue en outre un certain nombre de faisceaux musculaires venus de la musculaire sous-muqueuse. La veine et le lymphatique central vont aboutir à des vaisseaux veineux et à des vaisseaux lymphatiques situés dans la profondeur de la muqueuse. Les villosités sont préposées à l'absorption des substances alimentaires qui ont subi une digestion suffisante. La graisse émulsionnée pénètre par le lymphatique central dans le système des chylifères, et de là, par le canal thoracique, dans la veine sous-clavière gauche ; les substances albuminoïdes peptonisées et les hydrates de carbone transformés en glucose sont absorbés par le système veineux ; charriés par lui, ils pénètrent dans la veine porte, et traversent le foie.

Follicules clos isolés et follicules agminés. — Les follicules clos isolés ou agminés sont constitués par un réticulum celluleux dans lequel on rencontre un grand nombre de leucocytes ; ils sont de plus parcourus par un très riche réseau de capillaires sanguins.

Ces productions adénoïdes se développent en dehors de la musculaire sous-muqueuse, elles prennent un aspect piriforme à petite extrémité périphérique qui écarte les glandes de Licherkuhn et vient faire à la surface de la muqueuse, une saillie au niveau de laquelle on ne trouve qu'une couche de cellules cylindriques. La muqueuse ainsi refoulée forme un bourrelet au pourtour du follicule. Dans les follicules agminés ou plaques de Peyer, des follicules simples ainsi constitués se trouvent juxtaposés les uns aux autres en nombre plus ou moins considérable, suivant l'étendue de la plaque.

Glandes de l'intestin grêle. — Elles sont de deux ordres : les glandes de Brunner qu'on ne trouve que dans le duodénum et les glandes de Lieberkühn qu'on trouve sur toute l'étendue de l'intestin.

Glandes de Brunner. — Abondantes dans la première portion du duodénum, elles se raréfient à partir de l'embouchure du canal cholédoque et disparaissent complètement au niveau de l'angle duodéno-jéjunal. Elles sont représentées par de petits points grisâtres qui siègent les uns en dedans les autres en dehors de la musculaire sous-muqueuse. On les a longtemps décrites comme des glandes acineuses ; on s'accorde maintenant à les considérer comme des glandes en tubes ramifiés, fournis par une série d'invaginations qui s'ouvrent les unes dans les autres. Ces invaginations sont formées par une membrane propre tapissée sur sa face interne par des cellules épithéliales cylindriques ou prismatiques que Renaut compare aux cellules des glandes mucipares des bronches ou de l'œsophage.

Brunner considérait ces glandes comme une sorte de pancréas accessoire : Thiroloix les a vues s'hypertrophier après l'ablation du pancréas, comme si elles avaient suppléé cette glande. On les a aussi considérées comme appartenant au groupe des glandes de la région pylorique, en vertu de leur structure histologique. En réalité on ne sait rien de précis sur leur fonction et sur leur raison d'être.

Glandes de Lieberkuhn. — Ce sont des glandes en tubes qui forment une couche ininterrompue sur toute l'étendue de la muqueuse intestinale, en dedans de la musculaire sous-muqueuse. Ces glandes sont tapissées par une invagination de l'épithélium cylindrique de revêtement : on y trouve des cellules cylindriques ou prismatiques, des cellules caliciformes et des cellules granuleuses spéciales en petit nombre, décrites par Paneth. Les glandes de Lieberkuhn viennent s'aboucher dans le fond des sillons qui séparent les villosités les unes des autres.

Vaisseaux et nerfs de l'intestin grêle. — Les *artères* de l'intestin grêle, même celles du duodénum, forment toutes des anses anastomosées ; de leur convexité naissent une série de branches qui, après s'être de nouveau anastomosées entre elles, de façon à constituer des mailles successives, fournissent une série d'artérioles qui abordent l'intestin au niveau de l'insertion du mésentère. Elles donnent des ramifications sous la séreuse, traversent la tunique musculaire, à laquelle elles fournissent des branches, et viennent, dans la profondeur de la muqueuse, se résoudre en une série d'étoiles ; de ces étoiles partent les artérioles des villosités et celles qui enveloppent les glandes et les follicules d'un si riche réseau capillaire.

Les *veines* largement anastomosées entre elles, sur des plans successifs, présentent une disposition analogue. Elles donnent naissance à la grande veine mésaraïque, une des branches d'origine les plus importantes de la veine porte.

Les *lymphatiques* ont pour origine les chylifères des villosités ; après avoir formé un réseau anastomotique sous-muqueux, et un réseau situé entre les deux couches musculaires, et reçu des branches musculaires et sous-séreuses, ils vont dans l'épaisseur du mésentère se jeter dans les ganglions préaortiques et, de là, dans la caverne de Pecquet.

Les *nerfs de l'intestin grêle* viennent du *plexus solaire*. Ils cheminent dans l'épaisseur du mésentère, puis, parvenus à l'intestin, forment un *plexus sous-péritonéal*. Dans l'intervalle de la couche longitudinale et de la couche circulaire de la tunique musculaire, ils forment un second plexus, le *plexus d'Auerbach*, constitué par un réseau de fibres nerveuses, le plus souvent sans gaine de myéline, et des cellules ganglionnaires disséminées. Le plexus d'Auerbach, donne naissance à un second plexus de fibres fort ténues destiné à l'innervation des fibres musculaires.

Des rameaux émanés du plexus d'Auerbach viennent sous la muqueuse donner naissance à un autre plexus important, le *plexus de Meissner* d'où partent des filaments pour l'innervation de la musculaire sous-muqueuse et des glandes de Lieberkuhn.

GROS INTESTIN

Le gros intestin succède à l'intestin grêle. Son calibre est notablement plus considérable ; l'existence de trois bandelettes formées par les fibres longitudinales, entre lesquelles font saillie des godets inégaux, lui donne un aspect tout particulier.

Nous ne décrirons pas ici le cæcum et l'appendice vermiculaire ; lorsqu'il sera question de la typhlite et de l'appendicite, nous exposerons les données d'anatomie normale indispensables pour comprendre les variétés anatomiques et la symptomatologie de la maladie.

Côlon. — La topographie du côlon a pris un intérêt particulier depuis l'introduction dans la pathologie des notions de ptose abdominale. De la fosse iliaque droite, le côlon se porte en haut au-devant du rein droit, jusqu'au-dessous du foie.

D'après Fromont, le côlon ascendant présente plusieurs types :

1° Le *type ascendant* (10 fois sur 40 cadavres examinés). La partie terminale se rapproche de la paroi abdominale antérieure, de façon telle que l'angle droit du côlon se trouve au niveau de la partie moyenne de la vésicule biliaire.

2° Le *type oblique*. Le côlon ascendant est oblique en bas et en dehors ou en bas et en dedans suivant la position du cæcum dans la fosse iliaque.

3° Le *type en S italique*. Le côlon ascendant est replié en S italique dont les inflexions se trouvent tantôt dans le plan antéro-postérieur, tantôt dans le plan transversal (14 fois sur 40).

La situation et les moyens de fixité de l'angle droit du côlon méritent tout particulièrement de nous arrêter. Les données suivantes sont dues à Mauclaire et Mouchet, qui ont étudié les rapports du gros intestin sur 100 cadavres.

95 fois sur 100, l'angle droit du côlon se trouve au-dessous du foie, au niveau de la vésicule biliaire, répondant en avant tantôt au cartilage de la 10ᵉ côte, tantôt à l'extrémité antérieure de la 11ᵉ. Il n'aurait pas de ligaments réels, et serait ainsi beaucoup plus mobile que l'angle gauche, plus étroitement fixé comme nous allons le voir.

Le trajet et la situation du *côlon transverse* présentent une très grande variabilité ; les deux angles constituent les deux seuls points fixes. Fromont ne l'a vu suivre une direction franchement transversale que 2 fois sur 40 sujets, Mauclaire et Mouchet que 2 fois sur 100.

D'après Fromont, le côlon transverse était dans 10 cas au niveau de l'ombilic, dans 22 cas au-dessus, dans 8 au-dessous. D'après Mauclaire et Mouchet, il était 26 fois au niveau de l'ombilic, 40 fois au-dessus, 34 fois au-dessous. Chez les femmes, d'après ces derniers auteurs, il est deux fois plus souvent que chez l'homme au-dessous de l'ombilic.

La partie droite du côlon est plus mobile que la partie gauche ; Mauclaire et Mouchet n'y ont pas rencontré de ligament suspenseur particulier. Le *ligament pyloro-colique* décrit par Glénard, leur a paru une vue de l'esprit.

La portion gauche du côlon transverse reste en général parallèle à la grande courbure de l'estomac *derrière laquelle* elle vient se placer, au moment de former le coude gauche du côlon. Lorsque le côlon transverse se trouve situé au-dessous de l'ombilic, l'estomac n'est nullement abaissé ; on voit seulement s'exagérer la distance comprise entre le côlon et la grande courbure (Mauclaire et Mouchet.)

L'*angle gauche du côlon* situé un peu plus haut, est rendu plus fixe que le coude droit par le ligament phrénico-colique qui le maintient contre la paroi latérale gauche de l'abdomen et la partie inférieure de la face interne de la rate, au-devant de l'extrémité supérieure du rein. Il correspond à peu près avec une égale fréquence à la 8e, à la 9e, à la 10e et à la 11e côte. 8 fois seulement sur 96, il était au niveau de la 11e côte (Mauclaire et Mouchet.)

Le *côlon descendant* descend à peu près verticalement du coude gauche jusque dans la fosse iliaque correspondante. Il est situé très profondément contre la paroi postérieure de l'abdomen, à laquelle il est immédiatement accolé (Fromont).

Au côlon descendant succède l'S iliaque sur la disposition et la forme de laquelle on a beaucoup discuté. Actuellement, depuis les travaux de Luschka, de Trèves, de Schiefferdecker, de Jonnesco et Perignon et de Testut, on admet que, le plus souvent, le côlon ilio-pelvien se porte de gauche à droite jusqu'à la fosse iliaque droite en décrivant une courbe à concavité supérieure, puis qu'il se porte en arrière et en dedans en dessinant une seconde courbe à concavité inférieure pour se terminer au niveau de la partie moyenne de la 3e vertèbre sacrée en se continuant à plein calibre avec le rectum. La disposition qui a fait donner au côlon ilio-pelvien le nom d'S iliaque est beaucoup plus rare.

Le côlon encadre complètement l'intestin grêle ; sa situation excentrique au contact de la paroi abdominale permet de l'explorer facilement par la palpation dans un certain nombre de cas pathologiques. Les angles ou coudes du côlon échappent presque toujours à l'exploration ; ce sont cependant les points dont il importerait le plus de déterminer la situation exacte pour le diagnostic de l'entéroptose.

Les dimensions considérables du côlon permettent de comprendre qu'on puisse y trouver du clapotage, qu'on puisse quelquefois par la percussion déterminer sa situation exacte.

Structure du gros intestin. — Le côlon présente au-dessous du revêtement séreux les deux couches fondamentales qu'on rencontre sur toute l'étendue du tube digestif, les fibres longitudinales et les fibres circulaires. Les fibres longitudinales ne sont pas ici réparties sur toute la circonférence de l'intestin, elles sont tassées sous la forme de trois minces bandelettes qui courent de l'extrémité du cæcum à la partie supérieure du rectum.

La *muqueuse du gros intestin* est plus pâle et plus épaisse que la muqueuse de l'intestin grêle ; on n'y voit ni valvules conniventes, ni villosités, ni plaques de Peyer. On y trouve un épithélium cylindrique de revêtement absolument semblable à celui de l'intestin grêle et des glandes de Lieberkühn ; dans la muqueuse sont parsemés d'assez nombreux follicules clos. La muqueuse est séparée de la tunique celluleuse par une musculaire sous-muqueuse semblable à celle de l'intestin grêle.

Vaisseaux. — Les *vaisseaux sanguins* du côlon ont une disposition qui rappelle beaucoup celle des vaisseaux correspondants de l'intestin grêle. Ce sont encore de grandes arcades artérielles ou veineuses dans l'épaisseur du méso-côlon. La distribution des capillaires aux tuniques de l'intestin se fait de la même façon que dans l'intestin grêle. Les artères viennent de l'aorte abdominale par les deux troncs appelés *artères mésentérique supérieure et inférieure;* les veines aboutissent à la veine porte par les deux troncs veineux : *veine mésentérique supérieure et inférieure.* Les veines de la partie inférieure du côlon communiquent par d'assez larges anastomoses avec les veines rectales ou hémorroïdales, qui, elles, communiquent avec les veines honteuses tributaires de la veine cave. Ce système d'anastomose joue un rôle important en pathologie au point de vue de la production des hémorroïdes et de l'établissement de la circulation dérivative, lorsque le système de la veine porte est devenu insuffisant.

Lymphatiques. — Il existe, comme dans l'intestin grêle, un *réseau superficiel* sous-glandulaire et un *réseau profond* qui forment de larges mailles lymphatiques dans la tunique celluleuse. Les troncs qui en émanent aboutissent à des ganglions disséminés le long du bord adhérent du côlon.

Nerfs. — Ils viennent du *plexus mésentérique supérieur* qui est une émanation du plexus solaire, et du *plexus mésentérique inférieur* qui dépend du plexus lombo-aortique. Ils forment des plexus ganglionnaires tout à fait analogues aux plexus de Meissner et d'Auerbach de l'intestin grêle.

DIGESTION GASTRO-INTESTINALE A L'ÉTAT NORMAL

DIGESTION STOMACALE

Les aliments ne parviennent dans l'estomac qu'après avoir été mâchés et insalivés dans la cavité buccale.

Il est très important qu'ils soient aussi bien divisés que possible, cela permet aux sucs digestifs de les imbiber bien plus intimement, et les opérations chimiques de la digestion en sont d'autant facilitées et accélérées. De plus, la progression du bol alimentaire devient beaucoup plus aisée surtout à travers des orifices étroits comme le cardia et le pylore.

Action de la salive. — Grâce à la salive, la digestion des hydrates de carbone commence immédiatement dans la bouche, et cette digestion salivaire se poursuit dans l'estomac pendant une courte période de temps que l'on a appelée la phase *amylolytique* de la digestion stomacale.

L'action de la salive est due à la *ptyaline* découverte par Miahle en 1845; elle est extrêmement rapide; elle s'exerce beaucoup plus rapidement sur l'amidon cuit que sur l'amidon cru.

Les étapes successives de la transformation des hydrates de carbone sont marquées par une série de réactions : tout d'abord l'amidon continue à se colorer en bleu par la solution iodo-iodurée (amygdalène, amylo-dextrine), puis elle se colore en violet, en rouge sombre, acajou (erythrodextrine), puis en jaune (achroodextrine.)

Il se produit successivement alors de la maltose, puis de la dextrose qui toutes deux réduisent la liqueur de Fehling, mais se distinguent l'une de l'autre par des réactions secondaires. Le cycle est alors révolu et les hydrates de carbone sont transformés en un glucose soluble.

L'action de la ptyaline sur l'amidon est arrêtée par l'acidité du suc gastrique.

D'après Ewald et Boas, l'action de la salive est *diminuée* par 0,07 p. 100 d'HCl, par 0,1 p. 100 d'acide lactique, par 0,2 p. 100 d'une quantité égale d'acide butyrique et d'acide acétique ; elle est *supprimée* par 0,12 p. 100 d'HCl, 0,15 p. 100 d'acide lactique, 0,4 à 0,5 p. 100 d'acide butyrique et d'acide acétique.

D'après plusieurs auteurs, la salive n'aurait pas seulement pour utilité de diluer les aliments et de saccharifier les hydrates de carbone, elle exciterait encore la sécrétion de l'HCl et de la pepsine.

Suc gastrique. — Le suc gastrique est un liquide acide dont la propriété principale est de liquéfier les substances albuminoïdes et de les peptoniser. On a beaucoup discuté sur la nature de son acidité. Bidder et Schmidt ont démontré que l'acide secrété par l'estomac est l'acide chlorhydrique. Carl Schmidt, ayant dosé le chlore total et toutes les bases du suc gastrique, a vu que, lorsqu'on les sature par l'HCl, il reste encore un excès de chlore équivalent à 2,5 à 4 grammes d'HCl par litre. Ch. Richet a conclu également à l'HCl en se servant d'un procédé basé sur la loi du coefficient de partage des acides entre l'éther et l'eau. Grâce au procédé de Winter, qui dérive directement de celui de Bidder et Schmidt, le dosage de l'HCl libre ou combiné dans le suc gastrique de l'homme est devenu une des opérations de laboratoire les plus souvent répétées.

Examinons ce qui se passe avec le repas d'épreuve d'Ewald, composé comme on le sait, de 60 grammes de pain rassis et de 250 à

300 grammes de thé léger. C'est le repas d'épreuve le plus usité.

C'est par conséquent l'alimentation dont la digestion a été le mieux étudiée. Avec un repas plus copieux, les éléments seraient plus complexes, mais la sécrétion de l'HCl et les phénomènes de peptonisation évolueraient dans le même sens, bien qu'avec des chiffres plus élevés.

Sous l'influence de l'excitation produite par la vue des aliments, par leur dégustation, puis par leur contact avec la muqueuse de l'estomac, la sécrétion glandulaire se trouve mise en train.

L'HCl libre (H) n'apparaît pas tout de suite; on trouve tout d'abord une quantité assez élevée de chlorure minéral fixe (F), et une quantité de plus en plus élevée de chlore en combinaison avec les substances organiques (C).

Le chlorure fixe trouvé au cours de la digestion vient de plusieurs sources : une certaine partie est apportée par les aliments, une autre paraît résulter de la saturation d'une certaine quantité d'HCl de sécrétion; une autre partie enfin est sécrétée par les éléments cellulaires des glandes. Il faut aux cellules un certain temps pour qu'elles puissent mettre en liberté l'HCl; au début elles laissent passer une grande quantité du chlorure alcalin fourni par le sang sans le transformer; plus tard, cette transformation devient si active qu'une certaine quantité d'HCl reste libre ne trouvant plus une proportion de substances albuminoïdes suffisante pour les fixer et les saturer.

L'HCl libre apparaît entre 30 et 60 minutes après le début de l'ingestion des aliments. Bien avant qu'il ne se montre, on constate la présence d'une quantité plus ou moins grande d'HCl en combinaison avec les substances azotées. Il faut admettre que l'HCl à l'état naissant est fixé immédiatement par les substances albuminoïdes tant que la sécrétion glandulaire n'est pas assez intense pour fournir plus de HCl qu'il n'en peut être absorbé par les aliments azotés. On comprend, d'après ce qui précède, que c'est surtout la chlorhydrie, $H + C$ qui mesure l'intensité de la sécrétion chlorhydrique. Au début, on avait $F > C$ et $H = 0$. Au bout d'une heure, on a $H + C > F$.

Si H augmente, C diminue, et réciproquement; cela n'a qu'une importance secondaire; ce qui compte seulement, c'est la somme $H + C$ lorsqu'il s'agit de mesurer l'intensité de la sécrétion chlorhydrique. Cependant, comme l'HCl libre, non masqué par les substances albuminoïdes est plus irritant pour la sensibilité de la muqueuse que l'HCl combiné, H a en physiologie pathologique une valeur propre qu'on ne peut méconnaître.

Au bout de 90 minutes, la digestion est à son déclin. L'HCl libre a le plus souvent disparu et l'on a le plus souvent $F = C$ ou même $F > C$.

Au bout de deux heures l'estomac est vide.

Avec le repas d'Ewald, au bout d'une heure, tous les produits, à l'exception du chlorure alcalin sont arrivés à leur maximum de concentration; il en est ainsi pour l'acidité totale, pour l'acidité de sécrétion, pour l'acidité de fermentation, pour le chlore total (T), pour la chlorhydrie (H + C), pour les peptones. A partir de ce moment, les

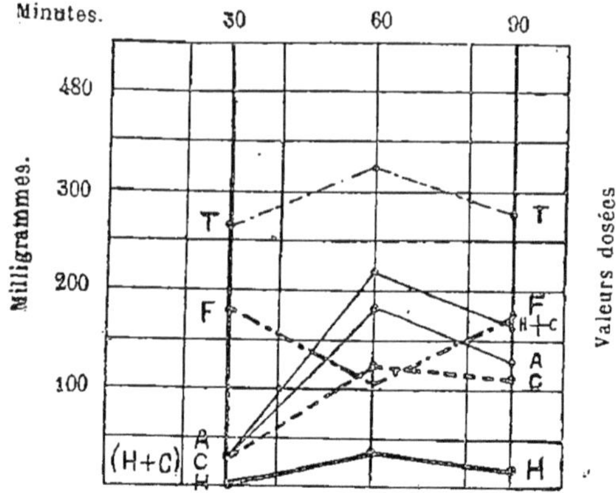

Fig. 8. — Dosage des valeurs chlorurées et chlorhydriques après un repas d'Ewald, par le procédé de Winter. (D'après Hayem.)

chiffres vont baisser; la grande raison, c'est que l'évacuation de l'estomac est déjà si avancée que l'excitation de sa muqueuse par les aliments s'affaiblit de plus en plus; elle finit par devenir à peu près nulle entre 90 et 120 minutes avec le repas d'Ewald. L'estomac étant alors vide, la sécrétion se tarit complètement.

On trouvera dans le tableau précédent l'indication graphique de chiffres qui représentent nous n'oserions pas dire les normales, mais les moyennes[1] physiologiques pour les divers facteurs de la digestion stomacale dont il vient d'être question.

Pepsine. — L'HCl a dans l'estomac un rôle antiseptique sur lequel nous reviendrons plus loin, mais, au point de vue de la digestion proprement dite, il sert surtout, en présence de la pepsine, à hydrater les substances albuminoïdes, de façon à les liquéfier et à les peptoniser.

La pepsine a été découverte par Schwann en 1839, puis par Payen. C'est un corps azoté de composition voisine de celle des substances protéiques. Par quelles cellules est-elle secrétée ? Par les cellules capitales a-t-on dit. Rien ne prouve du reste qu'elle ne puisse

[1] On peut dire en effet qu'il y a non pas un chimisme normal, mais un chimisme moyen, puisque la santé et même la digestion peuvent être parfaites avec des écarts assez accusés au-dessus ou au-dessous des chiffres moyens.

être fournie également par les cellules bordantes. Rien ne prouve en effet qu'il y ait une différence spécifique entre les deux ordres de cellules. La sécrétion de la pepsine et celle de l'HCl évoluent le plus souvent parallèlement.

Peptones. — En présence de la pepsine et d'une solution convenablement concentrée d'HCl (2 p. 1 000), à une température de 37 à 40°, les substances albuminoïdes se dédoublent en s'hydratant ; elles se dissolvent et deviennent ainsi susceptibles d'être résorbées par la muqueuse intestinale et utilisées pour la nutrition.

Avant d'arriver à l'état de peptone vraie, elles passent par des phases successives caractérisées par des réactions différentes.

Tout d'abord, elles sont à l'état de *syntonines* ou d'albumines acides ; elles précipitent alors par la neutralisation des liquides dans lesquels elles se trouvent en suspension.

Les albumines acides passent ensuite à l'état de *propeptones*, puis de *peptones*.

Les *peptones* ont les caractères communs suivants :

a. Elles ne sont pas coagulées par la chaleur ;

b. Elles sont très solubles dans l'eau ;

c. Elles ne sont pas précipitées par l'acide nitrique, le sulfocyanure acétique, le sulfate de magnésie ou d'ammoniaque en excès.

d. Elles possèdent la fonction acide.

Les *propeptones*, contrairement aux peptones, précipitent par le ferro-cyanure acétique et le tanin.

Les propeptones et les peptones donnent également la coloration rouge par le biuret.

Les syntonines, les propeptones et les peptones ont du reste des propriétés différentes suivant la substance albuminoïde d'où elles dérivent ; nous n'avons énuméré plus haut que les principaux caractères communs.

Nos recherches avec L.-A. Hallopeau ont démontré que la peptone est à son maximum au moment même où tous les produits chlorés, sauf le chlorure fixe ont atteint leur degré le plus élevé de densité.

Acidité de fermentation. — Les éléments introduits dans l'estomac ne tardent pas à y subir des fermentations complexes dont l'un des résultats principaux est la production d'une quantité plus ou moins considérable d'acides organiques variés.

Ces fermentations sont dues à la présence dans le milieu de culture constitué par la bouillie alimentaire d'une quantité toujours élevée de microbes et de levures. La présence de l'HCl réprime ces fermentations, mais elle est incapable, même dans les cas d'hyperchlorhydrie accentuée, de les faire complètement disparaître.

La durée du séjour des aliments dans l'estomac modifie aussi d'une façon très sensible, l'intensité du processus de fermentation ainsi que le prouve nettement ce qu'on constate lorsqu'il y a stase marquée des liquides dans l'estomac ; la densité des produits de fermentation acquiert alors son maximum.

Les expériences *in vitro*, mettent bien en évidence l'action antiseptique de l'HCl.

D'après Cohn, la fermentation lactique est arrêtée par 0,7 p. 1 000 d'HCl, la fermentation acétique par 0,5 à 0,7 p. 1 000.

D'après Hirschfeld, 1 à 2 p. 1 000 d'HCl ralentit rapidement la production de l'acide lactique; elle repart ensuite pour s'arrêter définitivement avec 7 à 8 p. 1 000.

Straus et Wurtz ont vu le suc gastrique de chien abandonné à lui-même se stériliser complètement en huit jours avec 2,95 p. 1000 d'HCl.

Ce sont là des conditions qui ne se réalisent *jamais* sur l'homme, ni même sur le chien, puisque *jamais* le contact des aliments avec le suc gastrique ne persiste aussi longtemps.

C'est sans doute aller bien loin que de considérer, avec Bunge et Kast, le suc gastrique comme ayant beaucoup plutôt un rôle antiseptique qu'un rôle digestif. Que l'HCl restreigne dans une certaine mesure les fermentations, qu'il empêche la putréfaction de la viande ainsi que Spallanzani, le premier, l'a judicieusement remarqué, cela ne semble faire aucun doute, mais c'est aller trop loin que ne voir dans ce liquide qu'un élément de défense contre les actions microbiennes.

L'*acide lactique* se rencontre si fréquemment dans le suc gastrique de l'homme qu'on l'a donné pendant longtemps comme l'acide de la peptonisation.

Plus récemment encore, on a pu croire qu'il précédait toujours l'HCl dans le suc gastrique, et on admettait trois phases dans l'évolution de l'acidité stomacale : une phase d'acidité lactique, une phase mixte d'acidité lactique et d'acidité chlorhydrique, et enfin une troisième phase dans laquelle l'HCl se trouvait seul.

Les recherches entreprises par Boas ont démontré que l'acide lactique n'est pas un élément obligatoire de la constitution du suc gastrique. Il manque par exemple lorsque, pour le repas d'épreuve, on donne non du pain mais de la farine d'avoine.

L'acide lactique ne se produit pas directement aux dépens de l'amidon, mais aux dépens du sucre. Dans le repas d'Ewald, c'est au glucose qu'est attribuable son apparition.

Les *acides butyrique* et *acétique*, ce dernier dû à l'action de la levure de bière sur le sucre, figurent très fréquemment dans l'acidité organique du suc gastrique. Beaucoup d'autres s'y rencontrent également en quantité beaucoup moins considérable; ce n'est pas le lieu d'y insister ici.

Présure. Le suc gastrique renferme à l'état normal une certaine quantité d'un ferment qui coagule le lait dans un milieu alcalin : c'est le ferment lab ou présure, découvert par Hammarsten. Sa présence chez l'homme a été démontrée par Schumburg. Il a été ensuite étudié par toute une série d'auteurs; il se montre au moment où l'HCl libre commence à apparaître, et, à partir de ce moment, son évolution est parallèle à celle de cet acide.

Comme la pepsine, la présure est détruite par les solutions alcalines même peu concentrées.

ABSORPTION STOMACALE

Les substances alimentaires introduites dans l'estomac ne peuvent le quitter normalement que de deux façons : par évacuation dans le duodénum à travers le pylore et par absorption.

Nous étudierons plus loin l'évacuation pylorique de l'estomac en même temps que sa motricité. Pour le moment, voyons ce que l'on sait de l'absorption stomacale.

Le véritable appareil d'absorption alimentaire est représenté chez les mammifères par les villosités de l'intestin grêle; suivant la comparaison classique, ces villosités sont à l'animal ce que les racines sont à la plante. Il est donc déjà rendu probable, rien que par la structure de l'estomac, que son rôle dans l'absorption ne peut être que secondaire, accessoire. On lui a même dénié toute participation à la pénétration des éléments de la nutrition dans le système circulatoire,

Bouley et Colin ont conclu de leurs expériences sur le cheval que la muqueuse stomacale n'absorbe pas la strychnine. Ces conclusions sont-elles applicables aux autres animaux et à l'homme, cela n'est pas démontré.

Il paraît résulter des recherches de Tappeiner, Anrep, von Mering, Brandl, Miller que l'estomac du chien absorbe l'alcool, le sucre, la lactose, le sucre de canne, le sucre de raisin, et aussi, mais en proportions moindres, d'après von Mering, la peptone et la dextrine.

Von Mering a établi des fistules duodénales chez des chiens. Il pouvait ainsi recueillir, analyser et doser tous les liquides à la sortie de l'estomac. L'eau ne serait pas absorbée mais il y aurait en revanche, absorption d'une assez notable quantité d'alcool, de chlorure de sodium, de glucose et de peptone.

A. Hirsch n'a pas non plus constaté d'absorption de l'eau pure dans l'estomac de chiens munis d'une fistule duodénale, mais il admet cette absorption lorsqu'il s'agit de solutions faibles d'acide chlorhydrique, d'acide oxalique, de soude ou d'eau de Seltz.

Ce qui complique les choses, c'est que l'estomac, en même temps qu'il évacue son contenu par petites gorgées pyloriques, secrète une certaine quantité de liquide qui vient augmenter le volume de celui qu'on y avait introduit.

Des expériences ont été faites sur l'homme à l'aide de la sonde gastrique. Javorski[1] introduisait dans l'estomac un mélange de solutions de sels divers; au bout de quelque temps il extrayait une certaine quantité du contenu stomacal et constatait que certains sels avaient disparu en proportion plus grande que les autres : cela ne pouvait s'expliquer que par une véritable absorption élective par l'estomac.

J. Miller en se servant de solutions qu'il introduisait dans l'estomac par la sonde, pour les retirer au bout de quelque temps et mesurer leur densité, est arrivé à des conclusions semblables à celles de von Mering.

Tout cela est, on le voit, encore bien incertain, heureusement la question de l'absorption stomacale est en réalité d'intérêt secondaire. On sait qu'elle ne peut pas en tout cas suppléer l'absorption intestinale. La mort est la conséquence inévitable de l'oblitération du pylore, soit en pathologie expérimentale, soit en pathologie humaine.

MOTRICITÉ DE L'ESTOMAC

La muqueuse stomacale tapisse une poche musculaire, un muscle creux dont la fonction est de mélanger intimement les aliments divisés et insalivés avec le suc gastrique, de brasser le mélange pendant un certain temps et de le projeter ensuite dans le duodénum à travers le pylore.

Depuis les expériences de Beaumont sur le chasseur canadien Saint-Martin qui présentait une fistule gastrique accidentellement produite par un coup de feu, on admet que le contenu de l'estomac ne reste pas immobile dans sa cavité, mais qu'il est continuellement en mouvement du grand cul-de-sac vers le pylore et réciproquement. Brinton admettait un courant périphérique allant de la grande courbure au pylore et un courant central allant du pylore vers la grande courbure.

D'après Hofmeister et Schütz, il y a deux périodes dans la contraction du muscle stomacal ; dans la première, les fibres circulaires de la grosse tubérosité se contractent de toutes parts ; en même temps se produisent des dépressions verticales qui progressent du cardia au pylore ; c'est au niveau de la limite de la région prépylorique et de la grosse tubérosité qu'elles ont l'intensité la plus grande. La seconde phase est représentée par une contraction énergique de l'antre prépylorique en masse. On ne constaterait d'ondes péristaltiques rétrogrades que lorsque l'estomac renferme des corpuscules solides.

Ce n'est pas ainsi que Rossbach décrit les mouvements de l'estomac d'après ses expériences sur le chien.

Pour lui, les mouvements péristaltiques, d'abord faibles, puis de plus en plus marqués persistent pendant sept à huit heures. Ils ne se produisent que dans la moitié qui avoisine le pylore, c'est la « région motrice » de l'estomac. La grosse tubérosité, en revanche, ne présente aucune mobilité ; elle est simplement appliquée contre la masse alimentaire. Les mouvements commencent toujours au même niveau, au niveau de la partie moyenne de l'estomac ; à cet endroit ils déterminent une dépression circulaire très accentuée. La contraction se prolonge par des ondulations successives jusqu'au pylore où elles s'arrêtent net. Au moment où la digestion est dans son plein, la dépression circulaire de la paroi est si marquée que la lumière du réservoir disparaît complètement.

Roux et Balthazard, en se servant des rayons de Rœntgen et en examinant des estomacs de grenouille, de chien et même d'hommes ont pu voir ces contractions, les dessiner et les radiographier.

Les auteurs sont d'accord en tout cas pour considérer la région prépylorique comme de beaucoup la plus active. L'estomac ayant normalement une situation presque verticale, on comprend très bien que la petite tubérosité supporte la plus grande partie du poids des aliments et qu'il joue dans leur manipulation et leur expulsion un rôle considérable.

Comment se vide l'estomac, en bloc ou par gorgées successives ? Les auteurs ne sont nullement d'accord sur ce point.

Ch. Richet est de ceux qui admettent l'évacuation en bloc. Il observait un jeune homme auquel on avait pratiqué la gastrostomie pour une oblitération cicatricielle complète de l'œsophage. « Les aliments, dit-il, ne disparaissent pas de l'estomac successivement. Il semble, au contraire, qu'à un certain moment, tout d'un coup, ils passent *en bloc* pour ainsi dire dans l'intestin. L'estomac ne met guère plus d'un quart d'heure à se vider complètement. Pendant trois heures et demie, je suppose, la masse alimentaire ne changera pas de volume ; mais une demi-heure de plus, et presque tout aura disparu, en sorte qu'on ne pourra retrouver dans l'estomac que des débris de ces aliments. »

Rossbach admet de même que, chez le chien, le pylore reste fermé pendant toute la durée de la digestion ; pendant quatre à huit heures, il ne laisse pas passer une goutte de liquide dans le duodénum. L'évacuation gastrique commençant brusquement à la fin de la digestion stomacale, le contenu de l'estomac se trouve projeté coup sur coup à travers le pylore. Le sphincter semble s'ouvrir et se fermer personnellement, en dehors des contractions de l'estomac.

D'autres auteurs, au contraire, admettent l'évacuation constante, progressive du contenu de l'estomac.

Von Mering a vu chez des chiens pourvus d'une fistule duodénale, 400 centimètres cubes d'eau se vider en 30 à 75 minutes. Hirsch, qui observait dans les mêmes conditions, a vu la sortie des aliments commencer sur un chien de berger au bout de dix minutes avec du lait, de 20 minutes avec du pain et d'une heure avec du lard. L'expulsion du contenu gastrique se ferait par gorgées successives plus ou moins rapprochées (un quart de minute à plusieurs minutes), à partir du moment où elles ont commencé.

W. Busch, chez une femme ayant une fistule intestinale, a vu le chyme se montrer 15 minutes après l'ingestion des aliments.

Nos expériences personnelles et celles de Roux et Balthazard sont également en faveur de l'évacuation progressive.

Grâce à une méthode particulière que nous avons fait connaître par une série de communications à la société de biologie, nous avons pu déterminer quelle était au cours de la digestion la quantité du liquide primitivement ingéré successivement éliminé au bout de 30, de 60 et de 90 minutes, après un repas d'épreuve composé de 250 grammes de thé léger et de 60 grammes de pain rassis.

Nous avons vu que le volume total du liquide contenu dans l'estomac diminuait régulièrement entre 30 et 90 minutes et que la quantité du liquide ingéré s'abaissait de la même façon suivant une ligne parallèle.

Ce mouvement d'évacuation du liquide stomacal au cours de la digestion d'un repas d'épreuve d'Ewald est parfaitement représenté par les tracés que nous reproduisons ici. Ils indiquent exactement ce qui s'est passé chez l'infirmière qui nous avait servi de sujet d'étude ; les recherches faites sur une autre personne nous avaient donné des résultats tout à fait analogues.

Nous sommes donc amenés à admettre que l'estomac se vide d'une façon régulière pendant tout le cours de la digestion, à partir des 30 premières minutes tout au moins. Du reste, le simple examen des résidus de pain de repas d'épreuve devait amener également à la même conclusion.

On a prétendu que les liquides ne s'arrêtaient pas dans l'estomac; grâce à la contraction de la cravate de Suisse, ils étaient directement versés dans le duodénum, l'estomac se trouvant momentanément divisé en une poche destinée à recevoir les aliments solides et en un

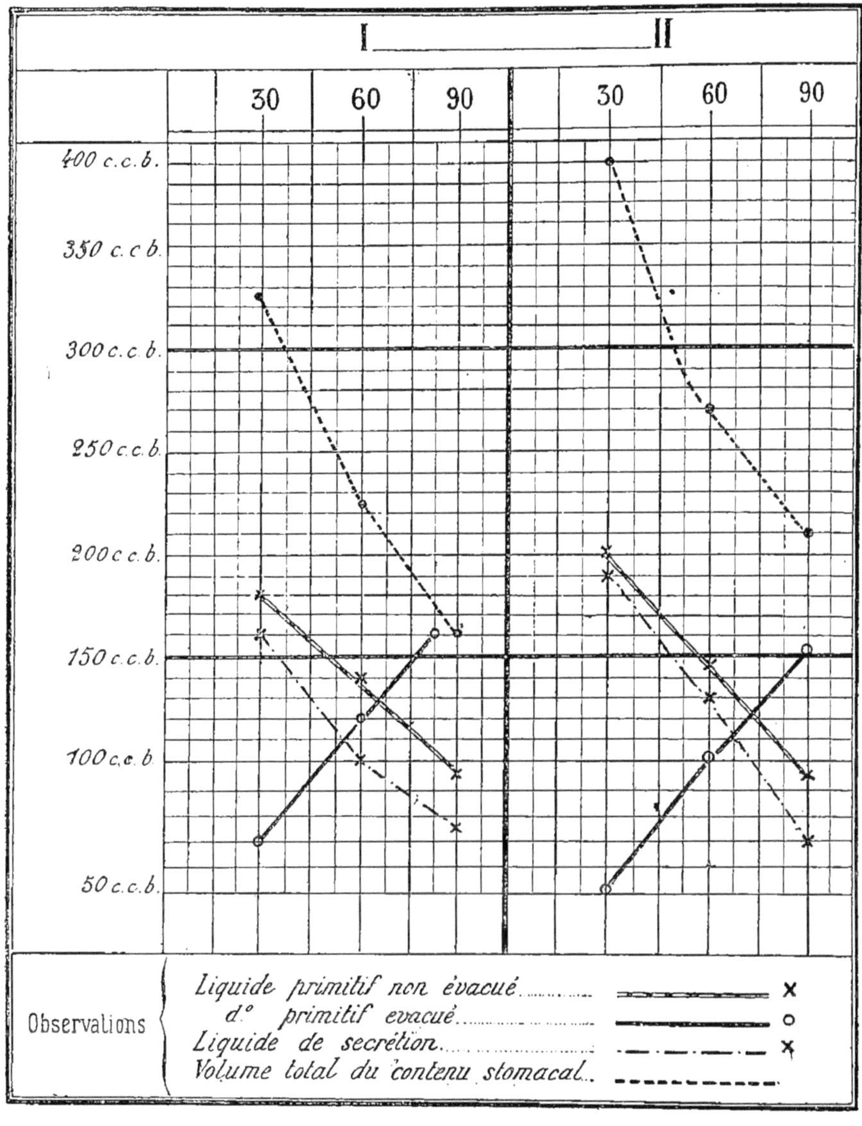

Fig. 9.

canal supérieur destiné au passage des liquides du cardia au pylore. Le séjour des liquides se trouve démontré par les expériences de von Mering, de Hirsch, et par les nôtres.

De nombreuses recherches faites sur des malades nous ont fait voir que, le plus souvent, au bout d'une heure, l'estomac a évacué la moitié environ du liquide qu'il avait reçu. En est-il autrement lorsque l'ingestion des aliments a été plus copieuse que le comporte le repas d'épreuve d'Ewald ? Il est certain qu'avec une alimentation plus copieuse il faut plus longtemps à l'estomac pour se vider. Les recherches faites sur lui-même par mon interne J. Ch. Roux, et d'autres données m'amènent à penser que le liquide ingéré pendant le repas se trouve tout d'abord assez rapidement évacué. Lorsqu'il n'y a ni stase ni hypersécrétion, il se constitue une bouillie épaisse qu'il est à peu près impossible d'extraire par la sonde. Cette bouillie se liquéfie petit à petit, par le fait de la digestion des albuminoïdes ; enfin, à un moment donné, il y a évacuation du contenu stomacal. Roux et Balthazard ont constaté de même la disparition du liquide dans une première phase de la digestion de la viande chez le chien.

Ch. Richet qui examinait un homme auquel on avait fait la gastrostomie, pouvait évidemment savoir quand l'estomac était complètement vide ; il ne pouvait probablement juger que d'une façon plus incertaine comment, et de quelle façon se faisait cette évacuation. Il est très possible que l'évacuation de l'estomac après s'être poursuivie d'une façon progressive, se termine brusquement. Ce qui se passe parfois dans le repas d'Ewald est même très favorable à cette hypothèse.

Au bout de combien de temps l'estomac se vide-t-il après un repas ordinaire ? Il résulte des recherches de Leube que l'estomac se vide normalement d'une façon complète en cinq ou six heures après un déjeuner composé d'un potage, d'un beefsteak, d'un morceau de pain et d'un quart de litre d'eau. Il semble même que l'estomac se vide complètement dans les mêmes limites de temps après les repas ordinaires.

Les recherches de Gosse, de Baumont, de Ch. Richet, de Leube, de Penzold et de ses élèves ont démontré que les divers aliments séjournent dans l'estomac un temps plus ou moins prolongé. Ces auteurs, et plus particulièrement encore les deux derniers ont été amenés à dresser des tables de *digestibilité*, en s'appuyant sur ce qu'ils ont observé.

Leur méthode consiste à passer la sonde de plus en plus rapidement, ou de plus en plus tard après l'ingestion de tel ou tel aliment, et à rechercher ainsi à quel moment il a complètement disparu de l'estomac. Le terme de tables de digestibilité n'est donc pas parfaitement exact ; en effet, on ne démontre pas de cette façon que les aliments sont réellement digérés, mais qu'ils séjournent plus ou moins longtemps dans l'estomac. Quoi qu'il en soit, les données ainsi acquises sont intéressantes et utiles. Les indications fournies par les auteurs ne se superposent pas toujours parfaitement, mais il y a beaucoup de points sur lesquels elles concordent d'une remarquable façon. Nous aurons l'occasion à propos du traitement de revenir sur les tables de Leube et de Penzold et de les mettre à contribution.

Sensibilité de l'estomac. — L'estomac à l'état normal ne jouit que d'une sensibilité très atténuée au froid, au chaud, à la tension ; nous renverrons pour cette question au chapitre consacré à la séméiologie des perversions de la sensibilité gastrique.

Estomac considéré comme un organe de défense de l'intestin et même de l'organisme. — L'estomac peut aussi être considéré comme un organe de défense de l'intestin et même de l'organisme entier ; en effet, il peut diluer des substances irritantes et les rendre ainsi moins actives en fournissant une sécrétion copieuse à laquelle vient s'ajouter souvent un flux salivaire abondant ; si l'irritation est poussée trop loin, le vomissement survient et la substance nocive se trouve éliminée. Enfin nous avons vu que, grâce à l'acide chlorhydrique, il exerce une certaine action antiseptique sur les substances alimentaires accumulées dans sa cavité.

Il règle dans une certaine mesure l'acidité des milieux organiques, en saturant les alcalins ou en diminuant la quantité d'HCl après l'ingestion d'un acide fort ; on peut penser que cette action modératrice n'est pas sans influence sur la vitalité générale de l'organisme.

DIGESTION INTESTINALE A L'ÉTAT NORMAL

Les phénomènes digestifs qui se passent dans l'intestin grêle sont beaucoup plus importants que ceux qui se produisent dans l'estomac. L'expérimentation et l'observation ont démontré que la digestion stomacale peut être supprimée sans que la vie soit mise en danger. L'estomac a pu être reséqué chez des chiens sans amener leur mort, par une série d'auteurs (Czerny, Pachon et Carvallo). Frémont, sans supprimer l'estomac, l'a complètement isolé du tube digestif; il a amené l'écoulement au dehors par une fistule cutanée de la totalité de la sécrétion. Les chiens ainsi mutilés ont pu se rétablir assez rapidement après cette grave opération, et reprendre, avec leur poids primitif, toute leur vitalité. Du reste, l'estomac a été également reséqué sur l'homme un certain nombre de fois, pour des lésions cancéreuses, et, cette grave opération leur a permis de s'alimenter, d'engraisser, de reprendre les forces qu'ils avaient perdues. D'autre part, von Noorden a fait voir qu'avec une digestion gastrique à peu près nulle, on pouvait constater par l'analyse de l'azote, à l'entrée et à la sortie, que les substances albuminoïdes étaient digérées et utilisées aussi bien qu'à l'état normal.

Ces faits démontrent d'une façon très nette que l'intestin peut suppléer l'estomac, et que la fonction stomacale peut être suspendue ou restreinte à un minimum très faible sans que la nutrition en souffre d'une façon notable.

Cela n'a rien d'étonnant si l'on considère que les sécrétions diverses versées dans l'intestin grêle sont capables de digérer complètement les substances alimentaires des trois ordres. Le rôle le plus important dans la digestion intestinale n'est certainement pas attribuable au suc intestinal lui-même, mais au suc pancréatique et à la bile qui viennent se déverser dans la partie moyenne du duodénum.

Nous allons passer rapidement en revue les propriétés physiologiques du suc pancréatique et de la bile ; nous indiquerons ensuite quelles modifications les aliments subissent dans leur trajet du pylore à la valvule iléo-cæcale.

L'intestin grêle ne joue pas seulement un rôle important toujours, prépondérant dans quelques cas, dans l'élaboration digestive des substances alimentaires, il est aussi chargé de l'absorption des produits de cette digestion. Inutile d'insister sur le rôle considérable de cette fonction complémentaire sans laquelle le travail chimique de la digestion gastro-intestinale resterait inutile.

Suc pancréatique. — Le suc pancréatique a été étudié pour la première fois par Cl. Bernard, en 1846, puis depuis par un assez grand nombre d'auteurs parmi lesquels il faut citer surtout Bidder et Schmidt, Corvisart, W. Kühne, Bernstein, Haidenhain, Abelmann, Dastre, Hédon et Ville.

C'est un liquide clair, incolore, fortement alcalin, coagulable par la chaleur. On ne sait pas exactement quelle en est la quantité sécrétée chaque jour.

Son action sur les substances alimentaires des trois ordres fait admettre qu'il renferme trois ferments : un ferment amylolytique, un ferment protéolytique et un ferment qui amène le dédoublement des graisses.

Grâce au *ferment amylolytique*, qu'on n'a pas pu isoler, le suc pancréatique transforme rapidement l'amidon cuit en maltose à la température du corps. Un gramme de suc pancréatique transforme en 30 minutes 4 gr. 6 d'amidon en dextrine et en sucre. Le sucre de canne et l'inuline ne sont pas influencés.

Le *ferment protéolytique* ou *trypsine* a été isolé par Kühn, c'est à lui que le pancréas doit l'action peptonisante signalée par Claude Bernard et étudiée après lui par beaucoup d'auteurs. Contrairement à la pepsine, la trypsine agit en milieu alcalin ou neutre. Son action se trouve arrêtée par une acidité un peu élevée; toutefois elle est non pas supprimée mais au contraire excitée par un léger degré d'acidité acétique ou lactique (Lindenberg). Cette dernière constatation est importante, car nous verrons tout à l'heure que le milieu de l'intestin grêle n'est pas alcalin comme on l'a enseigné pendant longtemps, mais au contraire neutre et même franchement acide. Toutefois, cette acidité n'est pas de nature à entraver la digestion des albuminoïdes; elle serait au contraire excitée.

D'après Kühn, les substances albuminoïdes en présence de la trypsine, passent successivement à l'état d'hémi et d'antipeptone; celle-ci pourrait ultérieurement se transformer en leucine, tyrosine et acide asparagique. La leucine et la tyrosine prendraient surtout naissance dans les digestions artificielles; Schmidt-Mühleim a été amené par ses recherches sur le chien et le porc à admettre que leur production dans l'intestin serait beaucoup moins considérable.

L'indol attribué par certains auteurs à l'action du suc pancréatique doit en réalité son apparition aux micro-organismes.

On admet que la digestion des albuminoïdes par le suc pancréatique donne naissance à des peptones différentes suivant la nature de ces albuminoïdes.

Nous verrons tout à l'heure quelles sont les modifications qu'apporte à l'utilisation des aliments la suppression du pancréas chez le chien.

D'après l'opinion classique, le suc pancréatique renfermerait un *ferment de dédoublement des graisses*, on ne l'a jamais isolé. Les expériences les plus récentes sont de nature à faire mettre en doute son existence. Il amènerait le dédoublement des graisses neutres en glycérine et en acides gras (Cl. Bernard et Berthelot). Ceux-ci, à leur tour, en se combinant aux bases alcalines formeraient des savons qui, en favorisant l'émulsion des graisses par la bile, faciliteraient beaucoup leur résorption.

Plusieurs expérimentateurs sont parvenus dans ces derniers temps à extirper complètement le pancréas sur des chiens et à conserver ces animaux en vie; ils ont pu ainsi étudier les conséquences de la suppression de cet organe, et, de cette façon, en observant les conséquences de cette ablation, recueillir des notions importantes sur son rôle physiologique. Von Mering et Minkowski ont constaté un trouble considérable de l'utilisation des substances grasses et des substances albuminoïdes chez les chiens dépancréatisés. Le tableau suivant dû à Abelmann, qui a étudié cette question sous leur direction, montre bien ce que devient la digestion des graisses et des albuminoïdes dans ces conditions expérimentales; il indique les quantités d'azote et de graisse retrouvées dans les selles après l'extirpation du pancréas.

	Extirpation partielle	Extirpation totale
Substances azotées.	46 p. 100	56 p. 100
Graisse	15 à 23 p. 100	20 à 43 p. 100
Hydrates de carbone. . . .	25 à 35 p. 100	100 p. 100

La perte en substance des trois ordres est donc considérable; elle est énorme pour les hydrates de carbone, moindre pour la graisse que pour les deux autres ordres de substances alimentaires.

Hédon et Ville ont fait des expériences analogues; elles les ont amenés à des résultats presque identiques. Les chiens auxquels ils avaient enlevé le pancréas ne résorbaient plus que 18 p. 100 de graisse avec une ration alimentaire composée de graisse et d'axonge; le dédoublement de la graisse continuait du reste à se faire. Ils ont cherché à déterminer quelle est l'influence relative de la bile et du suc pancréatique dans la résorption de la graisse. Des chiens chez lesquels on avait pratiqué une fistule biliaire résorbaient encore 69 p. 100 d'huile d'olive alors qu'on leur en faisait ingérer 50 grammes par jour. Des chiens auxquels on avait successivement pratiqué une fistule biliaire et enlevé le pancréas ne résorbaient plus que 10 p. 100 de graisse avec un régime de viande et d'axonge. Avec le lait, l'utilisation de la graisse atteignait 22 p. 100. Tous les auteurs qui ont fait des recherches de ce genre sont du reste unanimes à déclarer que la graisse du lait est beaucoup mieux utilisée après la suppression de l'accès de la bile et du suc pancréatique dans l'intestin, que les graisses non émulsionnées comme l'huile ou l'axonge. L'indication de l'alimentation par le lait est ainsi nettement établie dans les maladies destructives du foie et du pancréas.

Hédon et Ville, chez leurs chiens dépancréatisés et préalablement munis d'une fistule biliaire, ont constaté que 78 p. 100 de la graisse du lait figurait dans les fèces sous forme d'acides gras. La présence du suc pancréatique dans l'intestin ne serait donc pas nécessaire pour le dédoublement des graisses.

Rôle digestif de la bile. — La bile est déversée dans le duodénum au même point que le suc pancréatique. Quel est son rôle physiologique?

Les recherches expérimentales et les recherches faites sur des malades chez lesquels la bile avait cessé de parvenir dans l'intestin, démontrent que son exclusion ne modifie en rien la digestion des hydrates de carbone et des substances albuminoïdes; il n'en est pas de même des substances grasses. Chez des chiens pourvus d'une fistule biliaire ne permettant plus l'accès de la bile dans l'intestin. Voit a constaté que 60 p. 100 de la graisse cessait d'être résorbé, alors que sur un animal sain la résorption atteint 99 p. 100. Munk, dans les mêmes conditions, a constaté une utilisation de la graisse meilleure, mais encore bien incomplète (66,9 p. 100).

Hédon et Ville ont constaté chez des chiens porteurs d'une fistule biliaire une utilisation de 69 p. 100 de la graisse émulsionnée du lait, et de 45 p. 100 d'huile d'olive donnée à la dose de 50 grammes par jour. Dastre, en l'absence de la bile chez le chien, a constaté une absorption de seulement 57 à 65 p. 100 de la graisse ingérée.

Nous avons vu tout à l'heure que, d'après les expériences d'Abelmann, l'extirpation totale du pancréas permet encore l'absorption de 71 à 57 p. 100 de graisse du lait, mais seulement de 18 p. 100 d'axonge d'après Hédon et Ville. Nous avons vu encore que l'utilisation de la graisse, notablement diminuée après l'établissement d'une fistule biliaire, s'abaisse encore sensiblement après l'extirpation du pancréas. Il faut évidemment en conclure que la bile et le suc pancréatique contribuent chacun de leur côté à la digestion et à l'utilisation des graisses, sans qu'il soit possible actuellement de déterminer leur rôle respectif.

On admet que la bile émulsionne la graisse qu'elle aide le suc pancréatique à la dédoubler (Nencki), qu'elle transforme en savons alcalins les acides gras ainsi formés, qu'elle dissout les savons à base alcalino-terreuse, que sa présence favorise l'absorption de la graisse émulsionnée à travers les parois de l'intestin.

La bile est un excitant des mouvements péristaltiques de l'intestin; elle tendrait ainsi à régulariser l'évacuation des matières fécales (Rœhmann).

Enfin, on lui a attribué une action antiseptique dont elle paraît en réalité dépourvue. Il résulte des recherches de Létienne qu'elle n'est antiseptique que lorsqu'elle est acide, grâce à la mise en liberté des acides biliaires ou à son mélange avec des acides d'origine extrinsèque.

Action physiologique du suc intestinal. — Reste-t-il un rôle à remplir au suc intestinal lui-même à côté de l'action si importante, si prédominante du produit de la sécrétion des deux grandes glandes annexes de l'intestin, la glande pancréatique et la glande biliaire? A-t-il un rôle autre que de lubrifier la muqueuse de l'intestin, de diluer au besoin son contenu, et de favoriser sa migration ?

Le suc intestinal ne paraît avoir aucune action digestive ni sur les substances albuminoïdes, ni sur les graisses neutres. Lorsque les graisses sont dédoublées, le suc intestinal qui est assez fortement alcalin, peut transformer les acides en savons alcalins, et faciliter l'émulsion des graisses neutres, mais c'est là un rôle tout à fait secondaire.

Lorsqu'on enferme une certaine quantité d'amidon cuit dans une anse intestinale, on le voit disparaître complètement au bout de quelque temps. Il faut donc en conclure que la muqueuse intestinale fournit un produit capable de transformer l'amidon en glucose, puisque ce n'est que sous cette forme que peut se faire l'absorption des hydrates de carbone. Il faut bien admettre toutefois que l'intestin ne peut pas à lui seul suppléer les glandes salivaires et surtout le pancréas, puisque, après l'extirpation totale du pancréas, on peut voir devenir nulle l'utilisation des hydrates de carbone.

En revanche, le suc intestinal jouerait un rôle secondaire assez important dans la digestion des hydrates de carbone : en effet il dédoublerait la saccharose et la lactose. D'autre part, les hydrates de carbone étant transformés en maltose par l'action du suc pancréatique, le suc intestinal achèverait sa transformation en glucose, forme ultime sans laquelle a lieu l'absorption. Cette fonction du suc intestinal aurait une importance considérable chez les herbivores.

Vue d'ensemble de la digestion dans l'intestin grêle. — Jusqu'ici, nous avons fait l'étude analytique de l'action des trois facteurs du suc intestinal complexe : le suc pancréatique, la bile, le suc intestinal. Il convient maintenant, pour bien faire comprendre ce qu'est le processus chimique de la digestion intestinale, d'exposer les modifications subies par les substances alimentaires de la valvule pylorique à la valvule iléo-cæcale.

L'estomac projette dans le duodénum un liquide rendu plus ou moins fortement acide par la présence de l'acide chlorhydrique libre ou combiné et d'une certaine quantité d'acides organiques de fermentation. Il résulte des expériences de Pawlow que les acides forts comme l'acide chlorhydrique représentent le meilleur excitant de la sécrétion pancréatique.

L'acidité du chyme est bientôt neutralisée par la bile et le suc pancréatique. La pepsine se trouve précipitée, peut-être détruite, mais en tout cas son action physiologique se trouve supprimée. Cela est heureux, car, dans un milieu acide, la pepsine détruirait la trypsine et annihilerait ainsi l'action du suc pancréatique.

Il est possible que l'excès de bile et de suc pancréatique amène l'alcalinisation du contenu de l'intestin dans le duodénum, mais plus loin, il devient neutre et même nettement acide, comme cela a été constaté par Macfadyen, Nencki et Sieber sur un malade atteint d'une fistule placée à la partie inférieure de l'iléon, par Gley et Lambling sur l'intestin de suppliciés immédiatement après la mort : c'est un point sur lequel nous allons revenir.

La bile amènerait la précipitation des substances albuminoïdes dissoutes, et les particules ainsi produites adhéreraient plus intimement à la muqueuse intestinale, ce qui favoriserait leur digestion.

Les substances albuminoïdes soumises à l'action de la trypsine sont transformées en peptone absorbable ; les graisses sont émulsionnées, dédoublées et absorbées sous l'influence concomitante du suc pancréatique et de la bile ; les hydrates de carbone ont été en partie déjà élaborés par la salive, ils sont transformés en maltose par le suc pancréatique, en glycose absorbable par le suc intestinal.

Les villosités intestinales plongeant comme de multiples racines dans ce milieu nutritif y puisent presque tous les produits assimilables : l'absorption des peptones, de la graisse, du glucose, de l'eau réduisent progressivement le volume du contenu de l'intestin grêle ; aussi son calibre est-il moins considérable à son extrémité inférieure qu'à son extrémité supérieure : nous verrons plus loin par quoi sont constituées les substances versées dans le cæcum à travers la valvule iléo-cæcale.

La plus grande partie des hydrates de carbone est résorbée sous forme de glucose, mais une certaine partie du sucre résultant de leur transformation donne naissance à de l'acide lactique sous l'influence des microorganismes. C'est à l'acide lactique ainsi produit qu'il faut attribuer l'acidité du contenu de l'intestin grêle.

Cette acidité paraît jouer un rôle assez important. En effet, elle rend le milieu intestinal assez aseptique pour qu'on ne puisse y constater aucune trace de ces putréfactions qui vont prendre une si grande importance dans le gros intestin. On n'y constate aucune odeur fécale ou de putréfaction, on n'y trouve aucune trace d'indol, de scatol, et non plus, aucune trace de leucine, ni de tyrosine, produits qui prennent naissance *in vitro* par la décomposition de la peptone.

Motricité de l'intestin grêle. — L'intestin présente des *mouvements péristaltiques* destinés à chasser progressivement son contenu vers le cæcum. Il se resserre sur une longueur de 2 ou 3 centimètres et ce resserrement se déplace assez lentement, chassant devant lui une partie du contenu de l'intestin. Ce sont donc les fibres circulaires de la tunique interne qui entrent ici en jeu. Les mouvements péristaltiques de l'intestin grêle ressemblent beaucoup, comme on le voit, aux mouvements péristaltiques de l'estomac ; comme ceux-ci, ils sont représentés par une encoche circulaire qui chemine de haut en bas.

Nothnagel distingue deux autres variétés de mouvements : *les mouvements d'oscillation* et *les mouvements de roulement*. Dans les mouvements d'oscillation, un segment de l'intestin se trouve alternativement déplacé dans un sens et dans l'autre sans modification appréciable de sa lumière. Dans les mouvements de roulement, on voit sur une anse plus ou moins étendue se produire des contractions péristaltiques précipitées, qui donnent momentanément l'impression de la rotation d'une roue. D'après Nothnagel, ces contractions péristaltiques précipitées seraient à la limite des mouvements physiologiques, elles seraient l'ébauche des mouvements péristaltiques exagérés, tumultueux que l'on rencontre dans certains cas pathologiques.

Les mouvements péristaltiques ne parcourent jamais d'une seule tenue toute l'étendue de l'intestin grêle. Ils prennent naissance sur un point de l'intestin, s'arrêtent après un trajet plus ou moins long puis reprennent plus loin, et ainsi de suite. Il y a donc toujours des poses de loin en loin dans la progression des matières, ce qui tend notablement à ralentir leur cours. Les contractions sont plus intenses en haut au niveau du duodénum et de la partie supérieure du jéjunum qu'à la partie inférieure, au niveau de l'iléon.

La présence du chyme, des fèces ou des gaz, paraît être la cause unique des mouvements de l'intestin. Nothnagel a toujours vu les anses intestinales vides conserver une immobilité parfaite. Les mouvements les plus intenses, les mouvements de roulement décrits plus haut, seraient, d'après le même auteur, attribuables à la distension des parois de l'intestin par une certaine quantité de gaz.

Sensibilité de l'intestin grêle. — La sensibilité de l'intestin grêle à l'état normal et même à l'état pathologique paraît être très obtuse. En revanche il est doué d'une sensibilité réflexe qui paraît jouer un rôle très grand dans la régulation du fonctionnement du tube gastro-intestinal et dans la genèse de certains phénomènes pathologiques. D'après Hirsch, l'action d'une solution acide sur la muqueuse duodénale amène l'occlusion momentanée du pylore et le ralentissement de l'évacuation du contenu stomacal. D'après von Mering, la réplétion du duodénum ralentit l'évacuation de l'estomac, en vertu d'une action réflexe qui persiste même lorsque le duodénum est isolé de l'estomac Les excitations du bout central du pneumogastrique abdominal et du grand sympathique amènent la vaso-constriction du poumon et souvent, en même temps, la diminution du tonus cardiaque et la dilatation du cœur droit.

PHYSIOLOGIE DU GROS INTESTIN

État des substances alimentaires à l'extrémité de l'intestin grêle. — Macfadyen, Nencki et Sieber ont observé une femme atteinte d'une fistule située à l'extrémité de l'intestin grêle. Cela leur a permis d'étudier l'état des aliments au moment où ils parviennent à ce niveau.

Les aliments ingérés se sont montrés une fois deux heures et demie une autre fois cinq heures et demie après le repas. Dans la première expérience, ils ont cessé de se montrer après quatorze heures, dans la seconde après vingt-trois heures.

Le passage des substances de l'intestin grêle dans le gros intestin était continu, il y avait seulement une augmentation un certain temps après l'ingestion des aliments : il convient toutefois de noter que leur malade faisait cinq repas par jour.

Au *microscope*, on trouvait des fibres musculaires striées colorées par la bile, des grains de pigment, des flacons d'albumine, des fibres végétales et de nombreuses bactéries. Avec une alimentation végétale (purée de pois), on trouvait de nombreux grains d'amidon, la plupart à l'état de dextrine.

L'*analyse chimique* fit constater une acidité évaluée à 1 p. 1000 d'acide acétique. On trouvait de l'albumine coagulable par la chaleur, de la peptone, des produits de transformation de l'amidon (dextrine, sucre), de l'acide lactique, des acides gras volatils surtout de l'acide acétique, des acides biliaires, de la bilirubine prenant une coloration verte au contact de l'air.

Avec une alimentation carnée, il y avait 5 p. 100 de résidu sec dans la bouillie, passant de l'intestin grêle dans le cæcum, et 10 p. 100 avec une alimentation végétale. L'analyse du résidu sec a donné les résultats suivants :

Albumine	30 à 42 p. 1000
Sels minéraux	8,5 p. 1000
Graisse (et substances solubles dans l'éther	8,5 p. 1000
Hydrates de carbone	45 p. 1000

Ni indol, ni leucine, ni tyrosine.

Il résulte de ces données, et de la comparaison de cette analyse avec celles des matières fécales au moment de leur expulsion que la résorption se continue dans le côlon.

Digestion dans le côlon. — On a parlé quelquefois d'une digestion complémentaire et l'on a comparé le cæcum à un second estomac. Ce sont là des vues de l'esprit. L'absorption des matériaux alimentaires soumis plus haut à l'action des sucs digestifs de l'estomac et de l'intestin se continue dans le côlon.

Bien que sa muqueuse soit dépourvue de villosités, l'absorption des liquides se poursuit dans sa cavité, et cette propriété qu'a le gros intestin d'absorber des liquides est utilisée pour l'administration des lavemente nutritifs.

Le milieu côlique est alcalin, circonstance favorable pour l'accroissement et l'activité des nombreux microorganismes du côlon. Les bactéries sont extrêmement nombreuses dans le gros intestin ; un certain nombre d'entre elles amènent la fermentation ou la putréfaction des substances alimentaires. L'action de quelques-unes est connue : c'est ainsi que le *bacterium coli commune* transforme le sucre en alcool, en acide acétique et en acide lactique ; le *B. lactis ærogenes*, en alcool, en acide acétique et en acide succinique. Le *Streptococcus liquefaciens coli* et d'autres bactéries de la putréfaction amènent la décomposition putride des albuminoïdes avec mise en liberté d'hydrogène sulfuré. Cette putréfaction contribue dans une certaine mesure à donner aux fèces leur odeur désagréable, mais leur odeur spéciale diffère en réalité notablement de l'odeur de la putréfaction de la viande à cause de la production de substances particulières dont il sera question dans un instant. L'odeur de putréfaction, lorsqu'elle se constate nettement, indique que des matériaux albuminoïdes non utilisés ont subi une décomposition putride anormale.

Lorsque les matières intestinales parviennent dans le cæcum, elles sont colorées en jaune pâle. Dans le gros intestin, elles prennent une coloration brunâtre plus ou moins accusée grâce à la transformation de la bilirubine en hydrobilirubine sous l'influence de l'acide sulfhydrique.

Les substances qui donnent aux fèces leur odeur particulière appartiennent à la série des phénols, ce sont surtout l'indol et le scatol. Il est à remarquer que ce sont des substances antiseptiques.

Composition des matières fécales à l'état normal. — Le poids des matières fécales éliminées chaque jour représente environ le 1/7 ou le 1/8 du poids des aliments solides ; il est de 120 à 150 ou 200 grammes par jour. Le poids des selles varie du reste avec la nature des aliments ; les aliments végétaux fournissent une quantité de résidus beaucoup plus considérable que le lait, la viande ou les œufs. Voici, à ce point de vue quelques chiffres empruntés à Rubner.

		Poids des selles	Poids des matières fécales desséchées
Lait	2438 gr.	96 gr.	24 gr. 80
Viande	1435 gr.	64 gr.	17 gr. 20
Pain noir	1360 gr.	815 gr.	115 gr. 80
Pommes de terre. . . .	3078 gr.	635 gr.	93 gr. 80
Chou	3831 gr.	1670 gr.	73 gr. 8

On voit que ce dernier aliment détermine l'évacuation de selles abondantes, avec une proportion d'eau relativement considérable.

La réaction des matières fécales est le plus souvent alcaline. L'analyse y démontre la présence des éléments suivants : traces d'albumine, mucine, graisse, quelquefois acide cholalique, dyslysine, cholestérine, indol, scatol, sels des acides gras (acides butyrique et acétique), et de l'acide lactique, savons de chaux et de magnésie, chlorures et carbonates alcalins, phosphates alcalino-terreux, sels de fer et silice en quantité minime.

Nous avons vu que les fèces doivent leur couleur à l'hydrobilirubine et leur odeur spéciale au scatol et à l'indol.

D'après les recherches de Grundzach, 23 p. 100 des bases des sels sont liés à des acides minéraux et 77 p. 100 à des acides organiques produits par l'action des bactéries sur les résidus alimentaires dans le gros intestin. Ces derniers sels mesurent donc indirectement l'intensité des fermentations dans le gros intestin.

D'une série de recherches entreprises dans ces derniers temps, il semble résulter que les produits de sécrétion et de desquamation épithéliale de l'intestin entrent pour une large part dans la constitution des matières fécales. L'observation des jeûneurs de profession avait montré déjà que les évacuations abdominales ne sont pas supprimées par l'inanition absolue. Hermann a le premier réalisé une expérience qui consiste à isoler un segment de l'intestin et à aboucher les deux surfaces de section en conservant intacts les vaisseaux et les nerfs de l'anse ainsi transformée en un anneau complet, alors que la continuité du tube digestif est rétablie en dehors de l'anneau par l'anastomose du bout supérieur au bout inférieur de l'intestin. Cette expérience a été successivement reproduite par Ehrenthal, Behrenstin et Fritz Voit. Le chien ayant été sacrifié après 15 ou 20 jours, on trouva dans l'anneau intestinal isolé un magma plus ou moins épais ayant les apparences des matières fécales.

Fritz Voit a calculé que la sécrétion ainsi fournie par l'intestin entier représenterait de 86 à 97 p. 100 des matières fécales des chiens en expérience. L'azote contenue dans ce produit de desquamation et de sécrétion intestinale atteindrait des chiffres aussi et quelquefois même plus élevés que dans les matières fécales elles-mêmes. Il faut donc admettre que les produits glandulaires et épithéliaux fournis par l'intestin lui-même représentent une partie importante du poids des fèces, et que l'azote que l'analyse démontre dans ces matières est attribuable à ces produits autant et plus peut-être qu'aux substances albuminoïdes qui ont échappé à la digestion et à l'absorption.

Prausnitz est arrivé à des conclusions analogues par l'étude de rations alimentaires diverses, et, par la comparaison de l'azote ingéré avec l'azote éliminé par les selles. Avec un régime complètement assimilable, la quantité d'azote éliminée par l'intestin est indépendante de la quantité d'azote ingérée. Avec un régime incomplètement assimilable, la quantité d'azote éliminée peut être supérieure à la quantité d'azote ingérée.

Ces données présentent un grand intérêt; elles résultent de travaux qui, bien que paraissant très consciencieux, méritent d'être contrôlés par des expériences nouvelles.

INNERVATION GASTRO-INTESTINALE

L'étude de l'innervation gastro-intestinale aura toujours une haute importance dans toutes les questions qui se rapportent à la pathologie de l'estomac et de l'intestin. L'observation journalière des malades permet d'entrevoir l'influence profonde qu'exercent sur toutes les fonctions digestives les modifications fonctionnelles ou organiques du système nerveux central. Malheureusement, à l'heure actuelle, nos connaissances sur ce sujet sont très rudimentaires. Dans les pages qui suivent nous rapporterons ce que l'on sait à peu près sûrement, sans essayer de masquer les lacunes énormes que comporte encore ce chapitre de physiologie.

Le tube digestif, du cardia au rectum est rattaché au système nerveux, *directement* par les pneumogastriques, *indirectement* par le grand sympathique.

Nous avons indiqué plus haut la distribution anatomique des deux pneumogastriques, et nous n'avons presque rien à ajouter ici. Rappelons toutefois que les filets terminaux de ces nerfs s'étendent sur l'estomac, l'intestin grêle, et peut-être même jusque sur l'extrémité du gros intestin. (Regnard et Loye. *Progrès médical*, 18 juillet 1885.)

Le système grand sympathique prend aussi une part importante à l'innervation de l'estomac et de l'intestin. Comme nous l'ont appris les recherches modernes, ces filets sympathiques suivent pour arriver de la moelle à l'intestin un trajet assez complexe.

Ils prennent naissance dans la moelle et sortent sous forme de fines fibres à myéline par les racines antérieures et par les racines postérieures. Par les rami communicantes et les tractus sympathiques ils arrivent après un trajet plus ou moins long jusqu'aux ganglions. (Ganglions de la chaîne latérale, ganglions du plexus solaire, ganglions du plexus d'Auerbach et de Meissner situés dans la paroi même de l'intestin.) Dans ces ganglions sympathiques chaque filet se ramifie autour d'une cellule nerveuse, et de cette cellule nerveuse part enfin une fibre de Remak, sans myéline, allant jusqu'à l'estomac ou l'intestin. Ce qui caractérise le système sympathique, en effet, c'est l'existence *d'un relai cellulaire et d'un seul* sur le trajet que parcourt l'influx nerveux de la moelle à l'organe périphérique (Langley).

Il n'y a d'exception à cette règle que pour quelques grosses fibres à myéline, probablement à fonctions sensitives, qui se terminent chez le chat dans des organes semblables aux corpuscules du tact (Kölliker) et qui prennent naissance dans les ganglions rachidiens latéraux, comme mon élève Jean-Ch. Roux l'a bien mis en évidence.

Ajoutons que les ganglions sympathiques sont des centres réflexes importants : aussi d'une façon générale le grand sympathique représente un système d'innervation complexe dont les arcs réflexes et les centres ganglionnaires disposés en arcades superposées, sont en définitive reliés à la moelle par les fibres nerveuses qui cheminent dans les rami communicantes.

Innervation motrice. — L'influence du système nerveux central n'est probablement pas indispensable à la motilité de l'estomac et de l'intestin. Si l'on en croit les expériences de von Mering, après section des deux pneumogastriques et ablation du plexus solaire, la motricité gastro-intestinale reste parfaite. Rappelons toutefois que d'après Carion et Hallion, les sections des deux pneumogastriques *sous* le diaphragme, sans apporter un obstacle absolu aux fonctions motrices de l'estomac, amènerait pourtant une dilatation considérable de ce viscère.

En tout cas, le fait que le tube digestif peut à la rigueur jouir d'une vie indépendante du système nerveux central n'empêche nullement qu'à l'état normal le pneumogastrique et le grand sympathique aient sur l'intestin une action importante. La nature de cette action a été d'ailleurs très discutée, et à l'heure actuelle il est encore très difficile de tirer une solution définitive de ces nombreuses recherches.

Pflüger, dans un travail déjà ancien, avait dit que le *pneumogastrique est le nerf moteur* de l'estomac et de l'intestin, son excitation amenant une augmentation des mouvements péristaltiques. L'excitation du splanchnique arrêtant au contraire les mouvements péristaltiques, il avait pensé que le *nerf splanchnique* est *inhibiteur de l'estomac et de l'intestin*.

Les recherches modernes ont montré que les effets de l'*excitation du pneumogastrique et du splanchnique ne sont pas constants*.

Le pneumogastrique a pu, dans un certain nombre de cas, arrêter les mouvements de l'estomac et de l'intestin, en particulier lorsque les mouvements ont été très exagérés par l'injection de pilocarpine. D'autre part, le splanchnique peut dans certains cas augmenter les mouvements péristaltiques ; et même s'il les fait cesser il ne faudrait pas conclure dans tous les cas à un effet inhibitoire : comme l'ont noté Legros et Onimus, Courtade et Guyon, Pal, l'arrêt les mouvements péristaltiques sous l'action du grand splanchnique peut aussi résulter de l'augmentation de la tonicité des fibres circulaires de l'intestin. Les mouvements péristaltiques s'arrêtent parce que l'intestin se met en état de spasme sur une grande longueur.

En réalité on arrive à cette conclusion que, dans le pneumogastrique comme dans le splanchnique, il existe à la fois des fibres motrices et des fibres inhibitrices de l'estomac et de l'intestin.

Wertheimer a pu démontrer l'existence de ces fibres inhibitrices dans le pneumogastrique et dans le splanchnique par ses recherches sur l'inhibition réflexe des mouvements de l'estomac et de l'intestin sous l'influence de l'excitation du bout central du sciatique.

D'après Bourch et d'après Morat, les effets produits par l'excitation de ces nerfs varieraient dans les espèces animales et même chez les individus suivant la proportion variable de ces deux sortes de fibres nerveuses.

La théorie célèbre de Ehrmann a essayé de systématiser les fonctions motrices et inhibitrices que l'on trouve dans ces deux troncs nerveux : d'après lui le splanchnique serait inhibiteur pour les fibres circulaires et moteur pour les fibres longitudinales. Le pneumogastrique aurait une action inverse et serait moteur pour les fibres circulaires, inhibiteur pour les fibres longitudinales.

Malheureusement des recherches plus récentes n'ont pas confirmé cette loi de l'innervation croisée (Langley).

Quelques auteurs ont essayé de déterminer plus haut dans la moelle (Onuf et Collins) et dans le cerveau les centres mêmes qui, par l'intermédiaire du pneumogastrique et du splanchnique, ont une action sur l'intestin. D'après Openchowski, les centres constricteurs du *cardia* siègent à la partie postérieure des corps quadrijumeaux, les dilatateurs au point où l'extrémité antérieure du noyau caudé s'unit au noyau lenticulaire. Pour le pylore, les centres constricteurs sont dans les corps quadrijumeaux, les dilatateurs dans la moelle allongée (olives). Ce voisinage dans les corps quadrijumeaux des centres dilatateurs du cardia et constricteurs du pylore permettrait de comprendre l'association de ces deux mouvements dans le mécanisme du vomissement.

Pour l'intestin, Bechterev et Mislawsky ont vu sur le chien que les centres moteurs ou inhibiteurs se trouvent dans le gyrus sigmoïdien. L'excitation de la région occipitale du cerveau provoque aussi parfois des contractions du gros intestin. Les couches optiques d'après les mêmes auteurs ont aussi une influence sur les mouvements de l'intestin.

Innervation vaso-motrice. — Les nerfs vaso-moteurs arrivent à l'estomac et à l'intestin presque uniquement par les filets sympathiques. Il faut signaler toutefois que le pneumogastrique contient des filets vaso-constricteurs pour l'estomac, et vaso-dilatateurs pour l'estomac et l'intestin.

François Franck et Hallion ont étudié la distribution des vaso-moteurs intestinaux sur le chien. Ils ont vu que les vaso-constricteurs sortent de la moelle par les rami communicantes de la 5e dorsale à la 3e lombaire. Les vaso-dilatateurs sortent associés aux vaso-constricteurs par les 11e, 12e, 13e dorsales, 1re et 2e lombaires.

Les réactions réflexes des vaso-moteurs intestinaux sont très intenses. L'excitation d'un nerf de la sensibilité générale amène une vaso-constriction de l'intestin grêle et une vaso-dilatation du côlon. L'excitation d'un nerf sensitif viscéral ne détermine au contraire qu'une vaso-dilatation intestinale.

Nous dirons enfin que les recherches modernes ont permis de déceler les nerfs vaso-moteurs pour la veine porte. Selon Cavazzani et Manca, le pneumogastrique serait vaso-dilatateur, et le splanchnique vaso-constricteur de la veine porte.

INNERVATION SÉCRÉTOIRE

A l'heure actuelle, grâce aux recherches de Pawlow et de ses élèves, nous connaissons bien les nerfs sécrétoires de l'estomac, mais nous n'avons que des notions très vagues sur les nerfs sécrétoires de l'intestin.

Le pneumogastrique est le nerf sécrétoire de l'estomac ; on peut mettre son action en évidence, en excitant directement son bout périphérique ; après une période latente de dix à quinze minutes, l'estomac se met à sécréter. Regnard et Loye avaient déjà constaté ce fait sur un supplicié en 1885.

On peut aussi mettre en évidence cette action sécrétoire de façon indirecte. A l'état normal, la vue des aliments chez un animal affamé provoque une sécrétion abondante de suc gastrique. Cette sécrétion n'a plus lieu une fois que l'on a sectionné les pneumogastriques. Pourtant la muqueuse de l'estomac une fois les pneumogastriques coupés est encore capable de sécréter, les excitants spécifiques des glandes (eau, peptone, extrait de viande), amènent une production abondante de suc.

Quant à l'intestin grêle et au gros intestin nous ne savons rien sur son innervation sécrétoire. La fameuse expérience de Moreau, où après section des nerfs qui se rendent à un segment de l'intestin, on voit ce segment se remplir de liquide, n'a qu'un rapport indirect avec la question qui nous occupe. Dans cette expérience en effet, Moreau provoquait une vaso-dilatation intense, de sorte que s'il ne se produisait pas une simple exsudation séreuse, sans intervention de l'épithélium, les conditions secrétoires étaient tout à fait modifiées. La preuve en est dans le peu d'action de l'atropine ce poison inhibitoire des glandes qui ralentit au début mais n'empêche pas cette exsudation.

Innervation sensible. — L'estomac ayant une sensibilité non douteuse à l'état normal et surtout à l'état pathologique, l'estomac ne recevant que deux nerfs, on est obligé d'admettre que les filets nerveux sensitifs passent au moins par l'un de ces nerfs, sinon par tous les deux.

La douleur localisée au niveau du plexus solaire, que l'on observe si souvent chez les dyspeptiques, comme nous l'avons signalé plus haut semble indiquer qu'il existe en ce point un relai sensitif important. D'ailleurs un certain nombre de recherches sur l'animal peuvent contribuer à mettre en évidence cette conduction centripète par le splanchnique : d'après Courtade et Guyon, l'excitation du grand splanchnique amène une dilatation réflexe du cardia : de même l'excitation du sympathique abdominal provoque une sécrétion réflexe de la glande sous-maxillaire (Gley). D'après Cl. Bernard. l'extirpation du plexus solaire s'accompagne souvent de réactions motrices dans les membres inférieurs, surtout lorsque le bulbe est coupé, c'est-à-dire lorsque l'excitabilité de la moelle est exagérée.

Comme on peut le voir, les données acquises en physiologie relativement à l'innervation gastro-intestinale sont encore très imparfaites. Néanmoins, telles qu'elles sont, elles permettent de comprendre comment les troubles et les lésions de l'axe céréro-spinal peuvent retentir sur les fonctions motrices, sécrétoires et sensitives du tube gastro-intestinal. Chemin faisant, nous serons amené à attribuer une importance considérable aux viciations de cette innervation dans les dyspepsies gastro-intestinales. C'est ce qui justifie l'exposé un peu aride que nous venons de faire.

PREMIÈRE PARTIE

TECHNIQUE SÉMÉIOLOGIQUE

ET SÉMÉIOLOGIE ANALYTIQUE

EXAMEN EXTÉRIEUR DE L'ABDOMEN

Il est très important, chez les dyspeptiques, quelle que soit la variété de dyspepsie dont ils souffrent, de faire un examen extérieur de l'abdomen, méthodique et complet.

Cette exploration peut souvent fournir des renseignements très importants, et très utiles pour l'établissement du diagnostic et du traitement.

Nous allons indiquer comment on doit procéder pour l'examen général de l'abdomen, l'appréciation de la tension abdominale, pour l'exploration du côlon, du foie et de l'estomac et la recherche de la ptose rénale.

CHAPITRE PREMIER

EXAMEN EXTÉRIEUR GÉNÉRAL DE L'ABDOMEN

TENSION ABDOMINALE

Position. — Le malade doit être étendu dans le décubitus dorsal, dans le relâchement musculaire le plus complet possible. La tête sera légèrement soulevée, les jambes demi-fléchies, les talons joints, les genoux tombant en dehors. Le malade respirera doucement, la bouche ouverte, naturellement, il s'efforcera de ne pas raidir ses muscles abdominaux au moment où on fera la palpation.

Inspection. — La simple inspection fournit déjà souvent des renseignements intéressants : elle permet d'apprécier le volume du ventre, son obésité, sa maigreur, sa distension tympanique, etc. Elle montre quelquefois des déformations dues à l'existence de tumeurs, de la dilatation de l'estomac, etc.

4

La présence d'un panicule graisseux considérable, surtout chez la femme, masque souvent l'état réel des parois abdominales, de telle sorte que la palpation doit assez souvent corriger les erreurs d'appréciation résultant de la simple inspection.

Palpation. — La *palpation d'ensemble* de l'abdomen permet surtout de reconnaître l'état de la tension abdominale.

La diminution de la tension est surtout intéressante. Elle se traduit à la main par la dépressibilité facile et même la flaccidité des parois musculo-aponévrotiques, à la vue, assez souvent par une conformation particulière de l'abdomen.

Chez les femmes, le ventre prend souvent la disposition que j'appelle le *ventre en dôme*. Il existe une certaine dépression au creux épigastrique, mais au-dessous, un soulèvement en dôme qui s'accentue lorsqu'on excite la peau par une série de secousses ou encore lorsque la malade fait un effort.

Avec un relâchement plus considérable encore, c'est l'aspect du *ventre à triple saillie* décrit par Malgaigne. Les grands droits conservés font une saillie médiane, parallèle à la ligne blanche, et, de chaque côté, la paroi abdominale pend à la façon de deux besaces à moitié vides. La triple saillie s'exagère encore lorsque la malade fait un effort pour s'asseoir.

Parfois, dans ce mouvement, on voit se produire une véritable *éventration* entre les muscles grands droits qui sont écartés l'un de l'autre de 4 ou 5 centimètres, de telle façon qu'on peut facilement introduire la main dans l'espace qui les sépare.

Parfois la diminution de la tension abdominale donne au ventre dans la station debout une conformation bien particulière qui n'est que l'exagération du ventre en dôme. Le creux épigastrique est déprimé, mais il se fait une saillie assez marquée de l'abdomen au-dessous de l'ombilic ; il se produit ainsi un *bedon* sous-ombilical, bien caractéristique.

Cette disposition, de même que le ventre en dôme est due au relâchement des parois abdominales, et à l'allongement du mésentère, qui permettent la *ptose* du paquet intestinal.

Le resserrement dû à l'usage du corset, qui amène souvent une déformation du thorax au niveau de la ceinture, fait que l'estomac, en s'allongeant, peut, par sa petite tubérosité, contribuer à la saillie de l'abdomen au-dessous de l'ombilic.

Nous verrons à propos de l'histoire des ptoses viscérales, quel rôle important on a été amené à faire jouer à la diminution de la tension abdominale dans la genèse de certains accidents de dyspepsie et de neurasthénie.

Palpation du gros intestin. — Nous conseillons de commencer la palpation de l'abdomen par l'examen du gros intestin. On se placera à droite du malade, et on commencera l'exploration par la région cæcale. Les deux mains sont placées, les extrémités des doigts réunies sur la même ligne, au delà du point qu'occupe vraisemblablement le bord interne du cæcum. Les doigts sont ramenés d'un seul mouvement vers l'épine iliaque, en déprimant la paroi abdominale avec une pression modérée, en faisant glisser la peau sur la paroi musculaire sous-jacente.

On peut avoir alors dans certains cas la sensation d'un corps arrondi qui s'échappe sous les doigts et dont la saillie se perçoit au moment de cet échappement. Tantôt, la sensation est celle d'une *corde*, tantôt celle d'un cylindre plus gros, d'un *boudin*. Dans ce dernier cas, le cæcum est engorgé par des matières fécales.

Dans le premier cas, la sensation de la corde, que nous a fait connaître Frantz Glénard, correspond à la vacuité et assez souvent à la contracture du côlon, dont les parois musculaires sont resserrées sur elles-mêmes. La sensation de la corde, ne se constate pas seulement au niveau du cæcum, elle peut être perçue aussi le long du côlon ascendant, du côlon transverse et du côlon descendant. Il est rare qu'on la perçoive simultanément sur ces trois segments. Le plus souvent, on la rencontre sur le côlon ascendant ou sur le côlon descendant, plus rarement sur le côlon transverse.

La manœuvre pour découvrir la corde, bien indiquée par Fr. Glénard est partout la même : elle consiste, comme nous l'avons indiqué, à faire glisser l'extrémité des deux mains, les doigts sur la même ligne, par-dessus le côlon, perpendiculairement à sa direction.

La corde colique transverse, il est bon de le noter, ne se trouve que par un mouvement de glissement des doigts de haut en bas, et non, par un mouvement de bas en haut.

La corde colique est, nous l'avons dit, constituée par la rétraction ou la contracture spasmodique du côlon vide ou resserré sur des matières fécales dures. Parfois des scybales arrondies sont disposées en chapelet sur son trajet. Cet état de resserrement a été constaté souvent sur le cadavre, et a été vu par Roux, de Lausanne, sur des malades au cours d'une laparotomie.

Nous dirons plus loin quel intérêt présente la notion de la contracture du côlon pour le traitement de certaines modalités cliniques de la constipation et de la colite muco-membraneuse.

Insufflation. — La palpation et la percussion combinées peuvent faire reconnaître l'existence d'une dilatation du cæcum ou des autres segments du gros intestin. Pour rendre cette exploration plus facile, on a pratiqué quelquefois l'insufflation du côlon par l'anus à l'aide du procédé usité pour l'estomac.

Cette insufflation alternant avec l'insufflation de l'estomac a pu quelquefois permettre de déterminer plus exactement les limites de ces deux organes et de reconnaître si une tumeur dépendait de l'estomac ou du côlon.

On peut encore parfois percevoir dans la cavité du côlon des bruits de clapotage dont la localisation, très simple lorsqu'il s'agit du cæcum, est quelquefois plus difficile lorsqu'il s'agit du côlon transverse, immédiatement accolé à la grande courbure de l'estomac. Le

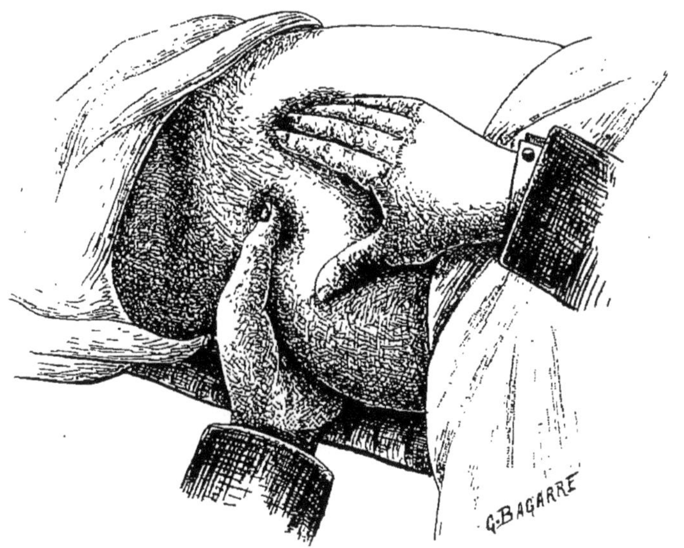

Fig. 10. — Recherche du rein mobile par le procédé de Glénard.

timbre des bruits qui se produisent dans le côlon est ordinairement assez différent du timbre des bruits qui se font dans l'estomac pour que la distinction soit assez aisée. Il peut n'en pas être de même en présence d'une dilatation considérable du côlon.

Recherche du rein mobile. — La ptose du rein est très fréquente chez les femmes dyspeptiques; le plus souvent il s'agit du rein droit. Deux procédés d'exploration sont surtout usités pour la recherche du rein mobile. L'un est le procédé de Glénard, l'autre le procédé de Guyon.

Voici en quoi consiste le premier. La main gauche est enfoncée sous la région lombaire droite entre la douzième côte et la crête iliaque; le pouce est ramené en avant de façon à saisir le flanc à pleine main comme si on voulait pincer entre le pouce et les deux premiers doigts le rein descendu. La main droite est appliquée sur la ligne médiane de façon à exercer une pression dans la direction de la colonne vertébrale et à empêcher le rein déplacé de glisser vers la gauche. Si le rein est descendu déjà, on le saisit ainsi directement; s'il ne l'est pas, on fait respirer le malade assez fortement, il arrive alors que le rein, en descendant à l'inspiration, s'engage dans la pince formée par la main gauche, en écartant pour sa descente le pouce et les autres doigts. Il peut descendre si bas, que la main gauche peut se refermer au-dessus de son extrémité supérieure lui fermant ainsi la voie de retour. D'autres fois, on ne peut percevoir qu'une partie et on ne peut tenir captif, en resserrant la main. On peut alors le sentir

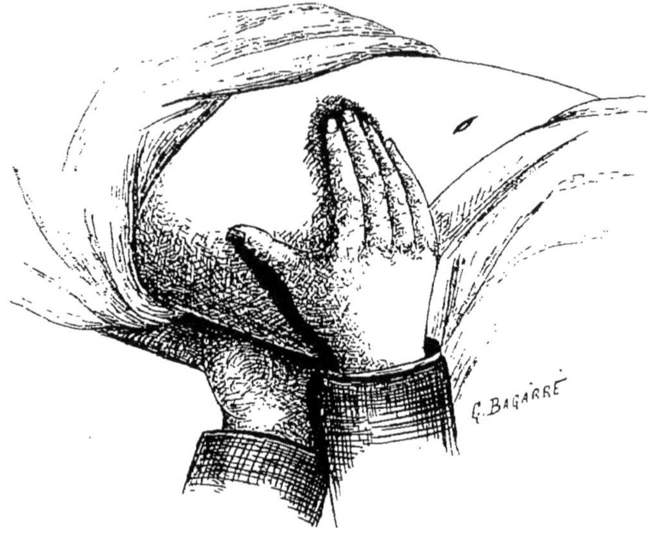

Fig. 11. — Recherche du rein mobile par le procédé de Guyon.

remonter vivement vers sa loge, en s'échappant à la façon d'un noyau de cerise serré entre les doigts.

Dans l'autre procédé, la palpation est bimanuelle. La main gauche est enfoncée à plat dans la région lombaire. La main droite placée en avant parallèlement à la main gauche à laquelle elle s'oppose, déprime la paroi antérieure du flanc. Les doigts de la main gauche impriment à la paroi postérieure de l'abdomen des secousses brusques, successives qui soulèvent le rein d'avant en arrière. La main gauche va à sa rencontre, à chaque secousse, par une pression suffisante. Lorsque le rein est déjà déplacé, on perçoit ainsi un choc particulier, une sensation de ballottement caractéristique, pendant laquelle on reconnaît la forme et les dimensions connues du rein. Lorsque le rein n'est pas déplacé en permanence, qu'il ne descend qu'à l'expiration on peut le percevoir entre les deux mains suffisamment rapprochées.

Le rein gauche est recherché de la même façon; le médecin se plaçant à gauche du malade.

On peut encore glisser la main sous le malade jusque sous la région lombaire gauche si on est à droite, sous la région lombaire droite lorsqu'on est à gauche, et placer l'autre main en avant sur la région du flanc. La palpation bimanuelle se pratique ainsi du côté opposé à celui où on se trouve.

Le rein peut être descendu en permanence, ou ne descendre qu'au moment des grandes inspirations. Le rein descendu peut rester accolé le long de la colonne vertébrale, ou au contraire se déplacer en avant et en dedans de façon à pouvoir être perçu par la palpation faite à l'aide d'une seule main : c'est la seule forme du rein mobile connue avant la découverte des moyens d'exploration que nous venons de décrire. C'est ce qu'on peut appeler le rein flottant.

Un caractère important du rein ptosé c'est sa réductibilité; en dehors des cas où il a contracté des adhérences, le rein mobile peut être ramené dans sa loge, ce qui le différencie d'un certain nombre de tumeurs.

Nous reviendrons sur la mobilité anormale des reins plus loin, à propos des ptoses abdominales.

Examen du foie. — Nous nous contenterons d'appeler l'attention sur quelques particularités de l'examen de cet organe. L'exploration en est faite le plus souvent par la *percussion;* ce procédé comporte des causes d'erreur qu'il importe d'éviter. Il faut que le foie soit percuté pendant le repos de la respiration, pour ne pas risquer d'ajouter l'amplitude de sa descente inspiratoire à ses dimensions réelles.

Parfois il est difficile, par la percussion, de déterminer exactement le bord inférieur. On arrive souvent à mieux en reconnaître la situation par la palpation qui peut se faire de diverses façons, d'avant en arrière, directement, ou mieux de bas en haut et d'avant en arrière, en procédant par petites secousses rapides, avec l'extrémité de la pulpe des doigts.

Palpation respiratoire. — Nous employons beaucoup pour notre part un procédé que nous appelons la palpation respiratoire. Voici en quoi il consiste. On se place à droite du malade, à la hauteur de sa tête, puis les bras passant par-dessus le thorax, on enfonce légèrement l'extrémité des doigts des deux mains réunies en ligne, à quelque distance au-dessous du rebord des fausses côtes, en déprimant la paroi abdominale dans une mesure suffisante, ni trop ni trop peu. On remonte ainsi en cherchant à accrocher avec l'extrémité des doigts légèrement infléchis en crochet, toute saillie sous-jacente à la paroi. Les doigts vont à la rencontre du bord du foie. En engageant le malade à faire des mouvements respiratoires assez amples, sans raidir trop les parois de l'abdomen, on peut faire que le foie vienne à la rencontre des doigts. Ceux-ci en s'immobilisant peuvent attendre que le foie vienne les heurter. On arrive facilement lorsque le bord inférieur du foie déborde le rebord des fausses côtes, à déterminer

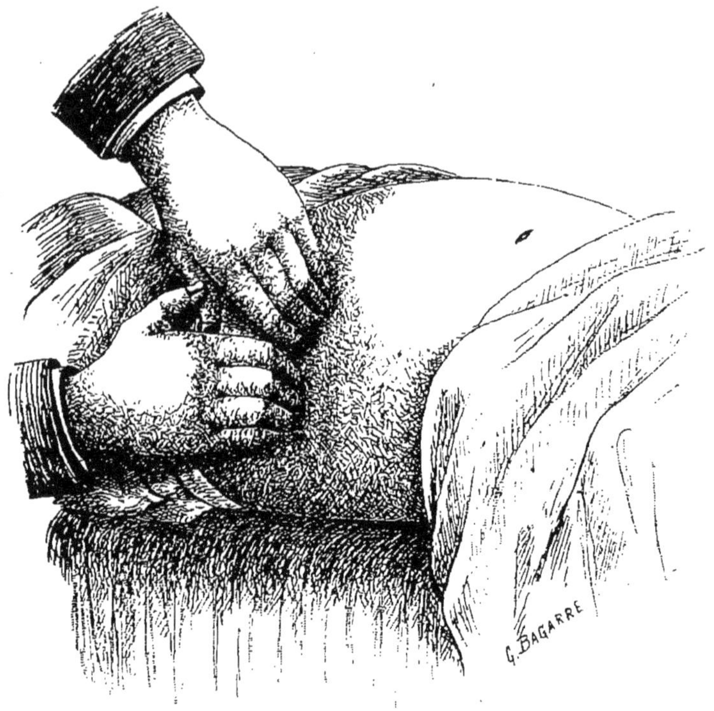

Fig. 12. — Recherche du bord inférieur du foie par notre procédé.

jusqu'où descend le bord du foie à la fin de l'inspiration, et, d'autre part, quelles sont sa résistance, et sa configuration.

Lorque le foie ne déborde pas le rebord des fausses côtes, à la fin de l'inspiration, on peut souvent trouver la portion de son bord inférieur qui traverse obliquement la région épigastrique de bas en haut et de droite à gauche. Il est facile alors de se représenter la situation de ce bord sous les côtes d'après sa direction.

Examen extérieur de l'estomac. — L'inspection peut quelquefois fournir des renseignements importants sur l'estomac. On peut reconnaître sa saillie, lorsqu'il est tympanisé. On peut voir quelquefois la saillie de ses tumeurs; on peut reconnaître parfois l'existence de mouvements péristaltiques visibles, signe presque pathognomique d'une sténose du pylore.

La palpation ne donne guère de renseignements sur les dimensions et la situation de l'estomac; elle sert surtout à déterminer la présence de tumeurs. Nous recommandons de ne pas se contenter de la palpation ordinaire, d'avant en arrière, mais de faire aussi la palpation de bas en haut avec l'extrémité des doigts légèrement repliés en crochet, exactement du reste comme il vient d'être indiqué de le faire pour la recherche du bord inférieur du foie.

Percussion. — La percussion de l'estomac doit se pratiquer de la façon suivante. On commence par percuter de haut en bas, d'une région dans laquelle on est certain de rencontrer la sonorité pulmonaire, vers la région stomacale; la sonorité gastrique se distingue en général assez aisément de la sonorité pulmonaire. On se fixe nettement dans l'oreille la sonorité de l'estomac. On percute ensuite de bas en haut, d'un point dans lequel la sonorité est nettement intestinale, vers la grande courbure de l'estomac. Assez souvent, on reconnaît facilement la sonorité propre de l'estomac qu'on a eu soin de se mettre dans l'oreille.

Le plus important est de déterminer les dimensions verticales de la sonorité gastrique sur la ligne mamelonnaire. On établit ainsi jusqu'à quel niveau descend le bord inférieur de l'estomac, lorsqu'il est à l'état de vacuité ou qu'il ne renferme qu'une minime quantité de liquide ou d'aliments. On peut aussi déterminer ses autres dimensions.

Lorsqu'il y a un certain degré de *flatulence*, il n'est besoin d'aucune précaution préalable pour cette exploration.

Pour pouvoir plus aisément apprécier les rapports de l'estomac, ses dimensions et sa configuration, on peut le distendre artificiellement, soit en y insufflant directement de l'air, soit en y introduisant un mélange gazogène.

L'*insufflation* se fait à l'aide d'une poire en caoutchouc montée sur un tube gastrique introduit jusque dans l'estomac. Cette méthode suppose que le malade tolère le tubage prolongé avec une suffisante patience.

La *méthode des mélanges gazogènes* est en général d'une exécution plus facile. On fait ingérer successivement au malade une certaine quantité de bicarbonate de soude (5 grammes), puis une quantité équivalente d'acide tartrique en solution dans un peu d'eau (100 à 150 grammes). L'acide carbonique mis en liberté ne tarde pas à distendre l'estomac; chez les individus maigres à parois abdominales minces, on peut voir sa saillie se dessiner nettement, dans toute la zone où elle déborde les fausses côtes.

La percussion, facile à exécuter dans ses conditions, permet en tout cas de dessiner les limites de l'estomac sur la paroi abdominale.

On reconnaît ainsi la situation de la petite courbure et celle du pylore, ce qui permet de faire sûrement le diagnostic de la ptose de l'estomac. Mais c'est là à peu près le seul renseignement réellement important que donne ce procédé de recherche : Il est difficile en effet de rien conclure du simple fait que la grande courbure descend plus ou moins bas dans l'abdomen ; que l'estomac soit grand ou petit, ce qui importe c'est la façon dont il se vide, et cette indication n'est fournie que par d'autres méthodes d'examen. Elles seront décrites plus loin à propos de l'étude des viciations de la motricité stomacale.

Clapotage gastrique. — A cet égard, le clapotage gastrique a une valeur prépondérante : il permet de reconnaître la présence des liquides dans l'estomac, et il donne en même temps des renseignements importants sur la situation de la grande courbure. La recherche du clapotage est des plus faciles à pratiquer. Une fois le malade couché sur le dos, les muscles abdominaux étant relâchés, on imprime à la paroi abdominale avec l'extrémité des doigts recourbés, une série de secousses brèves d'avant en arrière; lorsque l'estomac contient à la fois des gaz et du liquide, on provoque ainsi un bruit de clapotage tout à fait caractéristique.

Lorsque les grands droits restent tendus et raides, cette manœuvre est impossible, on doit alors modifier la façon de procéder ; si les grands droits seuls sont tendus, les autres muscles de la paroi abdominale étant relâchés, ce qui arrive assez souvent, voici comment j'agis : avec la main gauche appliquée à plat sur le flanc droit du malade, je repousse vers le gauche toute la masse gastro-intestinale : l'estomac vient se loger dans l'hypocondre gauche, avec les liquides qu'il contient. On peut alors avec la main droite produire une série de succussions de l'estomac en passant par-dessous les grands droits, de gauche à droite.

Le renseignement le plus caractéristique est fourni par la *succussion hypocratique*. Voici comment elle se produit. Le malade étant étendu dans le décubitus dorsal, on l'empoigne par les os iliaques et on le secoue brusquement en prêtant l'oreille aux bruits qui se passent dans l'abdomen. Lasègue préconisait beaucoup cette façon de faire qui, d'après lui, donnait des résultats plus nets et plus faciles à obtenir que la succussion digitale. En tout cas, lorsque la succussion totale donne un résultat positif, il est plus net que le résultat donné par la succussion digitale. Le bruit de flot hippocratique qui se produit dans l'estomac se distingue aisément des bruits de flot qui siègent dans le côlon transverse.

Le clapotage gastrique est-il toujours un signe pathologique, comme l'a soutenu Boas? Ce n'est pas probable; on peut, en effet le provoquer chez les sujets sains, une heure après l'ingestion d'un verre d'eau, deux heures après l'ingestion d'une assiette de soupe, six heures après le repas de midi ou du soir (Thèses de Lévy et de Baradat). Il n'acquiert la valeur d'un signe morbide que lorsqu'on le provoque en dehors de ces limites chronologiques, ou encore lorsqu'il existe en des points de l'abdomen que l'estomac n'atteint pas à l'état normal dans des conditions analogues de digestion : ainsi lorsque le clapotage existe au-dessous et à droite de l'ombilic, et lorsque la succussion hippocratique détermine un flot transversal très net, allant d'un côté de l'abdomen à l'autre, on peut conclure que la capacité de l'estomac est excessive. Il reste alors à déterminer le degré, la nature et la cause de cette dilatation ou de cette distension.

Gastrodiaphanie. — Il nous reste à parler d'un procédé d'exploration fort original, l'éclairage de l'estomac ou gastrodiaphanie. Einhorn le premier appliqua sur l'homme ce mode de recherche, et l'appareil qu'il avait imaginé fut perfectionné dans la suite par Heryng et Reichmann, et par Meltzing. Ce n'est en somme qu'une sonde œsophagienne à l'extrémité de laquelle est fixée une lampe électrique garantie par un verre épais. Ce tube donne passage à un courant d'eau froide, qui vient circuler autour de la lampe pour l'empêcher de s'échauffer et de brûler les parties avec lesquelles elle est en contact, ou bien encore l'estomac est préalablement rempli d'eau. Cette exploration se fait dans la chambre obscure. Une fois la lampe introduite et le courant établi, une zone lumineuse rouge clair apparaît sur la paroi de l'abdomen au niveau de la région gastrique ; naturellement cette zone est d'autant plus vaste que la cavité gastrique est plus étendue.

On peut ainsi apprécier la descente de la grande et même quelquefois de la petite courbure de l'estomac.

Il ne faut pas songer à dessiner les limites exactes et l'estomac ainsi illuminé, cette zone claire étant mal limitée et se confondant par des dégradations insensibles avec le reste obscur de la paroi abdominale.

Meltzing a essayé de perfectionner la méthode en notant non pas l'étendue de la surface éclairée, mais le point lumineux maximum qui correspond d'après lui au point où se trouve la lampe. On enfonce d'abord la sonde qui va à droite jusqu'au pylore, puis en le retirant peu à peu il est possible de dessiner une série de points lumineux indiquant le dessin de la grande courbure de l'estomac : on ferait ainsi d'après l'expression de l'auteur une sorte de palpation optique.

Mais là encore les causes d'erreur sont nombreuses ; Kelling a pu observer sur le cadavre qu'il était facile de se tromper ; le point lumineux maximum dépendant surtout des milieux que traverse la lumière ; par exemple avec la lampe derrière le foie, le point lumineux est un peu au-dessous de l'ombilic lorsque le côlon est plein d'air. On peut en conclure que ce procédé de recherche fort dispendieux et très délicat à mettre en œuvre, n'a en réalité aucune importance pratique.

Il ne fait du reste que confirmer des notions déjà acquises sans fournir lui-même de données d'une valeur péremptoire.

Examen par les rayons de Rœntgen. — Il en est de même des procédés d'examen de l'estomac avec les rayons de Rœntgen (J.-Ch. Roux et Balthazard — Ewald). Ce sont là des recherches délicates qui conviennent mieux à l'expérimentation physiologique qu'aux recherches cliniques.

Palpation de la sonde. — La palpation de la sonde gastrique dans l'estomac (Boas) est également un procédé qu'on ne peut appliquer qu'à un nombre restreint de malades; il faut en effet des sujets qui supportent assez bien la sonde, pour pouvoir la garder dans le décubitus dorsal, sans efforts de vomissements, et c'est là une faculté qui ne s'acquiert qu'après une assez longue pratique du cathétérisme. Il est du reste juste de reconnaître que lorsqu'on peut l'exécuter, ce procédé donne des renseignements assez nets. Une sonde en caoutchouc rouge profondément enfoncée dans l'estomac, se reconnaît bien à la palpation à travers la paroi abdominale. Elle dessine exactement la situation de la grande courbure.

CHAPITRE II

DISLOCATIONS ABDOMINALES

Les procédés d'exploration que nous venons de passer en revue permettent souvent de noter la coïncidence chez un même malade des deux phénomènes suivants : relâchement de la paroi abdominale, chute des viscères abdominaux. La constatation de ces faits a servi de base à des conceptions théoriques souvent bien contestables.

On a voulu par les ptoses abdominales expliquer presque tout l'ensemble des faits de dyspepsie et les divers accidents de la série neurasthénique. On a été même jusqu'à leur attribuer la pathogénie du goitre exophtalmique et du myxœdème (Schwerdt).

Dans ces conditions, il nous a paru non seulement utile, mais même indispensable de consacrer un chapitre spécial à l'étude des ptoses, de leur genèse et de leur valeur pathogénique.

Dislocation de l'estomac. — La dislocation de l'estomac est toujours partielle. En effet, comme on peut s'en rendre compte à l'autopsie, l'estomac n'est doué que d'une mobilité très limitée. L'orifice cardiaque est fixé sur le côté gauche de la onzième vertèbre dorsale, et le grand cul-de-sac est maintenu intimement contre le diaphragme par un repli du péritoine. Ce sont deux points que l'estomac ne peut jamais quitter. On ne peut donc pas parler d'un abaissement total de l'estomac; les auteurs qui ont admis cette variété de dislocation se sont appuyés sur des théories fausses ou sur des recherches de gastrodiaphanie mal interprétées; mais jamais ils n'ont apporté à l'appui de leur dire l'examen de pièces anatomiques.

Sous le nom de *gastroptose* on doit donc décrire en réalité une *dislocation partielle* de l'organe, qui est du reste des plus fréquentes. A l'état normal, la petite courbure est située profondément sous le foie; elle décrit une courbe à concavité tournée à droite, en haut, en arrière, contournant d'assez près le lobe de Spiegel. Mais très souvent à l'autopsie, d'après les recherches de Hertz, on trouve une disposition différente. La petite courbure modifie son trajet; sa première moitié s'allonge et devient verticale, tandis que sa deuxième portion vient se placer parallèlement au bord inférieur du lobe gauche du foie. Le pylore a suivi le mouvement et tandis qu'à l'état normal il est situé à la hauteur de la première lombaire ou de la onzième dorsale (Braune), il atteint ici la troisième lombaire; il s'abaisse donc de la hauteur de deux vertèbres, soit de 6 à 8 centimètres et répond sur la paroi abdominale antérieure à l'union du tiers moyen et du tiers inférieur de l'espace xypho-ombilical. Quant à la grande courbure. elle est située plus ou moins bas suivant que l'estomac est vide ou plein, de dimension normale ou dilaté, et le plus souvent l'estomac ptosé ne tarde pas à se dilater.

La caractéristique de la ptose, c'est la situation non de la grande courbure, mais de la petite; verticale dans la première partie de son trajet, elle décrit une courbe horizontale mais très au-dessous de son niveau normal dans la seconde partie : c'est cette dislocation que nous appelons gastroptose et que d'autres auteurs ont appelée dislocation verticale de l'estomac.

Rien de plus facile que d'en faire le diagnostic sur le vivant; le mieux pour la démontrer est de recourir à l'insufflation

A l'état normal on ne voit se dessiner sur la paroi abdominale que la grande courbure; l'estomac insufflé soulève tout le creux épigastrique et la petite courbure, cachée sous la face profonde du foie, peut à peine être limitée par la percussion. Dans le gastroptose, au contraire, le creux épigastrique est vide, l'estomac abaissé ne le soulève plus, et la petite courbure vient dessiner sa courbe plus ou moins haut suivant les cas, tantôt au milieu de l'espace xypho-ombilical. tantôt au niveau de l'ombilic, parfois même lorsque le déplacement est très accentué au-dessous de l'ombilic.

Sans l'insufflation, il est impossible de poser le diagnostic ferme de gastroptose; on peut seulement en avoir une certaine présomption lorsque chez une femme on trouve tard après le repas, un clapotage assez également réparti à droite, à gauche et au-dessous de l'ombilic.

Ptose intestinale. — Un certain nombre d'auteurs ont décrit une ptose de l'intestin analogue à la ptose de l'estomac : cet abaissement porterait surtout sur le gros intestin et Glénard fait même jouer à la ptose de l'angle droit du côlon un rôle prépondérant dans toutes les dislocations abdominales : le côlon ptosé tirerait sur le pylore par l'intermédiaire d'un ligament pylorocôlique, sorte d'épaississement du mésocôlon et abaisserait ainsi l'estomac, et ensuite la plupart des autres viscères abdominaux.

Il est certain que, dans un grand nombre de cas, on trouve par la palpation le côlon notablement au-dessous de l'ombilic : mais il n'est pas sûr que cette situation constitue une véritable ptose du côlon transverse. Les recherches anatomiques de Mauclaire et Mouchet, ont prouvé que le côlon n'a pas une situation fixe dans l'abdomen; il se trouve presque aussi souvent au-dessous qu'au-dessus de l'ombilic. D'après ces mêmes auteurs, le ligament pylorocôlique de Glénard n'existe pas et le côlon et l'estomac sont loin d'être solidaires l'un de l'autre: l'abaissement du côlon n'entraîne pas forcément celui de l'estomac, et l'on peut très souvent observer une grande distance entre le côlon transverse et la grande courbure.

Si certaines des idées de Glénard sur les ptoses du côlon et leur rôle dans la série des ptoses abdominales ne paraissent pas exactes, il n'en reste pas moins que la ptose de la masse intestinale se rencontre de temps en temps.

Lorsqu'il y a en même temps relâchement des parois abdominales et allongement du méso, on observe un ventre qui tombe en masse à la façon d'une besace. C'est ce qu'on observe chez des femmes qui ont eu plusieurs grossesses. Mais la ptose de l'intestin n'est pas le monopole des gros ventres. Chez des individus maigres, elle se caractérise seulement, dans la station debout surtout, par la dépression épigastrique, et la saillie sous-ombilicale. La masse intestinale insuffisamment attachée à la colonne vertébrale, paraît avoir en bloc glissé vers le bassin, en refoulant l'hypogastre, et en laissant une dépression à l'épigastre (Glénard).

Néphroptose. — Nous avons vu plus haut par quel procédé d'exploration on peut se rendre compte du déplacement du rein.

La ptose rénale est le plus souvent limitée au rein droit. Elle est, en tout cas, lorsqu'elle est double, notablement plus accentuée à droite qu'à gauche. La ptose isolée du rein gauche constitue une véritable exception.

La ptose du rein, de même du reste que la ptose du foie que nous étudierons plus loin, peut être purement *respiratoire* ou *définitive*, c'est-à-dire que, dans le premier cas, le viscère déplacé n'est perçu au-dessous de sa situation normale que pendant l'inspiration, dans le second cas, il est définitivement descendu et son déplacement se perçoit sans qu'il soit nécessaire de faire respirer le malade.

On peut en employant la terminologie proposée par L. Vincent, dire dans le premier cas qu'il y a *mobilité* du rein ou du foie, dans le second cas, *déplacement* de ces organes.

On peut encore distinguer des degrés différents dans la mobilité et le déplacement du rein.

On peut admettre deux degrés dans la mobilité et deux degrés dans le déplacement.

Je considère que le rein est mobile au *premier degré* lorsque par la palpation respiratoire on arrive à percevoir une notable partie de sa face antérieure. Au *second degré*, on peut percevoir cette face dans son ensemble, et même enfoncer les doigts au-dessus de son extrémité supérieure de façon à le retenir complètement en bas.

Le *déplacement au premier degré* correspond exactement au second degré de la mobilité respiratoire, seulement, le rein définitivement descendu, n'est plus influencé par les mouvements respiratoires.

Le *déplacement au second degré* correspond au rein *flottant des* auteurs. On peut en constater la présence par la palpation uni-manuelle de la paroi abdominale.

Hépatoptose. — On reconnaît l'existence de l'hépatoptose en exécutant la palpation du bord inférieur du foie par le procédé que nous avons indiqué plus haut.

Lorsqu'on perçoit le bord inférieur du foie d'une façon permanente au-dessous du rebord des fausses côtes, trois cas peuvent se présenter.

1° La limite inférieure du foie est abaissée, mais la limite supérieure de la matité hépatique ne l'est pas; quelquefois même elle paraît plus élevée que normalement. Il y a alors hypertrophie du foie.

Dans certains cas, il y a déformation plus qu'hypertrophie vraie. Sous l'influence de la constriction produite par le corset, les dimensions transversales du foie diminuent tandis que ses dimensions verticales augmentent. Son lobe droit formant un angle droit avec la face supérieure plonge dans l'hypocondre, où on le perçoit très bien par la palpation bimanuelle. On peut alors le prendre pour un rein mobile très augmenté de volume; mais on le sent se continuer avec le bord antérieur du foie, ce qui est caractéristique.

2° Dans une seconde série de faits le bord inférieur du foie descend aussi notablement au-dessous des fausses côtes, mais seulement à la fin de l'inspiration. Dans l'expiration il remonte dans le thorax (Foie mobile). Le bord inférieur du foie fait ainsi à chaque respiration une excursion considérable, pouvant atteindre 7 à 8 centimètres. On constate cette mobilité respiratoire du foie aussi souvent chez les hommes que chez les femmes, sur les individus qui ont maigri du ventre, surtout lorsque cet amaigrissement s'est fait rapidement. Ce qui vient un peu compliquer les choses c'est que souvent ce foie se congestionne et augmente de volume : mais alors même la mobilité du foie présente toujours son caractère principal, qui est l'amplitude de l'excursion respiratoire.

3° Enfin, dans une troisième série de faits, le foie est abaissé en permanence (foie déplacé) ; on trouve sa limite inférieure comme sa limite supérieure très au-dessous de la place qu'elle occupe à l'état normal; mais ici il n'y a plus d'excursion respiratoire considérable ; à la fin de l'inspiration le bord inférieur ne remonte plus, se cacher sous les fausses côtes, le foie a perdu droit de domicile dans le thorax.

La palpation bimanuelle du foie peut être alors pratiquée exactement comme pour la recherche du rein mobile. Elle permet de se rendre compte assez exactement de son volume, de sa situation, de sa consistance.

FRÉQUENCE DE LA NÉPHROPTOSE ET DE L'HÉPATOPTOSE — Nous avons ainsi exposé rapidement les principaux caractères des ptoses abdominales qu'on rencontre chez les dyspeptiques. Ces ptoses sont loin d'être exceptionnelles surtout chez les femmes.

Pour le démontrer il nous suffira de reproduire la statistique des faits de néphroptose et d'hépatoptose que nous avons relevée à l'hôpital Andral.

Femmes. — Sur 372 femmes atteintes de dyspepsie (l'ulcère simple et le cancer étant laissés de côté), nous avons relevé 133 cas de néphroptose et 35 cas d'hépatoptose, se décomposant ainsi :

Rein mobile droit au 1er degré	45
Rein — 2e degré	73
Rein — 3e degré	8
TOTAL	126

Le rein mobile gauche n'a été constaté que sept fois ; mais je dois avouer que je le cherche avec moins de soin que le rein mobile droit.

Foie abaissé	15
Mobilité respiratoire du foie	20
TOTAL	35

Ainsi donc j'ai trouvé le rein mobile plus d'une fois sur trois chez les femmes dyspeptiques, et la ptose hépatique une fois sur dix.

Dix fois sur quinze, la néphroptose a été constatée en même temps que l'abaissement définitif du foie.

Hommes. — Chez 428 hommes dyspeptiques la mobilité du rein droit a été constaté dix-neuf fois ; celle du foie dix-huit fois.

Rein mobile droit au 1er degré	7
Rein — 2e degré	12
TOTAL	19
Foie abaissé	13
Mobilité respiratoire du foie	5
TOTAL	18

La néphroptose s'est donc rencontrée une fois sur 27 hommes, et l'hépatoptose avec une fréquence à peu près égale.

PATHOLOGIE GÉNÉRALE DES PTOSES VISCÉRALES DE L'ABDOMEN

Historique. — Cruveilhier dès 1849 a signalé la dislocation et la déformation de l'estomac sous l'influence du corset. « Pressé par le

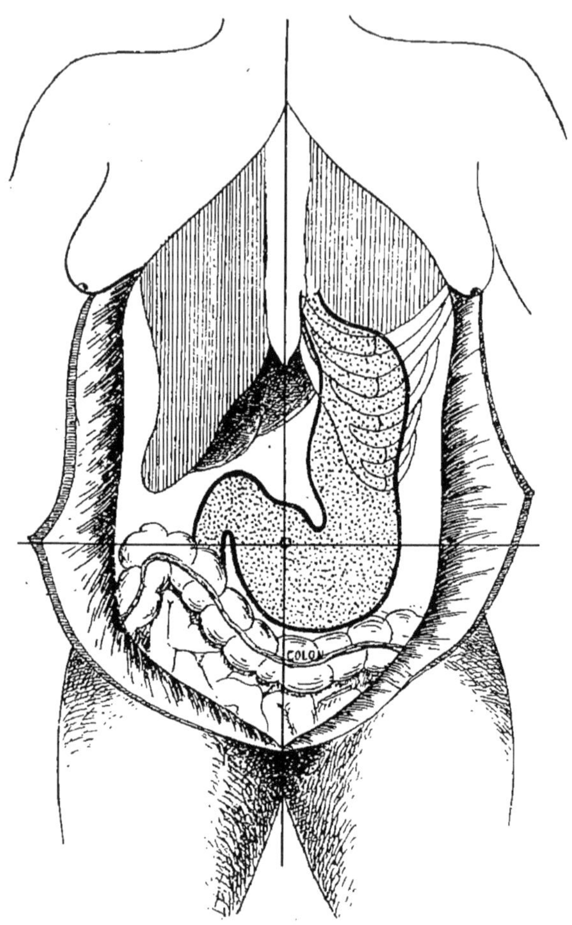

Fig. 13. — Allongement vertical de l'estomac; ptose du pylore, déformation du foie par le corset. (Figure demi-schématique d'après nature empruntée à la thèse de Chapotot.)

corset l'estomac devient vertical par un mécanisme facile à comprendre. En effet, le foie refoulé à gauche pendant que l'estomac est refoulé à droite présente un allongement dans le sens vertical, il force l'estomac à se porter directement en bas. Au maximum de cette disposition, l'estomac vertical atteint le détroit supérieur par sa grande courbure et s'infléchit brusquement sur lui-même pour se porter verticalement en haut. Son extrémité duodénale, maintenue par ses adhérences naturelles, tantôt reste en place, tantôt est entraînée par le reste de l'estomac. Ainsi on rencontre le pylore à l'ombilic, aux régions iliaques droite et gauche.

La pression exercée sur l'estomac par la circonférence inférieure de la poitrine rétrécie par un corset trop serré rend également compte de plusieurs cas d'estomac biloculaire ou double. »

Les figures 13 et 14, que nous avons empruntées à la thèse de Chapotot montrent plus clairement que ne pourrait le faire la meilleure description l'influence qu'exerce le corset sur le foie et l'estomac. Dans la figure 13 on voit que le foie s'est allongé, et qu'il porte

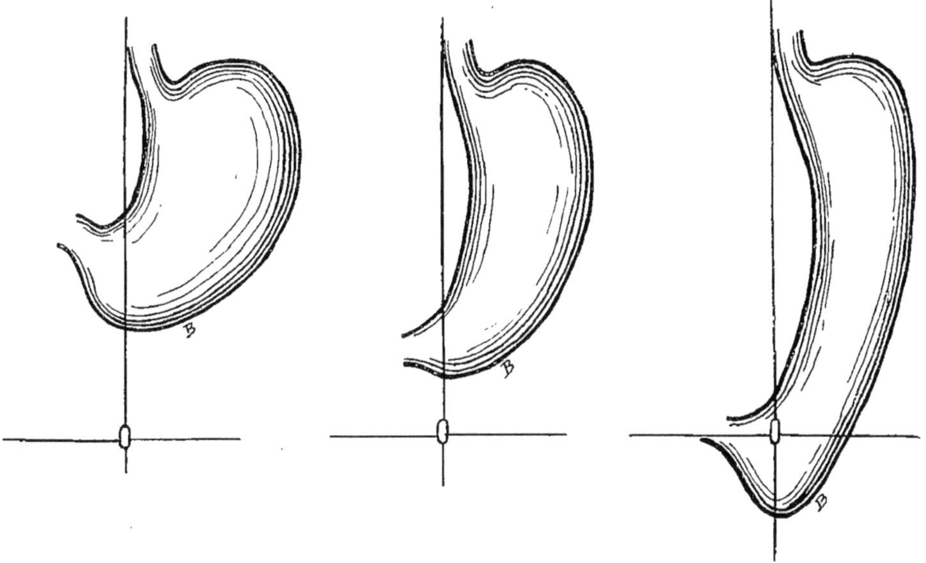

Fig. 14. — Allongement progressif de l'estomac et abaissement du pylore sous l'influence du corset (d'après Chapotot).

latéralement l'empreinte de la constriction. L'estomac s'est également étiré, sa grosse tubérosité s'est effacée, le pylore s'est abaissé et la petite courbure forme un angle aigu ouvert en haut et à droite. Sur la figure 14 on peut suivre la déformation progressive de l'estomac.

La dislocation verticale de l'estomac si nettement indiquée par Cruveilhier paraissait tomber dans l'oubli lorsque le célèbre travail de Kussmaul a de nouveau attiré l'attention sur elle. Depuis elle a été l'objet de recherches et de publications nombreuses. La distension gazeuse de l'estomac, inaugurée par Frerichs, a permis de démontrer plus nettement que par les autres méthodes, l'existence de la ptose du pylore et de la région pylorique sur l'homme vivant : il faut citer particulièrement à ce propos les travaux de Ziemssen, de Riegel, Rosenheim, Bourget de Lausanne. L'éclairage électrique a servi de point de départ aux recherches de Heryng et Reichmann, de Meltzing. Parmi les études anatomo-pathologiques, il faut surtout citer celles de Hertz. Plusieurs auteurs et particulièrement en France Bouveret, Chapotot, Hayem, se sont appliqués à définir et à faire connaître les méfaits du corset, instrument de déformation qui joue un rôle considérable dans la pathogénie des différentes ptoses abdominales chez la femme.

Du reste, il est impossible de séparer l'histoire de l'estomac vertical et de la ptose de la région pylorique, de celle des ptoses abdominales considérées dans leur ensemble.

Frantz Glénard, par ses publications répétées sur les ptoses viscérales de l'abdomen dont la première date de 1885, a véritablement ouvert un chapitre nouveau de clinique et de pathologie générale. Nous ne partageons pas toutes ses idées, mais nous devons reconnaître qu'il a été réellement un novateur et qu'en attirant l'attention sur une série de faits inconnus, qu'en les reliant par une hypothèse générale, il a rendu à la clinique un signalé service. Avant lui, en 1878, l'accoucheur Guéniot avait signalé le prolapsus graisseux de l'abdomen chez les femmes, et, en 1885, il avait publié un nouveau travail dans lequel il signalait les phénomènes d'endolorissement abdominal, de fatigue et d'impotence, qui résultent chez les femmes dont les parois abdominales sont relâchées, de la chute de l'abdomen, en bas à la façon d'une besace.

La théorie de l'entéroptose de Glénard avait une ampleur beaucoup plus grande : il y voyait la cause d'un ensemble de phénomènes de dyspepsie gastro-intestinale, et de manifestations à distance portant sur la nutrition et l'innervation.

Les idées de Fr. Glénard trouvèrent bientôt de nombreux partisans et des défenseurs convaincus. En France les communications de Féréol à la société médicale des hôpitaux (1887-88), les publications de Trastour (de 1889), de Monteuus (1894) contribuèrent beaucoup à faire connaître la doctrine nouvelle.

Une communication d'Ewald suivie d'une discussion importante à la Société de médecine interne de Berlin, fixe en quelque sorte le moment où la théorie de l'entéroptose prit officiellement pied en Allemagne.

A ce mouvement il convient de rattacher les recherches anatomiques si curieuses de Hertz sur la dislocation des organes de l'abdomen, et les études de G. Kelling, de Meltzing, et de Schwerdt sur la pression abdominale et ses rapports avec l'entéroptose.

La théorie de Glénard a rencontré des sceptiques et des adversaires; nous-même nous ne l'admettons pas dans son ensemble, mais nous reconnaissons que son auteur a eu le rare mérite de faire connaître des faits nouveaux, ou d'attirer l'attention sur la fréquence très grande de faits considérés comme rares, comme la néphroptose, et de donner une place dans la pathogénie à la diminution de la pression abdominale et à la dislocation des viscères sous-diaphragmatiques.

Exposé de la théorie de l'entéroptose de Glanard. — Voici d'après le livre de Monteuus que Glénard a accrédité comme l'expression fidèle de sa doctrine (1894), l'exposé de la théorie de l'antéroptose.

Le relâchement des replis du péritoine qui attachent les viscères à la colonne vertébrale est la cause première de l'entéroptose, ce terme étant pris avec le sens très étendu de ptoses viscérales de l'abdomen. L'abaissement de l'intestin grêle amène un tiraillement sur l'extrémité supérieure du mésentère et, comme ce ligament passe sur le duodénum, un aplatissement de la partie initiale du jéjunum. L'abaissement du côlon transverse se produit en même temps, il se fait surtout sentir sur le coude droit, de là tiraillement sur un tractus péritonéal que Glénard élève au rang de ligament pyloro-cólique. La conséquence peut être l'abaissement de la région pylorique de l'estomac. D'autres ptoses, celles du rein et du foie, viennent souvent se surajouter à l'entéroptose proprement dite.

L'entéroptose amène un trouble fonctionnel dû surtout au tiraillement de l'intestin à l'insertion de ses ligaments suspenseurs, et à la compression du duodénum.

Comme étiologie de l'entéroptose, on peut invoquer toutes les causes capables de détruire l'équilibre intra-abdominal. L'affaiblissement général des tissus à la suite d'une maladie aiguë constitue une importante cause prédisposante. On peut faire intervenir encore les excès dans la quantité d'aliments et de boissons ingérés, la constipation qui accumule les matières fécales dans le côlon, les variations de volume du foie dues à la congestion ou à une affection organique capable d'augmenter notablement son volume. Pour Glénard, les modifications subies par le foie seraient la cause principale de l'entéroptose.

A titre de causes occasionnelles, sont indiqués les traumatismes, les efforts successifs et répétés, les chutes, la danse, les vomissements, et enfin la faiblesse et le relâchement des parois abdominales.

Monteuus fait remarquer que l'entéroptose se rencontre *surtout* chez des sujets sans ventre. La chute de l'intestin se fait chez eux à l'*intérieur* de l'abdomen et non à l'*extérieur* comme chez ceux qui ont le ventre tombant en besace sur la partie supérieure des cuisses.

L'abus du corset, après les travaux de Ziemssen, de Bouveret et Chapotot, est considéré comme ayant un rôle d'une certaine importance dans la production des ptoses abdominales ; il en est de même de la grossesse.

Quelles sont maintenant les conséquences pathologiques de ces ptoses ?

L'évolution de la maladie comprendrait trois phases successives.

Période de début. — A cette période se montrent des phénomènes de dyspepsie et de flatulence banaux, des aigreurs, des douleurs épigastriques.

Période d'état. — La période d'état est caractérisée par une sensation de pesanteur, de barre, par des tiraillements, une sensation de fausse faim survenant trois ou quatre heures après le repas.

L'appétit reste excellent, après un repas copieux, il y a une sensation de mieux être beaucoup plus marquée qu'après un repas ordinaire. Le vin pur et le lait sont fort mal supportés. Les malades sont assez régulièrement réveillés vers deux heures du matin par des sensations dyspeptiques. La constipation est la règle.

Le malade éprouve un affaiblissement croissant de ses forces ; son caractère s'altère.

Troisième période. — La troisième période est marquée par l'apparition et l'accentuation des phénomènes de neurasthénie. En vertu de la diminution de l'alimentation, l'affaiblissement du malade s'accentue, il s'amaigrit notablement.

Dans ses publications personnelles, Glénard avait systématisé de la façon suivante la génèse des phénomènes symptomatiques que nous venons d'énumérer d'après l'ordre d'évolution qu'il leur assigne.

Glénard attribue :

1° Les symptômes choméliens à l'atonie gastrique (flatulence, aigreurs, douleur épigastrique) ;

2° Les symptômes neurasthéniques à la diminution de la pression abdominale ;

3° Les symptômes vaporeux à la constriction du corset (étouffements, angoisse, suffocations, bouffées de chaleur) ;

4° Les symptômes mésogastriques à l'entéroptose (pesanteur, plénitude, barre, talement, creux, vide, délabrement, tiraillement, constriction, fringale).

Discussion de la théorie de l'entéroptose de Fr. Glénard. — Après cet exposé sommaire, mais fidèle, de la conception générale de l'entéroptose d'après Glénard et ses élèves, il convient de dire ce que nous en pensons.

La théorie ne nous paraît pas pouvoir être admise dans son ensemble. Dans la description clinique de l'entéroptose, Fr. Glénard a englobé la presque totalité des faits de dyspepsie et de neurasthénie. Pour lui, les modifications de l'équilibre intestinal et abdominal seraient les phénomènes initiaux, cause première de tout le mal.

Or l'entéroptose est un fait physique dont l'existence devrait être démontrée par des signes physiques. En voulant la démontrer par ses symptômes fonctionnels avant que les signes physiques ne soient appréciables, Glénard s'expose à l'admettre avant qu'elle n'existe. De plus il amène à l'entéroptose des manifestations dépendant d'une cause tout à fait différente, l'hyperchlorhydrie par exemple. Nul doute que la douleur tardive et le réveil de la nuit chez ses malades, n'aient eu souvent pour cause véritable, l'hypersécrétion chlorhydrique.

Enfin, l'objection principale à sa conception doctrinale est la suivante : l'intensité des phénomènes symptomatiques, n'est nullement en rapport avec l'étendue de la dislocation viscérale ; on voit souvent des ptoses considérables rester complètement latentes. Par contre, il n'est guère de symptômes subjectifs attribués à l'entéroptose qu'on ne puisse rencontrer sans que celle-ci puisse être démontrée. On ne souffre donc de l'entéroptose que lorsqu'on est *prédisposé* et l'observation clinique démontre que cette prédisposition consiste essentiellement dans la *névropathie préalable des sujets.*

Toutefois, de la tentative de systématisation de Glénard, la clinique et la thérapeutique nous paraissent avoir sensiblement bénéficié. Glénard a eu le mérite très grand de démontrer la fréquence des ptoses abdominales, et de contribuer avec Lindner et Landau à démontrer la fréquence de la néphroptose. Il a fait voir que ces ptoses, le relâchement de la paroi du ventre et la diminution de la tension abdominale pouvaient jouer un rôle dans la pathogénie de certains accidents. Il nous a appris à mieux rechercher et à mieux connaître le resserrement spasmodique du côlon que Potain avait décrit avant lui dans la côlite chronique, et que Fleiner a donné plus tard comme une cause fréquente de constipation. La notion plus nette de l'abaissement des viscères a fourni des arguments nouveaux et puissants contre l'abus du corset ; la notion du rôle de la diminution de la tension abdominale a amené à donner dans certains cas une place très importante dans le traitement au décubitus prolongé et à l'emploi des ceintures abdominales.

Rôle pathogénique de l'entéroptose et de l'hypotension abdominale. — Après l'exposé et la critique que nous avons faits de la théorie de Glénard, après les restrictions que nous avons formulées, il nous reste à dire comment nous comprenons nous-même le rôle pathogénique des ptoses viscérales et de l'hypotension abdominale.

Les ptoses abdominales peuvent être extrêmement marquées sans que les sujets en éprouvent aucune gêne appréciable. Des conditions accessoires sont donc nécessaires pour que ces ptoses donnent naissance à des manifestations symptomatiques localisées ou à distance. Souvent elles aggravent et entretiennent la dyspepsie sensitivo-motrice. Cette aggravation se constate surtout chez les individus atteints de nervosisme vague, de neurasthénie ou d'hystérie.

Nous pensons que l'insuffisance de la fixation des viscères amène leur *flottement* dans la cavité abdominale. Il en résulte des tiraillements sur les filets nerveux émanés des plexus ganglionnaires, et l'irritation ainsi produite se traduit par une véritable hyperesthésie des organes ou par des troubles dans les contractions des parois musculaires du tube digestif. L'observation clinique montre que la contracture du côlon n'est pas rare dans ces conditions. On peut penser qu'il pourrait aussi se produire des spasmes dans d'autres points du tube digestif, et en particulier du spasme pylorique.

L'excitation du système nerveux ganglionnaire peut retentir sur les centres nerveux cérébro-spinaux, la viciation des phénomènes digestifs peut, de son côté, retentir sur la nutrition générale ; de là le nervosisme plus accusé, la neurasthénie, la dépression générale, l'amaigrissement.

Quelquefois l'endolorissement de l'abdomen devient très marqué et l'on observe une intolérance de l'estomac qui se révèle soit par des manifestations douloureuses, soit par des vomissements.

Glénard a beaucoup insisté sur la valeur du *signe de la sangle* dans le diagnostic de l'entéroptose. L'amélioration produite par l'usage d'une ceinture bien appliquée et suffisamment serrée lui paraissait démontrer nettement l'influence pathogénique de l'abaissement des viscères et de la diminution de la pression abdominale. Un argument semblable, plus important encore, nous paraît fourni par les excellents effets que produit parfois le décubitus. Des malades qui digéraient fort mal, qui avaient des vomissements, de l'endolorissement de l'abdomen, sont rapidement calmés par le séjour au lit.

L'influence de la station debout et de la marche s'explique évidemment très bien par les tiraillements que produit sur les filets nerveux émanés des plexus ganglionnaires la mobilité anormale des viscères.

CHAPITRE III

CHIMISME GASTRIQUE

Repas d'épreuve. — La muqueuse stomacale ne sécrète pas à l'état de vacuité, ou tout au moins, à l'état normal; elle ne sécrète que des quantités fort minimes d'un suc gastrique très pauvre en HCl et en pepsine. Pour apprécier les qualités réelles de la sécrétion chlorhydropepsique d'un estomac, il convient d'en examiner le contenu au cours même de la digestion.

On a été ainsi amené, pour que les résultats obtenus puissent être comparables, à extraire ce contenu à la suite de repas d'une composition déterminée auxquels on a donné le nom de *repas d'épreuve.*

La formule de ces repas d'épreuve n'est pas la même pour les différents auteurs.

Il semble naturel, *a priori*, de se rapprocher le plus possible, dans ces repas, des conditions ordinaires de l'alimentation habituelle, et de les composer de plusieurs espèces d'aliments. Nous pouvons comme exemple citer le *repas de Riegel.* Il se compose d'une assiette de soupe, d'un beefsteak de 150 à 200 grammes, de 50 grammes de purée de pommes de terre et d'un petit pain.

Le principal inconvénient de ce repas, et des repas d'épreuve complexes, conçus dans le même esprit, c'est la difficulté de leur extraction. La sonde est facilement bouchée par les détritus de viande. Cet inconvénient, il est vrai, serait moindre, si l'on avait soin au préalable de finement diviser la viande. D'autre part, le maximum de densité des divers facteurs du chimisme stomacal ne se produit qu'assez tardivement et l'extraction du repas ne peut être faite qu'au bout de trois ou quatre heures.

En général, on préfère se servir du *repas proposé par Ewald*, il est représenté par 60 grammes de pain rassis et un tiers de litre de thé léger, légèrement sucré. L'extraction se fait au bout d'une heure. Pour notre part, nous donnons habituellement 400 centimètres cubes de thé. Nous avons vu en effet qu'à l'état normal, la quantité de liquide contenue dans l'estomac au bout d'une heure, avec le repas d'Ewald est la même, qu'on ait donné 250 centimètres cubes de boisson ou 400. Avec cette dernière quantité, nous espérons mettre plus facilement en évidence le retard dans l'évacuation du contenu stomacal.

La sécrétion gastrique atteignant son maximum au bout d'une heure avec le repas d'Ewald, c'est au bout de ce temps que se fait l'extraction.

Pour cette opération, nous nous servons et nous conseillons de se servir de la sonde de Frémont (de Vichy) qui est elle-même une modification de la sonde de Faucher et de Debove. Elle se compose d'un entonnoir en verre auquel s'adapte un tube en caoutchouc rouge, qui se continue par l'intermédiaire d'un ajutage en verre, avec un tube en caoutchouc lisse, plus résistant que le tube de l'appareil de Faucher, moins rigide que celui de Debove.

Les avantages qui nous font préférer cet appareil sont les suivants : 1° la branche extérieure du siphon est assez longue pour descendre jusqu'au niveau du sol, ce qui rend l'écoulement du liquide plus intense et permet de le recueillir directement dans un vase posé à terre; 2° l'ajutage en verre placé entre la partie œsophagienne et la partie extérieure du siphon permet d'observer la marche des liquides dans le tube; 3° le mode de l'ouverture du tube rend plus difficile l'engagement de la muqueuse gastrique dans cet orifice.

Le siphon stomacal de Frémont est muni d'une poire en caoutchouc qui permet à volonté d'aspirer le liquide de l'estomac, ou de refouler de l'air ou du liquide dans la cavité de cet organe.

Quand on veut faire l'extraction du liquide contenu dans l'estomac, on peut se servir de deux moyens; amorcer le tube à la façon d'un siphon, ou faire l'aspiration.

L'amorçage du siphon, lorsqu'il est indifférent ou utile d'introduire un liquide étranger dans l'estomac, se fait de la façon la plus simple en versant un peu d'eau dans l'entonnoir tenu élevé. Au moment où la presque totalité de l'eau est descendue dans l'estomac, on abaisse rapidement l'entonnoir, et, si l'autre extrémité du tube plonge dans le liquide stomacal, l'écoulement se produit et se continue par le mécanisme du siphon.

Lorsque, comme dans le repas d'épreuve, il n'est pas permis d'introduire de l'eau, on peut amorcer le siphon en faisant tousser le malade ou en lui faisant faire des efforts comme pour aller à la selle (expression).

La poire interposée sur le trajet du tube permet successivement d'aspirer une certaine quantité de liquide stomacal et de le projeter ensuite à l'extérieur.

Dans certaines conditions, par exemple pour exécuter la série de manœuvres nécessaires pour mesurer le volume du liquide contenu dans l'estomac par le procédé qui sera décrit plus loin, il peut y avoir intérêt à faire à volonté et successivement l'extraction du liquide par aspiration, et par le mécanisme du siphon.

Pour n'avoir pas à retirer la poire aspiratrice et pour pouvoir la faire servir à l'amorçage du siphon, nous avons, Laboulais et moi, fait subir au tube de Frémont une modification qui nous donne une entière satisfaction.

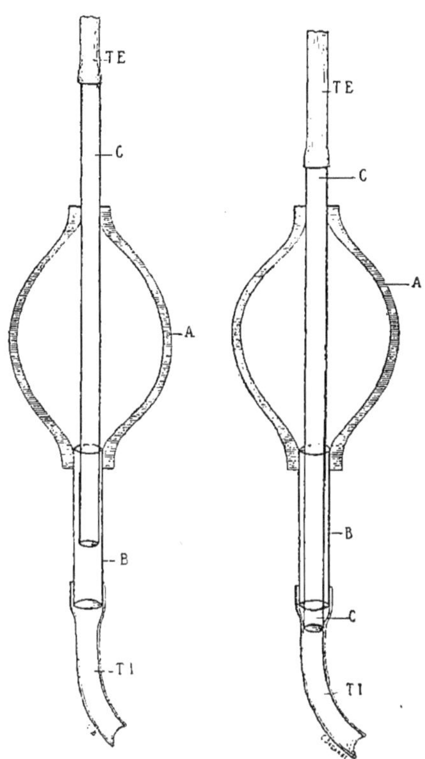

Fig. 15. — Nouvelle poire aspiratrice.

La poire A est reliée à la partie œsophagienne du tube TI, par un ajutage en verre assez large B. La partie extérieure du tube TE sur laquelle est monté l'entonnoir est fixée sur un tube en verre C qui traverse la poire en caoutchouc de part en part, et vient s'enfoncer dans le tube de verre plus large B, qui est interposé entre la poire et la partie interne du tube gastrique.

Quand le tube C n'est pas complètement enfoncé, on peut faire l'aspiration en pressant sur la poire A et en la laissant se distendre de nouveau pendant qu'on oblitère le tube TE. On peut ainsi amorcer le siphon sans qu'il pénètre de liquide dans la poire A. Lorsque le tube C est enfoncé à fond, de façon à pénétrer dans l'extrémité du tube, on peut se servir du tube comme d'un tube simple; pour faire le lavage de l'estomac par exemple.

Avec la poire A, on peut aussi insuffler l'estomac.

Acidité du contenu stomacal. — Le liquide extrait de l'estomac, plus ou moins chargé de détritus alimentaires, de grumeaux de pain, dans le cas du repas d'Ewald, est toujours plus ou moins fortement acide.

La détermination quantitative et qualificative de cette acidité présente pour nous un grand intérêt, et nous allons nous y arrêter assez longuement. C'est surtout de la connaissance plus complète de la nature et des variations de cette acidité que résultent les progrès accomplis depuis une quinzaine d'années dans la connaissance des processus dyspeptiques.

L'acidité totale du contenu de l'estomac représente la somme de divers facteurs ajoutés les uns aux autres : les deux plus importants sont l'*acidité de sécrétion* ou *acidité chlorhydrique*, et l'*acidité organique* due à la fermentation des substances alimentaires.

Nous allons exposer la technique par laquelle le clinicien pourra évaluer l'importance de ces deux facteurs principaux de l'acidité stomacale; nous étudierons ensuite la valeur séméiologique de leurs variations pathologiques.

Titrage de l'acidité totale. — Le premier point à établir c'est l'acidité totale du liquide gastrique; on obtient cette donnée par une opération des plus simples. On met dans un verre à pied 10 centimètres cubes du liquide à examiner; on y ajoute à titre de réactif indicateur quelques gouttes d'une solution alcoolique de phénolphtaléine à 1 p. 100. Avec une burette de Mohr, on verse alors goutte à goutte une *solution décinormale de soude* jusqu'à ce que tous les acides soient saturés et que le suc gastrique présente une très légère réaction alcaline, ce qui se reconnaît à la *teinte rose persistante* que prend à ce moment la phénolphtaléine. L'acidité totale du liquide ainsi neutralisé peut s'exprimer de deux façons : en notant tout simplement le nombre de centimètres cubes de la solution décinormale de soude qu'il faudrait verser dans 100 centimètres cubes du liquide gastrique pour le neutraliser, c'est un mode de notation assez usité en Allemagne ; ou bien en exprimant l'acidité en HCl. Il suffit pour cela d'un calcul des plus simples, puisqu'on sait qu'un centimètre cube de solution décinormale renferme 4 milligrammes de soude, quantité nécessaire pour neutraliser $0^{gr},00365$ d'HCl.

Si l'on a opéré sur 10 centimètres cubes de liquide stomacal et qu'on ait employé un nombre de divisions de la burette représenté par a, le calcul à faire pour établir l'acidité p. 1000 est le suivant :

$$x = \frac{0,00365 \times a \times 1000}{10}$$

ou plus simplement $x = 0,365 \times a$

D'après plusieurs auteurs, il vaudrait mieux doser l'acidité totale sur la bouillie de l'estomac non filtré; il peut arriver en effet que les débris alimentaires et les flocons de mucus aient une acidité bien supérieure à celle du liquide dans lequel ils nagent. Il convient alors de broyer le contenu de l'estomac au mortier, de l'agiter avec soin et d'y ajouter 150 centimètres cubes d'eau distillée ; c'est sur ce mélange que se fait alors le dosage de l'acidité.

ACIDITÉ CHLORHYDRIQUE. — L'acidité chlorhydrique présente un intérêt considérable ; elle mesure en effet l'intensité de la sécrétion glandulaire de l'estomac.

I. — *Examen qualitatif de l'acidité chlorhydrique.* — Certaines substances colorantes subissent au contact des acides minéraux des variations de teinte qu'elles ne présentent pas au contact de solutions également concentrées d'acides organiques. Dans le suc gastrique l'HCl est le seul acide minéral qui soit en quantité suffisante pour produire ces virages. C'est par ces *réactions qualitatives* qu'on chercha tout d'abord à apprécier cliniquement les variations pathologiques du chimisme gastrique après que Leube eût eu l'idée d'appliquer la pompe de Kussmaul à l'examen du contenu de l'estomac au cours de la digestion.

Von den Velden, le premier, en 1879, se servit du violet de Paris ou violet de méthylaniline pour l'étude du suc gastrique de l'homme, employant ainsi en clinique une réaction indiquée par von Maly. Le violet de Paris a la propriété de prendre une teinte bleue en présence d'une proportion même minime d'acide minéral, d'HCl dans l'espèce. Le violet de Paris fut pendant quelque temps le seul réactif colorant employé. Il ne tarda pas à en surgir une série d'autres, qui pour la plupart sont tombés dans l'oubli.

Le réactif de Günzbourg et le vert brillant nous paraissent seuls mériter d'être retenus.

Le *réactif de Günzbourg* se prépare en faisant dissoudre 2 grammes de phloroglucyne et 1 gramme de vanilline dans 30 grammes d'alcool absolu. On obtient ainsi un liquide d'un rouge assez foncé. Pour l'employer, on en dépose une goutte sur le fond d'une capsule de porcelaine ; on y ajoute une goutte de suc gastrique à examiner et on chauffe avec précaution au-dessus d'une lampe à alcool. *Avant que l'évaporation soit complète!* on voit se produire un anneau d'un beau rouge carminé lorsque le liquide stomacal examiné renferme une trace d'HCl libre.

Nous nous servons beaucoup du *vert brillant*, réactif colorant introduit dans la pratique par Lépine. Le vert brillant est une substance dérivée de l'aniline qui se présente sous forme de cristaux d'une coloration chatoyante qui rappelle celle des élythres de cantharides. En solution étendue, il prend une *coloration d'un beau bleu*. La proportion la plus convenable est représentée par 0gr,20 de vert brillant pour un litre d'eau distillée (Laboulais).

Pour l'examen du suc gastrique, on met 2 centimètres cubes de la solution de vert brillant dans un tube à essai et on y ajoute 1 ou 2 centimètres cubes de liquide gastrique filtré. Les variations de teinte qui se produisent avec une solution artificielle d'HCl varient suivant le titre de cette solution. Elles sont représentées par le tableau suivant dû aux recherches de Laboulais :

Teinte verte avec une solution de	0 gr. 05 p. 1000
Teinte jaune vert —	0 gr. 30 p. 1000
Teinte jaune plus accentuée avec décoloration notable .	1 gr. p. 1000

Ce n'est pas tout, lorsqu'on abandonne le mélange à lui-même, on voit se produire une décoloration d'autant plus rapide et d'autant plus complète que le titre de la solution d'HCl était plus élevé.

Aucune décoloration avec une solution au-dessous de 0gr, 30 d'HCl p. 1000.

Décoloration complète au bout de 48 heures avec une solution de 0,30 p. 1000 et au-dessus.

Décoloration en une ou deux heures avec une solution de 1 gramme p. 1000 et au-dessus.

Les mêmes essais faits avec l'acide lactique sur la solution de vert brillant donnent les résultats suivants. La solution bleue de vert brillant ne commence à virer au vert qu'avec une solution d'acide lactique à 0,25 p. 1000[1]. Lorsque l'acidité de la solution atteint 0,50 la teinte verte devient très nette, mais *jamais*, même avec des solutions de 2 p. 1000, on ne voit cette teinte verte se nuancer de jaune. La teinte verte donnée par une solution de 2 p. 1000 d'acide lactique correspond à peu près à celle qu'on obtient avec 0gr, 20 d'HCl p. 1000.

Les différences sont encore plus nettes pour la décoloration tardive, qui ne se produit qu'avec des solutions fortes d'acide lactique et n'est jamais complète.

Le résultat est le même qu'avec l'acide lactique si l'on opère avec une solution de quantités égales d'acide acétique, lactique et butyrique.

De ces recherches on peut conclure que l'apparition de la teinte jaunâtre et la décoloration rapide de la solution de vert brillant sont des signes certains de la présence d'une acidité chlorhydrique assez élevée dans le suc gastrique.

Examen quantitatif de la sécrétion chlorhydrique. — Les procédés d'examen qualitatif dont il vient d'être question, peuvent bien donner une indication précieuse sur la présence d'une proportion plus ou moins considérable d'acide chlorhydrique dans le liquide sto-

[1] Cette acidité est exprimée en HCl.

macal, ils n'en indiquent pas la quantité absolue. De plus, ils ne révèlent que l'HCl libre, et non l'HCl en combinaison avec les substances albuminoïdes ainsi que l'ont démontré une série de recherches expérimentales auxquelles nous avons contribué.

On a donc été amené à rechercher des procédés capables d'indiquer le taux de l'HCl, non seulement libre, mais en combinaison avec les substances organiques.

Ces procédés n'ont pas tous la même valeur, plusieurs comportent des chances d'erreur étendues ou sont d'une exécution peu commode ; un seul nous paraît répondre à tous les desiderata, c'est le procédé imaginé par Winter et mis en œuvre dans les recherches cliniques de G. Hayem. Toutefois, avant de le décrire, nous devons indiquer d'autres procédés employés par un assez grand nombre d'autres médecins.

Procédé de Minz. — Il ne donne que l'HCl libre, mais il est simple et d'une exécution facile et assez exacte. Il est basé sur ce fait d'expérience qu'une solution de soude versée dans un milieu acide dont l'acidité totale est due à la fois à de l'HCl libre, à de l'HCl en combinaison azotée, et à des acides organiques sature l'HCl libre avant de se porter sur les autres éléments acides.

On met 10 centimètres cubes de suc gastrique dans un verre et on y verse goutte à goutte une solution décinormale de soude contenue dans une burette de Mohr jusqu'à ce qu'une goutte de suc gastrique ne donne plus la réaction de Günzburg. La seule objection c'est qu'en enlevant à plusieurs reprises une goutte de suc gastrique pour vérifier si tout l'HCl libre est saturé, on modifie légèrement le résultat définitif.

Procédé de Töpfer. — Le procédé imaginé par Töpfer est d'une grande simplicité ; il permettrait de déterminer exactement les quantités d'HCl libre ou combiné par une série de titrages d'acidité.

On se sert des solutions suivantes :

1° Une solution alcoolique de phénolphtaléine à 1 p. 100 ;

2° Une solution aqueuse d'alizarine sulfonate de soude à 1 p. 100 ;

3° Une solution alcoolique de démithylamido-benzol à 0,5 p. 100.

On prend trois échantillons de 5 ou de 10 centimètres cubes du suc gastrique filtré ; l'acidité de chacun de ces échantillons sera dosée en présence d'un des trois réactifs indicateurs indiqués plus haut à l'aide de la solution décinormale de soude.

Dans le *premier* échantillon, on se sert comme réactif indicateur de la phénolphtaléine. A l'aide d'une burette graduée de Mohr, on verse goutte à goutte la solution décinormale de soude jusqu'à ce qu'apparaisse la couleur rouge qui indique la saturation de l'acidité ;

on ne s'arrête pas à la teinte rose initiale, on pousse jusqu'à la teinte rouge sombre. On obtient ainsi l'*acidité totale* du liquide stomacal.

Dans le *deuxième* échantillon, on titre l'acidité en présence de 3 ou 4 gouttes de la solution d'alizarine sulfonate de soude, ou même seulement de 1 à 2 gouttes d'après Hari. En ajoutant goutte à goutte la solution décinormale de soude, on voit successivement apparaître une coloration jaune, jaune-brun, brun puis rouge et enfin violet. On continue à verser jusqu'à ce que la teinte violet persiste et ne disparaisse plus par l'agitation. On obtient ainsi l'acidité totale diminuée de l'acidité due à l'HCl en combinaison organique. En retranchant la valeur trouvée de l'acidité totale, on a donc la valeur de l'*HCl en combinaison organique*.

D'après Hari, cette recherche ne donnerait de résultats exacts que dans les cas où il existe de l'HCl libre ; sinon le réactif indicateur ne donne plus d'indication précise. Dès que l'on verse de la soude, il se produit un précipité abondant qui masque la coloration violette.

Enfin, le *troisième* échantillon de suc gastrique est additionné de 3 à 4 gouttes de la solution de diméthylamidobenzol. D'après Hari, il vaudrait mieux se servir d'une solution plus faible à 0,25 p. 100, et n'en employer que 1 à 2 gouttes. Il se produit une coloration rouge en présence de la moindre trace d'HCl libre. On verse alors de la solution décinormale de soude goutte à goutte jusqu'à ce que la coloration rouge carmin ait disparu ; on a alors neutralisé tout l'HCl libre. Strauss pense qu'il faut aller plus loin, jusqu'à ce que le liquide ait pris une teinte jaune ; d'après Hari, il faut s'arrêter dès que le rouge carmin s'efface et qu'apparait une teinte orangée, car cette dernière est produite non par l'HCl libre, mais par l'acide butyrique et les phosphates acides.

Le procédé de Töpfer donnerait donc l'acidité totale, l'HCl libre, et l'acidité due à l'HCl combiné. Il est à remarquer qu'il ne donne pas tout l'HCl combiné, car il est facile de démontrer par la méthode de Winter que tout l'HCl en combinaison organique n'a pas une réaction acide.

On voit qu'en soustrayant de l'acidité totale, la somme de l'acidité due à l'HCl libre et à l'HCl combiné, on obtiendrait la somme de l'acidité due aux acides de fermentation et aux sels acides. Ces derniers ne figurent qu'en quantité négligeable dans le liquide stomacal ; on aurait, en somme, une indication importante sur le taux de l'acidité organique.

Procédé d'Armand Gautier. — Ce procédé est connu en Allemagne sous le nom de procédé de Hehner et Seemann. A. Gautier l'a proposé pour le dosage de l'acidité organique, Hehner et Seemann l'ont indiqué surtout pour le dosage de l'acidité minérale.

Dans 10 centimètres cubes de suc gastrique filtré on verse une solution décinormale de soude jusqu'à neutralisation, ce qui équivaut à rechercher l'acidité totale. L'HCl libre et combiné, *faiblement combiné* tout au moins se trouvent transformés en chlorure de sodium, les acides organiques en sels de soude correspondants. On évapore, puis on calcine. Par la calcination, tous les sels de soude sont transformés en carbonate, et il ne reste plus dans les cendres que des chlorures et des carbonates alcalins. Pour doser ces derniers, on lave les cendres jusqu'à ce que l'eau de lavage qui s'écoule à travers le filtre ne présente plus la réaction alcaline, puis on titre l'alcalinité de l'eau de lavage à l'aide d'une solution normale d'acide sulfurique et l'on a un chiffre qui indique la proportion p. 1000 des acides organiques qui existaient dans le suc gastrique. La différence avec l'acidité totale dosée tout d'abord donne la teneur en acide chlorhydrique libre et combiné.

Nous ne décrirons pas les procédés de Leo, de Cahn et Mehring de Sjöqvist qui sont ou trop compliqués pour être utilisables en clinique, ou très inférieurs, au point de vue de l'exactitude, au procédé de Winter. La méthode de Martius et Lüttke est excellente ; elle repose sur le même principe que la méthode de Winter, elle fait connaître le chlore total, les chlorures fixes et, par différence, la chlorhydrie : nous lui préférons la méthode de Winter qui, elle, donne de plus l'HCl libre, ou plus exactement l'HCl volatilisable au bain-marie.

Procédé de Winter. — « Dans trois petites capsules de porcelaine, *a*, *b*, *c*, on verse 5 centimètres cubes de liquide stomacal filtré.

Dans la capsule *a*, on verse un excès de carbonate de soude, puis on porte à l'étuve à 100°, ou au bain-marie les trois capsules jusqu'à dessiccation complète.

On reprend la capsule *a* ; par suite de l'addition d'un excès de carbonate de soude, cette capsule renferme tout le chlorure à l'état de chlorures fixes, elle servira donc à doser le chlore total (T). Dans ce but, on la porte progressivement et avec précaution au rouge sombre naissant, en évitant les projections. On hâte la destruction des matières organiques et on diminue l'action de la chaleur en agitant fréquemment avec une baguette de verre. Dès que la masse ne présente plus de points en ignition, et qu'elle devient pâteuse par commencement de fusion du carbonate de soude, la calcination est suffisante. L'opération ne doit durer que quelques minutes et le résidu repris par l'eau doit fournir une solution incolore. Après refroidissement, on ajoute de l'eau distillée et un léger excès d'acide nitrique pur ; on fait bouillir pour chasser l'excès d'acide carbonique ; on ramène alors la solution à la neutralité ou même à une très légère alcalinité par addition de carbonate de soude pur. On chauffe, et on est averti que cette dernière limite est atteinte par une abondante précipitation de sels calcaires entraînant tout le charbon. Après filtration sur papier Berzelius et lavage du résidu à l'eau bouillante, on réunit toutes les liqueurs, et on dose le chlore à l'aide de la solution décinormale d'argent en présence de chromate neutre de potasse. Cette réaction est extrêmement sensible. La quantité du chlore total est exprimée en HCl, afin que toutes les valeurs trouvées soient comparables entre elles.

Les capsules *b* et *c*, exposées à une évaporation prolongée à 100°, sont privées par le fait de cette évaporation de tout HCl libre, si dans la capsule *b* on ajoute alors un excès de carbonate de soude, on fixe tout le chlore restant. Il suffit alors pour doser le chlore de procéder, comme on l'a fait pour le chlore total (capsule *a*). La valeur obtenue, soustraite de celle qui représente le chlore total, donnera la quantité d'HCl libre, autrement dit $a - b =$ HCl libre (H).

La capsule *c* une fois desséchée est soumise à la calcination directe sans addition de carbonate de soude. L'opération doit être faite rapidement en évitant toute surchauffe. A cet effet la capsule chauffée par le fond, est garantie latéralement par une toile métallique, et on écrase le charbon à l'aide d'un agitateur, de manière à hâter la calcination. On s'arrête dès que le charbon est sec et friable. On détruit ainsi les combinaisons organiques du chlore, et l'on obtient un résidu qui ne contient plus que les chlorures fixes. Ceux-ci sont toujours dosés par la même méthode.

Connaissant le chiffre des chlorures fixes (F), il suffit de le retrancher de la valeur fournie par *b* (chlore total moins l'HCl libre) pour obtenir la quantité de chlore combiné aux matières organiques et à l'ammoniaque. En d'autres termes $b - c =$ HCl combiné aux matières organiques (C) ».

Variations pathologiques de la sécrétion chlorurée et chlorhydrique de l'estomac. — Nous avons indiqué plus haut à propos de la physiologie de la sécrétion stomacale quels sont les chiffres de la sécrétion chlorée et chlorhydrique au cours de la digestion du repas d'Ewald. Nous avons reproduit p. 23 une courbe établie par Hayem et Winter qui montre comment évoluent le chlore total, l'acide chlorhydrique libre, l'HCL en combinaison organique et les chlorures fixes au cours de cette digestion.

Nous avons également indiqué les chiffres moyens que l'on peut considérer comme correspondant au type normal de la digestion gastrique; mais à ce propos quelques remarques sont nécessaires.

Nous n'attribuons pas à ce chimisme dit normal une valeur absolue; il représente, somme toute, une moyenne fictive entre les chiffres maxima et minima que l'on rencontre habituellement chez les sujets sains.

Il n'est pas rare de constater des variations considérables autour de cette moyenne chez des personnes qui n'ont jamais présenté et ne présentent encore aucun phénomène appréciable de dyspepsie, aucun trouble de la santé générale.

Mais alors, dira-t-on, à quoi bon se donner tant de peine pour doser exactement la quantité de chlore sous ses différentes formes, puisque nous n'en pouvons tirer aucune conclusion ferme sur l'état normal ou pathologique d'un estomac donné? Qu'importe, qu'il y ait une quantité trop élevée d'acide chlorhydrique chez tel individu qui souffre de l'estomac, puisqu'on peut trouver la même quantité sur un individu qui ne souffre nullement.

Dans l'école d'Hayem, on admet que l'analyse du suc gastrique donne des renseignements très importants sur l'état anatomique de la muqueuse stomacale. A l'hyperchlorhydrie correspond l'hypergenèse des éléments glandulaires qui président à la sécrétion chlorhydropeptique. Cette conception est trop absolue, et il convient d'attribuer aussi un certain rôle à l'innervation sécrétoire et à ses variations pathologiques; cependant, il est incontestable qu'une muqueuse stomacale dont l'élément cellulaire est atrophié, est incapable de fournir une sécrétion chlorhydrique normale. Le chimisme gastrique, peut donc contribuer à établir le diagnostic d'une lésion étendue de la muqueuse stomacale.

D'autre part, il est certain que certains dyspeptiques éprouvent des douleurs en rapport avec l'exagération de la sécrétion chlorhydrique, et il est important de ne pas méconnaître la cause de leurs souffrances.

Enfin il n'est pas sans intérêt de savoir s'il y a lieu d'exciter ou de modérer la sécrétion chlorhydropeptique : or l'analyse du liquide stomacal peut fournir cette indication importante.

Au cours des états dyspeptiques on peut rencontrer une sécrétion chlorhydrique normale, supérieure ou inférieure à la normale.

DE L'HYPERCHLORHYDRIE

L'*hyperchlorhydrie* est constituée par une richesse excessive du suc gastrique en acide chlorhydrique[1].

[1] Hayem désigne ce symptôme sous le nom d'*hyperpepsie*, voulant indiquer par là l'exagération de l'activité digestive du suc gastrique; or toutes ses recherches sont

Les termes *hyperchlorhydrie* et *hypersécrétion* ne sont pas synonymes. Le premier désigne la présence dans le liquide stomacal d'une proportion excessive de l'HCl, le second indique la sécrétion d'une *quantité* exagérée de suc gastrique. Il peut y avoir hypersécrétion sans hyperchlorhydrie; il est moins nettement établi qu'il puisse y avoir hyperchlorhydrie sans hypersécrétion.

L'*hypersécrétion chorhydrique* indique l'exagération à la fois qualitative et quantitative de la sécrétion. Le suc gastrique paraît fourni en quantité excessive, il est d'une richesse exagérée en HCl, et sa sécrétion se poursuit au delà du temps normal de la digestion.

Lorsque cette sécrétion ne tarit jamais complètement, lorsqu'on trouve le matin à jeun dans l'estomac un liquide plus ou moins riche en HCl, il y a *hypersécrétion continue*[1]. Nous aurons à passer en revue ultérieurement les théories par lesquelles on a cherché à expliquer la genèse de l'hypersécrétion continue.

Caractères chimiques. — Reconnaître l'hyperchlorhydrie est chose facile; le repas d'épreuve habituel est retiré au bout d'une heure; déjà l'aspect du liquide, son abondance, la désagrégation avancée des fragments, l'absence de tout mucus apparent, permettent de soupçonner la forte proportion d'HCl. Par la méthode de Günzburg, on obtient un anneau d'un beau rouge carminé, très foncé. Au *vert brillant*, la réaction du liquide filtré est nette; il fait virer au vert-jaune la solution bleue, et, si on abandonne le tube à lui-même, en trois, cinq ou six heures la liqueur est décolorée, d'autant plus rapidement qu'il y a plus d'HCl libre. La réaction du biuret indique l'abondance des peptones ou tout au moins des albuminoïdes en voie de digestion.

Quant à l'*acidité totale*, elle est très élevée et peut parfaitement atteindre 3 à 3 gr, 50 p. 1000; on sait que le chiffre moyen est de 1,80 à 2 p. 1000.

Mais les renseignements les plus importants sont donnés par l'analyse quantitative du liquide stomacal faite par la méthode de Winter. La proportion d'HCl libre et combinée dépasse notablement la moyenne; la *chlorhydrie* (H + C)[2] peut atteindre les chiffres de 3 à 4 p. 1000 et plus.

basées exclusivement sur l'analyse des éléments chlorés. Le terme d'*hyperchlorhydrie*, antérieur aux travaux de Hayem et de ses élèves lui est donc préférable. Albert Robin a adopté le terme d'*hypersthénie* employé déjà par Soupault : il a le tort de représenter une théorie pathogénique qui ne s'applique pas à l'ensemble des cas d'hyperchlorhydrie. Les Allemands emploient souvent le mot *hyperacidité* qui prête à la confusion, l'hyperacidité pouvant être due à l'HCl ou aux acides de fermentation organique.

[1] L'hypersécrétion continue est aussi désignée sous le nom de *maladie de Reichmann*. Il vaudrait certainement beaucoup mieux dire *syndrome de Reichmann*, car il ne s'agit pas d'une entité morbide.

[2] H représente l'HCl libre, C l'HCl combiné.

La chlorhydrie est l'élément le plus important à considérer; peu importe que l'HCl qui y figure soit libre ou combiné. L'HCl se combine avec les substances albuminoïdes lorsqu'il s'en trouve dans l'estomac, en quantité suffisante, dans un état de division convenable, sans cela, il reste libre. Cependant, dans certains estomacs, la douleur provoquée par la présence de l'HCl libre paraît supérieure à la douleur causée par l'HCl combiné; la distinction a donc son importance en séméiologie.

Chez le même malade, on peut, à quelques jours d'intervalle, dans des conditions en apparence identiques trouver prédominant tantôt l'HCl libre, tantôt l'HCl en combinaison organique, tantôt H tantôt C. Ce fait, d'observation fréquente, montre bien qu'il n'y a aucune utilité à ranger les faits d'hyperchlorhydrie dans des catégories différentes suivant que prédomine l'un ou l'autre de ces facteurs.

En général, la proportion de chlore total (T) s'élève progressivement avec la chlorhydrie, mais ce n'est pas toujours le cas. Il peut se faire qu'après un repas d'épreuve, T soit très élevé alors que H + C est très faible. Cette éventualité peut se produire dans trois circonstances différentes :

1° La muqueuse n'est plus capable de fabriquer de l'HCl, elle ne peut plus sécréter que du chlorure alcalin, comme cela paraît se produire chez les vieux hyperchlorhydriques.

2° Il y a un retard dans la sécrétion chlorhydrique; la muqueuse est lente à se mettre en train; la phase pendant laquelle elle ne fournit que du chlorure sans HCl, se prolonge plus que normalement; cependant arrivée à son maximum, la sécrétion sera réellement hyperchlorhydrique; l'*hyperchlorhydrie est tardive*, ainsi qu'ont eu le mérite de le voir Hayem et Winter. Lorsqu'on extrait le liquide stomacal au bout d'une heure, après le repas d'Ewald, la chlorhydrie est inférieure à la normale, mais, le chlore total est très élevé. Si au contraire on ne pratique l'extraction qu'au bout d'une heure et demie, par exemple, les proportions sont renversées : T est faible, H + C élevé.

3° Le chlore total se montre encore beaucoup plus élevé que la chlorhydrie dans des cas dans lesquels la stase permanente existant sans hyperchlorhydrie, on a fait faire le repas d'épreuve sans pratiquer au préalable le lavage de l'estomac.

Il est important de connaître ces trois possibilités pour pouvoir interpréter convenablement un chimisme stomacal dans lequel T est, au bout d'une heure, après le repas d'Ewald, notablement plus élevé que la chlorhydrie.

Le suc gastrique des hyperchlorhydriques digère très rapidement l'albumine. Il semble qu'il y ait le plus souvent à la fois augmentation de la sécrétion de la pepsine et de l'HCl. Il en est de même de la présure (ferment lab des Allemands). En somme, dans l'hyperchlorhydrie il y a exagération de tous les produits de sécrétion de l'appareil glandulaire stomacal.

SÉMÉIOLOGIE GÉNÉRALE DE L'HYPERCHLORHYDRIE

Phénomènes douloureux. — L'hyperchlorhydrie même accentuée, peut ne se révéler par aucun phénomène douloureux. Pour qu'elle provoque de la douleur, *il faut qu'il y ait hyperesthésie de la muqueuse stomacale à l'acidité.*

La douleur correspond par l'heure de son apparition, et son évolution à la marche même de la sécrétion chlorhydrique. A jeun, tant que l'estomac est vide, le malade ne souffre pas en général. Toutefois la faim est quelquefois douloureuse chez les hyperchlorhydriques sans doute parce qu'il se produit sous son influence une certaine sécrétion chlorhydrique dans l'estomac. Les premières bouchées d'aliments et de boisson, diluent ou saturent l'HCl libre et calment la douleur.

Sauf dans les cas où l'hyperesthésie de l'estomac est telle que le simple contact des aliments provoque des sensations pénibles, l'hyperchlorhydrique ne souffre pas pendant les deux ou trois heures qui suivent l'ingestion des aliments. Riegel fait remarquer avec raison que la douleur est d'autant plus précoce que le malade a ingéré une quantité plus considérable d'hydrates de carbone et moins de substances albuminoïdes. Le contenu stomacal ne peut dans ces conditions saturer qu'une quantité minime d'HCl. Verhaegen a constaté, en effet, l'existence de quantités élevées d'HCl libre après l'ingestion d'un repas composé de fécule de pommes de terre.

Quel que soit d'ailleurs son moment d'apparition, la douleur s'accroît progressivement, et, à moins qu'un vomissement ne vienne mettre un terme à l'accès, elle atteint son maximum trois à cinq heures après le repas, moment où la richesse du liquide stomacal en HCl libre ou insuffisamment saturé est le plus considérable. Parfois il se produit quelques régurgitations d'un liquide acide, qui détermine une sensation de brûlure dans le pharynx et quelquefois une sensation d'agacement des dents. La douleur s'atténue alors rapidement et cesse après un quart d'heure ou une demi-heure. Au repas du soir, les mêmes phénomènes peuvent se reproduire dans les mêmes conditions. Toutefois, à cause du sommeil, le paroxysme douloureux est souvent retardé, il ne se produit que cinq à sept heures après le repas, entre une heure et trois heures du matin. Le malade est réveillé à une heure qui est presque toujours à peu près la même.

Il n'est pas rare que la crise douloureuse manque au début de l'affection ; elle ne se montre que lorsque la maladie dure déjà depuis assez longtemps. Rarement le contraire s'observe et l'accès douloureux de la nuit se montre plus ou moins longtemps avant le paroxysme de l'après-midi.

Il ne faut pas oublier que si l'hyperchlorhydrie règle ainsi l'horaire de la douleur, la douleur elle-même dépend, non de la sécrétion directement, mais indirectement de l'hyperesthésie de la muqueuse.

En conséquence, deux moyens s'offriront en thérapeutique de supprimer la douleur : saturer l'acidité exagérée du contenu stomacal ou faire disparaître par l'emploi des calmants l'hyperesthésie de l'estomac. L'observation clinique montre que ces deux méthodes peuvent en effet amener la sédation de la douleur.

Dans un travail intéressant, Verhaegen a montré d'une façon indiscutable le rôle de cette hyperesthésie gastrique chez les hyperchlorhydriques. Un malade examiné en pleine digestion avait une acidité totale de 3.8 p. 1000, et cependant il ne souffrait pas. Quelques jours plus tard, il revient avec des douleurs marquées ; mais l'acidité de son liquide stomacal n'était plus que de 2,5 p. 1 000, en pleine digestion. Plus tard, lorsque l'hyperesthésie gastrique ayant disparu grâce au régime, on trouva souvent une acidité allant jusqu'à 4 p. 1 000 sans le moindre malaise.

Motricité stomacale. — L'hyperchlorhydrie peut avoir une influence sur la motricité stomacale. On pourrait croire d'après la fréquence des cas de stase avec hyperacidité gastrique, et même avec hyperchlorhydrie, que ce dernier phénomène s'accompagne forcément d'un séjour prolongé des aliments dans l'estomac. Il n'en est rien, et l'hyperchlorhydrie peut s'allier à une motricité supérieure à la normale dont la conséquence est une évacuation hâtive du contenu de l'estomac.

Après le repas d'épreuve, au bout d'une heure, on trouve quelquefois le volume du liquide stomacal évalué par la méthode Mathieu-Rémond, inférieur à la normale ; quelquefois même l'estomac s'est complètement vidé.

Dans des recherches faites avec Laboulais, en employant la méthode de l'huile émulsionnée, nous avons pu constater dans quelques cas que la motricité était supérieure à la normale. En effet, avec un volume total de liquide et un volume de liquide de sécrétion exagéré, il ne restait dans l'estomac qu'une quantité du liquide ingéré pendant le repas d'épreuve inférieure à celle que l'on rencontre chez des sujets sains. Toutefois les faits de cet ordre sont relativement rares [1], et, en général, par la méthode de l'huile, on constate un retard dans l'évacuation du liquide ingéré.

On comprend que les hyperchlorhydriques à évacuation stomacale accélérée soient moins exposés à souffrir que les autres. Quand l'estomac est hyperesthésié et qu'il y a des douleurs vives, l'estomac tend à retenir son contenu au delà du terme normal.

Riegel a démontré le fait à l'aide de la sonde dans les crises douloureuses provoquées chez des hyperchlorhydriques par une quantité élevée d'aliments amylacés.

On a donné des interprétations variées de ce fait; pour Albert Robin, Soupault, Doyen, il s'agirait d'un spasme du pylore qui se fermerait de façon à protéger l'intestin contre un liquide trop acide. Hirsch chez des chiens pourvus d'une fistule duodénale, a vu le pylore se fermer, et l'évacuation de l'estomac s'arrêter presque aussitôt après l'introduction dans l'estomac d'un liquide fortement acide. Peut-être faut-il invoquer surtout une incoordination motrice provoquée par l'excitation exagérée de la muqueuse stomacale et faisant que l'ouverture du pylore ne se produit pas exactement au moment où les ondes péristaltiques aboutissent à l'antre prépylorique. Peut-être faut-il admettre encore que l'atonie de l'antre prépylorique consécutive à la sténose spasmodique du pylore ou à l'incoordination motrice, joue un rôle dans le retard de l'évacuation stomacale.

Troubles des fonctions digestives. — Le liquide stomacal des hyperchlorhydriques, riche en HCl et en pepsine est doué d'un pouvoir chlorhydro-peptique très intense. En revanche, il peut être accusé de compromettre la digestion des hydrates de carbone dans l'estomac et dans l'intestin. Dans l'estomac, l'acidité exagérée suspend d'une façon hâtive l'action de la salive. Linossier pense qu'il se produit quelque chose d'analogue dans l'intestin, et que l'hyperacidité du liquide contenu dans le duodénum enraie la digestion pancréatique des hydrates de carbone. Une objection peut être faite à cette théorie; les recherches récentes de Pawlow ont démontré que l'HCl est le meilleur excitant de la sécrétion pancréatique. Au point de vue de la digestion intestinale, l'excès de la sécrétion chlorhydrique serait donc compensé par une augmentation en proportion correspondante de la fonction pancréatique. Toutefois, Linossier fait remarquer avec raison que les hyperchlorhydriques maigrissent souvent dans des proportions marquées, alors même que leur alimentation en quantité très supé-

[1] C'est à eux qu'il conviendrait de donner le nom d'hypersthénie stomacale et non à la stase avec hyperchlorhydrie.

rieure à la normale, renferme une proportion élevée d'hydrates de carbone. Ils cessent de perdre du poids lorsqu'on diminue les hydrates de carbone dans leur ration d'entretien et qu'on les remplace par des substances albuminoïdes et des substances grasses.

PATHOGÉNIE DE L'HYPERCHLORHYDRIE

Quel est le mécanisme pathogénique de l'hyperchlorhydrie ? Au début, on considérait l'hyperchlorhydrie comme la conséquence d'une viciation de l'innervation sécrétoire. Cette opinion, défendue surtout par Riegel, est encore l'opinion classique en Allemagne. Elle a été défendue en France par G. Sée et A. Mathieu, par Bouveret, par Debove et Rémond (de Metz), M. Soupault, Albert Robin.

Les crises douloureuses se montrant très souvent à la suite de chagrins, d'émotions, de surmenage intellectuel ou physique, on pensait, que, sous l'influence de l'excitabilité et de l'excitation du système nerveux, il se produisait une véritable névrose sécrétoire, que la muqueuse stomacale produisait une quantité marquée d'HCl, et que l'acide en excès provoquait la douleur en irritant chimiquement l'estomac.

Le hasard ayant voulu que l'analyse du suc gastrique dans les crises tabétiques ait tout d'abord porté sur des hyperchlorhydriques, on fut davantage encore confirmé dans l'idée que l'hyperchlorhydrie était la conséquence d'une viciation de l'innervation sécrétoire de l'estomac.

Hayem protesta le premier contre cette conception ; il fit remarquer que le chimisme stomacal est le plus souvent constant, et il déclara qu'à l'hyperchlorhydrie correspond une lésion particulière de la muqueuse gastrique, essentiellement représentée par la multiplication des cellules sécrétantes, et à laquelle il donna le nom de *gastrite hyperpeptique*.

Il est exact que, non pas toujours, mais le plus habituellement le chimisme gastrique reste constant chez les malades. Les chiffres trouvés ne sont pas identiques, évidemment, mais ils indiquent, à des périodes différentes, une orientation de la sécrétion stomacale dans le même sens, soit vers l'hypo, soit vers l'hyperchlorhydrie. Ce n'est pas toutefois qu'on ne puisse constater parfois des variations considérables du chimisme chez la même personne ; mais ces oscillations sont moins fréquentes que la tendance à la stabilité.

Ce n'est pas non plus que l'innervation ne puisse avoir sur la sécrétion stomacale une action considérable. Sollier a démontré qu'à l'état de sommeil provoqué, on pouvait par la suggestion suspendre à volonté la sécrétion gastrique et la rétablir.

Ce qui se passe au moment des crises gastriques du tabes dorsal montre que, sous l'influence d'une maladie de l'axe cérébro-spinal, il peut se produire une hypersécrétion très marquée de suc gastrique, puisque les malades vomissent à jeun des quantités considérables d'un liquide parfois très riche en HCl. Toutefois, il est certain que l'hypersécrétion chlorhydrique ne peut se produire que si l'état anatomique de la muqueuse stomacale le permet.

Nous verrons plus tard, en étudiant les formes cliniques de l'hyperchlorhydrie, que la *stase alimentaire est une cause puissante d'excitation sécrétoire* pour la muqueuse de l'estomac et qu'elle joue un rôle plus important que la viciation de l'innervation dans certaines hypersécrétions continues.

Pour Hayem, la lésion inflammatoire chronique de la muqueuse stomacale avec multiplication des cellules chlorhydropeptiques est la cause essentielle de l'hyperchlorhydrie ; l'irritation répétée de la muqueuse par des boissons, des aliments ou des médicaments irritants est la cause de la gastrite. Pour Albert Robin, l'hypersécrétion serait primitive, l'exagération du fonctionnement amènerait la lésion de l'organe, et la viciation de l'innervation sécrétoire produirait l'hypertrophie de l'appareil de sécrétion, l'hypergénèse et la multiplication de ses éléments cellulaires.

Le rôle des excitations locales alimentaires ou médicamenteuses dans la production de l'hyperchlorhydrie n'est pas douteux, non plus que celui des lésions de gastrite avec multiplication des cellules bordantes et des cellules principales, mais il faut reconnaître aussi que l'innervation peut jouer un rôle dans l'hypersécrétion, comme en témoignent les crises tabétiques. On peut admettre que l'excitation sécrétoire lorsqu'elle est d'origine centrale peut contribuer à augmenter l'hyperchlorhydrie, et même, à la longue, l'hypergénèse glandulaire.

Il est certain en tout cas, l'observation clinique le démontre d'une façon surabondante que les *phénomènes douloureux sont surtout sous la dépendance du système nerveux central*. On voit les crises douloureuses se montrer de préférence chez les névropathes et se produire avec une intensité beaucoup plus marquée à la suite d'émotions, de chagrins, de grandes secousses morales, de surmenage physique ou intellectuel.

Les premiers observateurs ont jugé de l'hyperchlorhydrie par la douleur, ce qui est une erreur, puisqu'on peut être hyperchlorhydrique même à un haut degré, sans souffrir de l'estomac.

Cependant, comme le médecin n'a guère l'occasion de reconnaître et de soigner que des hyperchlorhydries douloureuses, la pathogénie des phénomènes douloureux présente pour lui une importance véritablement primordiale.

La douleur spéciale à l'hyperchlorhydrie se produit lorsqu'un suc gastrique hyperacide se trouve au contact de la muqueuse, sans être suffisamment dilué ou neutralisé par les aliments. C'est pourquoi elle se montre de la façon la plus typique à la fin de la période digestive. La douleur est d'autant plus vive que l'hyperesthésie de la muqueuse est plus accentuée à taux égal d'acidité.

Les *causes de l'hyperchlorhydrie* sont représentées par des agents très variés d'irritation de la muqueuse : alimentation excessive, mauvaise mastication, mets grossiers ou fortement épicés, abus des boissons alcooliques et des boissons à essence, des apéritifs, usage prolongé des médicaments très divers parmi lesquels on peut placer au premier rang, le fer et le quinquina. telles sont les causes d'irritation locale, le plus souvent relevées dans l'étiologie de l'hyperchlorhydrie. D'après Hayem l'usage habituel des purgatifs faibles, du podophyllin, de la rhubarbe, de la cascara sagrada produit le même effet.

Il ne semble pas douteux qu'il faille aussi invoquer une *prédisposition constitutionnelle*. En effet, tout le monde ne devient pas hyperchlorhydrique sous l'influence des mêmes causes. Pour que la multiplication des cellules sécrétantes se produise, il est nécessaire que préexiste une modalité particulière de la vitalité cellulaire.

En tout cas, l'influence de l'état névropathique héréditaire ou acquis sur la production des phénomènes douloureux n'est nullement douteuse, ainsi que nous l'avons dit plus haut. Comme cause d'excitabilité de la muqueuse gastrique, il faut citer aussi toutes les causes d'irritations locales. On voit souvent l'hyperchlorhydrie de latente devenir douloureuse sous l'influence de l'ingestion de substances alimentaires ou de boissons irritantes, sous l'influence d'excès alcooliques, par exemple.

DE L'HYPOCHLORHYDRIE

Le terme d'hypochlorhydrie s'applique à cette variété de sécrétion gastrique dans laquelle la chlorhydrie, c'est-à-dire, la somme de l'HCl libre ou combiné est notablement au-dessous de la moyenne physiologique.

Nous pouvons répéter à propos de l'hypochlorhydrie les considérations par lesquelles nous avons ouvert l'étude des variations pathologiques du chimisme gastrique. En effet, l'hypochlorhydrie par elle-même n'est pas une maladie, c'est un symptôme. On peut même la rencontrer chez des personnes très bien portantes qui n'ont jamais présenté aucun phénomène dyspeptique. Si l'on admet que chez eux aussi, cette anomalie de la sécrétion correspond à une lésion destructive de l'appareil glandulaire de l'estomac. on doit reconnaître tout au moins que la compensation se fait bien, et que la digestion intestinale supplée la digestion stomacale d'une façon satisfaisante.

Le symptôme hypochlorhydrie n'acquiert une importance réelle que lorsqu'il a d'autres manifestations dyspeptiques telle que l'insuffisance motrice, ou des signes généraux tels que l'amaigrissement rapide. Ce dernier syndrome clinique correspond souvent, mais non toujours, au cancer de l'estomac.

SÉMÉIOLOGIE GÉNÉRALE DE L'HYPOCHLORHYDRIE

Le liquide stomacal au cours du repas d'épreuve d'Ewald ne présente pas de caractère distinctif, dans un assez grand nombre de cas. L'odeur est celle de la croûte de pain mouillée. Lorsqu'il y a une odeur aigre ou butyrique, c'est qu'il y avait un certain degré de stase au moment de l'ingestion du repas d'Ewald : il convient alors de reprendre l'expérience après lavage préalable.

Quand il y a du mucus en quantité élevée, ce qui n'est pas très rare, le liquide est filant, et même quelquefois véritablement épais et visqueux. La filtration se fait alors lentement; toutefois, la présence du mucus dans le suc gastrique n'est pas la seule cause qui en ralentisse la filtration, la présence d'une quantité notable de peptone produit un effet analogue (A. Mathieu et Rémond de Metz).

Le liquide filtré ne donne qu'une réaction faible ou nulle avec le vert brillant, la décoloration est très lente et même presque complètement nulle.

La réaction qualitative de l'acide lactique (réaction d'Uffelmann ne se produit d'une façon nette que dans deux cas : lorsqu'il y avait stase alimentaire avant un repas d'épreuve fait sans lavage préalable. ou, lorsqu'il y a un cancer de l'estomac (Boas). Lorsqu'il n'y a pas une quantité élevée d'acides organiques, l'acidité totale est faible. Elle est le plus souvent au-dessous de la moyenne avec le repas d'Ewald, lorsqu'il n'y avait pas de stase préalable.

La détermination des différents éléments chlorés par la méthode de Winter donne des résultats variables. L'HCl libre (H) est en quantité inférieure à la moyenne normale ou même complètement absent. La valeur de la chlorhydrie est variable; parfois il existe une quantité assez élevée d'HCl en combinaison organique, parfois elle est très faible. Les chiffres de 1,5 à 1 p. 1000 pour la chlorhydrie ne sont pas rares. La chlorhydrie peut tomber notablement au-dessous de ces chiffres; dans certains cas même elle est nulle ou presque nulle, ce qui n'est du reste pas très fréquent[1].

Le chlore total (T) peut être abaissé dans les mêmes proportions que la chlorhydrie, mais il peut atteindre un taux notablement supérieur à la moyenne normale.

Deux cas peuvent se présenter : *a*) il peut se faire qu'il s'agisse d'un de ces cas d'hyperchlorhydrie tardive que la méthode de Winter a permis de reconnaître, ou bien *b*), il peut y avoir hyperchlorurie sans hyperchlorhydrie tardive. Nous pensons qu'il s'agit dans ces cas d'anciens hyperchlorhydriques chez lesquels la cellule gastrique dégénérée après avoir pendant longtemps fourni de l'HCl en excès n'est plus capable de sécréter que du chlorure alcalin. Il est à noter que les liquides de stase sont souvent très riches en chlorures fixes.

Hypochlorhydrie et motricité stomacale. — Il est intéressant de rechercher quels sont les rapports de l'hypochlorhydrie avec la motricité stomacale. On a dit que la sécrétion réglait la motricité; l'influence contraire est beaucoup mieux démontrée encore. Chez certains hyperchlorhydriques, sous l'influence d'une motricité exagérée, l'estomac est presque vide au bout d'une heure et ne contient qu'un liquide de fin de digestion assez riche en chlore total, presque complètement dépourvu d'HCl libre et combiné. Dans un cas, la faible quantité du contenu gastrique montre qu'on se trouve à la fin de la période digestive. Par contre, la stase permanente est une cause puissante d'excitation pour la sécrétion stomacale qu'elle amène à son maximum. On peut donc être sûr, lorsqu'on trouve un liquide de stase pauvre en chlorhydrie, que l'hypochlorhydrie est accentuée et définitive.

La stase est aussi la vraie cause des *fermentations acides;* nous aurons l'occasion de dire qu'elles sont plus intenses dans l'hyper que dans l'hypochlorhydrie, ce qui montre bien que, malgré son pouvoir antiseptique expérimentalement démontré, l'HCl est incapable de les réprimer quand il y a stase marquée.

Mucus. — Le *mucus* est souvent en proportion considérable dans le liquide retiré de l'estomac au cours du repas d'épreuve, chez les hypochlorhydriques; il se présente sous la forme de masses transparentes, filantes, mélangées aux aliments et c'est à sa présence que l'on peut attribuer la filtration excessivement lente du contenu gastrique. Dans quelques cas, ces masses muqueuses sont si abondantes que les vomissements des malades en sont presque uniquement composés. C'est grâce à l'absence de HCl libre, que le mucus peut revêtir cette

[1] C'est l'apepsie de Hayem, l'*Achylie gastrique* d'Einhorn, Martius et Lubarsch.

forme : chez les hyperchlorhydriques le mucus, lorsqu'il existe, se met en petits tractus brillants perdus au milieu de la masse des aliments.

La présence de quantités considérables de mucus chez les malades qui sécrètent peu d'HCl est un fait qui a frappé tous les observateurs. Schmidt qui a publié sur ce sujet toute une série de travaux, pense que cela tient à la plus grande résistance de l'épithélium superficiel de l'estomac; la cause qui suffit à détruire les glandes gastriques, ne fait qu'exciter l'épithélium superficiel et en amène une sécrétion exagérée. D'autres causes peuvent aussi intervenir, en particulier le genre d'alimentation des hypochlorhydriques qui sont en général de grands mangeurs d'hydrates de carbone : la sécrétion muqueuse est en effet plus abondante pendant un repas d'amylacés.

Pepsine. — La pepsine suit en général la marche de la sécrétion chlorhydrique; et autant qu'on peut en juger par des digestions en milieu acide, la proportion de pepsine est fort diminuée; il en est de même de la présure. Lorsque le dernier ferment vient à manquer on pourrait conclure à une destruction très avancée, presque complète de la muqueuse (Boas).

On a décrit sous le nom d'*achylie gastrique* [1], un état de l'estomac caractérisé par l'absence de toute sécrétion chlorhydropeptique. Le repas d'épreuve retiré au bout d'une heure, ne contient aucune trace d'acide chlorhydrique libre ou combiné, et même aucune trace de chlorure de sodium, si l'on prend soin de faire manger au malade du pain non salé. Le suc gastrique ne contient pas de pepsine, on ne trouve donc aucune trace de peptone. Il ne contient pas non plus de présure. Quelquefois il existe une certaine quantité de mucus. L'acidité totale est très faible; elle ne s'élève que dans quelques cas lorsqu'il y a un obstacle à l'évacuation de l'estomac.

SÉMÉIOLOGIE GÉNÉRALE DE L'HYPOCHLORHYDRIE

Tandis que l'hyperchorhydrie a une action évidente sur toutes les fonctions stomacales, digestives, motrices, ou sensibles, il n'existe rien de semblable pour l'hypochlorhydrie. Il y a là une différence essentielle; l'hypochlorhydrie ne peut à aucun titre être regardée comme un maître symptôme, et ne suffit pas par conséquent pour caractériser une variété de dyspepsie.

On a cru pourtant pendant un certain temps que la sécrétion hypochlorhydrique se traduisait par quelques symptômes spéciaux; en

[1] Voir plus loin.

réalité, il n'en est rien. On a pensé à tort que l'hypochlorhydrie s'accompagnait de fermentatione gastriques et devait correspondre à la dyspepsie flatulente; comme nous l'avons indiqué à plusieurs reprises et comme nous le verrons en détail bientôt, *la cause véritable et unique des fermentations gastriques c'est l'insuffisance motrice de l'estomac, c'est la stase*. Or lorsqu'il y a de l'hypochlorhydrie, il peut arriver que l'estomac se vide aussi et plus rapidement que de coutume. Cette coïncidence d'une motricité parfaite, avec une sécrétion diminuée, est un fait qui a été noté par la plupart des observateurs. Hayem pense que, d'une façon générale, la sécrétion règle l'évacuation de l'estomac, par un mécanisme encore inconnu et assez mystérieux; lorsque la sécrétion diminue, l'estomac se vide plus tôt. Pour nous, il nous semble plus logique d'admettre le rapport inverse; comme la physiologie nous l'a appris, c'est le contact des aliments en voie de digestion sur la muqueuse gastrique et la durée de ce contact qui règle la sécrétion (Pawlow). C'est encore la même chose, dans le cas de l'hypochlorhydrie à évacuation accélérée et loin que ce soit une sécrétion diminuée qui amène une évacuation plus rapide, c'est bien plutôt le peu de séjour des aliments dans l'estomac qui explique la faible sécrétion chlorhydropeptique.

Dans l'hypochlorhydrie, les *phénomènes douloureux* sont exclusivement sous la dépendance de l'hyperesthésie de la muqueuse que cette hyperesthésie dérive d'une lésion inflammatoire de la muqueuse ou d'un état de névropathie centrale. Dans l'hyperchlorhydrie, la douleur a souvent un horaire particulier, qui permet d'en faire soupçonner la cause; rien de semblable dans l'hypochlorhydrie.

Les amylacés sont souvent mieux supportés que les albuminoïdes, contrairement à ce qu'on observe dans l'hyperchlorhydrie.

En somme, le chimisme hypochlorhydrique n'entraîne à sa suite presque aucun symptôme secondaire; par lui-même il ne suffit pas à caractériser un type de dyspepsie d'une façon utile pour l'intervention thérapeutique.

Cet état chimique de la sécrétion a pourtant une valeur séméiologique importante, lorsqu'il s'associe à d'autres signes pathologiques. Si chez un malade l'ensemble des signes peut faire penser au *cancer de l'estomac* (âge, amaigrissement, insuffisance motrice rapide, fermentation lactique abondante, vomissements et douleurs vagues), l'hypochlorhydrie accentuée constitue une grave présomption dans ce sens. Il faut pourtant faire une réserve; il serait imprudent de conclure de l'absence d'hypochlorhydrie à l'absence de cancer; nous savons maintenant que, dans tout un groupe de faits, lorsque le cancer est développé sur un ancien ulcère, l'hyperchlorhydrie peut s'observer.

Chez certains malades présentant de la stase à la suite d'une *sténose ulcéreuse* l'hyperchlorhydrie est remplacée parfois à la longue par l'hypochlorhydrie : cela indique une dégénérescence de la muqueuse gastrique qui ne manque pas d'intérêt; mais il ne faut pas se faire d'illusions : dans ces cas la stase l'emporte beaucoup en gravité sur l'absence d'HCl et il suffit d'une gastro-entérostomie bien faite pour que les malades se relèvent et se portent parfaitement.

Dans un certain nombre de *gastrites toxiques* on observe également une diminution de la sécrétion chlorhydrique. Hayem a constaté 23 fois une hypochlorhydrie marquée sur 36 alcooliques examinés. Cet état chimique se rencontre surtout chez ceux qui boivent des liqueurs et de l'eau-de-vie; l'usage du vin et de l'absinthe semblant plutôt provoquer de l'hyperchlorhydrie pendant un certain temps tout au moins. Les fumeurs qui ont l'habitude d'avaler la fumée, présenteraient aussi, d'après Hayem, la même diminution de la sécrétion chlorée.

La plupart des *médicaments* lorsqu'on en fait un usage prolongé, modifient la sécrétion gastrique et mènent à l'hypochlorhydrie. Le sirop de Gibert, le cubèbe, le santal, sont peut-être les médicaments qui produisent le plus parfaitement ce résultat. Leur usage peut du reste produire également l'hyperchlorhydrie.

Certaines *affections générales* s'accompagnent aussi d'hypochlorhydrie. On a attribué l'*anémie pernicieuse progressive* à l'hypochlorhydrie; nous dirons plus loin qu'elle ne suffit pas à engendrer ce grave état pathologique. On l'a rencontré aussi dans le *mal de Bright*. Certains auteurs qui sont toujours portés à exagérer le rôle de l'estomac, voient dans le trouble de la sécrétion, la cause même de la maladie générale. Cette conclusion nous paraît dépasser de beaucoup les faits d'expérience. Il n'est pas rare de voir des hypochlorhydries intenses, exister avec une santé parfaite; il faut en conclure qu'à lui seul cet état chimique de la sécrétion ne peut pas amener des désordres généraux si graves.

Pathogénie de l'hypochlorhydrie. — Quel est la pathogénie de l'hypochlorhydrie ? Pour Hayem elle serait la conséquence de lésions étendues de gastrite avec dégénérescence des glandes sécrétantes de la muqueuse stomacale. Suivant la proportion des éléments glandulaires intacts et des éléments détruits, l'hypochlorhydrie serait plus ou moins accentuée: son dernier terme serait représenté par l'*anachlorhydrie* complète appelée aussi d'un terme d'une correction et étymologique douteuse *achylie gastrique*, par les auteurs allemands.

La réalité des lésions de gastrite interstitielle et parenchymateuse dans l'hypochlorhydrie est un fait certain : nous lui avons attribué l'hypochlorhydrie du cancer de l'estomac il y a longtemps déjà. La question non tranchée encore est de savoir si la gastrite est toujours la cause unique de l'hypochlorhydrie.

La gastrite est chose si banale chez l'homme, d'après Hayem, que son importance pathogénique se trouve compromise par cette fréquence même.

La très curieuse expérience de Sollier qui suspend la sécrétion gastrique chez des hystériques par la suggestion, a démontré d'une façon saisissante l'influence possible de l'innervation.

Autre fait : on voit de temps en temps des périodes d'hyper et d'hypochlorhydrie se succéder chez le même malade, ce que la gastrite par elle seule, ne suffirait pas à expliquer.

Enfin, Gilbert et Modiano ont constaté que l'administration d'une certaine quantité de bicarbonate de soude peut amener une augmentation notable de la quantité d'HCl sécrété. Il est toutefois des cas dans lesquels cette excitation de la sécrétion ne se produit pas.

Il conviendrait donc de diviser les faits d'hypochlorhydrie en deux grandes catégories, suivant que la diminution de la sécrétion chlorhydrique est constante, permanente, irréductible, ou que, au contraire, elle est intermittente et susceptible de céder à l'emploi de certains moyens thérapeutiques.

L'hypochlorhydrie permanente, fixe, définitive est la seule que la théorie de la gastrite explique d'une façon satisfaisante.

Cependant Hayem admet que la gastrite médicamenteuse amène quelquefois une hypochlorhydrie passagère susceptible de disparaître. Sous l'influence de la suppression de la substance irritante ; mais on peut se demander s'il y a réellement gastrite dans ces conditions.

Dans la majorité des cas les variations manquent et l'hypochlorhydrie persiste à un taux sensiblement égal.

On peut penser que les troubles d'innervation dépendant d'un état névropathique, l'affaiblissement général de la vitalité produit par une anémie ou une cachexie intenses, peuvent passagèrement amener la diminution de la sécrétion chlorhydropeptique.

Martius et Lubarsch ont admis deux formes de l'achylie gastrique suivant qu'il y a ou qu'il n'y a pas de lésions de la muqueuse. L'absence complète de sécrétion gastrique pourrait s'observer avec un appareil glandulaire de l'estomac absolument normal. Il ne fonctionnerait pas, en vertu d'une faiblesse congénitale. Toutefois, comme les recherches anatomiques de Lubarsch n'ont porté que sur des fragments de muqueuse accidentellement enlevés par l'extrémité de la sonde au cours des repas d'épreuve ou des lavages de l'estomac, on peut se demander si l'on est en droit de juger de l'intégrité de la muqueuse par l'examen d'un fragment minuscule pris au hasard, sans contrôle possible.

En tout cas, pour juger en clinique de l'importance de l'hypochlorhydrie, il convient de ne pas se borner à un seul examen du chimisme gastrique. L'hypochlorhydrie persistante sera beaucoup plutôt attribuable à la gastrite que l'hypochlorhydrie intermittente. Si la motricité et la sensibilité de l'estomac restent normales, elle n'en sera pas pour cela considérée comme comportant un pronostic notablement plus sévère.

DÉTERMINATION DES ACIDES ORGANIQUES

Dans l'examen clinique du suc gastrique, on se borne en général à déceler la présence de tel ou tel acide organique, mais on a rarement besoin de recourir à un dosage exact de ces éléments. Il suffit donc de connaître quelques réactions colorantes pour apprécier d'une façon suffisante la richesse d'un suc gastrique donné, en acides *lactique*, *butyrique* ou *acétique*.

Recherche de l'acide lactique. — La recherche de l'acide lactique se fait à l'aide du réactif d'Uffelmann. Si l'on s'en reporte aux indications de cet auteur, voici comment il faut opérer : on met dans un tube à essai 5 centimètres cubes d'une solution à 4 p. 100 d'acide phénique, et on ajoute 10 centimètres cubes d'eau distillée et une goutte de perchlorure de fer ; on obtient ainsi un mélange d'une belle teinte améthyste.

On verse alors une petite quantité du liquide à examiner ; s'il contient de l'acide lactique, on voit la teinte violette s'effacer, et une teinte jaune citron la remplace, teinte d'autant plus marquée que le suc est plus riche en acide lactique. On peut simplifier encore cette réaction ; l'eau phéniquée n'est pas indispensable en effet, et il suffit d'ajouter à quinze ou vingt centimètres cubes d'eau distillée une goutte de perchlorure de fer, pour avoir un liquide aussi sensible, et prenant la même couleur jaune sous l'action de l'acide lactique.

Recherche de l'acide butyrique. — C'est encore l'odorat qui est le réactif le plus sensible de l'acide butyrique : il est facile de reconnaître la présence de cet acide dans un liquide gastrique à son odeur caractéristique de beurre rance.

Pour avoir la certitude que l'on ne se trompe pas, on pourra avoir recours à la réaction suivante : on extrait les acides organiques avec l'éther, on en fait une solution aqueuse, puis on ajoute un petit morceau de chlorure de calcium ; on voit alors l'acide butyrique se séparer sous forme de petites gouttes huileuses.

Recherche de l'acide acétique. — Comme l'acide butyrique, l'acide acétique se reconnaît au premier abord à son odeur spéciale. Pour le caractériser d'une façon plus sûre, on le sature par la soude de façon à obtenir de l'acétate de soude : c'est une opération peu compliquée ; il suffit d'agiter avec de l'éther neutre une petite quantité de liquide gastrique. On sépare l'éther, on le laisse évaporer, puis le résidu est dissous dans l'eau distillée et neutralisé avec une solution étendue de soude : si dans la solution d'acétate de soude ainsi obtenue, on verse une goutte d'une solution étendue de perchlorure de fer, il apparaît une coloration rouge.

Détermination quantitative des acides organiques. — Pour doser exactement la somme totale des acides organiques, le plus sûr est d'avoir recours au procédé de A. Gautier. Ce procédé que nous avons exposé plus haut, permet de doser la quantité d'acide chlorhydrique total, et, aussi, la quantité totale des acides organiques.

DÉTERMINATION DE LA QUANTITÉ RELATIVE DE PEPSINE CONTENUE DANS UN SUC GASTRIQUE

La pepsine, qui était autrefois le seul élément du suc gastrique intéressant les médecins, a perdu aujourd'hui beaucoup de son ancienne importance. Cela tient en premier lieu à ce qu'on ne peut avoir qu'une idée assez vague de la richesse d'un suc gastrique en pepsine ; en effet nous ne savons pas encore isoler les ferments solubles et pour apprécier la valeur peptique des divers sucs gastriques il faut se contenter de procédés de comparaison peu précis. En second lieu, il semble que, dans la majorité des cas, la sécrétion de pepsine est suffisante, et, si quelques sucs gastriques n'agissent pas sur l'albumine cela paraît tenir surtout à l'absence d'HCl : la présence de cet acide est en effet nécessaire pour que la pepsine devienne active, et les acides organiques en particulier sont loin de pouvoir le remplacer (Petit).

Tout cela fait que, dans la majorité des cas, il suffit d'examiner la richesse d'un suc gastrique en éléments chlorés pour avoir une notion suffisante de sa valeur digestive.

On pourra néanmoins employer un certain nombre de procédés, pour avoir une idée de la richesse relative d'un suc gastrique en pepsine. Le procédé auquel on a recours le plus souvent consiste à apprécier la richesse en pepsine d'après le temps que le suc gastrique met à digérer une quantité déterminée d'albumine coagulée. On emploie en général de l'albumine d'œuf coagulée : à l'aide d'un couteau à double lame on la découpe en petits cubes que l'on peut conserver un certain temps dans la glycérine. Il suffit alors de mettre un de ces cubes dans le suc gastrique à examiner et de porter le tout à l'étuve ; on agite de temps en temps, et on note le moment où toute l'albumine est dissoute. Une précaution indispensable, c'est d'examiner si le suc gastrique a bien une réaction acide, et, au besoin, on l'acidifie avec quelques gouttes d'HCl.

Au lieu d'albumine on peut aussi employer un poids connu de fibrine sèche, ce qui permet d'avoir recours à la méthode ingénieuse de Grützner : on colore la fibrine bouillie avec du carmin ammoniacal (0,2 p. 100), puis on lave, avec de l'eau d'abord, avec de l'HCl à 1/1000,ensuite jusqu'à ce que le liquide de lavage ne se colore plus. Cette fibrine colorée est alors prête pour les digestions artificielles : on en met un poids connu dans 10 centimètres cubes du suc gastrique à examiner. A mesure que la fibrine se dissout, le carmin se répand dans le liquide et le colore plus ou moins ; on peut ainsi, d'après l'intensité de la coloration, au bout d'un temps donné, apprécier la quantité de fibrine dissoute et, par suite, l'activité du suc gastrique.

Méthode de Brücke. — La méthode de Brücke permet de comparer la richesse en pepsine de deux sucs gastriques. On ajoute à chacun des sucs gastriques, deux fois, quatre fois, huit fois, seize fois son volume d'eau. On a ainsi pour chaque suc gastrique une série de dilutions en progression géométrique. On s'arrange pour maintenir identique l'acidité de ces diverses dilutions en ajoutant des quantités progressivement croissantes d'HCl.

Puis, dans chaque dilution, on introduit une même quantité d'albumine coagulée ; on met le tout à l'étuve et on agite constamment, on voit bientôt entre quels termes des deux séries s'établit le parallélisme ; par exemple, si le premier suc gastrique étendu de quatre fois son volume d'eau, digère l'albumine aussi vite que le second étendu deux fois, c'est que le premier suc gastrique est deux fois plus riche en pepsine que le second.

Tous ces procédés de digestion artificielle sont passibles d'une grave objection. En effet la surface du fragment d'albumine mis à digérer va en diminuant d'une manière progressive : or la *vitesse* de la *réaction* entre un corps liquide et un corps solide, dépend de la surface de ce dernier ; la variation dans la surface de l'albumine, vient donc compliquer les résultats et en rend l'interprétation encore plus difficile. C'est pour éviter cette cause d'erreur que *Mette* a modifié la technique des digestions artificielles. Il introduit dans un tube de verre l'albumine qui doit être digérée ; le suc gastrique ne peut agir alors que par les deux extrémités des cylindres et la surface de l'albumine reste toujours la même pendant toute la durée de la digestion.

Procédé de Mette. — L'albumine d'œuf, aspirée dans des tubes de 1 à 2 millimètres de diamètre, longs de 20 centimètres est ensuite coagulée à la température de 95°. Les tubes ainsi préparés peuvent être conservés pendant trois semaines. Pour s'en servir, on en coupe un fragment long de 15 millimètres et on le met à l'étuve à 39° avec le liquide à examiner. Si l'on veut arrêter la digestion, il suffit de maintenir le tube à essai dans la glace. On apprécie la vitesse de la digestion en notant avec une loupe la longueur de l'albumine digérée. Le plus souvent cette lecture est facile, car le tube est vide jusqu'au point où commence l'albumine non attaquée. Mais d'autres fois l'albumine se prolonge par une masse vitreuse puis granuleuse ; dans ce cas il convient de prendre comme limite la ligne, toujours très nette à la loupe, qui sépare l'albumine intacte de l'albumine digérée.

Ce procédé très facile à mettre en œuvre, aurait encore l'avantage d'indiquer la quantité relative de pepsine qui existe dans deux sucs donnés. Borrissow, en diluant progressivement un suc gastrique, a pu établir d'une façon *empirique* la loi suivante : *les quantités de pepsine contenues dans deux liquides différents sont entre elles comme les carrés des vitesses de digestion.* C'est également à cette loi qu'était arrivé Schutz en opérant avec une solution de pepsine sur une solution d'albumine et en dosant à l'aide du polarimètre la quantité de peptone obtenue dans un temps donné.

Enfin nous indiquerons aussi le procédé qu'Hammerschlag a proposé plus récemment, et qui est facile à mettre en pratique.

Procédé d'Hammerschlag. — On fait une solution d'albumine contenant environ 0,4 p. 100 d'HCl. Pour faire l'essai d'un suc gastrique on met dans deux tubes d'Essbach, environ 40 centimètres cubes de cette solution acide d'albumine : puis, dans un tube on ajoute 5 centimètres cubes de suc gastrique, dans l'autre tube 5 centimètres cubes d'eau distillée; on met le tout à l'étuve. Au bout d'une heure, on précipite l'albumine à l'aide du réactif d'Esbach dans les deux tubes; on note alors dans le tube qui contient du suc gastrique un déficit d'albumine correspondant à la quantité qui a été digérée. Bien que l'on puisse faire à ce procédé de nombreuses critiques, par exemple que les dosages d'albumine dans le tube d'Esbach sont toujours approximatifs, que le suc gastrique ajouté contient une certaine quantité d'albumine, on pourra néanmoins l'employer avec avantage dans les recherches cliniques. Il est en effet d'une grande simplicité et d'une exactitude suffisante pour comparer deux sucs gastriques.

La sécrétion peptique à l'état pathologique. — A l'aide des diverses méthodes que nous venons de décrire, on a fait de nombreuses recherches sur la richesse du suc gastrique en pepsine au cours des diverses maladies de l'estomac. Toujours la conclusion a été que la pepsine ne fait presque jamais défaut.

Bourget a fait des recherches à l'aide de digestions artificielles d'un fragment d'albumine : sur les 354 malades ainsi examinés, il n'y a que deux cas d'atrophie gastrique dans lesquels la pepsine était absente. Mais, à part cela, la proportion de pepsine a toujours été suffisante pour mener à bien une digestion artificielle, même à une période avancée des carcinomes du pylore, à condition toutefois que l'on fournisse la quantité d'HCl nécessaire.

C'est aussi la conclusion de Gintl, qui a employé le procédé d'Hammerschlag et a examiné ainsi 83 malades. Il a vu aussi que la sécrétion de la pepsine n'est guère diminuée que dans le carcinome de l'estomac, et encore fait-il remarquer que, lorsque le cancer se développe sur une cicatrice d'ulcère, la sécrétion de pepsine paraît aussi abondante qu'à l'état normal.

Linossier, se servant de la méthode de Mette, qu'il trouve excellente a repris l'étude de la proportion de pepsine dans des sucs gastriques de richesse chlorhydrique très différente. Il est parvenu à cette conclusion contraire à celle de la plupart des auteurs qui se sont avant lui occupés de cette question, que les variations de la pepsine se font dans le même sens que celle de l'HCl, mais qu'elles sont beaucoup plus étendues. Dans ses observations, les rapports des deux substances ont varié de 1 à 6. Il fait de plus remarquer que, le temps pendant lequel les albuminoïdes se trouvent en contact dans l'estomac avec le suc gastrique étant limité, la diminution de la sécrétion peptique a une grande importance. On ne peut pas raisonner comme si ce contact continuait pendant un temps illimité, et l'on comprend ainsi qu'il puisse y avoir avantage à administrer de la pepsine pour combler le déficit.

La présure. — On peut extraire par macération de l'estomac du veau et en général de l'estomac de tous les jeunes mammifères pendant la période où ils ne se nourrissent que de lait, une substance capable de coaguler le lait. Cette substance connue depuis un temps immémorial porte le nom de *présure*. En Allemagne on la désigne sous le nom de *lab-ferment*, et plusieurs auteurs français ont adopté ce nom.

L'existence de la présure dans l'estomac de l'homme a été démontrée par Schumburg. Elle serait contenue dans les cellules glandulaires à l'état de propésure et se transformerait en présure sous l'influence de l'HCl, d'après un certain nombre d'auteurs allemands (Lörcher, Boas, Klemperer). Mais le fait est loin d'être établi, et Duclaux pense que jusqu'à maintenant tous les faits considérés comme démonstratifs de l'existence de cette substance peuvent être interprétés plus simplement en dehors d'elle. Comme on le voit, la présure est le ferment contenu dans le suc gastrique, qui coagule le lait dans un milieu neutre ou alcalin. Pour en déceler la présence, il suffit de prendre 5 à 10 centimètres cubes d'un liquide filtré provenant d'un repas d'épreuve : on le neutralise avec une solution normale de soude à 1/10 ; on ajoute alors 10 centimètres cubes de lait, neutre ou amphotère, de préférence cuit. Puis on met le tout à l'étuve ; en un quart d'heure, une demi-heure au plus, le lait se coagule.

Boas a essayé de déterminer la proportion approximative de présure contenue dans un suc gastrique donné.

Pour cela, il note de combien on peut étendre le suc examiné sans lui faire perdre la propriété de coaguler le lait. Chez un individu sain, il faut, pour atteindre ce résultat, ajouter à un volume donné 100 à 150 volumes d'eau : mais, dans certains cas, lorsque la sécrétion est diminuée, lorsqu'on a dilué le suc gastrique de 5 à 10 fois son volume, il ne coagule plus le lait.

On constate ainsi que la sécrétion de la présure diminue beaucoup dans les gastrites atrophiques et surtout dans le cancer de l'estomac, qui presque toujours, comme on le sait, est accompagné de lésions atrophiques de la muqueuse gastrique. On sait d'ailleurs que, dans ces cas, la sécrétion d'HCl et de pepsine subit une diminution parallèle.

Inversement, lorsque la sécrétion gastrique est riche en HCl et en pepsine, la présure devient plus abondante (von Jacksch). De sorte que l'acide et les deux ferments de la sécrétion gastriques semblent subir presque toujours des variations simultanées et parallèles. Tout récemment Chassevant et Gilbert ont publié le résultat de leurs recherches sur la richesse du suc gastrique des dyspeptiques en pepsine. Il y aurait tantôt conservation, tantôt diminution du taux de la pepsine tant dans l'hyper que dans l'hypochlorhydrie. Il conviendrait donc d'apprécier la richesse de la pepsine dans tous les cas en dehors de sa richesse en HCl.

CHAPITRE IV

VICIATIONS DE LA MOTRICITÉ DE L'ESTOMAC

Les tuniques musculaires de l'estomac, par leur contraction, amènent le brassage des aliments mastiqués et insalivés et leur mélange intime avec les produits de sécrétion de la muqueuse stomacale. Elles ont un rôle plus important encore qui est d'évacuer le contenu de l'organe dans le duodénum. On peut penser que, lorsque cette évacuation se fait normalement, le brassage des aliments est également suffisant; nous nous occuperons donc surtout des viciations de la motricité évacuatrice de l'estomac.

Elles ont une importance beaucoup plus considérable que les viciations de la sécrétion dont nous avons fait l'étude séméiologique dans les chapitres précédents. En effet, les viciations de la sécrétion gastrique restent sans grande importance lorsque la motricité est suffisante; grâce à l'intervention de l'intestin et de ses glandes annexes, l'équilibre s'établit facilement, et la nutrition générale ne souffre pas sensiblement.

Mais lorsque les aliments se trouvent retenus dans l'estomac pendant un temps exagéré, il en résulte souvent un trouble considérable de la nutrition sans compensation possible.

L'hypersécrétion est le seul moyen par lequel l'estomac puisse, dans une certaine mesure, compenser la stagnation des aliments. En cas d'hyperchlorhydrie, cette hypersécrétion devient une cause de douleurs et d'accidents graves.

Les phénomènes douloureux viennent d'être donnés comme la conséquence de l'hypersécrétion chlorhydrique; ils peuvent très probablement aussi résulter de la contraction spasmodique du pylore. La question du spasme pylorique sera traitée plus loin avec les développements qu'elle comporte.

TECHNIQUE SÉMÉIOLOGIQUE

Nous allons tout d'abord exposer par quelle technique on pourra constater le retard dans l'évacuation du contenu de l'estomac.

Vomissements. — Tout d'abord, le vomissement peut démontrer la stase de la façon la plus nette. Dans les matières vomies on pourra reconnaître des détritus de substances alimentaires qui auraient dû avoir quitté l'estomac depuis longtemps. L'abondance des vomissements indiquera dans une certaine mesure le degré de la stase, mais il ne faut pas oublier que jamais, en cas de grande stase, l'évacuation du contenu de l'estomac ne se fait complètement par le vomissement.

Exploration extérieure. — L'exploration extérieure, pratiquée de la façon indiquée précédemment, pourra, par la constatation du clapotage ou du flot hippocratique, démontrer la présence dans l'estomac d'une quantité de liquide anormale à l'heure à laquelle est pratiqué l'examen. Il ne faut pas oublier que les bruits perçus peuvent être trompeurs, et que leur absence n'indique pas d'une façon absolument certaine que l'estomac est complètement vide.

Exploration à l'aide de la sonde. — C'est le procédé employé, par Leube, qui eut le premier l'idée de se servir de la pompe stomacale de Kussmaul pour apprécier le pouvoir digestif de l'estomac. Kussmaul avait vu dans la pompe un instrument de traitement, Leube y vit un instrument de diagnostic. Il jugea le degré plus ou moins avancé de la digestion stomacale par la disparition des substances alimentaires et par l'état physique de celles qui n'avaient pas encore quitté l'estomac.

Il attribuait avec raison une grande importance à l'heure à laquelle l'évacuation de l'estomac était complète. Il faisait prendre au malade une assiettée de soupe, un beefsteak et un petit pain. Avec ce repas d'épreuve, l'estomac normal devait être complètement vide au bout de six à sept heures. Riegel, dans le même but, se sert d'un repas d'épreuve constitué par une assiettée de soupe, 150 à 200 grammes de beefsteak, 50 grammes de purée de pommes de terre et un petit pain.

En somme, on peut très bien se contenter de rechercher au bout de combien de temps se fait l'évacuation de l'estomac après un déjeuner ordinaire, modérément copieux.

S'il y a encore une quantité notable de liquide et de détritus alimentaires au bout de six à sept heures, on pourra conclure à l'insuffisance de la motricité stomacale. Toutefois, cette insuffisance a des degrés.

En effet, il arrive souvent, en clinique, de constater qu'un estomac qui emmagasine un volume de liquide exagéré pendant le cours de la digestion, qui ne se vide complètement que tardivement, est le matin complètement exempt de toute stase. D'autres fois, le matin à jeun il existe encore une quantité plus ou moins considérable de liquide et de détritus alimentaires. *L'existence ou la non existence de la stase du matin divise les faits d'évacuation lente de l'estomac en deux grandes catégories.*

Cette distinction qui a une importance capitale en séméiologie, nous l'avons vu faire il y a bien longtemps, par notre maître Debove. Elle a également frappé Boas et Riegel. Boas, pour la rendre plus nette, a proposé de donner un repas d'épreuve le soir après un lavage préalable, et d'en tenter l'extraction par la sonde seulement le lendemain matin. Il fait prendre le soir un morceau de viande froide, du pain et un verre de thé. Rappelons encore qu'il a proposé un autre *souper d'épreuve* constitué par de la bouillie de farine d'avoine, pour la recherche de l'acide lactique à la présence duquel il attribue une importance considérable dans le diagnostic du cancer de l'estomac.

Nous approuvons entièrement l'idée qui a amené Boas à réglementer la recherche de la stase gastrique du matin; nous devons avouer cependant que nous n'avons pas habituellement recours au souper d'épreuve et que nous nous contentons d'observer comment se comporte l'estomac le matin soit pendant les périodes où le malade suit son régime ordinaire, soit pendant celles où il a été soumis à un régime spécial.

Parmi les estomacs dans lesquels il n'y a pas de stase permanente ; parmi les estomacs, par conséquent, qui finissent par se vider à fond pendant la nuit, il y a encore des degrés dans la lenteur de l'évacuation. Pour mesurer ces degrés, on pourra se servir de certaines des méthodes que nous allons passer en revue. Nous ne nous occuperons que de celles qui ont une véritable célébrité ou de celles qui conservent encore une certaine valeur expérimentale.

Procédé du salol. — Ewald et Sievers ont eu une idée ingénieuse. Le salol ne se décomposerait pas en ses deux corps constituants, l'acide salicylique et le phénol, dans le milieu gastrique trop acide, il ne se dédoublerait que dans le milieu intestinal. Une fois mis en liberté, l'acide salicylique ne tarde pas à passer dans l'urine où on le retrouve facilement. En effet, une goutte de perchlorure de fer donne une coloration violette à l'urine dès qu'il y apparaît même en proportions infimes.

Ewald et Sievers administraient donc à la fin du repas un cachet renfermant un gramme de salol. Avec une motricité normale de l'estomac, la réaction de l'acide salicylique apparaissait dans l'urine au plus tard après une heure un quart. Avec une motricité affaiblie et une évacuation stomacale ralentie, la réaction caractéristique se montre plus tardivement.

Malheureusement cet élégant procédé comporte des causes d'erreur. Le dédoublement du salol, d'après des recherches faites par une série d'auteurs, se produirait déjà dans l'estomac. Pour échapper à cet inconvénient, Huber a proposé de tenir compte non du moment de l'apparition de la réaction salicylée, mais de la durée de sa persistance dans l'urine. Elle ne durerait pas plus de vingt-sept heures à l'état normal ; sa persistance au-delà de cette limite indiquerait un degré plus ou moins accentué de stagnation stomacale. Malgré cette amélioration, Riegel déclare n'avoir qu'une confiance médiocre dans le procédé du salol. On le comprend en effet, d'autres facteurs que la rapidité plus ou moins grande de l'évacuation du contenu gastrique peuvent intervenir pour ralentir l'apparition de la réaction salicylique dans l'urine, en première ligne l'état de la perméabilité rénale.

Estimation de la quantité du liquide contenu dans l'estomac. — Quant au cours de la digestion, on constate dans l'estomac la présence d'un volume de liquide supérieur à la moyenne normale, cela constitue une présomption de tendance à la stagnation stomacale, mais ce n'est qu'une présomption.

Le volume du liquide stomacal peut être apprécié par l'exploration extérieure, mais c'est un procédé assez trompeur. Aussi a-t-on essayé d'y faire servir la sonde gastrique. Le procédé le plus simple consiste à vider l'estomac à l'aide de la sonde, mais on n'est jamais certain de le vider complètement, surtout lorsque la quantité de liquide est peu considérable.

C'est pourquoi Albert Mathieu et Rémond (de Metz), ont imaginé et mis en œuvre le procédé que nous allons décrire :

On introduit la sonde dans l'estomac, et, soit par expression, soit par aspiration, on enlève un échantillon du liquide contenu dans l'estomac suffisant pour doser l'acidité totale après filtration, et, le plus souvent pour faire des analyses chimiques qualitatives et quantitatives. On verse ensuite une quantité connue d'eau distillée, en général 200 centimètres cubes avec le repas d'Ewald. On laisse revenir une ou deux fois le liquide dans l'entonnoir du tube et on le reverse dans l'estomac, de façon à ce que le mélange soit aussi homogène que possible, puis on prélève un échantillon du liquide gastrique délivré.

Soit x, le volume du premier échantillon, a l'acidité du liquide stomacal non dilué, a' l'acidité du liquide dilué et q la quantité d'eau ajoutée entre la prise du premier et du second échantillon de liquide stomacal.

La quantité d'acide étant évidemment la même dans le liquide dilué que dans le liquide non dilué, on peut établir l'équation suivante :

$$ax = a'q + a'x,$$

d'où l'on tire

$$x = \frac{a'q}{a - a'}.$$

La quantité de liquide contenue dans l'estomac avant la prise du premier échantillon est donc représentée par la formule suivante :

$$V = v + \frac{a'q}{a - a'}.$$

Grâce à cette formule, on peut, dans un grand nombre de cas, déterminer facilement le volume du liquide contenu dans l'estomac ; mais ce liquide présente une origine complexe, il provient en partie du liquide ingéré au moment du repas d'épreuve et du liquide de sécrétion des glandes salivaires et des glandes gastriques.

S'il était possible de déterminer combien il reste à un moment donné de liquide de boisson ingérée avec le repas, on pourrait apprécier le mouvement d'évacuation de l'estomac. Nous avons pensé qu'on y arriverait en adjoignant au liquide du repas d'épreuve une substance inerte, parfaitement miscible au liquide stomacal, incapable d'être résorbé par l'estomac, incapable d'influencer la digestion stomacale. Un de nos internes en pharmacie, Hallot, nous ayant pour cela proposé l'huile émulsionnée, nous avons avec sa collaboration imaginé et expérimenté le procédé suivant.

On donne le repas d'épreuve d'Ewald avec 60 grammes de pain et 400 grammes de thé léger légèrement sucré. Au thé on incorpore 16 grammes d'huile d'amandes douces aussi finement émulsionnée que possible, à l'aide de la gomme arabique.

Huile d'amandes douces	16 gr.
Gomme arabique	5 gr.
Sirop simple	30 gr.
Thé léger. Q. S. pour 400 centimètres cubes	

Au bout d'une heure, on extrait un échantillon de liquide gastrique pur, plus considérable que lorsqu'il ne s'agit que de calculer le volume du contenu liquide de l'estomac. On procède ensuite de la même façon que pour le calcul du volume, en ajoutant 200 centimètres cubes d'eau distillée et en extrayant un second échantillon après mélange intime. On peut donc en se servant de la formule

$$V = v + \frac{a'q}{a - a'},$$

calculer la quantité de liquide primitivement contenue dans l'estomac.

On met une quantité connue de liquide gastrique non filtré, mais soigneusement trituré au mortier à évaporer sur du sable fin. On traite ensuite ce sable par de l'éther anhydre dans un appareil à déplacement, de façon à lui enlever toute l'huile qu'il renferme.

L'éther du lavage est reçu dans une capsule préalablement tarée. On pèse après évaporation de l'éther ; la différence donne la quantité d'huile.

Comme on a pu déterminer le volume du liquide contenu dans l'estomac, il est facile de calculer combien il restait d'huile dans l'estomac au moment de la prise du premier échantillon.

On sait qu'il y avait 4 grammes d'huile pour 100 grammes de thé ingéré ; il est donc facile de déterminer à combien de thé correspond la quantité totale d'huile contenue dans l'estomac.

La différence entre le volume du liquide primitivement ingéré et le volume total du liquide contenu dans l'estomac ne peut être représenté que par du liquide de stase préalablement contenu dans l'estomac ou du liquide de sécrétion venu des glandes salivaires ou de la muqueuse gastrique.

On n'a pas à s'inquiéter de la première cause d'erreur dans les cas où on est certain qu'il n'y avait pas de stase préalable au moment de l'ingestion du repas d'épreuve huileux. On pourrait faire précéder ce repas d'épreuve d'un lavage avec de l'eau colorée par le bleu de méthylène. La coloration bleue de l'échantillon prélevé après le repas d'épreuve indiquerait que l'eau du lavage a partiellement séjourné dans l'estomac et qu'elle s'est mélangée au liquide du repas d'épreuve. Du reste, l'analyse chimique faite par le procédé de Winter doit toujours être comparée aux résultats de la recherche de l'huile. En cas d'hypochlorhydrie on pourrait penser qu'il y a eu dilution par le liquide du lavage ; un degré manifeste d'hyperchlorhydrie montrerait en tout cas que cette dilution a été peu marquée.

Du reste, ce qu'on doit demander avant tout à cette méthode, c'est de mesurer *la rapidité d'évacuation* du contenu de l'estomac après ingestion d'un repas d'épreuve ; heureusement cette détermination n'est viciée ni par l'existence d'une stase préalable ni par l'accès en quantité plus ou moins considérable de la salive dans l'estomac.

Avec le repas d'épreuve d'Ewald, il est normal de trouver dans l'estomac, au bout d'une heure, de 220 à 240 centimètres cubes de liquide. Lorsque le volume trouvé est sensiblement inférieur à ces chiffres, on peut affirmer qu'il y a évacuation hâtive du contenu de l'estomac ; lorsque, au contraire, le volume trouvé est sensiblement supérieur, cela peut être dû au retard de l'évacuation, à la stase préalable ou à l'hypersécrétion. Il convient donc d'interpréter les résultats obtenus en faisant appel aux autres données fournies par l'examen clinique et chimique de l'estomac.

Avec le repas huileux dont la formule a été donnée plus haut, le volume total du liquide stomacal est le même qu'avec le repas d'Ewald simple. La quantité du liquide de boisson non évacué est environ de 170 centimètres cubes. La quantité de liquide de boisson évacué est donc de 400 — 170 = 230 centimètres cubes.

La différence entre le volume total du liquide trouvé dans l'estomac et le volume du liquide de boisson non évacué est donc de 240 — 170 = 70. S'il n'y a pas de stase préalable, ce chiffre représente la quantité de liquide fourni par la sécrétion gastrique et salivaire. Nous représentons habituellement par V le volume total du liquide contenu dans l'estomac, par N la quantité du liquide de boisson ingéré au moment du repas d'épreuve non évacué, par E, la quantité de ce liquide évacué et par S, le volume du liquide provenant de la sécrétion gastrique et salivaire.

On a donc avec le repas d'épreuve huileux que nous avons indiqué les moyennes suivantes :

V = 240.
N = 170.
E = 230.
S = 70.

SÉMÉIOLOGIE GÉNÉRALE DES VICIATIONS DE LA MOTRICITÉ STOMACALE

Si l'on considère exclusivement les viciations de la motricité stomacale au point de vue de l'évacuation du contenu de l'estomac, on se trouve en présence des trois possibilités suivantes :

a. Accélération de l'évacuation du contenu stomacal par le pylore.

b. Ralentissement de l'évacuation du contenu stomacal par le pylore.

c. Evacuation du contenu stomacal par le cardia.

a. *Accélération de l'évacuation du contenu stomacal par le pylore.* — L'évacuation hâtive du contenu de l'estomac peut résulter de l'*exagération de la motricité gastrique* ou de l'*insuffisance du pylore*.

L'évacuation hâtive par motricité exagérée peut se produire quelle que soit la modalité du chimisme stomacal, ce qui démontre que ce n'est pas la sécrétion qui règle la motricité évacuatrice, directement tout au moins. On peut supposer que, dans les cas d'hyperchlorhydrie, la digestion stomacale s'effectuant plus rapidement, le contenu gastrique passe dans l'intestin plus tôt qu'à l'état normal. Cette hypothèse n'a plus aucune valeur lorsqu'il y a non plus hyper, mais hypochlorhydrie. On peut, au contraire, se demander alors si l'accélération de l'évacuation du contenu stomacal n'a pas pour conséquence la diminution de la sécrétion chlorhydropeptique. Cette hypothèse est confirmée par ce fait que les détritus alimentaires sont habituellement alors peu abondants dans le liquide stomacal au moment où l'extraction en est faite. On sait d'autre part que la présence prolongée des aliments dans l'estomac est une des causes les plus puissantes d'excitation de la sécrétion.

L'*insuffisance du pylore* a été pour la première fois invoquée par de Seré. Plus récemment, elle a été étudiée par Ebstein, qui lui attribue les trois signes suivants : 1° les vomissements cessent alors qu'ils existaient auparavant ; 2° il se produit de la diarrhée à cause du passage dans l'intestin de substances alimentaires insuffisamment élaborées dans l'estomac ; 3° on ne peut distendre l'estomac par l'insufflation, les gaz passent dans l'intestin de façon à provoquer le tympanisme abdominal par distension de l'intestin. Rosenthal a cependant objecté que cet ensemble de phénomènes manque après la gastro-entérostomie.

L'insuffisance du pylore pourrait être purement fonctionnelle ou résulter d'une lésion organique et particulièrement de l'ulcération d'une tumeur cancéreuse du pylore.

On conçoit très bien que l'insuffisance du pylore puisse n'avoir aucune conséquence grave lorsque l'intégrité de l'intestin et de ses glandes annexes permet que la compensation s'établisse.

b. *Ralentissement de l'évacuation du contenu stomacal par le pylore.* — L'observation clinique montre que, très souvent, l'estomac n'évacue son contenu à travers le pylore qu'avec une lenteur excessive. Cette lenteur peut être telle que l'estomac ne se vide jamais complètement. Le matin à jeun, il renferme encore une quantité plus ou moins grande des aliments ingérés la veille, et quelquefois même les jours précédents.

Le séjour trop prolongé des aliments et des liquides dans l'estomac est une cause de relâchement de ses parois et de dilatation. Toutefois, il n'y a pas de rapport nécessaire entre les dimensions de l'estomac et sa motricité évacuatrice : *un petit estomac peut très bien se vider plus lentement qu'un estomac beaucoup plus volumineux.*

Les causes de ralentissement de l'évacuation du contenu stomacal peuvent être représentées par le tableau schématique que voici :

I. — INSUFFISANCE ABSOLUE DU MUSCLE GASTRIQUE

1° Sans lésions histologiquement appréciables (Atonie, Myasthénie) ;
2° Par lésion des tuniques musculaires ;

a. Lésion dégénératrice des fibres musculaires lisses ;
b. Lésions destructives étendues des tuniques musculaires.

II. — Insuffisance relative du muscle gastrique

a. Abaissement de la grande courbure relativement au pylore.
b. Rétrécissement du pylore.
α. Sténose organique pylorique ou sous-pylorique.
β. Rétrécissement spasmodique.

On comprend qu'il puisse y avoir combinaison entre ces différents éléments pathogéniques et que, par exemple, il puisse y avoir à la fois sténose du pylore et dégénérescence des fibres lisses des tuniques musculaires.

I. — Insuffisance absolue du muscle gastrique

Dans cette catégorie de faits, le séjour trop prolongé des aliments dans l'estomac est dû exclusivement soit à la faiblesse des tuniques musculaires de l'estomac, soit à des lésions dégénératrices ou destructives des fibres lisses qui les constituent.

1° *Il n'y a pas de lésion appréciable des tuniques ni des fibres musculaires*. — On peut invoquer avec Bouchard une *faiblesse congénitale* du tissu musculaire à fibre lisse. Leur contraction et leur tonicité manquent de vigueur. L'estomac a donc tendance à se laisser distendre sous l'influence du poids des aliments ; ses contractions ne les amènent que difficilement et lentement à franchir le pylore[1].

L'affaiblissement de l'innervation motrice semble aussi pouvoir amener le relâchement ou l'insuffisance de contraction des tuniques musculaires de l'estomac. Ainsi s'expliquent la dilatation de l'estomac qui survient au moment des crises dépressives de la neurasthénie et de l'hystérie et la véritable paralysie de l'estomac qu'on a quelquefois rencontrée sous l'influence de chutes ou de chocs violents.

2° *Il y a des lésions des tuniques musculaires*. — Il peut y avoir un amincissement marqué des tuniques musculaires, et une véritable insuffisance du nombre des fibres lisses, ce qui se voit dans certains cas de dilatation de l'estomac.

a. On a constaté quelquefois des lésions dégénératives des fibres musculaires : dégénérescence graisseuse ou amyloïde.

b. D'autres fois, à la suite de l'envahissement des tuniques de l'estomac par un néoplasme, ou de leur destruction par un ulcère simple,

[1] Le terme de *myasthénie* représente la faiblesse de la contraction ; le terme *atonie* plus souvent employé représente plutôt la faiblesse de la *tonicité*.

il peut y avoir, non seulement une rigidité marquée d'une partie des parois stomacales, ou des adhérences qui les immobilisent, mais aussi suppression d'un nombre considérable des fibres lisses. La motricité de l'estomac peut, dans ces conditions, être assez affaiblie pour qu'il en résulte une véritable stase.

II. — Insuffisance relative du muscle gastrique

a. *Abaissement de la grande courbure relativement au pylore.* — La contraction de la petite tubérosité relève les aliments et les liquides jusqu'au niveau de l'orifice du pylore à travers lequel elle les projette. Lorsque la grande courbure dans la partie qui correspond à la petite tubérosité se trouve notablement descendue, l'effort nécessaire pour ramener les liquides au niveau du pylore est naturellement d'autant plus considérable que cet abaissement est plus marqué. La dilatation, et la dislocation biloculaire due à la constriction par le corset deviennent ainsi une cause de stase qui s'ajoute aux autres causes d'insuffisance motrice.

b. *Rétrécissement du pylore.*

α. Sténose organique pylorique ou sous-pylorique. — Le rétrécissement de l'anneau pylorique, du duodénum ou même de la première partie du jéjunum est une cause si connue de dilatation et de stase stomacales que nous n'avons qu'à le signaler ici sans insister.

β. Rétrécissement spasmodique du pylore.

L'occlusion spasmodique du pylore ne peut pas, comme la sténose organique, se constater sur la table d'autopsie. Son existence parait démontrée, par certaines probabilités physiologiques et chimiques, et par des constatations directes faites au cours des interventions chirurgicales.

Le fonctionnement normal du pylore semble prédisposer cet organe à la contraction spasmodique. En effet, le pylore est normalement fermé, en vertu d'une sorte de contraction tonique existant même à l'état de repos. Il ne paraît commencer à s'ouvrir pour laisser passer les liquides, puis plus tard les aliments réduits en bouillie, qu'un certain temps après leur ingestion.

Certaines irritations ralentissent l'évacuation du contenu stomacal, sans doute en augmentant la contraction tonique ou en provoquant des contractions actives du pylore. Les expériences faites par Hirsch sur des chiens pourvus d'une fistule duodénale sont très instructives à ce point de vue. Il introduisait dans l'estomac de ces chiens une solution d'HCl à 1 p. 100 ou d'acide acétique à 1,2 p. 100; après quelques jets de liquide dans le duodénum, le pylore se fermait hermétiquement, et très peu de temps après il survenait un vomissement. Une solution de 1 à 5 p. 1.000 restait plus longtemps dans l'estomac qu'un liquide neutre avant d'être évacué, mais il n'était pas vomi.

Il semble que la fermeture du pylore résulte d'un réflexe parti du duodénum, et qu'elle ait pour but de défendre l'intestin contre le contact d'un liquide d'une acidité excessive.

Le *spasme du pylore* a été invoqué en pathologie par Kussmaul en 1880, pour expliquer les mouvements péristaltiques visibles que l'on observe chez des femmes nerveuses sans sténose organique. Il pense qu'on peut admettre une coudure de la première partie du duodénum sur la deuxième, mais qu'il pourrait aussi y avoir un spasme du pylore provoqué par des érosions ; le mécanisme serait celui de la contracture du sphincter lorsqu'il y a des fissures anales.

Riegel et Rossbach firent intervenir le spasme pylorique pour expliquer la stase dans l'hypersécrétion chlorhydrique et les vomissements dans la gastroxynsis. G. Sée rapportait à la crampe du pylore un bon nombre des douleurs névralgiques ; G. Sée et A. Mathieu admettaient dans la dyspepsie nervo-motrice, une alternative de spasme et d'atonie soit simultanément sur divers segments du tube digestif, soit successivement sur le même point ; ils pensaient que le spasme du pylore devait jouer un rôle dans ces troubles de motricité. Depuis, ce même spasme a été invoqué par un assez grand nombre d'auteurs, et, en particulier par des chirurgiens.

Riegel, Soupault, Albert Robin, Doyen et d'autres auteurs font intervenir surtout le spasme du pylore dans l'hypersécrétion chlorhydrique. Riegel fait remarquer que les hyperchlorhydriques évacuent plus lentement les amylacées, ce qu'il attribue à la contraction spasmodique du pylore due à l'acidité exagérée du contenu de l'estomac. En faveur de la théorie du spasme du pylore chez les hyperchlorhydriques, on peut invoquer les expériences de Hirsch sur le chien que nous avons mentionnées plus haut.

Les chirurgiens, pour admettre le spasme du pylore, se basent surtout sur ce fait qu'au cours d'interventions sur l'estomac pour une grande dilatation avec stase permanente, il leur est arrivé assez souvent de ne trouver aucune trace de lésion appréciable du pylore.

Doyen, sur 61 opérations pour affections non cancéreuses de l'estomac, déclare avoir observé 46 cas de contracture spasmodique simple sans lésion cicatricielle; dans 24 de ces cas, il y avait un ulcère simple situé à distance du pylore. Le spasme pylorique pouvait donc reconnaître comme cause une irritation réflexe partie de l'ulcus. Carle et Fantino qui ont fait des constatations analogues sur un assez grand nombre de malades formulent des conclusions identiques; ils admettent de plus que le spasme, s'il se prolonge, peut devenir une cause d'épaississement fibreux du pylore? Mickulicz considère comme Doyen le spasme du pylore comme le fait primitif dans des cas d'ulcère situé à distance du pylore, avec hyperchlorhydrie et phénomènes douloureux : la pyloroplastie fait disparaître tous les accidents sans qu'on touche à l'ulcère. Schnitzler a dirigé son attention sur l'état du pylore dans la gastro-entérostomie. A l'état normal, dit-il, le pylore de l'homme endormi par le chloroforme laisse passer l'index, mais on trouve parfois des individus chez lesquels, sans qu'il y ait de lésion cicatricielle néoplasique, cet orifice ne laisse pas passer le doigt. Dans les trois cas où il a constaté cet état, il s'agissait une fois d'un ulcus, et deux fois de simple hyperchlorhydrie.

On peut objecter que les lésions peuvent être telles qu'elles échappent à l'examen forcément rapide et incomplet du chirurgien. Toutefois, il est difficile de ne pas admettre la possibilité du spasme du pylore.

Hartmann et Soupault ont invoqué un argument nouveau en faveur du spasme pylorique. Lorsqu'un malade atteint de sténose pylorique avec stase et hypersécrétion (syndrome de Reichmann) a subi avec succès la gastro-entérostomie, il voit disparaître immédiatement les crises douloureuses qui survenaient autrefois quelques heures après l'ingestion des aliments bien que la stase n'ait pas complètement disparu. Le pylore aurait donc un rôle direct dans la production de ces crises douloureuses, pour lesquelles Hartmann et Soupault proposent la dénomination de *syndrome pylorique*.

Dans un travail récent, un élève de Boas, Paul Cohnheim, a émis aussi cette idée que la douleur tardive est liée toujours à la sténose du pylore : organique dans certains cas, spasmodique dans d'autres.

Les arguments invoqués en faveur du spasme pylorique ont une réelle importance, il faut le reconnaître. Nous aurons à y revenir, en particulier à propos de la physiologie pathologique de l'hyperchlorhydrie.

ÉTUDE SÉMÉIOLOGIQUE DE LA STASE GASTRIQUE

Une des conséquences les plus importantes et les plus communes des viciations de la motricité de l'estomac est le retard dans l'évacuation de son contenu. Il arrive dans certaines conditions que l'estomac ne se vide jamais complètement, le premier repas du matin venant se surajouter aux détritus alimentaires du dernier repas de la veille et même des repas précédents.

Il y a alors *stase gastrique vraie, stase gastrique permanente.*

Souvent la confusion est faite entre les termes *stase gastrique* et *dilatation*, et beaucoup d'auteurs par ce dernier terme veulent indiquer seulement un ralentissement plus ou moins marqué dans l'évacuation du contenu stomacal. Cette confusion regrettable a souvent jeté le trouble dans les idées, les divers auteurs ne désignant pas la même chose par le même terme.

Un estomac dilaté est un estomac dont les parois musculaires ne reviennent qu'incomplètement sur elles-mêmes. L'affaiblissement de la motricité évacuatrice prédispose l'estomac dilaté à la stase, sans que la stase permanente existe forcément.

Trop souvent on a jugé de la dilatation de l'estomac par ses dimensions, mais un *grand estomac* n'est pas forcément un *estomac dilaté*. En réalité la rapidité plus ou moins grande dans l'évacuation du contenu est ce qui importe le plus dans l'étude des viciations de la motricité stomacale.

La stase permanente est un phénomène séméiologique d'une importance capitale : il convient de lui consacrer une étude particulière.

De ce qui précède il résulte que la recherche de la stase permanente doit être faite le matin à jeun, le malade n'ayant rien bu ni rien mangé depuis la veille au soir. Le clapotage gastrique, la succession hippocratique peuvent traduire d'une façon plus ou moins nette la présence de liquide dans l'estomac ; mais l'examen direct du liquide permet seul de savoir s'il contient ou s'il ne contient pas des résidus alimentaires. Parfois les vomissements viennent à propos pour ce diagnostic, mais dans tous les cas la sonde permet de recueillir un échantillon du liquide gastrique et de l'examiner à loisir. Cette exploration est indispensable; la stase n'existe en effet que si l'estomac contient des résidus alimentaires des repas antérieurs. Dans certains cas, on peut trouver le matin à jeun, une petite quantité de liquide, bile, salive déglutie, ou même peut-être sécrétion gastrique, entièrement dépourvu de débris d'aliments sans qu'il y ait stase véritable. Schreiber et Martius soutiennent qu'il est assez fréquent de trouver du liquide le matin à jeun chez des sujets sains. Martius a examiné ainsi, le matin à jeun, 16 individus normaux; il a trouvé dans tous les cas du liquide de sécrétion gastrique. 11 fois il a retiré de 5 à 10 centimètres cubes, 3 fois 15 centimètres cubes, 7 fois 20 centimètres cubes, 1 fois 30 centimètres cubes. Ce liquide était toujours acide, l'acidité exprimée en acide chlorhydrique variait de 0,4 à 1,5 p. 1000. Mais que cette sécrétion continue existe ou non à l'état normal, il est certain qu'à l'état pathologique on l'observe quelquefois en l'absence de toute stase alimentaire. Chez certains malades qui présentent une forme atténuée du syndrome de Reichman, on ne peut retirer de l'estomac que 50 à 60 centimètres cubes d'un liquide clair, sans résidus alimentaires, parfois même ne donnant pas la réaction de la peptone.

Ayant ainsi défini exactement ce qu'il faut entendre sous le nom de stase gastrique, nous pouvons entrer dans l'étude détaillée de ce symptôme. Le liquide que l'on retire par la sonde est assez variable à la fois comme qualité et comme quantité d'un malade à l'autre. Dans certains cas, il est très peu abondant et n'atteint pas plus de 50 à 60 centimètres cubes et pour connaître exactement le volume de liquide il faut avoir recours à la méthode de Mathieu-Rémond. Dans d'autres cas, au contraire, on retire de l'estomac 2, 3, 4 litres de bouillie alimentaire délayée dans un liquide abondant. Entre ces deux extrêmes on trouve tous les intermédiaires.

La fluidité de ce liquide offre des degrés non moins variés ; parfois c'est une bouillie riche en débris alimentaires et en mucus qui coule difficilement par la sonde. Parfois et même beaucoup plus souvent, c'est un liquide clair, fluide, ne laissant déposer que quelques résidus. La couleur, toujours sale, varie suivant les cas, suivant les aliments ingérés la veille, suivant la richesse en mucus, suivant la présence ou l'absence de bile ; c'est à la bile qu'est due la couleur jaune safran de certains liquides de stase. La couleur verte peut tenir également à la bile, ou bien plus rarement à la présence d'une bactérie chromogène ; la couleur bleue est due à la bile décolorée sous l'action d'un suc gastrique hyperchlorhydrique. Enfin parfois une hémorragie vient colorer tout le liquide gastrique en rouge, ou en brun si le sang séjourne quelque temps dans l'estomac.

L'odeur est en général aigre, traduisant l'existence de la fermentation acétique ou rance par suite de la fermentation butyrique : l'odeur d'œufs pourris, de viande gâtée tient à la putréfaction des albuminoïdes dans l'estomac, mais jamais on ne trouve d'odeur fécaloïde.

Par suite de l'existence de ces fermentations et de la présence de nombreux résidus alimentaires, le contenu gastrique, mis dans un verre à expériences se dispose en trois couches. A la partie inférieure se déposent lentement les débris alimentaires, au-dessus s'étend le liquide louche, qui les tenait en suspension ; enfin, couvrant le tout, on voit une couche spumeuse formée par les gaz de fermentation, qui se dégagent de la couche alimentaire, et viennent se perdre dans l'écume de la surface. Il nous faut étudier séparément ces trois couches.

Les *débris alimentaires* forment une couche bien nette, plus ou moins épaisse ; on y trouve toujours des débris des aliments ingérés la veille et parfois des débris d'aliments ingérés plusieurs jours auparavant : c'est un phénomène qu'il ne faut pas négliger car de même que l'abondance plus ou moins grande des résidus, il indique l'importance du trouble moteur de l'estomac.

L'examen à l'œil nu suffit souvent pour reconnaître la nature de ces aliments; parfois pourtant il est nécessaire de recourir au microscope; on reconnaît alors chez les hyperchlorhydriques des débris de cellules végétales, des grains d'amidon, et, chez les hypochlorhydriques, tels que les cancéreux, des fibres musculaires striées qui n'ont pas été attaquées par le suc gastrique.

Le *liquide de la couche moyenne* peut présenter diverses colorations comme nous l'avons vu plus haut; sa quantité varie suivant la gêne plus ou moins grande de l'évacuation; si l'obstacle est minime, on trouve dans l'estomac le matin à jeun peu de résidus alimentaires et peu de liquide. Si la sténose pylorique est plus serrée sans être toutefois très marquée, le contenu gastrique n'est plus guère formé que par des débris alimentaires; les liquides ingérés ou sécrétés passent facilement, les aliments solides sont seuls retenus derrière l'obstacle; le contenu gastrique est alors très peu riche en liquide; il n'est guère composé que par une bouillie très épaisse; il est pour ainsi dire décanté. Enfin, si la sténose est très serrée, les liquides eux-mêmes passent avec difficultés, ils s'accumulent dans l'estomac, qui contient à la fois beaucoup de débris alimentaires, et une grande quantité de liquide. Ce liquide provient en partie de boissons ingérées, en partie de la sécrétion gastrique; chaque fois qu'il y a stase alimentaire en effet, l'excitation permanente de la muqueuse gastrique par le contact des aliments, amène une hypersécrétion permanente. Ce phénomène se produit quelle que soit la cause de la stase, cancer, ulcère, sténose cicatricielle, compression extrinsèque. Il ne faut pas croire en effet que l'hypersécrétion existe uniquement chez les hyperchlorhydriques, comme on le répète encore chaque jour; cette hypersécrétion existe aussi chez les hypochlorhydriques, et l'étude de nos repas avec émulsion d'huile ne laisse aucun doute à cet égard.

La composition du liquide de sécrétion varie évidemment suivant l'état anatomique de la muqueuse. L'acidité totale est toujours élevée, par suite de l'abondance des acides de fermentation, mais elle est plus élevée chez les hyperchlorhydriques à cause de la forte proportion d'HCl libre.

Chez les hyperchlorhydriques, la proportion des éléments de sécrétion chlorée est toujours très forte. C'est l'HCl libre ou combiné qui domine lorsque la muqueuse renferme un grand nombre de cellules de sécrétion chlorhydropeptique; c'est le chlorure de sodium chez les vieux hyperchlorhydriques, lorsque les cellules chlorhydropeptiques sont atrophiées ou en voie de dégénérescence. La présence d'une quantité notable d'HCl ou de chlorure de sodium n'empêche du reste nullement les fermentations acides de prendre un développement considérable.

S'il y a hypochlorhydrie avec stase permanente, on peut être certain que la muqueuse est très altérée. L'acidité totale est alors due surtout aux acides de fermentation organique.

Quant à la *couche supérieure*, elle est composée d'une écume qui contient les gaz de fermentation. Ils proviennent des différents aliments contenus dans l'estomac. On trouve surtout de l'hydrogène, de l'acide carbonique, du gaz de marais, en quantité variable suivant qu'il s'agit de fermentation butyrique, lactique, acétique, ou de fermentation de la cellulose sous l'influence du bacillus amylobacter. La fermentation des matières albuminoïdes donne également de l'acide carbonique, de l'hydrogène, puis de l'azote, de l'hydrogène sulfuré, et des composés phosphorés volatils complexes.

INFLUENCE DE LA STASE SUR LES FONCTIONS GASTRIQUES ET SUR L'ÉTAT GÉNÉRAL

Le séjour trop prolongé des aliments dans l'estomac retentit à la longue sur le fonctionnement de l'estomac, et amène des troubles plus ou moins marqués.

L'influence sur la *sensibilité* est très variable; certains malades supportent parfaitement le séjour continu des aliments sans s'en apercevoir, et seul l'examen physique vient révéler la présence des résidus alimentaires le matin à jeun. Mais ce cas est assez rare. Chez beaucoup d'autres, le séjour prolongé des aliments augmente énormément la sensibilité gastrique : l'excitation constante des terminaisons nerveuses amène peu à peu un état d'hyperesthésie permanente de la muqueuse. Le malade est obligé de soigner son régime; les alcools, le vin, la bière, les épices déterminent immédiatement une douleur assez vive, et parfois on assiste à une véritable crise douloureuse qui se prolonge pendant plusieurs heures, et qui se termine par des vomissements abondants.

Nous avons déjà indiqué plus haut que les fonctions sécrétoires de l'estomac sont profondément modifiées. A l'état normal, la *sécrétion* est, on le sait, intermittente; elle se produit au moment du repas et cesse lorsque tous les aliments sont évacués, elle est en effet entretenue par l'excitation que produit le contact des aliments en voie de digestion ; mais lorsque le contact devient permanent, la sécrétion se prolonge et devient continue. Qualitativement la sécrétion est ce que permet l'état anatomique de la muqueuse; quantitativement, il y a toujours hypersécrétion dans ces conditions; l'hypersécrétion est en réalité un moyen de défense de l'estomac contre un contact irritant.

La stase, conséquence d'une viciation de la motricité évacuatrice, retentit à son tour sur la *motricité*. L'estomac surchargé tend à se distendre. La musculature tend à se forcer; l'estomac a plus de peine à faire passer à travers le pylore les liquides et les détritus alimentaires accumulés dans son bas-fond. La stase entretient donc la stase qu'elle tend à aggraver. Le muscle se relâche et finit même par s'altérer; la grande courbure descend progressivement de l'ombilic jusqu'au voisinage du pubis.

Lorsque l'élasticité des tuniques musculaires est définitivement vaincue, la gastro-entérostomie elle-même, bien que produisant le drainage de l'estomac dans l'intestin, ne peut en amener la rétraction complète.

Un estomac ainsi dilaté au maximum, lorsqu'il n'existe pas un degré trop marqué de sténose pylorique, peut cependant encore se vider par un véritable mécanisme de *regorgement*. Lorsque le liquide atteint le niveau du pylore, il peut s'écouler dans le duodénum, et l'absorption se fait dans l'instestin. Dans ces conditions, le lavage de l'estomac en empêchant cette évacuation par regorgement amène, lorsqu'il est trop répété, un véritable état d'inanition. Les malades maigrissent rapidement, leur urine se raréfie beaucoup et l'intervention qui devrait améliorer aggrave au contraire leur état.

Enfin le séjour prolongé des aliments dans l'estomac provoque rapidement des *fermentations gastriques;* en effet ce qui maintient l'asepsie relative de l'estomac, c'est plus que l'HCl, la circulation continuelle des matières qu'il contient; mais que ces matières viennent à séjourner et bientôt leur fermentation va devenir excessive; les micro-organismes trouvent ici un milieu des plus favorables, humidité, chaleur et température constante. C'est ce qui explique les fermentations nombreuses dont nous avons parlé plus haut : elles donnent naissance à des quantités abondantes de gaz et parfois cette distension est suffisante pour refouler en haut la grosse tubérosité, gêner la respiration et aggraver les paroxysmes douloureux.

Retentissement général. — Lorsqu'elle se prolonge, la stase alimentaire n'a-t-elle pas aussi une influence sur tout l'organisme ? Bouchard, on le sait, dans la description qu'il fit de la dilatation de l'estomac, accordait une importance énorme à l'absorption des substances toxiques engendrées par les fermentations stomacales. Il leur attribuait l'origine de la plupart des troubles neurasthéniques, insomnie, fatigues, faiblesse musculaire, etc., et d'une iliade de maux aussi nombreux que variés. Certes nous pensons que les auto-intoxications d'origine digestive ont en pathogénie un rôle considérable et nous reconnaissons que Bouchard a rendu un très grand service en appelant l'attention sur elles; mais nous croyons que l'intestin y a beaucoup plus de part que l'estomac. Charcot a fait remarquer que les accidents attribués à l'intoxication par des produits de fermentation gastrique ne se montraient guère dans les cas de grande dilatation par sténose organique du pylore, alors que, d'après la conception de Bouchard, ils devraient présenter alors une intensité maxima.

Il est en tout cas un accident qu'on peut d'une façon certaine rapporter directement à la stase gastrique, c'est la *tétanie*. D'après Bouveret et Devic, le poison tétanique aurait produit par l'action de l'alcool sur le peptone dans un milieu riche en HCl libre.

La tétanie ne devrait, d'après cette théorie, se rencontrer que chez des hyperchlorhydriques; toutefois on en a signalé plusieurs cas avec une hypochlorhydrie marquée.

L'école de Bouchard répond avec Le Gendre, que la mauvaise élaboration des aliments dans l'estomac, les fermentations qui y prennent naissance amènent une viciation du fonctionnement des segments sous-jacents du tube digestif et que, si la résorption des toxines se fait dans l'intestin, c'est la gastropathie qui en est la cause première.

La stase peut du reste avoir sur la nutrition générale une action plus directe, par un autre mécanisme, par *inanition et déshydratation*. Tant qu'il ne vomit pas ou qu'il ne vomit que d'une façon modérée, s'il n'a pas de douleurs marquées, le malade souffre peu au point de vue de la nutrition générale. Il vide tant bien que mal son estomac dans son intestin; parfois, de temps en temps, il a une débâcle diarrhéique due au passage d'une certaine quantité de substances irritantes ou toxiques.

Mais à un moment donné, les vomissements apparaissent ; ils sont très abondants, quelquefois quotidiens, et alors il ne pénètre plus dans l'intestin qu'une quantité insuffisante de substances alimentaires. La répétition des vomissements amène même une véritable déshydratation des tissus ; la quantité des urines diminue beaucoup ; l'amaigrissement et la cachexie s'accentuent rapidement.

Parfois ces accidents graves peuvent être la conséquence d'un *abus de la sonde*. En répétant trop fréquemment l'évacuation du contenu de l'estomac chez des malades qui ne vomissent pas, on empêche l'eau et les substances alimentaires de parvenir dans l'estomac en quantité suffisante.

Diagnostic étiologique de la stase. — Tout d'abord il faut résoudre cette question : y a-t-il ou n'y a-t-il pas rétrécissement organique du pylore ?

En faveur du rétrécissement organique, on pourra invoquer les éléments suivants : dans les *antécédents du malade*, ulcère simple, ingestion d'un liquide caustique, lithiase biliaire avec occlusion du cholédoque, traumatismes de la région épigastrique ; dans l'*évolution de la maladie*, longue durée de la stase, sa persistance et sa reproduction après un traitement convenablement institué ; dans les *symptômes*, présence d'une tumeur dans la région pylorique, signes rationnels d'un néoplasme, grande étendue de la dilatation, volume considérable du liquide résiduel, mouvements péristaltiques visibles.

La stase vraie peut certainement se produire sans qu'il y ait rétrécissement organique du pylore. Elle se montre surtout chez des neurasthéniques, des anémiques, des cachectiques, et, encore chez les malades atteints de ptose du pylore et d'allongement vertical de l'estomac.

Dans ce dernier cas, on a invoqué une coudure de la première partie du duodénum sur la seconde, ou bien encore une traction, une sorte d'étranglement du duodénum sur l'artère mésentérique supérieure.

Chez les malades à estomac dilaté, en particulier chez les neurasthéniques, surtout lorsqu'ils ont été soumis à un régime mal compris, on voit quelquefois la stase vraie se produire. L'examen de l'estomac indique la présence de liquide et de détritus alimentaires le matin à jeun. Dans ces conditions, un régime convenable, quelques lavages font habituellement disparaître la stase, et cette amélioration rapide apporte par elle seule une importante présomption contre la sténose organique.

Les contractions péristaltiques visibles se produisent surtout lorsqu'il existe un rétrécissement du pylore. Cependant Kussmaul pensait qu'elles pouvaient se montrer dans des cas de dilatation simple et de gastroptose, il leur attribuait une origine névropathique. Pour Hayem, il y aurait alors une sténose ou une fixation du pylore par des adhérences dues à la périhépatite dans la maladie du corset. En somme, cette question est encore à l'étude.

Dans ce que nous décrirons plus loin, comme la forme légère du syndrome de Reichmann, on trouve le matin à jeun dans l'estomac une petite quantité d'un liquide acide, renfermant de l'HCl, avec une quantité minime de détritus alimentaires. Pour Hayem il y aurait alors rétrécissement sous-pylorique. Si l'on considère que les détritus alimentaires et *même la peptone*, peuvent manquer complètement dans ces conditions, on est amené à faire jouer un rôle à l'hypersécrétion chlorhydrique et à repousser l'idée de toute sténose mécanique, pylorique ou sous-pylorique. C'est alors qu'interviendraient le spasme ou l'atonie. Nous avons énuméré plus haut les arguments qui militent en faveur du spasme pylorique, qui paraît jouer dans ces conditions un rôle plus important que l'atonie.

Nous venons de dire quelles sont les raisons qu'on pourrait invoquer en faveur d'une stase sans lésion organique. On comprend qu'il soit très difficile d'être très affirmatif dans ce sens, une sténose incomplète du pylore avec une musculature suffisamment développée pouvant se combiner au spasme du pylore et donner lieu à des paroxysmes pendant lesquels la stase prend un développement beaucoup plus considérable.

ÉVACUATION DU CONTENU STOMACAL PAR LE CARDIA

L'évacuation du contenu stomacal par le cardia s'observe fréquemment chez les dyspeptiques.

Il peut y avoir par cette voie expulsion de gaz ou de substances liquides ou solides.

L'expulsion des gaz donne lieu à l'*éructation*.

L'expulsion des substances liquides ou solides peut se produire par *régurgitation*, par *mérycisme*, par *rumination*, par *vomissement*.

Éructation. — L'éructation est constituée par l'expulsion bruyante par la bouche de gaz venus de l'estomac.

L'estomac renferme toujours une certaine quantité de gaz pendant le cours de la digestion ; ces gaz proviennent les uns de l'air atmosphérique dégluti, les autres des fermentations qui se produisent aux dépens des aliments ingérés. A l'état normal leur pression est modérée et ils sont évacués dans l'intestin par le pylore. L'éructation est alors un phénomène rare. Lorsque le volume des gaz stomacaux devient trop considérable et leur tension trop élevée, une partie d'entre eux peut s'échapper à travers le cardia et l'œsophage. Il y a là comme une soupape de sûreté qui ne s'ouvre qu'en présence d'une pression exagérée. Chez des individus du reste parfaitement normaux, des éructations se produisent après un repas trop copieux à la suite de l'ingestion de boissons gazeuses, comme le champagne, ou de mélanges gazogènes, comme la potion de Rivière.

L'éructation peut être un des symptômes, une des conséquences du météorisme gastrique que nous étudierons dans un chapitre ultérieur. Le gaz éructé provient des fermentations excessives dans les cas de stase gastrique, et dans d'autres cas de l'air ingéré.

Certains névropathes déglutissent de l'air inconsciemment et l'expulsent ensuite avec fracas. Les éructations se renouvellent chez eux avec une grande rapidité, et le volume de gaz expulsé est considérable.

L'analyse montre qu'il s'agit d'air athmosphérique. Nous reviendrons plus loin sur ces faits, nous n'avons pas à y insister davantage ici.

Régurgitation. — La régurgitation est constituée par l'ascension d'une petite quantité de liquide ou de bouillie gastriques dans l'œsophage. Le bol régurgité peut, suivant son volume, ne pas dépasser l'œsophage, et donner lieu au pyrosis et parvenir jusque dans le pharynx et la bouche et constituer la régurgitation vraie.

Le *pyrosis* est caractérisé par une sensation plus ou moins pénible de brûlure le long de l'œsophage due à la présence d'un liquide acide venu de l'estomac. Il peut se produire tout aussi bien chez les hyper que chez les hypochlorhydriques, et être attribuable autant à l'acide chlorhydrique qu'aux acides de fermentation.

Lorsque la régurgitation est plus considérable, la sensation de brûlure peut remonter jusque dans le pharynx et s'accompagner d'une sensation gustative d'acidité ou d'amertume. Parfois, surtout pendant le sommeil, le liquide stomacal peut pénétrer dans le larynx et provoquer une quinte de toux en même temps qu'une brûlure désagréable.

Que la quantité de liquide stomacal soit plus considérable encore, et il parviendra dans la bouche en quantité assez notable pour pouvoir être rejeté par expuition. Le dyspeptique peut alors en apprécier nettement l'acidité, l'amertume ou la fétidité.

L'acidité est due aux acides gastriques. Chez les hyperchlorhydriques elle peut être assez marquée pour produire une irritation de la bouche et des dents. Chez les hypochlorhydriques, il s'agit plutôt d'une saveur aigrelette avec une odeur rance plus ou moins marquée. Les anciens médecins diagnostiquaient la dyspepsie acide d'après ces éructations. Elles n'en sont, il faut bien le savoir, qu'un symptôme très infidèle. L'éructation indique en effet simplement une viciation de la motricité de l'estomac et du cardia. Que cette viciation puisse avoir pour point de départ l'hyperacidité gastrique, cela n'est pas douteux ; mais elle peut aussi se produire chez des prédisposés, des névropathes en vertu de l'hyperesthésie de la muqueuse et de l'excitabilité anormale de l'appareil d'innervation gastrique.

La saveur amère du liquide régurgité est due non pas à la bile, mais à la peptone.

Mérycisme. — Lorsque les régurgitations se produisent régulièrement après les repas, qu'elles ramènent dans la bouche une quantité notable des aliments et des boissons déglutis, le phénomène mérite la dénomination de mérycisme.

Les termes de mérycisme et de rumination sont souvent considérés comme synonymes et absolument équivalents. Nous pensons qu'il faut leur réserver une signification bien déterminée.

Le mérycisme est un acte involontaire. Les substances ramenées de l'estomac dans la bouche peuvent être en quantité plus ou moins considérable, la volonté du malade ne peut intervenir ni pour le provoquer ni pour l'arrêter.

Rumination. — La rumination, au contraire, est un phénomène volontaire. C'est volontairement que le contenu de l'estomac est rappelé dans la bouche, soit pour être rejeté au dehors, soit pour être de nouveau mastiqué, insalivé et dégluti.

Il y a du reste, des faits de transition entre le mérycisme et la rumination.

Un certain nombre de dyspeptiques se trouvent soulagés par l'expulsion d'une certaine quantité du contenu de l'estomac. Ils en arrivent ainsi à chercher à provoquer le mérycisme, et souvent ils y parviennent.

Certaines personnes ont du reste à la rumination une prédisposition particulière. Elles arrivent à ruminer à volonté après un court apprentissage. Cette faculté paraît beaucoup plus fréquente chez les enfants que chez les adultes. On a rapporté plusieurs fois le fait d'enfants qui avaient appris à ruminer en imitant leur précepteur, leur frère, leurs camarades.

On a beaucoup discuté pour savoir si la rumination chez l'homme correspondait à quelque disposition anormale du cardia et de l'estomac. Les anciens auteurs supposaient que les ruminants humains devaient avoir l'estomac fait comme celui des bovidés. Plus récemment on a admis une *dilatation anormale du cardia, congénitale ou acquise*. La dilatation acquise aurait été observée chez des idiots ruminants habitués à déglutir gloutonnement des bols alimentaires trop considérables.

La rumination et le mérycisme supposent en tout cas une coordination particulière de mouvements gastriques et œsophagiens, purement réflexes dans le mérycisme, susceptible d'être mise en œuvre volontairement dans la rumination. Qu'une disposition anatomique puisse y aider, c'est possible ; qu'elle soit indispensable pour que le phénomène se produise, cela n'est nullement démontré.

Quoi qu'il en soit, on peut diviser les hommes doués de la faculté de ruminer en trois grandes catégories :

1° Ceux qui savent ruminer sans être dyspeptiques, et sans pratiquer habituellement la rumination ;

2° Les dyspeptiques qui ruminent pour soulager les sensations désagréables qu'ils éprouvent au cours de la digestion.

3° Les individus qui ruminent par plaisir.

Il ne nous reste à parler que de cette dernière catégorie de ruminants. Ce sont en général des névropathes, des dégénérés, assez souvent même des idiots.

Ces derniers se livrent à la rumination comme ils se livrent à d'autres habitudes vicieuses, à la masturbation par exemple. L'imitation ici encore joue souvent un rôle important.

Ceux qui se livrent à cette rumination, le font pour avoir le plaisir de goûter à nouveau les aliments déglutis pendant le repas. Comme ceux-ci ne tardent pas à être dénaturés par la digestion, il y a là souvent non seulement habitude vicieuse, mais véritable perversion mentale.

VOMISSEMENT

Le vomissement est la projection brusque dans la bouche ou même au dehors, d'une quantité plus ou moins considérable de substance venue par l'œsophage. La matière vomie peut venir de l'œsophage lui-même ou de l'estomac.

On peut donc distinguer d'après cela le vomissement œsophagien et le vomissement stomacal.

La physiologie montre que le vomissement des substances contenues dans l'estomac se fait en deux temps ; dans un premier temps, une certaine quantité du contenu stomacal est *aspirée* dans l'œsophage ; dans un second temps, les matières accumulées dans l'œsophage sont *projetées* au dehors.

Dans le vomissement œsophagien, les substances vomies ne venant pas de l'estomac se trouvaient collectées dans l'œsophage, et le second emps du vomissement, la projection au dehors se produit seule.

Mécanisme physiologique du vomissement. — Le rôle des muscles abdominaux et thoraciques dans le mécanisme du vomissement est très complexe. Après de longues recherches les physiologistes sont parvenus à l'analyser. Les premiers observateurs furent surtout frappés par les contractions visibles des muscles de l'abdomen. Magendie put constater qu'en réséquant le phrénique, ce qui paralysait le diaphragme et en sectionnant les muscles abdominaux, on empêchait le vomissement de se produire. Par contre, si l'on remplaçait l'estomac par une vessie pleine d'eau et si l'on rétablissait l'intégrité de la musculature abdominale, l'animal vomissait parfaitement le contenu de la vessie substituée à l'estomac. Il en concluait que ce dernier es passif dans le phénomène du vomissement.

Cette conclusion était trop absolue ; en effet le cardia, et le pylore ont un rôle direct dans le vomissement. Pour qu'il puisse se produire, le premier doit s'ouvrir et le second se fermer.

Tantini fit remarquer que, dans l'expérience de Magendie, pour que le vomissement puisse se produire, après qu'on a enlevé l'estomac, et qu'on l'a remplacé par une vessie, il faut tout d'abord réséquer le cardia. Et dans une observation célèbre, Patry put constater *de visu* la résistance considérable que présente le cardia. Sur un sujet dont le ventre avait été ouvert par un coup de corne de taureau, c'est en vain qu'il essaya de vider l'estomac plein d'aliments, en les refoulant avec ses mains vers le cardia ; malgré l'énergie déployée dans cette manœuvre, rien ne pénétra dans l'œsophage, et il dut donner de l'émétique à son malade pour vider complètement l'estomac. Alors seulement *le cardia s'ouvrit spontanément*. D'autre part, il faut que le pylore se ferme fortement sans quoi le contenu gastrique comprimé s'échapperait par le pylore dans le duodénum. C'est ce qui se passe en réalité comme l'a constaté Schiff autrefois, et comme l'a vu plus récemment M. B.-W. Cannon, à l'aide des rayons de Rœntgen. Avant le vomissement, toute la région prépylorique de l'estomac se contracte fortement et le contenu gastrique se trouve refoulé dans la région supérieure vers le cardia.

Telle est en réalité la part de l'estomac dans le vomissement ; le reste est dû à l'intervention des muscles volontaires comme Arnozan l'a parfaitement indiqué dans sa thèse. Ces muscles interviennent en deux temps : Dans un premier temps, le malade exécute une série d'inspirations forcées, la glotte en général fermée, inspiration qui détermine un abaissement exagéré de la pression dans la poitrine et l'œsophage. Les aliments sont alors aspirés pour ainsi dire, à travers le cardia relâché, et passent de l'estomac dans l'œsophage ; c'est la phase *d'aspiration*, que Patry a pu observer *de visu* sur son malade. Dans un deuxième temps, les aliments ainsi accumulés dans l'œsophage sont repoussés jusqu'à la bouche par un effort violent des muscles de l'abdomen et du thorax — c'est la *phase d'expulsion*.

Ainsi le vomissement est un acte réflexe compliqué, qui met en jeu à la fois des muscles lisses (région prépylorique et cardia), des muscles striés (diaphragme, muscles du thorax et de l'abdomen), et qui exige une succession régulière et coordonnée des mouvements de tous ces muscles. Le centre nerveux qui règle tout ce mécanisme se trouve dans le bulbe, et chaque fois qu'il est mis en jeu, le vomissement se produit.

Ce centre nerveux peut être mis en œuvre par : a) l'influence directe de certaines substances toxiques ; b) une action réflexe d'origine périphérique ; c) une action psychique.

a. *Vomissements dus à l'action de substances toxiques sur le centre bulbaire*. — C'est de cette façon qu'agissent l'apomorphine, l'émétique et un certain nombre de substances toxiques qui prennent spontanément naissance dans l'organisme, au cours de l'urémie par exemple.

b. *Vomissements dus à une action réflexe d'origine périphérique.* — Ainsi se produisent les vomissements consécutifs à l'excitation d'un nerf périphérique ou des canaux semi-circulaires. Tel est le mécanisme du vomissement qui succède à des douleurs gastriques très vives.

c. *Vomissements dus à une excitation d'origine psychique du centre bulbaire du vomissement.* — A l'état normal, on peut les observer à la suite d'une impression vive de dégoût ; surtout chez les névropathes, les hystériques et les neurasthéniques, le vomissement d'origine psychique peut se produire à la simple idée d'une chose répugnante. Nous étudierons les vomissements hystériques dans le chapitre consacré à l'hystérie gastro-intestinale.

Séméiologie générale des vomissements. — Il n'y aurait pas grand intérêt à faire ici l'étude analytique de la séméiologie des diverses variétés de vomissement qu'on peut rencontrer chez les dyspeptiques. Ces vomissements seront étudiés en détail chaque fois que l'occasion s'en présentera et elle se présentera souvent. Une étude particulière sera consacrée plus loin au vomissement de sang, à l'hématémèse. Ici nous nous bornerons à faire une étude générale à larges traits, des grandes variétés cliniques du vomissement chez les dyspeptiques.

Nous passerons successivement en revue les grands groupes suivants :

Vomissement nauséeux ;

Vomissement douloureux ;

Vomissement caractéristique de la stase gastrique ;

Vomissement nerveux ;

Vomissement pituiteux gastrique et œsophagien.

C'est là non une classification, mais la simple énumération de types de vomissement d'un intérêt tout particulier dans l'étude des dyspepsies et des gastropathies.

Vomissements nauséeux. — La nausée est une sensation interne assez difficile à définir ; c'est un état de dépression nerveuse, presque de collapsus, s'accompagnant d'anxiété précordiale et d'envie de vomir. Cette sensation qui semble traduire à la conscience une série de troubles vaso-moteurs, cardiaques, sécrétoires, d'origine bulbaire, apparaît seulement lorsque ces troubles atteignent une intensité suffisante. On le constate facilement en faisant absorber à un sujet des doses progressivement croissantes d'un vomitif quelconque. Lorsque la nausée apparaît, on constate un abaissement considérable de la pression sanguine ; le pouls devient petit, le cœur s'accélère, et ses contractions perdent de leur énergie : il existerait en même temps de légères contractions antipéristaltiques de l'estomac, le cardia restant fermé, comme Patry a pu s'en assurer *de visu* sur son malade. *La nausée est donc le signe des troubles bulbaires qui précèdent parfois le vomissement.*

Quant aux causes qui provoquent ces troubles bulbaires, elles sont nombreuses; il peut s'agir d'une excitation d'ordre psychique (émotion, dégoût), d'une excitation d'origine auriculaire (vertige de la valse, des chevaux de bois, du mal de mer, vertige galvanique), il peut s'agir d'un réflexe d'origine abdominale (coliques hépatiques, néphrétiques, etc.). Mais, dans le plus grand nombre des cas, il s'agit d'une intoxication : c'est au moins la cause la plus habituelle des vomissements nauséeux chez les dyspeptiques.

Le type le plus net des vomissements nauséeux d'origine toxique, c'est l'*indigestion banale*. En général, cet accident survient après l'ingestion de substances altérées, en voie de putréfaction ou d'aliments indigestes qui séjournent longtemps dans l'estomac, y fermentent et donnent naissance à des substances toxiques; ces poisons passent dans l'intestin, y sont résorbés et vont agir sur le bulbe : très souvent, l'intestin se vide en même temps par une ou deux débâcles diarrhéiques. D'autres substances toxiques peuvent produire le même résultat, nous ne citerons à ce point de vue que ceux qu'on absorbe le plus fréquemment. Le tabac, dont la fumée dissoute par la salive est entraînée dans l'estomac, provoque souvent chez les jeunes fumeurs des vomissements nauséeux accompagnés d'un sentiment de défaillance extrême et de sueurs froides très pénibles ; l'alcool et les boissons à essence absorbés en trop grande quantité amènent les mêmes accidents.

Parmi les vomissements nauséeux d'origine alcoolique, il faut ranger le *pituite matutinale des buveurs;* ce vomissement survient le matin à jeun peu après le lever du malade, en général lorsqu'il descend dans la rue, à l'air froid. Avec des efforts nauséeux et des quintes de toux, le buveur arrive à rejeter quelques glaires muqueuses dont les dernières sont souvent teintées par la bile. Cet accident semble d'ordre toxique, le malade ayant besoin de son excitant habituel, pour revenir à son état normal ; si l'on interroge ces malades, on apprend en effet comme l'avait noté Lasègue, que cet état nauséeux qui se prolonge assez longtemps après le réveil ne disparaît que sous l'influence de l'excitation centrale produit par un verre de vin ou d'eau-de-vie.

L'*urémie chronique* détermine assez souvent un état nauséeux permanent et des vomissements nauséeux répétés, quelquefois véritablement incoercibles.

Les *vomissements de la grossesse*, qui deviennent si volontiers incoercibles chez certaines femmes sont souvent aussi des vomissements nauséeux; la nausée l'emporte quelquefois même notablement sur le vomissement.

VOMISSEMENTS DOULOUREUX. — Les vomissements douloureux ont comme caractère de survenir après des crises de douleurs stomacales intenses avec ou sans nausée.

On les observe surtout dans la gastrite aiguë, l'ulcère simple, l'hyperchlorhydrie, les crises gastriques tabétiques.

Gastrite aiguë. — Le type est représenté par la gastrite qui survient après l'ingestion d'un liquide caustique. Les malades sont tourmentés par une soif ardente; mais l'ingestion de la plus petite quantité d'aliment et même de liquide provoque immédiatement une douleur vive et des efforts de vomissement. L'intolérance de l'estomac est absolue.

Dans la gastrite subaiguë, on observe quelquefois des accidents analogues; ils ne se produisent que lorsqu'il existe une hyperesthésie marquée de la muqueuse stomacale.

Ulcère simple. — Dans l'ulcère simple, l'ingestion des aliments provoque quelquefois immédiatement une douleur et des vomissements rapides. On peut admettre alors que l'action des aliments sur la surface de l'ulcère est la cause de la douleur et des vomissements qui lui succèdent. Les douleurs tardives de l'ulcus reconnaissent un autre mécanisme; elles dépendent de l'hyperacidité, souvent de l'hypersécrétion chlorhydrique. Nous établirons ailleurs que la forme grave du syndrome de Reichmann, a le plus souvent pour cause l'existence d'un ulcus au voisinage du pylore. Sous l'influence de la stase et de l'hypersécrétion chlorhydrique, il se produit quelquefois un état de vive irritation, qui aboutit à des crises douloureuses suivies de vomissements.

Des accidents semblables apparaissent aussi, mais plus rarement, au cours du cancer de l'estomac.

Hyperchlorhydrie. — Des douleurs suivies de vomissements se montrent quelquefois chez les hyperchlorhydriques, même en dehors de toute stase permanente. Il en est ainsi, en particulier, chez les névropathes qui présentent un degré marqué d'hyperesthésie de la muqueuse stomacale.

Crises gastriques tabétiques. — La douleur est un des caractères les plus habituels de la crise tabétique; elle précède le plus souvent le vomissement. Toutefois, dans quelques cas exceptionnels — nous en avons observé un récemment — les vomissements précèdent les douleurs.

Lorsque les vomissements succèdent à des crises douloureuses de l'estomac, quelle qu'en soit du reste la nature et la cause, l'évacuation du contenu stomacal est en général suivie d'une accalmie plus ou moins durable.

Vomissements consécutifs a la stase. — Dans les cas de stase permanente, les vomissements surviennent tôt au tard. Il est facile de se rendre compte des causes qui les provoquent dans ces conditions. *a.* Les substances alimentaires accumulées dans l'estomac deviennent le point de départ de fermentations qui donnent naissance à des produits toxiques et ces toxines après leur absorption produisent l'excitation du centre bulbaire du vomissement. *b.* le poids des substances retenues dans la poche stomacale, la tension des gaz, le contact des acides d'origine fermentative, produisent une irritation vive des parois gastriques. *c.* La muqueuse stomacale ainsi excitée d'une façon permanente acquiert une excitabilité exagérée, elle finit quelquefois par réagir à la moindre irritation, et les vomissements se succèdent rapidement.

D'une façon générale, les vomissements de stase ont ce double caractère d'*être rares et très abondants.* On y rencontre souvent des détritus alimentaires reconnaissables ingérés la veille ou même les jours précédents. C'est un phénomène tout à fait caractéristique de la stase permanente.

Les vomissements de stase sont du reste assez notablement différents suivant que le liquide sécrété par l'estomac y prend une part plus ou moins considérable, et, à ce point de vue, on peut opposer les vomissements par sténose pylorique d'origine ulcéreuse et d'origine cancéreuse.

Lorsque la stase est due à *un ulcère simple juxta-pylorique*, il y a le plus souvent hypersécrétion chlorhydrique. Le contenu de l'estomac est très liquide, les détritus alimentaires sont relativement peu abondants, et représentés exclusivement par des débris riches en hydrates de carbone, les éléments azotés ayant été dissous et digérés.

Lorsque le contenu de l'estomac est expulsé par le vomissement ou extrait par la sonde, si on le verse dans un grand verre à pied, il ne tarde pas à se diviser en trois couches superposées : une couche profonde, trouble, renfermant des détritus alimentaires féculents ou amylacés, une couche intermédiaire liquide, pauvre en détritus, transparente, et enfin une couche superficielle mousseuse. La mousse est due aux bulles de gaz produites par la fermentation de la couche profonde qui renferme de nombreux débris alimentaires.

Le contenu de l'estomac ainsi constitué est fortement acide et il renferme le plus souvent une notable quantité d'HCl libre et de peptone. Son odeur est aigrelette.

Lorsque *la cause du rétrécissement pylorique est un cancer*, l'aspect du contenu de l'estomac est sensiblement différent : il est plus épais, moins fluide; les débris alimentaires y figurent en quantité plus considérable. On y trouve de la viande non digérée, des caillots de lait, l'odeur en est rance, nauséabonde. Le liquide, plus ou moins riche en mucus, filtre difficilement. Pas d'acide chlorhydrique libre, mais une richesse très grande en acides organiques, en particulier en acide lactique et en acide butyrique.

Il s'agit là bien entendu de faits caractéristiques de chacune de ces séries; il existe des faits intermédiaires marquant la transition entre l'une et l'autre.

Stase gastrique par rétrécissement du duodénum. — Lorsqu'il existe un rétrécissement du duodénum, il se produit une stase gastrique au même titre qu'à la suite d'une sténose pylorique. Lorsque ce rétrécissement siège en amont de l'ampoule de Vater, il n'est pas possible de le différencier du rétrécissement du pylore; lorsqu'il siège en aval, il se produit un afflux considérable de bile dans l'estomac. Enfin, avec un rétrécissement de la partie terminale du duodénum, on pourrait quelquefois constater un phénomène analogue à celui qui caractérise la déformation biloculaire de l'estomac. On vient de faire un lavage à fond de l'estomac, l'eau ressortait claire, exempte de détritus alimentaires, et tout à coup le malade est pris d'un vomissement dans lequel on trouve des débris alimentaires et une notable proportion de bile.

Vomissement nerveux. — Le terme de vomissement nerveux est par lui-même assez vague. On peut considérer comme nerveux tous les vomissements qui se produisent sous l'influence d'une lésion ou d'une névrose du système nerveux : le vomissement de la méningite, des tumeurs cérébrales, des crises tabétiques aussi bien que les vomissements hystériques.

Nous ne retiendrons ici que les vomissements d'*origine psychique*, on le rencontre surtout chez les neurasthéniques et les hystériques.

Il peut s'agir de vomissements isolés, espacés, ou au contraire en série; quelquefois les vomissements nerveux sont si rapprochés les uns des autres qu'ils méritent véritablement le nom de vomissements incoercibles.

Vomissements nerveux isolés ou espacés. Ils se produisent sous l'influence d'une cause occasionnelle telle qu'une émotion, une idée fixe, une peur, la peur d'être empoisonné par exemple.

Ce vomissement nerveux se distingue souvent par deux caractères principaux : il est *capricieux et électif*. Capricieux, c'est-à-dire qu'il n'apparaît pas toujours dans les mêmes conditions de jeûne ou de digestion. Électif, c'est-à-dire que tel ou tel aliment, tel ou tel liquide sont souvent rejetés alors que les autres sont conservés, et il arrive souvent que les aliments les mieux tolérés sont précisément les plus indigestes.

Les vomissements nerveux espacés ne s'accompagnent pas de nausées. ils n'exigent qu'un effort restreint. Dans bien des cas, ce n'est qu'un accident bénin, désagréable, mais qui n'exerce sur la santé aucune influence néfaste. Ils sont espacés de telle sorte que la quantité d'aliments évacués n'influe pas sur la nutrition.

Vomissements incoercibles. — Il n'en est pas de même avec les vomissements incoercibles qui peuvent prendre une grande gravité et mettre même la vie en danger.

Les vomissements nerveux incoercibles s'observent presque exclusivement chez des hystériques. On en trouvera la description dans le chapitre consacré à l'hystérie gastro-intestinale. Les *vomissements incoercibles de la grossesse* s'en rapprochent beaucoup, tant par leur aspect clinique que par leur étiologie et leur pathogénie, car ils ne s'observent guère que chez des femmes sinon franchement hystériques, tout au moins nettement névropathes.

Des crises plus ou moins prolongées de vomissements incoercibles peuvent aussi se rencontrer chez des personnes atteintes de *ptoses abdominales*. Leur mécanisme est évidemment très analogue à celui des vomissements de la grossesse. Les ptoses abdominales ne suffisent du reste pas à les amener, il faut qu'elles se soient produites sur un terrain névropathique. Souvent les vomissements dus à la ptose sont arrêtés par le séjour prolongé au lit dans la situation horizontale, qui met fin aux tiraillements produits par les organes ptosés sur les filaments nerveux émanés des plexus abdominaux.

Vomissements pituiteux gastriques et oesophagiens. — Le vomissement pituiteux se distingue des autres par l'aspect et la composition du liquide vomi. Ici on ne trouve en effet aucun débris alimentaire, mais un liquide clair, muqueux, alcalin ou rendu acide par la présence d'HCl ou d'acides de fermentation gastrique.

Les anciens auteurs considéraient les vomissements pituiteux comme étant toujours d'origine gastrique, comme résultant toujours d'une hypersécrétion muqueuse due à une gastrite catarrhale aiguë ou chronique.

Il est certain que le mucus existe en excès dans certaines gastropathies. L'histologie a démontré que, dans certaines gastrites chroniques, la muqueuse stomacale subit une dégénérescence muqueuse profonde et étendue. Nul doute qu'elle ne puisse alors donner lieu à une sécrétion riche en mucus.

La conception de la *pituite d'origine gastrique* est donc basée sur l'anatomie pathologique aussi bien que sur la pathologie générale. Toutefois, l'observation clinique démontre facilement que, dans un assez grand nombre de vomissements pituiteux, le liquide vomi vient, non de l'estomac, mais de l'œsophage et qu'il est constitué, non par un produit de sécrétion gastrique, mais par de la salive mélangée à des produits de sécrétion œsophagienne.

Le *vomissement pituiteux œsophagien* se produit de la façon suivante : des dyspeptiques, au cours de la digestion ou quelquefois à jeun, sous l'influence d'une sensation de faim douloureuse ont un flux salivaire exagéré. Bientôt ils éprouvent comme une sensation de plénitude profonde dans la poitrine. Des efforts de vomissements surviennent et ils rendent ainsi environ un demi-verre à un verre à bordeaux d'un liquide filant nullement acide, que l'analyse démontre renfermer une notable proportion de salive.

Les mêmes phénomènes peuvent se reproduire à plusieurs reprises et la quantité totale de liquide pituiteux ainsi expulsé est plus ou moins considérable.

Très souvent, après ce vomissement glaireux, les malades se trouvent momentanément soulagés. D'autres fois, les efforts de vomissements persistent après l'évacuation du contenu de l'œsophage et le contenu de l'estomac se trouve à son tour expulsé. Il arrive même, les efforts persistant toujours, que la bile apparaisse, dans les liquides rendus, ce qui indique le reflux du contenu du duodénum dans l'estomac.

Il est facile de se représenter le mécanisme du vomissement pituiteux œsophagien. Sous l'influence d'une irritation de l'estomac par des aliments ou des acides, ou encore sous l'action d'une cause psychique, la salive est sécrétée en excès, elle s'accumule dans l'œsophage en vertu d'un spasme du cardia. La réplétion de l'œsophage provoque une sensation de douleur et de plénitude pénible, et le vomissement survient.

Beaucoup des vomissements pituiteux considérés autrefois comme d'origine stomacale, sont donc en réalité d'origine salivaire et œsophagienne.

Existe-t-il des vomissements *purement pituiteux* d'origine stomacale ? Que du mucus sécrété par l'estomac se mêle souvent aux substances alimentaires dans les vomissements, cela ne peut paraître douteux ; mais on peut se demander s'il existe des vomissements pituiteux formés exclusivement ou presque exclusivement par un liquide muqueux de sécrétion stomacale. Il est vraisemblable que la salive et les produits de sécrétion pharyngo-œsophagienne entrent toujours pour une part plus ou moins considérable dans les glaires rejetées par le vomissement, On acquiert une idée de l'abondance et de la viscosité des sécrétions bucco-œsophagiennes lorsqu'on pratique le tubage de l'estomac.

Lorsque le volume des liquides pituiteux vomis dépasse sensiblement la quantité indiquée pour chacun des vomissements œsophagiens, on peut considérer comme certain qu'ils étaient accumulés dans l'estomac. Dans quelle mesure l'estomac avait-il participé à leur production ? Il est à peu près impossible de répondre à cette question. Frerichs a depuis longtemps considéré comme de la salive accumulée pendant la nuit dans l'estomac la pituite matutinale des buveurs. N'est-elle pas souvent représentée par un vomissement œsophagien autant et plus que par un vomissement stomacal ?

A côté du vomissement pituiteux œsophagien des dyspeptiques il faut ranger la *pituite hémorrhagique* des hystériques qui sera décrite plus loin.

CHAPITRE V

VICIATIONS DE LA SENSIBILITÉ STOMACALE

Les sensations pathologiques d'origine gastrique, que l'on peut observer au cours des états dyspeptiques ou des affections organiques de l'estomac, se rangent en deux groupes différents. C'est parfois la *sensibilité spéciale* de ce viscère qui est seul altérée; la faim ou le sentiment de satiété, au lieu de présenter leurs caractères normaux, peuvent s'exagérer, se pervertir, disparaître. D'autres fois, au contraire, il s'agit de troubles de la sensibilité générale se traduisant par le retentissement douloureux d'excitations thermiques, mécaniques, ou chimiques, excitations qui à l'état normal sont presque toujours inconscientes. C'est là une division naturelle qui s'impose d'elle-même et que nous suivrons dans cette étude.

VARIATIONS DE LA SENSIBILITÉ SPÉCIALE DE L'ESTOMAC. — La faim est une sensation complexe, d'origine organique, rapportée à l'estomac; elle traduit à la conscience le besoin des tissus qui réclament des matériaux pour vivre, mais il s'y ajoute un élément gastrique : on peut nourrir un individu par le rectum suffisamment pour qu'il ne perde pas de poids, il conservera une sensation de faim tant qu'on n'aura pas anesthésié son estomac avec de la cocaïne. Quoiqu'il en soit d'ailleurs de l'origine même de cette sensation, la faim se traduit à la conscience par une impression pénible rapportée à l'estomac et par un vif désir des aliments. Cette excitation psychique a dans l'acte digestif une importance considérable, car, d'après les recherches déjà anciennes de Blondlot confirmées par les travaux récents de Pawlow, *l'appétit* est le meilleur excitant de la sécrétion gastrique. C'est lui qui fait fonctionner les glandes avant le repas et la digestion ne s'accomplit normalement qu'autant qu'il existe une certaine quantité de suc gastrique dans l'estomac avant l'arrivée des aliments.

La faim peut être modifiée de trois façons différentes : elle est *exagérée*, *pervertie*, ou bien *supprimée*.

Faim exagérée. — La faim exagérée s'observe chez les gens qui ont besoin de réparer considérablement leur organisme, chez les convalescents, les diabétiques, les malades qui ont une sténose de l'œsophage. Mais ce qui nous intéresse ici c'est la faim exagérée au cours des états gastriques; on constate le plus souvent ce symptôme chez les hyperchlorhydriques; cette faim intense apparaît périodiquement plus ou moins tôt avant le repas, lorsque l'estomac est vide d'aliments. Parfois, lorsque la muqueuse est très sensible et la sécrétion riche en HCl, si les aliments ne sont pas ingérés aussitôt, la faim devient extrêmement vive et finit même par devenir *douloureuse*. L'exagération de la faim a été constatée dans quelques rares cas de cancer de l'estomac : Hanot en a rapporté un bel exemple. Peut-être s'agissait-il de cancer succédant à un ulcère? Peut-être malgré le cancer y aurait-il hyperchlorhydrie?

Faim pervertie. — Nous ne voulons pas parler ici des bizarreries de l'*appétit* qui portent le nom de pica (désir d'aliments acides ou épicés), et de malacia (désir de manger des substances non alimentaires comme du sable, de la terre), mais bien d'une véritable perversion de la sensation même de la faim.

On peut admettre les variétés suivantes : la faim douloureuse, la faim nauséeuse, la faim angoissante.

La *faim douloureuse* est d'observation assez fréquente chez les dyspeptiques et les nerveux. Chez les dyspeptiques, on l'observe surtout, nous venons de le dire, chez les hyperchlorhydriques où elle paraît causée par la sécrétion dans l'estomac vide d'un suc gastrique riche en HCl. Elle se calme sous l'influence de l'ingestion d'une certaine quantité d'aliments solides ou liquides, ou encore d'une certaine quantité de poudre alcaline.

Chez les nerveux, elle se produit souvent sous l'aspect de crampes douloureuses qui cessent quelquefois rapidement après l'ingestion d'une très petite quantité d'aliments.

La faim douloureuse chez les névropathes surtout s'accompagne souvent de salivation exagérée, et quelquefois de vomissements pituiteux œsophagiens.

Dans la *faim nauséeuse*, la nausée peut accompagner la sensation de la faim ou se substituer complètement à elle. Dans ce dernier cas, il arrive que les malades méconnaissent complètement les sensations qu'ils éprouvent. Ils n'osent manger, et cependant l'ingestion d'aliments est le véritable remède à leur malaise. La faim nauséeuse est d'observation assez fréquente chez les jeunes femmes nerveuses, elle se montre surtout dans l'après-midi, vers cinq heures, mais elle apparaît quelquefois aussi le matin.

Elle peut s'accompagner comme la faim douloureuse de vomissements pituiteux.

Chez les hystériques, cette sensation pervertie nous paraît pouvoir être le point de départ d'accidents d'anorexie et de vomissements répétés, et même de vomissements incoercibles.

Ce qui caractérise le mieux la faim nauséeuse, c'est qu'elle n'apparaît pas si les personnes qui en sont atteintes s'alimentent mieux et prennent la précaution de manger quelque temps avant l'heure à laquelle les crises qui surviennent souvent à des heures assez exactement déterminées, doivent se reproduire.

La *faim anxieuse* confondue sous la dénomination commune de *boulimie* avec l'exagération vraie de la faim est en réalité une véritable phobie, qu'on trouve, comme les autres phobies chez des névropathes et surtout chez des dégénérés héréditaires.

Les malades éprouvent à l'idée qu'ils ne pourraient immédiatement manger dès que le désir leur en vient, une sensation d'angoisse plus ou moins marquée, quelquefois extrêmement vive, analogue à celle qu'éprouve un agoraphobique qui se hasarde à traverser une grande place. Aussi portent-ils très souvent avec eux une certaine quantité d'aliments ; quelques-uns ne peuvent s'endormir qu'après avoir fait disposer des aliments à proximité de leur lit.

La sensation éprouvée est avant tout angoissante ; quelquefois elle amène la défaillance, des sueurs froides, parfois de l'excitation. Un de nos malades avait au moment de la crise une impulsion presque irrésistibles à mordre les personnes avoisinantes. Un autre eût tout bousculé dans la boutique du boulanger si on ne lui eût pas immédiatement livré le petit pain convoité. Un troisième dont la sœur est atteinte de claustrophobie, qui a eu autrefois la manie des nombres, mange sans discontinuer de huit heures du matin à deux heures de l'après-midi. sous peine d'éprouver un malaise des plus pénibles, une angoisse inexprimable, de la défaillance, des sueurs froides.

Très souvent, chez ces malades, il n'y a pas augmentation de l'appétit réel ; ils ne mangent pas plus que d'autres, ce qui montre bien que leur faim est plus anxieuse que réellement exagérée, et que cette angoisse dérive d'un élément psychique.

Anorexie. — On désigne sous le nom d'anorexie la suppression du sentiment de la faim.

Ce symptôme est, d'une façon générale très facile à reconnaître. Il faut pourtant savoir que certains malades restreignent leur alimentation dans la crainte des malaises ou des douleurs qu'ils éprouvent pendant la digestion. Il est bon d'établir nettement cette distinction capitale dans l'espèce.

Chez ces derniers, la sensation de la faim s'atrophie ou se pervertit. Elle peut, par exemple, devenir nauséeuse. Elle ne reparaît que lorsque ces malades s'alimentent davantage et reprennent des forces.

Pour eux, il est juste de dire que la faim revient en mangeant.

Comme la faim exagérée, l'anorexie véritable présente deux variétés bien différentes, suivant qu'elle est liée à un état gastrique ou à un trouble mental. Les malades atteints de cancer de l'estomac souffrent souvent en effet d'une anorexie absolue ; ce n'est pas seulement la viande qui leur inspire un dégoût insurmontable, mais tous les aliments en général. Un des caractères de cette anorexie, c'est que les malades s'inquiètent de leur état ; en voyant les progrès de la cachexie et la difficulté qu'ils ont à s'alimenter, ils prennent peur et viennent souvent consulter pour ce symptôme même. L'usage habituel et prolongé du tabac semble pouvoir provoquer aussi une anorexie assez marquée. Goncourt note dans ses mémoires que, lorsqu'il supprima la cigarette dont il abusait depuis vingt ans, sur les conseils de son médecin, il vit tout à coup reparaître une sensation qu'il avait complètement oubliée, l'appétit. Toutefois il faut noter que si le tabac fait disparaître le sentiment de la faim, il n'amène jamais une anorexie suffisante pour que les aliments provoquent du dégoût ; le sujet n'a pas d'appétit, mais il mange néanmoins d'une façon normale.

L'*anorexie d'origine psychique*, que l'on observe chez les hystériques, présente aussi ces deux mêmes degrés ; dans la forme légère ce n'est qu'une simple disparition de l'appétit, mais le malade s'alimente par habitude, par raison ou par contrainte.

Dans la forme grave, le malade refuse toute alimentation : il est impossible de lui faire ingérer la moindre parcelle de nourriture, que l'on use de prières ou de menaces. Cela ne va pas sans un amaigrissement rapide, mais le malade ne s'en inquiète nullement et il faut un traitement de force, en général la suggestion associée à l'isolement, pour la sortir de l'idée fixe qui entretient l'anorexie [1].

Disparition du sentiment de la satiété. — Quant au sentiment de satiété qui arrive naturellement après le repas, et qui paraît dû à la distension des tuniques musculaires, il peut disparaître chez certains malades. Ce symptôme que les auteurs allemands ont désigné sous le nom d'*acorie*, s'observe chez certains neurasthéniques ou hystériques. Il est d'ailleurs rare et sans valeur séméiologique déterminée. Nous l'avons rencontré quelquefois.

II. — Viciations de la sensibilité générale de l'estomac

Nous arrivons maintenant au second chapitre de notre étude : aux altérations de la sensibilité générale de l'estomac. A l'état normal, la

[1] Voir plus loin, le chapitre consacré à l'étude de l'*Hystérie gastrique*.

sensibilité gastrique est très obtuse; la muqueuse, il est vrai sent assez bien les différences de température, on peut s'en assurer en faisant arriver par la sonde des liquides froids, tièdes ou chauds dans l'estomac. Mais ni les excitations physiques, c'est-à-dire le contact d'aliments plus ou moins bien mastiqués, ni les excitations chimiques, c'est-à-dire l'acidité ou l'alcalinité du liquide qui a pu être dégluti, sans léser la muqueuse buccale, ne produisent de sensation consciente. Seule la distension des tuniques musculeuses de l'estomac se traduit par un sentiment de gêne et de gonflement douloureux dès que la pression atteint le volume d'une colonne d'eau de 20 à 30 centimètres.

A l'état pathologique, tout cela va changer, et. non seulement lorsqu'il y a des altérations organiques de l'estomac, comme le cancer ou l'ulcère, mais déjà même dans les états dyspeptiques. Alors la plupart des excitations sont senties, et senties douloureusement. L'hyperesthésie de l'estomac tient une place très importante dans la genèse des manifestations subjectives de la dyspepsie; sans elle, la plupart des viciations de la digestion stomacale resteraient latentes; à cause d'elle les phénomènes normaux sont quelque fois douloureusement perçus.

Voyons donc quelles sont les causes qui peuvent ainsi modifier la sensibilité gastrique : d'une façon générale on peut dire qu'elles appartiennent à deux catégories fort différentes. Les unes en effet, portent directement leur action sur la muqueuse gastrique et irritent les terminaisons nerveuses périphériques, les autres atteignent surtout le système nerveux central, cérébro-spinal ou ganglionnaire.

La plupart des *lésions inflammatoires de la muqueuse gastrique* augmentent notablement sa sensibilité. Cette hyperesthésie s'observe dans les gastrites aiguës consécutives à l'ingestion de liquides corrosifs, dans le plus grand nombre des gastrites chroniques consécutives à l'absorption quotidienne et prolongée de substances irritantes (alcool, épices). Dans les ulcérations de l'estomac, dans le cancer, suivant les cas, l'hyperesthésie est plus ou moins marquée, et la douleur survient à la suite de la moindre excitation mécanique, physique ou chimique, ou bien seulement après des excitations intenses et répétées.

D'autre part, bon nombre d'altérations du système nerveux central agissent aussi sur l'estomac et en amènent l'hyperesthésie. Nous ne parlons pas seulement des lésions organiques du système nerveux comme le tabes; mais de simples modifications fonctionnelles du système nerveux central peuvent provoquer un résultat analogue. C'est là un fait d'expérience banal : dans la gastroxynsis de Rossbach, par exemple, on voit à la suite de surmenage intellectuel des douleurs gastriques violentes apparaître, et, chez les femmes nerveuses, chez les neurasthéniques, une émotion violente, une fatigue, un état de chagrin ou de souci permanent suffisent pour provoquer et maintenir une sensibilité extrême de la muqueuse gastrique.

L'étude des malades nous apprend que, le plus souvent, ces deux ordres de causes de douleurs gastriques s'associent sur le même individu ; d'une façon courante, les causes d'ordre psychique viennent s'ajouter aux lésions de la muqueuse, et exagérer périodiquement une hyperesthésie créée d'abord par un état organique de la muqueuse. Dans les gastrites, dans le cancer, dans l'ulcère, en effet, il suffit d'une émotion, d'une colère, d'une fatigue, des règles chez la femme, pour voir tous les symptômes douloureux s'accentuer pour un temps plus ou moins long.

Les douleurs gastriques se présentent sous deux ou trois modalités presque toujours les mêmes. A un degré léger, c'est une sensation de gonflement ou de pesanteur apparaissant après les repas et durant, un quart d'heure, une demi-heure, une heure. Parfois cette sensation pénible coïncide avec un ballonnement du ventre surtout marqué dans la région gastrique. Ce qui gêne alors le plus ces malades, c'est une dyspnée parfois très marquée, ou un sentiment de lassitude, et quelquefois l'envie de dormir.

Dans le cas que nous venons de citer il ne s'agit pas de douleur véritable. Lorsque la douleur apparaît, le malade la traduit par des images caractéristiques qui permettent de reconnaître plusieurs variétés. C'est d'abord la sensation de *brûlure*. Elle s'observe sur les muqueuses extrêmement sensibles au simple contact des aliments, mais surtout après l'ingestion de vin ou d'alcool. Chez les hyperchlorhydriques, la haute teneur du suc gastrique en HCl libre suffit à la provoquer ; on la voit alors apparaître à la fin de la digestion lorsqu'il n'y a plus d'albuminoïde pour saturer l'acide sécrété. Les acides de fermentation, dans le cas de stase, peuvent aussi le provoquer. Dans la même variété on peut citer la sensation de *plaie à vif* dont se plaignent certains malades et aussi les sensations de *piqûre*, ou de *coups de couteaux* dans la région gastrique.

La sensation de *crampe* est d'un ordre tout différent ; en effet, cette douleur paraît être d'origine musculaire : elle semble traduire la contraction violente de la région prépylorique contre un pylore contracturé ou sténosé. On peut s'en rendre compte chez les individus qui présentent du péristaltisme visible : la crampe apparaît avec la contraction gastrique et finit avec elle. C'est un phénomène douloureux analogue aux coliques intestinales ou utérines.

Il est intéressant de préciser *le siège* de ces douleurs gastriques. Le plus souvent, pour ne pas dire toujours, la douleur gastrique est maxima en un point que le malade indique du bout du doigt et qui est situé à la région épigastrique, sur le milieu de la ligne xyphoombilicale, un peu à droite de cette ligne. La compression à ce niveau est pénible, même dans les moments où le malade ne souffre pas, et l'est davantage encore pendant les paroxysmes douloureux. A quoi correspond exactement ce point épigastrique? Ce n'est sûrement pas au pylore qui est mobile, et qui se déplace à droite et à gauche suivant un arc de cercle de 7 centimètres de rayon selon que l'estomac est vide ou qu'il contient des aliments. Ce n'est pas non plus au bord inférieur du foie, qui est mobile pendant la respiration, et qui, à la fin de l'expiration, descend souvent au-dessous de ce niveau.

En réalité, comme l'un de mes élèves M. J.-Ch. Roux, l'a constaté à l'autopsie de dyspeptiques divers, le point épigastrique où le malade souffrait de son vivant correspond au plexus solaire, et, plus exactement, aux tractus nerveux et aux nombreux petits ganglions qui passent au devant de l'aorte et aux filets nerveux qui suivent le tronc cœliaque. Le point dorsal, qui, dans l'ulcère, correspond exactement au point épigastrique, peut être dû quelquefois à une excitation plus violente du plexus solaire, car, par une compression assez énergique à l'épigastre, on peut facilement faire apparaître chez la plupart des dyspeptiques le point douloureux dorsal et la sensation de transfixion.

Les douleurs gastriques ne sont pas uniquement localisées en ce point : souvent elles s'étendent plus loin à gauche vers la région gastrique, et dans la gastrite alcoolique la compression provoque de la douleur non seulement à la région épigastrique, mais sur toute la grande courbure : le même phénomène s'observe aussi chez quelques hystériques.

Au reste les douleurs gastriques ont les irradiations les plus variables et les plus étendues : elles peuvent se faire sentir jusque dans le dos, nous l'avons vu tout à l'heure ; elles peuvent irradier dans les espaces intercostaux et amener des névralgies, parfois bilatérales ; quelquefois elles retentissent jusqu'à la région cervicale.

Enfin l'excitation douloureuse de l'estomac se traduit suivant les cas par une série de symptômes secondaires des plus curieux. Tout d'abord par un réflexe inhibitoire sur l'intestin, elle provoque presque toujours de la constipation : c'est un fait d'observation courante que les dyspeptiques qui souffrent sont en général constipés, et, pour ramener leurs matières à l'état normal le meilleur moyen est encore de calmer leurs douleurs. C'est ainsi que s'explique le fait paradoxal que la craie ou le sous-nitrate de bismuth à haute dose, lorsqu'ils calment la douleur gastrique, amènent des selles plus faciles et font disparaître la constipation. Il en est quelquefois de même de l'opium et de la morphine, ce qui est encore plus caractéristique.

La douleur gastrique peut aussi provoquer des réflexes dans le domaine de l'appareil respiratoire : elle provoque parfois des accès de dyspnée, apparaissant soit après le repas, soit brusquement la nuit comme de véritables accès d'asthme. Ces faits, notés d'abord par Henoch chez l'enfant, ont été observés récemment chez l'adulte par Boas.

Nous rappellerons aussi que la douleur gastrique peut, comme l'a montré Potain, par excitation réflexe du pneumogastrique, amener de l'asthénie cardiaque et une dilatation du cœur droit, constatée à l'examen radiographique. En même temps, par suite de la contraction simultanée des petits vaisseaux pulmonaires et de l'augmentation de la tension dans le ventricule droit, l'orifice auriculo-ventriculaire peut être forcé, l'asystolie s'installer et ne céder qu'à un traitement approprié des troubles gastriques.

Ces données générales sur la douleur gastrique étant établies, il nous reste à pénétrer plus avant dans l'étude de ce symptôme et à décrire ses modifications suivant les divers états gastriques où on la note communément.

Hyperchlorhydrie. — L'hyperchlorhydrie, c'est-à-dire la teneur élevée du suc gastrique en HCl ne suffit pas à provoquer de la douleur; chez beaucoup de personnes, la sécrétion de l'acide chlorhydrique est très exagérée, mais aucun symptôme subjectif ne vient le révéler. Ici comme partout, la condition première de la douleur c'est l'hyperesthésie de la muqueuse, d'origine périphérique ou d'origine centrale. Sur cette muqueuse trop sensible, le simple contact du suc gastrique riche en HCl est douloureux; par suite, la douleur va apparaître chaque fois que les glandes sécréteront beaucoup de suc gastrique : en un mot, dans la dyspepsie hyperchlorhydrique, la douleur suit les variations de la teneur du suc gastrique en HCl, la sécrétion gastrique règle l'*horaire de la douleur*. Le matin à jeun, lorsqu'il n'y a pas de sécrétion, le malade ne souffre pas; la douleur apparaît plus ou moins tôt après le repas, mais atteint toujours son maxima trois ou quatre heures après l'ingestion des aliments, lorsque l'HCl libre est en abondance dans l'estomac. Son intensité dépend en partie de la richesse de la sécrétion en HCl *mais surtout du degré d'hyperesthésie de la muqueuse*, et elle augmente de temps à autre chaque fois que la sensibilité gastrique devient plus vive sous l'influence d'un excès d'alimentation, d'une émotion, ou d'un chagrin.

Dyspepsie sensitivo-motrice. — Dans les faits que nous rangeons sous cette dénomination, le facteur le plus important de la dyspepsie n'est plus la viciation de la sécrétion stomacale, mais une exagération de la sensibilité de la muqueuse gastrique liée souvent à une viciation dans la motilité de l'estomac avec retard dans l'évacuation de son contenu. Les sensations anormales éprouvées sont des sensations de gêne, de pesanteur, de gonflement, et souvent aussi des sensations de lourdeur de tête, de malaise général, de gêne de la respiration.

Les malades de cette catégorie sont très souvent des nerveux chez lesquels on relève des stigmates de neurasthénie ou d'hystérie, des signes de neuro-arthritisme.

Nous n'avons pas à y insister davantage ici, la dyspepsie sensitivo-motrice devant être plus loin l'objet d'un chapitre particulier.

Crises gastriques. — Sous le nom de crises gastriques, on désigne des douleurs gastriques très violentes, mais passagères et intermittentes ; c'est le type le plus net de l'hyperesthésie de la muqueuse liée à un trouble nerveux ; on les observe en effet soit dans les maladies organiques du système nerveux (tabès, paralysie générale) soit dans les troubles nerveux fonctionnels (surmenage intellectuel, irritation des nerfs de l'intestin par les tiraillements d'un rein mobile).

Pendant toute la crise, le moindre contact sur la région gastrique est très douloureux ; toute ingestion d'aliment ou de liquide provoque à brève échéance un vomissement, et la douleur gastrique, continuelle, s'exaspérant par moments, persiste ainsi pendant plus ou moins longtemps. Puis au bout de quelques jours, tout se calme, et la crise finit brusquement, comme elle était venue.

Ulcère simple de l'estomac. — Dans l'ulcère de l'estomac la douleur présente à peu près les caractères de la douleur dans l'hyperchlorhydrie et cela n'a rien d'étonnant puisque l'on sait aujourd'hui que presque tous, sinon tous les ulcéreux sont des hyperchlorhydriques. Le symptôme propre à l'ulcère, c'est la douleur immédiate et intense qui suit l'ingestion des aliments, surtout des aliments irritants : l'alcool et le vin ont à cet égard une action des plus marquées. Quand le malade ne s'alimente pas, en général, il souffre peu ou même pas du tout : une douleur persistante indique une complication, une inflammation péritonéale limitée par exemple, comme il en existe souvent autour de l'ulcère.

Cancer. — Dans le cancer de l'estomac, la douleur est beaucoup moins vive en général ; il n'y a là rien d'absolu, et parfois on rencontre des cancéreux qui souffrent atrocement, mais c'est l'exception ; la douleur est le plus souvent sourde, continue, et localisée au niveau même du cancer ; elle paraît due à l'irritation des terminaisons nerveuses comprises dans la tumeur.

Sténose pylorique. — La sténose du pylore, en dehors des symptômes dus à l'affection même qui a provoqué le rétrécissement (cancer ou ulcère le plus souvent) se traduit souvent par des douleurs qui lui sont propres : ce sont souvent des sensations de crampes, qui reviennent de temps à autre, et qui peuvent coïncider avec des mouvements péristaltiques visibles. De temps à autre survient une crise, le ventre se ballonne, le clapotage s'entend jusqu'au voisinage du pubis, le malade étouffe et éprouve dans la région gastrique des douleurs très violentes. Cet état se prolonge pendant deux, trois, quatre heures, et se termine par un vomissement abondant de matières alimentaires nageant dans un liquide d'hypersécrétion. Le malade ne tarde pas à savoir que la crise douloureuse ne finit que lorsque l'estomac est évacué, et il prend l'habitude de provoquer lui-même le vomissement.

La *sténose spasmodique du pylore* jouerait un rôle important dans la douleur tardive des ulcéreux et des hyperchlorhydriques. On la voit en effet disparaître après la gastro-entérostomie alors que la stase du liquide hyperacide persiste encore (Terrier, Hartmann, Soupault).

Adhérences gastriques. — Enfin les adhérences gastriques, qui sont une des complications les plus fréquentes de l'ulcère, n'ont par elles-mêmes qu'une symptomatologie très fruste. Les signes que l'on a donné, sensation de tiraillement d'autant plus nette que le malade a absorbé d'avantage d'aliments, douleur variable suivant la situation du patient, sont des signes tout théoriques et qui, dans la réalité, ne permettent jamais un diagnostic ferme.

CHAPITRE VI

ABSORPTION STOMACALE

A propos de la physiologie normale de l'estomac, nous avons exposé assez longuement les notions acquises sur l'absorption par la muqueuse stomacale. On a cherché à utiliser les variations de l'absorption de certaines substances pour le diagnostic différentiel des gastropathies. Penzoldt et Faber faisaient ingérer des capsules de gélatine renfermant de l'iodure de potassium ; toutes les deux ou trois minutes ils recherchaient si ce sel passait dans la salive. Ils ont cru trouver dans la rapidité plus ou moins grande de l'apparition de l'iodure des indications sur l'état anatomique de la muqueuse stomacale.

Ces recherches ont été reprises tout récemment d'une façon plus précise par von Mering qui se servait du procédé de Jaworski perfectionné par lui. Cet auteur est arrivé à cette conclusion que les variations de l'absorption des substances salines introduites dans l'estomac n'ont aucune valeur séméiologique ; nous n'avons donc pas à nous y arrêter davantage.

CHAPITRE VII

EXAMEN SÉMÉIOLOGIQUE DES MATIÈRES FÉCALES

L'usage de la sonde, la mise en œuvre du repas d'épreuve permettent d'acquérir des données importantes sur le fonctionnement de l'estomac à l'état de maladie. Il serait très utile de pouvoir pratiquer de la même façon l'examen du contenu de l'intestin; cela n'est possible que dans des cas fort rares de fistule intestinale. En dehors de ces faits exceptionnels, si instructifs, le médecin en est réduit à l'étude séméiologique des fèces. Il peut bien en provoquer l'évacuation en faisant le lavage du gros intestin, mais que cette évacuation soit spontanée ou provoquée, son examen ne peut porter que sur les substances intestinales telles qu'elles se trouvent dans le gros intestin. Or lorsqu'elles y parviennent, le travail digestif est terminé, l'absorption en a enlevé la plus grande partie des matériaux nutritifs et il ne reste plus guère que les résidus inutilisables de la digestion gastro-intestinale.

De là une difficulté très grande d'interprétation, et une grande incertitude dans nos connaissances. L'examen des matières fécales est répugnant et trop souvent négligé. Cependant il peut fournir des renseignements importants sur la digestion gastro-intestinale et sur l'état anatomique de l'intestin. Nous allons exposer ce que l'on sait actuellement d'important sur la séméiologie des matières fécales grâce aux travaux et aux publications de Nothnagel, de Fr. Miller, de Schmidt, de Boas, et de quelques autres auteurs.

I. — Aspect extérieur des matières fécales

Consistance. — Elle varie dans une mesure assez étendue, d'après la nature de l'alimentation. Avec une alimentation riche en viande, pauvre en substances végétales, les matières sont plus consistantes et moins volumineuses; plus molles au contraire et plus abondantes lorsque l'alimentation est surtout végétale. Les fèces d'un paysan grand mangeur de légumes et de pain et d'un citadin grand mangeur de viande sont très différentes les unes des autres bien que tous deux soient bien portants. Tantôt ce sont des cylindres moulés, sans être durs, tantôt une masse pâteuse assez consistante. Assez souvent la première partie de la selle est moulée, la seconde pâteuse.

Dans la constipation, les matières deviennent sèches, dures : elles sont plus ou moins molles et même liquides dans la diarrhée. Dans le premier cas, il y a diminution, dans le second augmentation de la quantité d'eau éliminée par le rectum. Ces deux états opposés seront du reste étudiés plus loin dans des chapitres particuliers.

Couleur. — La couleur des fèces à l'état normal présente aussi des variations assez accentuées.

La coloration fondamentale des matières fécales est due à l'*hydrobilirubine*, qui dérive de la biliverdine par hydratation. Il est à retenir qu'à l'état normal les matières fécales ne donnent pas la réaction de Gmelin. Cette réaction ne se produit que dans les cas pathologiques où la bile se trouve évacuée sans avoir subi dans le gros intestin les modifications qu'elle y subit normalement.

L'alimentation carnée, l'usage du vin rouge tendent à donner aux fèces une coloration plus foncée, brunâtre. Elles sont moins colorées avec une alimentation dans laquelle prédominent les végétaux ; moins foncée encore sous l'influence du régime lacté absolu. Elles peuvent prendre une *teinte verte*, lorsqu'elles contiennent une forte proportion de cellules végétales riches en chlorophylle.

Selles blanches. — Les selles se décolorent et deviennent blanches lorsque l'accès de la bile dans l'intestin se trouve momentanément interrompu. Cette décoloration est un des signes classiques de l'oblitération des voies biliaires. Si la coloration ictérique de la peau et des muqueuses fait défaut, on trouve tout au moins des pigments biliaires dans l'urine.

Dans quelques cas assez rares, il est vrai, les matières fécales se décolorent sans qu'il y ait passage des pigments biliaires dans l'urine, ni coloration ictérique des téguments. Les fèces restent ainsi décolorées pendant plusieurs jours sans que la personne chez laquelle on observe ce phénomène éprouve aucun trouble particulier dans sa santé.

Il semble qu'on puisse diviser en deux catégories les faits de ce genre suivant qu'il y a ou non excès de graisse dans les selles.

Bunge et Fleischer ont vu qu'en traitant les fèces par l'éther de façon à les dégraisser, on peut quelquefois leur faire reprendre une coloration brune.

Dans plusieurs cas du reste, on a pu démontrer la présence de l'hydrobiline dans les matières.

Nothnagel fait remarquer qu'il ne s'agit pas toujours de selles graisseuses. Il y aurait ou bien absence des transformations par lesquelles

les pigments biliaires donnent lieu à la matière colorante des fèces ou bien transformation en un pigment blanc la *leucourobiline* de Nencki. Cette décoloration des selles est habituellement passagère; dans un cas de Boas, elle a duré quinze jours. On l'a rencontrée dans les conditions très différentes non seulement chez des personnes bien portantes en apparence, mais aussi dans une série d'affections bénignes ou graves de l'appareil digestif. Nothnagel l'a vue dans le simple catarrhe intestinal des enfants ou des adultes, dans la leucémie, le carcinome de l'estomac ou de l'intestin, von Jaksch dans l'entérite tuberculeuse, la chlorose, la néphrite chronique, la scarlatine; d'autres auteurs dans la péritonite tuberculeuse, et des affections cachectiques de divers ordres.

En somme il s'agit d'un phénomène dont la valeur séméiologique et la pathogénie ne sont pas encore clairement déterminées.

Selles noires. — Les fèces peuvent prendre une coloration noire dans des conditions différentes ; sous l'influence de certains médicaments, les sels de fer, les sels de bismuth, sous l'influence de la présence d'une quantité plus ou moins considérable de sang digéré (Melæna).

La coloration noire des selles après ingestion de sels de fer serait due, non à la production de sulfure de fer, comme on l'a dit depuis longtemps, mais d'après Quincke, à la formation d'un oxydule de fer; il en serait de même des sels de bismuth. (Quincke, Boas.)

Le mélæna sera étudié plus loin dans un chapitre spécial.

Colorations diverses des selles par les médicaments. — Le calomel colore assez souvent les selles en vert, ce qui d'après Hoppe-Seyler et Wassilieff serait dû à ce que le calomel empêche la transformation de la bilirubine en hydrobilirubine.

Le séné, la santonine, la rhubarbe, la gomme-gutte peuvent donner aux selles une coloration plus ou moins jaune.

Mucus. — D'après Nothnagel, on ne devrait jamais à l'œil nu apercevoir de mucus dans les selles. Toutes les fois que le mucus serait appréciable sans le secours du microscope, il y aurait là un phénomène anormal indice d'une lésion inflammatoire de l'intestin. Boas trouve cette opinion exagérée, et il se refuse à considérer comme pathologique la présence d'un vernis de mucus à la surface des cylindres fécaux, ou d'un peu de ciment muqueux entre les masses agglomérées qui composent un semblable cylindre. Il fait remarquer que, lorsqu'on donne une purgation un peu énergique, on détermine l'évacuation d'une quantité assez considérable de mucus; il se refuse à y voir un signe de lésion catarrhale de l'intestin.

La sécrétion muqueuse est certainement en effet, un moyen de défense de la muqueuse intestinale contre un certain nombre d'irritations excessives. L'hypersécrétion du mucus en présence de ces irritations est un phénomène physiologique, en somme. Ce qui est pathologique, c'est que les causes d'excitation ayant disparu, l'hypersécrétion muqueuse persiste encore.

Ces réserves faites, l'opinion de Nothnagel est parfaitement exacte, et l'on peut considérer la présence d'une quantité un peu notable de mucus dans les selles comme l'indice d'un état morbide de la muqueuse intestinale. Nothnagel a beaucoup étudié la valeur séméiologique des selles muqueuses.

Le mucus dans les fèces se présente, d'après lui sous quatre aspects différents :

a. Sous la forme de mucus pur, non mélangé aux matières, plus ou moins épais, transparent. Sa présence sous cette forme indique une lésion de la partie inférieure du gros intestin, du rectum ou de l'S iliaque. On ne pourrait pas toutefois renverser les termes du problème et dire que l'absence de mucus indique l'intégrité de la partie inférieure du gros intestin.

b. Sous la forme de concrétions, de grumeaux, de membranes plus ou moins allongées, c'est la caractéristique de la colite muco-membraneuse que nous étudierons plus loin dans un chapitre spécial.

c. Sous la forme d'un mucus gommeux collant, d'un brun jaunâtre entièrement mélangé aux selles diarrhéiques en purée claire.

d. Sous la forme de petits grumeaux nageant dans des selles tout à fait liquides.

Avant les travaux de Virchow sur ce point on considérait comme un signe d'ulcération de la muqueuse intestinale la présence dans les selles de masses transparentes, formées par l'agglomération de corpuscules arrondis ; ces masses rappellent par leur aspect les grains de sagou cuit ou le frai de grenouille. D'après Virchow, il ne s'agissait pas là de grumeaux de mucus comme on le croyait, mais de corpuscules amylacés. Kitagawa, qui a beaucoup étudié le mucus intestinal, tient pour leur nature muqueuse. Boas ne les a jamais observés, ce qui montre leur rareté.

Nothnagel attribue encore au mucus visible à l'œil nu dans les selles l'aspect de grains jaunâtres ou même brunâtres, du volume d'un grain de chénevis à celui d'un pois. Leur coloration serait due à de la bilirubine non modifiée. La présence de ces grains indiquerait une inflammation catarrhale de l'intestin grêle. Ad. Schmidt et Boas ne les ont jamais observés.

Nothnagel signale encore une autre forme d'apparition du mucus dans les selles ; mais cette fois il ne serait appréciable qu'à l'examen microscopique. Il se présenterait dans des selles un peu molles mais moulées sous l'aspect de petits corpuscules muqueux intimement mélangés aux grumeaux de matière fécale et formant de petits îlots transparents. Ce serait l'indice d'une lésion catarrhale de la partie supérieure du gros intestin. Boas n'a jamais rencontré cette disposition et A. Schmidt conteste la nature muqueuse des prétendus îlots de mucus ; il les considère comme des débris d'amibes mortes.

La présence du mucus dans les selles a certainement une grande importance pour le diagnostic des lésions catarrhales de l'intestin, mais on ne peut conclure de son absence à l'absence de ces lésions. Lorsque la muqueuse de l'intestin a subi une atrophie complète, elle devient incapable de sécréter du mucus ; l'absence de mucus dans certaines diarrhées lientériques acquiert de ce fait une signification des plus graves.

Détritus alimentaires. — On peut reconnaître à l'œil nu dans les selles des détritus alimentaires de divers ordre. On y rencontre beaucoup plus fréquemment des détritus d'origine végétale que des détritus d'origine animale. La mastication insuffisante explique quelquefois leur apparition. La présence de débris de viande non digérés a plus de gravité, la viande échappant plus difficilement à l'action dissolvante des sucs digestifs que les aliments végétaux.

La présence de semblables détritus dans les fèces est l'indice d'une insuffisance de la digestion chimique ; mais elle peut dépendre aussi dans une large mesure d'une viciation de la motricité et surtout d'une exagération de la rapidité des mouvements péristaltiques. Chez un hyperchlorhydrique qui avait des crises de diarrhée nocturne, j'ai vu plusieurs fois apparaître dans les selles des fragments de viande reconnaissables à l'œil nu. S'ils avaient séjourné dans l'estomac, ils eussent certainement été dissociés par un suc gastrique dont le pouvoir chlorhydropeptique était notablement exagéré.

On peut trouver quelquefois dans les selles des amas de fibres conjonctives, de fibres élastiques dissociées, ou encore des fragments reconnaissables de la tunique muqueuse de vaisseaux artériels, ou de petites bronches.

EXAMEN CHIMIQUE DES SELLES

Réaction. — A l'état normal, les selles sont faiblement alcalines ou neutres. Elles peuvent devenir légèrement acides sous l'influence d'une alimentation riche en substances végétales. Les selles deviennent encore acides lorsque l'accès de la bile dans l'intestin se trouve interrompu.

Dans la fièvre typhoïde, d'après Nothnagel, les selles sont presque toujours alcalines. Dans le choléra infantile, au contraire, elles sont presque toujours acides.

La réaction acide ou neutre des fèces ne comporte du reste aucun enseignement pour le diagnostic.

Recherche de la mucine. — Agiter les matières à examiner avec de l'eau, ajouter une quantité égale d'eau de chaux, laisser reposer pendant quelques heures et traiter ensuite par l'acide acétique. Quand il s'agit de grumeaux dont on veut rechercher la nature muqueuse, il faut les triturer avec de la lessive de potasse ou de soude diluée, et en faire l'essai par l'acide acétique. La mucine précipite sans se redissoudre dans un excès d'acide.

Recherche de l'albumine. — Traiter les matières par de l'eau très légèrement acidulée par l'acide acétique et filtrer. Le liquide filtré est ensuite examiné de la même façon qu'une urine suspecte de renfermer de l'albumine.

Von Jaksch a trouvé de l'albumine dans les selles typhiques et dans deux cas de selles acholiques.

Peptone et propeptone. — D'après von Jaksch, on ne trouve pas de peptone ni de propeptone dans les selles normales ; mais on pourrait en rencontrer dans les selles diarrhéiques de la fièvre typhoïde et dans tous les cas où il se produit du pus en quantité notable dans l'intestin ; dans la dysenterie, l'entérite tuberculeuse, etc.

Hydrates de carbone. — A l'état normal, les hydrates de carbone sont parfaitement utilisés dans l'intestin, de telle sorte qu'on n'en retrouve pas de trace appréciable dans les matières fécales.

Toutefois, d'après A. Schmidt, qui a fait sur ce sujet des études intéressantes, en cas de diarrhée, des particules d'amidon renfermées dans des cellules végétales non brisées par la préparation culinaire des aliments et la mastication parviendraient quelquefois dans les selles. Dans des cas plus graves, il y passerait des grains de fécule ou d'amidon ou des hydrates de carbone dissous. Il a proposé de rechercher ces substances dans les selles en les soumettant à la fermentation alcoolique, en présence d'une certaine quantité de levure, et en mesurant l'acide carbonique mis en liberté.

Graisse et acides gras. — La recherche de la graisse et des acides gras dans les selles présente un grand intérêt dans certaines circonstances pathologiques. Nous y reviendrons plus loin à propos de la dyspepsie duodénale.

On peut rencontrer dans les matières fécales des matières grasses en nature, des acides gras résultant du dédoublement de la graisse, ou encore des sels provenant de la combinaison de ces acides avec des bases alcalino-terreuses.

Lorsque la quantité de graisse en nature est suffisante, les selles sont molles, et d'une coloration blanchâtre ou grisâtre (Stéarrhée). Quelquefois, on n'y trouve que quelques petites masses graisseuses. Les selles stéarrhéiques graissent le papier ; en les agitant avec de l'éther, on dissout la graisse qu'on peut mettre en liberté ensuite en faisant évaporer l'éther au bain-marie.

L'éther dissout également les acides gras ; mais il est facile d'en reconnaître les cristaux caractéristiques à l'examen microscopique.

Nous verrons plus loin quelles sont les conclusions qu'on a voulu tirer pour le diagnostic des maladies du foie et du pancréas de la présence dans les selles d'une quantité appréciable de graisse en nature ou de ses produits de dédoublement.

Pigments biliaires. — Les pigments biliaires à l'état normal ne se retrouvent pas en nature dans les selles qui ne donnent jamais la réaction de Gmelin. D'après Nothnagel, on ne rencontre cette réaction qu'avec des selles plus ou moins diarrhéiques. Lorsque le pigment biliaire adhère à des flocons de mucus, ou à des amas de cellules épithéliales cylindriques, c'est le signe pathognomonique d'un catarrhe du duodénum.

Ferments pancréatiques. — On a recherché le ferment pancréatique dans les selles diarrhéiques, et on l'a quelquefois rencontré. Boas a constaté une fois son existence dans un cas d'inflammation du duodénum. Sa présence comme celle du pigment biliaire non modifié indique une évacuation précipitée du contenu de l'intestin grêle.

Nous avons dû nous borner à donner un aperçu très rapide de quelques-unes des notions les plus utiles parmi celles que l'étude chimique des selles peut apporter au diagnostic des affections gastro-intestinales.

Plusieurs de ces données se trouveront reprises et complétées à propos de l'étude des hémorragies gastro-intestinales, de la diarrhée, de la colique muco-membraneuse, du sable intestinal, etc.

Pour terminer nous dirons quelques mots du *dosage de l'azote* des fèces. Elle se fait par la méthode classique de Kjeldahl qui consiste à détruire les substances organiques par l'acide sulfurique, de façon à transformer les composés azotés en sulfate d'ammoniaque et à doser ensuite la quantité d'ammoniaque ainsi produite. La comparaison de la quantité d'azote ingérée et de la quantité d'azote éliminée par les urines et les matières fécales présente un intérêt considérable. On espérait en tirer des données fort importantes sur l'utilisation des aliments azotés. Malheureusement, des recherches récentes que nous avons citées précédemment ont jeté un doute sur la signification du dosage de l'azote fécal. Il semble, en effet, que l'azote des matières stercorales comprenne dans une proportion beaucoup plus grande qu'on ne le croyait autrefois l'azote des produits de sécrétion ou de desquamation de l'intestin et de ses glandes annexes.

EXAMEN MICROSCOPIQUE DES MATIÈRES FÉCALES

L'examen microscopique des matières fécales est riche en renseignement ; il permet d'isoler les divers éléments réunis dans les fèces et d'en apprécier la proportion relative.

Résidus alimentaires. — Un fait curieux, c'est que les résidus alimentaires ne composent qu'une partie restreinte des fèces ; cette observation n'est pas sans quelque apparence paradoxale et pourtant tous ceux qui ont examiné soigneusement les matières fécales sont d'accord sur ce point. La proportion varie du reste avec le genre d'alimentation.

Considérons d'abord les *hydrates de carbone*. Nous n'insisterons pas sur la *cellulose* qui, peu ou pas attaquée dans le tube digestif, se retrouve toujours en quantité notable avec une alimentation végétale ; au contraire, la présence *d'amidon* dans les matières fécales à l'état normal est certainement rare : à l'œil nu on ne distingue aucun grain d'amidon, et, au microscope, la coloration par l'iode ne permet pas d'apercevoir une seule parcelle franchement colorée en bleu. Les grains d'amidon qui sont contenus dans les cellules végétales ont aussi disparu, bien que les cellules végétales se retrouvent facilement dans les fèces. On ne trouve guère d'amidon qu'avec une alimentation composée surtout de légumes verts ou de légumineuses non broyées ; on en trouve encore en petite quantité chez les enfants dont la nourriture est riche en amidon.

Donc, chaque fois que le microscope permet de déceler une quantité notable d'amidon dans les selles, c'est qu'il s'agit d'un trouble digestif plus ou moins accentué. Il est vrai que ce trouble peut être léger et passager ; il suffit parfois de quelques selles diarrhéiques pour voir l'amidon augmenter considérablement ; mais il s'agit toujours là d'un phénomène anormal (Nothnagel).

Il en va tout autrement avec l'*alimentation carnée*. On trouve toujours des résidus de viande dans les matières fécales, des fragments de fibres musculaires reconnaissables à leur forme plus ou moins anguleuse, plus ou moins nette suivant le cas, et, surtout, à leur striation que l'on peut toujours apercevoir avec un grossissement suffisant (Nothnagel). Il est assez difficile d'apprécier exactement la quantité de viande perdue ainsi par les selles. Tout récemment Kermauner, élève de Prasnitz, a indiqué un procédé plus ou moins exact pour s'en rendre compte, et, somme toute, il est arrivé à cette conclusion, qu'à l'état normal les fragments musculaires ne constituent qu'une partie extrêmement minime des fèces. Leur quantité augmente notablement dans tous les troubles digestifs, et, dans ces cas, comme l'a indiqué Nothnagel, si l'on donne au malade une alimentation composée d'amidon et de viande en quantité connue, on peut constater que toujours l'absorption de l'amidon est bien plus complète que celle de la viande.

Reste la *graisse*, que l'on rencontre toujours même à l'état normal dans les matières fécales. Au microscope on en décèle facilement la présence : elle se présente parfois sous forme de gouttelettes graisseuses, plus souvent, ce sont des cristaux d'acides gras, en forme d'aiguilles isolées ou groupées en masse. Ces cristaux de forme et de dimensions variables se reconnaissent à leur solubilité dans l'éther ; sous le microscope il suffit de verser une goutte d'éther sur la préparation pour les voir disparaître, ils reparaissent sur la lame dès que l'éther s'évapore. Lorsque les selles sont riches en matières grasses, ils sont parfois tellement abondants, qu'ils couvrent tout le champ du microscope.

Cellules épithéliales — On trouve très fréquemment dans les matières fécales des cellules épithéliales provenant des différents points du tube digestif. L'épithélium pavimenteux arraché par le frottement des fèces contre la muqueuse mixte ne présente aucun intérêt. L'épithélium cylindrique se rencontre fréquemment. Dans les matières fécales, les cellules épithéliales sont en général isolées les unes des autres : quelques-unes sont à peu près intactes. Le plus souvent, elles sont déformées et altérées ; leur protoplasma est finement granuleux ou présente au contraire un aspect hyalin. Parfois, on trouve des cellules dont le noyau est ratatiné ou déformé en forme de fuseau et dont le protoplasma peut présenter d'après Nothnagel tous les signes de la nécrose de coagulation. Tel est l'aspect habituel des cellules dans les matières fécales, mais parfois il est plus ou moins modifié : dans les diarrhées séreuses il arrive souvent que l'on trouve toute une rangée de cellules cylindriques encore accolées les unes aux autres. Cette disposition est encore plus marquée dans la dysenterie où l'on peut trouver des lambeaux entiers de muqueuse ulcérée au milieu du sang et du mucus. De même dans le choléra les grains riziformes flottant au milieu du liquide séreux qui constitue les selles, sont composés de détritus épithéliaux.

Les substances minérales. — L'examen microscopique des matières fécales permet de reconnaître en plus des éléments que nous venons de citer, un certain nombre de cristaux : on rencontre dans les selles normales, comme dans les selles pathologiques, le phosphate ammoniaco-magnésien, le phosphate neutre de chaux, l'oxalate de chaux, et, aussi, souvent, des cristaux de cholesterine. On a même signalé dans quelques cas, chez des malades, chez un phtisique, un typhique, un rachitique (Nothnagel) la présence de ces cristaux en forme de fuseaux que Charcot a découverts dans le sang des leucémiques, que Leyden a retrouvés dans les crachats des asthmatiques et Boettcher dans le sperme. Quant à l'origine des différents cristaux, il semble qu'ils proviennent en partie tout au moins de secrétions intestinales : en effet Robert et W. Koch ont vu se produire les concrétions à base de magnésie et de chaux dans les détritus épithéliaux accumulés dans la partie de l'intestin située au-dessous d'un anus contre nature.

Parfois, sous l'influence des causes variées, cette sécrétion normale s'exagère ; alors on peut isoler des matières fécales du *sable intestinal.* Pour le recueillir, on met les fèces sur un tamis sous un courant d'eau ; les matières sont dissociées et entraînées à travers les mailles, le sable intestinal reste sur le tamis. Sa composition et sa valeur séméiologique seront exposées dans un chapitre spécial.

Les parasites. — *Microbes.* — On trouve toujours dans les matières fécales un grand nombre et une grande variété de bactéries ; il est difficile d'en isoler les différentes espèces et de reconnaître parmi les nombreux saprophytes les microbes réellement pathogènes ; on trouvera énumérées à propos des fermentations gastro-intestinales les différentes espèces microbiennes que l'on a essayé d'isoler. Mais nous pouvons indiquer d'ores et déjà que de tous ces agents le seul bien connu c'est le *coli-bacille.* On le rencontre toujours en grande quantité, et on sait que, dans certains cas, les matières ensemencées en fournissent des cultures à l'état de pureté. C'est ce qui arrive parfois dans les diarrhées aiguës, dans le choléra infantile, dans la dysenterie nostras.

Il est certainement moins important de connaître le nombre des bactéries que leur variété. Cependant leur évaluation numérique ne manque pas d'un certain intérêt. Il existe à ce sujet des recherches curieuses de Gilbert et de Dominici. En faisant les cultures sur la gélatine, ces auteurs ont trouvé qu'à l'état normal les fèces contiennent 67.000 microbes par milligramme, ce qui fait environ 12 milliards de microbes éliminés chaque jour ! Diverses conditions peuvent faire varier ce chiffre ; il faut mettre en première ligne le régime : c'est ainsi qu'avec le régime lacté absolu on voit tomber rapidement le nombre de microbes : au bout du deuxième jour, il n'y en a plus que 14,000 par milligramme, au bout de trois jours que 5.000, au bout de quatre jours de régime lacté, que 2.250. Par contre, les purgatifs élèvent momentanément d'une façon considérable le nombre de bactéries contenus dans les fèces : après une purgation énergique, on trouvait dans les selles 270.000 microbes par milligramme, ce qui, pour les cinq selles diarrhiques émises dans la journée représente un chiffre total de 411 milliards de microbes. Le résultat de cette évacuation abondante c'est que l'on voit ensuite diminuer rapidement la richesse des matières fécales en bactéries. Deux jours après la purgation, elles ne contenaient plus que 1.350 microbes par milligramme, ce qui fait pour la journée un peu plus d'un demi-milliard.

Ces recherches expliquent comment, en clinique, dans le traitement des accidents urémiques, en particulier, la meilleure façon de diminuer l'auto-intoxication d'origine intestinale est de recourir à l'emploi combiné du régime lacté et des purgations répétées.

L'étude des *amibes* et des *infusoires* pourrait venir ici. Nous pensons qu'il vaut mieux la rapprocher de celle des parasites intestinaux d'organisation supérieure, tœnias, helminthes, etc.

CHAPITRE VIII

VICIATION DE LA MOTRICITÉ, DE LA SÉCRÉTION, DE LA SENSIBILITÉ ET DE L'ABSORPTION INTESTINALES

Nous allons faire une étude d'ensemble sommaire des principales viciations de la motricité, de la sécrétion, de la sensibilité et de l'absorption intestinales. Nous réunissons ces diverses perversions fonctionnelles dans un même chapitre parce que leur étude analytique est moins avancée que celle des perturbations des fonctions correspondantes de l'estomac. Du reste, ces diverses fonctions se commandent le plus souvent les unes les autres; la viciation de l'une entraînant secondairement la viciation des autres : c'est ainsi que la perversion de la motricité peut amener et amène souvent l'apparition de phénomènes douloureux et une diminution marquée de l'absorption des produits de la digestion. Ajoutons que les notions de pathologie générale exposées dans le présent chapitre se trouveront complétées par l'étude faite plus loin de certains grands complexus symptomatiques tels que la diarrhée et la constipation.

I. — Viciation de la motricité de l'intestin. — Nos connaissances sur la physiologie de l'intestin sont encore très incomplètes, et souvent il est fort difficile, quelquefois même impossible d'établir la comparaison et la délimitation exactes entre l'état normal et l'état pathologique.

Les troubles de la motricité de l'intestin sont peut-être encore les moins obscurs. Ce n'est pas qu'on les connaisse bien dans tous leurs détails, on en est encore fort éloigné, mais sur les points les mieux étudiés, les recherches des divers observateurs se correspondent assez bien et se complètent à peu près.

Pour la commodité de l'exposition, on peut ranger en trois groupes les viciations de la motricité intestinale suivant que le péristaltisme de l'intestin est *augmenté*, *diminué* ou *perverti*. Sous cette dernière dénomination, on peut comprendre les contractions exagérées mais anormales et incapables d'amener le cheminement des matières vers l'anus, tels que les contractures spasmodiques de l'intestin et les mouvements anti-péristaltiques, ou encore les alternatives fréquentes de spasme et de relâchement atonique.

a) *Péristaltisme exagéré.* — On sait que les mouvements péristaltiques de l'intestin grêle sont à l'état normal beaucoup plus énergiques que ceux du gros intestin. Les aliments commencent à parvenir à la valvule iléo-cœcale deux ou trois heures après leur ingestion ; mais ils séjournent environ vingt-quatre heures dans le gros intestin avant d'être expulsés par l'anus.

L'exagération des mouvements péristaltiques de l'intestin est la cause principale de la diarrhée, ainsi que nous l'ont démontré les recherches entreprises sur le mécanisme de la purgation[1].

Dans quelle mesure y participent l'intestin grêle et le gros intestin ? Il n'est pas toujours facile de le déterminer. On comprend que l'exagération des mouvements de l'intestin grêle en amenant rapidement dans le gros intestin une quantité exagérée d'aliments incomplètement digérés provoque secondairement l'exagération du péristaltisme du côlon. L'exagération du péristaltisme colique suffit du reste pour que la diarrhée se produise, il n'est pas indispensable que l'intestin grêle participe à l'exagération des mouvements. Dans certaines conditions il est possible de reconnaître l'intervention de l'intestin grêle dans la production des évacuations diarrhéiques : c'est lorsqu'il y a dans les selles une notable quantité de particules alimentaires non digérées, ou de la bile en nature.

Lorsque les matières évacuées sont presque exclusivement constituées par des aliments incomplètement digérés on dit qu'il y a *lientérie*.

La bile peut apparaître dans les fèces dans des conditions et des proportions différentes. A la suite d'une purgation ou d'une poussée intense de diarrhée, à des matières solides, puis liquides, succèdent des selles constituées par de la bile presque pure, d'une coloration jaunâtre, ocreuse, présentant les réactions caractéristiques de la matière colorante de la bile. D'autres fois, chez les jeunes enfants surtout, il se produit des selles liquides vertes tachant les linges en vert : la couleur verte est due à l'acidité du contenu de l'intestin.

L'apparition de la bile dans les selles en quantité notable montre que les mouvements péristaltiques de l'intestin ont été si intenses que ce liquide n'a pu être ni résorbé, ni modifié comme il l'est normalement.

Nothnagel a montré que la bile peut apparaître en quantité beaucoup moins considérable : elle imbibe et colore des flocons de mucus, des amas de détritus épithéliaux, des débris de fibres musculaires.

[1] Voir plus loin. *Diarrhée*.

Sa présence peut alors échapper à l'examen macroscopique et ne se révéler que sous le microscope, par les réactions histo-chimiques des matières colorantes de la bile. La présence de ces détritus et surtout des flocons muqueux colorés par la bile indiquerait, d'après Nothnagel, non seulement une exagération des mouvements péristaltiques, mais même un véritable catarrhe de l'intestin grêle.

Lorsque le péristaltisme du côlon est seul exagéré, on ne trouve pas dans les selles la réaction de la matière colorante de la bile, mais seulement la réaction de l'hydrobilirubine qui est la matière colorante normale des fèces [1]. A l'état normal, les mouvements péristaltiques de l'intestin apparaissent sous l'influence du contact des aliments modifiés par leur séjour dans l'estomac, et, aussi de la bile. A l'état pathologique, ils peuvent s'exagérer sous deux influences différentes que nous allons successivement examiner : l'augmentation de l'intensité de l'excitation et l'augmentation de l'excitabilité motrice de l'intestin.

Exagération de l'intensité de l'excitation intestinale. — Elle peut être due à la *quantité* ou à la *qualité* des substances introduites dans l'intestin. A la quantité : lorsque l'estomac a reçu une quantité excessive de substances alimentaires, il s'en débarrasse par le vomissement, l'intestin s'en débarrasse par une *diarrhée* dont l'exagération du péristaltisme est le principal facteur. Les substances ingérées en quantité trop considérable échappent en partie à l'action des sucs digestifs et subissent des fermentations anormales, dont les produits amènent une irritation directe de la muqueuse intestinale, et après absorption, une excitation morbide du système nerveux. Bokai a fait sur ce sujet des recherches intéressantes. Il a observé, en expérimentant sur des animaux, que les acides organiques qui se produisent dans les fermentations intestinales augmentent plus ou moins fortement le péristaltisme de l'intestin. L'acide caprilique présente à cet égard l'action la plus marquée ; viennent ensuite les acides acétique, formique, succinique, lactique et butyrique.

Le scatol serait aussi un excitant puissant de la motricité péristaltique de l'intestin ; l'indol et le phénol seraient à peu près sans action. Bokai a également étudié l'action des gaz : l'azote, l'hydrogène et l'oxygène sont indifférents, mais l'acide carbonique, le gaz des marais et l'hydrogène sulfuré ont une action très marquée. L'influence heureuse du sous-nitrate de bismuth sur la diarrhée serait due à ce qu'il absorbe et neutralise l'hydrogène sulfuré.

[1] L'hydrobilirubine, résulte de l'action de l'hydrogène sulfuré sur la biliverdine. Elle donne une coloration rouge en présence d'une solution saturée de sublimé. (Schmidt. *Arch. f. Verdauungs Krankh*, 1898.)

Beaucoup de substances chimiques peuvent produire l'exagération du péristaltisme intestinal et la diarrhée ; dans ce groupe prennent place tous les laxatifs et purgatifs.

Parmi les agents physiques, il faut citer le froid, dont l'action peut s'exercer à l'extérieur ou à l'intérieur. Le refroidissement, les boissons glacées peuvent également, on le sait, provoquer la diarrhée.

Citons encore certains produits pathologiques s'éliminant par l'intestin, comme le carbonate d'ammoniaque résultant de la décomposition de l'urée, dans l'urémie.

Exagération de l'excitabilité intestinale. — Chez certaines personnes, il existe sans aucun doute une excitabilité exagérée de l'appareil d'innervation motrice de l'intestin. Parfois cette excitabilité n'existe que vis-à-vis d'aliments ou de substances parfaitement tolérées par d'autres personnes, par exemple : le lait, les fruits, les mets faisandés, etc. Parfois l'excitation vient du système nerveux central ; certaines personnes ne peuvent avoir une vive émotion sans être prises de coliques et de diarrhée. Assez souvent, soit sous l'influence d'un état particulier d'excitabilité nerveuse, soit sous celle d'un état plus ou moins marqué d'inflammation catarrhale et d'irritabilité des filets nerveux terminaux et des plexus interstitiels des parois intestinales, le contact des aliments et de la muqueuse stomacale suffit pour amener une exagération par voie réflexe du péristaltisme de l'intestin et une crise diarrhéique. Les exulcérations et les ulcérations de la muqueuse intestinale, en augmentant l'excitabilité des filets nerveux mis à nu et enflammés sont ainsi une cause fréquente d'exagération du péristaltisme intestinal et d'évacuations diarrhéiques.

Diminution du péristaltisme intestinal. — La diminution du péristaltisme intestinal peut résulter de l'insuffisance de l'excitation ou de l'affaiblissement de l'excitabilité de l'intestin ; elle a comme symptôme principal, la constipation.

Le régime lacté, le régime carné amènent fréquemment la constipation parce que les détritus rebelles à la digestion sont réduits à un volume trop faible et que l'excitation de l'intestin est ainsi insuffisante.

Plus souvent encore, il y a diminution de l'excitabilité motrice, et véritable atonie. Cet état peut résulter de l'affaiblissement du réflexe dont la muqueuse intestinale est le point de départ ou d'un affaiblissement général de l'innervation générale ou viscérale. On voit les personnes, et surtout les jeunes femmes qui résistent trop longtemps au besoin de défécation, présenter une constipation due sans doute à ce que le réflexe intestinal se trouve émoussé.

Il est naturel d'attribuer à l'atonie intestinale la constipation qu'on observe chez es gens affaiblis, anémiés, chez les cachectiques ; mais cette explication, autrefois appliquée indistinctement à la grande majorité des cas de constipation ne leur convient pas à tous. Nous savons en effet qu'elle peut résulter d'un spasme du gros intestin, et, qu'on se place au point de vue de la pathologie générale ou de la clinique, il est malaisé de faire le départ entre la constipation d'origine atonique et la constipation d'origine spasmodique.

Parfois il semble y avoir une véritable *inhibition* de l'intestin : c'est ainsi, par exemple, qu'on observe la constipation chez presque tous les malades qui ont des douleurs intenses de l'estomac.

Les applications chaudes, l'opium, la morphine diminuent le péristaltisme intestinal.

La diminution de la motricité intestinale, peut aller jusqu'à la *véritable paralysie*. Il en résulte un météorisme dû à la distension de l'intestin par les gaz de fermentation. Cette distension s'observe dans la péritonite aiguë, dans le tympanisme hystérique, dans la tympanite des cachectiques, dans la pseudo-obstruction intestinale des vieillards, au cours des coliques hépatiques ou néphrétiques etc. Il ne faut pas se hâter du reste d'admettre que tympanisme et paralysie de l'intestin sont des termes équivalents ; en effet, il peut y avoir un spasme limité de l'intestin, ou une véritable obstruction fécale, amenant la rétention des gaz au-dessus de l'obstacle.

Motricité anormale de l'intestin. — Sous ce titre, on peut ranger les contractures spasmodiques et les mouvements anti-péristaltiques.

Contractures spasmodiques. — Depuis longtemps, on connaît la contracture spasmodique généralisée de l'intestin ; on l'observe assez fréquemment en clinique au cours de la colique de plomb et de la méningite tuberculeuse. Dans la colique de plomb, qui représente le prototype de cet état, le ventre est aplati, rétracté, il est le siège de douleurs vives spontanées et d'un endolorissement marqué à la pression sur un point limité ; au contraire, une large pression amène plutôt un soulagement de la douleur. L'ensemble symptomatique est quelquefois très analogue au cours des crises gastriques tabétiques.

Fr. Glénard a décrit la corde côlique, qu'avait déjà signalée Potain, dans la côlite muco-membraneuse, et il en a relevé la fréquence très grande dans l'entéroptose. Il ne s'agirait pas pour lui d'une contracture spasmodique mais d'un état de vacuité avec rétraction tonique. La vacuité du côlon amènerait sa chute en augmentant sa densité ; le côlon plein de gaz est en effet moins dense que le côlon vide et resserré.

Fleiner a nettement invoqué la *contracture spasmodique* comme cause de certaines constipations. Nous pensons que cette contracture spasmodique, souvent douloureuse, est particulièrement fréquente chez les névropathes atteints de côlite muco-membraneuse et chez les malades atteints de ptoses abdominales.

Nous pensons que, dans ces conditions le spasme du gros intestin est secondaire à l'irritation de la muqueuse et aux ptoses viscérales. Celles-ci nous paraissent provoquer l'irritation des plexus abdominaux, et, en conséquence la contraction spasmodique du côlon. Telle est aussi l'opinion d'Ewald.

Fleiner a donc combattu l'opinion classique qui attribuait uniformément la constipation à l'atonie du côlon ; il a fait voir que souvent elle résulte d'un spasme plus ou moins étendu.

La contracture spasmodique du côlon est commune en particulier dans la côlite muco-membraneuse et dans les ptoses ; mais on la trouve aussi en dehors d'elles. Chez des personnes amaigries, on constate très facilement par la palpation l'existence d'une sorte de *corde* correspondant au côlon ascendant, au côlon transverse et au côlon descendant. Rarement, la contracture existe sur toute la longueur du gros intestin, elle est beaucoup plus fréquente au niveau du côlon ascendant et du côlon descendant. Il n'est pas très rare que le gros intestin soit endolori dans les portions contractées. Cette contracture amène surtout la constipation, lorsqu'il s'agit d'un spasme limité à la région de l'S iliaque ; il se produit une stase des gaz et des matières au-dessus du point resserré. Les matières peuvent prendre soit l'aspect ovillé, ce qui est fréquent, soit l'aspect de matières passées à la filière, ce qui est plus rare. A la surface des scybales ovillées, peuvent se voir des rainures superficielles, correspondant aux faisceaux de fibres longitudinales du côlon.

Le spasme limité à la partie inférieure du côlon, peut amener une dilatation marquée du côlon sus-jacent, et des crises douloureuses semblables à celles que l'on observe chez les malades atteints d'un rétrécissement organique de cette région de l'intestin.

Nous avons vu des phénomènes de fausse occlusion intestinale se produire sous l'influence du spasme généralisé du côlon. Les parois abdominales étant très minces, le côlon contracté se percevait facilement sur toute son étendue, sous forme d'une corde dure et douloureuse. Le ventre était rétracté à sa périphérie, légèrement saillant au-dessous de l'ombilic ; à ce niveau, on voyait les anses de l'intestin grêle faire saillie et se contracter. La constipation était absolue, il y avait des vomissements bilieux, verdâtres, l'intolérance de l'estomac était complète. Des lavages de l'estomac, des lavages de l'intestin faits à une pression trop forte (1 mètre 20) avaient entretenu au lieu de la calmer l'irritation du tube digestif. Sous l'influence du repos absolu, de petites piqûres de morphine, de suppositoires belladonnés et l'emploi d'applications chaudes en permanence, on vit cesser rapidement le spasme du côlon et tous les phénomènes qui en étaient la conséquence.

Les contractions spasmodiques de l'intestin peuvent être fixes ou se déplacer. Elles jouent certainement un rôle important dans une série de crises intestinales qu'on observe surtout chez les individus névropathiques plus particulièrement encore chez les hystériques, et que nous décrirons plus loin[1]. C'est à elles que sont dues ces nodosités qu'on voit se déplacer à la surface de l'abdomen et les borborygmes qui les accompagnent. Elles en imposent quelquefois pour des tumeurs; un beau jour elles disparaissent. Ce sont les *tumeurs fantômes* de Spencer Wells.

Mouvements antipéristaltiques. — Bien que ces mouvements paraissent pouvoir exister à l'état normal (Grützner), ils n'acquièrent une importance considérable qu'à l'état pathologique. Ce sont les mouvements antipéristaltiques qui font refluer les matières fécales jusque dans l'estomac dans les cas d'obstruction intestinale. On les a aussi observés chez les hystériques. On a plusieurs fois rapporté que des hystériques avaient rendu par la bouche des matières fécales moulées. Certaines d'entre elles, pour attirer l'attention et intriguer le médecin, ne reculeraient certainement pas devant l'immonde supercherie consistant à introduire des matières fécales dans la bouche pour en simuler le vomissement; toutefois des cliniciens dignes de créance, comme Jaccoud et Desnos, ont rapporté avoir observé des faits semblables sans tromperie possible[1].

Viciations de la sécrétion. — Le suc intestinal pur, non mélangé à la bile et au suc pancréatique, ne joue certainement qu'un rôle secondaire dans la digestion et on se représente mal qu'il puisse résulter des troubles dyspeptiques des variations de sa constitution chimique.

L'adjonction d'une certaine quantité de mucus, en vertu d'une inflammation catarrhale de la muqueuse intestinale, se traduit par des modifications des selles différentes suivant la région de l'intestin qui lui a donné naissance; Nothnagel a fort bien étudié cette séméiologie du mucus intestinal.

Lorsque le mucus vient du cæcum ou de l'intestin grêle, il est intimement mélangé avec les matières. La coloration des flocons de mucus par la bile, indiquerait que le mélange s'est fait sur un point élevé de l'intestin grêle.

Le mélange est au contraire imparfait, lorsque le mucus a pris naissance dans le côlon, et surtout dans le côlon descendant, l'enro-

[1] Voir *Crises intestinales.*

[1] Voir *Hystérie gastro-intestinale.*

bement des selles moulées par le mucus, ne se ferait que très bas, à la partie inférieure du gros intestin.

On expliquait autrefois la diarrhée[1] et la purgation par l'exsudation d'une quantité exagérée de suc intestinal. Actuellement, on tend à attribuer le rôle principal à l'exagération des mouvements péristaltiques. Cependant, il semble bien que les deux phénomènes se surajoutent dans le plus grand nombre des cas et qu'il y ait à la fois hypersécrétion intestinale et évacuation hâtive du contenu de l'intestin.

Lorsque cette hypersécrétion se produit dans l'intestin grêle ou dans la région cæcale, il y a diarrhée vraie ; il y a fausse diarrhée lorsque l'hypersécrétion se produit seulement à la partie inférieure du gros intestin.

Y a-t-il quelquefois diminution de la quantité de suc intestinal sécrété ? Quel rôle peut avoir cette viciation quantitative ? Par quels symptômes peut se traduire au dehors cette sécheresse relative de l'intestin ? Ce sont là des questions auxquelles il est difficile de répondre d'une façon précise. La dureté, la sécheresse des matières fécales dans la constipation, indiquent bien une diminution de la sécrétion. Toutefois, la présence des membranes muqueuses résistantes dans la côlite muco-membraneuse montre que le liquide sécrété peut se résorber et ne laisser que le mucus desséché. La dessication des scybales pourrait donc tenir aussi à une résorption secondaire dans le gros intestin.

Viciation de la sensibilité. — A l'état normal, la sensibilité intestinale est extrêmement confuse ; on ne doit pas sentir son intestin. La réplétion de l'intestin par les gaz, donne lieu, non à une véritable douleur, mais à une simple sensation de tension et de malaise abdominal.

La *colique* est la modalité la plus habituelle et la mieux connue de la douleur intestinale. Elle est liée, comme le fait justement remarquer Nothnagel, non à l'exagération du péristaltisme qui donne lieu à des borborygmes non douloureux, mais à une véritable contracture spasmodique, de telle sorte que la colique serait aussi le résultat d'une véritable *crampe* des tuniques musculaires de l'intestin.

La colique siège le plus souvent dans le côlon ainsi qu'en témoigne sa localisation, sa direction transverse.

On comprend que les causes capables d'amener une excitation motrice de l'intestin, que nous avons énumérées plus haut, soient aussi capables de produire un spasme douloureux de l'intestin. En s'en rapportant à ce qui a été dit, on trouvera les données essentielles relatives à l'étiologie des coliques.

[1] Voir *Diarrhée*, p. 167.

L'intestin devient *douloureux à la pression*, lorsqu'il est enflammé, ainsi que cela se constate pour l'intestin grêle et le gros intestin au cours de l'entérocôlite aiguë. Le gros intestin est aussi assez souvent douloureux à la palpation dans le cours de la côlite muco-membraneuse surtout lorsqu'il est en état de contracture spasmodique.

La *colique de plomb* dans laquelle la contracture totale de l'intestin est évidente, fournit un autre type de spasme douloureux de l'intestin avec hyperesthésie marquée à la palpation. Il semble y avoir dans ce cas une excitation intense de l'appareil d'innervation motrice et sensitive de l'intestin.

Les phénomènes douloureux de l'intestin, dont nous venons d'analyser les éléments peuvent se combiner de façon à donner naissance à des complexus cliniques intéressants que nous étudierons à propos des crises intestinales.

Viciations de l'absorption intestinale. — L'estomac ne joue qu'un rôle douteux, très secondaire sans doute, dans l'absorption des produits de la digestion : c'est à l'intestin et surtout à l'intestin grêle qu'est dévolue cette fonction.

La mauvaise élaboration chimique des substances alimentaires, la viciation et surtout l'accélération des mouvements péristaltiques peuvent entraîner une diminution de la quantité des substances alimentaires absorbées.

Toutefois, la viciation de l'absorption peut résulter directement d'une lésion ou d'un trouble fonctionnel de l'intestin.

Les recherches récemment faites sur ce sujet ont mis en relief l'importance des lésions de l'épithélium intestinal et la viciation de la circulation. Pour que l'absorption intestinale se fasse convenablement, il faut que l'épithélium soit intact et la circulation normale.

Viciation de l'absorption par altération de l'épithélium intestinal. — Une anse du jejunum absorbe les 2/3 de la peptone introduite dans sa cavité; une anse de l'iléon de longueur équivalente n'en absorbe que la moitié ; mais si l'on détruit par une application d'alcool l'épithélium des deux anses, l'absorption de la peptone y devient égale dans l'iléon et le jéjunum.

L'épithélium aurait donc un rôle actif dans cette absorption ; il amènerait même une transformation de la peptone car on ne la retrouve pas dans le sang veineux des veines mésaraïques.

L'existence d'ulcérations intestinales pourrait amener la production de la peptonurie, l'absence de l'épithélium intestinal permettant à la peptone de passer en nature dans le sang sans avoir été transformée.

D'après Munk et Rosenstein, la muqueuse intestinale referait également de la graisse neutre avec les acides gras introduits dans l'intestin. Nothnagel admet du reste qu'une lésion intestinale étendue, des ulcérations ou même peut-être une simple inflammation catarrale généralisée, peuvent amener l'apparition de selles graisseuses.

Il peut y avoir aussi diminution de l'absorption des sels ; l'iodure de potassium injecté dans le rectum se montrerait dans la salive au bout de 7 minutes lorsque l'intestin est sain, au bout de 15 minutes lorsqu'il est malade.

L'absorption des gaz serait elle-même entravée par une lésion de l'intestin d'après les recherches de Zuntz.

Viciation de l'absorption par viciation de la circulation intestinale. — Elle est démontrée par une série d'expériences et d'observations cliniques.

Grassmann a vu l'absorption de la graisse sensiblement diminuée à la période de non compensation des maladies du cœur.

On a vu la glycosurie se montrer après la ligature de l'artère mésentérique et l'absorption de la peptone diminuer par l'excitation et augmenter par la section du nerf splanchnique, en vertu, semble-t-il, des modifications de la circulation capillaire produite dans les parois de l'intestin.

Heureusement, les viciations de l'absorption dans l'intestin peuvent se trouver compensées par la longueur même de cet organe, longueur telle qu'une notable partie peut en être supprimée sans qu'il se produise de trouble grave de la nutrition. Trzebicky a vu que l'on pouvait réséquer la moitié de l'intestin d'un chien sans compromettre l'existence de l'animal. Toutefois, la résection de la partie supérieure de l'intestin grêle est beaucoup moins bien supportée que la résection de sa partie inférieure. Kœberlé a pu réséquer 205 centimètres d'intestin chez une jeune fille.

Plus récemment, Montprofit, d'Angers, a réséqué $3^{m},10$ d'intestin chez un malade atteint d'une volumineuse hernie étranglée.

Il ne faut pas oublier que le gros intestin peut, dans une certaine mesure, suppléer l'intestin grêle au point de vue de l'absorption alimentaire.

CHAPITRE IX

DIARRHÉE, CONSTIPATION

Définition. — Le phénomène essentiel de la diarrhée est l'évacuation d'une quantité exagérée d'eau par les selles, à condition cependant que cette eau ne vienne pas des parties inférieures du gros intestin.

Quand l'eau éliminée en excès par la voie rectale vient de la partie terminale du gros intestin, il y a *fausse diarrhée* et non pas diarrhée vraie.

Pathogénie expérimentale. — Les recherches expérimentales sur le mécanisme de la purgation ont éclairé du même coup la pathogénie de la diarrhée.

La purgation en groupant les théories d'après leur facteur principal a été attribuée : *a*) à l'hypersécrétion du suc intestinal; *b*) à la sécrétion d'un liquide de nature inflammatoire; *c*) à l'exagération du péristaltisme.

a. Le contact de substances mécaniquement ou chimiquement irritantes excite la sécrétion de la muqueuse et amène ainsi la production d'un flux exagéré de liquide intestinal. C'est ainsi que l'irritation de la muqueuse buccale excite la sécrétion salivaire et celle de la muqueuse conjonctivale la sécrétion lacrymale.

Pour les purgatifs salins, on a fait intervenir le phénomène de l'exosmose. D'après Poiseuille, toute substance douée d'un pouvoir endosmotique énergique doit être une substance purgative : elle doit soustraire de l'eau à la paroi de l'intestin. Si l'on suppose ces substances non plus introduites dans l'intestin, mais injectées dans le sang, l'appel de l'eau se faisant en sens inverse, il devrait y avoir non plus diarrhée mais, au contraire augmentation de l'absorption, dessèchement de la cavité intestinale et constipation.

Contrairement à cette hypothèse, l'injection de certaines substances purgatives dans le sang telles que l'aloïdine et la colchicine provoque non la constipation mais la diarrhée. L'injection de magnésie même est suivie également de purgation. Il s'agit donc là non d'un phénomène purement physique, mais d'un phénomène vital dans lequel l'activité des cellules épithéliales des glandes et du revêtement joue sans doute un rôle des plus importants.

L'excitation de la muqueuse intestinale par des corps étrangers à action physique ou chimique agit par voie réflexe sur les glandes de la muqueuse, que le réflexe se produise par un court trajet dans les plexus de Meissner et d'Auerbach, ou par un trajet plus long dans les ganglions des plexus abdominaux. On est obligé d'admettre que l'excitation des centres nerveux peut se faire par une autre voie que la voie centripète à point de départ dans la muqueuse intestinale. On peut même supposer que les substances toxiques charriées par le sang peuvent les impressionner directement.

b. Cette conception d'une simple hypersécrétion glandulaire n'a pas satisfait tous les auteurs. Dans les anses intestinales mises en contact avec des purgatifs drastiques, on a relevé des signes non douteux d'inflammation de la muqueuse: rougeur, vascularisation exagérée, diapédèse, exsudation d'un liquide renfermant de l'albumine et des globules blancs. Les substances simplement laxatives, les sels alcalins eux-mêmes, produisent une semblable exsudation inflammatoire par un contact prolongé. Vulpian, défenseur convaincu de la théorie catarrhale de la purgation, pour bien faire comprendre quelle quantité énorme de liquide peut être sécrétée par la muqueuse intestinale légèrement enflammée, rappelait le volume considérable de liquide que fournit la pituitaire dans le coryza. Pourquoi l'inflammation catarrhale de la muqueuse intestinale ne produirait-elle pas une hypersécrétion analogue à celle que provoque l'inflammation de la muqueuse des fosses nasales?

c. Radziejewski mit en lumière un autre élément, l'exagération des mouvements péristaltiques de l'intestin. Ayant introduit un mélange d'huile de croton et de glycérine dans une anse isolée de l'intestin d'un chien, il n'y constata pas d'hypersécrétion, mais il vit les mouvements péristaltiques prendre une intensité excessive dans les autres parties de l'intestin et, en particulier, dans le côlon. Autre expérience: il établit une fistule à l'extrémité de l'iléon. Après l'ingestion de feuilles de sené, il vit les particules alimentaires sortir par la fistule beaucoup plus rapidement qu'à l'état normal. De ces expériences et d'autres analogues, on a conclu que la purgation était due à l'exagération du péristaltisme intestinal; la résorption n'aurait plus le temps de se faire et le liquide complexe de l'intestin grêle serait chassé rapidement dans le gros intestin et rejeté au dehors sans avoir eu le temps de se dessécher. Ainsi s'explique l'apparition de la bile, de particules alimentaires non digérées et de peptone non résorbées dans le liquide diarrhéique.

Il est logique et naturel d'admettre que l'hypersécrétion et l'exagération du péristaltisme peuvent se combiner pour donner lieu à la purgation. Les signes non douteux d'entérite relevés dans certains cas de diarrhée aiguë ou chronique montrent nettement la possibilité d'une lésion véritablement inflammatoire. Il convient donc d'être éclectique et d'attribuer à chacun des facteurs que nous venons de passer en revue la part qui lui appartient dans la production du syndrôme diarrhée.

Toutefois, on est amené à reconnaître dans certains cas de diarrhée, la prédominance de l'hypersécrétion ou du péristaltisme exagéré. Pour le pronostic, il serait très important de décider si la diarrhée est le symptôme d'une lésion inflammatoire aiguë ou chronique de l'intestin.

Les causes de maladie peuvent d'une façon générale être rangées dans les quatre grandes catégories suivantes :

a. Les agents physiques ;

b. Les agents toxiques ;

c. Les agents infectieux ou parasitaires ;

d. La modalité personnelle de la réaction vitale.

Ces différentes causes peuvent jouer un rôle dans la pathogénie de la diarrhée, qu'ils mettent en jeu l'hypersécrétion ou l'hyperpéristaltisme.

a. *Agents physiques.* — L'impression du froid produit souvent la diarrhée chez les personnes prédisposées ; le froid peut agir par la voie externe ou la voie interne. L'ingestion d'un liquide glacé amène la purgation chez un certain nombre de personnes.

Le contact de corps étrangers, et, en particulier, de détritus végétaux riches en cellulose peut également produire la diarrhée.

b. *Agents toxiques.* — Beaucoup de substances d'origine minérale, végétale ou animale produisent la purgation ; un certain nombre d'entre elles la provoquent, non seulement après ingestion dans l'intestin, mais même après injection dans le sang, ainsi que nous l'avons dit plus haut. Cela nous permet de mieux comprendre l'action de certains agents infectieux dont les toxines peuvent susciter la diarrhée alors même qu'elles ont pris naissance loin de l'intestin ; certaines d'entre elles paraissent en s'éliminant par l'intestin y produire une inflammation plus ou moins vive : c'est ainsi que la diarrhée apparaît chez des malades atteints de phlegmon diffus, de gangrène pulmonaire, de cancer ulcéré, etc. Elle peut guérir rapidement lorsqu'une opération chirurgicale supprime les foyers de résorption putride.

c. *Agents infectieux.* — La transition est ainsi insensible des agents toxiques aux agents infectieux et parasitaires, puisque ces derniers agissent souvent par leurs toxines. La diarrhée de cause infectieuse est toutefois d'un mécanisme des plus complexes. Le microorganisme peut pénétrer accidentellement dans la cavité intestinale, y pulluler et y susciter comme le bacille d'Eberth, une inflammation et des lésions qui représentent la première étape d'une infection généralisée ; il peut y séjourner habituellement comme le colibacille et y prendre momentanément une virulence excessive. L'intestin peut être touché secondairement comme dans la rougeole et les autres fièvres éruptives. L'entérite peut exister ou faire défaut.

d. *Modalité personnelle de la réaction vitale.* — Cet élément a souvent une grande importance. La même cause ne produit pas le même effet sur deux personnes différentes : le refroidissement produit la diarrhée chez l'une et non chez l'autre. Le même aliment, bien toléré par l'un, amène une débâcle diarrhéique chez l'autre.

Le nervosisme joue un rôle des plus importants dans cette susceptibilité particulière ; ce sont surtout les névropathes et les neuroarthritiques qui se montrent sujets à la diarrhée par refroidissement. On connaît aussi la diarrhée nerveuse consécutive à quelque choc moral, à quelque vive émotion.

La vitalité cellulaire intervient de son côté, parallèlement avec la modalité de la réaction nerveuse, pour faciliter l'apparition des lésions passagères de l'entérite aiguë ou les lésions plus durables de l'entérite chronique.

On voit par ce qui précède, combien sont complexes les conditions étiologiques et pathogéniques de la diarrhée ; sa signification séméiologique ne l'est pas moins.

VALEUR SÉMÉIOLOGIQUE DE DIARRHÉE. — La diarrhée est un phénomène des plus fréquents. Elle se rencontre soit comme symptôme habituel, soit comme symptôme accidentel dans un grand nombre de maladies. On vient de voir du reste, combien sont complexes son étiologie et sa pathogénie ; on se représente à combien de combinaisons variées elles peuvent donner naissance.

Exposer complètement la séméiologie de ce phénomène nous amènerait à dépasser notablement les limites que nous avons dû assigner à ce chapitre ; nous nous contenterons donc de donner les indications les plus importantes au point de vue de la pathologie générale.

Nombre et volume des selles. — La *quantité d'eau éliminée* par les selles diarrhéiques présente un grand intérêt, surtout si on la compare au nombre des évacuations.

Dans le *choléra* et les *diarrhées cholériformes*, le volume total de l'eau évacuée est très grand, si considérable qu'il en résulte des troubles accentués dans les fonctions de la plupart des organes. La tension artérielle s'abaisse, la quantité d'urine diminue également quelquefois jusqu'à l'*anurie*. Le corps s'amaigrit et se refroidit, l'asphyxie et le collapsus tendent à se produire. La vie se trouve ainsi très rapidement mise en danger par le fait de la diminution de la quantité d'eau ingérée.

L'indication thérapeutique s'impose d'une façon urgente de remplacer dans l'organisme l'eau perdue par les selles.

L'irritation de la partie inférieure du rectum amène des selles nombreuses, mais peu abondantes ; ce phénomène est au maximum dans la dysenterie et la côlite dysentériforme. En réalité, dans ces conditions, il y a non pas diarrhée vraie, mais fausse diarrhée. Cela est rendu évident dans la diarrhée par l'apparition dans les selles muqueuses ou muco-sanguinolentes de scybales ovillées ou de fragments de scybales.

Ces deux types de diarrhée, le type cholérique et le type dysentérique, sont donc complètement opposés l'un à l'autre. Entre les deux, du reste, on trouve de nombreuses formes cliniques qui constituent des étapes d'insensible transition.

Présence dans les selles de substances non résorbées. — L'apparition dans les selles de substances qui ont échappé à la résorption intestinale présente une grande importance séméiologique.

Il peut s'agir de produits de sécrétion ou de substances alimentaires.

La bile est à ce point de vue celui des produits de sécrétion qui présente le plus d'intérêt, parce que ses réactions colorantes permettent facilement de la retrouver. A l'état normal, les acides biliaires sont résorbés dans l'intestin, ils n'apparaissent pas dans les fèces ; la matière colorante est transformée dans le gros intestin en hydrobiline, qui ne présente plus les réactions qualitatives de la bilirubine. L'apparition de selles colorées par la bile en nature, dans lesquelles on constate la réaction de Gmelin, indique que la bile n'a pu être résorbée, ce qui peut s'expliquer par deux hypothèses : la bile a été évacuée trop rapidement en vertu de l'exagération du péristaltisme, ou bien elle a été sécrétée en excès.

A plusieurs reprises, on a admis l'existence d'une diarrhée par sécrétion exagérée de la bile ou du suc pancréatique, mais il est difficile de démontrer la réalité de ce flux sécrétoire. Au contraire, l'existence de la diarrhée bilieuse par évacuation trop rapide du contenu de l'intestin n'est pas douteuse. Elle indique alors que le péristaltisme exagéré atteint l'intestin grêle.

Les substances alimentaires peuvent se rencontrer dans les selles diarrhéiques, tantôt sans avoir subi de modifications sensibles, tantôt après avoir été plus ou moins complètement digérées. La *lienterie* dans laquelle les aliments non digérés, facilement reconnaissables, apparaissent promptement dans les fèces, indique une exagération considérable du péristaltisme.

Plus fréquemment, il y a évacuation d'une quantité plus ou moins grande de substances alimentaires en voie de transformation digestive, de fibres musculaires dissociées, de grains d'amidon ou de fécule, de particules de graisse plus ou moins finement émulsionnée, etc.

On a surtout étudié la *stéarrhée* ou diarrhée graisseuse, c'est le symptôme classique des lésions destructives du pancréas. Nothnagel a toutefois fait remarquer que le phénomène peut se voir lorsqu'il existe une lésion des ganglions du mésentère, des ulcérations de l'intestin grêle ou même peut-être une entérite catarrhale étendue.

On comprend que la diarrhée chronique qui enlève à l'organisme une notable partie des produits de la digestion soit une cause puissante d'affaiblissement, d'amaigrissement et de cachexie.

Produits de fermentation et de putréfaction anormales. — La putréfaction anormale des résidus alimentaires se traduit souvent par la fétidité extrême des matières.

En conséquence de cette putréfaction, on peut rencontrer dans les urines de l'indican et des acides sulfo-conjugués en excès.

Agents pathogènes. — Les selles diarrhéiques éliminent toujours un nombre extrêmement considérable de micro-organismes. Certains d'entre eux sont pathogènes, comme le bacille d'Eberth, le bacille de Koch ; d'autres le deviennent à un degré plus ou moins élevé comme cela se constate pour le colibacille. Enfin, on trouve souvent dans les selles diarrhéiques des amibes et des infusoires dont la valeur morbigène est encore très discutée.

Substances toxiques. — Nul doute que par les selles diarrhéiques il ne s'élimine une quantité souvent très considérable de substances toxiques. Il serait très intéressant, mais très difficile d'établir une échelle de cette toxicité.

Produits inflammatoires. — Le *mucus* existe normalement dans les selles, mais il est si intimement mélangé aux matières et en quantité si minime qu'il est impossible de le distinguer. Quand on peut le faire, c'est qu'il existe un processus pathologique, un catarrhe de l'intestin (Nothnagel).

Diarrhée sanglante. — Les selles diarrhéiques peuvent renfermer du sang en nature ou plus ou moins modifié par la digestion. Une hémorragie abondante de l'estomac ou du duodénum par ulcère simple, par exemple, donne lieu volontiers à une véritable débâcle diarrhéique : les selles sont noires, épaisses comme du goudron ou liquides avec des grumeaux semblables à de la suie délayée ; l'hémorragie intestinale de la fièvre typhoïde, qui se produit au voisinage de la valvuve iléo-cœcale, donne beaucoup plus souvent lieu à l'élimination de sang en nature ou de caillots sanguins.

D'une façon générale, le sang est noir lorsqu'il vient de la partie supérieure de l'intestin, rouge lorsqu'il vient de sa partie inférieure ; cependant, le sang accumulé au-dessus d'un rétrécissement cancéreux du rectum peut prendre une coloration noire marquée, lorsqu'il séjourne longtemps dans le gros intestin[1].

Influence de la diarrhée sur l'organisme. — Nous avons vu quelle influence nocive peut avoir sur l'organisme l'élimination par l'intestin d'une quantité exagérée d'eau et d'une notable proportion de substances alimentaires non résorbées.

Lorsque le cheminement des matières organiques à travers l'intestin n'est pas trop accéléré, l'état liquide des matières peut favoriser l'absorption des toxines dissoutes. Par contre, il faut dire que la diarrhée permet l'élimination d'une quantité plus ou moins considérable d'éléments nuisibles : éléments organisés comme les microbes, éléments dissous comme les ptomaïnes. Les effets salutaires des purgations répétées dans l'urémie montrent que la diarrhée dans ce cas peut être d'une grande utilité. Certaines diarrhées doivent donc être respectées ; c'est ainsi qu'il convient de ne pas supprimer la diarrhée dans la fièvre typhoïde, l'urémie, l'asystolie. On peut la modérer lorsqu'elle devient excessive ; il ne faut pas la supprimer, mais au besoin en provoquer l'apparition.

CONSTIPATION

Définition. — La constipation est essentiellement constituée par la stase des matières fécales dans l'intestin ; cette stase amène à un degré variable leur durcissement par dessication et, par conséquent, la diminution de la quantité d'eau éliminée par l'intestin. C'est le contraire de ce qui se produit dans la diarrhée vraie où il y a augmentation de la quantité d'eau évacuée par la voie rectale.

Il est toutefois difficile de déterminer où commence la stase, c'est-à-dire, en somme, le retard dans l'évacuation des matières fécales. La plupart des personnes bien portantes, se présentent tous les jours à la garde robe et ont une selle facile. Quelques-unes n'ont de selles que tous les deux, quelquefois même tous les trois jours, et paraissent n'en souffrir aucunement.

Faut-il donc dire avec Nothnagel que la constipation commence,

[1] Voir *Hématémèse et melœna*.

au moment où l'on souffre par le fait de la rareté des évacuations rectales ? Peut-être vaudrait-il mieux dire qu'elle existe dès qu'on est exposé à en souffrir.

Étiologie. — Les causes de la constipation sont nombreuses et variées, autant que le sont les états morbides au cours desquels elle peut apparaître comme manifestation symptomatique.

Nothnagel a proposé une classification de la constipation que nous adopterons, en la modifiant légèrement.

On peut ranger les faits cliniques dans lesquels la constipation peut s'observer dans les trois grandes catégories suivantes :

I. — Constipation passagère, accidentelle ;

II. — Constipation symptomatique ;

III. — Constipation habituelle, primitive.

I. Constipation accidentelle, passagère. — Elle est attribuable à des causes elles-mêmes accidentelles et passagères.

Elle peut tenir par exemple à la modalité de l'alimentation. Beaucoup de personnes sont constipées par le régime lacté absolu, par un régime trop riche en substances albuminoïdes, en viandes, lait, œufs, trop pauvre en substances végétales.

Il suffit quelquefois de ne pas pouvoir pendant quelques jours se présenter à la garde robe à l'heure habituelle pour que s'ensuive une période de constipation. Un certain nombre de personnes sont constipées en voyage, surtout lorsqu'elles font de longs trajets en chemin de fer.

La constipation peut être causée encore par les chagrins, les soucis, le travail intellectuel exagéré ; elle peut succéder à l'emploi des purgatifs alcalins. Elle se produit assez souvent lorsqu'il y a une perte d'eau exagérée en vertu d'une sudation intense ou de la polyurie simple ou glycosurique.

Ce sont là autant de circonstances passagères qui n'amènent qu'une constipation momentanée. Elles peuvent cependant devenir le point de départ d'une constipation durable chez des sujets prédisposés.

II. Constipation symptomatique. — La constipation est très souvent la manifestation symptomatique de quelque maladie caractérisée. Elle n'est pas rare dans les *lésions du tube digestif*. Les affections très douloureuses de l'estomac, telles que l'ulcère rond, l'hyperchlorhydrie, les crises gastriques tabétiques, s'accompagnent en général de constipation. Il semble se produire une action inhibitrice de l'estomac par les tuniques musculaires de l'intestin. En effet, il n'est pas très rare de voir céder la constipation et même de véritables débâcles diarrhéiques se produire sous l'influence de substances qui font disparaître les phénomènes douloureux, alors que ces substances par elles-mêmes amènent habituellement la constipation. Cela s'observe, par exemple, quand on administre du sous-nitrate de bismuth ou de la craie préparée à des malades atteints de gastrite aiguë, d'ulcère rond ou d'hyperchlorhydrie.

Les vomissements répétés, quelle qu'en soit la cause, amènent aussi la constipation en diminuant la quantité d'eau introduite dans l'intestin.

L'oblitération des voies biliaires et la non pénétration de la bile dans le duodénum sont également une cause de constipation ; la bile semble en effet avoir une véritable action laxative.

Le rétrécissement de l'intestin, par lésion de sa paroi ou par compression exercée par des tumeurs ou des organes déplacés est une cause mécanique de stase des matières dans l'intestin.

Dans la péritonite aiguë, les selles sont complètement supprimées, en vertu de la paralysie des tuniques musculaires de l'intestin ; dans la colique de plomb, la constipation est au contraire la conséquence de la contracture de l'intestin. Ce rapprochement, met en opposition très nette la *constipation paralytique* et la *constipation spasmodique*.

On a souvent donné la constipation comme la conséquence du catarrhe de l'intestin ; nous avons tendance à penser, avec Nothnagel, que l'on a souvent pris l'effet pour la cause. La présence de matières dures dans le gros intestin, provoque souvent la production de mucosités évacuées au moment des selles. Ces évacuations glaireuses sont quelquefois considérées à tort comme l'indice d'une inflammation primitive de l'intestin d'où dériverait la stase fécale.

La congestion passive de la muqueuse intestinale telle qu'elle se rencontre dans les affections cardiaques et la cirrhose du foie s'accompagne volontiers mais non toujours de constipation.

Dans l'étiologie de la constipation, il convient d'attribuer une place particulière aux affections nerveuses et aux lésions du cerveau et de la moelle.

Elle est extrêmement fréquente dans la neurasthénie, dans l'hystérie et les psychoses diverses ; elle est un symptôme habituel de la méningite et de la paraplégie par lésion de la moelle, un symptôme fréquent dans un grand nombre de maladies du cerveau et de la moelle.

III. Constipation habituelle primitive. — Cette question préalable peut être posée ? La constipation habituelle est-elle réellement primitive ? Pour Dunin, elle serait une simple manifestation de la neurasthénie. Nothnagel fait remarquer avec raison que, si les neurasthéniques sont souvent constipés, tous les constipés ne sont pas des neurasthéniques. En réalité, les constipés se recrutent surtout parmi les sujets atteints de neuro-arthritisme, chez les candidats à la goutte, au diabète, à l'obésité et aux diverses névroses.

La viciation de l'innervation du côlon peut se traduire soit par l'atonie, soit par le spasme ; la constipation est la conséquence commune de ces deux états opposés.

Il convient sans doute de ne pas attribuer un rôle trop exclusif à la viciation de l'innervation générale et à la détermination gastro-intestinale de cet état de névrose congénitale ou acquise. L'insuffisance des évacuations alvines peut résulter de l'atrophie des tuniques musculaires de l'intestin, constatée sur le vieillard par plusieurs auteurs, et, en particulier par G. Thibierge. On a aussi mis en cause l'affaiblissement, la dégénérescence ou l'atrophie des muscles larges de la paroi abdominale, mais leur rôle paraît beaucoup moins nettement établi. En effet, les selles sont souvent régulières et faciles chez des individus affaiblis et amaigris, chez lesquels les forces musculaires ont beaucoup diminué tandis qu'elles sont rares et difficiles chez des hommes taillés en hercules.

La constipation habituelle peut débuter à propos d'une des circonstances étiologiques énumérées plus haut : voyages, alimentation trop exclusivement carnée, etc. Une fois établie, elle tend souvent à persister, et l'on peut dire que la constipation entretient la constipation, en vertu même de l'obstacle mécanique qu'apportent les matières fécales indurées à la circulation intestinale, et de l'irritation de la muqueuse intestinale. Au-dessus du bouchon fécal, l'intestin se distend, et, au niveau du bouchon, il a souvent tendance à se contracter spasmodiquement.

Le spasme et l'atonie, qui se succèdent si souvent dans le temps et dans l'espace pour donner naissance au syndrôme de la dyspepsie gastro-intestinale nervo-motrice, contribuent donc souvent à l'établissement et au maintien de la constipation, symptôme fréquent de cette dyspepsie.

Quel rôle faut-il attribuer à l'entéroptose dans la production de la constipation ? Leichtenstern et Nothnagel pensent que le simple déplacement des anses intestinales et plus particulièrement du côlon n'a aucune influence sur le cheminement des matières fécales. Ce déplacement ne deviendrait une cause de stase stercorale que lorsqu'il y aurait des adhérences ou des compressions capables d'amener un rétrécissement du calibre de l'intestin.

Les adhérences dont certains auteurs ont eu tendance à exagérer la fréquence et le rôle (Nothnagel) peuvent en effet expliquer la production et la persistance de la constipation dans certains cas particuliers.

Pathogénie de la constipation. — Si on laisse de côté les cas où il existe un rétrécissement mécanique de l'intestin par lésions propres de ses parois ou par compression extérieure, on peut réduire à deux les éléments pathogéniques de la constipation.

a. Il y a diminution de la quantité de liquide contenu dans l'intestin.

b. Il y a diminution notable du péristaltisme ou, au contraire, spasme du gros intestin.

a. La *diminution du liquide intestinal* peut résulter de la diminution de la quantité du liquide ingéré, (comme dans le rétrécissement de l'œsophage ou du pylore), ou de l'exagération des déperditions aqueuses de l'organisme, par exemple dans les cas de sudation excessive ou de grande polyurie. Le défaut d'accès de la bile dans le duodénum amène évidemment aussi un abaissement de la quantité de liquide versé dans l'intestin.

b L'*affaiblissement du péristaltisme* côlique peut se produire dans des conditions multiples. Il peut y avoir, comme il a été dit plus haut, affaiblissement réel, amincissement des tuniques musculaires elles-mêmes ou simplement atonie. La diminution de la motilité intestinale peut résulter de l'émoussement de la sensibilité réflexe de la muqueuse.

Le besoin de défécation ne semble se produire que lorsque les matières fécales viennent au contact de l'ampoule rectale; jusque là, le cheminement des matières dans l'intestin est inconscient. Si la sensibilité de la muqueuse rectale est abolie ou émoussée, il peut en résulter la rétention des matières. De même, la diminution de la sensibilité côlique peut probablement amener le séjour prolongé des matières dans le côlon et empêcher leur accès dans le rectum.

La névropathie préalable des sujets, les lésions cérébro-médullaires rendent compte parfois de l'affaiblissement de la motilité et de la sensibilité réflexe de l'intestin.

On comprend que l'excitabilité de la muqueuse s'émousse par le fait de la stase habituelle des fèces, nouvelle raison pour que la constipation tende à se perpétuer.

Ce qui précède s'applique à la constipation atonique. Kussmaul et Fleiner nous ont appris à connaître la *constipation spasmodique.* Il n'est pas très rare de trouver à l'autopsie certaines parties du côlon vide et resserrées. Pendant la vie, on peut souvent, à travers les parois abdominales, sentir le côlon contracté sur une longueur assez grande et donnant tout à fait la sensation d'une corde (corde côlique de Glénard). Ce resserrement spasmodique particulièrement fréquent dans la côlite muco-membraneuse est, on le comprend, une cause de stase fécale et de constipation.

On comprend combien il est important pour le traitement de discerner si on a affaire à une constipation atonique ou spasmodique, s'il faut exciter ou au contraire calmer la motilité intestinale.

Le spasme du sphincter anal, tel qu'il se présente lorsqu'il existe une fissure anale est un cas particulier de constipation spasmodique.

Symptômes. — Lasègue distinguait avec raison la constipation horaire et la constipation quantitative. La constipation horaire est constituée par la rareté des évacuations alvines, et le malade se rend ainsi facilement compte de l'insuffisance des évacuations. La constipation quantitative, au contraire, passe souvent inaperçue; les évacuations alvines ont lieu régulièrement tous les jours, mais elles sont insuffisantes, il reste dans l'abdomen un stock fécal plus ou moins considérable qui peut devenir le point de départ d'accidents plus ou moins accentués.

Lorsque les selles sont rares, elles sont en général dures. Quand la constipation a été de courte durée, il est fréquent que la première partie, l'extrémité du boudin fécal soit dure, desséchée, lobulée, et que la seconde partie, au contraire, présente une consistance molle, normale. Lorsque la constipation dure depuis longtemps, les matières se présentent souvent sous l'aspect de boules dures rappelant les crottes de chèvre (selles ovillées, scybales). Parfois les crottes ovillées sont réunies ensemble, parfois dissociées.

Les scybales peuvent acquérir une dureté très grande. Chez une malade atteinte de côlite muco-membraneuse, les matières avaient l'aspect de petites boules blanchâtres, d'aspect crayeux, d'une dureté telle qu'elles rebondissaient sur le sol. Elles avaient été expulsées après des crises douloureuses extrêmement pénibles, rappelant beaucoup les coliques hépatiques. Ces boules étaient constituées par des matières fécales fortement desséchées et infiltrées de sels de chaux. A ces calculs d'origine stercorale on a donné le nom de *coprolithes*.

Les selles des malades constipés peuvent être plus ou moins *rares*. Si on peut ne pas considérer comme constipées des personnes qui vont à la selle sans difficulté tous les deux et même tous les trois jours seulement, on doit admettre la contispation chez ceux qui ont tous les jours une selle difficile, constituée par des matières dures et expulsée avec peine. Chez certains sujets, en particulier chez des femmes hystériques, les évacuations sont parfois d'une extrême rareté. D'après Lasègue, la durée de la rétention fécale chez les hystériques peut varier de huit jours à six semaines; il en aurait même rencontré une d'une durée de trois mois. Une autre de ses malades serait restée six mois sans avoir de selles, mais il convient de se défier de la tendance qu'ont ces nerveuses à tromper le médecin pour se rendre intéressantes. Lasègue a personnellement constaté des constipations de quatre et même de six semaines sans supercherie possible.

Une période plus ou moins prolongée de rétention fécale est souvent suivie *d'une débâcle diarrhéique*. Les matières fécales sont dissociées et délayées par les produits de sécrétion de la muqueuse intestinale. Elles sont entraînées au dehors par une poussée de diarrhée en une série de selles liquides et abondantes. On peut parfois alors, et ceci est caractéristique, retrouver dans ces selles liquides de petites scybales ou des fragments de scybales ovillées. A la débâcle succède une nouvelle période de constipation, puis une nouvelle débâcle. Souvent, au bout d'un certain temps, les périodes de diarrhée semblent l'emporter sur les périodes de rétention.

Dans la constipation *quantitative*, on peut se représenter que des débâcles partielles aient lieu tous les jours ou tous les deux jours. La colonne fécale se trouve diluée par sa partie inférieure et évacuée sous forme de selles plus ou moins molles, et sans cesse reconstituée par sa partie supérieure, grâce à l'apport quotidien de nouvelles matières. Ainsi, dans quelques cas, se trouvent produites de *fausses diarrhées*, qui entraînent à des erreurs de diagnostic et de traitement parfois très regrettables.

Il pourrait encore y avoir une sorte de canalisation permettant aux liquides de cheminer à travers une agglomération de scybales ; les billes fécales peuvent rester accolées dans les godets du côlon.

Le volume des matières retenues dans l'abdomen, peut être très considérable. Un chef de bureau dont l'histoire est contée par Lasègue, avait un ventre énorme, des douleurs intenses, sans diarrhée, sans constipation, sans vomissements. Une nuit, huit à dix mois après le début de ses souffrances, dans une débâcle formidable, il remplit successivement dix-sept vases de nuit. La guérison fut complète. Un garçon de sept ans, resta quarante-cinq jours sans aller à la selle. Cependant l'enfant était gai, mangeait avec appétit, l'état général était satisfaisant. Le ventre était énorme, distendu ; un grand lavement boriqué amena l'évacuation de six litres de matières fécales ; les jours suivants, le même traitement amena une évacuation plus abondante encore [1].

La constipation modérée s'accompagne assez souvent de divers troubles digestifs : défaut d'appétit, pesanteur, gonflement, malaises après le repas. Parfois encore, les constipés se plaignent de pesanteur

[1] J. Gevaert. *Annales de la Société belge de chirurgie*, 15 avril 1894.

de tête, d'étourdissements, d'inaptitude au travail, de tendance au vertige.

L'exploration de l'abdomen dans les cas légers ne permet quelquefois de rien relever d'anormal. Parfois, on peut par la palpation constater l'engorgement du cæcum et de l'S iliaque. C'est dans ces deux points de l'intestin que se fait de préférence l'accumulation des matières fécales. Quelquefois, chez les vieillards surtout, ou encore chez les femmes, on peut percevoir tout un chapelet de scybales arrondies espacées le long du côlon, plus particulièrement du côlon transverse. L'examen peut permettre aussi de constater soit la distension, soit le resserrement spasmodique du côlon.

Accidents et complications de la constipation. — La constipation peut donner lieu à une série d'accidents et de complications qui peuvent présenter une grande gravité.

On peut les ranger dans les trois groupes suivants :

a. Accidents causés par l'irritation de la muqueuse intestinale ;

b. Accidents causés par la masse même des matières retenues dans l'intestin.

c. Accidents attribuables au retentissement à distance.

En somme, nous aurons à considérer les accidents ou complications d'*irritation locale*, de *masse* et de *retentissement à distance*.

a. *Accidents attribuables à l'irritation locale de la muqueuse.* — Au contact de matières indurées, la muqueuse tend à s'irriter. Parfois, ce sont des poussées aiguës, amenant un flux sécrétoire et une débâcle plus ou moins intense. Souvent il y a des sécrétions glaireuses assez abondantes.

A un degré plus élevé, lorsque cette irritation de la muqueuse a été prolongée, chez des gens prédisposés, se constitue la *côlite muco-membraneuse*, telle que nous la décrirons plus loin.

La présence des scybales peut amener la production d'*ulcérations*. Elles peuvent être superficielles, n'être que des exulcérations de la muqueuse, mais elles peuvent aussi être plus profondes, et même provoquer des perforations suivies de péritonites.

Pendant longtemps le rôle de l'appendicite a été méconnu, et on attribuait les accidents inflammatoires qui en dérivent à la typhlite par engorgement stercoral du cœcum. Il semble que la typhlite stercorale existe réellement et se montre de temps en temps, comme nous le dirons ailleurs. Mayor, de Genève, a décrit sous le nom de sigmoïdite une inflammation de l'S iliaque consécutive à l'engorgement fécal de cette partie de l'intestin qui serait l'analogue et le pendant de la typhlite stercorale.

b. *Accidents causés par la masse même des matières stercorales.* —

Les matières stercorales retenues dans le gros intestin peuvent, par leur volume, par leur poids, par leur masse, en un mot devenir la cause d'accidents assez variés dont quelques-uns fort graves.

Tumeur stercorale. — Les matières fécales sous l'influence de la constipation chronique, peuvent s'accumuler dans le côlon et le distendre d'une façon extraordinaire. « La rétention des matières dit Cruveilhier, limitée d'abord à l'ampoule rectale, peut envahir l'S iliaque et même le côlon descendant que j'ai vu acquérir, dans un cas, chez une vieille femme, le volume d'un intestin de cheval. L'S iliaque est une des parties du gros intestin qui est le plus susceptible de dilatation. Dans un cas, elle avait pris un développement tel qu'elle recouvrait la totalité de l'intestin grêle et atteignait la région épigastrique d'une part, et d'autre part la fosse iliaque et la région lombaire droites. Dans un autre cas, l'S iliaque aurait perdu sa disposition sinueuse et ses courbures étaient effacées, elles se prolongeaient en haut jusqu'au diaphragme sans qu'il fût possible d'établir une démarcation entre le rectum, l'S iliaque et le côlon ascendant. »

L'accumulation des matières se fait de préférence dans certains points du gros intestin : le rectum, l'S iliaque, le cæcum et aussi l'angle droit du côlon en sont les sièges de prédilection (Berveiler). Il se constitue ainsi des masses, qu'on désigne sous le nom de *tumeurs stercorales*. La tumeur stercorale du cæcum et celle de l'S iliaque, à moins qu'il n'y ait un météorisme considérable sont facilement décelées par la palpation. Nous venons de voir quelles dimensions considérables elles peuvent atteindre. La tumeur est dure ou quelquefois pâteuse, conservant l'empreinte du doigt, assez souvent douloureuse. On constate parfois de la matité à son niveau.

Quand elle occupe le rectum elle ne peut être démontrée que par le toucher rectal, et, chez la femme par le toucher vaginal.

Chose remarquable, malgré cette accumulation de matières dans le gros intestin, il n'y a pas toujours constipation. Il peut y avoir des selles régulières et même de la diarrhée, soit qu'il se produise de temps en temps une fonte partielle des matières délayées par les sécrétions intestinales, soit que les liquides puissent suinter le long de la masse ou passer à travers un canal creusé dans son centre.

Souvent, chez ces malades, on observe des phénomènes dyspeptiques, inappétence, pesanteurs, gonflement, renvois gazeux, état nauséeux, quelquefois même des vomissements. De temps à autre il peut y avoir des accès de fièvre. On peut du reste rencontrer toutes les complications et tous les accidents nerveux signalés au cours de la constipation chronique.

La tumeur stercorale peut disparaître, sous l'influence d'une débâcle spontanée ou provoquée; elle peut amener des phénomènes d'occlusion intestinale par obstruction, des ulcérations de l'intestin, et même une perforation suivie de péritonite aiguë.

Obstruction intestinale. — L'accumulation des matières solides au niveau d'un point rétréci de l'intestin peut produire l'éclosion d'accidents aigus d'occlusion. Ces accidents peuvent se produire même sans lésion préalable de l'intestin, soit à la suite d'une torsion de l'S iliaque amenée par son renversement en avant et en bas, soit par obstruction simple. Cet accident est relativement fréquent chez les vieillards. La question sera traitée plus loin à propos de l'occlusion intestinale avec tous les développements qu'elle comporte.

Hémorrhoïdes. — Les hémorrhoïdes sont fréquentes chez les constipés, et elles deviennent à leur tour une cause de constipation. Autrefois on attribuait dans la pathogénie des varices rectales le principal rôle aux efforts considérables et répétés faits pour l'expulsion des matières durcies. Actuellement, après les recherches de Quénu, il faut reconnaître un rôle important à l'inflammation chronique des veines rectales, cela bien entendu n'exclut pas le rôle du traumatisme de la défécation.

Fissure anale. — Le passage des scybales amène volontiers des déchirures, cause de fissure persistante. Ces fissures se traduisent par des douleurs atroces au moment des selles, et une contracture du sphincter anal, cause d'épreintes, et cause nouvelle de rétention fécale.

Les fissures coïncident volontiers avec les hémorrhoïdes.

c. *Retentissement à distance.* — La constipation n'a pas que des manifestations locales, elle peut aussi avoir un retentissement à distance, des plus importants, soit par voie réflexe, soit par auto-intoxication.

L'*action réflexe* a été longtemps en faveur, longtemps elle a paru suffire à expliquer les simples malaises ou les accidents réellement graves éprouvés par les constipés. Les données acquises sur les auto-intoxications intestinales, surtout depuis les travaux de Bouchard ont beaucoup restreint le domaine pathogénique de l'action réflexe. Est-ce à dire que tout doive maintenant leur être attribué? Non, certainement. Leube a publié l'observation très curieuse d'un malade qui était pris de vertiges chaque fois qu'on pratiquait sur lui le toucher rectal. Un certain nombre de personnes ont des malaises très grands, un état demi-nauséeux, des vertiges, des étourdissements sous l'influence des coliques qui précèdent les selles ou les débâcles intestinales. Tout cela disparaît immédiatement après la défécation. Comment prétendre que ce soit là la conséquence de phénomènes d'auto-intoxication?

S'il est juste de ne pas écarter de parti pris le rôle possible de l'action réflexe, il faut reconnaître que le domaine de l'*auto-intoxication* est beaucoup plus étendu.

Les phénomènes qui lui sont attribuables ont une grande analogie avec ceux que l'on observe dans la petite urémie chronique : maux de tête, tendance aux vertiges, bourdonnements d'oreilles, étourdissements, inaptitude au travail cérébral, inappétence, anorexie, quelquefois même état nauséeux, malaise général, manque d'entrain, tristesse. Aucun doute que toutes ces manifestations ne puissent disparaître dans certains cas après une série de purgations lorsque l'évacuation suffisante des matières fécales a réalisé la meilleure des antisepsies intestinales.

La constipation a plus facilement des conséquences toxiques graves chez les vieillards que chez les jeunes sujets à cause de la lésion des émonctoires naturels et de la diminution de la vitalité des tissus. Stroup a provoqué la constipation chez une série de vieillards. Il a relevé ainsi dans des conditions véritablement expérimentales l'apparition des accidents de plus en plus graves dus à la constipation. Au bout de deux ou trois jours, il a noté la langue blanche, la dyspnée, l'accélération permanente des mouvements respiratoires, la dyspnée paroxystique. Vers le cinquième jour apparaissent la lourdeur de tête, la somnolence, la fatigue, l'insomnie, les cauchemars, le vertige ; quelquefois le malade en arrive même à un état demi-comateux. Ces accidents sont plus accusés encore au cours d'affections fébriles.

Les recherches de Stroup l'ont amené à admettre que la toxicité de l'urine est *augmentée* chez les vieillards constipés qui n'ont pas d'accidents nerveux et *diminuée* au contraire chez ceux qui en présentent, ce qui indiquerait la rétention des toxines d'origine intestinale.

Dans un travail fort intéressant sur les psychoses dues aux auto-intoxications, Régis leur a attribué une longue série de troubles ; nous reviendrons plus loin sur ce travail. Feyat cite dans sa thèse les observations de plusieurs mélancoliques ou hypochondriaques améliorés ou même *guéris* par le traitement de la constipation. Il rapporte aussi un cas d'excitation maniaque, guérie après curage du rectum et lavage du gros intestin. J. Ch. Roux a vu des crises épileptiformes disparaître dès qu'il eût supprimé la constipation chez une vieille femme.

Il n'y a pas de doute, certainement, que la rétention des matières fécales et l'auto-intoxication qui en résulte n'exagèrent les accidents cérébraux du ramollissement cérébral, de la paralysie générale et de la plupart des psychoses ; c'est un fait que connaissent bien les médecins aliénistes et dont ils savent tirer des conséquences pratiques.

Il faut reconnaître que la dessication des matières tend à diminuer les processus de putréfaction dans le gros intestin et que la rétention de matières fécales indurées est, à ce point de vue, moins dangereuse que la rétention de matières liquéfiées. Toutefois, les matières durcies finissent souvent par subir un ramollissement secondaire, la fausse diarrhée par constipation est loin d'être rare, et, alors, se trouvent réalisées au maximum les conditions les plus favorables pour la résorption des toxines et l'auto-intoxication.

Diverses conditions font, du reste, que les différentes personnes ne sont pas également affectées par ces auto-intoxications. Leurs effets dissemblables peuvent s'expliquer par la qualité et la quantité des toxines en rapport surtout avec la nature de l'alimentation, et par les moyens de défense de l'organisme. L'insuffisance du foie, l'insuffisance du rein, la diminution de la vitalité générale des tissus, la non intégrité du système nerveux central, sont, on le comprend, autant de circonstances qui rendront beaucoup plus graves les conséquences auto-toxiques de la constipation. Qu'un individu jeune et sain soit constipé, il en souffrira peu, il n'en sera plus de même pour un brightique ou un artério-scléreux dans le rein fonctionne mal, dont les échanges nutritifs sont affaiblis. L'albuminurie, notons-le, n'est pas toujours indispensable pour que se produisent des accidents graves d'auto-intoxication par rétention fécale. Nous reviendrons sur ces faits en étudiant les intoxications d'origine gastro-intestinale.

Diagnostic. — Le diagnostic du symptôme constipation, par lui-même présente quelquefois des difficultés. Nous l'avons vu en effet, il y a de *fausses diarrhées*, qu'il importe de ne pas méconnaître. On les soupçonnera lorsque dans les selles liquides se montreront des fragments de boules fécales indurées ou encore lorsqu'on pourra percevoir des scybales ou une tumeur fécale sur le trajet du gros intestin.

Il faut aussi déterminer si la constipation est primitive ou secondaire. Enfin, il sera très important de décider si certains accidents, céphalée, inappétence, accidents cérébraux divers, dyspnée, etc., sont ou non sous l'influence de la constipation. Le traitement d'épreuve consiste alors dans l'emploi de moyens évacuateurs de l'intestin : purgatifs et grands lavages. La diminution ou la disparition des accidents après leur mise en œuvre montrera le rôle pathogénique des auto-intoxications par rétention fécale.

La présence d'une tumeur fécale, la cachexie progressive, peuvent faire penser à tort à l'existence d'un *cancer du gros intestin*. La disparition de tous ces accidents après l'emploi répété des purgatifs et des lavages de l'intestin feront éliminer le diagnostic de cancer.

CHAPITRE X

FERMENTATIONS ANORMALES DE L'ESTOMAC ET DE L'INTESTIN

Il se produit normalement des fermentations des substances alimentaires dans les divers segments du tube digestif. La *fermentation* des hydrates de carbones commence dans l'estomac et se poursuit dans l'intestin grêle. Dans le gros intestin, il se produit un certain degré de *putréfaction* des substances albuminoïdes.

Les fermentations et putréfactions digestives peuvent devenir pathologiques soit par leur intensité excessive, soit par l'apparition de décompositions anormales, inaccoutumés, qui donnent naissance à des produits inconnus à l'état physiologique dans les segments du tube digestif où elles se produisent. Absorbés, ces produits peuvent devenir la cause d'accidents toxiques plus ou moins graves,

Nous étudierons successivement ces fermentations dans l'estomac. l'intestin grêle et le gros intestin.

Fermentations stomacales. — Pour peu que les aliments séjournent dans l'estomac, ils deviennent le milieu de fermentations excessive. La présence de l'HCl même en quantité supérieure à la normale n'est pas suffisante, comme on l'a cru autrefois, pour les enrayer. Celles qui se produisent chez les hyperchlorhydriques ne sont pas identiques à celles qui se font chez les hypochlorhydriques, mais elles sont tout aussi et même plus intenses dès qu'il y a stagnation.

La stase est en effet la cause principale des fermentations dans le milieu stomacal ; leur nature et la nature des produits auxquels elles donnent naissance dépend surtout de la variété des aliments ingérés et sans doute aussi, de certains hasards d'introduction des agents figurés.

Voici d'après le résumé qu'en donne J. Vauthey dans son excellente thèse quelles sont les principales fermentations qui se développent aux dépens des trois classes d'aliments, quelles sont tout au moins les plus connues en vertu de l'abondance de leurs produits. Cela ne veut pas dire que ce soit les plus graves au point de vue pathogénique; des fermentations beaucoup moins intenses pouvant donner lieu à des substances moins abondantes, mais douées d'un pouvoir toxique beaucoup plus grand.

Hydrates de carbone. — Les principales fermentations subies par les hydrates de carbone, abandonnées à l'action des germes extérieurs sont les fermentations lactique, butyrique, alcoolique, acétique, on peut y ajouter la fermentation muqueuse signalée par Pasteur et Kramer et la fermentation de la cellulose.

On peut représenter les fermentations lactique, butyrique et acétique par les formules suivantes, en prenant pour point de départ, le sucre $C^6H^{12}O^6$.

1° $C^6H^{12}O^6 = 2\,(C^2H^6O) + CO^2$
Sucre, Alcool.

$C^2H^6O + O = C^2H^4O + H^2O$
Alcool. Aldéhyde.

$C^2H^4O + O = C^2H^4O^2$
Aldéhyde. Acide acétique.

2° $C^6H^{12}O^6 = 2(C^3H^6O^3)$
Sucre. Acide lactique.

$2(C^3H^6O^3) = C^4H^8O^2 + 2CO^2 + H^4.$
Acide butyrique.

On voit que le sucre, en se transformant en alcool, met en liberté de l'acide carbonique; et que l'acide lactique en se transformant en acide butyrique dégage de l'acide carbonique et de l'hydrogène. Nous reviendrons sur ces fermentations gazogènes en étudiant le météorisme stomacal.

Les deux ordres de fermentation du sucre que nous venons de figurer peuvent se produire simultanément dans l'estomac mais le plus souvent elles existent isolément. Ewald et Ruppstein les ont vues se succéder chez le même malade.

La formule de la fermentation lactique que nous avons transcrite plus haut ne correspondrait pas à toutes les possibilités, et le dédoublement de l'amidon pourrait aussi se faire ainsi que l'indique l'équation suivante, en mettant en liberté de l'acide carbonique.

$C^6H^{10}O^5 + CO = C^3H^6O^3 + 3CO^2 + 2H^2O.$
Amidon. Acide lactique.

De même la fermentation butyrique pourrait se produire aux dépens de l'amidon, du glucose ou du saccharose avec dégagement d'acide carbonique et d'hydrogène.

$C^6H^{10}O^5 + H^2O = C^4H^8O^2 + 2CO^2 + H^4$
Amidon. Acide butyrique.

$C^{12}H^{22}O^{11} + H^2O = 2(C^4H^8O^2) + 4CO^2 + H^8$
Saccharose, maltose.

Dans d'autres conditions, en présence des levures et aussi sans doute de certaines moisissures, les hydrates de carbone peuvent produire de l'alcool, avec dégagement d'acide carbonique.

$$C^6H^{12}O^6 + 2(C^2H^6O) + CO^2$$
Glucose. Alcool.

L'alcool à son tour, comme on l'a indiqué précédemment, en présence du *mycoderma aceti* donne lieu à de l'acide acétique. C'est une fermentation qu'on rencontre chez les hyperchlorhydriques.

La cellulose pourrait en présence du *bacillus amylobacter* donner naissance à un mélange gazeux composé d'acide carbonique d'hydrogène et de gaz des marais.

Les hydrates de carbone peuvent encore subir une fermentation muqueuse étudiée par Pasteur.

Albuminoïdes. — La décomposition des substances albuminoïdes en présence des ferments figurés peut donner naissance à une série très complexe de produits. Après un travail d'hydratation préalable, les molécules se désagrègent et donnent lieu à des produits putrides avec formation d'acides gras et mise en liberté d'acide carbonique et d'hydrogène. Les acides de la série grasse qui prennent ainsi naissance sont les acides acétique, lactique, butyrique. Plus tard, il se forme de l'ammoniaque, une très faible quantité d'azote, de l'hydrogène sulfuré, et des composés phosphorés volatils très complexes. Apparaissent alors des acides amidés à poids moléculaire élevé, de la tyrosine, de l'indol, du phénol, etc., etc., et, enfin, des peptones et des ptomaïnes. Avec les bactéries aérobies seules, il ne se produirait que peu ou pas de gaz odorants.

Corps gras. — Les modifications des corps gras dans le tube digestif sont peu connues; on sait que, sous l'influence des microorganismes, elles peuvent être dédoublées ou en glycérine ou en acides gras. Il pourrait alors se former de l'acide succinique aux dépens de la glycérine.

Les fermentations qui viennent d'être indiquées ne représentent qu'une partie de celles qui peuvent se produire dans l'estomac. Ce sont les principales, mais ce ne sont pas les seules. Certains acides comme l'acide propionique, valérianique, sont en quantité si faible que leur étude est rendue extrêmement difficile.

Agents figurés des fermentations stomacales. — Les germes figurés qui se peuvent rencontrer dans l'estomac sont nombreux et variés. Cela n'a rien d'étonnant si l'on considère que l'ingestion des aliments en introduit constamment un grand nombre qui trouvent dans le contenu stomacal un milieu propice au développement de certains d'entre eux qui y pullulent dès qu'il y a stagnation. Dans la stase gastrique, les microorganismes sont toujours extrêmement nombreux.

On a trouvé dans l'estomac des bacilles, des levures, des sarcines et des moisissures.

En 1842, Goodsir a découvert dans la cavité de l'estomac un petit cryptogame auquel il a donné le nom de *sarcina ventriculi*. Les sarcines ont été retrouvées dans l'estomac par un grand nombre d'auteurs; elles ont été étudiées surtout par Falkenheim et Oppler.

La sarcine est constituée à l'état parfait par de petites masses cubiques ordinairement composées de quatre, huit et quelquefois seize cellules cubiques accolées les unes contre les autres de façon à donner assez bien l'aspect d'une balle de coton serrées par des cordes, ou d'un ballot de soie. Les stries qui figurent l'empreinte des cordes correspondent à l'union des cellules cubiques les unes aux autres.

Les sarcines se rencontrent surtout dans les estomacs dilatés; leur présence est un signe de stase déjà ancienne.

Miller (1885) a étudié les microorganismes du tube digestif; dans l'estomac, il a reconnu huit des espèces qu'il avait rencontrées dans la bouche.

De Bary, en 1886, a fait une étude plus complète des microbes de l'estomac dans le service de Kussmaul. Il étudia dans seize cas le contenu de l'estomac au point de vue bactériologique et il put reconnaître dans les liquides vomis ou extraits par la sonde, des sarcines, des levures, des champignons filamenteux connus comme l'*oïdium albicans* et le *mucedor mucedo*, ou indéterminés, le *leptothrix buccalis*, des bactéries diverses : le *Bacillus amylobacter*, le *B. subtilis*, et un bacille spécial auquel il a donné le nom de *B. geniculatus*.

Minkowski (1888), dans un suc gastrique riche en HCl découvrit les champignons de la levure de bière, et, dans un suc gastrique dépourvu d'HCl, le bacille butyrique, la levure, de nombreux bacilles et cocci capables de déterminer des phénomènes de putréfaction mais qu'il n'a pu cultiver.

En 1889, Capitan et Morau ayant recueilli le contenu de l'estomac deux heures après un repas d'épreuve chez 30 personnes saines ou dyspeptiques, isolèrent deux levures l'une jaune et l'autre rouge et un petit bacille capable de liquéfier la gélatine.

Le travail d'Abelous qui date de la même année, est beaucoup plus complet; il a étudié le contenu de son propre estomac dont il faisait le lavage à jeun. Il a pu isoler 16 espèces de microbes, dont sept déjà connues : le *sarcina ventriculi*, le *Bacillus pyocyanicus*, le *Bacterium lactis-aerogenes*, le *B. subtilis*. le *B. mycoïdes*, le *B. amylobacter*, le *vibrio rugula*. Les neuf autres espèces non décrites encore à ce moment comprennent un coccus et huit bacilles. Abelous a cultivé tous ces microorganismes, et il a étudié leur action sur diverses substances alimentaires.

Chez un malade atteint de dilatation stomacale, qui émettait par la bouche des gaz inflammables, Mac Naught, en 1890, a trouvé des levures en grande quantité, la sarcine en proportion minime. Des examens ultérieurs lui montrèrent la présence de très nombreuses bactéries. Il put isoler deux espèces de levures, une petite bactérie formant des colonies d'un jaune brillant, et deux bacilles droits, dont l'un lui a paru très voisin du bacille de la fermentation butyrique décrit par Pragmowski. Il put démontrer du reste que la présence de ce germe figuré était la cause de la présence des gaz inflammables : on a vu plus haut, qu'en donnant lieu à de l'acidité butyrique, la décomposition de l'acide lactique met de l'hydrogène en liberté.

Lesage, contrairement à ce qu'on eût pu attendre théoriquement, découvrit que le contenu de l'estomac dans la stase avec hypersécrétion chlorhydrique renfermait une quantité de microorganismes notablement plus considérable que le liquide de stase chez les hypochlorhydriques. Albert Mathieu et Rémond (de Metz) avaient, il est vrai, démontré déjà que les acides de fermentation organique figurent dans le liquide de stase chez les hyperchlorhydriques pour une proportion beaucoup plus considérable que dans la stase chez les hypochlorhydriques, ce qui eût pu faire prévoir les résultats des recherches microbiologiques de Lesage. Ce dernier a signalé le coli-bacille comme un hôte habituel de l'estomac, dans tous les cas où il y a ralentissement de la sécrétion chlorhydropeptique.

Le travail qui a servi à Kuhn de thèse inaugurale (1892) a été fait dans le service de Riegel. Il a porté sur l'étude des microorganismes et des fermentations anormales de l'estomac. Kuhn a trouvé de grandes quantités de levures, en particulier le *saccharomyces cervisiæ*, des sarcines, des moisissures, parmi lesquelles il a isolé le *penicillium glaucum*, l'*oïdium lactis*, et de nombreuses colonies de bactéries. Il a de plus étudié la production des fermentations gazeuses, soit à l'aide du suc gastrique en nature, soit à l'aide de cultures pures de microbes vivant dans ce liquide.

Hoppe-Seyler a reconnu dans le contenu de l'estomac une levure rose, la sarcine, de grands bacilles à colonies jaunâtres, de l'*oïdium albicans*, des moisissures et le *B. butyricus* qu'il n'a pas pu réussir à cultiver comme l'avait fait Mac Naught.

Strauss, au cours de recherches nombreuses instituées dans le service d'Ewald, a étudié de nombreux agents de fermentation stomacale, et, plus particulièrement encore, la levure, des bactéries filiformes, des moisissures, des champignons bourgeonnants, le bacille lactique, la sarcine.

Boas et, à sa suite, Kaufmann, et Schlesinger avaient rencontré dans l'estomac chez les cancéreux, surtout dans le cancer du pylore avec stase, un gros bacille incurvé auquel ils avaient attribué la propriété de produire de l'acide lactique. Sa découverte dans le liquide de stase aurait eu ainsi une valeur indirecte mais réelle pour le diagnostic du cancer de l'estomac. Ces conclusions ont été combattues par Rosenheim et Richter; ils ont soutenu que la présence de ce bacille n'avait rien de caractéristique, qu'il pouvait se rencontrer dans des cas de dilatation avec stase sans cancer aussi bien que dans les cas de cancer pylorique.

Nous passons sous silence un certain nombre de recherches dans lesquelles on n'a fait que signaler de nouveau des microorganismes déjà signalés antérieurement.

Le désir d'expliquer l'apparition de l'hydrogène sulfuré dans l'estomac a suscité plusieurs travaux de Boas, de Zawadzki, et de Strauss (1892-1896).

Boas a rencontré de l'acide sulfhydrique dans une série de cas de dilatation de l'estomac avec stase permanente : dans aucun il ne s'agissait d'un cancer. Il semble donc que la présence de ce gaz soit l'indice d'une gastropathie bénigne. Dans le liquide de stase dans lequel se trouve dissoute une plus ou moins grande quantité d'acide sulfhydrique, on rencontre des microorganismes variés et nombreux, sans qu'il soit possible d'attribuer à l'un d'eux un rôle direct dans la production de l'hydrogène sulfuré. Boas a été frappé par la présence fréquente dans ces cas des sarcines, qui seraient plus rares dans les ectasies d'origine néoplasique, et de grands bacilles filiformes.

Strauss, dans un cas semblable, a rencontré du colibacille en abondance, et ce bacille lui paraît avoir été l'agent producteur de l'hydrogène sulfuré. Il a observé en effet un dégagement assez abondant de ce gaz dans les cultures faites avec le colibacille; ce fait avait du reste déjà été observé par plusieurs auteurs.

On voit combien sont nombreux et variés les microorganismes rencontrés dans l'estomac. Toutefois, il règne encore une grande incertitude sur leur rôle respectif. Plusieurs d'entre eux agissent du reste sur les mêmes substances et donnent lieu aux mêmes produits de fermentation. C'est ainsi que l'acide lactique peut résulter de l'action de toute une série de germes sur les hydrates de carbone, et, comme l'ont indiqué les formules que nous avons reproduites plus haut, le même produit de fermentation peut être l'aboutissant commun de modalités différentes de dissociation d'une molécule de même constitution chimique. D'après Coyon, les sarcines pourraient donner lieu à la production d'acide lactique au même titre que les bacilles auxquels nous venons de faire allusion. De même ce n'est pas toujours le vibrion butyrique de Pasteur ou le *clostrydium butyricum* de Pragmowski qui préside à la fermentation butyrique, elle peut aussi être due à l'intervention du *Bacillis subtilis* de Kohn, et, certainement encore, d'une série d'autres bactéries. La fermentation alcoolique déterminée le plus habituellement par des levures, peut être aussi mise en train par de nombreux autres microorganismes, des moisissures, des bactéries, etc.

Du reste, si une fermentation se produit d'une façon notable ou même prédominante dans l'estomac, elle n'est jamais isolée; parallèlement il s'en produit toujours une série d'autres moins abondantes, dont les agents se superposent et dont les produits se mélangent.

La nature des aliments ingérés et des germes dont ils sont le véhicule, la rapidité plus ou moins grande de l'évacuation du contenu stomacal, la diminution ou l'exagération de la sécrétion chlorhydrique, ce sont là des circonstances bien faites pour amener la variété dans la flore microorganique de l'estomac. Cette flore, de plus, ne varie pas seulement chez des individus différents, elle varie même dans le contenu d'un même estomac à des périodes successives, ainsi que la nature et la quantité des produits de fermentation ou de putréfaction qui en dérivent.

On comprend combien les recherches sont difficiles dans ces conditions, combien il est difficile de donner dès maintenant des conclusions fermes aux recherches entreprises sur ce sujet mouvant.

Nous avons dit déjà quelle est la valeur séméiologique des acides de fermentation organique, qui figurent parmi les produits les plus habituels des fermentations stomacales.

Fermentations anormales dans l'intestin grêle. — On peut considérer comme normale la fermentation modérée des *hydrates de carbone*, dans l'intestin grêle. En effet, les auteurs qui ont pu étudier les matières intestinales éliminées par un anus contre nature situé à l'extrémité inférieure de l'intestin grêle, Ewald, dans un premier cas, Mac Fadyen, Nencki et Sieber dans un second, Schmidt dans un troisième, ont toujours constaté la présence de produits de la fermentation des hydrates de carbone, et, en particulier, de l'acide lactique et de l'acide acétique. Jacowski y a démontré la présence de l'alcool. Jamais on n'a rencontré des produits de putréfaction des albuminoïdes. Sur un kilogramme de matières, il a été impossible à Nencki de déceler la présence de traces d'indol, de scatol ou de phénol. On a pu isoler dans le liquide de l'intestin grêle une série de bacilles qui jouent sans doute un rôle dans ces fermentations[1].

La présence des produits de putréfaction des substances albuminoïdes dans l'intestin grêle doit donc être considéré comme un phénomène pathologique. Schmidt a vu, chez sa malade, l'indol et le scatol apparaître dans le liquide qui s'écoulait par la fistule intestinale à la suite d'un étranglement de l'intestin. De même l'apparition de l'hydrobilirubine due à l'action de l'hydrogène sulfuré sur la matière colorante de la bile, serait un fait anormal. Normalement on ne rencontre l'indol, le scatol, et l'hydrobilirubine que dans le gros intestin.

Fermentations anormales dans le gros intestin. — Le fait prépondérant des fermentations normales du gros intestin consiste dans la décomposition des substances albuminoïdes, qui avaient échappé à la putréfaction pendant leur séjour dans l'estomac et leur passage dans l'intestin grêle, en vertu sans doute de l'acidité de ces deux milieux.

On trouve dans le gros intestin des produits très complexes de décomposition dus surtout à l'action des microbes. En voici l'énumération d'après A. Gautier.

« Acides gras, depuis l'acide acétique jusqu'au palmitique, celui-ci très abondant ; les acides butyrique et isobutyrique, l'acide lactique, des phénols, indol, scatol, de l'excrétine, de l'ammoniaque à l'état de carbonate et de sulfure, des amines, des ptomaïnes, des acides amidés, de la leucine, de la tyrosine, des acides phenyl-propionique, phényl-acétique, hydropara coumarique et parahydroxyl-phenylacétique. »

La composition des gaz est variable avec l'alimentation ; on trouve de l'acide carbonique auquel donnent naissance diverses fermentations du gaz des marais provenant de la fermentation de la cellulose, de l'hydrogène sulfuré, résultat de la putréfaction des substances albuminoïdes, etc.

Toutes ces fermentations peuvent devenir anormales par leur intensité exagérée.

Elles sont dues à l'action d'un nombre extrêmement considérable de microbes. Gilbert et Dominici en estiment le nombre environ à 67.000 par milligramme. Sucksdorff, chez le même sujet a vu ce nombre s'élever de 25.000 à 2.300.000 par milligramme sous l'influence de changements dans l'alimentation.

[1] Bacillus Bischleri. Streptococcus liquifaciens ilei. Bacterium ilei. Bacterium ovale ilei. Baccillus gracilis ilei. Bacterium lactis aerogenes. (Nencki.)

Bacillus Bischleri. Streptococcus liquifaciens ilei. Grandis diplococus mobilis. Bacillus liquifaciens ilei, levure ordinaire. Bacillus pyocyancus. Bâtonnets assez longs à bouts arrondis (Takowski).

Quant aux espèces microbiennes, on en a isolé quelques-unes, mais on est loin de les connaître toutes, on est surtout loin de connaître leur action fermentative spéciale[1].

Utilité ou nocivité des microorganismes du tube digestif. — Les microbes pénètrent dans le tube digestif des mammifères immédiatement après la naissance; à partir de ce moment jusqu'à la mort, ils ne cessent pas d'y pulluler. Ils sont inégalement répartis suivant le segments ; beaucoup plus nombreux, on l'a vu, dans le gros intestin que dans l'estomac et l'intestin grêle. Un certain nombre de ces microorganismes sont les hôtes normaux du tube digestif, comme le coli-bacille, par exemple. Indifférents à l'état normal, quelques-uns d'entre eux pourraient devenir pathogènes et même doués d'une virulence considérable, comme cela paraît être le cas précisément pour le coli-bacille. D'autres sont toujours et nettement pathogènes comme le bacille d'Eberth, le bacille de Koch, et, si on peut comprendre qu'ils puissent traverser l'intestin sans y causer de lésions et sans dommage pour l'organisme entier, il est probable que leur présence en nombre considérable n'est possible d'une façon un peu durable que dans les cas morbides.

Les agents figurés dont il vient d'être question sont des *agents spécifiques*. Peut-être des agents également spécifiques ou d'une virulence momentanément exaltée, expliquent-ils l'apparition d'un certain nombre de maladies de l'intestin (entérites aiguës, dysenterie, etc.) ; nous n'avons pas à nous y arrêter ici.

On a pu se demander avec raison si la présence des microorganismes qui sont les parasites normaux du tube digestif était utile ou nuisible. Pasteur croyait à l'utilité de certains d'entre eux ; il s'était demandé même si la vie en milieu complètement aseptique avec une asepsie complète du tube digestif serait possible. Les expériences sur ce sujet ne sont pas faciles à instituer ; on y est cependant parvenu,

[1] *En voici l'énumération d'après Mannaberg.* (Nothnagel : Erkrankungen des Darmes, p. 23).

Bacilles. — *Bacterium coli commune d'Escherich; Bacterium lactis aerogenes d'Escherich; Bacillus subtilis d'Erenberg; Proteus vulgaris de Hansen; Bacillus putrificus coli de Bienstock; Bacterium ilei de Frey; Bacille grêle de l'iléon de Macfadyen Nencki et Sieber Schleier bacillus d'Escherich.*

Bacillus butyricus de Pramowski; Bacillus de Gessner et Utpadel; le Bacillus enteritidis de Gärtner et le bacille de la diarrhée verte de Lesage n'ont été trouvés que dans des cas pathologiques.

Cocci. — *Streptococcus coli gracilis d'Escherich; Streptococcus coli brevis d'Escherich; Strepotococcus liquefaciens ilei seu acidi lactici de Macfadyen Nencki et Sieber; Streptococcus pyogenis duodenalis de Gessner; Staphylococcus blanc d'Escherich; Micrococcus ovalis d'Escherich; Porzellancoccus d'Escherich ; Coccus tretragène.*

Champignons. — *Torula de Pasteur; Levures rouges; Levure encapsulée d'Escherich; Monilia candida de Hauser.*

et il est maintenant prouvé que la vie de jeunes mammifères ou de jeunes oiseaux est possible alors qu'on a pris les précautions voulues pour qu'aucun germe ne pénètre dans leur tube digestif. Toutefois Schotelius a vu que les jeunes poulets nés à la même époque se comportaient d'une façon différente suivant qu'on avait empêché la pénétration des microorganismes dans leur tube digestif ou qu'on les avait nourris sans précaution particulière. Les poussins aseptisés ont eu une croissance plus lente, ils ont beaucoup moins gagné en poids, dans le même temps, avec une alimentation identique, que ceux dont on avait laissé le tube digestif recevoir librement les germes apportés par des substances alimentaires non stérilisées.

Il n'y a donc pas de doute, les fermentations gastro-intestinales peuvent servir à l'utilisation des aliments, soit qu'elles les transforment partiellement par une sorte de digestion, soit qu'elles les préparent à l'action des sucs digestifs.

Les fermentations gastro-intestinales ne sont pas seulement utiles au point de vue de la digestion ; elles peuvent aussi l'être en modérant les putréfactions ou d'autres fermentations plus nocives.

Nous avons vu que le milieu iléo-jejunal n'est pas alcalin, mais neutre ou même légèrement acide et on a pu attribuer à cette acidité légère une influence heureuse, une véritable action antiseptique. De même, dans le gros intestin, le scatol, l'indol, le phénol jouiraient d'un certain pouvoir antifermentescible.

Il n'est pas douteux cependant que les fermentations gastro-intestinales peuvent devenir nuisibles soit parce qu'elles sont anormales, soit parce qu'elles sont excessives. Leurs produits peuvent devenir la cause d'irritations locales sur la muqueuse gastro-intestinale ou à distance sur les organes avec lesquels le sang les met en contact. Des phénomènes toxiques aigus ou chroniques peuvent en résulter. Nous ne nous y arrêterons pas maintenant, devant étudier plus loin les retentissements à distance des viciations de la digestion.

Nous nous contenterons de rappeler ici que les matières fécales renferment une quantité relativement considérable de substance toxiques que Bouchard a pu extraire par l'eau et par l'alcool, et dont il a déterminé les propriétés nocives par des injections veineuses sur les animaux. Ces substances sont très vraisemblablement analogues sinon identiques aux toxines et aux alcaloïdes dont les recherches d'une série d'auteurs, Gaspard, Panum, Bergmann et Schmiedberg, Zulzer et Sonnenstein, Selmi, A. Gautier, Brouardel et Boutmy, Brieger, ont démontré la présence dans les substances organiques en voie de putréfaction.

On sait qu'elles sont douées de propriétés toxiques redoutables dont les alcaloïdes végétaux les plus dangereux donnent seuls idée. Les études faites sur les toxines fabriquées par certains microbes pathogènes, le bacille diphtérique, par exemple, montrent que cette toxicité pourrait même dépasser de beaucoup la puissance nocive des alcaloïdes végétaux les plus redoutables. Dans ces conditions, les hypothèses pathogéniques basées sur l'intoxication par des substances nées dans l'intestin se trouvent parfaitement légitimes.

Etiologie générale des fermentations anormales dans l'estomac et l'intestin. — Trois circonstances ont été surtout invoquées pour expliquer l'augmentation des fermentations dans l'estomac et l'intestin.

a. L'insuffisance de la sécrétion des sucs antiseptiques : l'HCl dans l'estomac, la bile dans l'intestin ;

b. La stase des aliments dans le tube digestif;

c. L'introduction dans le tube digestif d'une quantité anormale de germes relativement bénins ou d'une quantité même minime de germes particulièrement nocifs.

a. L'insuffisance de la sécrétion de l'acide chlorhydrique dans l'estomac a surtout été invoquée par Bouchard, qui se basait sur ce fait expérimental que 1 gr. 10 d'acide chlorhydrique anhydre par litre arrête les fermentations; or le suc gastrique en renferme une proportion plus considérable.

Toutefois, l'observation a fourni des faits absolument contraires à cette conception théorique. En effet, d'après Lesage, c'est dans l'hyperchlorhydrie avec stase que les microbes du liquide stomacal sont le plus nombreux. Albert Mathieu et Rémond (de Metz) avaient du reste reconnu déjà que c'est dans ces conditions que la proportion des acides organiques est la plus élevée.

L'HCl du suc gastrique, même lorsqu'il est en quantité exagérée, ne suffit donc pas à restreindre les fermentations du milieu stomacal.

On a également attribué à la bile un rôle antiseptique, qui ne paraît pas suffisamment démontré. On est arrivé à admettre, en dernier lieu (Gley, Lambling, Létienne) que la bile est antiseptique dans un milieu acide, mais, il faudrait démontrer que cette action n'est pas attribuable exclusivement à l'acidité du milieu.

b. La stase des aliments est certainement une cause importante d'exagération des fermentations dans les divers étages du tube digestif. C'est un fait que l'observation clinique a démontré d'une façon indiscutable.

Le séjour de liquides riches en substances fermentescibles et putrescibles, où les microbes pullulent, à la température du corps, constitue une excellente condition pour que les fermentations y atteignent une intensité maxima, il n'est pas besoin d'insister.

c. Lorsque l'alimentation introduit dans le tube digestif une quantité considérable de germes et surtout des substances en voie de décomposition, on comprend que le danger d'auto-intoxication par les toxines digestives devienne beaucoup plus considérable. Comme exemple, nous citerons les accidents produits par l'ingestion de viandes en voie de putréfaction, et, en particulier, le *botulisme* (empoisonnement par le boudin et par extension par la charcuterie).

Des espèces microbiennes plus nocives que les autres peuvent se trouver introduites dans le tube digestif, ou encore, des microbes dont la présence est normale peuvent devenir redoutables soit par leur pullulation excessive, soit par l'exaltaltion de leur virulence.

A la notion pathogénique des fermentations quantitativement ou qualitativement anormales de l'estomac et de l'intestin correspond en thérapeutique l'indication de l'*antisepsie gastro-intestinale*. Il lui sera consacré un chapitre spécial dans l'étude consacrée à la thérapeutique générale des maladies de l'estomac et de l'intestin.

CHAPITRE XI

MÉTÉORISME GASTRO-INTESTINAL

Le météorisme gastro-intestinal est dû à la distension du tube digestif par des gaz dont nous allons étudier la provenance.

Étiologie. — La présence d'une quantité anormale de gaz dans le tube digestif tout entier ou seulement dans un de ses segments, peut s'expliquer par deux causes :

a. Une augmentation de la quantité des gaz produits ou introduits dans ce segment.

b. Une diminution dans leur élimination.

a. *Augmentation de la quantité des gaz.* — Les gaz du tube digestif peuvent reconnaître deux origines : ils peuvent être constitués par de l'air atmosphérique dégluti ou provenir des fermentations digestives.

On a longtemps admis, surtout pour expliquer le tympanisme abdominal rapide des hystériques qu'il pouvait y avoir *exhalation de gaz par la muqueuse intestinale.* Cette interprétation est actuellement abandonnée par la généralité des auteurs. Au point de vue pathogénique on la basait surtout sur l'expérience de Magendie dans laquelle la ligature d'une anse d'intestin vide est rapidement suivie de sa distension gazeuse. Brinton objecta qu'on ne peut pas être certain qu'il ne reste pas quelques particules d'hydrates de carbone dans l'anse ainsi isolée. De plus il est à noter que la composition des gaz trouvés dans le tube digestif se justifie suffisamment par la déglutition de l'air atmosphérique ou par les fermentations digestives. Quant à ce météorisme rapide des hystériques, nous le verrons plus loin, on a cherché à l'expliquer par un mécanisme qui ne laisse aucune place à l'exhalation gazeuse.

Déglutition de l'air atmosphérique. — Normalement on avale toujours une certaine quantité d'air mélangé aux aliments, surtout aux boissons ; chez certaines personnes, la quantité d'air ainsi introduite dans l'estomac est beaucoup plus considérable que chez les autres. Enfin certains névropathes, et particulièrement des hystériques, déglutissent directement de l'air qu'ils rejettent ensuite par des renvois sonores (*Aérophagie de Bouveret*). Il s'agit chez eux d'une sorte de *spasme aérophagique* de l'œsophage. J'ai pu voir, au cours d'une semblable crise, des malades distendre leur estomac sous mes yeux, en quelques instants, comme on eût pu le faire en insufflant de l'air par la sonde. Chez l'un d'eux, il suffisait d'exercer une pression avec le bout du doigt à la base du cou au-dessus de la fourchette sternale pour que le phénomène se produisît. Chez une femme, le même résultat était obtenu en exerçant une pression au creux épigastrique.

Fermentations gazeuses exagérées. — Une série de fermentations, se produisant dans l'estomac et l'intestin aux dépens des aliments, sous l'influence des germes nombreux que renferme le tube digestif, peuvent donner naissance à une quantité parfois considérable de gaz ; il en a déjà été question plus haut.

Quelques-unes de ces fermentations sont bien connues et on a pu en établir la formule chimique ; d'autres, plus nombreuses sans doute, sont incomplètement déterminées encore.

Les fermentations les plus habituelles dans l'estomac, sont les fermentations lactique, butyrique, alcoolique, acétique, putride. Elles dégagent de l'acide carbonique, de l'hydrogène, de l'hydrogène sulfuré et, en petite quantité, du carbure d'hydrogène (CH^4, quelquefois C^2H^4) [1].

Les mêmes fermentations et les mêmes gaz se retrouvent dans l'intestin grêle ; toutefois, il ne s'y produit pas d'hydrogène sulfuré. Dans le gros intestin, la décomposition de la cellulose et la putréfaction des albuminoïdes font apparaître en quantité plus considérable l'hydrogène sulfuré, les carbures d'hydrogène, l'azote.

Défaut d'élimination des gaz. — Les gaz du tube digestif peuvent être éliminés par la bouche ou par l'anus ou absorbés par les vaisseaux sanguins.

Il est difficile de déterminer à quel moment l'*élimination des gaz par la bouche ou l'anus* devient un phénomène pathologique. Il y a là un moyen de régulation de la tension des gaz du tube digestif qui fonctionne plus ou moins chez les différents individus.

Il cesse de fonctionner par le fait de la contracture du cardia pour ce qui concerne les gaz stomacaux, par le fait de la contracture du côlon, ou de l'atonie intestinale, pour ce qui concerne l'intestin.

L'*absorption des gaz par le sang* serait considérable. Le rectum serait capable d'absorber 3 litres d'acide carbonique en quinze minutes. Zuntz a constaté que, chez le lapin, il s'élimine dix à vingt fois plus de gaz intestinaux par les poumons que par la bouche et par

[1] Voir le chapitre des *Fermentations gastro-intestinales*.

l'anus, et que cette absorption cesse dès qu'il y a inflammation de la muqueuse intestinale.

Kader a fait une expérience intéressante qui semble bien montrer pourquoi on observe du météorisme abdominal lorsqu'il existe une congestion veineuse marquée de l'intestin, dans la cirrhose atrophique du foie et dans l'asystolie par exemple. Il étrangle le mésentère d'une anse intestinale de façon à respecter la circulation artérielle et à arrêter le cours du sang dans les veines. Dans ces conditions, il voit se produire en quelques instants la stase veineuse et l'œdème des parois intestinales, puis une distension gazeuse considérable de l'anse étranglée due à la diminution considérable de l'absorption des gaz. Le trouble de la circulation sanguine, joint à la paralysie inflammatoire de l'intestin, pourrait être de la sorte considéré comme jouant un rôle important dans la production du tympanisme au cours de la péritonite aiguë.

Ainsi donc, la déglutition de l'air atmosphérique, les fermentations alimentaires, la diminution de l'absorption des gaz par les parois du tube digestif, le défaut de leur élimination par les orifices naturels : tels sont les facteurs auxquels nous sommes amenés à attribuer un rôle dans la pathogénie de la distension gazeuse de l'estomac et de l'intestin.

On remarquera qu'il n'a été question que d'une façon tout à fait accessoire de la *paralysie des parois musculaires ;* on ne peut en effet leur attribuer qu'un rôle assez secondaire. A l'état normal, la tension des gaz dans l'estomac et l'intestin est de 8 à 12 centimètres d'*eau.* Que cette pression tombe à 0, ce qui est le minimum possible, le volume des gaz augmentera à peine ; en effet, un litre de gaz à la pression de 10 centimètres d'eau n'occuperait que 8 centimètres cubes de plus si la pression tombait à 0.

Il est souvent difficile de déterminer quelle part prend chacun des éléments que nous venons d'examiner à la production des complexus symptomatiques que nous allons maintenant décrire.

SÉMÉIOLOGIE GÉNÉRALE

1° *Météorisme gastrique.* — Le météorisme gastrique peut se produire d'une façon isolée ou coïncider avec le météorisme de l'intestin.

L'origine du gaz, nous l'avons vu, ne peut être attribuée qu'à la déglutition de l'air atmosphérique ou aux fermentations alimentaires. Le séjour des gaz dans l'estomac sous une pression supérieure à la normale ne peut s'expliquer sans la fermeture des deux orifices de la poche musculaire, le cardia et le pylore. L'ouverture du cardia permettrait l'échappement du gaz par la bouche, celui du pylore son passage dans l'intestin. La béance du pylore amènerait en cas de météorisme, la distension gazeuse de l'intestin aussi bien que de l'estomac.

L'aérophagie peut amener une distension considérable de l'estomac chez quelques névropathes. Il est possible même que l'air dégluti se trouve poussé jusque dans l'intestin et le distende à son tour.

En dehors de cette condition particulière, la stase, cause de fermentations gazogènes, est, dans les divers segments du tube digestif, la cause principale du météorisme. La distension gazeuse de l'estomac atteint quelquefois un degré très marqué dans le rétrécissement organique du pylore. Elle peut se produire également dans une certaine mesure lorsqu'il y a simplement retard dans l'évacuation du contenu de l'estomac.

Il ne faut pas juger du reste de l'abondance de la production des gaz par l'intensité des malaises éprouvés par les malades. La souffrance est moins en rapport avec la quantité de ces gaz qu'avec l'*hyperesthésie de l'estomac à la distension*. Certains dyspeptiques qui accusent une gêne considérable, ne présentent que les signes extérieurs d'une distension stomacale très modérée. D'autres ont, au contraire, un météorisme considérable sans presque s'en apercevoir. Les réflexions précédentes s'appliquent du reste tout aussi bien à l'intestin qu'à l'estomac.

Souvent les malades sont soulagés par l'éructation d'une très petite quantité de gaz. Lorsqu'on passe le tube, on est étonné de voir qu'il ne s'en échappe qu'une quantité très minime chez des malades qui se plaignaient amèrement d'une sensation de tension insupportable : c'est donc bien l'hyperesthésie de l'estomac à la distension qui joue le rôle principal dans la production des phénomènes subjectifs de la dyspepsie flatulente.

Les malades accusent souvent une sensation de ballonnement très pénible ; ils sont gênés pour respirer. Quelques-uns sont congestionnés, presque cyanosés. Leur respiration est rapide, difficile ; parfois il se produit un véritable état dyspnéique. Ces crises de faux asthme se produisent surtout chez des individus atteints d'une affection organique du cœur, d'artério-sclérose ou d'une lésion chronique des poumons avec tendance à la dilatation du cœur. Il convient de dire que le gonflement de l'estomac n'est pas le seul facteur pathogénique de semblables accidents : il faut aussi quelquefois faire intervenir un réflexe parti de l'estomac. Comment en effet, interpréter autrement l'accès de dyspnée survenant presque immédiatement, comme l'a vu Potain, après l'ingestion de quelques feuilles de salade ?

Les malades se sentent gonflés, ils sont amenés pour se soulager à déboutonner leurs vêtements ou à enlever leur corset. A l'examen, le tympanisme de l'estomac détermine parfois un soulèvement appréciable de toute la région stomacale. L'estomac se dessine sous la peau. Son bord inférieur descend jusqu'aux environs et même au-dessous de l'ombilic. Il se produit spontanément ce qu'on obtient par l'insuflation artificielle.

Par la percussion, on détermine facilement les limites de l'estomac. La sonorité de l'espace de Traube est notablement exagérée, sa limite supérieure est reportée jusqu'à la hauteur de la cinquième côte et même du quatrième espace intercostal ; en bas elle atteint et dépasse l'ombilic. La présence d'une certaine quantité de liquide se révèle à la succussion par un bruit de flot sonore et étendu.

2° *Météorisme de l'intestin grêle.* — Il se produit rarement isolément. Il peut cependant se voir à la suite d'un rétrécissement de la partie inférieure de l'iléon, ou, plus rarement, sous l'influence d'un spasme total du gros intestin. On observe alors une saillie médiane de l'abdomen au-dessous de l'ombilic. Le plus souvent, la distension gazeuse de l'intestin grêle se surajoute à celle de l'estomac et du côlon et on observe une distension générale de l'abdomen.

3° *Météorisme du gros intestin.* — Il peut se produire isolément, et rester pendant longtemps isolé à la suite d'une sténose organique, d'une obstruction fécale ou d'un rétrécissement spasmodique de la partie inférieure du gros intestin. On observe alors une distension de l'abdomen plus marqué à sa périphérie qu'à sa partie moyenne. Par la palpation, on perçoit quelquefois une sorte de gros boudin qui encadre la région sous-ombilicale, et présente la disposition connue du gros intestin. Celui-ci peut acquérir des dimensions véritablement colossales dans des cas de rétrécissement organique de la partie inférieure du côlon.

Dans la dyspepsie, la distension gazeuse du côlon se fait souvent parallèlement à celle de l'estomac. L'intestin grêle ne prend part au météorisme que plus tard. On observe le même fait dans la fièvre typhoïde, où le tympanisme commence par l'estomac et par le gros intestin, pour n'atteindre que plus tard l'intestin grêle.

La percussion permet souvent de distinguer nettement la sonorité du côlon de celle de l'estomac et de l'intestin grêle.

La distension de l'estomac reste beaucoup plus souvent isolée que celle de l'intestin ; habituellement, le météorisme n'est pas exclusivement gastrique ou intestinal, mais mixte, gastro-intestinal, comme cela se voit, en particulier, dans la forme flatulente de la dyspepsie sensitivo-motrice que nous étudierons plus loin.

Diagnostic. — On a pendant longtemps considéré comme un météorisme vrai le *pseudo-météorisme des hystériques*. Chez les hystériques, il se produit quelquefois un gonflement très rapide et très marqué de l'abdomen; il peut disparaître aussi rapidement qu'il est venu. Il ne s'agirait pas, en réalité d'un météorisme vrai, mais d'un faux météorisme dû à la contracture du diaphragme qui refoule les viscères abdominaux en bas et en avant (Verhoogen). La respiration est alors purement costale. Ce faux météorisme disparaît pendant le sommeil chloroformique pour reparaître immédiatement après. C'est par le même mécanisme que se produisent la grossesse nerveuse et certaines tumeurs fantômes de l'abdomen.

Rappelons que le météorisme gastro-intestinal se produit au cours de l'*occlusion intestinale* et qu'il est un des symptômes de la *péritonite aiguë généralisée.*

Dans l'occlusion intestinale il y a des vomissements répétés, alimentaires, bilieux, puis fécaloïdes, la constipation est absolue, il n'y a pas d'émission de gaz par l'anus. Dans la péritonite aiguë, il y a de la fièvre, l'abdomen est douloureux à la palpation. On sait que, dans la cirrhose atrophique du foie, le tympanisme abdominal précède souvent l'apparition de l'ascite. On a de la peine à démontrer par la palpation la présence de liquide dans l'abdomen : l'alcoolisme avéré, la petitesse du foie, la tuméfaction de la rate, devront toujours faire penser au *tympanisme préascitique*, et, souvent, en recherchant avec soin la matité caractéristique d'une certaine quantité de liquide libre dans la cavité abdominale, on finira par la dépister et le diagnostic s'affirmera.

CHAPITRE X

HÉMATÉMÈSE ET MÉLÆNA

Il est très naturel de réunir dans un même chapitre l'histoire du vomissement de sang et de l'évacuation du sang par la voie rectale Il arrive en effet très souvent que le mélæna n'est qu'un symptôme d'une hémorragie de l'estomac, qu'il y ait ou qu'il n'y ait pas eu hématémèse et les procédés pour déterminer la présence du sang par l'analyse chimique dans les cas douteux sont les mêmes qu'il s'agisse des matières vomies ou des matières fécales.

Recherche chimique du sang dans les matières vomies et dans les matières fécales. — Lorsque l'hémorragie a été abondante et que le sang n'a pas séjourné dans le tube digestif, il est facile à reconnaître par le simple examen macroscopique. Sa couleur, ses caillots ont un aspect bien caractéristique qui ne permet aucune hésitation.

Il n'en est pas de même lorsque le sang a séjourné pendant un certain temps dans le tube digestif, surtout s'il est en quantité minime. Après une gastrorrhagie légère, il peut se présenter sous la forme d'une petite quantité de poudre noirâtre, plus ou moins semblable à de la suie délayée, ou encore sa matière colorante peut donner au liquide vomi une coloration chocolat ou d'un brun jaunâtre, dont la nature est d'autant plus difficile à déterminer que le vomissement comporte quelquefois une quantité notable d'aliments en voie de digestion.

Dans les *matières fécales*, les difficultés sont plus grandes encore. Quand il y a épanchement d'une grande quantité de sang dans le tube digestif, les selles sont souvent diarrhéiques. Tantôt elles ont l'aspect de suie délayée, tantôt l'aspect de chocolat à l'eau ou de goudron noir, épais et fétide. Quand l'hémorragie a été moins considérable, de petites quantités de sang modifié, peuvent se trouver incorporées dans les cylindres stercoraux, ou encore il arrive que le mélange ayant été plus intime, des scybales se trouvent tout entières colorées en noir. Dans ces conditions, il est impossible assez souvent d'affirmer nettement la présence du sang dans les selles, et on est obligé encore d'avoir recours à une analyse chimique qualitative.

Qu'il s'agisse d'hématémèse ou de mélæna, de matière gastrique ou intestinale, les procédés de recherche sont les mêmes.

Il est à remarquer qu'il ne faut pas trop compter sur l'examen microscopique pour reconnaître les globules rouges en nature dans ces conditions. Rapidement ils sont détruits par l'action des sucs digestifs, et Nothnagel a fait remarquer qu'il est souvent impossible de retrouver les hématies dans des selles rouges évidemment hémorragiques.

Recherche de l'hémine. — On place une goutte de la substance vomie ou un petit grumeau de la matière mélænique sur l'objectif et on fait sécher à la flamme d'une lampe; on ajoute alors une très petite quantité de chlorure de sodium cristallisé et un peu d'acide acétique glacial. Le tout est recouvert par une lamelle, on chauffe alors avec précaution de façon à ne pas faire bouillir l'acide acétique qu'on remplace du reste au fur et à mesure de son évaporation. Il se produit sur différents points de la préparation de petites taches brunes qu'on examine au microscope avec ou sans glycérine.

S'il y avait du sang dans la matière examinée, on aperçoit alors des cristaux jaunes, bruns ou brun rougeâtre d'hémine. Ce sont des cristaux rhomboïdaux, quelquefois lancéolés ou en bâtonnets.

Recherche par la teinture de gaiac. — (Procédé de Weber). Un petit échantillon de la matière suspecte est délayé avec de l'eau à laquelle on a préalablement ajouté un tiers de son poids d'acide acétique glacial. On épuise ensuite à l'aide d'un peu d'éther. Après clarification, on prend quelques centimètres cubes de l'extrait éthéré et on y ajoute dix gouttes de teinture de gaiac et vingt à trente gouttes de térébenthine. S'il y a du sang, le mélange devient bleu violet. S'il n'y a pas de sang, il devient rouge, brun, virant parfois légèrement au vert.

Examen spectroscopique. — On agite avec de l'eau un échantillon de la matière à examiner, on ajoute quelques gouttes d'acide acétique concentré et on agite avec environ un cinquième de son volume d'éther. S'il y a du sang, l'éther se colore en brun rougeâtre. L'extrait éthéré d'hématine montre au spectroscope quatre raies d'absorption : dans le rouge, dans le jaune, à la limite du jaune et du vert, à la limite entre le vert et le bleu. La raie située dans le rouge est de beaucoup la plus foncée et la plus nettement limitée (Boas).

Selles colorées en noir par les sels de fer ou de bismuth. — Lorsque les malades prennent des sels de fer ou de bismuth, leurs matières fécales peuvent prendre une coloration noire qui peut faire penser à du mélæna. Dans les selles colorées en noir par le fer, on ne trouve pas de cristaux à l'examen microscopique; dans les selles colorées par le bismuth on trouve des cristaux caractéristiques.

SÉMÉIOLOGIE DE L'HÉMATÉMÈSE

Le vomissement de sang se produit lorsque l'hémorragie a lieu dans les voies digestives supérieures, c'est-à-dire dans l'œsophage et dans l'estomac. Lorsque l'hémorragie a lieu dans le duodénum, le sang peut refluer dans l'estomac, surtout lorsque la lésion siège au voisinage du pylore; il peut aussi ne donner lieu qu'à du mélæna. Lorsque le sang s'épanche plus bas dans l'intestin, on n'observe que du mélæna.

Dans notre étude de l'hématémèse, nous éliminons bien entendu tous les cas où le sang vomi ne vient pas directement des voies digestives, ceux, par exemple, où il provient d'une épistaxis postérieure survenue pendant le sommeil, ou d'une hémoptysie.

Ainsi délimitée, l'hématémèse se présente sous deux aspects différents entre eux par l'aspect du sang vomi : l'hématémèse rouge et l'hématémèse noire. *Dans le premier type*, il s'agit d'une hémorragie très considérable, qui distend brusquement l'estomac et provoque un vomissement abondant de sang pur et rouge. Elle survient souvent à l'improviste ; le malade qui ne se plaignait que des symptômes habituels de l'affection gastrique dont il souffre, éprouve tout à coup une sensation de plénitude et de chaleur à l'épigastre, accuse un goût de sang dans la bouche, pâlit et presque aussitôt le sang est vomi à pleine bouche; c'est un sang rouge, nullement altéré, sa quantité peut beaucoup varier; le malade exagère ordinairement le volume de sang ainsi perdu, mais il peut atteindre un litre et plus.

L'hémorragie peut, lorsqu'elle est abondante, produire tous les accidents des grandes hémorragies internes : vertiges, lipothymies, syncope. Elle peut même causer la mort.

A la suite d'une hémorragie considérable et surtout d'hémorragies répétées, le malade est dans un état de faiblesse et de prostration très accentuée, souvent exagérée par l'effroi que provoque un accident si émouvant. Le pouls est petit et rapide, la figure pâle, les traits altérés. Enfin, dans les jours qui suivent, on peut observer un certain mouvement de fièvre, surtout lorsqu'il existe de la constipation spontanée ou provoquée, comme le fait remarquer Nothnagel. Cette fièvre provient sans doute de la résorption de substances septiques.

Les hémorragies qui apparaissent dans le cours de l'*ulcère de l'estomac* appartiennent surtout à cette variété d'hématémèse ; chez ces malades, on peut quelquefois prévoir l'accident; les douleurs s'exagèrent en effet dans les quelques jours qui précèdent l'hémorragie, et l'hématémèse apparaît en général vers la fin de la période digestive, trois à quatre heures après le repas. Il est très rare que l'hémorragie tue le malade sur le coup ; elle s'arrête le plus souvent au moins d'une façon temporaire, pour se reproduire deux à trois fois dans les vingt-quatre heures, et puis cesser définitivement. Le malade est profondément anémié, mais il se relève rapidement, et, en moins de six semaines, en général, il a retrouvé sa vigueur primitive.

Lorsque l'*ulcère siège* à la partie inférieure de l'*œsophage*, l'hémorragie présente le même aspect ; seuls les antécédents du malade, les douleurs très vives à la déglutition, la gêne de l'alimentation par suite du spasme du cardia, peuvent indiquer le siège exact de l'ulcère.

Certaines circonstances pourront faire soupçonner que l'*ulcère siège au duodénum*. La survenue tardive des douleurs n'a pas l'importance séméiologique qu'on lui attribuait autrefois : elle est due non au contact des aliments lorsque l'estomac se vide, mais à l'hyperchlorhydrie. L'existence du syndrome de Reichmann, la localisation de la douleur, à droite de la ligne médiane à peu près à la hauteur de la vésicule biliaire, ont une valeur plus grande. Du reste, en cas d'ulcère du duodénum, le mélæna a ordinairement plus d'importance que l'hématémèse, souvent même il se montre seul.

L'ulcère de l'estomac n'est pas la seule affection gastrique qui puisse provoquer des hématémèses aussi abondantes ; mais les autres causes s'observent beaucoup plus rarement

L'*exulceratio simplex* décrite par Dieulafoy, n'est en réalité qu'un ulcère simple à la phase initiale de son développement, dont la situation au niveau d'une artériole amène une hémorragie précoce.

Les *érosions hémorragiques* peuvent aussi amener une hématémèse mortelle. On sait que ces petites érosions, punctiformes et multiples s'observent dans beaucoup d'états cachectiques avec congestion passive des veines de l'estomac, chez les asystoliques, chez les tuberculeux, dans la cirrhose du foie. Notons à ce propos que, dans la *cirrhose du foie* au début, on peut observer des hématémèses considérables, sans que l'autopsie puisse en révéler la cause, il n'y a ni varices de l'œsophage, ni varices de l'estomac, ni érosions visibles à l'œil nu sur la muqueuse gastrique (Debove et Courtois-Suffit).

Nous citerons enfin les *varices de l'œsophage* et aussi les *varices de l'estomac* (Letulle) qui, par leur perforation, peuvent déterminer sur des individus jusque-là en pleine santé des hémorragies foudroyantes.

Les varices de l'œsophage et de l'estomac peuvent du reste, comme nous l'avons vu, coexister avec des érosions hémorragiques.

Dans des cas plus rares encore, l'hématémèse peut être attribuée à d'autres causes de congestion passive de la muqueuse gastrique :

pyléphlébite, *tumeurs du foie*, *tumeurs comprimant la veine cave*, *affections cardiaques*, etc.

Les *gros anévrysmes* du tronc cæliaque ou de l'aorte peuvent s'ouvrir dans l'estomac, et on a signalé des *anévrysmes miliaires* des artérioles de la muqueuse (Galard).

On a observé aussi quelques cas d'hématémèse à la suite d'*ulcération tuberculeuse de l'estomac* (Letorey) et à la suite d'*ulcérations typhiques*.

Enfin, les *affections hémorragiques*, infections graves ou intoxications, peuvent déterminer des hémorragies au niveau de la muqueuse gastrique, comme au niveau des autres muqueuses.

Il ne faut pas oublier que les plaies de l'estomac amènent aussi des hémorragies profuses, qu'il s'agisse d'une lésion d'origine externe ou d'une ulcération consécutive à l'*ingestion de substances caustiques*. Dans ce dernier cas, l'hématémèse est immédiate, ou au contraire survient au bout de quelque temps lorsque l'eschare s'élimine. Nous ne faisons que signaler ici les hématémèses observées aux cours des *crises gastriques tabétiques*.

Le *deuxième type d'hématémèse* est tout à fait différent. Il s'agit presque toujours d'un malade qui, de par son affection gastrique, présente déjà des vomissements : de temps en temps on constate dans les matières vomies la présence d'une petite quantité de sang. Comme, en règle générale, ce sang a séjourné un certain temps dans l'estomac, il s'est altéré, et les matières vomies présentent une teinte *brune* ou *noire*. D'autres fois, les aliments sont mélangés avec des masses de mucus striées de sang. Ces hémorragies ne s'accompagnent d'aucun trouble fonctionnel, elles sont trop peu abondantes pour provoquer des troubles généraux, et le seul danger qu'elles présentent c'est que, par leur répétition, elles peuvent dans certains cas amener une anémie assez grave.

La maladie où l'on observe surtout les hématémèses de ce type c'est le *cancer de l'estomac* : elles complètent le tableau parfois si caractéristique de cette affection ; l'âge du sujet, la teinte jaune paille due certainement en partie à ces hémorragies, les troubles digestifs survenus tardivement, l'amaigrissement, la tumeur, tout cela ne laisse aucun doute sur le diagnostic. Le *cancer du duodénum*, surtout lorsqu'il siège sur la partie parapylorique peut provoquer aussi des hématémèses analogues.

Cet aspect si particulier des hématémèses du cancer s'explique facilement par leur origine même ; contrairement à ce que l'on voit dans l'ulcère où le sang provient presque toujours d'une artère volumineuse, dans le cancer il s'agit en général d'une déchirure des vaisseaux superficiels de la tumeur, d'où hématémèse peu abondante et s'arrêtant vite. Il faut bien dire pourtant que ces différences dans l'hémorragie gastrique pour être habituelles, ne sont pourtant pas absolument constantes. Il suffit, en effet, que l'ulcération cancéreuse atteigne une grosse branche artérielle pour voir apparaître une hématémèse abondante de sang rouge ; seulement, tandis que chez un ulcéreux cette perte de sang se répare très vite, en quelques semaines, dans les cancers l'anémie consécutive persiste bien plus longtemps. D'autre part, dans l'ulcère on peut noter dans un certain nombre de cas des hématémèses répétées et peu abondantes.

Ces petites hématémèses peuvent s'observer aussi dans les *gastrites chroniques*, en particulier dans la gastrite alcoolique.

Tenant le milieu entre les deux types que nous venons de décrire, il faut ranger les hématémèses que l'on observe au cours de l'*hystérie*, Presque toujours ce symptôme coexiste avec d'autres manifestations de la névrose : plus ou moins brusquement, souvent après une violente émotion ou à la suite d'une crise convulsive, le malade éprouve une angoisse précordiale assez vive, des palpitations, une chaleur à l'épigastre pouvant aller jusqu'à une vive douleur, une contraction dans l'œsophage, des éblouissements, des battements dans les tempes, des bourdonnements d'oreilles ; cet état de crise se prolonge pendant quelques minutes, puis le malade vomit une certaine quantité de sang pur et rouge, et tout se calme ; l'abondance de l'hématémèse, très variable, varie d'un quart à un ou deux verres de sang ; parfois, après l'hématémèse, le malade tombe en syncope, non pas à cause de la perte de sang, mais par suite de la terreur que lui cause cet accident émouvant. Du reste il se rétablit très vite en général et dès le lendemain ne présente plus aucun trouble gastrique. Cette hématémèse se présente surtout chez les femmes au moment des règles ; elles semblent parfois constituer une véritable hémorragie supplémentaire.

Dans un autre groupe il faut ranger ce que j'ai décrit sous le nom de *pituite hémorragique* des hystériques et Josserand de Lyon, sous le nom d'*hémosialémèse*. Il s'agit, dans ces cas, de femmes nerveuses, qui rejettent de temps en temps par la bouche une certaine quantité de liquide sanguinolent, semblable à du sirop de groseille délayé dans l'eau ou a du sirop de ratanhia étendu (Josserand, A. Mathieu). Cet accident survient en général la nuit, trois à quatre heures après qu'elles se sont mises au lit ; il apparaît aussi après une émotion violente, à la fin d'une crise convulsive ou même alterne avec elle. Le liquide ainsi expulsé est formé par de la salive ayant dissous une certaine quantité de sang. Quant à savoir d'où vient le sang, c'est un point qui n'est pas encore élucidé ; dans certains cas, il s'agit d'une sécrétion de salive sanguinolente, déglutie, retenue dans l'œsophage ou dans l'estomac, puis rejetée brusquement. Quelquefois, le sang doit probablement provenir de l'estomac, et il s'agirait alors d'une gastrorragie véritable ; mais, nous le répétons, la preuve de cette origine gastrique n'est pas encore donnée.

Diagnostic différentiel de l'hématémèse et de l'hémoptysie. — On éprouve quelquefois une difficulté considérable à reconnaître si le sang rendu par la bouche en grande quantité vient des bronches et du poumon ou de l'œsophage et de l'estomac.

En faveur de l'*hémoptysie*, on invoquera les circonstances suivantes : sang rendu en toussant, sang très rouge mousseux, présomption d'une affection pulmonaire ou cardiaque antérieure ; à l'auscultation, découverte, le plus souvent au sommet du poumon, du foyer d'où vient le sang ; expectoration sanglante les jours qui suivent l'hémoptysie.

En faveur de l'*hématémèse*, on fera valoir les éléments symptômatiques suivants : sang rendu en vomissant, moins rouge, quelquefois mélangé à des détritus alimentaires ou à une certaine quantité de liquide acide ; symptômes de dyspepsie antérieure ; apparition de selles mélaniques après l'hématémèse.

La difficulté pour le médecin de décider l'origine du sang rendu lorsqu'il n'a pas assisté lui-même à l'accident provient quelquefois de ce que l'hématémèse peut provoquer la toux, et de ce que l'hémoptysie peut être suivie de vomissements sous l'influence de la même quinte de toux.

Mélæna[1]. — Le mélæna, comme l'hématémèse, peut revêtir deux aspects très différents. Dans une première variété, le sang qui sort par l'anus est rouge, tout à fait semblable à du sang ordinaire ; il s'agit alors soit d'une hémorragie siégeant dans le gros intestin et près de l'anus surtout si la quantité de sang évacué est peu considérable, soit d'une hémorragie de l'intestin grêle, mais très abondante et ayant provoqué une évacuation rapide. En effet, dès que le sang séjourne un certain temps dans l'intestin, il se modifie : l'hémoglobine se transforme en hématine, et les fèces prennent une couleur noirâtre. Si le mélange des résidus alimentaires et du sang ainsi modifié est bien homogène, c'est que l'hémorragie s'est produite dans l'intestin grêle,

[1] D'après son éthymologie, le mot melæna ne devrait désigner que les évacuations sanguines par la voie rectale se faisant sous l'aspect de matières noires. Par extension, ce terme, devenant le pendant du terme hématémèse, s'applique à toutes les évacuations de sang par le rectum, quel que soit l'aspect des selles hémorragiques.

lorsque la masse alimentaire était encore fluide et presque liquide; si le mélange est moins parfait, au contraire, c'est que le sang vient du gros intestin et s'est épanché sur des scybales déjà formées (Nothnagel).

Suivant l'abondance de l'hémorragie, les phénomènes généraux sont très variables; parfois, le malade succombe en présentant les signes d'une hémorragie interne; d'autres fois, il ne se plaint que d'un état de vertige avec tendance à la syncope, souvent enfin les hémorragies peu abondantes ne provoquent aucun symptôme immédiat, elles ne deviennent dangereuses que par leur répétition et l'anémie consécutive.

Si nous laissons de côté le *cancer* et *l'ulcère de l'estomac*, au cours desquels le mélæna est possible, fréquent même dans l'ulcère, l'affection qui le plus souvent se traduit par des hémorragies rectales c'est sans conteste le *cancer de l'intestin*.

Les hémorragies constatées dans ce cas sont en général peu abondantes mais très fréquentes : elles coïncident souvent avec les débacles diarrhéiques qui succèdent aux périodes de constipation prolongée et paraissent dues aux érosions superficielles de la tumeur par des matières fécales dures. Comme le cancer siège dans la très grande majorité des cas sur le gros intestin ou sur le rectum, le sang ainsi évacué est en général peu modifié; il ne forme pas un mélange intime avec les matières fécales et l'on rencontre souvent en même temps des masses mucopurulentes : c'est un symptôme important de la nature cancéreuse de la lésion; on ne retrouve en effet ce mélange de sang et de pus que dans la *dysenterie;* mais, dans ce dernier cas, l'ensemble symptomatique révèle nettement la nature de la maladie (Nothnagel).

Les hémorragies anales dues aux hémorroïdes seront facilement reconnues et nous n'y insisterions pas si les hémorroïdes ne coïncidaient souvent avec le cancer du rectum et ne pouvaient conduire ainsi à un diagnostic erroné; lorsqu'on voit en effet des hémorroïdes survenir chez un individu âgé, qui jusque là n'avait pas été constipé, il faut faire attention, savoir que ces hémorroïdes tardives peuvent être symptomatiques d'un cancer du rectum et pratiquer soigneusement le toucher.

Les néoplasmes bénins de l'intestin (adénome, fibrome, myome, angiome), provoquent presque toujours du mélæna, mais ils s'observent bien plus rarement que le cancer. Il faut y songer lorsqu'on voit apparaître brusquement sans cause appréciable une hémorragie intestinale; cela est surtout vrai pour l'enfant, chez lequel les polypes de l'intestin sont la cause la plus fréquente de l'entéroragie primitive. Chez l'adulte, la *côlite polypeuse* peut amener des hémorragies très abondantes et très tenaces, graves par leur répétition et aussi par ce fait que les polypes peuvent plus tard se transformer en cancer.

Il faut compter aussi avec les *ulcérations intestinales*, qui peuvent toutes provoquer des hémorragies plus ou moins abondantes : ulcérations de la *fièvre typhoïde*, de la *dysenterie*, de *la tuberculose*, de l'*urémie*, de la *syphilis ; ulcérations stercorales* décrites par Grawitz, *ulcérations* qui apparaissent dans *le catarrhe chronique de l'intestin*. En ce qui concerne la fréquence des hémorragies dans ces diverses affections, tout ce que l'on peut dire, c'est que les ulcérations à marche rapide (fièvre typhoïde, dysenterie) provoquent plus souvent des hémorragies que les ulcérations à marche lente de la tuberculose et du catarrhe chronique.

Il faut savoir que, dans la tuberculose, le mélæna peut provenir de la *dégénérescence amyloïde* de l'intestin, dégénérescence qui frappe surtout la paroi des capillaires, des artérioles et des veinules ; Nothnagel cite à l'appui de cette idée l'observation de deux tuberculeux qui présentèrent pendant la dernière période de leur vie des selles sanglantes et chez lesquels, à l'autopsie, on ne put découvrir aucune ulcération intestinale.

Dans l'*invagination intestinale aiguë*, le mélæna est presque constant, il ne manque que dans 20 pour 100 des cas. On le rencontre à peu près quel que soit le siège du segment invaginé, il est plus constant toutefois dans l'invagination iléocolique : on n'observe parfois qu'une hémorragie insignifiante qui se perd au milieu des autres symptômes bruyants de l'affection ; parfois, au contraire, les hémorragies sont abondantes et peuvent entraîner la mort très rapidement.

L'*embolie de l'artère mésentérique* et la *thrombose de la veine mésentérique*, provoquent aussi des hémorragies intestinales très considérables.

Chez *le nouveau-né*, on peut observer aussi du mélæna dans les trois premiers jours de la vie. La cause de cet accident est mal connue ; on a invoqué successivement la congestion de la muqueuse intestinale, les ulcérations de l'estomac, du duodénum, de l'intestin grêle, des troubles circulatoires de la veine porte, une infection alimentaire, la syphilis. Quoi qu'il en soit, c'est une affection grave qui tue dans plus de 50 p. 100 des cas.

Nous citerons enfin un certain nombre d'affections où la cause de l'hémorragie est très mal connue : le *tabes* où Strauss a noté des hémorragies intestinales abondantes et répétées, les *intoxications*, les *infections graves, les cachexies : leucémie, scorbut, purpura, septicémie, ictère grave, fièvre jaune, intoxication par le phosphore.* Dans tous ces cas il doit s'agir probablement de lésions légères des petits vaisseaux, il en est de même dans les hémorragies consécutives à la *faim prolongée*, observées par Müller.

DEUXIÈME PARTIE

ÉTUDE DES GRANDS COMPLEXUS SYMPTOMATIQUES GASTRO-INTESTINAUX

RETENTISSEMENT A DISTANCE DES PHÉNOMÈNES DE LA DYSPEPSIE GASTRO-INTESTINALE

CHAPITRE PREMIER

FORMES CLINIQUES DE L'HYPERCHLORHYDRIE

Historique. — On peut distinguer trois phases successives dans l'histoire de l'hyperchlorhydrie et de l'hypersécrétion continue de l'estomac.

a. Dans une *première phase*, on décrit l'hypersécrétion chlorhydrique, on considère l'hyperchorhydrie simple, intermittente, comme le premier degré de l'hypersécrétion continue et on les attribue toutes deux à une névrose sécrétoire de l'estomac.

b. Dans une *seconde phase*, on décrit des lésions de la muqueuse stomacale en rapport avec l'hyperchlorhydrie : on la regarde comme l'expression symptomatique d'une gastrite parenchymateuse.

c. Enfin, dans une *troisième période*, on attribue l'hypersécrétion continue à la stase permanente, et la stase à la sténose incomplète ou au spasme du pylore. De là des discussions encore pendantes avec les auteurs qui continuent à admettre la névrose sécrétoire primitive.

Chacune des doctrines opposées contient une part de vérité que nous nous efforcerons de dégager.

Première phase. — *L'hyperchlorhydrie et l'hypersécrétion continue du suc gastrique sont décrites et attribuées à une névrose sécrétoire.*

Reichmannn en 1882 et 1884, dans des mémoires qui devaient avoir un retentissement considérable, rapporte les deux premières observations d'hypersécrétion continue. Il existait le matin à jeun une quantité élevée d'un liquide très acide renfermant une notable proportion d'HCl. Le lavage de l'estomac ayant été pratiqué la veille au soir, on trouvait encore le matin à jeun une assez notable quantité de liquide riche en HCl, ce qui paraissait la preuve certaine de l'hypersécrétion continue.

En 1885 Sahli publie un fait d'hypersécrétion chlorhydrique observé chez un tabétique; Rossbach décrit sous le nom de gastroxynsis des crises aiguës très analogues à des crises de migraine dans lesquelles les substances vomies seraient fortement hyperchlorhydriques. Ces faits devaient contribuer à ancrer dans les esprits l'idée que l'hypersécrétion chlorhydrique est la conséquence d'une viciation de l'innervation sécrétoire de la muqueuse stomacale.

A partir de ce moment, les observations et les mémoires se multiplient, et, en 1887, Reichmann pouvait baser une étude d'ensemble de l'hypersécrétion sur de nouveaux faits personnels et sur les faits publiés par une série d'autres auteurs.

A ce moment, il distinguait deux variétés d'hypersécrétion gastrique : la *gastrosuccorrhée périodique* et la *gastrosuccorrhée continue*.

Dans la forme périodique, intermittente, il fit entrer les vomissements des hystériques à jeun, les crises gastriques du tabes, les vomissements périodiques de Leyden et la gastroxynsis de Rossbach.

La forme continue était caractérisée par sa longue durée, par la présence *permanente* dans l'estomac de liquide riche en HCl ; on en trouvait même le matin à jeun alors qu'on avait la veille au soir pratiqué soigneusement le lavage de l'estomac.

Grâce aux publications de Jaworski et Gluzinski, de Sticker, de Riegel, de van den Velden, d'Honigmann, d'Ewald, de Boas, d'autres encore, le tableau clinique d'hypersécrétion chlorhydrique fut bientôt définitivement établi. Les symptômes étaient, en physiologie pathologique, attribués à l'hypersécrétion chlorhydrique. Plus que tout autre, Riegel contribua à faire dépendre l'hypersécrétion elle-même d'une viciation de l'innervation, et à la faire considérer comme la conséquence d'une névrose sécrétoire.

En France, les premiers cas d'hypersécrétion continue furent rapportés par G. Sée, A. Mathieu et R. Durand-Fardel.

En 1892, Bouveret et Devic consacrèrent une remarquable monographie à l'étude de la dyspepsie par hypersécrétion gastrique qu'ils proposèrent d'appeler maladie de Reichmann.

A partir de ce moment, la description de l'hyperchlorhydrie et de l'hypersécrétion continue ainsi comprise prit place dans tous les travaux didactiques tant en France qu'à l'étranger : l'excès de la sécrétion chlorhydrique, attribuée à une viciation de l'innervation de l'appareil glandulaire de l'estomac était regardé comme le phénomène initial d'où dérivaient tous les autres accidents.

Deuxième phase. — *L'hyperchlorhydrie est considérée comme la conséquence d'une modification anatomique de la muqueuse qu'Hayem décrit comme une véritable gastrite parenchymateuse.* — En 1897, Korczinski et Jaworski, dans une étude sur l'anatomie pathologique de l'ulcère rond, signalèrent la prédominance des cellules bordantes dans les éléments glandulaires.

La muqueuse leur avait paru gonflée, épaissie, mamelonnée. A l'examen microscopique ils constatèrent une infiltration d'éléments embryonnaires dans les espaces interglandulaires ; les cellules bordantes leur parurent volumineuses, bien conservées, alors que les cellules principales avaient disparu. Ils pensaient qu'il y avait eu digestion des cellules principales par le produit de sécrétion des cellules bordantes, interprétant ainsi d'une façon incomplète un fait anatomique réel. Pour eux, telle était la lésion caractéristique du *catarrhe acide*, c'est-à-dire de l'hypersécrétion chlorhydrique.

Il était réservé à Hayem de démontrer définitivement que la multiplication et la prolifération des cellules bordantes et quelquefois aussi des cellules principales, sont la condition anatomique nécessaire de l'hypersécrétion chlorhydro-peptique. Pour lui, il s'agissait d'une véritable gastrite parenchymateuse.

La multiplication et l'hypertrophie des cellules bordantes à l'examen histologique chez des sujets qui présentaient de l'hyperchlorhydrie est un fait que nos recherches personnelles nous ont permis de constater nettement. Où cessent l'hypertrophie et la prolifération normale pour commencer la multiplication inflammatoire, c'est là une question difficile à trancher, mais le fait lui-même peut être considéré comme acquis.

Troisième phase. — *L'hypersécrétion continue est considérée comme la conséquence de la stase permanente, celle-ci étant elle-même la conséquence d'une sténose pylorique ou juxta-pylorique, ou d'un spasme du pylore.*

Pour Riegel, et cette idée avait été acceptée par la plupart des auteurs, l'hypersécrétion était antérieure à la stase ; elle en était la cause. Pour expliquer cette stase les uns invoquaient le séjour prolongé dans l'estomac des hydrates de carbone non dissous par la salive en un milieu trop acide, les autres, le spasme du pylore au contact d'un suc gastrique hyperacide. Reichmann cependant considérait l'atonie comme antérieure à l'hypersécrétion, et il attribuait cette hypersécrétion à l'hyperexcitabilité de la muqueuse causée par le contact permanent des substances stagnantes. Schreiber dans une série de travaux reprend et exagère cette idée de Reichmann. Pour lui, la sécrétion gastrique normale est continue ; l'estomac renferme le matin à jeun une petite quantité d'un liquide rendu acide par l'HCl. Martius défend la même idée. Cette sécrétion s'exagère jusqu'à l'hypersécrétion continue lorsqu'il y a stase permanente. La stase est la cause de l'hypersécrétion, en la supprimant on supprime l'hypersécrétion. Des faits cliniques de Rosenheim et de Boas démontrent en effet qu'en supprimant l'alimentation buccale et en la remplaçant par l'alimentation rectale, on fait disparaître momentanément l'hypersécrétion, et qu'on la supprime d'une façon définitive en pratiquant la gastro-entérostomie.

Hayem qui a ignoré les travaux précédents et ne les a pas cités, attribue l'hypersécrétion à la sténose incomplète du pylore. « En voulant, dit-il, créer une sorte d'entité morbide sans s'appuyer sur l'anatomie pathologique on a mis sur un certain tableau clinique une étiquette de fantaisie ; des faits avec autopsie démontrent que ce tableau (la maladie de Reichmann), d'ailleurs bien observé est celui de la *sténose pylorique : l'étiquette est à changer.* » La sténose *sous-pylorique* aurait des conséquences analogues, mais moins graves, nous y reviendrons.

La communication par laquelle Hayem a soutenu ses idées à l'Académie de médecine a soulevé une discussion dans laquelle Albert Robin et Debove ont défendu la doctrine classique de l'hypersécrétion primitive.

A ce propos, Albert Robin a de nouveau exposé la théorie de l'*hypersthénie gastrique.* La priorité du mot et de l'idée appartiennent à Maurice Soupault.

L'excitation névropathique de l'estomac pourrait se traduire parallèlement par des phénomènes sécrétoires et par des phénomènes moteurs. Il résulte en effet de notre observation personnelle à l'aide du procédé de l'huile que ce type clinique existe : certains hyperchlorhydriques évacuent le contenu de leur estomac avec une rapidité exagérée, de telle sorte que, si chez eux la sécrétion chlorhydrique est plus abondante et dure plus longtemps qu'à l'état normal, elle ne s'accompagne pas de stase alimentaire.

Il n'en est pas de même dans la maladie de Reichmann, où il existe souvent un certain degré de stase. Ici, il faut admettre, non l'exagération de la motricité normale, mais une hypersthénie motrice portant d'une façon prédominante sur le pylore, en somme le *spasme du pylore*. Certains chirurgiens, Doyen (de Reims), Carle (de Turin) auraient, au cours d'interventions chirurgicales, constaté l'absence de toute lésion anatomique du pylore dans des cas d'hypersécrétion continue avec stase, et ils ont été ainsi amenés à admettre la réalité du spasme de cet orifice.

Hartmann et Soupault ont invoqué dans le même sens la disparition des douleurs dans les cas où, chez des malades atteints du syndrome de Reichmann, la gastro-entérostomie a été pratiquée sans faire disparaître complètement la stase. Pour ces auteurs, les douleurs tardives des hyperchlorhydriques seraient dues au spasme du pylore; ils leur donnent le nom de *syndrôme pylorique*.

Dans un mémoire tout récent, P. Cohnheim a défendu une idée analogue. Pour lui, la stase permanente serait toujours la conséquence d'une sténose pylorique. La gastrosucchorée serait sous la dépendance de la stase et attribuable soit à une sténose organique, soit à un resserrement spasmodique du pylore. L'ulcère simple serait alors la cause la plus fréquente du spasme pylorique.

Nous reviendrons plus loin sur ces doctrines, nous en ferons la critique et nous exposerons notre opinion personnelle sur la question.

PRNICIPALES FORMES CLINIQUES DE L'HYPERCHLORHYDRIE. DIVISION

L'existence ou l'absence de la douleur, la présence continuelle de liquide dans l'estomac avec ou sans détritus alimentaires : tels sont les facteurs qui peuvent servir à distinguer entre elles les principales formes cliniques de l'hyperchlorhydrie.

L'hyperchlorhydrie peut être *latente* et ne se révéler par aucun phénomène subjectif; elle ne peut être démontrée que par l'analyse chimique du contenu de l'estomac au cours de la digestion.

Tantôt l'estomac se vide complètement après chaque repas, tantôt on y trouve constamment une quantité plus ou moins considérable de liquide riche en HCl. Dans le premier cas, l'hyperchlorhydrie est *discontinue*, dans le second elle est *continue*.

Dans l'hyperchlorhydrie discontinue, les paroxysmes douloureux peuvent être très éloignés les uns des autres ou très rapprochés et se montrer soit tous les jours, soit même après chaque repas. Lorsque l'estomac n'est jamais trouvé vide chez les hyperchlorhydriques, tantôt il y a, tantôt il n'y a pas de stase alimentaire.

Ces combinaisons symptomatiques permettent de distinguer les formes suivantes :

Hyperchlorhydrie *latente* ;

Crises gastriques chez des hyperchlorhydriques ;

Hyperchlorhydrie *discontinue* avec paroxysmes douloureux quotidiens ;

Hypersécrétion chlorhydrique *continue* sans stase alimentaire évidente ;

Hypersécrétion chlorhydrique *continue* avec stase alimentaire.

HYPERCHLORHYDRIE LATENTE. — L'analyse chimique peut démontrer l'existence d'une quantité exagérée d'HCl chez des personnes qui ne présentent aucun signe de dyspepsie. Elles ont un appétit normal, digèrent fort bien, sans aucun malaise, et, cependant, l'analyse démontre dans leur suc gastrique une quantité d'HCl supérieure à la moyenne habituelle. On peut aussi ranger dans la même catégorie les cas dans lesquels il y a des phénomènes de dyspepsie banale, peu accentuée, sans que rien puisse faire prévoir un excès d'HCl dans le suc gastrique.

Un étudiant en médecine âgé de vingt-cinq ans, est vigoureux, doué d'un appétit excellent ; il n'éprouve jamais aucun trouble conscient de la digestion. Une série de repas d'épreuves d'Ewald avec 400 grammes de liquide, donne les résultats suivants :

APRÈS 30 MINUTES :

Volume du liquide stomacal	341	cent. cubes.
Acidité totale	1,17	p. 1 000
Chlore total	2,87	—
HCl libre	0,15	—
HCl en combinaison organique	1,97	—
Chlorhydrie	2,12	—
Chlore des chlorures fixes	0,65	—

APRÈS 1 HEURE :

Volume total du liquide stomacal	193	cent. cubes.
Acidité totale (A)	3,50	p. 1 000
Chlore total (T)	4,20	—
HCl libre (H)	1,75	—
Chlore en combinaison avec des substances organiques (C)	2,20	—
Chlorhydrie (H + C)	3,40	—
Chlore des chlorures fixes (T)	0,80	—

APRÈS 1 HEURE 30 MINUTES :

Volume total du liquide stomacal	145	cent. cubes.
A	3,65	p. 1 000
T	4,50	—
H	1,38	—
C	1,76	—
H + C	3,14	—
F	1,16	—

Après 1 heure 45 minutes :

Volume total du liquide stomacal	151 cent. cubes.	
T	4,16	p. 1 000
H	2,12	—
C	1,24	—
H + C.	3.36	—
F	0,80	—

Chez un jeune docteur de vingt-six ans, très vigoureux, très bien portant, nullement dyspeptique, les chiffres obtenus au bout d'une heure, dans les mêmes conditions de repas d'épreuve ont été :

Volume total du liquide stomacal	127 cent. cubes.	
A	2.12	p. 1 000
T	4.30	—
H	1,30	—
C	2.05	—
H + C	3.35	—
F	0,94	—

Dans quelle mesure est-on en droit de considérer ces jeunes gens comme des malades, comme des dyspeptiques, parce que les valeurs de leur chimisme stomacal sont supérieures aux valeurs les plus habituelles[1].

Est-on autorisé à penser que, s'ils ne sont pas dyspeptiques à l'heure présente, ils le deviendront jamais ?

Il nous paraît plus logique d'admettre que l'état normal est conciliable avec des chiffres assez notablement éloignés de la moyenne la plus commune. S'il existe une anomalie, elle est compensée grâce au bon état de la motricité. Des faits de ce genre démontrent aussi de la façon la plus nette que, pour souffrir de l'estomac, pour avoir les douleurs du type hyperchlorhydrique, il ne suffit pas d'avoir une acidité chlorhydrique au-dessus de la moyenne, *il faut encore avoir une hyperesthésie particulière de la muqueuse gastrique*. A ce point de vue, l'état de la sensibilité de cette membrane a beaucoup plus d'importance que son pouvoir sécréteur.

L'hypersécrétion chlorhydrique relative chez des gens jeunes bien portants, nullement dyspeptiques correspond-elle à une véritable gastrite ? Il est difficile de répondre à cette question ; il est de même très difficile en anatomie pathologique, de dire où commence la gastrite.

[1] Rappelons que ces valeurs sont avec le même repas d'épreuve, au bout d'une heure :

A	1,60 à 2 p.	1000
T	3,20	3,40
H	0,40	0.50
C	1.60	1,90
H + C.	2,20	2,40
F	1,00	1,00

Sous l'influence combinée d'une certaine prédisposition congénitale et d'excitations répétées de la muqueuse stomacale, le développement anatomique des cellules glandulaires et de leur fonctionnement sécrétoire peut atteindre son maximum. A quel moment la limite physiologique est-elle dépassée? A quel moment commence la lésion? Il est impossible de le décider.

Nous verrons plus loin comment l'existence préalable d'une hyperchlorhydrie latente peut servir à expliquer les paroxysmes douloureux éloignés de l'hyperchlorhydrie.

Dans certains cas, le complexus symptomatique correspond à celui que nous décrirons plus loin sous le nom de dyspepsie sensitivo-motrice. La douleur ne revêt pas le type hyperchlorhydrique ; on ne constate pas de douleur tardive calmée par l'ingestion des aliments, mais du gonflement, des renvois, de la pesanteur, se montrant assez rapidement après les repas. L'hyperchlorhydrie est encore ici véritablement latente et rien ne démontre que la pathogénie des phénomènes subjectifs de la dyspepsie ne soit pas, dans ces cas, exactement la même que celle de la dyspepsie sensitivo-motrice que nous étudierons plus loin.

Crises gastriques chez des hyperchlorhydriques. — Nous étudierons plus loin les paroxysmes douloureux qui surviennent quelquefois au cours de l'hyperchlorhydie. Actuellement, nous voulons nous occuper seulement, ce qui est sensiblement différent, *des crises gastriques survenant chez des hyperchlorhydriques* pour une cause extra-stomacale, de la même façon qu'elles se produiraient avec un chimisme tout autre.

Le type de ces crises est la crise gastrique tabétique ; or, elle peut se produire chez un malade déjà hyperchorhydrique. Il en résulte quelques modifications dans les allures symptomatiques de la crise, mais ces modifications sont, en somme, d'une importance secondaire. Il en est de même lorsqu'il s'agit des vomissements incoercibles de l'hystérie et de la grossesse, des crises de vomissements qu'on peut observer lorsqu'il existe un rein mobile ou d'autres ptoses abdominales.

Nous ne retiendrons ici que l'histoire de la crise de migraine avec hyperchlorhydrie : c'est l'affection décrite par Rossbach, sous le nom de *gastroxynsis*, et pour laquelle Lépine a proposé la dénomination de *gastroxie*, plus euphonique, paraît-il, pour des oreilles françaises.

Les autres crises gastriques avec hyperchlorhydrie, se trouveront décrites plus loin dans le chapitre consacré aux crises gastriques d'une façon générale.

Comme autrefois, on ignorait l'hyperchlorhydrie latente, on avait cru que les crises créaient l'hypersécrétion chlorhydrique, en vertu d'une excitation nerveuse anormale de la sécrétion gastrique. La connaissance de l'hyperchlorhydrie latente a amené à penser qu'il n'y avait là qu'une coïncidence. Les crises, en effet, peuvent également se montrer chez des hypochlorhydriques : l'hypersécrétion existe encore, mais elle n'est pas hyperchlorhydrique parce que l'état de la muqueuse stomacale ne le permet pas; c'est surtout à Hayem que nous devons cette notion.

GASTROXYNSIS (GASTROXIE)

Voici la description de cette affection d'après Rossbach.

Elle se présente toujours par accès de un à trois jours. Ces accès peuvent survenir toutes les semaines, plus rarement tous les mois ou tous les deux mois. Dans l'intervalle des crises, la santé est parfaite.

L'accès commence parfois après le repas, mais ce n'est pas constant ; il atteint son maximum plus ou moins rapidement, en un quart d'heure, une heure, une demi-journée. On observe alors une vive sensation de brûlure à l'estomac, un mal de tête d'une intensité extrême, la pâleur de la face, puis, surtout, apparaissent des vomissements. Les douleurs de tête disparaissent lorsque les vomissements ont complètement évacué le contenu de l'estomac. Les matières vomies présentent une acidité marquée, qui va en augmentant jusqu'à la fin de l'accès. L'analyse chimique démontre qu'elle est due à une proportion élevée d'acide chlorhydrique.

Lorsque les vomissements ont cessé et que les maux de tête ont disparu, le malade s'endort ; il se réveille bien portant, frais et plein de vigueur.

L'analogie avec les crises de migraine est frappante. Comme la migraine, la gastroxynsis est souvent causée par des excès de travail intellectuel, et surtout par un travail cérébral ininterrompu. Chaque crise reconnaît souvent comme cause occasionnelle un travail plus intense, une émotion, la colère, une irritation gastrique. Comme dans la migraine, les crises sont espacées, et, dans leur intervalle, la santé est parfaite : il semble que chacune d'elle rétablisse momentanément l'équilibre. Comme dans la migraine encore, la céphalalgie s'accompagne d'une douleur au niveau des globes oculaires qui sont sensibles à la pression.

La gastroxynsis se montre fréquemment chez les adolescents au cours de leurs études ; pendant les vacances, les accès disparaissent complètement.

L'analogie avec la migraine ne pouvait pas ne pas être relevée. Rossbach s'est demandé si la migraine n'était pas toujours de la gastroxynsis; toutefois, dit-il, l'observation attentive de cette maladie l'amena à penser que la migraine ne s'accompagnait pas toujours de vomissements hyperacides, et il finit par considérer la gastroxynsis comme une maladie distincte.

Pour lui, la sécrétion hyperchlorhydrique amènerait l'irritation de la muqueuse stomacale et, par voie réflexe, tout un ensemble symptomatique analogue à l'accès migraineux. L'évacuation du contenu acide de l'estomac, sa dilution par une certaine quantité d'eau, surtout d'eau tiède, mettraient fin à l'accès, ce qui en démontrerait bien la pathogénie.

Nous avouerons ne pas être convaincu par la démonstration que veut donner Rossbach de la non identité de la gastroxynsis et de la migraine. Les deux complexus symptomatiques nous paraissent avoir beaucoup plus d'analogie que de différences.

Pourquoi n'en serait-il pas de la migraine comme des crises gastriques du tabes qui revêtent un aspect particulier chez des malades atteints d'hyperchlorhydrie latente? On comprend très bien que l'existence de l'hypersécrétion acide puisse donner aux manifestions gastriques de la crise une allure particulière.

On n'a pas signalé la gastroxie au delà de quarante ans, nouvelle analogie avec la migraine, très favorable au point de vue du pronostic.

Hypersécrétion intermittente a paroxysmes quotidiens. — Cette forme est très fréquente, elle est même certainement la plus fréquente des formes de l'hyperchlorydrie. La sécrétion est exagérée à chaque repas, après chaque ingestion d'aliments ; elle cesse dans l'intervalle des périodes digestives ; l'intermittence est donc due à l'intermittence même de l'alimentation. La muqueuse cesse de sécréter lorsque l'estomac est vide, et comme il n'y a pas de stase permanente, cette vacuité se produit en général entre les grands repas, tout au moins dans le plus grand intervalle qui les sépare, pendant la nuit, du repas du soir au repas du lendemain matin. S'il y avait stase permanente, dans ces conditions, le syndrôme de Reichmann, dont nous étudierons plus loin les caractères cliniques et la pathogénie, se trouverait réalisé.

Il semble toutefois certain, et nous chercherons à en donner la preuve, que dans l'hypersécrétion chlorhydrique intermittente que nous étudions actuellement, il n'y a pas seulement augmentation *qualitative*, mais aussi augmentation *quantitative* de la sécrétion chlorhydrique, il y a réellement hypersécrétion, mais hypersécrétion intermittente.

Tantôt la motricité de l'estomac est augmentée, tantôt, au contraire, elle est diminuée, ce qui contribue à constituer des variétés intéressantes dans l'évolution du chimisme.

Dans les formes accentuées qui semblent être des faits intermédiaires entre l'hypersécrétion chlorhydrique intermittente et l'hypersécrétion continue, la sécrétion est plus abondante et plus prolongée que normalement, de telle sorte que, à la phase terminale de la digestion, à un moment où l'estomac à éliminé déjà une proportion considérable de la masse alimentaire ingérée, la sonde ramène une quantité exagérée d'un liquide riche en HCl, mais très pauvre en détritus solides.

Au point de vue purement chimique, cette forme de l'hyperchlorhydrie ne diffère pas de l'hyperchlorhydrie latente, mais elle en diffère en clinique par l'existence de phénomènes douloureux plus ou moins acccentués, et d'un caractère assez particulier. L'estomac présente une hyperesthésie particulière vis-à-vis des acides, qui ne se révèle que lorsque le suc gastrique atteint un certain degré d'acidité et surtout d'acidité chlorhydrique : il en résulte que les phénomènes douloureux sont habituellement assez tardifs.

Symptômes. — L'appétit est le plus souvent conservé comme dans les diverses formes de l'hyperchlorhydrie, souvent même il est augmenté. Quelquefois, les malades restreignent leur alimentation, non parce qu'ils n'ont pas faim, mais parce qu'ils craignent les malaises consécutifs à l'ingestion des aliments. L'inappétence est exceptionnelle. Elle paraît s'observer de préférence chez des sujets déjà avancés en âge, ayant atteint 50 ou 60 ans, ce qui amène quelquefois chez eux à croire au début d'un cancer de l'estomac.

En général, les malades ne souffrent ni le matin à jeun, ni après le premier déjeuner. Quelquefois cependant ils éprouvent quelques douleurs avant le second déjeuner au moment où la faim commence à se faire sentir ; cette douleur est calmée par le repas.

A la première phase de la maladie, il est très fréquent que les malades ne souffrent que dans l'après-midi ; plus tard ils souffrent également pendant la nuit. La douleur de l'après-midi se montre en général vers 4 ou 5 heures, lorsque le repas a eu lieu à midi. Parfois elle commence plus tôt, mais le maximum a lieu vers 4 ou 5 heures. Les caractères sont variables, parfois c'est une sensation de pesanteur, plus souvent une sensation de brûlure ou d'endolorissement mal défini. Son intensité est également très variable ; parfois la souffrance est supportable, parfois au contraire intolérable, à crier. Elle s'accompagne assez souvent d'un retentissement plus ou moins intense vers la base du thorax. Les paroxysmes très douloureux s'observent surtout chez des individus très névropathes, plus particulièrement chez les femmes. Il faut dire toutefois que la douleur est en général beaucoup moins accusée que dans l'hypersécrétion continue.

Il y a quelquefois une sensation de malaise assez rapidement après les repas, sensation de pesanteur, de gonflement, puis tardivement, trois à cinq heures après, la douleur augmente et prend les caractères qui viennent d'être indiqués. Il semble que les malades aient tout d'abord la sensation d'endolorissement au contact des aliments, si fréquente chez les dyspeptiques de divers ordre, puis que la douleur due à l'action irritante de l'hyperacidité lui succède.

Certains hyperchlorhydriques, on le sait, ne présentent que ces manifestations banales de dyspepsie : c'est une variété de l'hyperchlorhydrie latente.

On peut observer encore de la flatulence, des renvois, des aigreurs. Ce dernier phénomène n'a rien de caractéristique ; le pyrosis, les aigreurs, sont dues non pas directement à l'hyperacidité du contenu de l'estomac, mais à l'incoordination des mouvements du cardia, il laisse passer des gorgées de liquide gastrique qui remontent dans l'œsophage et même jusque dans le pharynx.

La cause occasionnelle de ce mouvement incoordonné est une irritation de l'estomac que les acides organiques peuvent provoquer tout aussi bien que l'HCl.

Lorsque la douleur se montre pendant la nuit, elle apparaît en général entre minuit et deux heures du matin. Elle provoque alors le réveil. Nous l'avons dit déjà.

Cette douleur nocturne ne se montre le plus souvent qu'à une période avancée de la maladie, et non à sa phase initiale.

Toutefois, on rencontre de temps en temps des dyspeptiques hyperchlorhydriques qui ne souffrent que pendant la nuit et jamais pendant le jour.

Au moment des paroxysmes douloureux se montre quelquefois une salivation abondante ou de véritables vomissements pituiteux œsophagiens ; il n'est pas très rare même que ces vomissements pituiteux soient la seule manifestation extérieure de l'hyperchlorhydrie, de l'action irritante du liquide hyperacide sur la muqueuse stomacale.

Les vomissements sont assez rares ; ils peuvent cependant se produire. Ils surviennent alors au moment des paroxysmes douloureux auxquels ils mettent fin. Les matières vomies ont une acidité marquée, assez parfois pour agacer les dents.

Les paroxysmes douloureux, comme le fait très justement remarquer Riegel, sont souvent beaucoup plus intenses après de petits repas peu abondants qu'après des repas très copieux. L'explication du fait est facile. En effet, avec un repas copieux, l'HCl sécrété par l'estomac se trouve dilué davantage et fixé par les substances albuminoïdes en plus grande quantité. On aurait tort cependant d'en conclure qu'il convient de donner de préférence à ces malades des repas abondants d'une façon habituelle. Si l'ingestion d'une grande masse d'aliments peut amener une diminution de la douleur due à l'hypersécrétion chlorhydrique une fois en passant, la répétition d'une alimentation trop abondante pourrait très bien provoquer une excitation plus grande encore de la sécrétion stomacale et de la sensibilité de la muqueuse, et, au bout de quelque temps, les douleurs deviendraient beaucoup plus intenses. Il ne faut pas oublier que les repas trop copieux sont une des causes de l'hyperchlorhydrie. Mieux vaut, comme nous le dirons à propos du régime, ordonner de petits repas qui s'imbriquent les uns sur les autres de façon à ce que chacun vienne diluer et atténuer l'HCl en excès du repas précédent.

L'intensité des phénomènes douloureux est aussi plus grande en général, avec une alimentation végétale qu'avec une alimentation animale. Des recherches faites à ce sujet il semble résulter que, si les aliments végétaux bien divisés comme les légumes en purée excitent la sécrétion chlorhydrique à un moindre degré que les aliments d'origine animale, ils saturent en revanche beaucoup moins bien l'HCl libre. Or, l'observation clinique démontre que la douleur chez les hyperchlorhydriques est due beaucoup plus à l'HCl libre qu'à l'HCl en combinaison azotée.

Période d'exacerbation. — Des circonstances occasionnelles variées propres à produire soit une excitation locale directe de l'estomac, soit une excitation du système nerveux et une exagération de la névropathie, et par contre-coup, de l'hypéresthésie gastrique, sont assez fréquemment la cause de périodes plus ou moins prolongées d'exacerbation des phénomènes douloureux. Les douleurs deviennent alors très vives après les repas, elles apparaissent peu de temps après l'ingestion des aliments, des vomissements surviennent, l'intolérance de l'estomac est grande, parfois même absolue. La ressemblance est quelquefois presque complète avec les crises gastriques véritables, avec les crises tabétiques en particulier. Il sera souvent besoin d'un examen approfondi du malade pour en éliminer l'hypothèse.

C'est naturellement chez les névropathes, les neurasthéniques, les hystériques par exemple, que ces périodes d'exacerbation acquièrent le maximum de leur intensité, et leur plus grande durée.

On les voit survenir après des excès d'aliments ou de boissons, après qu'il a été fait abus de mets fortement épicés, ou encore après l'ingestion répétée de médicaments irritants tels que le fer, le quinquina, l'iodure de potassium, etc. On les voit aussi se montrer après de vives émotions, après une période de surmenage intellectuel, après de grands chagrins. Le surmenage physique s'est quelquefois surajouté au surmenage moral.

Intestins. — Les hyperchlorhydriques qui souffrent sont le plus souvent constipés. Chez ceux qui n'ont que des manifestations douloureuses très atténuées, les selles sont quelquefois régulières. Il peut y avoir de la diarrhée par périodes ou d'une façon continue. Einhorn a attribué à la viciation de la digestion stomacale la diarrhée qu'on observe chez un certain nombre de dyspeptiques. Elle se rencontre du reste tout aussi bien avec l'hypochorhydrie qu'avec l'hyperchlorhydrie. Il est très naturel, *a priori*, de penser que la mauvaise élaboration des aliments dans l'estomac peut amener une irritation de l'intestin, et provoquer de la diarrhée. Toutefois, comme dans beaucoup de dyspepsies stomacales on observe de la constipation plutôt que de la diarrhée, il convient d'avouer que nous sommes encore fort mal renseignés sur les relations réciproques des manifestations stomacales et intestinales, et fort peu éclairés sur leurs rapports pathogéniques.

On a observé quelquefois chez les hyperchlorhydriques des poussées presque quotidiennes de diarrhée survenant surtout le matin vers 4 ou 5 heures. La pénétration dans l'intestin d'une masse considérable de liquide hyperacide au moment où l'estomac se vide de son contenu en fournit une explication très satisfaisante.

D'une façon générale, on peut dire que les manifestations intestinales de la forme de l'hyperchlorhydrie qui nous occupe ne diffèrent pas sensiblement de celles que l'on rencontre dans la dyspepsie en dehors de l'hyperchlorhydrie, et, plus particulièrement dans la dyspepsie sensitivo-motrice.

Examen extérieur de l'abdomen. — Il ne présente rien de caractéristique. On ne constate pas de signes de stase permanente ; il peut y avoir ralentissement dans l'évacuation du contenu de l'estomac, mais l'estomac ne renferme jamais de liquide le matin à jeun, contrairement à ce qu'on voit dans le syndrôme de Reichmann.

Etat général. — Il est très variable, l'hyperchlorhydrie pouvant se rencontrer dans les conditions les plus opposées : chez des neuro-arthritiques, des neurasthéniques, des chlorotiques, des alcooliques, des enfants, des vieillards, etc. Il va de soi qu'il conviendrait fort peu d'attribuer à l'hyperchlorhydrie un état général qui en est parfaitement indépendant, qui en a quelquefois préparé l'apparition, ou qui, tout au moins, a grandement favorisé l'éclosion des manifestations douloureuses.

Par contre, on comprend que l'hyperchlorhydrie puisse à son tour retentir sur l'état général, que les douleurs qui en sont la conséquence puissent, par leur répétition, par leur durée, devenir une cause d'aggravation de la neurasthénie ou de la chlorose, par exemple.

Quand les douleurs sont suffisamment intenses, l'alimentation se trouve souvent diminuée ; de plus, les hydrates de carbone sont mal élaborés, et il y a là une double cause d'affaiblissement et d'amaigrissement.

Nous ne parlerons pas ici des modifications subies par les urines, bien qu'elles puissent traduire les perturbations de la nutrition générale ; nous renverrons au chapitre spécialement consacré à cette étude.

Chimisme gastrique. — Nous renverrons à l'étude séméiologique générale qui a été faite dans un chapitre antérieur, nous n'avons rien à y ajouter.

Variétés cliniques. — On peut distinguer des variétés cliniques plus ou moins nette, plus ou moins intéressantes de l'hyperchlorhydrie discontinue à paroxysmes quotidiens.

Nous ne reviendrons sur l'*hyperchlorhydrie tardive* [1] que pour rappeler son importance au point de vue du diagnostic.

Nous nous contenterons aussi de rappeler que l'évacuation de l'estomac peut être accélérée ou au contraire ralentie.

Quand l'évacuation est retardée et qu'il y a hypersécrétion il se trouve constitué une forme de passage entre l'hyperchlorhydrie discontinue et l'hyperchlorhydrie avec hypersécrétion continue, que nous étudierons plus loin.

Enfin, on peut distinguer des *formes légères* et des *formes graves*, suivant le degré de l'hyperchlorhydrie, suivant surtout l'intensité des manifestations douloureuses.

Des variétés cliniques intéressantes résultent enfin de la combinaison de l'hyperchlorhydrie avec un état général tel que la neurasthénie, la chloro-anémie ou l'affaiblissement sénile.

Diagnostic. — La conservation de l'appétit, la survenue tardive des douleurs après les repas, leurs paroxysmes nocturnes, leur atténuation par l'ingestion des liquides ou des aliments, ce sont là autant de raisons de soupçonner l'hyperchlorhydrie, *mais seule l'analyse chimique du contenu de l'estomac peut permettre d'en affirmer la réalité.*

Pronostic. — Il est très variable suivant le cas. Certains hyperchlorhydriques sous l'influence d'un traitement mieux ordonné, grâce

[1] Voir plus haut.

à la suppression des causes d'excitation de l'estomac ou du système nerveux reviennent rapidement à l'hyperchlorhydrie latente.

D'autres, au contraire, dans des conditions opposées, ou s'ils sont atteints d'un degré accentué de névropathie continuent à souffrir et leur état général se trouve compromis.

Il ne faut pas oublier que l'hyperchlorhydrie simple est le terrain sur lequel se développe l'*ulcère simple* et que l'on peut passer, par aggravation, de l'hyperchlorhydrie simple à l'hypersécrétion continue avec ou sans stase.

HYPERSÉCRÉTION CHLORHYDRIQUE CONTINUE

Dans les faits que nous allons maintenant passer en revue, l'estomac, tout au moins pendant des périodes de temps plus ou moins prolongées, n'est jamais trouvé vide lorsqu'on l'examine, surtout lorsqu'on l'examine avec la sonde. Toujours on y rencontre une quantité plus ou moins considérable de liquide. Dans certains cas, on y trouve des détritus alimentaires en abondance, d'autres fois, ces détritus n'existent qu'à l'état de traces minuscules, parfois même, on ne découvre à l'examen microscopique que des particules inappréciables à l'œil nu ou de simples débris épithéliaux.

En général, le volume total du liquide est d'autant plus élevé que la stase alimentaire est plus abondante.

Ce qui caractérise ces faits, ce n'est pas seulement la présence de liquide et de détritus alimentaires à jeun, c'est l'existence dans ce liquide d'une quantité plus ou moins élevée d'HCl. De plus, lorsqu'on pratique le repas d'Ewald après lavage préalable de l'estomac l'analyse chimique indique encore l'hyperchlorhydrie.

Présence permanente de liquide dans l'estomac, richesse plus ou moins grande du liquide de stase en HCl, hyperchlorhydrie dans le liquide du repas d'épreuve : ce sont là les trois éléments caractéristiques de ce qu'on a appelé la maladie de Reichmann et qu'il vaut mieux appeler *syndrome de Reichmann.* Il est démontré, en effet, que l'existence de cette triade symptomatique ne correspond pas toujours au même état morbide. C'est un point que nous discuterons plus loin.

Quoi qu'il en soit, dans les faits de dyspepsie dans lesquels on peut relever le syndrôme de Reichmann, deux séries principales peuvent être distinguées : *les cas atténués* dans lesquels il n'y a pas de stase alimentaire, et *les cas plus intenses* dans lesquels cette stase est évidente et même considérable. Ces deux séries de faits seront tout d'abord examinées au point de vue purement symptomatique ; il sera plus commode de discuter ensuite parallèlement et comparativement leur mécanisme pathogénique.

HYPERSÉCRÉTION CHLORHYDRIQUE CONTINUE SANS STASE ALIMENTAIRE

Dans leur essence, les manifestations symptomatiques ne diffèrent pas de celles que l'on rencontre dans l'hyperchlorhydrie discontinue à paroxysmes douloureux survenant pendant les périodes digestives. Toutefois, l'intensité des phénomènes douloureux est habituellement beaucoup plus grande, et il se montre fréquemment des périodes d'exacerbation pendant lesquelles il peut y avoir une intolérance très grande de l'estomac.

La douleur, comme dans tous les cas d'hyperchlorhydrie, est attribuable à deux facteurs, l'hyperacidité du contenu de l'estomac et l'hyperesthésie de la muqueuse gastrique. Il est vraisemblable que le spasme du pylore joue souvent un rôle important dans l'apparition de ces paroxysmes douloureux ; mais le spasme, est évidemment alors la conséquence de l'hyperacidité et de l'excitabilité réflexe plus grande de la muqueuse. La présence permanente de liquide irritant dans l'estomac, l'augmentation notable du taux de l'HCl, tout au moins aux phases digestives amènent en quelque sorte une sommation de l'irritation de l'estomac dont l'hyperesthésie va en s'accentuant. Aussi les paroxysmes douloureux tendent-ils à se multiplier et à devenir plus intenses. Beaucoup de dyspeptiques atteints d'hyperchlorhydrie discontinue ne souffrent que dans l'après-midi, trois à cinq heures après l'ingestion des aliments. Dans la forme continue de l'hyperchlorhydrie, la douleur tend elle-même à devenir permanente ; il n'y a quelquefois de rémission que dans les moments qui suivent l'ingestion des aliments ; lorsque le suc gastrique se trouve dilué et neutralisé. Trois ou quatre heures plus tard, la douleur réapparaît, variable dans sa modalité, mais souvent vive. Les malades accusent une sensation de poids, de brûlure, de plaie ; souvent ils disent souffrir beaucoup sans pouvoir du reste qualifier exactement leurs sensations. Quelquefois, il y a des renvois acides, du pyrosis, et, parfois aussi des vomissements. Assez souvent les crises douloureuses sont précédées ou accompagnées par une salivation exagérée, ou des vomissements pituiteux œsophagiens.

Très souvent les malades sont réveillés pendant la nuit par les douleurs de l'estomac. Chez un assez grand nombre d'entre eux, c'est même à ce moment qu'elles atteignent leur intensité la plus considérable, et que les vomissements se montrent le plus souvent.

Les douleurs apparaissent fréquemment aussi dans la matinée, mais avec une intensité moindre que dans l'après-midi ou pendant la nuit. Elles surviennent parfois dès le matin avant le premier déjeuner ; elles s'expliquent alors par la présence dans l'estomac d'un liquide quelquefois riche déjà en HCl, et, aussi par l'apparition de la faim douloureuse ou de l'hypersécrétion qui accompagne la faim. Calmée par l'alimentation, la douleur réapparaît vers la fin de la matinée, pour disparaître de nouveau après le second déjeuner et réapparaître dans le courant ou vers la fin de l'après-midi.

Dans les cas graves, ou au moment des crises paroxystiques, ces périodes douloureuses tendent à se souder les unes avec les autres ; il n'y a plus, dans la journée, que des périodes de douleur maxima et minima dont l'horaire correspond à celui de l'ingestion des aliments.

La constipation est habituelle ; elle est souvent très rebelle[1].

La *faim* est conservée, assez souvent même plutôt augmentée que diminuée. Les malades restreignent souvent leur alimentation par crainte de la douleur de la phase avancée de la digestion.

Très souvent *ils maigrissent*. Cet amaigrissement s'explique fréquemment par la diminution de leur alimentation, par la continuité de la douleur, par l'insuffisance du sommeil et du repos nocturne. A ces facteurs de dépérissement il faut ajouter aussi sans doute la perversion de la digestion qui résulte de l'excès de l'acidité du contenu stomacal (Linossier). Nous avons dit qu'il y aurait là une cause de mauvaise utilisation des hydrates de carbone et peut-être des graisses.

La douleur, la diminution du coefficient général de la nutrition, l'inquiétude sur leur santé amènent souvent l'éclosion d'un état de nervosisme jusque-là peu accentué ou latent ou l'aggravation d'un état névropathique évident déjà. Ce nervosisme ainsi accru est une cause nouvelle d'hyperesthésie stomacale, de douleur plus intense et de spasme du pylore. C'est un cercle vicieux dont les affections dyspeptiques présentent de fréquents exemples.

L'*examen extérieur* de l'abdomen permet souvent de constater un degré plus ou moins accentué de dilatation de l'estomac. Parfois il y a ptose de la région pylorique. En somme, la configuration, les dimensions et la situation topographique de l'estomac n'ont qu'une valeur symptomatique de second plan. Habituellement la douleur à la palpation au point épigastrique s'accuse nettement. Ce qui importe avant tout c'est de savoir comment se vide l'estomac, et, surtout, de savoir s'il renferme encore du liquide le matin à jeun.

L'exploration permet souvent de constater que l'estomac pendant

[1] On trouvera dans un chapitre ultérieur les renseignements relatifs aux modifications présentées par les urines.

les périodes digestives descend notablement au-dessous de sa situation normale. On constate la présence du liquide au-dessous de l'ombilic. Parfois, la percussion et la succussion ne laissent aucun doute sur l'existence d'une *dilatation notable* de l'estomac et l'accumulation d'une quantité exagérée de liquide dans sa cavité.

Le matin à jeun, l'estomac est, en général, notablement revenu sur lui-même ; toutefois on constate du clapotage à la percussion digitale au niveau de l'ombilic, et quelquefois même un bruit de flot manifeste par la succussion hippocratique. L'existence d'une certaine quantité de liquide ne paraît donc pas douteuse, elle devra être contrôlée et vérifiée par l'exploration à l'aide de la sonde.

Dans quelques cas, on trouve un certain degré de *distension gazeuse* de l'estomac ; mais, en général, le développement de gaz est modéré, il n'atteint pas les proportions que l'on observe souvent dans les cas où il existe, en même temps que l'hyperchlorhydrie une stase marquée des substances alimentaires. Ce fait, lorsqu'on le rencontre, n'a du reste qu'une importance tout à fait secondaire.

L'examen de l'abdomen, en dehors de l'estomac, fournit quelquefois des renseignements intéressants sur *l'état de l'intestin.* On peut relever, en particulier des signes de contracture spasmodique du côlon, surtout s'il y a de la côlite muco-membraneuse, ce qui n'est pas très rare.

Examen du contenu de l'estomac. — Le contenu de l'estomac doit être examiné à jeun, et pendant les périodes digestives. Dans ce dernier cas, l'examen peut être fait après ou sans lavage préalable de l'estomac. *Pour avoir une idée exacte de la sécrétion et de la motricité stomacale, il est nécessaire de pratiquer successivement ces trois modes d'examen.* Souvent on devra se contenter d'étudier le liquide trouvé à jeun dans l'estomac, et de faire l'analyse du liquide stomacal au cours d'un repas d'épreuve après lavage préalable.

Le matin à jeun, on peut extraire par la sonde une quantité de liquide allant en chiffres ronds de 20 à 200 centimètres cubes. Au-dessous de cette quantité, l'extraction est souvent difficile et on peut se demander, quoiqu'on en ait dit, si l'irritation produite par le passage de la sonde, son séjour prolongé, les efforts de vomissement ne sont pas la cause d'une sécrétion gastrique artificiellement provoquée. Autre possibilité, on peut examiner des malades qui, étant restés à jeun plus longtemps que d'habitude, ont sous l'influence de ce jeûne et de la faim, une sécrétion de suc gastrique qui ne se serait pas produite s'ils avaient mangé en temps normal. Au-dessus de 200 à 250 centimètres cubes de liquide, il est rare qu'il n'y ait pas une quantité appréciable de détritus alimentaires et alors il s'agit de faits analogues à ceux qui seront étudiés plus loin à propos de l'hypersécrétion continue avec stase alimentaire évidente.

Il est juste de reconnaître, du reste, et nous aurons l'occasion de revenir sur ce point, que la limite est mal tranchée entre ces deux catégories de faits. Il n'est pas très rare de voir la stase alimentaire diminuer sous l'influence d'un traitement convenable et les malades revenir de l'hypersécrétion chlorhydrique continue avec stase alimentaire à l'hypersécrétion continue sans stase alimentaire.

Le liquide extrait de l'estomac le matin à jeun, est en général trouble, louche, grisâtre ou jaunâtre, quelquefois bleuâtre, assez fluide, rarement filant et chargé de mucus. Quelquefois, surtout quand il est relativement abondant, il laisse se déposer au fond du verre qui le renferme une petite quantité de dépôt grisâtre ou jaunâtre dans lequel l'examen histologique pourrait seul faire reconnaître des détritus alimentaires.

Acidité. — Ce liquide est d'autant plus nettement acide en général qu'il est plus abondant bien que ce rapport n'ait rien d'absolu. Son acidité totale peut varier de 0,50 à 1 p. 1 000 aux environs de 2 à 2,50 p. 1 000. Les réactions qualitatives de l'HCl sont nettes, plus ou moins accentuées. L'analyse par le procédé de Winter indique une proportion relativement élevée d'HCl libre, relativement très faible de chlorure fixe et d'HCl en combinaison organique. Comme l'acidité due aux acides organiques est nulle ou très faible, on doit en conclure que l'acidité totale est due presque exclusivement à l'HCl libre ou combiné. Habituellement, on trouve la réaction du biuret qui indique la présence de peptone ; *mais cette réaction peut manquer* et c'est là un fait d'une certaine importance. En effet, la disparition des réactions de la peptone dans le liquide résiduel trouvé dans l'estomac un temps prolongé après la dernière ingestion alimentaire indique que les dernières particules de substance albuminoïde avaient depuis longtemps disparu, et que, grâce au lavage réalisé par l'hypersécrétion, les traces de peptone ont été elles-mêmes diluées et évacuées. C'est une preuve que, dans ces cas, l'hypersécrétion l'emporte sur la stase et lui survit, quel que soit du reste le rôle que cette stase ait pu avoir sur sa genèse.

HYPERSÉCRÉTION CHLORHYDRIQUE CONTINUE AVEC STASE ALIMENTAIRE

Dans la série de faits que nous allons maintenant envisager, quatre ordres de phénomènes dominent la situation : *l'intensité plus grande des douleurs*, *la stase alimentaire permanente*, *les vomissements*, *la tendance marquée à l'amaigrissement* et même assez souvent à la cachexie.

Douleurs. — Elles ne manquent que très exceptionnellement : il est très rare de constater une stase alimentaire marquée avec hypersécrétion et hyperchlorhydrie, sans qu'il y ait eu des phénomènes douloureux accentués.

Calmées momentanément par l'ingestion des aliments, les douleurs se reproduisent quelques heures après et prennent souvent une intensité très grande. Les paroxysmes les plus pénibles sont habituellement ceux de la nuit. Parfois, les malades n'ont pu s'endormir à cause des souffrances, mais parfois aussi ils sont réveillés vers deux à quatre heures du matin par des brûlures très vives, une sensation de plaie mise à vif, par une sensation de constriction à l'épigastre et de la base du thorax des plus pénibles. Ces paroxysmes nocturnes aboutissent plus souvent aux vomissements que les paroxysmes diurnes. Les douleurs sont immédiatement calmées dès que le malade a expulsé en partie le contenu de l'estomac. Aussi arrive-t-il, de temps en temps, que les patients provoquent le vomissement pour hâter la fin de la crise. Ceux qui ont appris à se servir du tube gastrique remplacent le vomissement par le lavage de l'estomac, et il n'est pas rare qu'ils aient tendance à abuser de cette manœuvre qui a l'inconvénient d'enlever de l'estomac les substances alimentaires en voie de digestion et d'augmenter la tendance à hypersécrétion.

Vomissements. — Les vomissements, nous venons de le dire, sont amenés par des crises douloureuses. Ils sont parfois assez abondants, d'une façon générale, cependant, ils sont moins copieux et surtout moins riches en détritus alimentaires que ceux qui résultent de la simple sténose du pylore sans hypersécrétion chlorhydrique.

Comme avec tous les vomissements de stase, lorsqu'on laisse les matières vomies reposer dans un grand verre à expérience, ou dans une éprouvette, elles ne tardent pas à se diviser en trois couches. La couche profonde est caractérisée par le dépôt de particules alimentaires plus ou moins abondantes, grisâtres ou jaunâtres : la couche moyenne est louche, trouble, la couche superficielle mousseuse, parsemée de bulles de gaz.

De la couche moyenne, rien à dire de particulier, sa composition chimique seule nous intéressera ; il en sera question plus loin.

Les détritus alimentaires sont constitués par des débris de substances hydrocarbonées, ainsi qu'en témoigne l'examen microscopique. On y trouve assez souvent des corpuscules d'origine végétale facilement reconnaissables, tels que des débris de peaux de fruits ou de graines amylacées (pois, haricots, lentilles, etc.). Au microscope, on reconnaît des grains d'amidon ou de fécule gonflés et éclatés, des fibres celluleuses, des grains de chlorophylle, des spirilles, etc. Il ne reste pas trace des caillots de caséine, de l'albumine de l'œuf, ou des fibres musculaires striées de la viande, à moins que la mastication n'ait été tout à fait insuffisante et qu'il n'en ait été avalé des bouchées presque entières, comme il nous est arrivé de le voir. Le chimisme gastrique donne facilement l'explication de l'aspect et de la constitution de ces détritus alimentaires. En effet, les aliments se trouvent plongés dans un milieu d'une acidité exagérée. La phase de digestion salivaire n'existe pas ; au contraire, la digestion des albuminoïdes se fait avec une grande intensité, de telle sorte qu'il ne reste bientôt plus rien des divers aliments azotés introduits dans l'estomac, à condition, cependant, que leur division ait été suffisante.

Stase permanente. — L'estomac ne se vide jamais complètement, on y trouve toujours une plus ou moins grande quantité de liquide et une quantité variable de détritus alimentaires.

L'examen extérieur permet de reconnaître l'existence de la dilatation de l'estomac et de la stase ; s'il restait un doute sur la réalité de celle-ci, il serait levé par l'examen soit des substances vomies, soit des matières extraites par la sonde.

La dilatation de l'estomac peut être considérable. La grande courbure descend plus ou moins notablement au-dessous de l'ombilic. Cependant on constate moins souvent la très grande dilatation que dans les cas de sténose pylorique sans hyperchlorhydrie. La raison, c'est que l'hyperchlorhydrie est une cause d'irritation de l'estomac et de phénomènes douloureux qui amènent assez rapidement le vomissement. Dans la sténose pylorique sans hyperchlorhydrie, les vomissements sont, en général, plus espacés et, par conséquent, la dilatation plus considérable et les signes physiques de stase plus marquées.

Ce qui caractérise le mieux la stase, c'est la quantité de liquide trouvée le matin à jeun. On peut ainsi, par la sonde, extraire de 200 à 1 200 centimètres cubes de liquide, rarement davantage pour les raisons que nous avons dites plus haut. Ce liquide présente très nettement les trois couches superposées que nous avons décrites.

Gaz. — Les bulbes gazeuses retenues dans la couche la plus superficielle sont le résultat des fermentations gazogènes qui prennent naissance dans la couche profonde. On trouvera des données plus étendues sur la production et la nature de ces fermentations et de ces gaz, dans les chapitres consacrés à l'étude des fermentations et de la flatulence gastro-intestinale. Nous rappellerons seulement ici que ces gaz renferment souvent de l'hydrogène, de telle sorte qu'ils sont inflammables à l'air. Des dyspeptiques ont pu voir une langue de feu s'allumer à la sortie de leur bouche lorsqu'ils avaient émis quelque renvoi à proximité d'une flamme ; on peut considérer comme très vraisemblables qu'ils étaient atteints d'hyperchlorhydrie avec stase gastrique.

Ces gaz sont quelquefois assez abondants pour déterminer une *distension marquée de l'estomac*, et pour donner lieu à des manifestations gênantes de flatulence stomacale : éructations, distension gazeuse pénible, gêne de la respiration, etc.

Lorsqu'il y a *sténose organique du pylore* et que la musculature de l'estomac a conservé une suffisante vigueur, on peut constater des mouvements péristaltiques visibles. C'est quelquefois une cause nouvelle de douleur par crampe.

État général. — Les malades atteints d'hypersécrétion chlorhydrique avec stase alimentaire marquée, ne tardent pas, en général, à présenter un amaigrissement considérable, et souvent même une véritable tendance à la cachexie. Les raisons de cette grave atteinte de l'état général, nous les avons données déjà en partie, en décrivant l'hypersécrétion continue sans stase alimentaire ; ici encore, nous pouvons invoquer le défaut d'utilisation des hydrates de carbone dans l'estomac et même dans l'intestin, les douleurs, l'insomnie. Il convient d'ajouter comme cause particulière d'affaiblissement, la stase alimentaire et les vomissements qui en sont si souvent la conséquence.

Les malades peuvent parvenir à un tel état de dépérissement qu'on les a souvent pris autrefois pour des cancéreux ; on les a crus atteints d'un néoplasme du pylore. Ainsi doivent s'expliquer un assez grand nombre d'observations de cancer du pylore de très longue durée, recueillies à une époque à laquelle on ne connaissait pas encore les faits qui nous occupent actuellement.

Chimisme. — Le liquide de stase extrait le matin à jeun est, en général, assez fluide, il ne renferme qu'une quantité modérée de mucus : il filtre facilement.

Son *acidité totale* est élevée ; elle dépasse, en général, 2 p. 1 000 ; elle peut atteindre jusqu'à 3, 3,50, et même 4 p. 1.000.

Les *réactions qualitatives de l'HCl* sont très évidentes, très intenses. Le réactif de Günzburg donne rapidement un anneau d'un beau rouge carminé. Le vert brillant présente une coloration vert jaunâtre très nette, et de sa coloration ultérieure se fait rapidement et complètement.

Par la *méthode de Winter*, on constate l'existence d'une proportion élevée d'HCl, libre ou combiné. Le chlore total est élevé ; les chlorures fixes sont dans une proportion inverse de celles de la chlorhydrie (H + C). Chez les sujets jeunes, l'HCl libre est abondant. Au contraire, chez les sujets plus âgés, chez lesquels la maladie est de date plus reculée, chez lesquels les cellules sécrétantes sont atrophiées ou en voie de dégénérescence, les chlorures alcalins tendent à prendre le pas sur l'HCl. Il y a donc ainsi tendance à la transformation de l'hypersécrétion chlorhydrique avec stase alimentaire continue, en stase permanente simple, telle qu'on la rencontre dans la sténose mécanique du pylore sans hyperchlorhydrie.

Le liquide gastrique renferme dans ces conditions une assez notable proportion de *peptone* et de *pepsine*. La réaction du biuret permet de reconnaître la présence de la peptone. Quant à celle de la pepsine, on la démontre facilement par les digestions artificielles à l'étuve.

L'hyperacidité du liquide gastrique ne tient pas exclusivement à l'HCl, il est attribuable aussi pour une assez notable proportion aux *acides de fermentation*. Nous avons dit déjà que la présence d'une proportion élevée d'HCl n'empêche pas les agents microbiens de pulluler dans le contenu stomacal, et d'y présider à d'actives fermentations acides. Toutefois, certaines fermentations, la fermentation lactique, par exemple, se trouvent gênées par la richesse du milieu en HCl ; d'autres, au contraire, s'y produisent plus aisément, par exemple, la fermentation acétique. Ainsi s'expliquent certaines qualités du liquide gastrique dans la stase hyperchlorhydrique, par exemple, la rareté de l'odeur butyrique, et la fréquence d'une odeur aigrelette attribuable en partie tout au moins à l'acide acétique.

On ne se contentera pas d'examiner le liquide de stase, on fera aussi un *repas d'épreuve* après lavage préalable de l'estomac. Le liquide extrait sera alors assez abondant, fortement acide, présentant toutes les réactions qualitatives et quantitatives, d'une hyperchlorhydrie marquée.

Il est indispensable d'établir la comparaison entre le liquide de stase et le liquide du repas d'épreuve après lavage préalable. En effet, il arrive quelquefois que le liquide de stase soit assez riche en HCl libre ou combiné, alors que le liquide de digestion après lavage préalable n'en renferme pas ou n'en renferme que fort peu. La réalité de l'hypersécrétion chlorhydrique est alors douteuse. Il peut s'agir d'une sténose mécanique du pylore, ou encore d'un ulcère chronique du pylore en voie de transformation carcinomateuse.

Certains faits d'hypersécrétion chlorhydrique avec stase alimentaire confinent à l'hypersécrétion continue sans stase alimentaire. Nous avons dit déjà que l'on voyait quelquefois, sous l'influence d'un régime convenable, l'hypersécrétion continue avec stase alimentaire, faire place à l'hypersécrétion continue sans stase alimentaire. Dans certains cas, les détritus alimentaires sont peu abondants et variables dans leur quantité d'un jour à un autre.

A l'autre extrémité de la série sont des faits qui se confondent complètement avec les faits de grande dilatation simple par sténose pylorique sans hyperchlorhydrie. Bien plus, en vertu de l'atrophie progressive de la muqueuse stomacale, l'hypersécrétion chlorhydrique tend à disparaître et il ne reste plus qu'une dilatation avec stase permanente simple. Dans ces cas, l'HCl libre et combiné disparait, mais il persiste longtemps, sinon toujours une sécrétion exagérée de chlorure alcalin.

Diagnostic. — Il repose essentiellement sur la constatation de deux éléments : stase alimentaire permanente et hyperchlorhydrie avec hypersécrétion.

Le *rétrécissement du pylore* est rendu probable dans un assez grand nombre de cas par l'abondance des détritus alimentaires, par les dimensions considérables de la dilatation stomacale et par l'existence de contractions péristaltiques visibles.

Reste à déterminer *la cause de ce rétrécissement.* Notre expérience clinique nous amène à penser que, le plus souvent, il s'agit d'un ulcus actuel ou de la cicatrice d'un ancien ulcus.

L'intensité des douleurs, les douleurs en broche, la douleur survenant immédiatement au contact des aliments, la douleur vive à la palpation du creux épigastrique, et surtout l'hémorragie gastrique révélée par l'hématémèse ou le mélæna amèneront à admettre l'existence d'un *ulcus en activité.*

Dans les cas de *sténose cicatricielle consécutive à un ulcus ancien*, on trouvera souvent en interrogeant le malade le souvenir d'une période plus ou moins reculée pendant laquelle se sont montrés des signes probables d'ulcus.

Il peut se faire qu'un *carcinome se soit greffé sur les bords d'un ulcus ancien*, sans que pour cela l'hypersécrétion chlorhydrique ait encore disparu. L'existence d'une tumeur épigastrique, le développement d'un gros ganglion rétro-sterno-cléido-mastoïdien, la tendance à la transformation des douleurs en douleurs permanentes, leur résistance au lavage de l'estomac et à l'emploi du sous-nitrate de bismuth ou des alcalins à haute dose, les progrès marqués de la cachexie constitueront des présomptions de transformation épithéliomateuse d'un ulcus pylorique.

Les lésions du pylore consécutives à la *lithiase biliaire*, les *brides péritonéales*, la *compression* par quelque *tumeur extrinsèque* : autant de circonstances anatomo-pathologiques qui peuvent transformer l'hyperchlorhydrie simple en stase permanente avec hypersécrétion continue. Le diagnostic n'en sera pas toujours facile; souvent du reste l'existence et la nature exacte de la lésion sténosante du pylore ne peuvent être affirmées que par la *laparotomie exploratrice*. On sera autorisé à la pratiquer dans un assez grand nombre de cas.

Nature de l'hypersécrétion chlorhydrique continue. — Une importante discussion à laquelle nous avons déjà fait allusion plus haut, s'est engagée sur la nature de l'hypersécrétion chlorhydrique continue. Les défenseurs de la théorie classique veulent que l'*hypersécrétion* soit le phénomène initial. Au contraire, d'autres auteurs prétendent que la *stase* est la cause essentielle de l'hypersécrétion, et quelques-uns allant plus loin encore, prétendent que la stase est *toujours* la conséquence d'une sténose pylorique ou juxta pylorique. Nous avons le devoir de mettre les deux théories en présence, et de dire quelle est notre opinion dans le procès en litige. En effet, la doctrine pathogénique de l'hypersécrétion continue a comme sanction l'intervention thérapeutique. De la conception théorique de l'état morbide découle forcément le traitement. Il est donc indispensable de prendre parti dans un sens ou dans un autre, et pour cela de connaître et de peser les arguments en présence.

Ces arguments nous allons les exposer en dehors de toute idée préconçue ; nous disons ensuite ce que nous en pensons.

Théorie de l'hypersécrétion primitive. — Après que Reichmann eût distingué le syndrôme auquel on a donné son nom, l'hyperchlorhydrie avec hypersécrétion continue fut considérée par tous les auteurs qui s'occupèrent de la question comme une névrose de la sécrétion.

La survenue des crises douloureuses chez des individus souvent entachés de nervosisme, l'influence non douteuse comme cause occasionnelle des paroxysmes douloureux de circonstances capables d'agir sur le système nerveux central : les émotions, les chagrins, le surmenage intellectuel, etc. ; les crises douloureuses avec hyperchlorhydrie, crises tabétiques, gastroxynsis, etc., étaient autant d'arguments en faveur de la conception de la *névrose sécrétoire*.

On croyait alors que l'hypersécrétion se traduisait toujours par des sensations d'autant plus douloureuses que le taux de l'hyperchlorhydrie était lui-même plus élevé, et que, si la douleur cessait, c'est que l'hyperchlorhydrie elle-même prenait fin.

L'observation ne tarda pas à démontrer que la douleur n'était pas proportionnelle au degré de l'hyperchlorhydrie, et que celle-ci pouvait être complètement indolore, parfaitement latente.

Les raisons invoquées en faveur de la névrose secrétoire perdaient donc de leur force. Les causes de crises paroxystiques douloureuses expliquaient non plus l'hypersécrétion ; mais l'*hyperesthésie* momentanée ou plus ou moins durable de l'estomac.

Bientôt d'autres arguments furent invoqués contre la priorité de l'hypersécrétion ; on prétendit qu'elle était toujours la conséquence de la stase alimentaire. Nous exposerons plus loin les arguments qu'on fit valoir pour démontrer que la stase a le pas sur l'hypersécrétion.

Toutefois les partisans de l'hypersécrétion primitive ne se tinrent pas pour battus ; Riegel a récemment encore défendu cette doctrine avec une grande conviction. En faveur de la priorité de l'hypersécrétion sur la stase, il fait valoir les faits suivants :

a. Lorsque chez un hyperchlorhydrique hypersécréteur on lave l'estomac le soir, on trouve encore le lendemain matin une quantité plus ou moins considérable de liquide plus ou moins riche en HCl. Or, à l'état normal, l'estomac est toujours vide le matin à jeun.

De plus, lorsque le trouble de la motricité stomacale est peu marqué, le liquide extrait le soir et le liquide extrait le matin présentent exactement le même aspect.

b. Lorsque le matin on passe la sonde à jeun à plusieurs reprises à une demi-heure d'intervalle, on extrait toujours une quantité à peu près équivalente d'un liquide de densité et de composition chimique sensiblement égale. On peut donc penser que la quantité de liquide fourni par la sécrétion stomacale est à peu près constante.

Dans ces conditions, elle paraît indépendante de la stase. S'il est vrai que, dans le liquide obtenu le matin à jeun, après lavage le soir précédent, et dans le liquide obtenu à des prises successives de demi-heure en demi-heure, il existe des détritus alimentaires ou épithéliaux constatables par l'examen microscopique, on doit considérer qu'il n'y a aucune proportion entre l'intensité si faible de l'irritation de la muqueuse stomacale et l'hypersécrétion observée.

Théorie de la stase primitive. — A la théorie de l'hypersécrétion primitive est opposée la théorie de la stase primitive. Avec la première, on admet que l'hypersécrétion est la cause de la stase : avec la seconde au contraire, que la stase est la cause de l'hypersécrétion et qu'en supprimant celle-là on fait également disparaître celle-ci.

La théorie de la stase primitive a été défendue en Allemagne par Schreiber et par Martius. En France, elle l'a été plus récemment par Hayem ; il a prétendu que l'hypersécrétion chlorhydrique continue était toujours la conséquence d'une sténose incomplète pylorique ou sous-pylorique. Disons d'abord les raisons invoquées en faveur de la priorité de la stase, nous disons ensuite celles que fait valoir Hayem en faveur de la sténose.

Tout d'abord il ne serait pas exact de prétendre que l'estomac cesse jamais de produire du suc gastrique ; en réalité, à l'état normal, la poche stomacale n'est jamais complètement vide. Chez les animaux, on y trouve habituellement une quantité plus ou moins considérable de liquide acide. La sécrétion serait entretenue, soit par la présence de minimes particules alimentaires, soit par celle de la salive et de détritus épithéliaux. Il en serait de même chez l'homme. Schreiber a introduit la sonde dans l'estomac le matin à jeun chez 15 individus bien portants. L'opération faite rapidement ne durait pas plus de une à deux minutes ; dans tous les cas, il a extrait de 5 à 15 centimètres cubes d'un suc gastrique acide. Martius a passé la sonde à des soldats entrés à l'hôpital pour tout autre chose que des troubles digestifs et complètement rétablis. L'extraction du contenu stomacal par aspiration ne durait que de huit à dix secondes. Sur 16 individus examinés, il a retiré 11 fois de 5 à 10 centimètres cubes de suc gastrique, 3 fois 15 centimètres cubes, 1 fois 20 centimètres cubes et 1 fois 30. L'acidité de ce liquide variait de 0,4 à 1,5 p. 1000. Les réactions qualitatives de l'HCl existaient dans tous les cas, celle de la peptone s'est montrée 10 fois. Cette peptone provenait sans doute de la digestion des cellules épithéliales digérées.

Par contre Riegel n'a pu extraire du liquide le matin à jeun que 10 fois sur une trentaine d'essais ; Hoffmann et Pick ont attribué la présence de la sécrétion à l'excitation produite par le contact de la sonde. A cela Schreiber répond que l'excitation de la muqueuse n'était probablement pas suffisante pour amener cette sécrétion ; il pense que le passage de la sonde en provoquant des nausées et des efforts de vomissement amènerait plutôt un arrêt qu'une excitation de la sécrétion.

La présence d'une quantité considérable de liquide hyperchlorhydrique dans la maladie de Reichmann ne serait que l'*exagération de cet état normal de sécrétion continue*. Le phénomène premier serait la stase alimentaire. La muqueuse gastrique excitée d'une façon continue par les détritus alimentaires retenus dans sa cavité, sécréterait d'une façon également continue.

Il est vrai que la dilatation de l'estomac avec stase a été relevée successivement dans un grand nombre de cas d'hyperchlorhydrie, par tous les auteurs qui se sont occupés de la question, depuis le travail initiateur de Reichmann. La stase et la dilatation étaient considérées comme secondaires ou tout au moins parallèles à l'hypersécrétion. C'est là pour Schreiber une interprétation erronée ; en réalité l'hypersécrétion est consécutive à la stase elle en est la conséquence. En effet, en faisant disparaître la stase, on fait du même coup disparaître l'hypersécrétion ; chez plusieurs malades observés par Schreiber, celle-ci disparût après la gastro-entérostomie. Ce fait a été observé depuis à plusieurs reprises, en particulier par Hartmann et Soupault. Boas a vu l'hypersécrétion disparaître sous l'influence de la suppression complète de l'alimentation buccale et l'institution de l'alimentation exclusivement rectale. On peut donc considérer comme démontré que, dans un grand nombre de cas tout au moins, l'hypersécrétion est causée par la stase alimentaire.

Hayem, qui paraît n'avoir pas eu connaissance des travaux précédents, a attribué l'hypersécrétion chlorhydrique à la *sténose incomplète, soit du pylore, soit du duodénum.*

Il a été amené à cette conclusion par des considérations tirées exclusivement de l'anatomie pathologique. Comme tous les auteurs qui ont observé un certain nombre de dyspeptiques présentant le syndrôme de Reichmann, il a reconnu que tantôt il y avait le matin à jeun une quantité considérable de liquide avec des détritus alimentaires grossiers, tantôt seulement une quantité minime de liquide avec des débris alimentaires reconnaissables exclusivement par l'examen microscopique.

Les cas vus par lui et une série d'autres rencontrés dans la littérature médicale, l'ont amené à cette conviction que les faits de gastrosucchorée continue avec stase alimentaire marquée sont attribuables à une sténose du pylore de causes diverses : ulcère rond avec périgastrite, cicatrice d'ancien ulcère; carcinome, périgastrite pylorique consécutive à la lithiase biliaire, et quelquefois au passage de calculs par ulcération du col de la vésicule biliaire dans l'estomac. Dans ces conditions de sténose pylorique, il y a simplement rétention dans l'estomac du liquide sécrété par l'estomac, liquide dont le chimisme varie suivant l'état anatomique de la muqueuse gastrique. Lorsqu'il y a multiplication des cellules sécrétantes, gastrite hyperpeptique, suivant l'expression employée par Hayem, le liquide stomacal se montre riche en HCl et présente tous les attributs considérés comme caractéristiques de la gastrosucchorrhée.

Dans la *forme atténuée du syndrôme de Reichmann*, lorsqu'il n'y a le matin à jeun dans l'estomac qu'une faible quantité de liquide, sans détritus alimentaires appréciable à l'œil nu, il s'agirait non plus d'une sténose pylorique, mais d'une *sténose sous-pylorique*. Le rétrécissement siégerait non plus au niveau de l'anneau pylorique, mais au-dessous, vers la partie terminale du duodénum.

Chez un premier malade qui avait succombé aux suites d'une gastro-entérostomie, « il n'existait ni sténose pylorique, ni périgastrite; mais la première et la deuxième partie du duodénum étaient très dilatées.

Depuis la valvule jusqu'à l'angle duodéno-jéjunal, régnait une inflammation interstitielle semi-purulente de toute la muqueuse.

Dans certains points, on constatait, en outre, des infiltrations de petites cellules et de leucocytes à travers les couches celluleuse et musculaire et l'existence d'un exsudat péritonéal.

On n'a pas pris à l'autopsie les précautions nécessaires pour découvrir les causes de la dilatation du duodénum. — Il est extrêmement probable qu'elle relevait d'un obstacle mécanique siégeant au niveau de la troisième portion ou à l'angle duodéno-jéjunal. »

Un an auparavant, Hayem avait rencontré un fait tout à fait analogue. « Un autre de mes malades, atteint exactement de la même lésion avait également subi la gastro-entérostomie. Pendant l'opération, le chirurgien a été gêné par une bride s'étendant du côlon ascendant au duodénum, bride qu'il a dû sectionner. A l'autopsie, les internes du service de chirurgie ont noté que le duodénum était recouvert de néo-membranes anciennes, organisées, *mais le duodénum n'a pas été examiné.* »

Hayem ajoute que le duodénum est souvent le siège de lésions, et qu'on l'a quelquefois trouvé dilaté. Albert Robin fit remarquer avec raison que plusieurs travaux non cités par Hayem avaient été consacrés à l'étude de la sténose du duodénum. Les auteurs de ces travaux n'avaient pas relevé la forme atténuée du syndrôme de Reichmann, dans les signes qu'il leur avait été donné d'observer du rétrécissement du duodénum, mais des signes de stase gastrique avec reflux de la bile dans l'estomac. A ce propos, Hayem indique le reflux de la bile dans l'estomac comme fréquent dans la forme atténuée du syndrôme de Reichmann, ce que ne confirme nullement notre observation personnelle qui porte actuellement sur un nombre assez élevé de faits de ce genre.

Sans rejeter absolument l'hypothèse du spasme du pylore, Hayem insiste sur son caractère hypothétique. En présence de données anatomo-pathologiques positives, la portée toute théorique de ce spasme lui paraît très restreinte.

Albert Robin, dans la discussion qui suivit la communication de Hayem à l'Académie de médecine, défendit de nouveau la théorie de l'hypersthénie gastrique émise pour la première fois par Maurice Soupault. Le syndrôme de Reichmann ne reconnaît pas toujours la même pathogénie : il est possible qu'il soit quelquefois attribuable à la sténose pylorique ou juxtapylorique, mais les chirurgiens, Doyen en particulier, n'ont pas toujours rencontré cette sténose dans leurs interventions, ils ont pu constater la réalité du spasme pylorique. Il semble donc bien y avoir des cas dans lesquels *l'excitation nerveuse de l'estomac amène à la fois l'hypersécrétion et le spasme pylorique.*

Debove déclara qu'il continuait à croire à l'hypersécrétion primitive. Il ne peut pas s'expliquer autrement qu'il puisse y avoir le matin à jeun une quantité relativement considérable de liquide hyperchlorhydrique dans l'estomac, sans stase alimentaire. Il faudrait, pour l'admettre, attribuer au pylore une faculté de sélection bien singulière.

Ainsi donc, pour résumer cet exposé, se trouvent encore en présence actuellement les trois théories suivantes de l'hypersécrétion chlorhydrique continue :

1° *La théorie de l'hypersécrétion chlorhydrique primitive*, (gastrosuccorrhée primitive) dont les défenseurs les plus éminents sont, en Allemagne, Riegel et ses élèves, et, en France, Bouveret et Devic.

2° *La théorie de l'hypéresthénie* de M. Soupault et A. Robin d'après laquelle il y aurait parallèlement, par viciation primitive de l'innervation stomacale, hypersécrétion chlorhydrique et spasme du pylore.

3° *Théorie de la stase primitive.* a). — Pour Schreiber, la stase alimentaire est la cause même de la gastrosuccorrhée ; les particules alimentaires, par leur séjour dans l'estomac, amènent une sécrétion et même une hypersécrétion continue.

b). Pour Hayem, le syndrôme de Reichmann est la conséquence directe de la sténose incomplète du pylore ou du duodénum chez des malades préalablement atteints de gastrite avec multiplication des cellules de sécrétion chlorhydropeptique. Le liquide hyperchlorhydrique s'accumule dans l'estomac par rétention.

Nous venons d'exposer les diverses doctrines en présence ; on nous permettra maintenant de dire ce que nous en pensons, et d'exposer quelle est notre opinion personnelle.

Nous avons pu recueillir l'observation de six malades atteints de gastrosucchorée, dont l'autopsie a été faite. Dans tous les cas il s'agissait soit d'un ulcère simple chronique, soit d'une cicatrice d'ulcère siégeant soit au pylore, soit en deçà de l'anneau pylorique, mais dans son voisinage. Chez un de ces malades, il y avait un vaste ulcère chronique qui avait mis à nu, entamé la rate et déterminé des adhérences étendues en arrière avec le pancréas. Dans un autre cas, il y avait au niveau du pylore lui-même une cicatrice d'ulcère qui diminuait sensiblement le diamètre de l'orifice gastro-duodénal.

Le dernier des cas que nous avons examinés offrait un intérêt tout particulier. Le malade avait présenté autrefois les accidents caractéristiques du syndrôme de Reichmann. Pendant près de deux ans, il avait ressenti des douleurs intenses deux ou trois heures après l'ingestion des aliments, des analyses répétées avaient démontré l'existence d'une hyperchlorhydrie marquée. Le matin à jeun on trouvait dans l'estomac une quantité considérable de liquide (200 à 300 centimètres cubes) riche en acide chlorhydrique, mais ne renfermant pas de particules alimentaires reconnaissables à l'œil nu. Quelquefois, survenaient des crises douloureuses très intenses avec vomissement ; mais il convient de dire que le malade était atteint d'un tabes fruste caractérisé par l'abolition du réflexe de la pupille à l'action de la lumière, des douleurs fulgurantes dans les membres inférieurs et en ceinture, l'abolition des réflexes rotuliens et des troubles passagers de la miction. Deux hématémèses survenues à quelques mois d'intervalle avaient permis de soupçonner l'existence d'un ulcère de l'estomac.

Pendant les deux dernières années de la vie, il y avait encore eu des douleurs stomacales tardives et parfois même de véritables crises gastriques, mais on n'avait plus jamais constaté de stase par l'examen extérieur de l'estomac, on n'avait plus jamais pu extraire de liquide gastrique pur par simple expression et l'eau de lavage était revenue parfaitement pure.

On peut donc dire que, dans ce cas, il y avait eu pendant près de deux ans des signes de gastrosucchorrée continue avec crises gastriques tabétiques espacées, et, en vertu des hématémèses, légitime suspicion d'ulcère stomacal.

A l'autopsie, on trouva l'anneau pylorique normal, mais il existait une cicatrice étoilée d'un ancien ulcère situé le long de la petite courbure à environ 6 centimètres en amont du pylore.

On est donc en droit de penser que le syndrome de Reichmann avait existé pendant que l'ulcère était en activité. Plus tard, il a disparu.

La conclusion de ces faits et de celui qu'a cité Hayem, c'est que la cause de beaucoup la plus habituelle de la gastrosuccorrhée continue est soit un ulcère en activité, soit la cicatrice d'un ancien ulcère. La gastrosuccorrhée peut disparaître par la guérison d'un ulcus situé à distance du pylore, elle persiste lorsque sa cicatrisation détermine une sténose pylorique permanente, comme nous l'avons directement constaté dans un cas.

On est donc en droit de penser que, si l'ulcère provoque la gastrosuccorrhée, c'est, le plus souvent, en amenant momentanément le rétrécissement incomplet de cet orifice. Ce rétrécissement passager peut s'expliquer soit par une tuméfaction inflammatoire de la muqueuse au voisinage de l'ulcération, soit par un spasme du sphincter pylorique.

Toutefois, on ne peut affirmer que le rétrécissement du pylore soit le seul facteur par lequel l'ulcère puisse amener la stase et la gastrorrhée acide. En effet, on peut penser avec Debove que l'ulcération peut être par elle-même une cause d'hypersécrétion gastrique, de même que l'ulcération de la cornée est, par voie réflexe, la cause de l'hypersécrétion lacrymale.

D'autre part, on comprend que, si l'ulcère devenait la cause d'une stase permanente par un mécanisme autre que le rétrécissement mécanique ou spasmodique du pylore, par exemple, par la production d'adhérences périgastriques très étendues, cette stase pourrait encore être une cause d'hypersécrétion chlorhydrique.

On peut affirmer que toutes les causes de sténose incomplète du pylore peuvent devenir la cause de la stase et de l'hypersécrétion chlorhydrique chez des personnes préalablement hyperchlorhydriques. Cela ne fait aucun doute pour les diverses sténoses incomplètes de cause organique.

Nul doute encore que cette sténose incomplète n'agisse en provoquant de la stase. Il y a rétention du liquide sécrété par l'estomac, comme l'admet Hayem, et, sans doute, hypersécrétion continue, en vertu de l'irritation due à la stase comme le veut Schreiber.

La démonstration de l'influence non douteuse de la sténose incomplète sur la production du syndrome de Reichmann, ne tranche cependant pas la question entièrement et ne fait pas table rase des autres hypothèses.

Il nous reste à rechercher encore :

1° Si la sténose sous-pylorique est la cause spécifique de la forme atténuée du syndrome de Reichmann ;

2° Si la stase due à un simple trouble fonctionnel de l'estomac, par spasme du pylore ou par atonie de la région péripylorique ne peut pas donner naissance au syndrome de Reichmann ;

3° Si l'hypersécrétion chlorhydrique continue ne peut pas être indépendante de la stase.

1° Dans les faits cités par Hayem, la sténose sous-pylorique n'a pas été constatée d'une façon positive ; on a soupçonné son existence en se basant sur une dilatation du duodénum qui pouvait s'expliquer peut-être par la duodénite chronique.

En clinique, on trouve tous les intermédiaires entre la forme grave et la forme atténuée du syndrome de Reichmann. Bien plus, on peut voir, et ce n'est pas très rare, la forme grave avec grande stase et signe de probabilité d'un ulcus passer progressivement à la forme bénigne. Il est naturel de penser qu'un rétrécissement moins serré, provoquerait une stase moins abondante et moins prolongée, et, en conséquence, une hypersécrétion qualitativement et quantitativement atténuée.

Il ne nous paraît nullement douteux que la forme atténuée de la gastrosuccorrhée puisse reconnaître la même cause pathogénique que la grande gastrosuccorrhée avec stase marquée. Toutefois, la présomption d'un ulcus actuel ou antérieur nous a paru plus rare dans la petite que dans la grande forme du syndrome.

2° Si la stase pouvait exister sans lésion organique pylorique ou juxta-pylorique soit par spasme du pylore, soit par une insuffisance motrice de la petite tubérosité et de l'antre péripylorique, il n'y aurait pas de raison pour que, chez les hyperchlorhydriques, elle ne donnât pas naissance au syndrôme de Reichmann, tout aussi bien que la stase d'origine mécanique. On trouvera ailleurs l'exposé des raisons qui militent en faveur de l'existence de la stase gastrique d'origine purement fonctionnelle.

Nous avons dit déjà à propos de l'historique que Hartmann et Soupault et P. Cohnheim considèrent le spasme du pylore comme la véritable cause des douleurs de la phase avancée de la digestion dans l'hyperchlorhydrie et l'hypersécrétion.

3° La gastrosucchorrhée ne peut-elle pas être indépendante, tout au moins dans une certaine mesure ?

La sécrétion gastrique dans l'hyperchlorhydrie comme à l'état normal, est mise en jeu par le contact des aliments. Toutefois, dans l'hyperchlorhydrie, la quantité de suc gastrique fourni par l'estomac, est souvent supérieure à la quantité physiologique dans des conditions analogues, avec la même quantité des mêmes aliments, sans qu'il y ait stase, et la sécrétion se poursuit plus longtemps qu'à l'état normal. L'appareil glandulaire, une fois mis en train, fonctionne plus et plus longtemps que chez l'individu sain. L'accroissement quantitatif de la sécrétion chlorhydro-peptique nous a été démontré dans une série de faits recueillis par Laboulais, à l'aide de la méthode de l'huile. Le volume du liquide contenu dans l'estomac est exagéré, mais, cependant, la motricité est restée bonne, l'estomac a même quelquefois évacué au bout d'une heure un volume du liquide ingéré au moment du repas d'épreuve, plus élevé que normalement. Malgré cela, dans des cas analogues, l'estomac peut ne se vider *complètement* que tardivement. Les résidus alimentaires deviennent de moins en moins abondants, à un moment donné ils ne sont plus appréciables à l'œil nu bien qu'il y ait encore une certaine quantité de liquide dans l'estomac.

Un degré de plus et il arrive que l'on trouve encore du suc gastrique dans l'estomac, à jeun, sans débris alimentaires perceptibles autrement que par l'examen microscopique. En admettant même, avec Schreiber, que cette *stase microscopique* soit la cause de l'hypersécrétion, on doit toutefois reconnaître qu'il y a une excitabilité exagérée de la sécrétion, que l'*hypersécrétion déborde la stase.*

Dans les crises gastriques, l'hypersécrétion chlorhydrique se poursuit souvent pendant des journées, alors que la stase a disparu.

Concluons donc que, si le rôle de la stase dans la production de l'hypersécrétion continue est indiscutable, l'excitabilité sécrétoire de la muqueuse gastrique et la viciation de l'innervation glandulaire peuvent jouer et jouent souvent un rôle dans la production de l'hypersécrétion.

Si donc, en pratique, il convient de faire cesser la stase, et même de suspendre l'alimentation buccale pour combattre la gastrosuccorrhée, il est également logique de chercher à diminuer l'hypersécrétion en agissant sur le système nerveux central et sur l'innervation glandulaire.

CHAPITRE II

DYSPEPSIE SENSITIVO-MOTRICE

Préambule. *Délimitation du sujet.* — La dyspepsie sera chimique ou elle ne le sera pas a dit Germain Sée dans une formule qui eut un grand retentissement à l'époque où elle fut émise. Elle était toute théorique et basée seulement sur des inductions physiologiques, car, à cette époque, l'examen et l'analyse du suc gastrique n'étaient pas encore usités en séméiologie stomacale.

A la dyspepsie vraie qui *devait* être *a priori* caractérisée par les modifications pathologiques de la sécrétion stomacale, G. Sée opposait les *fausses dyspepsies* dues en particulier, à une viciation des fonctions de l'intestin ou de ses glandes annexes, le foie et le pancréas. Dans ces fausses dyspepsies, il attribuait une place à la *dyspepsie nervo-motrice*, due à la viciation non pas de la sécrétion, mais de l'innervation et de la motricité de l'estomac et de l'intestin. L'ensemble symptomatique n'était plus limité à l'estomac il évoluait simultanément ou successivement dans l'estomac et dans l'intestin. G. Sée donnait une très grande importance à l'atonie côlique, et à la constipation ; il y voyait, en vertu de la distension gazeuse du tube digestif, de bas en haut, en amont de la stase fécale, la cause des formes flatulentes, si communes de la dyspepsie nervo-motrice.

Malgré le vice doctrinal de cette théorie, la conception de Germain Sée renfermait une large part de vérité, et il s'est trouvé que la dyspepsie nervo-motrice gastro-intestinale, dont la description dérivait de l'observation clinique, avait une vitalité plus grande que la dyspepsie chimique basée sur des hypothèses physiologiques. Dans un travail commun sur la dilatation de l'estomac — titre fort mauvais du reste — nous avons, à la suite d'études cliniques multipliées, repris, développé et précisé la conception première de la dyspepsie nervo-motrice.

Dans ce travail, nous avons donné la description clinique des principales formes de dyspepsie dont l'histoire sera exposée dans le présent chapitre. Nous avons montré que ces phénomènes dyspeptiques étaient souvent liés à une modalité particulière de la vitalité générale, et, le plus souvent, à la neurasthénie. Nous avons admis et cherché à démontrer que la viciation de l'innervation et de la motricité de l'estomac se produisant parallèlement sous l'influence d'une cause prédisposante commune, le nervosisme, était l'élément pathologique principal de ces états morbides.

Je puis, me semble-t-il, à l'heure où j'écris ces lignes, quinze ans après la publication de notre mémoire, prétendre que nos conclusions se trouvent actuellement pleinement justifiées, et que notre façon de voir a été non pas infirmée mais confirmée par les notions acquises depuis en pathologie gastrique. La fréquence de la gastrite histologiquement démontrée par les travaux du laboratoire de Hayem se concilie très bien avec elle, ainsi que nous la démontrerons plus loin.

L'emploi de la sonde stomacale, du repas d'épreuve et des réactifs colorants put paraître, au début, tout à fait contraire à la théorie de la dyspepsie nervo-motrice. On put croire pendant quelque temps que, toute la dyspepsie allait devenir chimique suivant la formule à allures prophétiques de G. Sée. Toutefois, on ne tarda pas à remarquer que, dans un nombre de cas relativement considérable, il pouvait y avoir des manifestations subjectives accentuées de dyspepsie sans viciation du chimisme, sans grand retard dans l'évacuation du contenu de l'estomac. A ce groupe négatif, Leube attribua une origine nerveuse. En Allemagne on ne tarda pas à aller plus loin dans cette voie, et tous les types de la dyspepsie furent considérés comme pouvant dériver d'une viciation de l'innervation sensitive, motrice et même sécrétoire de l'estomac.

Les choses en étaient là lorsque Hayem commença ses recherches parallèlement à l'aide de la méthode de Winter et de l'étude histologique de la muqueuse stomacale. Il se trouva amené à une conception organicienne de la dyspepsie basée à la fois sur l'atomie pathologique et le chimisme. Il en arriva à considérer la dyspepsie comme l'expression symptomatique des lésions glandulaires de l'estomac. Les phénomènes névropathiques, si communs chez les dyspeptiques, furent considérés comme la conséquence indirecte, en vertu de leur retentissement à distance, de la lésion de la muqueuse gastrique et de la viciation de la digestion stomacale.

Hayem nous paraît avoir tiré de ses remarquables découvertes des conséquences qu'elles ne comportent pas ; nous espérons en donner et en répéter la preuve.

Capitale en anatomie pathologique pure, la notion de la gastrite a une importance beaucoup moins grande en clinique pour les raisons suivantes :

1° La gastrite chronique existerait à un degré plus ou moins marqué chez tous les individus de l'espèce humaine, tout au moins les Européens ;

2° L'intensité des manifestations dyspeptiques n'est nullement en rapport avec l'intensité et l'étendue des lésions de gastrite chronique parenchymateuse et interstitielle ;

3° La gastrite chronique est souvent latente quelle que soit du reste sa modalité anatomique et son ancienneté.

4° La disparition presque complète des propriétés chimiques de la sécrétion stomacale n'a pas d'influence appréciable sur la nutrition générale si la motricité gastrique est restée suffisante, s'il n'y a pas de stase, et si l'état anatomo-physiologique de l'intestin et de ses glandes annexes leur permet de suppléer l'estomac.

5° La notion de la gastrite chronique n'apporte au traitement aucune notion nouvelle. Elle montre seulement plus nettement l'intérêt qu'il y a à éviter à l'estomac des irritations inutiles. Elle ne comporte jusqu'à présent aucun traitement spécifique.

Les facteurs qui donnent à la dyspepsie leur facies clinique et leur gravité symptomatique, c'est avant tout la viciation de la sensibilité et celle de la motricité. Or, en dehors des gastrites aiguës et de la gastrite alcoolique, la gastrite chronique est habituellemnnt indolore par elle-même. Elle ne devient guère douloureuse qu'en vertu de l'état de névropathie concomitant, c'est un point que Hayem lui-lui-même est obligé de reconnaître. Quant à la viciation de la motricité, elle n'est nullement proportionnelle à l'intensité et à l'étendue de la gastrite, et, souvent, elle paraît influencée surtout par l'état névropathique.

L'observation clinique montre que la viciation de la sensibilité et celle de la motricité sont souvent concomitantes et parallèles ; qu'elles se produisent souvent chez des personnes prédisposées par leur hérédité pathologique, et, surtout, par leur état congénital ou acquis de nervosisme ou de neurasthénie ; qu'elles sont souvent parallèles aux phénomènes nerveux dont elles suivent les oscillations en plus ou en moins.

Ainsi se trouve justifié ce que nous disions plus haut.

Cependant, comme il est vraisemblable que la lésion locale a une certaine action sur la genèse des phénomènes douloureux et sur les viciations de la motricité, comme il est incontestable que les irritations locales de l'estomac ont une influence considérable sur la production des phénomènes dyspeptiques, comme il convient avant tout de rester ici dans la note séméiologique, nous emploierons, non plus l'expression de dyspepsie nervo-motrice, mais celle de *dyspepsie sensitivo-*

motrice... Nous voulons indiquer ainsi que nous préférons de beaucoup les faits à la théorie.

Quelles sont maintenant les limites de la dyspepsie sensitivo-motrice ?

Nous avons cru devoir décrire à part l'hyperchlorhydrie et ses diverses formes cliniques. C'est qu'en effet il existe un groupe naturel de faits dans lesquels l'hyperchlorhydrie tient la place primordiale, dans lesquels elle joue le rôle de *maître symptôme*. Dans une autre catégorie de faits cliniques, il existe un autre facteur capital, la stase gastrique permanente, son histoire se trouve exposée ailleurs, il en est de même des crises gastriques, de la gastralgie et des lésions organiques bien définies à séméiologie particulière. Le complexus symptomatique sensitivo-moteur correspond à peu près à tout ce qui, ces éliminations faites, reste de l'ancienne dyspepsie des auteurs, et surtout à la dyspepsie atonique.

Pour mettre de l'ordre dans cette description, nous distinguerons les formes cliniques suivantes :

Forme bénigne commune ;

Forme flatulente ;

Forme douloureuse ;

Forme grave.

Les deux facteurs les plus importants sont l'hyperesthésie de la muqueuse et le retard dans l'évacuation du contenu stomacal sans que cependant ce retard aille jusqu'à la stase vraie caractérisée par l'existence de liquide et de détritus alimentaires le matin à jeun dans l'estomac. Le chimisme n'a qu'une importance secondaire ; il peut être normal ou inférieur à la normale. En tout cas, il ne donne pas une note caractéristique dans l'ensemble symptomatique.

FORME BÉNIGNE COMMUNE DE LA DYSPEPSIE SENSITIVO-MOTRICE. — Elle est d'observation fréquente et tout à fait banale chez les neurasthéniques ; mais, si ceux-ci la présentent souvent, ils n'en ont pas le monopole. Elle se voit souvent aussi chez des névropathes de divers ordres, des hystériques, des migraineux, des neuro-arthritiques, des candidats à la goutte, à l'obésité, au diabète, chez des anémiques, des chlorotiques, des convalescents, des tuberculeux, etc.

L'appétit peut être conservé ou diminué ; rarement, il existe autrement que d'une façon passagère, une inappétence très marquée. Il arrive cependant, et ce n'est pas rare, que des individus assez fortement entachés de nervosisme, et, en particulier, des jeunes femmes, restreignent beaucoup leur alimentation, non pas en raison d'une diminution marquée de l'appétit, mais par crainte des malaises qui accompagnent la digestion. Presque jamais, il n'y a de sensations dyspeptiques le matin à jeun ; quelquefois, cependant, des sensations de tiraillement ou d'état nauséeux qui ne sont, en somme, que des sensations de faim pervertie. Le plus souvent, une période de bien-être succède immédiatement à l'ingestion des aliments; mais, au bout de peu de temps, vingt minutes, une demi-heure, une heure, se produisent des malaises plus ou moins accentués : sensation de pesanteur, de gonflement léger à l'estomac, quelquefois un peu de brûlure, des renvois, des aigreurs, jamais de vomissements. Souvent, en même temps que ces sensations localisées à l'estomac, se produit un malaise général plus ou moins accentué : rougeur de la face, pesanteur de tête, somnolence. Quelquefois, le dyspeptique se trouve incapable de travail intellectuel suivi ; la tendance au sommeil après les repas est quelquefois presque irrésistible.

La participation de l'intestin à la production des phénomènes dyspeptiques est quelquefois marquée par un certain degré de flatulence intestinale ; la constipation est la règle. Elle peut provoquer l'apparition de la colite muco-membraneuse ou des hémorrhoïdes.

A l'examen des malades, on constate un état général très variable suivant les cas ; mais il est en rapport beaucoup plus avec l'état morbide protopathique qu'avec la dyspepsie elle-même ; les malades peuvent avoir les apparences d'une santé excellente, et présenter un notable embonpoint, comme les arthritiques ; ils peuvent être, au contraire, anémiés et plus ou moins amaigris, comme les chlorotiques, les tuberculeux, les artério-scléreux.

A l'exploration extérieure de l'abdomen, rien ne frappe quelquefois l'attention ; parfois, surtout chez les femmes, on peut relever des signes de diminution de la tension des parois abdominales. On peut constater l'existence du boudin cœcal, de la corde colique, d'une ptose plus ou moins accentuée du rein, du foie ou du pylore.

L'estomac peut paraître absolument normal, ou légèrement distendu ; son évacuation est assez souvent ralentie. Le point douloureux épigastrique existe, mais peu marqué.

Il n'y a, bien entendu, pas de limite précise, nettement définie, entre cette forme et les autres formes cliniques de la dyspepsie sensitivo-motrice. Ainsi, suivant les individus, la flatulence peut être plus marquée, la douleur plus accusée, le ralentissement de l'évacuation plus grande.

Le *chimisme stomacal* ne présente rien de caractéristique. Il peut être tout à fait normal ; mais il peut aussi y avoir tendance soit à la diminution, soit à l'augmentation de la sécrétion chlorhydropeptique. Nous admettons même que la dyspepsie sensitivo-motrice peut se produire avec une sécrétion hyperchlorhydrique. Dans ces cas, en effet, les phénomènes douloureux ne semblent plus sous la dépendance de l'hyperchlorhydrie. On peut se représenter que la muqueuse stomacale ne présente pas à l'acidité chlorhydrique l'hyperesthésie qui fait que certains dyspeptiques souffrent par l'HCl avec des doses de cet acide plutôt inférieures que supérieures à la moyenne habituelle.

Des douleurs tardives peuvent se produire sous l'influence non de l'hyperacidité chlorhydrique mais de l'hyperacidité organique.

Forme flatulente. — Dans la forme flatulente de la dyspepsie sensitivo-motrice, c'est la flatulence gastrique ou gastro-intestinale qui domine la scène. Les malades éprouvent une sensation plus ou moins marquée de tension, de gonflement après les repas. Ils sont obligés de desserrer leurs vêtements, à cause de l'augmentation de volume de l'abdomen. Ils font des efforts quelquefois considérables pour expulser les gaz, cause de ce malaise. Ceux qui y parviennent se trouvent soulagés. Il n'est pas rare que la flatulence se montre parallèlement dans l'estomac et dans l'intestin, et l'expulsion des gaz se fait tout aussi bien par la voie rectale que par la voie buccale. D'autres fois prédominent soit la flatulence stomacale, soit la flatulence intestinale, celle-ci, en général, plus tardive que celle-là.

Dans la flatulence vraie, l'examen de l'abdomen révèle la distension de l'estomac ou de l'intestin, quelquefois simultanément de l'intestin et de l'estomac.

Les dimensions de l'estomac révélées par la percussion sont exagérées ; sa sonorité est nettement tympanique. Lorsque la musculature de l'estomac présente encore une assez grande résistance, la distension se fait surtout du côté de la grosse tubérosité. Lorsqu'il y a déjà au préalable dilatation par relâchement de la petite tubérosité, celle-ci cède également et le tympanisme stomacal tend à atteindre et à dépasser l'ombilic.

Du côté de l'intestin, la distension porte le plus souvent sur le côlon. Elle peut y être localisée, en vertu du spasme de certaines zones du gros intestin.

La distension générale de l'abdomen peut amener une gêne marquée de la respiration et de la circulation, en vertu du refoulement et de l'immobilisation du diaphragme. Les dyspeptiques ainsi atteints sont gênés pour respirer, congestionnés, quelquefois cyanosés. Les battements du cœur sont précipités, affaiblis, quelquefois irréguliers. Parfois éclatent de véritables crises de faux asthme, que Boas a fort bien étudiés.

Lorsque des dyspeptiques accusent une gêne marquée par la flatulence et que l'on observe en effet une distension gazeuse de l'abdomen, on n'en est nullement surpris. Mais les signes de gonflement gastro-intestinal peuvent faire défaut, et, lorsqu'on a tubé certains des malades qui accusaient la gêne la plus grande, on a été étonné de la petite quantité de gaz extraite de leur estomac. On ne peut donc guère se refuser à admettre qu'il existe une véritable *hyperesthésie à la tension gazeuse*. Il suffit souvent aux malades de rejeter par éructation une petite quantité de gaz pour que cesse comme par enchantement l'état de gêne dans lequel ils se trouvaient.

Certains malades déglutissent de l'air non seulement en mangeant et en buvant, ce qui est normal, mais même en dehors de toute ingestion alimentaire. Chez eux, la déglutition d'une gorgée ou d'une série de gorgées d'air précède immédiatement l'émission de renvois très bruyants. Ce sont parfois des cascades de renvois sonores. On comprend que cela puisse durer longtemps ; et, en fait, certains névropathes ont d'interminables crises pendant lesquelles ils rejettent avec fracas de l'air qu'ils viennent d'avaler inconsciemment.

D'autres ont une véritable *phobie des gaz*. Ils sont persécutés par les gaz de leur tube digestif. Ils en suivent les mouvements avec une attention angoissée. Ils accusent des douleurs qu'ils attribuent à tort ou à raison au cheminement de grosses bulles de gaz à travers des segments rétrécis de l'intestin. Cette interprétation, vraie peut-être dans certains cas, n'est sans doute pas toujours exacte. Il semble en tout cas, qu'il y ait dans le tube digestif de ces dyspeptiques de véritables zones topoalgiques.

Forme douloureuse. — Ici les phénomènes sensitifs ont une importance prépondérante ; l'estomac présente une hyperesthésie plus ou moins marquée au contact des aliments, aux acides et aux gaz ; il en résulte que la digestion est une cause de douleurs parfois très vives. Les malades ont douloureusement conscience de phénomènes qui passent complètement inaperçus chez d'autres. Les malades qui présentent cette forme de dyspepsie sont des névropathes chez lesquels peuvent habituellement se reconnaître les stigmates de la neurasthénie ou de l'hystérie.

Ils éprouvent de la douleur dans des conditions où les individus normaux n'éprouveraient aucune sensation morbide, et la plupart des dyspeptiques accusent des sensations plus ou moins désagréables, mais facilement tolérables de pesanteur, de gonflement, de malaise général et local. Nous avons vu certains d'entre eux ne tolérer qu'une assez faible quantité de lait. Dès qu'ils en ingèrent davantage ou qu'ils ingèrent un autre aliment, ils déclarent ressentir des douleurs violentes, ils les comparent à une sensation intolérable de brûlure, de tortillement, de contraction, etc. Dans ces conditions, ils préfèrent diminuer beaucoup leur alimentation, la restreindre au minimum et même au-dessous du minimum. Dans ces conditions, ils ne tardent pas à s'affaiblir, à maigrir, et, comme sous l'influence de cette nutrition insuffisante, leur nervosisme ne fait que s'accroître, l'hyperesthésie de l'estomac et ses conséquences ne font que se perpétuer et s'aggraver.

FORME GRAVE. — Quand elle atteint ce degré d'hyperesthésie la dyspepsie sensitivo-motrice peut être à bon droit considérée comme une dyspepsie grave. Cependant nous réservons le nom de *forme grave de la dyspepsie sensitivo-motrice* à une autre forme dans laquelle la viciation de la motricité l'emporte sur celles de la sensibilité.

Le type que nous avons en vue est celui qui correspond le mieux à la description du dilaté de l'estomac de Bouchard.

Les malades accusent souvent une sensation permanente de fatigue, d'éreintement. Ils sont fatigués dès le matin en se levant, plus fatigués souvent même à ce moment que le soir en se couchant. Ils se sentent sans force et sans courage, incapables de se livrer à un travail intellectuel un peu suivi ou à un effort physique de quelque durée.

Le plus souvent ils sont amaigris, leur teint est jaunâtre ou terreux.

Les malaises de la digestion dont ils se plaignent ne sont pas habituellement très marqués. Assez souvent l'appétit a diminué, et, après l'ingestion des aliments, se produisent des malaises plus ou moins marqués. Les sensations dyspeptiques sont en général plus tardives que dans la forme bénigne. Elles se produisent deux ou trois heures après le repas et consistent en brûlures, en pesanteurs, en renvois, aigreurs, quelquefois régurgitations acides et assez rarement des vomissements.

La constipation est habituelle mais il y a quelquefois des alternatives de diarrhée et de constipation, et, assez souvent, des borborygmes qui inquiètent beaucoup les malades.

Lorsqu'on examine l'abdomen on constate que la peau est flasque et amincie ; les veines abdominales sont saillantes, presque variqueuses. Le scrotum est flasque et tombant. Lorsque le malade est debout, on perçoit fréquemment une saillie sous-ombilicale qui correspond à un certain degré de ptose du paquet intestinal. Dans le décubitus dorsal, il persiste encore une dépression épigastrique au niveau de laquelle on remarque souvent à la vue les pulsations aortiques ; à cet endroit, par la palpation digitale, on arrive rapidement au contact de la colonne vertébrale et de l'aorte.

Chez les femmes, surtout chez celles qui ont eu une série de grossesses, la flaccidité des parois est plus évidente encore ; parfois il existe un écartement évident des grands droits abdominaux, ou une déformation du ventre en dôme.

Le matin à jeun, l'estomac est vide ; il ne renferme ni liquide ni détritus alimentaires, ainsi qu'on peut s'en assurer par l'exploration extérieure, et, plus sûrement encore, par le lavage de l'estomac. Toutefois, les dimensions de l'estomac vide sont supérieures à la normale, ce dont on peut s'assurer par l'insufflation. Si l'on fait ingérer une certaine quantité d'eau, on voit que le clapotage se fait sentir jusqu'au-dessous de l'ombilic.

L'estomac a certainement une véritable difficulté à se vider. Pendant le cours de la digestion, il est facile de constater qu'il renferme une quantité de liquide supérieure à celle que l'on rencontre habituellement et que son bord inférieur descend au-dessous de l'ombilic à deux ou trois travers de doigt et même davantage. Il peut même descendre jusqu'à quelques centimètres au-dessus du pubis. Toutefois, son développement latéral est moins marqué que dans la grande dilatation consécutive à une sténose du pylore.

Chez les femmes plus souvent que chez les hommes, on constate les signes de l'abaissement du pylore et de la situation verticale de l'estomac. Cette dislocation coexiste du reste alors avec d'autres ptoses viscérales de l'abdomen, et, plus particulièrement, avec la néphroptose et l'hépatoptose.

Il n'est pas très rare — on doit s'y attendre — de constater la corde colique ascendante ou descendante, plus rarement transverse.

L'estomac se vide plus tardivement qu'à l'état normal, et il renferme souvent encore une quantité de liquide assez variable au moment du repas du soir, sept heures après le précédent repas, sans qu'aucun aliment ou aucune boisson ait été ingéré dans l'après-midi. Chose remarquable, la quantité de liquide contenue dans la poche gastrique au moment du summum de la digestion est, dans une certaine mesure, indépendante de la quantité ingérée aux repas. Il n'y a pas en effet dans l'estomac que le liquide ingéré, mais aussi le liquide de sécrétion salivaire et celui qui résulte de la digestion des aliments.

Le point épigastrique n'est pas ordinairement très accentué bien qu'on le rencontre habituellement.

Chimisme. — L'analyse du suc gastrique indique le plus souvent une sécrétion chlorhydrique inférieure à la normale, avec une tendance plus ou moins marquée à l'augmentation de la proportion des acides de fermentation organique. Il est assez curieux de noter qu'en général, avec le repas d'épreuve d'Ewald, on ne constate pas une augmentation notable du volume du liquide contenu dans l'estomac, ce qui tient du reste à ce que ce repas ne comporte pas une quantité d'aliments et de boissons suffisante pour juger des différences de ce genre. Pour la même raison, le repas d'Ewald ne donne pas une proportion d'acides organiques en rapport avec la quantité qui s'en produit pendant la digestion d'un repas ordinaire.

Les troubles des fonctions digestives subissent des périodes d'exacerbation et d'atténuation. Leur aggravation se produit surtout sous l'influence d'erreurs de régime ou de surmenage, physique ou intellectuel.

Les malades présentent assez souvent des poussées d'embarras gastrique pendant lesquelles ils ont de l'inappétence, de l'anorexie, la langue blanche, souvent déprimée, montrant l'empreinte des dents, du malaise général de la céphalée. De temps à autre peuvent survenir des crises diarrhéiques ; à ce moment, le foie augmente quelquefois de volume et la peau peut devenir légèrement subictérique.

Parfois aussi la dilatation de l'estomac s'exagère pendant certaines périodes ; il peut même se faire que, pendant quelque temps, on trouve le matin une petite quantité de liquide et de détritus alimentaires dans l'estomac le matin à jeun. Il suffit ordinairement d'un traitement approprié, et, en particulier, de quelques lavages d'estomac pour que cette stase disparaisse.

Les périodes d'aggravation de la dyspepsie gastro-intestinale concordent habituellement avec des périodes d'aggravation de l'état général. La dépression nerveuse augmente, les malades se trouvent plus faibles, ils sont plus que jamais sans forces et sans courage ; leurs idées s'assombrissent ; ils ont de l'insomnie ou bien leur sommeil est troublé par des cauchemars. On constate alors que la dilatation de l'estomac et la stase stomacale tendent à augmenter.

Nous venons de faire de nouveau allusion à des phénomènes d'ordre neurasthénique ; mais la neurasthénie n'est pas le seul terrain morbide sur lequel se produise cette forme de dyspepsie. On peut aussi la rencontrer chez des cachectiques de divers ordres, chez des individus épuisés par des causes diverses : chez des tuberculeux au début ou au cours de la maladie, chez des anémiques, des artério-scléreux, etc.

CHAPITRE III

DYSPEPSIE INTESTINALE ET DYSPEPSIE HÉPATO-PANCRÉATIQUE

Considérations préliminaires[1]. — Il serait certainement excessif de prétendre que l'estomac est avant tout un réservoir et que la sécrétion de sa muqueuse joue plutôt un rôle de défense pour le tube gastro-intestinal et l'organisme qu'un rôle véritablement digestif. Cependant l'ablation totale de l'estomac faite sur des chiens par Czerny, par Cavallo et Pachon, par Frémont, et sur l'homme par Schlatter et d'autres chirurgiens a démontré qu'il n'est pas un organe indispensable à la vie. Les animaux privés de l'estomac ont pu survivre et conserver pendant fort longtemps un état général excellent. On est donc autorisé à croire que la digestion intestinale présente une importance primordiale.

On pouvait du reste le présumer déjà d'après le volume des glandes annexes de l'intestin, le pancréas et le foie et l'importance de leur sécrétion.

Le pancréas et le foie biliaire viennent déverser les liquides qu'ils sécrètent dans la seconde partie du duodénum, de telle façon que ces liquides se mélangent intimement. Ces deux organes sont confondus en une seule glande chez les vertébrés inférieurs, ils représentent en réalité un organe couplé dont les fonctions se complètent tant au point de vue de l'élaboration du glucose dans l'organisme que de la digestion intestinale.

La sécrétion de l'appareil glandulaire propre de l'intestin, des glandes de Brunner et de Lieberkühn, ne paraît avoir qu'un rôle tout à fait secondaire dans la digestion intestinale.

Rôle du suc pancréatique dans la digestion intestinale. — Grâce à des ferments différents, le suc pancréatique peut agir sur les aliments des trois ordres : les substances albuminoïdes, les graisses et les hydrates de carbone.

[1] Nous croyons devoir reproduire sommairement ici les notions les plus importantes de la physiologie de la digestion intestinale ; elles sont indispensables pour l'intelligence du présent chapitre.

Cl. Bernard a démontré l'action digestive du pancréas sur les substances albuminoïdes. Kühne ayant pu isoler le ferment actif de digestion des substances azotées lui donna le nom de trypsine. La trypsine peut dissoudre et peptoniser les albuminoïdes : leur dissociation pourrait du reste aller plus loin el donner lieu à la production d'une série d'acides amidés, tels que la leucine, l'asparagine, la lysatine, et, en dernier terme, de la tyrosine et de l'ammoniaque.

Cl. Bernard a également démontré que le suc pancréatique a le pouvoir d'émulsionner et de dédoubler la graisse et que son action contribue puissamment à sa résorption par les parois de l'intestin. On est autorisé à penser qu'il existe dans le suc pancréatique un principe spécial qui préside au dédoublement de la graisse ; mais, jusqu'à présent, on n'est pas parvenu à l'isoler.

Grâce à une diastase spéciale, analogue à la ptyaline de la salive ; le suc pancréatique transforme l'amidon en maltose ; il se forme en même temps une certaine quantité de dextrose. Par une action prolongée à 40°, il se produit de la glucose terme extrême de cette élaboration des hydrates de carbone.

Nous ne ferons que mentionner, en terminant, le ferment grâce auquel le suc pancréatique peut coaguler le lait en milieu neutre ou alcalin.

Rôle de la bile dans la digestion intestinale. — Les physiologistes ont été amenés à attribuer à la bile une série d'actions :

a. La bile émulsionnerait la graisse très finement d'une façon stable ;

b. Elle amènerait le dédoublement des graisses, et, donnerait lieu à la production de savons alcalins de résorption facile dont elle fournirait la base ;

c. Sa présence rendrait les membranes intestinales plus perméables pour la graisse ;

d. Du reste, d'une façon générale, elle exciterait la vitalité et le fonctionnement épithélial de l'intestin ;

e. La bile exciterait la motricité péristaltique de l'intestin ; ce serait, a-t-on, dit une sorte de laxatif physiologique ;

f. Enfin, Maly et Emmerich lui ont attribué un pouvoir antiseptique très contesté depuis. Létienne a en effet fait remarquer que la bile constitue un excellent milieu de culture pour les microbes ; elle n'est antiseptique que si on l'acidifie. Il semble donc que l'action antiseptique soit attribuable beaucoup plus à l'acidité du milieu qu'à la bile elle-même.

On remarquera que la faculté de dédoubler les graisses a été attribuée tout aussi bien au suc pancréatique qu'à la bile. Il règne en effet encore une certaine incertitude sur le rôle réciproque de la bile et du suc pancréatique dans l'élaboration et l'utilisation des graisses.

Pendant longtemps on a créé des fistules pancréatiques ou biliaires, et on a étudié *in vitro* les propriétés du suc pancréatique et de la bile, ou bien encore, on a pratiqué la ligature du canal cholédoque ou du canal de Wirsung, isolément ou simultanément. Plus récemment, von Mering et Minkowski, et, après eux, une série d'expérimentateurs sont parvenus à extirper complètement le pancréas et à conserver longtemps en vie les animaux ainsi mutilés. Par l'extirpation totale du pancréas, on provoque l'apparition d'accidents très comparables à la forme du diabète humain que l'on appelle le diabète grave. Chez l'homme comme chez les animaux dépancréatisés, les symptômes diabétiques coexistent avec des phénomènes de dyspepsie pancréatique qui nous intéressent surtout en ce moment.

Un élève de von Mering et Minkowski, Abelmann, a étudié d'une façon particulière l'influence de l'extirpation totale ou partielle du pancréas sur la digestion et l'absorption des substances alimentaires des trois ordres. Le tableau suivant résume le résultat de ses recherches, il indique les proportions de ces substanses qui n'ont pas été utilisées, qui ont échappé à l'absorption et qu'on a retrouvées dans les matières fécales.

	EXTIRPATION PARTIELLE.	EXTIRPATION TOTALE.
Substances azotées.	46 p. 100	56 p. 100
Graisse.	15 à 23 —	29 à 43 —
Hydrates de carbone. . . .	25 à 35 —	100 —

La forme sous laquelle les graisses étaient ingérées et la quantité ingérée exercent une influence considérable sur la proportion utilisée dans ces conditions expérimentales. La perte était beaucoup plus considérable avec la graisse solide qu'avec la graisse émulsionnée; c'est sous la forme de lait que l'utilisation de la graisse était le plus considérable, surtout lorsque le lait était donné en petites quantités. Ainsi, l'utilisation pouvait, après extirpation totale, atteindre 70 p. 100 avec de petites quantités de lait, tandis que, avec des quantités plus considérables, elle pouvait tomber à 47 p. 100.

Il est à remarquer que, dans les cas où Abelmann ne pratiquait que l'extirpation partielle du pancréas, il provoquait l'oblitération du canal de Wirsung, de telle sorte qu'aucune trace du suc pancréatique sécrété par le moignon persistant de la glande ne pouvait pénétrer dans l'intestin. Cependant, comme on peut le voir par le tableau précédent, la quantité de substances alimentaires ayant échappé à l'absorption était notablement plus élevée après l'extirpation totale qu'après l'extirpation partielle. On est ainsi amené à admettre que la sécrétion interne du pancréas peut jouer un rôle dans la digestion intestinale, par voie détournée. C'est en tout cas un fait aussi curieux qu'inattendu. Thiroloix a vu les glandes de Brunner s'hypertrophier d'une façon très sensible après la destruction expérimentale du pancréas ; on peut donc supposer que ces glandes, dont la structure rappelle celle du pancréas, peuvent exercer une action de suppléance. Avec un pancréas en partie conservé, mais dont le canal excréteur est oblitéré, il n'est pas impossible que la suppléance par les glandes de Brunner soit plus active que lorsque le pancréas étant complètement détruit toute sécrétion interne est ainsi devenue complètement impossible.

Hédon et Ville ont reproduit les expériences d'Abelmann ; ils ont plus spécialement étudié l'utilisation de la graisse. Ils ont trouvé que les chiens dépancréatisés, soumis à un régime mixte de viande et d'axonge n'absorbaient plus que 18 p. 100 de graisse. Des chiens chez lesquels on avait établi une fistule biliaire, auxquels on donnait 50 grammes d'huile d'olive par jour, absorbaient encore 69 p. 100 de cette huile. Sur d'autres chiens, le pancréas fut enlevé et la bile complètement amenée au dehors par une fistule biliaire : l'absorption de la graisse tomba à 10 p. 100 avec un régime de viande maigre et d'axonge. Elle était encore de 22 p. 100 avec le lait.

D'après Fr. Müller, le suc pancréatique présiderait surtout au dédoublement de la graisse et la bile à son absorption.

Toutefois, Hédon et Ville après la suppression complète du pancréas, avaient constaté que le dédoublement de la graisse avait continué à se faire énergiquement. Le dédoublement, d'après ces auteurs, continuerait même à se faire dans une assez large proportion en l'absence totale de la bile et du suc pancréatique.

La bile semblerait avoir plus d'importance encore que le suc pancréatique pour l'utilisation de la graisse. Après la suppression de l'accès de la bile dans l'intestin, Dastre a vu l'absorption de la graisse tomber à des chiffres très inférieurs à la moyenne normale : 57 à 65 p. 100 au lieu de 85 p. 10. Fr. Müller a relevé chez des ictériques une perte de 31,5 à 74 p. 100 de graisse au lieu de 7,2 à 10,5 à l'état normal.

DYSPEPSIE INTESTINALE D'ORIGINE PANCRÉATICO-BILIAIRE

Les données qui viennent d'être exposées sont surtout d'ordre physiologique. Quelques-unes d'entre elles donnent l'interprétation immédiate de faits cliniques, puisqu'elles en montrent la reproduction par l'expérimentation.

Ces notions sont exclusivement de nature chimique; elles indiquent quelle est l'influence de la suppression des fonctions du foie biliaire et du pancréas sur la composition des selles. Elles ne représentent pas toutefois l'ensemble des phénomènes que l'on pourrait désigner sous la dénomination de dyspepsie intestinale d'origine pancréatico-hépatique. En effet, la viciation des fonctions sécrétoires de l'appareil pancréatico-biliaire peut retentir sur la motricité, la sécrétion et la sensibilité de l'intestin, directement et indirectement. Elle peut amener, par exemple, la constipation, la diarrhée, la flatulence. Faute de points de repère et de notions suffisantes de pathogénie, il est souvent difficile de rattacher à leur cause réelle les complexus symptomatiques observés en clinique. Il serait extrêmement important de pouvoir déterminer ceux de ces complexus qui relèvent de la perversion ou de la suppression de la sécrétion de la bile et du suc pancréatique. Malheureusement, nos connaissances sont insuffisantes encore pour que l'on puisse faire cette distinction dans la majorité des cas. Nous allons exposer le peu que nous en savons.

Troubles gastro-intestinaux d'origine hépatique. — Chez les malades atteints de lésions graves du foie, on observe fréquemment une viciation de l'appétit. Le plus souvent, il y a simplement diminution de l'appétit, parfois même une véritable anorexie. Toutefois, dans la cirrhose hypertrophique décrite par Hanot, il y a non pas diminution mais augmentation de l'appétit; c'est qu'ici la sécrétion de la bile loin d'être affaiblie, est, au contraire, exagérée : il y a polycholie.

Lorsque la bile cesse de parvenir dans l'intestin comme dans les ictères par oblitération des voies biliaires, ou qu'elle n'y parvient plus qu'en quantité restreinte, comme dans certaines lésions parenchymateuses destructives de la cellule hépatique, on observe parfois, non seulement une diminution générale de l'appétit mais quelquefois plus particulièrement de l'inappétence pour les substances grasses. Dans ces conditions encore, il est fréquent de constater de la flatulence gastro-intestinale et de la diarrhée, de la constipation ou des alternatives de diarrhée et de constipation.

La diarrhée peut résulter de l'excès de la sécrétion biliaire ou, au contraire, de sa diminution. Dans ce dernier cas, les selles plus ou moins décolorées sont, en général, très fétides, ce qui tient à la putréfaction des substances albuminoïdes dans l'intestin. Ce fait clinique, d'observation fréquente, plaide tout à fait en faveur d'une action antiseptique de la bile.

Rarement on observe des vomissements; ils persistent cependant quelquefois, après une crise de coliques hépatiques, alors que les phénomènes douloureux ont complètement disparu.

Troubles gastro-intestinaux d'origine pancréatique. — Lancereaux fait remarquer qu'ils sont souvent beaucoup moins accentués qu'on ne pourrait le croire, ce qu'il attribue au développement compensateur des glandes duodénales dites glandes de Brunner.

Dans les affections graves, destructives du pancréas, on observe quelquefois de l'inappétence, du dégoût pour certains aliments, particulièrement les substances albuminoïdes et les graisses et une certaine difficulté à les digérer. Parfois, il se produit du météorisme gastro-intestinal ; d'après Lancereaux, le météorisme dû à l'insuffisance pancréatique se produirait tardivement après le repas.

Parfois, on observe des vomissements, plus souvent de la diarrhée ; celle-ci serait volontiers une diarrhée graisseuse. Oser attribue une importance non moins grande à l'apparition dans les selles d'une proportion considérable de substances albuminoïdes. Elles sont représentées souvent par des fibres musculaires à striation facilement reconnaissable au microscope. La coexistence de graisse et de nombreuses fibres musculaires non digérées aurait une grande valeur pour le diagnostic des lésions destructives du pancréas, surtout lorsqu'il existe en même temps des signes de diabète maigre.

Les selles graisseuses ne caractérisent pas d'une façon certaine les lésions destructives et l'insuffisance fonctionnelle du pancréas ; elles peuvent, en effet, se rencontrer sous l'influence de lésions hépatiques, d'insuffisance biliaire, de lésions étendues des ganglions mésentériques, d'ulcérations de la muqueuse intestinale ou même d'une entérite catarrhale étendue (Nothnagel).

De ce que nous venons de dire relativement à l'apparition de phénomènes gastro-intestinaux au cours des maladies du foie et du pancréas, il résulte qu'il existe une véritable *dyspepsie gastro-intestinale d'origine hépato-pancréatique.* — Il pourrait donc se faire, et il se fait certainement souvent, qu'on attribue à l'estomac et à l'intestin ou même à l'estomac seul ce qui dépend en réalité du foie ou du pancréas, ou à la fois du pancréas et du foie.

Dans l'état actuel de nos connaissances, il est souvent impossible d'établir dans le complexus dyspeptique la part de responsabilité des divers segments du tube gastro-intestinal et des glandes annexes, si importantes, du duodénum. On est amené, l'exploration de clinique de l'estomac étant relativement aisée, à lui attribuer la pathogénie exclusive d'accidents complexes sans songer à incriminer des organes dont l'importance fonctionnelle est certainement beaucoup plus grande, mais aussi beaucoup plus difficile à démontrer. Les efforts des cliniciens doivent tendre à faire disparaître cette regrettable lacune.

CHAPITRE IV

CRISES GASTRIQUES

Les crises gastriques, dont le type est fourni pas le tabes, sont des accidents aigus, passagers, caractérisés par des douleurs intenses des vomissements incoercibles et une intolérance gastrique absolue. Dans l'intervalle des crises, la digestion redevient le plus souvent parfaitement normale ; il ne s'agit pas en effet de troubles tenant à l'estomac lui-même : les crises sont des accidents névropathiques d'origine centrale attribuables à une lésion cérébro-spinale, à une névrose, ou à une irritation réflexe.

On ne peut donc ranger dans ce groupe les faits de paroxysme douloureux que présentent la plupart des affections gastriques. Comme nous l'avons vu plus haut, les phénomènes gastriques hyperchlorhydriques ou sensitivo-moteurs ne suivent pas dans leur évolution une marche régulière. Tant que le malade n'est pas soumis à un régime alimentaire rigoureux, et ne reste pas dans un repos moral suffisant, toute irritation gastrique, toute irritation déprimante peut amener une aggravation passagère de son état. Alors apparaissent pendant quelques jours, ou quelques semaines, des douleurs, des vomissements d'une intensité parfois très grande, surtout chez les hyperchlorhydriques. Mais contrairement à ce que l'on observe dans les crises gastriques, cet état ne s'améliore que lentement sous l'influence d'un régime sévère, et le paroxysme passé, le malade reste encore un dyspeptique sujet à des troubles digestifs qui, pour être moins intenses, n'en sont pas moins reconnaissables.

Il faut bien ajouter que, dans la réalité, la différence entre ces deux sortes d'accidents n'est pas toujours aussi nette que nous venons de le dire, et, chez certains névropathes atteints de dyspepsie, la limite entre le paroxysmes douloureux et la crise gastrique est très difficile à marquer.

Crises gastriques tabétiques. — Le type de la crise gastrique est réalisé par le tabes ; les caractères de l'affection sont tellement nets et précis, que l'on se demande comment elle a pu échapper pendant si longtemps aux cliniciens. Si l'on excepte en effet une observation remarquable de Graves datant de 1842, rien n'est publié sur ce sujet avant la thèse de Topinard, inspirée par M. Regnaud sur les *troubles gastriques de l'ataxie locomotrice*. Mais c'est Charcot qui le premier sut isoler et délimiter nettement ce complexus symptomatique, et, en 1872, il en traça une description, à laquelle il n'y eut que peu de chose à ajouter.

La crise gastrique du tabes débute en général par la douleur : le ventre devient d'abord douloureux d'une façon confuse, puis rapidement la douleur se précise, remonte et se fixe au creux épigastrique d'où elle irradie quelquefois dans le dos, quelquefois vers le cœur. Elle présente un caractère très pénible, et le malade la compare à la morsure d'une bête, à un fer chaud qui s'enfoncerait dans son estomac, à un poids qui l'écraserait, à une crampe. Elle peut acquérir une intensité extrême, devenir plus violente que toute autre douleur, et « sembler dépasser même ce qu'un être humain peut supporter en fait de souffrances ».

Dès que la douleur a atteint une certaine intensité, les vomissements apparaissent ; ils se produisent brusquement, comme tous les vomissements nerveux, mais sont souvent précédés par des nausées très pénibles. Le malade a des efforts répétés de vomissement. Il rejette d'abord les aliments du repas précédent, puis, lorsque l'estomac est vide, un liquide muqueux, glaireux, parfois même de la bile presque pure donnant au liquide une réaction alcaline. La quantité de liquide gastrique vomi est le plus souvent si considérable qu'on est forcé d'admettre une véritable hypersécrétion. Après le vomissement, le malade éprouve un soulagement passager ; mais presque aussitôt, la douleur revient aussi violente. L'intolérance gastrique est absolue ; chaque fois que le malade essaie d'avaler quelques gorgées de liquide, les vomissements recommencent. Ne pouvant pas absorber une seule goutte d'eau, éliminant de plus par les vomissements une certaine quantité de suc gastrique et de bile, il ne tarde pas à être tourmenté par une soif intense, qui vient encore accroître ses souffrances.

Le plus souvent, les malades sont plongés dans un état de torpeur qui doit tenir probablement à la violence des douleurs qu'ils éprouvent. Tantôt ce n'est qu'une sorte d'indifférence ou de stupeur à laquelle on arrache difficilement le malade, tantôt c'est une algidité véritable, le malade devient froid, violacé, présentant l'aspect d'un cholérique ; le collapsus peut être complet et aller jusqu'à la perte de conscience et au coma. Cet accident est toutefois très rare. D'une façon générale cette dépression se rapproche assez de l'état de shock, que déterminent les grandes opérations chirurgicales sur l'abdomen, et que provoquent certaines douleurs viscérales intenses, comme les contusions du testicule.

Pendant l'évolution de tous ces phénomènes, la température reste normale, le pouls est rapide, le ventre est rétracté ; il est douloureux à la pression, surtout au creux épigastrique au niveau du plexus solaire dans un certain nombre de cas ; mais le plus souvent la pression forte est bien tolérée et n'augmente pas les douleurs du malade.

La crise finit comme elle avait commencé, brusquement. En quelques jours, le malade se sent renaître ; Graves avait parfaitement vu ce côté curieux de la crise. « Maintenant, cela va bien, disait mon malade ; et en effet, en quelques jours, le passage d'un état mortel de nausées et de vomissements incessants à un sentiment de faim impérieuse était soudain ; tout à l'heure c'était un pauvre diable, rejetant tout ce qu'il prenait et souffrant horriblement des crampes gastriques les plus douloureuses, une heure après on le trouve mangeant n'importe quoi, avec un appétit vorace et digérant tout avec la plus grande facilité ». (Graves, cité par Charcot). Il faut savoir pourtant que parfois ce malade ne revient à l'état normal que lentement en 10 ou 12 jours.

La durée de cette crise douloureuse qui tourmente le malade nuit et jour, empêchant toute alimentation, est assez variable ; en général, elle ne dure que de deux à trois jours, quelquefois moins, quelquefois plus, de huit à quinze jours. Nous dirons tout à l'heure, à propos des formes anormales, que l'on peut observer des cas où la crise dure bien plus longtemps.

Mais ce qui contribue surtout à assombrir le pronostic, c'est que la crise gastrique ne constitue jamais un épisode unique ; toujours, à un intervalle de temps plus ou moins considérable, apparaîtront d'autres crises. Il faut signaler la tendance à la périodicité de ces accidents ; le malade la remarque, et il attend sa crise tous les mois, tous les deux mois, tous les trois mois, sachant qu'une fois la date venue, elle ne tardera guère.

Les crises se produisent ainsi pendant plusieurs années ; mais il est rare qu'elles persistent pendant toute l'évolution du tabes jusqu'à la mort. Souvent elles apparaissent à la période préataxique, et, après avoir persisté pendant un, deux, trois ou quatre ans, elles s'espacent et finissent par disparaître. Il est vrai que parfois elles durent bien plus longtemps, jusqu'à dix, quinze et vingt ans et plus, mais c'est en général dans des cas de tabes arrêté à la période préataxique. Ce n'est d'ailleurs là qu'un fait exceptionnel. Régulièrement, les grises gastriques disparaissent au bout d'un temps variable ; elles se comportent en cela comme les crises laryngiennes avec lesquelles, elles coexistent quelquefois. Notons à ce propos que les crises gastriques se rencontrent souvent avec les artropathies tabétiques chez la même malade, sans que rien nous permette de soupçonner la raison d'être de cette relation (Charcot).

Les crises gastriques du tabes ne présentent pas toujours la symptomatologie complète que nous venons d'indiquer ; tel ou tel symptôme peut manquer, un autre s'exagérer, et la maladie plus ou moins fruste revêt alors une forme anormale. C'est ainsi que la *douleur* peut *exister seule* sans être suivie de vomissements alimentaires ou pituiteux : La crise se produit « à sec ».

Dans les cas de ce genre qui ont été décrits par Fournier, les sensations douloureuses dont se plaignent les malades, semblent dues à un état de contraction ou de crampe de l'estomac.

D'autres fois, ce sont les *vomissements* qui existent seuls, la douleur fait défaut ; Vulpian, Fournier, Pitres ont signalé des cas de ce genre, où la crise est constituée seulement par une intolérance absolue de l'estomac durant cinq à six jours. Cette forme peut aussi n'être qu'ébauchée ; c'est-à-dire que les vomissements seuls se produisent pendant deux ou trois jours puis les douleurs apparaissent. Une autre variété anormale de crise est constituée par l'existence d'*hématémèse*, il ne semble pas qu'il y ait là des lésions profondes de l'estomac, car la crise finie, tout trouble gastrique disparaît : il doit s'agir d'un trouble vaso-moteur analogue à celui qui produit les ecchymoses sous cutanées qu'on observe parfois chez les tabétiques.

Nous avons eu l'occasion de pratiquer l'autopsie d'une malade qui avait présenté de grandes hématémèses quelques mois avant sa mort : son estomac ne présentait aucune lésion appréciable, aucune ulcération, aucune cicatrice.

Enfin, dans certains cas, ce sont les symptômes de collapsus qui l'emportent beaucoup en intensité ; le malade tombe dans l'algidité, il est cyanosé, et parfois même complètement inconscient. Charcot cite l'histoire d'un tabétique qui présentait des crises de ce genre ; comme il était par son métier obligé de voyager beaucoup, on faisait les diagnostics les plus différents, suivant les pays où il se trouvait, *goutte remontée* en Angleterre, *fièvre pernicieuse* en Italie. Ce malade ne se tira d'affaire qu'en portant toujours sur lui une pancarte où était inscrit en plusieurs langues le véritable diagnostic. Cette forme de crise gastrique est la seule qui offre par elle-même, une gravité immédiate ; le malade peut succomber au milieu de ces phénomènes de collapsus.

Enfin il faut citer parmi les formes anormales, celles où la durée de la crise est vraiment exceptionnelle ; certaines crises peuvent en effet se prolonger pendant un ou deux mois ; d'autrefois la crise peut même devenir permanente ; les douleurs, les vomissements sévissent sans trève pendant des mois. Nous avons vu chez certains de nos malades, sous l'influence de la morphinomanie, les crises d'abord espacées et périodiques, se rapprocher de façon à devenir à peu près continuelles. Parfois enfin, les crises bien que quotidiennes ne sont pas permanentes, elles ne durent que quelques heures par jour. Blocq a cité l'histoire d'un malade qui, tous les jours, pendant sept ans, présenta des crises gastriques typiques, avec douleurs, vomissements, collapsus, débutant brusquement à quatre heures du matin et finissant à neuf heures.

Chimisme. — Quel est l'état chimique de l'estomac chez les malades atteints des crises gastriques? La question a été longtemps débattue, et il a fallu un grand nombre de recherches pour arriver à dégager la vérité.

Sahli ayant examiné les vomissements chez un tabétique et ayant constaté la présence d'HCl libre en grande quantité, émit l'idée que les crises gastriques étaient peut-être dues à une sécrétion exagérée d'acide chlorhydrique ; selon lui, il s'agissait d'une excitation anormale des nerfs sécréteurs de l'estomac et l'abondance d'HCl devait expliquer à la fois l'intensité des douleurs et les vomissements. Les premiers travaux, publiés surtout en Allemagne semblèrent confirmer ces théories, mais von Nooden ne tarda pas à s'élever contre cette opinion, et, en réalité, les travaux récents ont montré que l'hyperchlorhydrie n'est pas nécessaire ou développement de la crise gastrique. Ainsi, sur 17 observations avec examen de chimisme par la méthode de Winter, rapportés dans la thèse de Babon, on trouve 8 cas d'hyperchlorydrie, 8 cas d'hypochlorydrie et 1 cas de chimisme variable. *En réalité, chaque malade fait sa crise avec la muqueuse qu'il a.* Tant qu'il y a des glandes bien développées, le malade sécrète une quantité d'HCl plus ou moins élevée, puis lorsque les glandes s'atrophient, comme cela a lieu souvent chez les sujets, mis au traitement par l'iodure, la quantité d'HCl libre diminue de plus en plus. Toutefois, il semble bien que les malades qui ont le plus d'HCl libre, aient aussi volontiers des crises plus fréquentes et plus douloureuses.

L'*anatomie pathologique* ne nous a pas appris grand'chose sur les crises gastriques : la muqueuse gastrique n'offre aucune lésion spécifique. D'après les recherches de Vulpian et Charcot, il n'y avait non plus aucune lésion appréciable des ganglions ou des cellules du plexus solaire (Thèse de Dubois, Paris 1866).

D'après quelques autopsies de Demange et Oppenheim, de Déjerine, il semble que les crises gastriques relèvent plutôt d'une lésion des noyaux bulbaires du spinal et du pneumogastrique. Il s'agirait d'un accident tabétique analogue somme toute aux douleurs fulgurantes : l'hyperesthésie des nerfs gastrique est le premier phénomène, morbide, et c'est lui qui tient sous sa dépendances les autres symptômes, le collapsus et les vomissements.

Il nous faut citer ici le type des crises gastriques que Leyden a essayé d'isoler sous le nom de « vomissement périodique ». Au point de vue symptomatique ce type morbide ne diffère en rien des crises tabétiques ; cette identité est même si frappante que l'on est conduit à penser qu'il ne s'agit en réalité que des crises gastrique, dans des cas de tabes méconnus. Cette opinion se confirme encore, si l'on remarque que, chez quelques-uns des malades observés par Leyden, il existait des douleurs rapides dans les membres et même un strabisme intermittent. Comme jusqu'à présent aucune autopsie n'est venue confirmer l'existence de « vomissements périodiques », sans sclérose des cordons postérieurs, bien que le travail de Leyden remonte déjà à 1882, il nous paraît naturel de faire sur ce sujet des plus grandes réserves. Les vomissements périodiques ne paraissent être que des faits de crises gastriques tabétiques à la phase fruste, préataxique.

Crises gastriques dans les ptoses abdominales. — Une autre variété de crises gastriques est celle que l'on observe chez des malades à ptoses viscérales généralisées et que j'ai décrites en 1892 chez des malades atteints de rein mobile. Voici ce dont il s'agit au point de vue symptomatique.

La crise débute parfois avec une brusquerie surprenante, sur un sujet jusque-là bien portant : d'autres fois, au contraire, elle se développe d'une façon plus insidieuse et les accidents d'abord légers s'aggravent en quelques jours. Le plus souvent mais non toujours, le premier symptôme est une douleur violente, assez forte pour que la malade se torde sur son lit ; parfois la douleur est bien moins intense, dans quelques cas, assez rares d'ailleurs, elle peut manquer ; lorsqu'elle existe, la douleur est maxima au niveau du creux épigastrique et la pression en cet endroit amène une sensation très pénible.

En même temps, apparaissent des vomissements, d'abord espacés, n'ayant lieu qu'une ou deux fois par jour, puis de plus en plus rapprochés, si bien qu'à la fin il s'établit une intolérance gastrique absolue. Ces vomissements ne sont pas précédés de nausées, ayant d'ailleurs ce caractère commun avec la plupart des vomissements observés dans les affections douloureuses de l'estomac. Au début, les vomissements sont alimentaires, puis, lorsque l'estomac est vide les malades rejettent un liquide filant, muqueux, fréquemment mêlé de bile. Pendant toute la durée de la crise, la constipation est opiniâtre. Ces crises sont en général beaucoup plus longues que les crises du tabes; elles durent en moyenne quelques semaines, et souvent même quelques mois. Elles apparaissent par périodes, à des distances parfois considérables, et le malade peut rester dix ou quinze ans sans présenter une autre crise.

Un interrogatoire, même rapide, montre que toutes ces malades présentent un fond commun de nervosisme; on note aussi que les crises apparaissent à la suite de contrariétés, de fatigues, ou parfois au moment des règles; mais ce n'est pas là la vraie raison de ces accidents : un examen plus attentif permet de constater les dislocations multiples des viscères abdominaux; le ventre est mou, souvent douloureux, le rein, le foie et l'estomac sont abaissés. Parfois la ptose rénale est seule appréciable. Or c'est là une notion étiologique importante, qui, comme nous le verrons plus loin, domine toute la thérapeutique.

Gastroxynsis. — On devrait ranger ici une troisième variété de crise, la gastroxynsis décrite par Rossbach, affection qui, par son aspect, par son mode de début et sa terminaison, par l'intégrité absolue de l'estomac dans l'intervalle des crises, reproduit tout à fait la marche d'une crise gastrique; mais cet ensemble symptomatique a déjà été décrit avec les formes de l'hyperchlorhydrie, et il n'y a pas lieu d'y revenir ici.

Il en est de même de l'*hyperesthésie gastrique hystérique*, qui revêt parfois l'apparence des crises gastriques avec douleur intense, vomissement, intolérance stomacale; mais tous ces faits seront décrits en détail à propos de l'hystérie gastro-intestinale.

Crises gastriques dans des états morbides variés. — Nous ne ferons que signaler pour mémoire certaines variétés de crises moins bien connues; telles, par exemple, les crises gastriques observées dans la sclérose en plaque (Liouville), dans l'ergotisme et aussi dans le paludisme (Rosenthal). Il ne s'agit pas évidemment ici des formes pernicieuses du paludisme, avec symptômes gastriques; c'est un chapitre de pathologie qui ne rentre pas dans cette étude; ce que Rosenthal a voulu décrire, c'est une forme larvée de paludisme qui se traduit uniquement par des crises gastriques. Il cite à ce propos l'histoire de deux malades qui eurent des crises gastriques revenant régulièrement tous les jours chez l'un, tous les trois jours chez l'autre, et qui furent rapidement guéries par des injections sous-cutanés de quinine.

CHAPITRE V

CRISES INTESTINALES

La définition que nous avons donnée des crises gastriques peut s'appliquer dans ses grandes lignes aux crises intestinales : ici aussi il s'agit d'accidents passagers aigus, et avant tout de poussées d'hypersécrétion se traduisant par de la diarrhée, accompagnées parfois de coliques violentes et même de collapsus. Ces accidents durent quelques jours, puis disparaissent; les paroxysmes sont séparés par des périodes où l'intestin n'est plus en cause et fonctionne normalement.

La délimitation des crises intestinales comme celle des crises gastriques est parfois fort difficile. Assez souvent l'entérocolite muco-membraneuse suit une marche irrégulière, présentant suivant les écarts de régime physiques ou moraux des malades, des paroxysmes plus ou moins intenses; le paroxysme passé, les symptômes de la maladie s'atténuent considérablement, ils peuvent passer inaperçus à un examen superficiel. C'est une erreur possible dont il faut être prévenu.

Enfin, il nous faut ajouter que les crises intestinales, sont encore très mal connues, et que, pour les variétés de crise intestinale qui sont déjà isolées, la description laisse fort à désirer sur plus d'un point.

Les crises intestinales que l'on connaît le mieux, sont les crises que l'on peut observer dans le tabe; encore faut-il avouer que nous n'avons sur ce sujet aucune description d'ensemble. Les manifestations tabétiques au niveau de l'intestin paraissent très variables, et la plupart des auteurs qui les ont signalées, ne s'appuyant que sur un nombre très restreint d'observations, ne semblent avoir vu qu'une partie de la question.

La première mention des troubles intestinaux dans le tabes fut faite par Charcot et Vulpian à la société de Biologie en 1862; mais le malade, dont ils citaient l'observation avait, en réalité, une entérite tuberculeuse avec ulcération du gros intestin et infiltration déjà ramollie des deux sommets du poumon.

Plus tard, Vulpian, dans son traité des maladies de la moelle (1879), signale une des variétés les plus rares des troubles intestinaux tabétiques : d'après lui, il s'agit surtout d'accidents gastro-intestinaux ; l'entéralgie vient compliquer le tableau de la crise gastrique. A la douleur de l'estomac et aux vomissements, s'ajoute une diarrhée abondante, extrêmement fréquente avec des douleurs intestinales atroces : l'état général du malade est bien plus grave que dans la crise gastrique isolée, les traits s'altèrent, le facies rappelle celui d'un cholérique, la voix s'éteint, les urines se suppriment, les extrémités se refroidissent et se cyanosent, le malade se plaint de crampes violentes. Vulpian trace ce tableau d'après un de ses malades qui présentait des crises terribles se succédant à quelques jours d'intervalles, et qui mourut dans le collapsus au cours d'une de ces crises.

Dans un autre groupe de faits, la crise intestinale est surtout constituée par de la diarrhée, sans grande douleur. Signalée par Vulpian et Roger, cette variété de crise intestinale a été bien décrite par Fournier. Nous en avons rapporté un cas très net.

En elle-même, la diarrhée n'a rien de spécial ; elle est constituée par des matières fécaloïdes liquides ou semi-liquides, brunâtres ou grisâtres. Cette diarrhée est peu abondante, et elle est caractérisée plutôt par la grande fréquence des gardes-robes. Elle est fort peu douloureuse, et, si le malade ressent des coliques, elles sont toujours peu intenses.

Mais ce qu'il y a de caractéristique, c'est qu'il s'agit d'une diarrhée sans cause. Elle apparaît brusquement sans qu'on puisse invoquer une influence physique ou morale. Cette impossibilité à prévoir la diarrhée est ce qui gêne le plus les malades, car les besoins sont très impérieux et il leur est impossible de retenir les matières en quelque endroit qu'ils se trouvent.

Le second caractère de la crise de diarrhée tabétique c'est sa persistance ; elle est rebelle à tous les agents médicamenteux. La crise disparaît spontanément, comme elle était apparue, sans qu'on en sache la raison.

En général, les crises durent quelques jours, et les intervalles des accès sont marqués par une constipation opiniâtre. Parfois pourtant la diarrhée est permanente et peut durer deux, trois ou quatre ans et plus sans s'interrompre un jour.

Telles sont les deux seules variétés connues des crises intestinales du tabes ; mais il est probable que cet accident peut aussi revêtir d'autres formes qui seront distinguées un jour ou l'autre.

Hémorragies rectales. — Nous voulons signaler ici les crises d'hémorrhagies rectales que l'on a observées dans le tabes ; ces hémorragies souvent assez abondantes, peuvent succéder parfois à des douleurs très vives; d'autres fois elles surviennent brusquement sans manifestation douloureuse antérieure. Elles se présentent parfois par crises, durant trois à quatre jours, d'autres fois elles reviennent régulièrement chaque jour. Sur un de nos malades tabétiques, nous avons observé des hémorragies rectales quotidiennes pendant près de quatre mois : après avoir résisté à tous les traitements, ces crises disparurent brusquement, depuis elles ne sont plus revenues.

Il faut citer ici l'observation si curieuse rapportée par Senator; cet auteur vit se développer sur un tabétique tous les phénomènes d'une obstruction intestinale aiguë : tympanisme, vomissements fécaloïdes, arrêt complet des matières et des gaz. Il est probable qu'il s'agissait d'un spasme intense d'un segment de l'intestin grêle.

Maladie de Basedow. — La maladie de Basedow nous présente une autre variété de crise intestinale constituée uniquement par de la diarrhée : cette crise d'hypersécrétion intestinale évolue d'ordinaire sans la moindre douleur, et c'est tout au plus si le malade se plaint d'une légère sensation de brûlure à l'anus lorsque les selles sont très fréquentes et très rapprochées.

Ces troubles intestinaux s'observent d'une façon habituelle dans la maladie de Basedow; sur 15 cas, Marie les a notés 12 fois. Bien que très souvent ces malades soient sujets à de courtes poussées de diarrhées sous de simples influences morales, en général la crise de diarrhée apparaît sans cause appréciable. C'est une diarrhée très liquide et très fréquente, amenant 5, 6, 10 et jusqu'à 25 selles par jour. Elle est rebelle à tous les traitements et cesse spontanément, comme elle avait débuté.

En général, le malade résiste bien, la diarrhée ne l'abat pas ; au contraire son appétit augmente. Parfois pourtant la diarrhée prend une telle intensité qu'elle constitue par elle-même une grave complication et peut contribuer au développement de la cachexie rapide qui emporte parfois les malades.

Colique de plomb. — Parmi les crises intestinales nous pourrions d'écrire ici la *colique de plomb* : par l'intensité des douleurs, par l'intermittence des accidents, par les intervalles de santé parfaite, la colique de plomb se rapproche beaucoup des crises intestinales. Il faut toutefois remarquer, qu'elle n'est pas localisée à l'intestin mais s'étend à tous les viscères abdominaux, en particulier au foie et à l'intestin qui tous deux diminuent de volume ; d'autre part, étant donné son étiologie, elle n'est pas décrite habituellement avec les maladies de l'intestin et nous respecterons cette division traditionnelle.

CRISES INTESTINALES NÉVROPATHIQUES. — Il nous reste maintenant à parler d'une dernière variété de crises intestinales infiniment moins bien connues : ce sont les crises intestinales névropathiques qu'ont essayé de décrire Cherchewsky et André (de Toulouse).

Le travail de Cherchewsky est assez confus et très pénible à lire, on se perd au milieu des observations trop détaillées que rapporte l'auteur; pourtant il est nécessaire de les analyser avec soin. On s'aperçoit alors que parmi les six observations rapportées on trouve des troubles intestinaux d'origine très variable. Les observations I et VI sont des cas de tabes au début très probablement, comme le font supposer les douleurs fulgurantes dans les jambes, l'affaiblissement des réflexes rotuliens, et les troubles urinaires. L'observation V se rapporte à un malade qui présentait simplement de la constipation habituelle. Restent trois observations qui doivent seules être prises en considération; dans ces trois cas, il s'agit de neurasthéniques, très constipés, présentant de temps à autre à la suite de surmenage ou de choc moral, des crises de douleur intense, avec ballonnement massif du ventre, et débâcle diarrhétique. Dans tous les cas, le régime, l'hydrothérapie, et l'usage d'antispasmodiques intestinaux, surtout de la belladone, soulagent complètement les patients. Ces malades ne devaient pas avoir d'entéro-colite muco-membraneuse, sans quoi Cherchewsky l'aurait noté : il semble donc que certains constipés puissent présenter du spasme de l'intestin avec douleur intense, comme dans l'entéro-colite, mais sans expulsion de muco-membranes.

Quant au travail d'André, il ne donne que fort peu de résultats positifs ; il est en effet des plus succincts. On y trouve deux observations pouvant se rapporter à des crises intestinales nerveuses ; dans le premier cas, il s'agit d'un sujet atteint de crises d'entéralgie revenant périodiquement tous les mois environ, durant cinq ou six jours, sans diarrhée, sans vomissement. Dans le second cas, il s'agit d'un neurasthénique, qui, pendant quelques mois, présenta périodiquement des crises douloureuses intestinales, accompagnées d'une constipation opiniâtre. Au début, le malade présentait des tumeurs gazeuses se formant sur tout le pourtour du gros intestin, tantôt à un endroit, tantôt à l'autre. Ce malade eut même pendant une de ses crises des vomissements fécaloïdes. André pense à bon droit qu'il s'agissait dans ce cas d'une véritable crise nerveuse. Il semble en effet que, dans un certain nombre de cas, le spasme de l'intestin puisse se présenter sous la forme d'une crise intestinale. Talma a signalé un fait de ce genre : chez son malade on pouvait voir à travers la paroi abdominale des ondes péristaltiques violentes qui parcouraient l'anse d'intestin situé au-dessus du point rétréci. Nous avons pu observer nous-même plusieurs cas analogues; dans un cas des plus curieux, on pouvait sentir le côlon contracté, dur et douloureux à la pression, sur tout son trajet. La constipation opiniâtre que présentait cette malade depuis quelques jours céda à une faible dose d'opium.

Le *traitement* des crises intestinales est un chapitre à peine ébauché. Dans la plupart des cas, comme nous l'avons dit à propos du tabes et de la maladie de Basedow, tout traitement médicamenteux est illusoire ; la crise cesse, comme elle était venue, sans qu'on en sache la raison. Pourtant chez un malade de Roger, la disparition des crises diarrhéiques qui duraient depuis 14 mois a coincidé avec l'administration d'une faible dose d'atropine. Dans les cas cités par Cherchewsky, la belladone, qui paralyse l'intestin et fait cesser le spasme. amena rapidement la diminution des phénomènes douloureux. Enfin, dans les cas cités par André il semble que l'électrisation intestinale ait contribué à l'amélioration présentée par ces malades.

CHAPITRE VI

COLITE MUCO-MEMBRANEUSE

Synonymie. — Diarrhée glutineuse (van Swieten). Entérite glaireuse (Nonat). Diarrhée tubulaire (Good). Entérite membraneuse (Da Costa). Affection membraneuse de l'intestin (Goss). Croup intestinal (Clémens). Affection muqueuse de l'intestin (Witehead). Colique muqueuse (Nothnagel).

Définition. — La côlite muco-membraneuse est caractérisée par trois ordres de symptômes : *a.* une *constipation* en général opiniâtre ; *b.* l'élimination par les selles de *mucosités* qui tendent à se concréter et à prendre l'aspect de membranes plus ou moins étendues ; *c.* des douleurs procédant souvent par *crises* plus ou moins intenses ; elles accompagnent, en général, l'élimination des productions mucineuses et surtout des membranes.

a. La constipation est la règle dans la côlite muco-membraneuse, elle fait partie intégrante du complexus morbide ; il peut bien y avoir des poussées diarrhéiques plus ou moins prolongées, mais ce sont des états passagers, des débâcles consécutives à une constipation préalable ou de la fausse diarrhée chez des constipés.

b. Les mucosités peuvent apparaître dans les selles en quantité plus ou moins considérable, quelquefois elles ressemblent à du blanc d'œuf cru, mais elles tendent toujours, et c'est une des caractéristiques de la maladie, à prendre l'aspect et la consistance du blanc d'œuf à moitié cuit ou même à former des membranes blanchâtres aplaties, rubanées ou cylindriques.

c. Les phénomènes douloureux ne manquent presque jamais ; ils se montrent surtout au moment de l'élimination des masses glaireuses ou des productions pseudo-membraneuses, et revêtent parfois les allures de crises paroxystiques intenses.

Historique. — Morgagni mentionne les concrétions membraneuses de l'intestin dans sa trente et unième lettre.

Fernel, dans sa pathologie (1638), rapporte l'histoire bien caractéristique d'un ambassadeur de Charles-Quint « qui souffrit pendant six ans de coliques atroces, lesquelles ne cédèrent qu'après l'expulsion par l'anus, à la suite d'un lavement irritant, d'un corps dur creux, long d'un pied et que le malade croyait être une portion de son intestin ».

L'aspect des membranes, leur épaisseur, leur résistance devaient susciter dans l'esprit des médecins une comparaison entre la côlite muco-membraneuse et la diphtérie. On alla jusqu'à considérer ces maladies comme identiques dans leur nature ; cette confusion commise par Roche a amené à dénommer la côlite muco-membraneuse des enfants le croup intestinal.

Gendrin reconnaît la nature exacte de ces productions. « Le mucus, dit-il, déposé et comme agglutiné à la surface de la muqueuse intestinale, acquiert quelquefois une assez grande densité pour former des concrétions d'apparence pseudo-membraneuses qui sont excrétées avec les selles et que l'on rencontre dans les intestins après la mort. »

La véritable nature des concrétions muco-membraneuses fut définitivement établie par Laboulbène en 1861, dans ses recherches cliniques et anatomiques sur les affections pseudo-membraneuses.

Depuis cette époque, un grand nombre d'études sur la côlite muco-membraneuse ont été publiées, les unes purement cliniques, les autres basées sur des recherches microscopiques ou des analyses chimiques.

Parmi ces nombreuses publications, nous signalerons particulièrement des observations tout à fait typiques de cas graves de côlite muco-membraneuse, présentées par Siredey et Guyot, à la Société médicale des hôpitaux en 1868.

Germain Sée, en 1883, donna une bonne description d'ensemble de la côlite muco-membraneuse dans son Traité des dyspepsies gastro-intestinales. A citer encore la même année la thèse d'Izoard.

En 1887, sous le titre de côlite chronique, Potain publia dans la *Semaine médicale* une étude clinique très documentée sur la côlite muco-membraneuse ; il y signalait pour la première fois le spasme du côlon.

Nous dirons, à propos de l'anatomie pathologique, que Wannebroucq faillit jeter de nouveau la confusion dans cette question en décrivant des lésions inflammatoires ulcéreuses de la muqueuse intestinale qui appartiennent certainement à un autre type morbide.

Les recherches chimiques et histologiques de O. Kitagawa et de Sven Akerlund ont beaucoup contribué dans ces derniers temps à démontrer définitivement la nature muqueuse des productions pseudo-membraneuses et à éclairer leur mode de formation.

Nous avons nous-même étudié la côlite muco-membraneuse surtout au point de vue clinique et thérapeutique. Nous avons cherché à démontrer sa coïncidence fréquente avec les ptoses abdominales et la contracture spasmodique de l'intestin.

Parmi les études d'ensemble sur la question, citons une Revue générale de Gaston Lyon en 1889, une revue critique excellente de M. de Langenhagen, les thèses de Vouzelle et Froussard.

Symptômes. — La côlite muco-membraneuse est une affection beaucoup plus commune chez les femmes que chez les hommes ; sans doute parce que les femmes sont plus souvent constipées que les hommes, qu'elles s'en soucient moins, qu'elles sont sujettes à des affections utérines et péri-utérines inconnues du sexe masculin, qu'elles sont souvent atteintes de ptoses abdominales et d'un nervosisme plus marqué.

Comme nous l'avons indiqué déjà dans la définition, la constipation fait partie intégrante du syndrôme. Le plus souvent, elle existe depuis très longtemps, depuis des années. A un moment donné, les matières fécales dures, souvent ovillées, s'entourent, s'enrobent d'une couche blanchâtre de mucus concret, et les selles sont accompagnées ou suivies du rejet d'une quantité plus ou moins considérable de mucosités semblables à du blanc d'œuf ou à des œufs à moitié cuits, jaune et blanc. Parfois encore, après des périodes prolongées de constipation, surviennent des débâcles douloureuses, très douloureuses dans certains cas. Les malades expulsent alors des matières dures plus ou moins bien délayées dans un liquide épais et brillant. Plus tard, les mucosités tendent à s'épaissir, il se forme des fragments de membranes, des lambeaux, quelquefois des membranes étendues, rubanées, aplaties ou tubulées. En même temps, les crises deviennent plus fréquentes, le ventre dans leur intervalle reste endolori ; la maladie est, dès lors, complètement constituée. Dans les formes graves, la douleur augmente le nervosisme préalable, les digestions deviennent pénibles, l'état général est compromis.

A l'examen de l'abdomen, on constate un endolorissement qui suit nettement la direction du côlon rarement dans toute son étendue, plus souvent du côlon ascendant ou du côlon descendant que du côlon transverse. Dans un grand nombre de cas, on constate l'existence de la corde côlique, et des ptoses viscérales plus ou moins accentuées.

Cet état morbide peut devenir extrêmement pénible ; au moment du paroxysme, les malades peuvent être obligés de garder le lit ; quelques-uns sont forcés de renoncer à leurs occupations : ce sont de véritables infirmes.

Telle est, dans ses grands traits, la côlite muco-membraneuse. Il convient maintenant de reprendre un à un les différents éléments de ce tableau morbide pour les analyser. Nous décrirons ensuite les principales formes cliniques de la maladie.

Constipation. — Nous considérons la constipation comme un phénomène essentiel dans la côlite muco-membraneuse : elle ne la précède pas toujours, mais elle l'accompagne d'une façon régulière.

L'expulsion des fausses membranes et les crises douloureuses ne se produit, en général, que chez des personnes depuis longtemps constipées. C'est le cas chez beaucoup de femmes et cette constipation persiste lorsque le syndrôme de la côlite muco-membraneuse s'est installé au complet. Dans quelques cas plus rares, la constipation n'existait pas auparavant ; elle s'installe en même temps que la côlite muco-membraneuse et dure autant qu'elle.

Les selles peuvent être plus rares, n'avoir lieu que tous les trois, tous les cinq, tous les huit jours, moins souvent encore ; beaucoup de malades déclarent que, s'ils ne faisaient usage de lavements ou de substances laxatives, ils n'iraient jamais à la selle. Dans ces conditions, les évacuations n'ont lieu qu'au prix d'efforts très grands, et l'on comprend qu'il puisse très bien se produire des fissures à l'anus ou des hémorrhoïdes qui viennent encore rendre la constipation plus tenace.

Elle est, du reste, caractérisée beaucoup moins par la rareté des selles que par leur sécheressse et leur dureté. Très souvent, elles ont la forme de scybales ovillées. Certaines personnes se présentent à la garde-robe tous les jours, mais elles n'expulsent qu'une quantité assez minime de scybales dures, ou encore une petite quantité de matières molles, mais sous la forme d'un cylindre de calibre très petit comme le petit doigt et même moins ou encore aplaties et comme passées à la filière.

Les selles ne prennent quelquefois cet aspect qu'au moment des crises douloureuses ; il semble que leur forme allongée, leur aspect laminé correspondent à un véritable état de spasme du gros intestin.

La constipation est assez souvent traversée par des débâcles et des crises diarrhéiques. Ces débâcles peuvent être douloureuses. Des périodes de diarrhées de quelques jours succèdent à des périodes plus ou moins prolongées de constipation, de telle sorte que les malades ne sont jamais dans un état absolument normal. En général, la constipation l'emporte sur la diarrhée et les malades ont eux-mêmes la sensation que, sans la constipation préalable, la diarrhée ne se produirait pas. Dans certains cas plus rares, la diarrhée semble l'emporter sur la constipation. Rarement, et d'une façon passagère, il s'agit d'une diarrhée vraie allant, signe caractéristique, jusqu'à l'évacuation de matières liquides colorées par la bile en nature. D'autres fois, il ne s'agit que de fausse diarrhée ; les évacuations, qui ont lieu une ou plusieurs fois par jour, sont liquides, abondantes parfois, mais on y aperçoit des scybales ou des fragments de scybales, même lorsqu'il y a eu plusieurs selles liquides auparavant.

Ces débâcles sont quelquefois accompagnées de douleurs très vives, de crises de coliques qui ressemblent beaucoup à celles que nous décrirons plus loin. Les selles liquides, plus ou moins mélangées de détritus solides, expulsées dans ces conditions sont souvent fortement colorées ; elles sont brillantes et donnent l'impression de matières délayées dans un liquide fortement chargé de mucus. Nous considérons les débâcles qui présentent ce caractère comme le prodrome assez fréquent de véritables poussées de côlite muco-membraneuse. Il n'est pas rare, en effet, que, quelque temps après, à la suite d'une crise plus douloureuse que les précédentes, on trouve dans les selles une quantité plus ou moins considérable de mucus à demi concrété et même de véritables fausses membranes.

La constipation prolongée est le prologue habituel de la côlite muco-membraneuse ; mais elle peut quelquefois succéder assez rapidement à une poussée aiguë de côlite dysentériforme. Cette côlite aiguë au début de la côlite muco-membraneuse se rencontre de préférence chez les enfants ; elle se produit surtout en été. Elle débute par de la diarrhée, simple en apparence et souvent fétide ; puis les selles deviennent plus fréquentes, plus douloureuses, elles sont précédées par des douleurs qui suivent le trajet du côlon, s'accompagnent de ténesme, d'épreintes, les selles renferment une quantité plus ou moins considérable d'un mucus parfois sanguinolent ; souvent il y a de la fièvre. Cet état aigu, chez les enfants surtout, dure plusieurs jours, quelquefois dix à quinze jours. A la diarrhée du début succède la constipation, des fausses membranes, des mucosités à demi-concrétées se rencontrent dans les selles, la côlite muco-membraneuse se trouve constituée. Elle se comportera dès lors exactement de la même façon que la côlite muco-membraneuse survenue lentement par petites poussées successives à la suite d'une période prolongée de constipation.

Il est possible du reste que la constipation méconnue soit dans beaucoup de cas la cause de ces crises dysentériformes ; mais elles peuvent aussi se produire sans constipation antérieure surtout pendant les grandes chaleurs de l'été sous l'influence de l'ingestion d'aliments en voie de putréfaction, de fruits insuffisamment murs ou mal lavés, de l'usage d'eau ou de boisson de mauvaise qualité. On peut encore les voir apparaître après qu'il a été fait un usage abusif de certains purgatifs drastiques : jalap, aloès, etc. Enfin, on les a vues se produire après l'introduction dans le rectum et le côlon de solutions irritantes : grands lavements au sublimé, au tanin, etc.

Une fois la côlite muco-membraneuse constituée, la constipation reste le fait habituel. Le mucus se mêle plus ou moins aux matières : tantôt c'est comme une mince couche qui les enrobe, tantôt ce sont des mucosités et des fausses membranes qui accompagnent et surtout qui suivent les selles. On constate de temps en temps des poussées de diarrhée, des débâcles presque toujours douloureuses.

Parfois, ce sont des selles copieuses abondantes formées de scybales, de débris de scybales, de membranes, de fragments de membranes, de mucus à demi-concrété ou de mucus filant ; parfois des selles plus nombreuses mais beaucoup moins copieuses, rendues seulement après des douleurs assez vives, avec une sensation de ténesme. Quelquefois encore des matières molles, filées.

Les matières restent le plus souvent colorées, comme elles le sont dans la constipation simple. On a quelquefois signalé leur décoloration ; elles deviennent alors blanches, grisâtres, couleur de terre glaise comme dans l'ictère par rétention. Il n'y a cependant aucune coloration ictérique des téguments, ni de l'urine. Ce phénomène a été signalé en dehors de la côlite muco-membraneuse, il n'est donc pas en rapport nécessaire avec cette dernière affection.

Les scybales peuvent acquérir une dureté véritablement pierreuse. Nous en avons vues qui rebondissaient sur le sol comme des billes de marbre ; elles étaient blanches à la façon des excréments de chien et renfermaient une proportion considérable de sels de chaux. C'étaient de véritables *coprolithes* résultant de l'imprégnation calcaire de scybales qui avaient pendant longtemps séjourné dans le cœcum ; elles en avaient été expulsées à la suite de douleurs très vives qui rappelaient beaucoup par leur siège et leur intensité de véritables coliques hépatiques.

Plus souvent que ces coprolithes, on trouve dans les selles du *sable intestinal*, nous l'étudierons dans un chapitre spécial. Nous sommes convaincu que son existence et sa formation sont intimement liées à celles de la côlite muco-membraneuse.

Mucosités et fausses membranes. — Ce qui caractérise la côlite muco-membraneuse, ce sont les mucosités et les fausses membranes qu'on rencontre dans les selles. Les mucosités et les productions membraneuses peuvent se trouver réunies dans les mêmes évacuations ; elles peuvent aussi se succéder, les malades après avoir pendant longtemps rendu des mucosités liquides ou demi-liquides expulsent des membranes plus ou moins épaisses, plus ou moins étendues : ainsi se trouvent bien indiquées les relations d'origine et de nature qui existent entre les deux. On voit souvent des malades déclarer qu'ils ont toujours des glaires depuis des années, mais qu'il ne leur est arrivé que de temps en temps, par périodes plus ou moins prolongées d'expulser des peaux.

Les mucosités sont plus ou moins épaisses. Ce sont des masses glutineuses dont l'aspect rappelle de très près le blanc d'œuf, ou le frai de grenouille. Assez souvent, on y trouve des grumeaux plus consistants, ressemblant à du blanc d'œuf à demi coagulé, mais en général à du blanc d'œuf auquel une partie du jaune aurait été mélangé par le battage. Cette coloration jaunâtre donne souvent aux malades l'impression qu'ils ont rendu de la graisse. Quelquefois les grumeaux à demi-concrétés sont pris pour des morceaux d'œuf à demi-cuits, pour des caillots de lait et les malades trompés par cette apparence se figurent avoir rendu des aliments non digérés.

C'est sous cette forme que se présentent le plus souvent les mucosités au début de la côlite muco-membraneuse. Elles peuvent s'y rencontrer en quantité très minime et se trouver expulsées seulement à la fin de la selle après les matières fécales. Lorsque l'irritation mucinogène se trouve limitée à l'S iliaque et au rectum, ce qui est assez fréquent, les malades ont souvent tendance dans le récit de leur maladie à en exagérer la quantité. Lorsqu'on leur demande de préciser, on s'aperçoit qu'après avoir déclaré qu'ils rendaient « beaucoup de glaires », il ne s'en trouve dans leurs selles qu'une ou deux cuillerées à café, une cuillerée à bouche, tout au plus. C'est le premier degré de la maladie ; à un degré plus avancé, c'est un verre à bordeaux, un demi-grand verre, un grand verre tout entier de semblables mucosités qu'on constate à chaque selle. Il peut y en avoir beaucoup plus encore ; il s'y mêle alors, sinon d'une façon constante, tout au moins de temps en temps des peaux et des membranes.

Ces *peaux et ces membranes* peuvent être fort petites, avoir par exemple au maximum les dimensions de l'ongle ; mais elles peuvent être beaucoup plus étendues. Il n'est pas rare d'en voir qui présentent 7 à 10 centimètres de long, sur 2 ou 3 de large ; le plus souvent elles sont aplaties inégales, à bords déchiquetés. Leur aspect rappelle celui d'un morceau de parchemin mouillé. Elles peuvent être tubulées. Les tubes peuvent avoir une longueur de 15, 20, 25 centimètres et même davantage. Il est rare toutefois qu'elles atteignent ces dernières dimensions.

Il n'est pas très rare de trouver des rubans blanchâtres, semblables à des cordons de tablier, qui donnent aux malades l'impression qu'il s'agit des fragments de tænias. Potain pense qu'ils se forment le long des tractus longitudinaux de la couche musculaire externe du côlon.

On ne se rend bien compte de la disposition de ces peaux et de ces membranes qu'en en pratiquant l'examen sous l'eau, en les y développant, en les y faisant flotter.

Au moment des débâcles, il en est quelquefois expulsé des paquets énormes; quelquefois après une selle qui n'en renfermait pas, un grand lavage du côlon en ramène des quantités, ce qui démontre leur siège élevé dans le côlon. Les malades n'en rendent parfois, à certains moments, que sous l'influence de ces grands lavages.

Pour ne pas interrompre la description clinique de la maladie, nous n'exposerons la structure histologique et la composition chimique de ces productions membraneuses qu'au moment où nous discuterons la nature de la côlite muco-membraneuse.

Les productions muco-membraneuses peuvent accompagner chaque selle pendant des mois et des années. Elles peuvent disparaître pendant longtemps, puis reparaître de nouveau alors que le malade se croyait complètement guéri. La côlite muco-membraneuse est en effet une affection qui récidive volontiers, le plus souvent sous l'influence des mêmes causes, quelquefois sans cause appréciable.

Phénomènes douloureux. — En général, la douleur au début se produit exclusivement par *crises paroxystiques*, plus tard seulement, en dehors de ces crises dans certains cas, surtout chez les femmes névropathiques, on observe un état permanent d'endolorissement plus ou moins marqué de l'abdomen.

Les paroxysmes douloureux se produisent à propos des débâcles ou simplement des selles. Les malades éprouvent dans le ventre, particulièrement au niveau et au-dessus de l'ombilic, des douleurs souvent très vives. Ils les décrivent comme une sensation de colique, quelquefois de brûlure intense. Parfois la douleur se trouve localisée dans l'hypochondre et le flanc gauche, dans la direction du côlon descendant et de l'S iliaque. Plus rarement, elle se produit dans le côté droit dans la direction du côlon ascendant. Il arrive qu'elle est généralisée, et encadre l'abdomen tout entier.

Ces crises sont parfois extrêmement douloureuses; certaines femmes les comparent aux douleurs de l'accouchement. Lorsqu'elles se montrent à droite, et qu'elles semblent avoir pour siège la partie ascendante et l'angle droit du côlon, elles peuvent rappeler de très près les douleurs de la colique hépatique. Parfois les malades accusent un retentissement dorsal, des douleurs dans les lombes, une sensation de constriction pénible à la base du thorax.

Les crises douloureuses s'accompagnent souvent d'une sensation de défaillance générale d'état lypothimique, de tendance à la syncope, parfois d'un état plus ou moins vaguement nauséeux. Certaines femmes au début de la crise ne savent pas si elles vont avoir une indigestion suivie de vomissement ou une débâcle intestinale.

Ces crises paroxystiques sont éloignées dans les phases initiales de la colite muco-membraneuse, plus tard elles tendent à se rapprocher, elles se reproduisent tous les jours quelquefois plusieurs fois par jour. Les malades sont alors véritablement en *état de mal.*

Les paroxysmes douloureux se montrent de préférence un certain temps après le repas, et encore assez souvent pendant la nuit vers 2 ou 3 heures du matin. Elles aboutissent en général à l'expulsion de mucosités et de membranes. Il n'est pas rare que, après des épreintes assez vives, les efforts douloureux du malade amènent l'évacuation de quelques scybales et d'une quantité relativement peu considérable de muco-membranes.

Les mêmes phénomènes d'épreinte et de ténesme s'observent communément alors du côté de la vessie. Les malades ont des envies fréquentes d'uriner; la miction douloureuse n'aboutit qu'à l'émission d'une petite quantité d'urine. Souvent ces douleurs et ces épreintes rappellent de tout point ce qu'on observe dans la cystite du col. Cependant il n'y a aucune trace de cystite, les urines sont parfaitement claires, elles ne renferment ni sang, ni muco-pus, ni graviers.

Lorsque les malades sont en état de mal, l'abdomen reste endolori dans l'intervalle des paroxysmes. C'est une sensation de constriction, de brûlure dans la région de l'ombilic, de coliques, une sensation de douleur dans les reins, de pesanteur dans le bas-ventre surtout du côté gauche. La station debout et la marche exagèrent ces phénomènes douloureux, elles en rendent les paroxymes plus fréquents et plus intenses.

Il ne faudrait par croire, après avoir lu cette description que tous les malades souffrent autant que nous venons de l'indiquer en terminant. On trouve en somme tous les intermédiaires entre des phénomènes douloureux peu accentués, supportables, et des états de mal dans lesquels la vie des malades devient une torture continue, dans lesquels ils sont quelquefois réduits à ne pas quitter la position couchée. Les cas où la douleur est tolérable et les paroxysmes éloignés sont beaucoup plus fréquents que ceux où elle atteint l'intensité que nous venons de dire.

Exploration de l'abdomen. — Comme dans la majorité des cas il s'agit de femmes de trente ou cinquante ans, il est très fréquent de constater un relâchement plus ou moins marqué de la paroi abdominale; souvent il y a une dépression ombilicale, et le ventre est étalé, ou déformé en dôme. Quelquefois il y a un certain degré de tympanisme.

En pratiquant l'examen de l'abdomen par le manuel que nous avons indiqué, on constate souvent de l'endolorissement le long du gros intestin, quelquefois sur toute son étendue, plus fréquemment le long du côlon ascendant ou du côlon descendant et de l'S iliaque. Le côlon transverse est beaucoup moins souvent douloureux; nous ne savons pas si l'endolorissement est plus fréquent à droite qu'à gauche.

Souvent, et surtout dans les cas où cet endolorissement est marqué, on perçoit, dans la région correspondante, l'existence soit du boudin cœcal, soit de la corde colique. Chez les personnes maigres, la corde est extrêmement nette ; le côlon contracté, réduit aux dimensions du pouce, par exemple, donne la sensation très franche d'une corde qui ressaute sous le doigt. Elle se limite souvent au côlon ascendant ou au côlon descendant ; il n'est pas très rare qu'on la trouve seulement dans une des deux moitiés de l'abdomen à gauche ou à droite de la ligne médiane. Il est rare de pouvoir percevoir les coudes du côlon. Souvent on constate une dépression en U ou en V du côlon transverse, dont la partie moyenne se trouve aussi descendue notablement au-dessous de l'ombilic.

Parfois on perçoit un chapelet de scybales le long du gros intestin, surtout du côlon transverse et du côlon descendant ; à droite, l'accumulation des matières donne lieu de préférence à la production du boudin cœcal dont la masse plus considérable se distingue facilement de la sensation donnée par la corde colique.

La corde colique se perçoit dans une proportion considérable des cas de côlite muco-membraneuse, mais non dans tous. Quelquefois il est impossible de déterminer comment se comporte le côlon ; quelquefois on le trouve dilaté, surtout dans la région cœcale. Le cœcum dilaté peut se remplir de matières fécales ou ne renfermer que des gaz, ce qui se reconnaît à la percussion. Rarement et seulement au moment des débâcles diarrhéiques, on y détermine des gargouillements et du clapotage. Nous ne savons pas très bien ce que de Languenhagen entend par la sensation de l'intestin chiffon. Si les parois du côlon étaient molles et relâchées cemme un chiffon, on ne pourrait pas les percevoir par la palpation à travers la paroi abdominale.

Le côlon peut subir des alternatives de dilatation et de distension gazeuse et de resserrement, de plénitude et de vacuité. La distension gazeuse et la contracture avec production de la corde colique peuvent se rencontrer successivement sur des mêmes segments ou se présenter simultanément sur des segments successifs : il n'y a rien là qui appartienne en propre à la côlite muco-membraneuse : ce n'en est pas moins une particularité des plus intéressantes au cours de cette affection.

L'examen méthodique de l'abdomen permet en outre de constater le cas échéant l'existence du rein mobile, de se rendre compte de l'état du foie et de l'estomac.

La *néphroptose* est extrêmement fréquente dans la côlite muco-membraneuse, où elle se rencontre une fois sur trois cas environ. Elle est même plus fréquente encore dans les formes graves où on peut presque la considérer comme la règle. Nous chercherons plus loin à dégager l'importance de ce fait au point de vue de la pathogénie des formes graves de la côlite muco-membraneuse.

Le *foie* est quelquefois aussi définitivement abaissé, d'autres fois il y a simplement augmentation de sa mobilité respiratoire, c'est même un fait assez fréquent. Le plus souvent il a des dimensions normales; il n'est guère augmenté de volume que lorsqu'il y a de la diarrhée ou de la fausse diarrhée.

En ce qui concerne l'*estomac*, souvent un degré assez marqué de ptose, de la tendance à la distension gazeuse, quelquefois même à la stase et de la douleur à la pression au point épigastrique.

En somme, ce qu'on trouve de plus caractéristique par l'examen de l'abdomen dans un assez grand nombre de cas de côlite muco-membraneuse, surtout dans les formes graves, c'est l'endolorissement du côlon, sa tendance à la contracture spasmodique ou plus rarement au relâchement atonique, et des phénomènes de ptose viscérale, rénale, gastrique, colique et quelquefois même hépatique.

Dyspepsie gastrique. — Les phénomènes de dyspepsie gastrique sont habituels chez les malades atteints de côlite muco-membraneuse. Ils n'ont rien de caractéristique, et peuvent correspondre à l'une quelconque des formes de dyspepsie que nous avons étudiées. A. Robin a prétendu que l'hyperchlorydrie était la règle; cela ne correspond pas aux données de notre observation personnelle. Nous avons constaté en effet à peu près aussi souvent l'hypo que l'hyperchlorhydrie. La coïncidence qui nous paraît la plus fréquente est celle de la gastroptose, surtout chez les femmes, tout au moins dans les formes graves de la côlite muco-membraneuse.

Il ne nous paraît pas douteux que les phénomènes intestinaux aient un contre-coup sur la dyspepsie stomacale, et qu'elle ne tende à la provoquer, à l'entretenir et à en aggraver les manifestations.

Phénomènes nerveux. — Le nervosisme est fréquent chez les malades atteints de colite muco-membraneuse; c'est un point sur lequel s'accordent la plupart des auteurs. La forme de ce nervosisme et son degré d'intensité sont du reste extrêmement variables; on peut constater des signes de neuro-arthritisme, de nervosisme vague, de neurasthénie, d'hystérie, etc.

Les nerveux sont souvent constipés ; ils semblent de plus prédisposés à la côlite muco-membraneuse comme ils le sont à certaines dermatoses. Quelquefois leur névropathie est vague ; elle consiste dans certain degré d'excitabilité, d'émotilité, de bizarrerie mentale, de tendance aux poussées congestives. Les malades de cette catégorie appartiennent très souvent à la famille arthritique ; on connaît du reste, et ce n'est pas le moment d'y insister, la parenté du rhumatisme chronique, de la goutte, de l'obésité et du diabète avec les névroses.

Il faut bien reconnaître que ce nervosisme peut être peu marqué, à peine indiqué, qu'il peut même échapper à la démonstration. Il ne nous paraît pas douteux toutefois, de par notre observation personsonnelle, que le nervosisme est plus marqué, plus développé dans les cas graves, intenses et persistants de côlite muco-membraneuse. On pourrait prétendre que cette accentuation est exclusivement la conséquence de l'affection intestinale, si le plus souvent on ne constatait pas par l'interrogatoire des malades qu'ils étaient des nerveux déjà avant de présenter des accidents de côlite muco-membraneux.

Nul doute du reste que la maladie du côlon ne retentisse à son tour sur le système nerveux et ne devienne la cause de manifestations particulières qu'on a tenté d'interpréter par le mécanisme de l'action réflexe. D'autres ont fait intervenir l'auto-intoxication pour expliquer les mêmes faits.

Quoi qu'il en soit, qu'il s'agisse ou non d'une action réflexe à point de départ colique, nous pouvons signaler ici : les palpitations, les intermittences cardiaques, les crises de fausse angine de poitrine, tous accidents qu'on voit se produire de préférence à la suite des repas. Potain a signalé l'insuffisance passagère de l'orifice auriculo-ventriculaire droit ; au moment des crises douloureuses, les malades ont une sensation marquée de dyspnée, ils sont congestionnés, cyanosés, la respiration est rapide, pénible, le pouls monte à 120 pulsations et même davantage. C'est tout à fait le tableau des crises d'asthme cardiaque selon qu'on les a décrites chez les dyspeptiques. Ces crises de faux asthme peuvent alterner avec des crises de coryza et d'éternuements qui rappellent beaucoup l'asthme des foins.

Du côté du tube digestif, on a signalé de l'œsophagisme ; dans le domaine du grand sympathique, des alternatives de rougeur et de pâleur de la face, des poussées de sueurs, des étourdissements, des vertiges, etc.

Pendant le cours de la digestion, les malades ont assez souvent de la pesanteur, de l'inaptitude au travail, de l'amnésie et même de l'aphasie. On a signalé encore les convulsions, le coma, des périodes d'excitation et de dépression, la mélancolie, les idées de suicide ; des troubles sensitifs, de l'hyperesthésie en plaques, des arthralgies, des douleurs lombaires, des points douloureux vertébraux ; du côté des organes des sens, l'ambyopie, et même l'amaurose passagère.

Cautru a vu, dans deux cas, des crises d'épilepsie chez des enfants; dans un troisième cas, du même auteur, une chorée tenace ne céda que lorsqu'on eut l'idée de s'adresser à la colite muco-membraneuse. Il en avait été de même dans les deux cas d'épilepsie. Il serait certainement exagéré d'attribuer à la colite muco-membraneuse tous les accidents nerveux qu'on peut rencontrer chez les malades atteints de cette affection intestinale. Il peut y avoir une simple coïncidence qui n'a rien d'extraordinaire si on admet comme démontré que la colite muco-membraneuse se produit souvent sur un terrain névropathique. Il semble toutefois y avoir là souvent un véritable cercle vicieux ; le nervosisme et l'affection colique retentissent l'un sur l'autre et s'exagèrent réciproquement,

Nous avons vu dans deux ou trois cas le côlon devenir le siège de véritables points hystérogènes, en les comprimant, on déterminait de petites crises convulsives : on comprend par là qu'il puisse devenir le point de départ de phénomènes névropathiques variés.

État général. — Dans la colite muco-membraneuse, l'état général peut rester satisfaisant. Il n'est pas rare toutefois de constater un certain degré d'affaiblissement, d'amaigrissement et d'anémie. On a même signalé de véritables états de cachexie, qui pouvaient faire penser à l'existence d'une lésion cancéreuse.

La fièvre s'observe quelquefois, il en sera question à propos des complications.

Formes cliniques. — Quand un syndrome comme la côlite muco-membraneuse se produit chez des dyspeptiques et des nerveux, les coïncidences symptomatiques possibles sont si nombreuses et si variées qu'il serait aussi facile qu'inusité de multiplier les formes cliniques.

Dans ces conditions, cette division en formes cliniques doit rester très large au risque d'être un peu vague. Nous distinguerons :

a. Les formes bénignes, atténuées ;

b. La forme commune ;

c. Les formes graves.

a. *Formes bénignes, atténuées.* — La côlite muco-membraneuse peut être dite bénigne ou atténuée parce que ses manifestations sont peu accusées, ou parce que des crises plus douloureuses, sont très espacées.

La triade symptomatique peut se montrer au complet : constipation, douleurs, mucosités et membranes dans les selles, sans que ces phénomènes présentent aucune intensité. Il peut se faire encore que la douleur fasse à peu près complètement défaut; la maladie reste ainsi indéfiniment à son premier stade. Toutefois, il faut dire, que cet état atténué constitue une menace permanente et qu'on peut toujours, sous l'influence d'une cause accidentelle voir des accidents plus graves éclater. Parfois encore, les crises douloureuses sont assez intenses, mais elles sont très espacées, d'assez courte durée, et, dans l'intervalle, les fonctions intestinales se régularisent ou tout au moins, si la constipation persiste, elle ne provoque plus ni phénomènes douloureux, ni expulsion de mucosités.

b. *Forme commune*. — Dans cette forme, d'observation fréquente, qui peut servir de type de description de la maladie, les trois phénomènes symptomatiques existent nettement marqués : constipation, douleur, productions muco-membraneuses. De temps en temps, ils subissent des exacerbations ; mais ces crises paroxystiques ne sont ni très longues, ni très rapprochées, ni très pénibles. On a prise assez facilement sur l'affection colique par le régime et le traitement ; on en obtient assez souvent la guérison, sans que cependant on puisse jamais considérer les malades comme à l'abri d'une récidive.

c. *Formes graves*. — Parmi les formes graves on peut établir un certain nombre de subdivisions et distinguer :

α. La forme grave continue ;

β. La forme grave à paroxysmes fébriles.

γ. La forme grave douloureuse avec et sans entéroptose.

α. *Forme grave continue*. — Ce qui fait la gravité de cette forme, c'est moins l'intensité particulièrement grande des accidents que leur tenacité. Les paroxysmes douloureux ne présentent pas une intensité excessive, mais ils sont de longue durée, et se reproduisent avec une désolante facilité. Les malades restent pendant des années à peu près dans le même état : les émotions, les fatigues, les écarts de régime même assez minimes sont la cause occasionnelle d'incessantes rechutes.

β. *Forme grave à paroxysmes fébriles*. — La fièvre fait habituellement défaut dans l'évolution de la colite muco-membraneuse. Elle peut cependant s'y montrer soit au début, soit au cours de paroxysmes plus ou moins éloignés.

La fièvre, au début, n'est pas très rare. Les malades, des enfants en particulier, sont pris, surtout pendant les chaleurs de l'été, de diarrhée, de coliques, de fièvre, d'inappétence. Bientôt la diarrhée prend des allures dysentériformes : il y a des selles muqueuses quelquefois sanguinolentes, du ténesme, des épreintes, des douleurs à la palpation le long du côlon, et la côlite muco-membraneuse s'installe ainsi d'une façon aiguë. Il semble qu'il y ait passage d'une colite vraie à la côlite muco-membraneuse.

Des poussées fébriles plus ou moins intenses, plus ou moins prolongées peuvent aussi se produire au cours de la côlite muco-membraneuse. La fièvre peut atteindre un degré élevé 39° à 40° et durer pendant dix, quinze jours et plus. Le ventre devient douloureux, les évacuations muqueuses plus abondantes, soit spontanément, soit sous l'influence des lavages intestinaux. L'incertitude sur le diagnostic peut être grande même lorsqu'on connaissait l'existence antérieure de la côlite muco-membraneuse ; on se demande s'il ne s'agit par de tuberculose intestinale ou de fièvre typhoïde. Nous avons récemment observé un cas semblable, la fièvre s'est tenue pendant près de trois semaines entre 38°,5 et 39°,5. Il y avait eu au début de la fatigue générale avec courbature, céphalée et insomnie. La rate dès le début a été augmentée de volume. Le ventre n'a pas été sensiblement ballonné ; il y avait un peu d'endolorissement sur le trajet du gros intestin ; jamais de diarrhée, au contraire, de la constipation. A deux reprises, vers la fin de la seconde semaine et le commencement de la troisième, il y eut des selles sanglantes, épaisses comme de la gelée de groseilles, pas de taches rosées lenticulaires. S'est-il agi d'une fièvre typhoïde rendue anormale par sa superposition à la côlite muco-membraneuse ou d'un simple paroxysme fébrile de longue durée ?

Une jeune femme est prise de temps en temps, plusieurs fois par an, de poussées de fièvre ; pendant deux ou trois jours, la température monte le soir à 39 ou 40°. Ces élévations de température coïncident avec des crises paroxystiques de côlite muco-membraneuse ; douleurs le long du côlon, endolorissement au niveau du côlon descendant et surtout de l'S iliaque, évacuations muco-membraneuses, plus abondantes et plus liquides que d'habitude.

Forme grave douloureuse. — Quelquefois l'intensité des phénomènes douloureux donne à la côlite muco-membraneuse un caractère de véritable gravité : cela se voit chez les individus nerveux, surtout lorsqu'ils sont en même temps atteints de ptoses viscérales de l'abdomen.

Les victimes de cette forme grave sont le plus souvent des femmes. Les crises paroxystiques sont intenses et rapprochées ; elles sont quelquefois en quelque sorte soudées les unes aux autres pendant des semaines et même des mois. Ce sont des coliques, des tortillements, une sensation de tension et de brûlure sur le trajet du côlon, plus particulièrement du côlon transverse. La constipation est très opiniâtre. Les laxatifs, les lavements, les lavages de l'intestin amènent l'évacuation d'une abondante quantité de muco-membranes. Les lavages intestinaux sont souvent suivis de coliques pénibles. Le ventre est endolori dans toute son étendue, particulièrement au niveau du côlon ; le point douloureux épigastrique est en général très marqué. Les malades supportent difficilement la pression des vêtements ; la station debout et la marche rendent les douleurs plus vives. Ils se trouvent donc réduits à rester étendus pendant de longues périodes, et à renoncer à leurs occupations habituelles.

Dans ces conditions, la digestion stomacale se fait difficilement, elle s'accompagne de malaises et même de véritable gastralgie. D'autre part, l'ingestion des aliments réveille souvent les paroxysmes douloureux du côté de l'intestin, et les malades en arrivent, pour éviter ces inconvénients, à restreindre de plus en plus leur alimentation, ils s'affaiblissent, deviennent plus nerveux, plus irritables encore. Le nervosisme augmente, les malades se découragent, deviennent de plus en plus hypochondriaques. Leur vie est alors réellement très pénible.

Cette forme grave ne se rencontre que chez des personnes, des femmes surtout, prédisposées par un état antérieur de nervosisme plus ou moins latent, plus ou moins nettement stigmatisé. Elle se développe beaucoup plus facilement encore lorsqu'il existe une ptose accentuée des viscères abdominaux. Le flottement des organes, les tiraillements qu'ils produisent sur leurs attaches tendent à augmenter l'irritation douloureuse des plexus nerveux de l'abdomen et à maintenir leur endolorissement à l'état permanent. L'influence de la viciation dans la statique des viscères abdominaux se trouve démontrée par les bons effets du décubitus dorsal. Les malades sont habituellement notablement soulagés lorsqu'on leur impose un séjour au lit suffisamment prolongé.

Complications. — Nous avons déjà signalé toute une série de complications sur lesquelles nous ne reviendrons pas. Elles appartiennent à la série nerveuse : palpitations, dilatations réflexes du cœur droit, faux asthme cardiaque, spasme de l'œsophage, vertiges, étourdissements, amblyopie et même amaurose passagère, crises convulsives épileptiformes, chorée. Le nervosisme préalable est certainement, dans une large mesure, responsable de ces accidents ; c'est un élément dont il faut tenir compte et il faut se défier des coïncidences. Toutefois, nous admettons, comme on l'a vu, que la côlite muco-membraneuse et la dyspepsie concomitante retentissent sur l'état névropathique qu'ils exaspèrent, et que, de cette façon, les déterminations nerveuses se trouvent rendues beaucoup plus faciles et beaucoup plus graves.

L'auto-intoxication peut également entrer en ligne de compte dans ces conditions ; ses conséquences sont naturellement plus graves chez des névropathes. Il est difficile de faire le départ entre les manifestations qui en dérivent et celles qui résultent des réflexes anormaux.

Les *poussées fébriles* qu'on observe de temps en temps au cours de la côlite muco-membraneuse peuvent être aussi considérées comme la conséquence et l'expression symptomatique d'une véritable complication. Elles résultent vraisemblablement de l'entrée en jeu d'infections microbiennes secondaires, ou encore, ce qui aboutirait au même résultat, de l'accroissement momentané de la virulence des microbes qui pullulent dans les muco-membranes. Peut-être y a-t-il là des poussées de côlite profonde, interstitielle, différentes par leur expression anatomique autant que par leur étiologie microbienne de la côlite muco-membraneuse commune qui est une maladie apyrétique.

Les infections secondaires et l'auto-intoxication rendent sans doute compte d'une série d'accidents parfois signalés : éruptions prurigineuses, strophulus, prurigo, éruptions ortiées. D'après Guinon, elles seraient assez fréquentes chez les enfants.

Ce n'est pas le lieu de pousser cette discussion plus avant. Nous ne retiendrons ici, comme complications de la côlite muco-membraneuse que les hémorragies intestinales, l'obstruction intestinale et l'appendicite.

Hémorragie intestinale. — L'hémorragie intestinale a été vue à plusieurs reprises chez des malades atteints de côlite muco-membraneuse. Potain, Malibran, de Lagenhagen en ont rapporté des cas. Vouzelle en cite deux observations à lui communiquées par Bernard, de Plombières. Dans la première, chez une jeune fille, l'hémorragie fut si considérable qu'on put craindre pour la vie de la malade. La cure de Plombières n'avait pas encore été commencée. Dans le second cas, l'hémorragie moins abondante survint au cours du traitement.

Pour notre part, nous avons observé des hémorragies intestinales vraies dans deux cas de côlite muco-membraneuse. Dans le premier, une hémorragie d'un demi verre environ s'est montrée à deux reprises chez un malade âgé de soixante-huit ans qui présentait depuis longtemps déjà des poussées de côlite muco-membraneuse paraissant localisées au côlon descendant et au maximum au niveau de l'S iliaque. Cet accident a pu me faire craindre le début d'une lésion épithéliomateuse ; mais quatre années se sont passées depuis sans que rien ait indiqué le développement d'un néoplasme de l'S iliaque ou du côlon.

Dans le second, il s'agit d'une femme atteinte de côlite muco-membraneuse, avec poussées fébriles, et paroxysmes prolongés et douloureux. Deux fois, d'abondantes hémorragies intestinales se produisirent au début d'une poussée de côlite muco-membraneuse dans des circonstances occasionnelles tout à fait identiques : à la suite d'émotions vives. L'évacuation du sang se fit dans la soirée même, dans les deux cas.

Il n'est pas rare, au moment de poussées aiguës, en même temps qu'on constate des phénomènes dysentériformes, de voir les selles devenir plus ou moins nettement sanguinolentes. Dans un cas cité déjà plus haut, au cours d'une poussée fébrile qui dura trois semaines et qui put faire se demander s'il ne s'agissait pas d'une fièvre typhoïde chez une malade préalablement atteinte de côlite muco-membraneuse, il y eut à deux reprises des selles demi-solides véritablement sanglantes.

Obstruction intestinale. — Des phénomènes de véritable obstruction intestinale ont été observés quelquefois chez des malades atteints de côlite muco-membraneuse (Baraduc, Vouzelle).

Nous en avons observé personnellement un exemple bien intéressant. Une jeune femme depuis longtemps atteinte de côlite muco-membraneuse avait eu un abcès dû à une salpingite; cet abcès avait été ouvert par une incision au-dessus du ligament crural. Sous l'influence de cette poussée inflammatoire et du séjour au lit, la constipation devint plus marquée encore que de coutume. On fit des lavages de l'intestin à la pression élevée de $1^{m},50$. On n'obtint pas de selles et il se produisit des vomissements. Cette première poussée d'occlusion céda cependant au bout de quelques jours. Elle reparut une huitaine de jours plus tard. Pour la combattre, on fit de nouveau le lavage de l'intestin à la même pression et des lavages de l'estomac. Les selles étaient supprimées, aucune émission de gaz par l'anus, l'abdomen distendu dans sa partie moyenne; l'intolérance gastrique était complète, les liquides ingérés étaient rapidement rejetés, il y avait même à vide des vomissements bilieux, l'affaiblissement général était très grand, la situation menaçante. Le pouls était petit, rapide, les urines supprimées. Les accidents d'occlusion duraient déjà depuis trois ou quatre jours lorsque la malade me fut montrée. Le ventre très amaigri était légèrement ballonné à sa partie moyenne au-dessous de l'ombilic. On se rendait compte, par la simple inspection, que le côlon ne participait pas au gonflement. Par la palpation, on le sentait nettement contracté sur toute son étendue, et formant une corde facile à percevoir. Il était évident qu'il y avait un spasme généralisé du gros intestin, et ce spasme paraissait être la cause des phénomènes d'obstruction. On fit les lavages à une pression beaucoup moins forte, on maintint sur le ventre des applications chaudes, on chercha de plus à calmer l'excitation du côlon par de petites piqûres de morphine et des suppositoires belladonés. En vingt-quatre heures, on vit disparaître les vomissements et les selles reparurent.

Nous aurons l'occasion de revenir sur ce fait si intéressant; il démontre que la contracture spasmodique du côlon peut aller jusqu'à produire des phénomènes d'occlusion intestinale. Il semble qu'on ne doive pas toujours les attribuer à ce mécanisme au cours de la côlite muco-membraneuse. Baraduc et Vouzelle ont invoqué l'accumulation dans le côlon d'une masse considérable de fausses membranes qui a été rejetée en bloc lorsque l'obstruction intestinale a pris fin.

Appendicite. — C'est une question très discutée que celle des rapports pathogéniques de l'appendicite, et de la côlite en général, et, plus particulièrement, de la côlite muco-membraneuse. Dieulafoy soutient que ces deux affections sont indépendantes l'une de l'autre ; au contraire, Reclus et une série d'autres auteurs prétendent que l'inflammation du côlon, en se propageant à l'appendice, devient souvent une cause d'appendicite. On comprend beaucoup mieux, il faut l'avouer, que cette propagation se fasse qu'on ne comprendrait qu'elle ne se fasse pas. Dieulafoy a même été jusqu'à admettre une sorte d'opposition entre la côlite muco-membraneuse et l'appendicite ; il prétend, en effet, qu'en cas d'hésitation entre une crise douloureuse de côlite muco-membraneuse limitée au cæcum et une crise d'appendicité, l'apparition dans les selles d'une notable quantité de muco-membranes suffit pour lever tous les doutes et pour permettre d'éliminer l'appendicite. Il ne tient pas compte de ce fait qu'on peut voir chez le même malade alterner les crises de côlite muco-membraneuses et les crises d'appendicite : nous en avons vu plusieurs cas.

Évidemment la plupart des malades atteints de côlite muco-membraneuse n'ont pas d'appendicite. On peut comme Potain, comme Bottentuit, de Plombières, en oberver une longue série sans voir l'appendicite se produire. Il nous est arrivé plusieurs fois pour notre part de soupçonner nettement ou de reconnaître dans l'histoire du malade des crises antérieures d'appendicite certaine ou probable qui eussent pu passer inaperçues si notre attention et notre interrogatoire n'avaient pas été dirigés dans ce sens.

D'autre part, nous avons suivi quatre malades atteints de côlite muco-membraneuse avant et après la résection de l'appendice. Chez un cinquième, des crises légères d'appendicite correspondant au type de la colique appendiculaire se sont succédées à plusieurs reprises sous nos yeux. Le diagnostic ne nous a pas paru douteux. Le malade en avait eu une douzaine en cinq ans environ ; depuis trois ans, le traitement méthodique de la côlite muco-membraneuse a été institué et il n'y a plus eu que deux petites crises fort légères.

Plusieurs chirurgiens, parmi lesquels nous citerons Reclus, Brun, Jalagier, Walther, sont intervenus, pour des appendicites survenues au cours de la côlite muco-membraneuse, et ils ont constaté des lésions non douteuses et bien caractérisées de l'appendice. Vorbe a rassemblé dans sa thèse inaugurale vingt-sept cas d'appendicite consécutive à la côlite muco-membraneuse. Quelquefois, la côlite guérit après l'intervention chirurgicale; mais cette guérison n'est pas constante ; la côlite peut persister, ce qui démontre bien que l'appendice n'était pas la cause des accidents coliques. D'autres fois, au contraire, il y a eu une amélioration notable après l'intervention et la disparition de l'appendice. On comprend très bien que la constipation puisse être entretenue par des lésions de l'appendice et devenir ainsi une cause de persistance de la production des muco-membranes et des phénomènes douloureux.

Marche, évolution, pronostic. — La côlite muco-membraneuse est essentiellement une maladie chronique ; toutefois, nous avons vu qu'elle procède en principe par crises successives. Une de ces crises peut être complètement isolée et rester unique dans la vie d'un malade : les formes graves sont, au contraire, caractérisées par la répétition indéfinie des poussées paroxystiques qui tendent en quelque sorte à se souder les unes aux autres.

La côlite muco-membraneuse peut guérir complètement et relativement facilement lorsqu'on fait disparaître la constipation d'où elle dépend. Elle peut, au contraire, durer toute la vie, avec des disparitions momentanées plus ou moins prolongées ou même simplement des rémissions. Il y a donc, au point de vue de son évolution et de sa durée, des différences considérables.

Le pronostic n'est pas grave en ce qui concerne la vie, il l'est par la tendance très grande de la maladie à la récidive. Chez les névropathes et surtout les nerveuses atteintes de ptoses viscérales de l'abdomen, la maladie peut acquérir une véritable gravité, par sa durée indéfinie, par les douleurs qu'elle cause, par l'état de désespérance dans lequel elle met les malades. Nous avons plus haut esquissé le tableau de ces malheureuses femmes qui restent indéfiniment avec des douleurs abdominales presque constantes, qui sont obligées de demeurer étendues au lit ou sur la chaise longue.

Diagnostic. — Dans le plus grand nombre des cas, le diagnostic de la côlite muco-membraneuse ne présente aucune difficulté. La présence des muco-membranes chez des personnes constipées attire l'attention d'une façon assez nette, pour que l'état des selles soit examiné. Souvent, cet examen n'est fait que parce qu'il survient des crises douloureuses.

La seule difficulté est de décider à quel moment on a réellement le droit de déclarer qu'il y a côlite muco-membraneuse. Suffit-il de trouver quelques mucosités ou quelques scybales enveloppées d'une couche de mucus concrété ? En réalité, c'est là le premier degré de la côlite muco-membraneuse, qui prend une intensité caractéristique lorsque les muco-membranes apparaissent, lorsque les crises douloureuses se montrent avec une intensité en rapport surtout avec le nervosisme des malades.

On ne confondra pas la côlite muco-membraneuse avec la *côlite aiguë simple*, qui est caractérisée par des évacuations muqueuses liquides, et non par des muco-membranes. Il en est de même des *entérites chroniques*, dont le type est l'entérite des pays chauds. Ce qui les caractérise avant tout, c'est une diarrhée persistante.

Au moment des poussées aiguës, la côlite muco-membraneuse peut prendre des allures nettement *dysentériformes*. On sera, en général, dans ces conditions, prévenu, de la nature exacte de l'affection par l'existence depuis longtemps déjà d'accidents de côlite muco-membraneuse.

Rappelons à ce propos que la côlite muco-membraneuse succède parfois à une crise de côlite dysentériforme survenue soit au cours d'une constipation rebelle, soit à la façon des entérites estivales.

Un diagnostic quelquefois plus difficile consiste à distinguer la côlite muco-membraneuse simple de celle qui dépend d'une lésion organique du côlon.

En cas de *cancer du gros intestin*, on constate, comme dans la côlite muco-membraneuse, des mucosités dans les selles ; il y a des douleurs et de la constipation. Mais, contrairement à ce qu'on observe dans la côlite, les mucosités sont liquides, assez souvent sanguinolentes, rarement il y a des membranes. Les crises de coliques douloureuses se trouvent localisées au-dessus de l'obstacle, ce qui constitue une différence appréciable lorsque la lésion siège sur une partie élevée du côlon. Le côlon est dilaté au-dessus, comme l'a signalé Bouveret ; on aperçoit des contractions péristaltiques du gros intestin au-dessus du point rétréci. Enfin, on peut quelquefois constater par la palpation l'existence d'une tumeur limitée au niveau de la lésion.

Lorsque l'épithéliome se développe à la partie inférieure de l'S iliaque ou à la partie supérieure du rectum, il reste inaccessible au toucher rectal, mais on peut parfois le percevoir par la palpation extérieure. Il y a des douleurs localisées vers la fosse iliaque gauche, des épreintes, des selles muqueuses, parfois sanguinolentes. Situé plus bas, l'épithéliome pourra être perçu par le toucher rectal.

Des phénomènes très analogues pourraient se produire avec une lésion tuberculeuse ou syphilitique du gros intestin, ou encore avec un rétrécissement consécutif à une *dysenterie antérieure*. Dans ces conditions, ce qui domine ce sont les signes de *rétrécissement du côlon*.

Il faut bien savoir toutefois que les signes de rétrécissement peuvent se produire sous influence d'un *spasme limitée du côlon*, circonstance qui se réalise de temps en temps au cours de la côlite muco-membraneuse. On sait, en effet, que, dans cette affection, il y a souvent une contracture du gros intestin. C'est elle qui produit la corde colique. Eh bien ! cette contracture peut se trouver limitée à la partie inférieure du côlon descendant, par exemple, où on la constate nettement par la palpation, soit au niveau de l'S iliaque, soit au-dessus. Le segment resserré se présente sous l'aspect d'un cylindre très allongé, En tout cas, il n'y a pas là une saillie limitée ou un anneau induré, mais un véritable cylindre. Les selles, dans ces conditions, sont souvent allongées, étroites, cylindriques ou rubanées, comme passées à la filière. Contrairement à ce qu'on observe au cours d'un rétrécissement cylindrique de l'intestin comme celui qui peut résulter d'une dysenterie antérieure ou de lésions tuberculeuses, le rétrécissement peut disparaître à certains moments et les selles reprendre leur diamètre habituel, d'une façon suivie pendant de longues périodes.

Les *crises douloureuses* de la côlite muco-membraneuse peuvent être la cause d'erreurs de diagnostic assez variés.

Quand elles siègent sur le côlon transverse, on peut les prendre pour des douleurs stomacales. G. Sée insistait avec complaisance sur la fréquence de cette erreur. Les évacuations muco-membraneuses, la situation et la direction transversale de la douleur, leur localisation au niveau d'un côlon rétracté ou dilaté lui-même, sensible à la palpation, tels sont les éléments qui permettront d'établir le diagnostic.

Les *crises douloureuses*, localisées au cæcum et au côlon ascendant, peuvent faire penser soit à des crises appendiculaires soit à des coliques hépatiques.

Nous avons déjà parlé des *crises appendiculaires*. La douleur est beaucoup mieux limitée à la fosse iliaque droite, son début est beaucoup plus brusque, la douleur à la palpation est nettement localisée au point de Mac Burney et non étalée le long du cæcum, il y a des vomissements, une élévation de la température plus ou moins marquée. Les crises n'aboutissent pas à l'évacuation d'une quantité plus ou moins considérable de muco-membranes.

La confusion avec les *coliques hépatiques* a été faites quelquefois, surtout en cas de lithiase intestinale, le sable mélangé aux évacuations alvines ayant été, par un examen superficiel, pris pour du sable biliaire. La notion de l'existence antérieur de la côlite muco-membraneuse, le siège exact de la douleur, l'endolorissement du cæcum et du còlon ascendant, l'absence d'ictère et de décoloration des matières serviront à établir le diagnostic. Il faut reconnaître toutefois qu'il est parfois bien difficile de se prononcer d'une façon absolue. Il n'est pas exceptionnel que la lithiase biliaire accompagne la côlite muco-membraneuse, comme si une inflammation analogue s'était produite en même temps dans le côlon et les voies biliaires. Les crises réellement hépatiques peuvent alterner avec les crises intestinales : elles s'en différencient quelquefois difficilement, surtout lorsque l'ictère fait défaut.

ÉTIOLOGIE ET PATHOGÉNIE

Sexe. — La côlite muco-membraneuse, les auteurs qui l'ont étudiée le reconnaissent d'une façon unanime, est beaucoup plus fréquente chez les femmes que chez les hommes. Cela s'explique aisément par la fréquence de la constipation habituelle chez elles, par leur nervosisme, et, aussi, par l'existence de lésions utéro-annexielles qui agissent, soit en provoquant simplement la constipation, soit en déterminant, comme on l'a soutenu, une inflammation du rectum par propagation lymphatique.

Age. — La fréquence la plus grande est de vingt à quarante ans ; mais on la rencontre très bien en deçà et au delà de ces limites. Elle n'est pas rare chez les enfants où elle succède le plus souvent à une poussée de côlite aiguë de caractère assez banal. Notre impression est que sa fréquence, dans les deux sexes, est à peu près égale chez les enfants. C'est que, chez eux, n'interviennent pas encore les facteurs étiologiques signalés chez les femmes. La côlite muco-membraneuse vraie n'apparaît guère chez les enfants avant l'âge de quatre ou cinq ans ; elle est rare dans la première enfance. Cependant, on en a signalé des cas. Longuet a vu un nouveau-né de vingt-six heures rendre des membranes tubulées. Boas dit en avoir observé un cas très net chez une petite fille de deux ans très nerveuse.

Situation sociale. — La côlite muco-membraneuse est certainement plus commune dans la clientèle privée que dans la clientèle hospitalière. On a attribué ce fait à la fréquence plus grande du neuro-arthritisme dans les classes riches.

Nous pensons qu'il faut y ajouter l'abus de la viande et des aliments fortement épicés, et aussi l'abus du corset qui, en favorisant la production des ptoses abdominales, augmente la tendance à la constipation et au nervosisme abdominal.

Antécédents héréditaires. — L'influence de l'hérédité peut s'exercer indirectement par la transmission du tempérament neuro-arthritique. On a même pensé qu'il pouvait y avoir transmission d'une prédisposition directe à la côlite muco-membraneuse. On a signalé sa fréquence dans la même famille, chez les parents et les enfants.

Nous soignons, depuis plusieurs années, la mère et la fille atteintes toutes les deux d'une forme douloureuse grave de côlite muco-membraneuse. Toutes deux sont, du reste, névropathes au plus haut degré.

Côlite aiguë antérieure. — Nous avons dit déjà que la côlite muco-membraneuse pouvait succéder immédiatement à une crise de côlite aiguë. Il n'est pas rare non plus, d'après Marfan [1], de relever des entérites aiguës dans le passé des enfants atteints de côlite muco-membraneuse. Vouzelle, sur 60 cas empruntés à notre pratique hospitalière a relevé 10 fois l'existence antérieure de la fièvre typhoïde.

Pathogénie et nature. — Pour pouvoir discuter utilement la pathogénie et la nature de la côlite muco-membraneuse, il est indispensable que nous fassions connaître au préalable quelle est la structure et la composition chimique des fausses membranes et quel a été le meilleur résultat des rares examens microscopiques qu'on a eu l'occasion de pratiquer.

Structure histologique et composition chimique des membranes de la côlite muco-membraneuse. — La structure histologique et la composition chimique des membranes qui caractérisent la côlite muco-membraneuse ont donné lieu à des recherches assez nombreuses et à des controverses encore pendantes.

A Laboulbène revient l'honneur d'avoir pour la première fois démontré par l'examen histologique que la conception de Gendrin était exacte, que ces membranes n'ont pas la même structure que les fausses membranes croupales, et que leur substance fondamentale est constituée par des stratifications de mucus concrété. Les études de Cornil et de Wannebroucq amenèrent momentanément à retomber dans la confusion antérieure aux recherches de Laboulbène. Ils décrivirent, chez les animaux et chez l'homme, des membranes fibrineuses, qui appartiennent certainement à des maladies du côlon autres que la côlite muco-membraueuse.

Dans ces dernières années, ces recherches ont été reprises par une série d'auteurs, particulièrement par Edwards, Nothnagel, Kitagawa, Swen Akerlund, Schmidt. Elles ont abouti à cette conclusion commune que les membranes sont constituées par des stratifications de mucus concrété ou tout au moins d'une substance très analogue à la mucine, renfermant dans leurs interstices des cellules diverses : cellules épithéliales de la muqueuse plus ou moins déformées et modifiées, cellules

[1] Cité par Vouzelle, p. 46.

rondes, analogues aux globules blancs, quelquefois globules rouges en petite quantité. Ces membranes contiennent une certaine proportion de substances albuminoïdes susceptibles d'être peptonisées par l'action combinée de l'HCl et de la pepsine, mais pas de fibrine et une petite quantité de graisse.

Lorsqu'on les examine au microscope après les avoir simplement dissociées ou les avoir durcies et coupées, on est immédiatement frappé par l'existence d'une série de travées blanchâtres, opalines, superposées et anastomosées les unes avec les autres. Ces travées sont d'une façon spéciale parallèles à la surface libre de la membrane; leurs couches superposées et les anastomoses qui les unissent dessinent des mailles plus ou moins allongées.

Dans ces mailles se trouvent des amas cellulaires, d'autant plus considérables qu'elles sont plus larges. Souvent ces cellules sont déformées de telle façon qu'il devient bien difficile d'en reconnaître l'origine et la nature ; les unes sont plus grandes, irrégulières, les autres, plus petites, arrondies.

Krysinski, qui en a fait une étude très détaillée, y a distingué : des *cellules cylindriques* de l'intestin, quelquefois encore implantées sur la basement membrane, quelques-unes avaient une dimension supérieure à celle des cellules épithéliales normales ; des *cellules à noyau* irrégulièrement granuleuses, qui paraissent être des cellules de la couche profonde du revêtement épithélial de la muqueuse ; des *cellules rondes*, à granulations plus ou moins abondantes, à noyau plus ou moins apparent, dont quelques-unes paraissent nettement être des *leucocytes*. Parfois aussi on y rencontre un certain nombre de *globules rouges*.

A première vue, dans certains cas, la substance fondamentale lamellaire ou fibrillaire peut donner l'impression de travées conjonctives. Il est facile de se convaincre qu'il n'en est rien. En effet, dans le plus grand nombre des cas, l'addition de l'acide acétique au lieu de les éclaircir, comme cela aurait lieu avec le tissu conjonctif, rend les lamelles plus opaques et en augmente la striation. Ce n'est donc pas du tissu conjonctif. Serait-ce donc de la fibrine ? Pas davantage. Les lamelles ne présentent pas les réactions histo-chimiques de la fibrine, mais au contraire, celles de la mucine. La thionine neutre, réactif colorant du mucus étudié par Hoyer, colore les filaments de mucus en rouge violet. Cette coloration se constate nettement sur la substance fondamentale des membranes de la côlite muco-membraneuse, tandis que les éléments cellulaires se colorent en bleu. Cette réaction a été constatée par Swen Akerlund, par Schmidt et par nous-même. La solution triacide d'Ehrlich colore le mucus en vert, le tissu conjonctif en rouge brun : son emploi dans l'examen des membranes fraîches donne un résultat analogue à celui de la thionine.

L'analyse chimique ne donne que des résultats peu nets ; les membranes, d'après Schmidt, ne sont dissoutes que par des solutions alcalines concentrées, et seulement à chaud ; la mucine se trouve détruite. Cette résistance extraordinaire à un alcalin tiendrait à ce qu'elles sont infiltrées de graisse.

C'est à cette infiltration graisseuse beaucoup plutôt qu'à la nécrobiose ou à la dessication qu'il faudrait, d'après Schmidt, attribuer l'aspect trouble des cellules de desquamation épithéliale.

En même temps que les éléments cellulaires, on trouve dans les muco-membraneuses une masse considérable de *microbes*. Krysinski y a distingué quatre espèces de bâtonnets, des cocci longs et ovalaires, des bactéries proprement dites, deux espèces de champignons en filaments. En ce qui concerne les microcoques, son attention a surtout été attirée par des microcoques de 0 μ 8 de long sur 0 μ 6 qui présenteraient les réactions du bacille tuberculeux de Kock.

E. Thiercelin[1] a signalé dans les poussées aiguës de la côlite muco-membraneuse un diplocoque qui, très commun dans l'intestin normal, serait susceptible de devenir pathogène et de produire l'entéro-côlite aiguë des enfants. Il l'a rencontré dans le pus de l'appendicite.

On avait déjà signalé dans les muco-membranes une abondante pullulation du coli-bacile et on avait attribué à l'accroissement momentané de sa virulence, quelques-uns des accidents et certaines des poussées aiguës de la côlite muco-membraneuse.

En somme, la côlite muco-membraneuse, à en juger par la constitution histologique et la composition chimique de ses fausses membranes est constituée par : *a*) la production surabondante de mucus, qui peut rester à l'état floconeux ou se concréter en membranes ; *b*) la desquamation abondante de l'épithélium intestinal, dont les éléments cellulaires subissent des métamorphoses régressives et une infiltration graisseuse qui peut les rendre difficilement reconnaissables ; *c*) par la multiplication énorme de microbes variés dont quelques-uns ont peut-être un rôle pathogénique.

Les membranes dans lesquelles on a trouvé de la fibrine en quantité plus ou moins considérable paraissent appartenir à un processus anatomo-pathologique tout à fait différent ; elles ressortissent à ce que les Allemands appellent l'inflammation croupale.

État de la muqueuse intestinale. — Les occasions de faire l'au-

[1] Soc. de biologie, 15 avril et 24 juin 1899.

topsie de malades présentant des accidents actuels de côlite muco-membraneux sont rares. Simpson en 1855 a fait la nécropsie d'un malade qui avait quelque temps avant sa mort évacué une assez grande quantité de membranes; il constata que « la membrane muqueuse du colon et la partie inférieure de l'intestin grêle étaient partout parsemés d'une éruption papuleuse profonde ». Le même auteur rapporte que, à l'autopsie d'un phtisique qui avait évacué une grande quantité de membranes pendant la vie, Abercrombie trouva sur la muqueuse du côlon un nombre immense de petites vésicules qui, à la ponction, laissaient s'écouler une gouttelette d'un liquide clair. Simpson conclut que, dans la côlite muco-membraneuse, il y a une sorte d'éruption de l'intestin.

Les frères Rothmann ont eu l'occasion de faire chacun de leur côté l'autopsie d'un malade atteint de côlite muco-membraneuse bien caractérisée. Chez la malade d'O. Rothmann, en dehors d'une perforation de l'intestin située au niveau du duodénum et il n'y avait aucune lésion appréciable de l'intestin. La malade de M. Rothmann avait succombé à un cancer de la base du crâne.

Dans le côlon transverse, dans tous les points où il ne contenait pas de matière fécale, la muqueuse était injectée et plissée. Entre les plis se trouvaient comme des coulées blanchâtres en forme de membranes ou de tractus. Le côlon ascendant, distendu par les matières fécales était rouge, mais sans membranes. Dans le côlon descendant et le rectum se trouvaient aussi des membranes qu'on pouvait détacher sans perte de substance. L'examen histologique montra que les membranes avaient la structure connue des muco-membranes. A la face profonde des membranes adhérentes, on voyait des tractus muqueux s'enfoncer dans l'embouchure dilatée des glandes et pénétrer jusque dans le cul-de-sac. Les petits tractus latéraux s'enfonçaient dans les cellules caliciformes. Entre les culs-de-sac glandulaires, il existait un certain degré de prolifération cellulaire; la muqueuse était un peu épaissie.

Aussi donc, dans un cas, aucune lésion appréciable de la muqueuse du côlon, dans l'autre, un léger degré de congestion et d'épaississement de la muqueuse, avec un peu d'infiltration embryonnaire dans la profondeur, entre les culs-de-sac glandulaires. Dans ce second cas, on avait en quelque sorte saisi l'hypersécrétion du mucus en flagrant délit. Pas de lésion appréciable de l'intestin grêle dans l'un comme dans l'autre cas.

Théories pathogéniques. — Nothnagel a pensé, et d'autres auteurs, Ewald par exemple, partagent cette opinion qu'il y a deux variétés de côlite muco-membraneuse, l'une qui résulte d'une hypersécrétion dû mucus d'origine névropathique, sans lésion de la muqueuse du côlon, l'autre qui est la conséquence d'une inflammation légère, catarrhale de cette même muqueuse. A la première, *colique* muco-membraneuse, correspondrait le cas d'O. Rothmann ; à la seconde, la *côlite* muco-membraneuse, correspondrait celui de M. Rothmann.

Rien ne prouve qu'à un moment donné chez la malade d'O. Rothmann il n'y avait pas eu, pendant les périodes d'activité, des lésions de la muqueuse semblables à celles que l'on a trouvées sur le côlon de la malade de M. Rothmann. La démonstration de l'exactitude de la théorie dualiste de Nothnagel ne nous paraît définitivement faite par la comparaison de ces deux cas.

Que nous apprend l'étiologie de la côlite muco-membraneuse ? Qu'elle se montre de préférence chez les individus nerveux, qu'elle succède souvent à une constipation opiniâtre et de longue date ; mais qu'elle peut aussi prendre naissance d'une façon rapide à la suite d'une poussée fébrile de côlite aiguë ou sous l'influence d'une irritation locale de l'intestin causée par des drastiques à haute dose, ou des injections rectales de substances telles que le nitrate d'argent, l'alun, le sublimé.

Dans ce dernier cas, la nature de l'irritation du côlon est évidente. Ces faits ont la valeur de faits expérimentaux, ils aident à comprendre l'influence de la constipation habituelle. On se représente très bien que le contact des matières indurées, que les microbes qui pullulent dans les sécrétions intestinales et les matières fécales à demi délayées, les toxines dont ils provoquent la production, puissent exercer sur la muqueuse du côlon une irritation vive quoique superficielle. Elle amène une hypersécrétion de mucus qui est un acte banal de défense de la part de l'intestin. Cependant il ne se produit pas un flot diarrhéique, le mucus reste retenu, il se concrète sur place en flocons et même en membranes. Pourquoi ? Est-ce parce qu'il est plus épais ? Est-ce parce que la motricité de l'intestin n'est pas mise en jeu, parce qu'il y a atonie ou spasme, et que la résorption de l'eau amène le dessèchement et la concrétion des sécrétions muqueuses ? Il est impossible de déterminer d'une façon précise la part de chacun de ces facteurs. La réalité de la contracture de l'intestin ne paraît en tout cas pas douteuse. On en trouve la trace dans l'apparition assez fréquente de membranes ayant la forme de tubes beaucoup plus étroits que le calibre normal de l'intestin dans lequel ils se sont formés. Si ces tubes sont d'un calibre si faible, c'est précisément parce qu'ils se sont moulés sur des segments du côlon contracturés.

On peut concevoir à la rigueur que l'irritation locale de la muqueuse colique puisse suffire à amener une inflammation superficielle se traduisant par l'hypersécrétion du mucus et l'exagération de la desquamation épithéliale. Pas n'est besoin jusque là de faire intervenir le nervosisme préalable. Toutefois l'observation clinique démontre, de la façon la plus nette, l'existence de l'élément névropathique et cette notion aide beaucoup à se rendre compte de la genèse des syndromes et de la constitution des formes graves. On comprend que l'hypersécrétion du mucus, que le spasme généralisé ou localisé du côlon et que les phénomènes douloureux se produisent avec une facilité et une intensité plus grande chez les nerveux. Les ptoses abdominales favorisent la constipation, et amènent, par le tiraillement des filaments nerveux, l'irritation des plexus abdominaux. Elles produisent chez les névropathes prédisposées, une localisation maxima du nervosisme sur le système d'innervation gastro-intestinale; le spasme, l'hyperesthésie et l'hypersécrétion peuvent en être la manifestation symptomatique.

La côlite, les douleurs qu'elle provoque, les troubles de la nutrition qu'elle amène, sont de nature à créer ou à entretenir l'état nerveux. Le nervosisme à son tour exagère les phénomènes de côlite : c'est un cercle vicieux.

Il ne faut pas oublier que la constipation, cause de l'irritation locale du côlon peut être la conséqence de la détermination d'un état névropatique sur l'appareil d'innervation intestinale.

Jusqu'ici, dans cette conception théorique, il n'a pas été question des infections microbiennes; on conçoit très bien qu'elles puissent jouer un rôle important dans le processus, soit pour l'exagérer, soit pour produire quelque complication. Par des infections microbiennes secondaires, s'expliquent sans doute, par exemple, les poussées fébriles de côlite dysentériforme. Faut-il attribuer plus particulièrement un rôle à tel ou tel microbe : coli-bacille, entéro-coque de Thiercelin, nous l'ignorons; mais il est certain que la multiplicité des agents microbiens dans les productions muco-membraneuses est un élément qu'il ne faut pas négliger. L'auto-intoxication peut certainement, elle aussi, entrer en jeu et jouer un rôle pathogénique.

CHAPITRE VII

LITHIASE INTESTINALE

Définition. — On doit donner le nom de lithiase intestinale aux concrétions minérales qui prennent naissance dans l'intestin. Elles peuvent s'y présenter sous forme de calculs, de graviers ou de sable.

Historique. — La présence de *calculs* dans l'intestin est connue depuis longtemps ; mais leur nature et leur mode de production étaient mal déterminés. On les confondait avec les calculs biliaires ou on les prenait pour des matières fécales durcies.

Vers la fin du premier quart du XIXe siècle seulement, une série d'observations cliniques de Children, de Torbet, de Laugier et d'analyses chimiques de Foucroy, Vauquelin, Robiquet, Thomson, Marcet, Rudini, apprit à distinguer les calculs intestinaux des calculs biliaires autrement que par leur densité et leur propriété de surnager ou de tomber au fond de l'eau.

Les substances minérales rencontrées dans ces calculs étaient assez variables, mais il est à noter que le phosphate de chaux était toujours signalé comme prenant une part notable à leur constitution.

Souvent, au centre de ces calculs, on avait rencontré des corps étrangers, noyaux de cerise, petits calculs biliaires, débris végétaux, et on avait pu penser que leur présence était nécessaire pour servir de centre d'agglomération à la masse calculaire. La comparaison s'imposait avec les concrétions souvent rencontrées dans l'estomac et l'intestin des ruminants et connues sous le nom de *bézoars*. Au centre de ces bézoars, on trouve des poils déglutis par les animaux qui les avalent après s'être léchés.

La connaissance du *sable intestinal* est de date beaucoup plus récente ; elle remonte de la communication faite par Laboulbène à l'Académie de médecine en 1873. A partir de ce moment, la question tomba dans l'oubli. Malgré quelques travaux isolés, le chapitre lithiase intestinale disparût des traités de pathologie interne. Le sable intestinal est de nouveau observé et étudié à partir de 1896 par une série d'observateurs Mongour, Oddo, Albert Mathieu, Dieulafoy ; on démontre sa nature chimique et ses relations avec la côlite muco-membraneuse.

Description et composition chimique des concrétions intestinales. — Les concrétions intestinales peuvent se présenter sous trois aspects différents : des calculs, du gravier et du sable.

Les *calculs* sont certainement beaucoup plus rares que le sable intestinal. On peut en distinguer quatre variétés : *a.* les calculs proprement dits ou *entérolithes ; b.* les incrustations de débris végétaux ; *c.* les incrustations de matière fécale ou *coprolithes ; d.* les concrétions médicamenteuses.

a. Les *entérolithes* sont durs, de consistance pierreuse ; ils sont brunâtres, arrondis ; à la coupe, on les trouve constitués, le plus souvent, par des couches concentriques superposées, alternativement claires et foncées ; le centre est en général d'un blanc grisâtre, crayeux, plus friable. Ces calculs sont plus ou moins volumineux, les plus gros ne dépassent guère les dimensions d'une châtaigne ; toutefois, on en a signalé de beaucoup plus gros, de 12 centimètres de circonférence (Simson), de 19 centimètres (Dyer), de 23 centimètres (Moro). Quelquefois il n'en existe qu'un seul, mais il peut y en avoir plusieurs ; 12 dans un cas de Moro, 32 dans une observation de Niemeyer, pesant ensemble deux livres et demie [1].

O. Madelung a rapporté une observation bien curieuse de calculs intestinaux multiples. Un homme de trente-deux ans disait avoir avalé à l'âge de quatorze ans, une assez grande quantité de noyaux de cerises. Trois jours après, il éprouva des douleurs violentes au niveau du côlon transverse ; elles se calmèrent bientôt. Mais plus tard, à quinze ans, douleurs dans la région épigastrique, troubles digestifs, vomissements acides ; selles rares précédées de douleurs dans la région du côlon transverse. Tous ces troubles ont persisté jusqu'au moment où il fut examiné par Madelung, ils s'étaient même accentués ; depuis trois ans, il y avait des vomissements presque quotidiens, tous les deux ou trois jours des selles douloureuses amenant l'expulsion de petites billes dures, sèches, inodores et comme pierreuses. Un jour, il y eut expulsion à la suite d'un purgatif de deux calculs à facettes, ayant les dimensions d'un marron. A partir de ce moment, en l'espace d'un an, le malade rendit, grâce aux purgatifs, par deux ou trois à la fois, trente-deux calculs de même aspect et de dimensions à peu près égales. Douze d'entre eux furent sectionnés ; ils renfermaient à leur centre un noyau de cerise. Au moment

[1] D'après Leichtenstern Ziemsseins Hdb. Bd. VII, 2te Hälfte, 2te Auflage, p. 487.

de l'entrée à l'hôpital, il y avait à la région épigastrique une tumeur dure du volume du poing.

Un des calculs récemment expulsé pesait 25 grammes, il avait un diamètre longitudinal de 2 centimètres 9, un diamètre transversal de 2 centimètres 8; sa couleur était brunâtre. A la coupe on trouva le centre formé par un noyau de cerise; autour de ce noyau, une masse blanche, en lames concentriques, plus en dehors, une masse d'un brun verdâtre, moins nettement divisée en lames superposées. La masse centrale était crayeuse, friable, la couche périphérique beaucoup plus résistante. A la surface existaient des facettes aplaties dues sans doute à la pression réciproque de plusieurs calculs semblables.

Assez souvent, on a trouvé un corps étranger au centre des entérolithes, noyau de cerise comme dans le fait précédent, calcul biliaire, débris végétal, petit morceau de bois de réglisse, aiguille, œuf d'ascaride lombricoïde, petit fragment de granit, etc.

Les calculs de cette variété, d'après les relevés de Leichtenstern n'auraient été observés que chez des individus jeunes encore.

b. Les calculs formés par des *incrustations de débris végétaux* sont beaucoup moins résistants; ils sont spongieux ou poreux. A la coupe, on y découvre facilement par l'examen à l'œil nu ou à la loupe un entre-croisement de fibres végétales; parfois, leur masse est creusée de cavités. Leur volume atteint quelquefois les dimensions d'une châtaigne ou même d'une orange; on n'en trouve, en général, qu'un ou deux.

A cette variété de concrétions intestinales, se rattachent les *avénolithes*, concrétions formées autour de débris de grains d'avoine chez les individus qui mangent beaucoup de gruau d'avoine; on les observerait en particulier fréquemment chez les populations pauvres de l'Écosse.

c. Chez certains malades très constipés et atteints de côlite chronique, les scybales peuvent s'incruster de sels calcaires et acquérir une dureté véritablement pierreuse. Nous en avons vu de la grosseur d'une noix, de couleur blanchâtre, qui rebondissaient sur le sol à la façon de billes de marbre. Ce sont de véritables *coprolithes* qui méritent réellement de prendre place parmi les calculs intestinaux. A la coupe, on les distingue parce qu'ils ne présentent pas la disposition en couche concentrique habituelle aux entérolithes.

d. Les *concrétions d'origine médicamenteuse* doivent être mises à part; elles sont formées par des substances minérales prises pendant longtemps à titre de médicaments; on a signalé ainsi des calculs de craie, de magnésie et de fer.

Au point de vue de leur composition chimique, les concrétions calculeuses vraies, formées dans l'intestin aux dépens de ses sécrétions, ont de grandes analogies. On y rencontre toujours une certaine quantité de substances organiques, et des sels minéraux. Le phosphate tri-basique de chaux représente la plus grande partie de ces sels ; on y trouve en outre assez souvent, en proportion moindre, du carbonate de chaux, du phosphate de magnésie, et du phosphate ammoniaco-magnésien. Ce sont là, comme nous le dirons plus loin, les éléments que l'on rencontre à l'analyse du sable intestinal. Il n'y a donc pas de différence de nature, mais seulement une différence d'état physique entre les calculs et le sable ; ce sont des concrétions identiques au point de vue de leur pathogénie et de leur composition.

Les proportions des sels qui entrent dans la composition des concrétions varient ; mais ces sels restent toujours les mêmes.

Sable intestinal, gravelle intestinale. — Le *sable intestinal*, lorsqu'on l'a aussi complètement que possible séparé des matières fécales avec lesquelles il se trouve mélangé, ce qui demande souvent des lavages répétés et des manipulations assez longues, se présente quelquefois sous la forme d'un sable jaunâtre très fin presque pulvérulent ; plus souvent, il est d'un jaune brunâtre à grains plus gros, inégaux, d'un diamètre d'un quart ou d'un demi-millimètre. Parfois, c'est un mélange de grains brunâtres et de sable jaunâtre ou blanchâtre.

Dans certains cas, ce n'est plus du sable, mais du *gravier*. Dans un de nos cas, l'aspect était assez exactement celui du poivre blanc grossièrement concassé ; un autre échantillon donnait l'idée de platras grossièrement pulvérisé. Les graviers agglomérés par du mucus et des matières fécales desséchées peuvent donner lieu à des calculs friables, non stratifiés, comme dans les vraies entérolithes. Il en était ainsi dans un cas de Dalché rapporté par Chevalier.

L'analyse chimique du sable ou du gravier faite par des auteurs différents, a toujours montré les mêmes éléments minéraux, phosphate tri-basique de chaux, carbonate de chaux, phosphate ammoniaco-magnésien, et une quantité très minime de silice, chlorure de sodium, sulfate de soude, etc.

Le phosphate ammoniaco-magnésien peut manquer ou n'exister qu'en proportion peu considérable. Les sels calcaires existent toujours ; en général, le phosphate, est notablement plus abondant que le carbonate. Ces sels se trouvent mélangés à une certaine quantité de matière organique desséchée constituée par du mucus et de la matière fécale.

Voici, à titre d'exemple, deux analyses faites par A. Richaud sur des échantillons de sable intestinal recueilli dans les selles de deux de nos malades.

PREMIER ÉCHANTILLON :

Matières organiques	30,80
Phosphate tricalcique	64,206
Carbonate de chaux	3,418
Matières minérales diverses	1,576

DEUXIÈME ÉCHANTILLON :

Matières organiques	45,60
Phosphate tricalcique	46.68
Carbonate de chaux	5,14
Matières minérales diverses	2,58

La quantité des matières organiques varie naturellement suivant la façon dont le sable a été plus ou moins soigneusement lavé.

On ne trouve dans ce sable ni pigments biliaires ni cholestérine, ce qui le distingne du sable formé dans les voies biliaires.

Symptômes de la lithiase intestinale. — Les calculs et le sable intestinaux ne se produisent pas sans qu'il existe de l'entérite ou plus exactement de la côlite chronique ; c'est dans le gros intestin et plus particulièrement encore, semble-t-il, dans le cæcum qu'ils prennent naissance. Dans les cas de sable ou de gravelle intestinale, il semble y avoir toujours ou tout au moins presque toujours côlite muco-membraneuse. On comprend combien il est difficile dans ces conditions de faire le départ des symptômes attribuables à la côlite et à la lithiase.

Les calculs volumineux peuvent se reconnaître quelquefois à certains signes particuliers ou causer des accidents en vertu même de leur volume. Parfois, comme dans l'observation de Madelung, résumée plus haut, on peut percevoir une tumeur à la palpation du cæcum ou du côlon transverse. Leur présence peut même être la cause d'accidents d'occlusion intestinale. On comprend que l'expulsion de ces entérolithes puisse provoquer des phénomènes douloureux comparables à la colique hépatique comme nous l'avons vu personnellement dans un cas à propos de véritables coprolithes. On le comprend moins quand il sagit de sable intestinal. On ne se représente pas qu'une petite quantité de ce sable puisse être la cause de semblables douleurs expulsives.

Les crises à la suite desquelles se trouve rejetée une quantité de sable plus ou moins considérable sont en réalité de la même nature que celles que l'on voit survenir dans la constipation, au moment des débâcles et plus souvent encore dans la côlite muco-membraneuse ; si les phénomènes douloureux, qui annoncent la gravelle intestinale, sont plus intenses, c'est qu'elles se produisent en général au cours de formes plus graves de la côlite muco-membraneuse, à la suite de périodes de stase plus longue au cours desquelles le sable a pu se former.

Il arrive cependant que, lorsque le catarrhe lithogène présente une intensité plus considérable, il se forme du sable d'une façon continue, et qu'il en apparaît dans chaque selle pendant de longues périodes, que ces selles soit spontanées ou provoquées par des lavages du côlon.

Nous ne trouvons donc pas que l'expression de coliques intestinales lithiasiques proposée par Dieulafoy soit pleinement justifiée ; en l'employant, il convient tout au moins de ne lui attribuer qu'une valeur séméiologique, et non une signification pathogénique.

Pathogénie de la lithiase intestinale. — La pathogénie de la lithiase intestinale n'a pas été comprise de la même façon par tout le monde. Laboulbène pensait que les grains du sable intestinal étaient formés exclusivement par des éléments minéraux ingérés en même temps que les aliments végétaux ; il avait du reste été amené, par l'examen microscopique beaucoup plus que par l'analyse chimique, à considérer le sable intestinal comme formé, pour la plus grande part, par de la silice. Les analyses les plus récentes, faites avec une grande précision par des chimistes compétents, ont montré seulement des traces de silice, à côté d'une masse très prédominante de sels calcaires, phosphate et carbonate. La théorie alimentaire de Laboulbène ne s'applique certainement pas à ces cas.

Pour Dieulafoy, la lithiase intestinale devrait prendre place à côté de la lithiase biliaire et de la lithiase urinaire ; elle serait la consé- d'un état diathésique, d'une viciation des phénomènes de la nutrition générale : c'est la *théorie diathésique*.

La théorie diathésique ne nous paraît pas suffisamment justifiée. Dans la lithiase rénale on trouve surtout de l'acide urique, des urates et des produits d'excrétion, résidus des échanges nutritifs ; dans la lithiase biliaire, de la cholestérine, des pigments biliaires qui figurent normalement dans la bile, et sont également des produits de désassimilation et d'excrétion. Rien de semblable dans la lithiase intestinale, on n'y voit figurer aucun produit de désassimilation, aucun produit caractéristique de la fonction d'un organe d'excrétion.

Les sels de chaux, qu'on y rencontre en proportion variable vis-à-vis l'un de l'autre, mais d'une façon très prédominante relativement aux autres éléments minéraux ne sont nullement spéciaux à l'intestin. On les voit figurer dans les calculs qui se forment partout où il y a rétention des produits de sécrétion et desquamation d'une muqueuse enflammée. Des concrétions d'une composition tout à fait analogue peuvent se produire dans les voies biliaires, dans la vessie, les bassinets, les bronches, les cavités nasales, les cryptes amygdaliennes.

La stase et la rétention des produits inflammatoires paraissent nécessaires pour que ces concrétions prennent naissance ; elles se forment en quantité minime dans les glandes dilatées, où on les distingue à l'état de cristaux par l'examen microscopique ; elles se forment en quantité beaucoup plus considérable de façon à constituer du sable, de la gravelle ou des calculs dans les culs-de-sac d'un conduit, ou dans les poches closes comme la vésicule biliaire. La clinique montre qu'elles se forment avec une abondance et une rapidité plus grande dans les cavités dont la muqueuse est atteinte d'une inflammation chronique muco-purulente.

Les concrétions peuvent prendre naissance dans le liquide muqueux assez riche en chaux ; il est possible aussi que la destruction, la nécrose des éléments figurés ne soient pas étrangères à sa production. Ne voit-on pas les foyers de nécrobiose de l'organisme se calcifier d'une façon régulière lorsque leur élimination au dehors n'a pu se faire ?

Du reste, la production de la lithiase intestinale paraît n'être que l'exagération d'un phénomène physiologique. Il y a normalement des sels de chaux dans les produits de la sécrétion intestinale ; on en trouve dans les fèces normales. On a vu des cristaux de phosphate de chaux très nombreux apparaître à l'examen microscopique dans les produits de sécrétion muqueuse et de desquamation qui s'étaient accumulées dans l'S iliaque et le cæcum au-dessous d'un anus contre nature.

Rien d'étonnant à ce que des concrétions calcaires se forment en abondance lorsqu'il y a de la colite muco-membraneuse, lorsque les produits de sécrétion muqueuse, de desquamation épithéliale abondants s'épaississent dans le côlon sous l'influence de la stase. Rien d'étonnant à ce que ces concrétions soient d'autant plus abondantes que la production des muco-membranes est elle-même plus copieuse.

On comprend très bien que les calculs se produisent par le dépôt de couches concentriques de sels calcaires et de matières fécales autour d'un corps étranger qui en constitue le noyau. C'est surtout dans le cæcum que ces calculs peuvent prendre naissance, ou encore dans la cavité de son appendice. Les calculs appendiculaires si souvent rencontrés à la suite de l'appendicite, sont de composition chimique identique, et ils reconnaissent la même pathogénie (voir appendicite).

Dans un organe dans lequel la stase est moins complète, dans lequel, comme dans le colon, des mouvements péristaltiques décollent-

et déplacent facilement la couche de concrétion calcaire produite à la surface de la muqueuse ou dans l'intérieur des muco-membranes, on comprend qu'il ne puisse se déposer que du sable ou de la gravelle. L'incrustation calcaire des scybales, dans les mêmes conditions, donne lieu à la formation des coprolithes.

Diagnostic. — Le sable et les calculs intestinaux se distinguent d'une façon générale du sable et des calculs biliaires par l'absence de pigments biliaires et de cholestérine.

Parfois des concrétions végétales, par exemple les nodosités ligneuses qu'on rencontre dans les poires, ou encore les achènes de fraises ont été prises pour du sable intestinal; l'examen microscopique permet d'éviter cette erreur.

Traitement. — Il résulte de ce que nous avons dit de sa pathogénie qu'il n'y a pas à proprement parler de traitement de la lithiase intestinale. Ce qu il faut combattre c'est la constipation et la côlite chronique (voir *Côlite muco-membraneuse*).

CHAPITRE VIII

HYSTÉRIE GASTRO-INTESTINALE[1]

Préambule. — Tous les accidents dyspeptiques dont il a été question dans les chapitres précédents peuvent se rencontrer chez les hystériques. Lorsqu'il existe des lésions chroniques de la muqueuse, lorsqu'il y a des troubles accentués de la sécrétion chlorhydropeptique ou des fermentations acides excessives par le fait de la tendance à la stase, les manifestations symptomatiques correspondantes peuvent être exagérées. Elles peuvent devenir le point de départ des syndromes plus particulièrement propres à l'hystérie que nous nous proposons de passer en revue au cours du présent chapitre. Ces syndrômes peuvent prendre naissance chez les hystériques sans qu'il soit possible d'invoquer une viciation préalable du chimisme stomacal, et, en tout cas, ce qui domine la pathogénie, c'est la prédisposition névropathique. Du reste, l'hystérie gastro-intestinale a une personnalité clinique suffisante pour que ses manifestations puissent souvent être directement reconnues.

Les déterminations gastro-intestinales, ou pour mieux dire digestives de l'hystérie, présentent d'une façon générale les caractères des manifestations symptomatiques de cette névrose considérée dans son ensemble.

Elles surviennent souvent *brusquement;* c'est ainsi qu'elles peuvent se montrer à la suite d'une grande commotion physique ou morale, d'un grand traumatisme, de grands chagrins, de vives émotions, après une crise convulsive. Ce n'est pas là une condition absolue de leur développement, et l'on voit quelquefois les syndrômes hystériques se constituer progressivement. Ils peuvent disparaître avec la même rapidité qu'ils se sont établis.

Souvent on constate que ces syndromes sont caractérisés par la *prédominance* bien nette de quelque phénomène de dyspepsie d'ob-

[1] Il n'est que juste de déclarer au début ce chapitre que nous nous sommes beaucoup servi pour sa rédaction de l'étude faite sur ce sujet par Gilles de la Tourette dans son Traité de l'hystérie.

servation du reste fréquente en dehors d'un état hystérique nettement caractérisé. C'est ainsi que le spasme de l'œsophage, les vomissements, le météorisme, peuvent prendre une intensité et une prédominance telles qu'ils deviennent presque des stigmates hystériques.

L'*indifférence des malades*, en présence d'accidents pénibles, fort ennuyeux, qui préoccuperaient fort justement toute autre catégorie de malades, peut être considérée comme un des caractères de cet état morbide. C'est une des conséquences de la perversion de l'idéation et de la volonté qui distingue les hystériques et leur donne une place particulière dans la série des névropathes.

La *guérison possible par suggestion* est considérée comme un des caractères spécifiques de l'hystérie. En réalité, l'influence de la suggestion atteint son degré maximum chez les hystériques, bien qu'elle se rencontre également dans des états névropathiques que les neurologistes distinguent de l'hystérie, dans la neurasthénie par exemple. Chez les hystériques, cette abdication de la volonté personnelle, cette subordination à une volonté étrangère atteint son degré le plus élevé, surtout lorsque les malades ont été soumis à ce point de vue à un entraînement méthodique. Cette particularité peut servir au diagnostic des complexus hystériques, et aussi, ce qui est plus précieux encore, à leur traitement.

Le plus souvent, les complexus symptomatiques de l'hystérie gastro-intestinale ne sont pas isolés, et on constate sur le même sujet d'autres manifestations de ce même état névropathique, et, plus particulièrement encore, de certains de ces phénomènes que l'on considère comme de véritables stigmates : hémianesthésie, points hystérogènes, rétrécissement du champ visuel, etc.

L'exploration de la région épigastrique peut fournir à ce propos des renseignements importants : on y trouvera souvent une plaque plus ou moins étendue d'anesthésie ou d'hyperesthésie cutanée. En dehors de la gastrite aiguë et de la gastrite alcoolique, nous considérons la douleur à la palpation au niveau de la face antérieure et de la grande courbure de l'estomac comme un signe d'hystérie gastrique. Le point épigastrique est fréquent; il peut être véritablement hystérogène.

Nous étudierons les complexus symptomatiques suivants :

Spasme de l'œsophage;

Perversions de la faim;

Anorexie hystérique;

Ptyalisme;

Vomissements;

Gastralgie;

Tympanite;
Viciation de la motricité et de la sécrétion intestinales.

SPASME DE L'ŒSOPHAGE

L'œsophage est très fréquemment le siège de déterminations nerveuses, surtout chez les hystériques. Aussi nous paraît-il convenable de ne pas exclure de cet exposé d'ensemble les manifestations dont il peut être atteint chez ces malades. Le spasme est parmi les plus fréquentes et les plus significatives. Il peut être *passager* ou *permanent.*

Au spasme passager peut se rapporter la sensation si fréquente de *constriction* et de *boule.*

La sensation de constriction a le plus souvent pour siège la partie supérieure de l'œsophage, à sa jonction avec l'extrémité inférieure de l'entonnoir pharyngé. Parfois, cette sensation de resserrement se produit à la suite d'une crise de larmes, ou d'une crise convulsive. Elle gêne toujours la déglutition, mais elle peut être si marquée que les malades se trouvent momentanément dans l'impossibilité de déglutir les aliments.

La sensation de la *boule*, n'est pas fixe comme celle de la constriction; elle est mobile et remonte de la partie inférieure vers la partie supérieure de l'œsophage, où elle semble souvent se fixer. Elle peut être un des phénomènes prémonitoires ou initiaux de la grande crise convulsive.

Le spasme de l'œsophage peut se produire à la suite d'une émotion, et disparaître au bout de quelque temps. Il n'est du reste pas besoin d'être hystérique, pour éprouver, sous l'influence d'une émotion vive, une constriction telle du pharynx que toute ingestion de liquide ou de solide serait absolument impossible. Ce qui distingue le spasme des hystériques, c'est son intensité et sa tendance à durer. Il peut devenir *permanent.*

Les signes sont alors ceux d'un véritable rétrécissement de l'œsophage. Les aliments sont arrêtés dans leur descente et provoquent une sensation quelquefois fort pénible de constriction, puis ils sont rejetés sans avoir pu être déglutis.

Nous pensons, avec Gilles de la Tourette, qu'on a dû souvent confondre cet état avec les véritables vomissements incoercibles.

Souvent, ce faux rétrécissement se distingue par certains caractères, certaines bizarreries qui sont bien de nature à démontrer le rôle de la perversion de l'idéation et de la volonté dans leur genèse. Parfois il y a une *sélection* pour les aliments qu'on ne pourrait nullement comprendre avec un obstacle mécanique. Parmi des aliments d'égale consistance, les uns sont déglutis sans difficulté, les autres arrêtés.

On cite des malades qui déglutissaient les solides et pas les liquides, d'autres qui ne pouvaient avaler que des pommes ou des carottes, etc.

La contracture peut être intermittente, elle disparaît à certains jours, à certaines heures, pour se reproduire sans raison appréciable, dans des conditions analogues d'alimentation.

Les mêmes variations se constatent à l'exploration par la sonde. Un jour, le cathétérisme est impossible, un autre jour, au contraire, on le pratique sans difficulté. Il est à noter qu'on a vu assez souvent le spasme disparaître à la suite d'un simple cathétérisme.

Il n'en est pas toujours ainsi. En effet, le point contracturé peut être le siège d'une douleur vive, que réveille le contact du bol alimentaire et de la sonde. Il peut y avoir même à ce niveau un véritable *point hystérogène*, de telle sorte que les tentatives de déglutition des aliments ou de passage de la sonde, peuvent provoquer une véritable crise hystérique.

Sous l'influence du spasme de l'œsophage, l'alimentation des malades peut se trouver restreinte dans des proportions très grandes. Il peut en résulter un état grave d'inanition. Les malades maigrissent, s'affaiblissent, s'anémient, se cachectisent. La mort même peut être la conséquence de cette alimentation insuffisante. C'est ce qui eût lieu dans un cas rapporté par Monakow. La malade atteinte de spasme total de l'œsophage mourut d'inanition après un mois de maladie. A l'autopsie, on pût constater qu'il y avait une dilatation considérable de l'œsophage, avec épaississement des tuniques musculaires, mais sans rétrécissement organique.

Heureusement, cette terminaison fatale est exceptionnelle, bien que souvent on ait pu concevoir de graves inquiétudes sur le sort des malades. Il n'est pas rare qu'il y ait combinaison ou alternance du spasme de l'œsophage, des vomissements incoercibles et de l'anorexie hystérique.

ANOREXIE HYSTÉRIQUE

Elle a été décrite par Lasègue, en 1883, dans un mémoire magistral; on n'a depuis rien ajouté d'essentiel au tableau qu'il en a tracé. Nous regrettons de ne pouvoir que le résumer ici au risque de le défigurer. Lasègue distingue trois périodes dans l'évolution de l'affection; période de début, période d'état et de terminaison.

Période de début. — Il s'agit le plus souvent d'une jeune fille de quinze à vingt ans; à la suite d'une émotion pénible, elle éprouve des douleurs gastriques banales : c'est le plus souvent, après les repas, une sensation de *plénitude* stomacale indépendante de la nature des aliments ingérés qui s'accompagne, en général, d'un état particulier d'angoisse et d'inquiétude.

Pour supprimer cette douleur, la jeune malade diminue son alimentation, elle réduit de plus en plus sa nourriture. Se trouvant bien de ce système, elle y persévère, surtout si on s'y oppose. « Malheur au médecin, dit Lasègue, qui méconnaissant le péril, traite de fantaisie sans portée cette obstination ; l'hystérique ne pardonne pas, et, considérant qu'on a commencé les hostilités, elle s'attribue le droit de les continuer ».

Du reste, la malade a perdu la sensation de l'appétit, et c'est sans effort qu'elle supprime successivement un à un toutes les espèces d'aliments.

Toutes les manifestations hystériques, *s'il en existait*, sont suspendues à partir de cette première phase. Toute la scène morbide va consister dans cette anorexie, cette inanition progressive et la lutte de la jeune malade contre son entourage.

Période d'état. — Pendant des semaines et des mois, le tableau reste le même ; la langue est nette, la soif nulle ; la constipation est assez facilement vaincue.

La malade supporte assez bien son inanition ; elle marche, fait des courses, des visites. Elle refuse de manger mais accepte tous les médicaments.

A partir de ce moment, va se dessiner la *perversion mentale*, qui est la caractéristique de cet état morbide. La famille s'inquiète de l'amaigrissement et de l'affaiblissement de la jeune fille ; prévoyant que cette inanition prolongée peut devenir la cause des accidents les plus graves, elle supplie ou menace. Peine perdue, on s'ingénie à trouver quelque mets qui excite le désir et l'appétit. La malade goûte dédaigneusement les mets nouveaux qu'on lui présente, et, après avoir ainsi prouvé sa bonne volonté, se considère comme dégagée de l'obligation de faire plus. L'excès d'insistance appelle l'excès de résistance, surtout si on laisse percer la supposition que, si la malade voulait faire quelque effort, elle pourrait dominer ses impulsions maladives.

L'hystérique devient bientôt l'objet unique des préoccupations et des conversations. Il se forme ainsi autour d'elle une atmosphère qui l'enveloppe, et à laquelle elle n'échappe à aucune heure de la journée. Plus son attention se concentre sur sa maladie, plus cette maladie se perfectionne. Au bout d'un temps variable, le thème de la malade est fait ; elle systématise à la manière de certains aliénés, et ne se met plus en quête d'arguments. Les réponses deviennent encore plus uniformes que les questions.

Le jeûne d'ailleurs n'est pas absolu et n'a rien de commun avec le *refus d'aliments* des mélancoliques. L'anorexie ne se transforme pas non plus en *dégoût des aliments*, analogue à celui des cancéreux et de beaucoup de phtisiques. La malade assiste volontiers au repas de famille, pourvu qu'on la laisse libre de se nourrir à son gré.

Ce qui domine l'état mental, c'est une *quiétude* et un *contentement* réellement pathologiques. Prières et menaces viennent se briser contre son optimisme inexpugnable.

Période de terminaison. — Enfin la maladie entre dans son troisième stade. Les règles, jusque-là irrégulières, cessent de se produire, il survient de la soif. Tels sont, d'ordinaire, les premiers avertissements de complications imminentes. L'amaigrissement fait des progrès rapides, la peau devient sèche et rugueuse, le pouls est fréquent, la constipation opiniâtre. Dès que la malade se lève, elle éprouve des vertiges, des défaillances ; bientôt elle ne peut plus quitter le lit.

A ce moment, dans l'entourage de la malade, l'affliction vraie et sincère a succédé aux remontrances. La jeune fille commence à s'inquiéter de l'appareil attristé qui l'entoure, et, pour la première fois, son indifférence satisfaite se déconcerte.

Le traitement est accepté volontiers, quelquefois avec une docilité parfaite, plus souvent avec une demi-docilité. La malade a la conviction évidente qu'elle conjurera le danger sans renoncer à ses idées.

L'affaiblissement et l'amaigrissement peuvent être si marqués, l'inanition si complète, que la mort paraît l'aboutissant inévitable de la maladie. Lasègue n'a jamais vu d'hystérique mourir d'inanition, mais depuis, plusieurs observateurs ont vu se produire la terminaison fatale.

Charcot trace le tableau suivant de la malade à la période de cachexie. « Les malades ne sont plus sans amplification, que des squelettes vivants et de quelle vie ! La torpeur cérébrale a succédé à l'agitation du début ; depuis longtemps, la marche et la station debout sont devenues impossibles ; les malades sont confinées au lit, où elles peuvent à peine se mouvoir : les muscles du cou sont paralysés ; la tête roule comme une masse inerte sur l'oreiller, les extrémités sont froides, cyanosées ; on se demande comment la vie peut persister au milieu d'un pareil délabrement.

Depuis longtemps déjà, les parents se sont inquiétés, mais l'alarme est au plus haut degré lorsque les choses en sont venues à ce point ; elle est, du reste, bien justifiée, car la terminaison fatale est là, menaçante, et je connais, pour ma part, au moins quatre cas dans lesquels la mort est survenue. »

D'autres auteurs ont également observé la terminaison par la mort ; quelquefois elle survient par le fait de la tuberculose qui trouve, dans un organisme si profondément affaibli, un excellent terrain d'évolution rapide.

Heureusement, toutefois, la guérison est la règle. L'isolement et la suggestion ont permis depuis le mémoire de Lasègue, d'obtenir des résultats quelquefois très remarquables dans le traitement de l'inanition des hystériques. Chose bien curieuse ! des jeunes filles réduites à l'état de véritables squelettes, qui ne pouvaient se lever, qui luttaient avec obstination pour ne pas prendre une cuillerée à bouche de lait, une fois sorties de leur milieu familial, peuvent, le soir même, dans le sanatorium dans lequel on les a fait entrer, se mettre à table et manger avec les autres. Une jeune fille, parvenue à un degré très avancé de cachexie, chez laquelle on commençait à redouter prochainement la terminaison fatale, fut sauvée parce qu'elle apprit de sa garde à gober des œufs crus.

La durée de la maladie est difficile à déterminer ; car l'anorexie hystérique, qui peut se terminer brusquement lorsque les malades sont isolées médicalement, disparait lorsqu'elles sont laissées dans leur milieu habituel, en passant par des degrés tout à fait insensibles. D'après Lasègue, cet état morbide ne dure jamais moins de dix-huit mois à deux ans. Il déclare n'avoir jamais vu de maladie récidiver; une fois établie, la guérison relative se maintient. Lasègue, il faut le remarquer, ne connaissait pas le traitement par l'isolement, il ne parlait, par conséquent, que de malades soignées dans leurs familles. Pour ma part, j'ai vu la récidive se produire deux fois chez une jeune fille qui avait paru guérir par un isolement, trop tôt levé du reste.

« Il faut longtemps, dit Lasègue, pour rétablir les fonctions gastriques ; je connais des malades qui, depuis dix ans, époque à laquelle remonte le début de l'affection, n'ont pas recouvré l'aptitude à se nourrir comme tout le monde. »

Lasègue a vu quelquefois l'évolution de l'inanition hystérique arrêtée par quelque événement de nature à produire une vive impression sur l'esprit de le malade et sur sa situation morale : ainsi un vif chagrin, un mariage, une grossesse.

Nous avons maintenant dans l'isolement un moyen d'action qui peut arrêter la progression des accidents et amener la guérison.

Pathogénie. — Établir la pathogénie fondamentale de l'anorexie hystérique supposerait la connaissance de la pathogénie de l'hystérie elle-même considérée dans son ensemble. Il ne peut être question ici, de même que pour les autres syndrômes de l'hystérie digestive que d'indiquer comment les hystériques peuvent se spécialiser sous la forme de tel ou tel complexus symptomatique, de telle ou telle détermination organique.

L'heureuse influence de l'isolement et de la suggestion, chez les malades de cet ordre, montre bien que l'élément le plus important pour la genèse de l'anorexie hystérique, est une perversion de la volonté et de l'idéation.

Récemment, Sollier a cherché à démontrer que cette anorexie dépend de la disparition de la sensibilité de l'estomac. « J'ai, dit-il, reconnu que la sensation de la faim disparaissait dès que l'estomac commençait à devenir anesthésique, et qu'elle ne reparaissait dans les estomacs anesthésiques qu'en dernier lieu, lorsque les autres modes de la sensibilité étaient déjà revenus. »

Pour admettre cette anesthésie stomacale, Sollier se base surtout sur des expériences faites au cours du sommeil hypnotique. Il pense que, pendant le sommeil provoqué, on peut à volonté faire disparaître la sensibilité de tel ou tel viscère chez une hystérique. Si, dans ces conditions, on ordonne à la malade de *ne plus sentir son estomac*, on voit d'abord se produire une série de contractions gastriques, violentes, visibles à travers la paroi, s'accompagnant de gargouillements et de clapotements, et, une fois le sujet réveillé, « on constate un signe objectif d'une importance capitale, c'est que la surface cutanée correspondant à l'estomac est anesthésiée. Je ne saurais trop attirer l'attention sur ce fait de superposition qui, bien connu quand il s'agit des muscles et des organes des sens, n'a jamais été signalé dans les paralysies viscérales. — On remarque, en outre, que l'ingestion de liquides froids ou chauds n'est plus différenciée, que l'extraction des liquides par la sonde n'est plus pénible, qu'enfin, si le sujet avait faim au début de l'expérience, il n'éprouve plus le besoin de manger. » Or, Sollier a constaté que la plupart des hystériques anorexiques avaient une zone d'anesthésie cutanée. Toutefois, nous pouvons affirmer que cette plaque d'anesthésie on la rencontre également chez des malades qui ont de l'hypéresthésie de la muqueuse gastrique. Il n'y a donc pas là une loi absolue.

Du reste, le fait le plus important dans l'anorexie des hystériques, ce n'est pas l'état local de l'estomac, mais la perversion cérébrale, la dépravation morbide de l'idéation et de la volonté. Cela est démontré de la façon la plus certaine, par les résultats obtenus par l'isolement et la suggestion. Il importe de ne pas perdre cette notion de vue si l'on veut comprendre ce qui se passe chez ces malades et diriger leur traitement en conséquence.

Il conviendra de ne pas confondre *l'anorexie hystérique avec l'inanition* consécutive à d'autres accidents gastriques : le spasme de l'œsophage, les vomissements incoercibles, la gastralgie, etc. Gilles de la Tourette propose de distinguer l'anorexie des hystériques en anorexie *primitive* et *secondaire* suivant qu'elle s'établit d'emblée ou succède à quelque autre grave accident stomacal. Toutefois, il ne faut pas oublier que, si les hystériques se mettent souvent à ne plus manger, c'est parce qu'elles ont éprouvé quelque malaise marqué, quelque douleur stomacale, quelque accident consécutif à l'ingestion des aliments. Quelles que soient, du reste, la modalité et l'intensité de cet accident initial, il n'a la valeur que d'une cause occasionnelle.

PERVERSIONS DE LA FAIM

Dans l'anorexie hystérique, il y a, à proprement parler, beaucoup plus encore perversion de la cérébration, de la volonté, qu'abolition de la faim. Ou bien, encore, si l'on ne peut se refuser à donner un rôle important à la suppression de l'appétit et de l'appétence pour les aliments, on est amené à admettre qu'il s'agit là d'un phénomène d'origine centrale, dont l'anesthésie gastrique admise par Sollier ne serait que l'expression périphérique.

A côté de la suppression de la faim, il faut décrire ses *perversions* qui sont quelquefois des plus bizarres : ces perversions se retrouvent dans les états dyspeptiques en dehors de l'hystérie, mais c'est dans cette dernière qu'elles atteignent toute leur intensité.

Nous renverrons à des chapitres antérieurs pour la description de la *boulimie* et de certaines perversions de l'appétence pour les aliments, par exemple de celles auxquelles on a donné les noms de pica, de malacia.

Nous voulons insister surtout sur la *perversion nauséeuse* de la faim, qui, si elle ne se rencontre pas exclusivement, se rencontre fréquemment chez les hystériques. Elle peut devenir chez elle le point de départ d'accidents graves d'anorexie ou de vomissements.

Certains dyspeptiques, des femmes surtout, éprouvent au moment où la faim apparaît chez elles une sensation extrêmement pénible de malaise général, d'affaiblissement, d'état vertigineux et souvent nauséeux. Tant qu'elles ne se sont pas rendu compte de la nature réelle de ces accidents, elles évitent avec soin de manger de peur d'augmenter cet état de malaise et même d'avoir des vomissements. Cependant, lorsqu'elles mangent, elles voient au contraire ce malaise disparaître complètement, ce qui démontre bien qu'il ne s'agissait que d'une modification particulière de la sensation de la faim. Les faits que nous avons observés à plusieurs reprises depuis que notre attention a été éveillée sur l'existence et la nature de ces phénomènes nous ont amené à penser que cela pouvait dans certains cas aller plus loin que la sensation de nausée, qu'il pouvait se produire à ce moment une salivation exagérée, du vomissement pituiteux œsophagien, et même de véritables vomissements gastriques.

Ces sensations particulières se montrent le plus souvent dans l'après-midi vers cinq heures. On sait qu'à ce moment, les neurasthéniques éprouvent souvent une impression marquée de dépression de fatigue, de vide dans la tête. A cette heure, la tension artérielle, après l'élévation due à l'ingestion des aliments au repas de midi subit une diminution très appréciable. L'état nauséeux des dyspeptiques névropathiques et plus particulièrement encore des hystériques, reconnaît peut-être pour cause cette dépression de la tension artérielle. Après cinq heures de l'après-midi, l'heure du lever est la plus fréquente pour ces manifestations. Ici encore, nous retrouvons la dépression générale, le vide de la tête, la tendance au vertige aux nausées. Parfois ce ne sont pas seulement des nausées mais de véritables vomissements, vomissements pituiteux; puis, si les efforts d'expulsion ont été très intenses, vomissements bilieux. C'est un des modes de début des vomissements des hystériques.

Il suffit de faire manger les malades le matin au lit aussitôt leur réveil, et le soir vers quatre heures pour que l'état nauséeux disparaisse. Il peut être beaucoup plus difficile de venir à bout des vomissements lorsqu'ils se sont installés. Il convient donc d'en prévenir l'apparition en agissant dès la période nauséeuse.

PTYALISME, PITUITE ŒSOPHAGIENNE SIMPLE. — PITUITE ŒSOPHAGIENNE HÉMORRHAGIQUE

La salivation exagérée et les vomissements pituiteux sont d'observation fréquente chez les hystériques. J'ai vu des hystériques avoir un flux salivaire continu très abondant; elles remplissaient des crachoirs de salive et en rendaient ainsi plus d'un litre par jour et cela pendant des semaines et des mois. Cette sialorrhée leur enlevait tout repos. Elle présente rarement cette intensité extrême, mais il n'est pas rare de constater un certain degré de ptyalisme. Il se montre par crise, soit au cours de la digestion sous l'influence de l'irritation de l'estomac par son contenu soit avant les repas, sous l'influence de la faim. Il accompagne souvent l'état nauséeux dont il a été question dans le paragraphe précédent. La salive produite en excès, en s'accumulant dans l'œsophage, sous l'influence d'un certain degré de contracture du cardia, devient la cause de vomissements pituiteux œsophagiens.

Parfois, le liquide salivaire ainsi vomi peut se teinter de sang, et ainsi se trouve constituée l'hémosialemèse de Josserand, de Lyon, qu'il vaut mieux appeler tout simplement en français vomissement pituiteux hémorragique des hystériques. Ils ont toute la valeur d'un stigmate hystérique.

Nous avons eu l'occasion de les étudier tout particulièrement avec Milian. Le matin, le malade, ou plutôt la malade présente au médecin une certaine quantité de liquide qu'elle a rendu par vomissement pendant la nuit. Il s'agit d'environ 80 à 150 grammes d'un liquide filant coloré en rouge ou en rouge brun, l'aspect est celui du sirop de groseilles ou du sirop de ratanhia dilués. Josserand n'a guère vu que le liquide brunâtre comparable à du sirop de ratanhia étendu d'eau et nous que le liquide rouge semblable à du sirop de groseilles dilué. Toutefois nous avons vu le liquide rouge sirop de groseilles prendre la coloration brunâtre sirop de ratanhia au bout d'un certain temps. Nous pensons que cette modification se produit sous l'influence des acides, quant au contenu de l'œsophage il s'est mélangé une certaine quantité de liquide venu de l'estomac. Comment se produit la pituite hémorragique? Le plus souvent pendant la nuit; les malades se réveillent avec une sensation de malaise général, de serrement à la gorge, de constriction épigastrique. Celles qui sont habituées aux attaques convulsives reconnaissent souvent l'aura prémonitoire. Elles éprouvent une sensation de gêne profonde, en arrière du sternum, puis le vomissement se produit précédé ou accompagné d'efforts plus ou moins accusés. La quantité de liquide vomi est toujours faible, elle ne dépasse guère 100 à 150 grammes et ce liquide présente les caractères indiqués précédemment. Souvent ces vomissements hémorrhagiques se reproduisent pendant des semaines d'une façon régulière. Parfois les crises sont plus ou moins espacées. Ces vomissements sont en quelque sorte les équivalents d'une crise hystérique et toutes les circonstances capables de provoquer une crise peuvent les faire naître. Les hystériques dyspeptiques y sont certainement plus prédisposés que les autres.

L'aspect du liquide fait immédiatement penser à de la salive teintée par du sang. Il est facile de démontrer que c'est bien à l'hémoglobine qu'il doit sa coloration; mais on n'y constate pas de globules rouges par l'examen microscopique. La présence de la salive est facile à démontrer par l'action du liquide sur l'amidon. On voit la coloration bleue, produite par une solution iodo-iodurée disparaître et apparaître successivement les réactions de la dextrine et de la maltose. Du reste, par un mélange artificiel de sang et de salive, on obtient un liquide qui présente exactement le même aspect et les mêmes réactions.

D'où vient le sang? Il paraît pouvoir provenir des glandes salivaires elles-mêmes. En effet, la salivation hémorrhagique a été à maintes reprises signalée chez les hystériques. Nous avons observé chez une jeune femme hystérique, au moment des règles, un ptyalisme tout d'abord incolore puis sanglant. On comprend que l'accumulation dans l'œsophage de cette salive sanglante, au lieu de donner lieu au vomissement pituiteux œsophagien habituel, produise le vomissement pituiteux hémorrhagique tel qu'il vient d'être décrit. Il n'est pas impossible toutefois que le sang puisse se mélanger à la salive seulement dans l'œsophage.

VOMISSEMENTS HYSTÉRIQUES

Les hystériques vomissent souvent; les vomissements qui nous intéressent seulement sont ceux qui présentent des caractères si particuliers qu'on peut, en les considérant, reconnaître leur origine névropathique et hystérique. Ils comportent du reste des indications thérapeutiques spéciales.

Ces vomissements peuvent donc à bon droit être qualifiés d'hystériques : on peut en distinguer plusieurs variétés en prenant comme élément distinctif la nature des substances vomies : les vomissements *pituiteux*, *hémorrhagiques*, *alimentaires* et *stercoraux*.

Les vomissements pituiteux et les grandes hématémèses ont déjà été étudiés dans des chapitres antérieurs ; nous avons décrit les vomissements pituiteux œsophagiens simples et hémorragiques. Il nous restera quelques renseignements à donner sur les grandes hématémèses d'origine hystérique, et à exposer sommairement la question très controversée encore des vomissement stercoraux par iléus nerveux. Les vomissements qui devront avant tout et surtout retenir notre attention, ce sont les vomissements alimentaires répétés qui ont mérité l'appellation de *vomissements incoercibles*.

Ces vomissements, par leur répétition, peuvent devenir une cause de danger très grave et même de mort par inanition.

Vomissements alimentaires répétés. — Les vomissements des hystériques, quelquefois assez répétés pour mériter d'être dénommés *vomissements incoercibles*, débutent tantôt brusquement, tantôt progressivement.

Le début brusque s'observe en général après quelque incident pénible, quelque commotion physique ou morale. Les vomissements peuvent se produire à la suite de crises convulsives. Parfois ils apparaissent à la suite d'une simple indigestion, de vomissements par embarras gastrique. En somme, on peut dire que toute hystérique qui vomit d'une façon banale pour une raison quelconque est exposée, par cela même, à voir ces vomissements se transformer en vomissements incoercibles. Ils peuvent encore se produire par imitation ; la vue de vomissements chez d'autres personnes suffit à les provoquer. Le début est quelquefois progressif, les vomissements ne surviennent tout d'abord qu'à des intervalles espacés pour devenir ensuite quotidiens.

Qu'ils aient débuté brusquement ou d'une façon progressive, les vomissements répétés des hystériques ont pour caractère, lorsqu'ils ont atteint toute leur intensité de se produire après chaque tentative d'ingestion des aliments. Les malades sont souvent prises immédiatement d'efforts de vomissements et elles rejettent une quantité plus ou moins grande des substances qu'elles viennent d'ingérer, sans douleur, sans nausée accentuée. Quelquefois, dans des formes qu'on peut considérer comme atténuées, le vomissement n'est pas immédiat, il ne se produit qu'au bout de quelque temps, une demi-heure, une heure, par exemple. Il est alors *précédé de sensations nauséeuses* auxquelles il succède assez rapidement : les aliments vomis ont alors subi un commencement de digestion.

Dans une autre catégorie de faits, les vomissements sont *précédés par des douleurs extrêmement intenses*. Immédiatement après l'ingestion des aliments, les malades éprouvent une douleur des plus vives à l'estomac. Elles emploient pour en donner idée les comparaisons les plus frappantes : c'est une sensation de brûlure intense, comme si elles avaient ingéré du plomb fondu, une sensation de plaie à vif ou encore une sensation de tortillement pénible, de crampe, de constriction. Il est possible que ces sensations correspondent à des états différents : les sensations de brûlure, de plaie dépendant d'une hyperesthésie de la muqueuse, les sensations de crampe à une véritable contraction douloureuse de la région pylorique et du pylore lui-même.

En proie aux sensations angoissantes causées par l'arrivée des aliments dans l'estomac, les malades présentent quelquefois le tableau le plus dramatique d'une douleur intolérable ; leur figure est tirée, anxieuse ; elles se tordent de douleur sur leur lit ; leur face est pâle, couverte de sueur, les extrémités refroidies quelquefois cyanosées. Parfois certaines manœuvres paraissent leur procurer quelques soulagements : c'est ainsi qu'elles compriment vigoureusement l'épigastre à l'aide de coussins ou d'oreillers, ou simplement avec les deux mains réunies.

Quelquefois le paroxysme douloureux aboutit à une véritable attaque convulsive ; les choses se passent alors comme si les aliments en parvenant dans l'estomac avaient amené l'excitation d'un véritable centre douloureux hystérogène. En somme, les phénomènes qui précèdent les vomissements douloureux sont exactement ceux que l'on attribue à la gastralgie ou gastrodynie hystérique.

La crise convulsive éclate quelquefois sans que se produisent des douleurs marquées. Chez ces malades, le point épigastrique douloureux présente souvent les caractères d'un véritable point hystérogène : sa compression amène une sensation d'angoisse, d'oppression, de serrement à la gorge et, quelquefois, une véritable crise.

Qu'ils soient douloureux ou indolores, les vomissements ont une même conséquence lorsqu'ils sont très rapprochés, lorsqu'ils succèdent à presque toute ou même absolument à toute tentative d'ingestion alimentaire : ils provoquent l'inanition au même titre que l'anorexie hystérique. Les malades maigrissent, s'affaiblissent ; au bout de quelque temps, elles deviennent incapables de se lever, leur figure est émaciée, excavée, leur peau sèche et terreuse, leur amaigrissement tel qu'elles sont réduites à l'état de véritables squelettes vivants. La mort peut survenir dans ces conditions ; c'est heureusement une terminaison exceptionnelle.

Les malades conservent en effet souvent pendant longtemps un certain degré d'embonpoint, et une certaine énergie. Pour expliquer cette conservation relative des forces et de l'embonpoint, on a invoqué un mode particulier de la nutrition chez les hystériques et on a prétendu que ces malades avaient la faculté de restreindre leurs dépenses organiques au-dessous du minimum physiologique et que, par conséquent, elles échappaient aux règles communes de la nutrition. Pour cela, on s'est basé sur le résultat de l'analyse des excreta. Les hystériques en état d'inanition élimineraient une quantité d'acide carbonique et d'urée très inférieure à la quantité normale.

Il n'y a en somme rien là qui leur soit particulier, comme il résulte des recherches faites par les physiologistes sur des animaux et des hommes maintenus pendant longtemps dans un état de jeûne complet. Les dépenses se restreignent de plus en plus et s'arrêtent au bout de quelque temps à un minimum. Cela se comprend facilement, si l'on considère que les mouvements sont dans ces conditions progressivement diminués, que la dépense de l'énergie musculaire se trouve restreinte à son minimum et que la masse des tissus vivants se restreint également.

La quantité des urines émises en vingt-quatre heures tombe au bout de quelque temps à un chiffre extrêmement réduit : elle ne dépasse pas quelquefois 50 ou 60 grammes. Elles ne renferment qu'une quantité d'urée très faible, 1 ou 2 grammes ou moins encore.

Cette diminution de l'urée résulte avant tout de la diminution de l'ingestion des substances albuminoïdes et de la restriction très grande de la dénutrition des grandes masses azotées de l'organisme, au cours d'un jeûne prolongé. La diminution très grande du volume des urines est la conséquence de la diminution de la quantité d'eau absorbée, la diminution de l'azoturie, la conséquence de l'inanition. Mais cela ne suffit pas à expliquer l'hypoazoturie extrême que l'on observe dans certains cas ; même à l'état d'inanition complète l'homme élimine encore 10 à 11 gr. d'urée. Chez les hystériques l'abaissement est considérable. Le chiffre d'urée peut tenir à ce que l'urée est éliminée avec les vomissements d'après Charcot, et, peut-être aussi, au ralentissement des combustions, comme Richet l'a constaté directement sur les hystériques en léthargie.

Si les hystériques atteintes de vomissements répétés conservent souvent un embonpoint réellement extraordinaire, c'est comme l'a entre autres auteurs bien démontré Gilles de la Tourette, parce que souvent elles ne vomissent pas la totalité des aliments ingérés, ainsi qu'il semblerait à un examen superficiel. Si on se donne la peine de mesurer le volume des ingesta et celui des liquides vomis, on s'aperçoit que celui-ci est presque toujours plus ou moins inférieur à celui-là. Cela indique la pénétration dans l'intestin d'une quantité d'aliments inférieure encore à la réalité puisque les substances vomies sont forcément mélangées à une proportion plus ou moins considérable de liquides de sécrétion salivaire ou stomacale. Ainsi s'explique que les vomissements puissent, pendant quelquefois six, huit, dix mois et même davantage, se produire après tous les repas sans que les malades, amaigries, il est vrai, soient en danger de mort, sans même qu'elles soient incapables de se lever, de se tenir debout et même de marcher ou de vaquer à des occupations peu fatigantes.

Il est du reste des raisons diverses d'atténuation à la gravité des vomissements répétés des hystériques : non seulement ils sont *souvent* en réalité *partiels* et non totaux, mais encore ils peuvent ne pas se produire absolument après chacun des repas, ou encore ils peuvent ne porter que sur certaines variétés d'aliments. Avec ces malades, il faut s'attendre aux irrégularités les plus grandes, aux bizarreries les plus inattendues. Certaines malades supportent parfaitement un aliment ou une certaine quantité d'un aliment donné alors qu'elles ont une intolérance complète pour tous les autres. On cite ainsi une malade qui supportait le koumys et rien d'autre. Récemment nous soignions une hystérique atteinte de gastralgie qui pouvait supporter un litre et demi de lait, pas d'avantange ; le surplus provoquait des crises douloureuses suivies de vomissements.

Ces malades ne sont pas toujours atteintes d'anorexie ; elles peuvent avoir conservé l'appétit, elles mangent sans dégoût et même avec un véritable plaisir. Celles qui sont atteintes de la forme douloureuse des vomissements hystériques, diminuent leur alimentation par crainte de la douleur beaucoup plus que par absence d'appétit ou par crainte du vomissement. *Toutefois, la combinaison de l'anorexie et des vomissement incoercibles est loin d'être rare.* Certaines malades ont l'inappétence psychique caractéristique de l'anorexie hystérique ; le vomissement survient si on les force à prendre une quantité d'aliments supérieure à celle qu'elles ont elles-mêmes fixée.

Nous avons déjà signalé la diminution considérable de la quantité d'urine ; pour une raison analogue, il y a constipation, et souvent constipation des plus opiniâtres. Les matières sont extrêmement dures et leur expulsion des plus difficiles ; on a souvent beaucoup de peine à lutter contre cette extrême paresse de l'intestin.

L'examen extérieur de l'abdomen n'apprend rien de bien particulier. Il est souvent déprimé, rétracté. On constate dans les formes gastralgiques un endolorissement marqué au creux épigastrique et souvent même le long de la grande courbure de l'estomac. Parfois, par la pression au point épigastrique, on provoque de véritables sensations d'aura ; on peut même de cette façon provoquer une crise convulsive. L'estomac est quelquefois rétracté, quelquefois distendu par des gaz. On a rapporté des faits dans lesquels, à la suite d'une contracture du pylore, il y aurait eu une dilatation de l'estomac, avec stase alimentaire plus ou moins marquée. Les vomissements seraient alors tardifs et copieux. On comprend très bien que la stase puisse chez les hystériques amener aux vomissements répétés, en vertu de l'irritation produite par les acides de sécrétion et de fermentation.

Durée et mode de terminaison. — Les vomissements répétés des hystériques sont surtout caractérisés par leur longue durée, par leur tendance à se perpétuer. Une fois installés, ils peuvent persister pendant des mois et des années. Ils peuvent se suspendre pour quelque temps, puis recommencer.

Ils se montrent en général rebelles à toute médication ; en revanche aussi, toute médication peut avoir sur eux une action d'arrêt immédiate, inattendue, qui surprend d'autant plus que pendant des mois on a épuisé en vain les moyens d'un emploi classique dans le traitement des vomissements. Assez souvent, la guérison s'est faite brusquement après quelque vive émotion, après quelque événement de nature à impressionner vivement les malades, que cet événement soit, du reste, heureux ou malheureux.

La guérison, d'autres fois, se produit lentement, progressivement, le nombre des repas non suivis de vomissements devenant plus grand, le nombre et la variété des aliments tolérés plus étendus.

Actuellement, grâce à la mise en œuvre du traitement psychique, et à l'emploi de la suggestion et de l'isolement, les succès thérapeutiques sont plus nombreux qu'autrefois.

Cette méthode mieux connue et instituée dès les premières phases de la maladie, donnera certainement un grand nombre de succès ; elle permettra d'enrayer des cas qui auraient pu devenir désolants par leur durée et leur ténacité, ou même menaçants par leur intensité. Nous l'avons dit, en effet, la mort par l'inanition directement ou par ses conséquences indirectes, et, en particulier, la tuberculose, peut être la conséquence des vomissements incoercibles de nature hystérique. C'est un fait assez bien connu actuellement pour que nous ne soyons pas tenu d'en appuyer la démonstration par des exemples cliniques. A ceux que Deniau et Gilles de la Tourette ont relevés dans la littérature médicale antérieure aux publications de l'École de la Salpêtrière, il serait facile actuellement d'en ajouter un assez grand nombre d'autres.

Les médecins ne doivent donc pas se bercer d'une confiance trompeuse parce qu'ils se trouvent en présence d'accidents purement névropathiques. Ils doivent agir vigoureusement dès qu'ils ont reconnu la nature de l'affection. En ayant recours de bonne heure à un traitement bien dirigé, à l'isolement au besoin, ils pourront souvent enrayer le mal et prévenir une catastrophe.

Pathogénie des vomissements hystériques. — La nature névropathique, et plus particulièrement encore hystérique, des vomissements dont nous venons de tracer l'histoire clinique, est démontrée par les conditions de leur survenue, leur coexistence habituelle avec des accidents nettement hystériques, les bizarreries fréquentes de leur évolution et leur guérison par la suggestion. Lorsque tout stigmate hystérique fait défaut, on en arrive même à qualifier de vomissements hystériques les vomissements qui présentent ces caractères ils sont ainsi par eux seuls un stigmate suffisant de la névrose.

La donnée la plus importante à retenir, celle qui domine la thérapeutique de l'hystérie toute entière, c'est qu'elle comporte un élément psychique prépondérant, et une perversion de la volonté contre laquelle l'éducation et la suggestion sont le meilleur remède.

Ce que nous devons rechercher ici en ce moment, c'est le *mécanisme pathogénique* de ces vomissements. Ce mécanisme est loin d'être univoque, il paraît, au contraire, très complexe. C'est ainsi que, d'après Deniau, on pourrait admettre dans les vomissements hystériques les variétés suivantes :

Vomissements simples ou urémiques ;

Vomissements spasmodiques ;

Vomissements atoniques ;

Vomissements par hypéresthésie œsophagienne et gastrique ;

Vomissements par pneumogastralgie ou névralgie du pneumogastrique ;

Vomissements par troubles de la sécrétion stomacale ;

Vomissements par perversion de la volonté.

Il y ajoute encore, d'après la nature particulière des substances vomies, les vomissements de sang et les vomissements stercoraux.

En laissant de côté ces deux dernières variétés qui réclament une étude à part, on peut facilement réduire le nombre des variétés de vomissements hystériques.

Les vomissements appelés par Deniau, *vomissement urémiques* ont été considérés comme des vomissements supplémentaires de l'excrétion rénale. Charcot montra par l'observation de malades de son service que, au cours des vomissements hystériques, la quantité des urines diminue considérablement et même qu'elles peuvent manquer complètement pendant plusieurs jours. Il fit voir de plus que la quantité d'urée éliminée par la voie urinaire s'abaissait à un taux extrêmement faible. L'analyse chimique montra que les vomissements renfermaient une quantité relativement élevée d'urée. D'autre part, l'analyse du sang, faite par Gréhant fit voir qu'il n'y avait pas accumulation d'urée; la conclusion tirée par Charcot de ces faits, c'est que les liquides de sécrétion stomacale entraînent au dehors l'urée non éliminée par le rein et que, grâce à cette excrétion compensatrice, l'auto-intoxication urémique se trouve conjurée.

Secouet, ayant observé également dans le service de Fernet l'oligurie et la diminution considérable de l'azoturie chez les hystériques, attribua les vomissements à l'urémie. Bouchard démontra que tous les vomissements, quels qu'ils soient, renferment une certaine quantité d'urée. Ce fait, comme le fait remarquer avec raison Gilles de la Tourette, ne peut pas être objecté à la théorie de l'élimination supplémentaire de l'urée par la voie stomacale, parce qu'il faudrait démontrer que l'élimination de l'urée par les vomissements hystériques n'est pas plus considérable que par les vomissements d'autre nature.

En tout cas, on peut considérer comme certain que la diminution considérable de la quantité d'urine et d'urée éliminée est avant tout la conséquence de la diminution de l'ingestion des aliments albuminoïdes : elle est sous la dépendance de l'inanition, bien qu'on puisse invoquer une modification particulière de la vitalité cellulaire et de la nutrition dans l'hystérie.

En admettant qu'il faille chercher à l'anurie et à l'hypoazoturie des hystériques une autre cause que l'insuffisance de l'alimentation, on ignore si leurs vomissements sont caractérisés par une quantité d'urée supérieure à celle des autres vomissements.

L'oligurie et la diminution de l'urée éliminée par les reins pouvant être la conséquence et non la cause des vomissements, on peut purement et simplement supprimer la variété des vomissements hystériques supplémentaires de l'excrétion rénale.

Les *vomissements atoniques* seraient la conséquence d'une atonie des parois musculaires de l'estomac, qui amènerait la stagnation des liquides, et leur rejet par vomissements tardifs. Cette classe ne nous paraît pas nettement établie. Évidemment, des hystériques peuvent avoir de la stase gastrique et des vomissements par stase, mais il ne nous paraît pas démontré que cette stase soit due à l'hystérie, ou que les vomissements se comportent autrement qu'ils ne le feraient chez des sujets non hystériques.

Les vomissements par *hypersécrétion stomacale* résulteraient de la sécrétion dans l'estomac d'une quantité de liquide exagéré, même et surtout à jeun. Les vomissements attribuables à ce mécanisme existent-ils réellement dans l'hystérie ? Nous n'en savons rien. Il nous a paru qu'on avait décrit surtout sous ce nom les vomissements pituiteux considérés comme la conséquence d'une sécrétion catarrhale exagérée. Or, nous avons dit plus haut que ces vomissements sont le plus souvent des vomissements œsophagiens, et non des vomissements gastriques, qu'ils sont constitués par de la salive accumulée dans l'œsophage, grâce à un spasme momentané du cardia.

Ces éliminations faites, nous restons donc en présence des vomissements par spasme, des vomissements douloureux et des vomissements par perversions de la volonté que l'on peut appeler, d'une façon plus simple, vomissements psychiques.

Il est permis de pousser plus loin encore la simplification et de se demander si tous les vomissements hystériques ne sont pas des vomissements psychiques, avec ou sans phénomènes douloureux.

Vomissements par spasme. — L'existence des vomissements par spasme œsophagien n'est pas douteux. Les aliments sont arrêtés pendant la déglutition, il en résulte une sensation pénible, suivie bientôt du rejet des substances ingérées, presque immédiatement, sans qu'elles aient subi de modification digestive. Le passage de la sonde œsophagienne indique le siège du rétrécissement tantôt à la partie inférieure, tantôt à la partie supérieure de l'œsophage. Sa nature spasmodique est démontrée par sa disparition brusque, définitive ou intermittente. Dans certains cas, la contraction spasmodique paraît étendue à toute la hauteur du conduit. Le même mécanisme a tout naturellement été invoqué pour l'estomac ; il pourrait, sous l'influence du contact des aliments, devenir le siège d'une contraction spasmodique généralisée ou localisée ; la contraction localisée se ferait de préférence au niveau du pylore.

Qu'il puisse y avoir en effet contraction spasmodique de l'estomac, cela ne paraît guère douteux. On a vu du reste assez souvent les vomissements d'origine gastrique alterner avec les signes de spasme de l'œsophage. Il est assez naturel de penser qu'un processus analogue s'est produit du côté de l'estomac. Toutefois, il convient de ne pas oublier que l'estomac ne joue qu'un rôle passif dans le vomissement ; il n'intervient guère que par la fermeture du pylore et l'ouverture du cardia, l'expulsion du contenu stomacal résultant du vide produit dans la cage thoracique par une aspiration faite la glotte fermée, et de la compression énergique due à la contraction du diaphragme et des parois abdominales.

Tout ce qu'on peut dire, c'est que l'arrivée des aliments dans l'estomac suscite rapidement l'ensemble des réflexes coordonnés d'où résulte le vomissement.

Vomissements douloureux. — Deniau distingue les vomissements par hyperesthésie stomacale, et, avec Huchard, les vomissements par névralgie du pneumogastrique.

La névralgie du pneumogastrique a été invoquée parce qu'on a vu quelquefois survenir en même temps que les douleurs stomacales des manifestations dans les autres viscères auxquels se distribue le pneumogastrique : de l'angine de poitrine, des accès d'oppression.

Toutefois, le fait principal à relever, c'est la douleur qui peut résulter, soit d'une hyperesthésie douloureuse de la muqueuse, soit d'un spasme douloureux des tuniques musculaires de l'estomac et plus particulièrement encore de la région prépylorique ou du pylore. L'hyperesthésie de la muqueuse paraît donner lieu aux sensations immédiates de brûlure atroce, de plaie à vif, etc. que les malades ressentent dès que les aliments ont pénétré dans la cavité gastrique. Le spasme douloureux correspondrait mieux aux sensations de crampes douloureuses, de tortillements parfois accusés. Nous avons dit que l'estomac pouvait être le siège d'une véritable zone hystérogène, et que des crises plus ou moins accentuées pouvaient se produire sous l'influence du contact des aliments.

Gilles de la Tourette déclare que les vomissements par spasme se rencontrent plus volontiers en dehors de l'hystérie convulsive, et les vomissements douloureux, au contraire, plus volontiers avec cette dernière forme. Les premiers seraient, en général, plus tenaces que les seconds. Ceux-ci, liés à l'évolution de l'hystérie convulsive, peuvent disparaître à propos des crises.

Vomissements d'origine psychique. — Ici, les vomissements seraient purement d'origine centrale. Les malades, dominées par l'idée fixe que leur estomac ne peut supporter les aliments, vomiraient presque immédiatement après leur ingestion. D'autres encore seraient encouragées à vomir par l'intérêt dont elles deviennent l'objet de la part des personnes qui les entourent. Les vomissements tout d'abord accidentels deviendraient habituels sous l'influence d'une perversion psychique à laquelle les parents, les amis, et même les médecins, collaboreraient d'une façon aussi efficace qu'inconsciente. La preuve de la nature psychique de ces manifestations se trouve démontrée par leur guérison fréquente par la suggestion et par l'isolement.

Le spasme et la douleur peuvent être également d'origine cérébrale et guérir de la même façon. Toutefois on doit admettre que les hystériques peuvent ressentir d'une façon beaucoup plus intense la douleur stomacale causée par la gastrite ou l'hyperesthésie digestive. Une conjonctivite légère peut chez une hystérique amener l'occlusion spasmodique de la paupière ; une épine dans la main peut provoquer la contracture du bras : une irritation banale pourrait de même amener dans l'estomac des phénomènes de douleur et de spasme et des vomissements.

DIAGNOSTIC DES VOMISSEMENTS HYSTÉRIQUES

Tout d'abord le médecin pourra se demander si les vomissements sont bien réels et s'ils ne sont pas volontairement et artificiellement entretenus par quelque manœuvre frauduleuse. Certaines hystériques ont un tel besoin de provoquer la pitié ou l'étonnement, d'attirer l'attention, qu'il faut avec les malades de cet ordre se tenir constamment sur ses gardes et se défier de quelque supercherie. Quelques-unes seraient parfaitement capables de se faire vomir, en se chatouillant la gorge, ou par quelque autre procédé. Une jeune anglaise obtenait le vomissement en songeant à du pudding fait avec des boyaux de chat en putréfaction.

Les vomissements hystériques ont un cachet particulier qui les fait souvent reconnaître d'emblée. Leur survenue immédiate après le repas, avec ou sans douleur, chez des jeunes femmes nerveuses, après des émotions, des chagrins, des déboires, à la suite de crises convulsives éveilleront immédiatement l'attention. L'existence de stigmates non douteux d'hystérie confirmera l'hypothèse.

Toutefois, de même que l'anorexie avec laquelle ils sont assez souvent liés, les vomissements hystériques peuvent être la seule manifestation de la névrose, ou se produire chez des personnes qui ne présentent que des phénomènes neurasthéniques et pas de stigmates hystériques. S'agit-il encore d'hystérie dans ces conditions? Personne ne le peut dire, nul ne sachant où commence l'hystérie et où finissent les autres névroses. Qu'importe du reste, il suffit de savoir que les accidents sont analogues et susceptibles de céder à la mise en œuvre de la thérapeutique psychopathique.

Les *vomissements des dyspeptiques* sont plus tardifs, précédés par des phénomènes dont ils marquent en quelque sorte le paroxysme; chez les hystériques, ils se produisent d'emblée. Dans la forme douloureuse le diagnostic différentiel avec l'*ulcus* peut être très difficile; il serait à peu près impossible s'il y avait eu quelque grande hématémèse nerveuse, coïncidence possible.

Les *vomissements incoercibles de la grossesse* ressemblent beaucoup aux vomissements hystériques : ce sont du reste aussi des vomissements névropathiques et qui plus est, souvent de véritables vomissements hystériques. Ils en ont tous les caractères et ne se présentent que chez des femmes atteintes d'un degré accentué de nervosisme.

VOMISSEMENTS HÉMORRHAGIQUES

Les hystériques, hommes ou femmes, peuvent présenter des vomissements sanglants dans des conditions différentes sans qu'il existe chez eux de lésion appréciable de la muqueuse.

Nous avons déjà signalé plus haut les vomissements pituiteux hémorrhagiques, nous n'y reviendrons pas. Nous ne nous occuperons ici que des grandes hématémèses constituées par du sang pur; elles rappellent souvent par leur abondance et leur aspect les vomissements sanglants de l'ulcère simple.

Le vomissement de sang se rencontre surtout dans l'hystérie confirmée chez des hystériques adultes; cependant Pinel l'a observé chez une petite fille de onze ans. Voici comment le décrit Gilles de la Tourette qui a emprunté en grande partie à l'excellente thèse de Ferran les éléments de cette description.

« Souvent l'hématémèse se produit dans les conditions suivantes. Le malade ressent une vive douleur au creux épigastrique; on note parfois alors l'apparition d'un ballonnement plus ou moins marqué de la région épigastrique. La douleur s'exaspère et fréquemment irradie dans le dos; puis simultanément surviennent des palpitations, une angoisse précordiale, en même temps qu'existent une sensation constrictive le long du tube œsophagien, des éblouissements, des battements dans les tempes et des bourdonnements d'oreilles, tous phénomènes constitutifs de ce qu'on pourrait appeler la grande aura gastro-céphalique. C'est au milieu de cet ensemble symptomatique, les douleurs gastriques étant arrivées à leur maximum d'acuité, que l'hématémèse se produit, accompagnée ou non de violents efforts de vomissements.

« Le vomissement, dans ce cas, est la phase terminale du paroxysme; il se fait en une ou deux fois, rarement plus, et aussitôt terminé, ou le malade revient complètement à lui, comme après un paroxysme convulsif ou bien encore plus souvent, il tombe dans un état demi-syncopal.

« Cet état de syncope, d'évanouissement est noté dans un grand nombre d'observations. Comme on le trouve indiqué, même dans les cas où le sang rendu était très peu abondant, nous croyons que, le plus souvent, il n'est pas attribuable à une syncope vraie par perte sanguine, mais plutôt à un état demi-syncopal ou léthargique de nature hystérique, l'hématémèse interne vient ici en quelque sorte pour fixer, pour ainsi dire, la forme ou mieux la terminaison de l'attaque dans un sens déterminé. »

Ces vomissements de sang ont souvent tendance à se reproduire pendant longtemps à des intervalles plus ou moins éloignés ; quelquefois, ils se montrent tous les jours. La perte de sang répétée amène un état marqué de faiblesse et d'anémie.

Plus rarement, l'hématémèse se fait par simples régurgitations, le sang arrivant dans la bouche sans phénomènes douloureux prémonitoires, sans efforts de vomissements.

Un de nos malades, au début de ses crises convulsives, avait du sang dans la bouche sous forme d'une mousse sanglante. A la fin de la crise, il rendait par simple régurgitation un demi-verre à un verre à bordeaux de sang très rouge. Dans ces conditions, il est bien difficile de décider si le sang vient réellement de l'estomac.

Quelquefois, le vomissement de sang peut se produire brusquement sans aucun des phénomènes prémonitoires indiqués par Ferran et Gilles de la Tourette. Une dame observée par nous, très nerveuse, sans stigmates hystériques appréciables, eut à deux reprises une grande hématémèse sous l'influence d'une vive émotion. Elle ressentait une sensation de malaise général, de chaleur à l'épigastre, puis brusquement se produisait un vomissement évaluée par elle à un litre de sang. Peut-être contestera-t-on la nature hystérique de cette gastrorrhagie ; on ne pourrait guère en tout cas, contester son origine névropathique. Jamais cette dame ne souffrit de l'estomac avant ou après, et ces accidents ne se reproduisirent plus.

L'hématémèse se montre de préférence chez les hystériques au moment des règles. On a voulu y voir une hémorrhagie compensatrice ou supplémentaire, lorsque l'écoulement mensuel était supprimé ou diminué.

Le sang vomi est rouge, presque pur, liquide souvent, plus rarement en caillots ; mais en tout cas peu modifié par le digestion. Le mélæna a été rarement observé, ce qui indique évidemment que le sang extravasé dans l'estomac a été complètement rejeté au dehors par le vomissement.

Le *diagnostic* de l'hématémèse hystérique peut présenter des difficultés considérables. Il peut être très difficile d'éliminer l'ulcère rond, d'autant plus que cette lésion se produit assez souvent chez des hystériques.

L'existence de crises convulsives et de stigmates nettement qualifiés, mais surtout, la survenue de l'hématémèse pendant une crise, ou à la suite d'une vive émotion dénonceront son origine névropathique. On a signalé une hypéresthésie superficielle, cutanée. du creux épigastrique, très différente de l'hypéresthésie profonde de l'ulcère rond.

Dans certains cas, le diagnostic, entre l'hématémèse hystérique et l'hémathémèse de l'ulcus chez une hystérique, nous paraît devoir être d'une difficulté à peu près insurmontable.

VOMISSEMENTS STERCORAUX

Plusieurs cliniciens des plus autorisés, Sydenham, Briquet, Jaccoud, ont admis que les hystériques pouvaient rejeter par vomissement non pas seulement des substances fécaloïdes venues de l'intestin grêle, comme celles qui constituent les vomissements fécaloïdes de l'étranglement herniaire ou de l'occlusion intestinale, mais même des matières dures, absolument analogues à celles que l'on trouve dans le gros intestin et qui sont rejetées par la défécation. On a objecté que la valvule iléo-cæcale, la fameuse barrière des apothicaires, d'après les recherches physiologiques était infranchissable et qu'il était absolument impossible d'admettre le reflux de liquides du cæcum dans l'iléon, à plus forte raison, le passage de fragments durs de matière fécale. On a dit encore que les malades avaient trompé des médecins trop naïfs en la circonstance, et que, avec le désir maladif d'attirer l'attention et d'exciter l'étonnement qui leur est habituel, elles avaient simulé le rejet par la bouche de matières fécales. On a rappelé que des hystériques avaient été surprises simulant le rejet d'urine par la bouche, les oreilles ou l'ombilic, que, chez d'autres, on a découvert une provision de boulettes de matières fécales qui leur servait à reproduire frauduleusement le vomissement stercoral ; l'une d'elles en avait une réserve sous l'aisselle.

Chez la malade de Briquet, on fut frappé de voir, après un lavement de décoction de café, les vomisssements présenter l'aspect et l'odeur de cette décoction. On lui donna alors en lavement successivement de la teinture de tournesol et une solution de chlorure de sodium; le chlorure de sodium et le tournesol ne tardèrent pas à apparaître dans les vomissements, ce qui est très démonstratif, tout au moins pour le tournesol. Jaccoud déclare s'être mis à l'abri de toute simulation possible; sa malade succomba quelque temps après à une fièvre typhoïde, et on put constater qu'elle ne présentait aucune anomalie de la valvule iléo-cœcale.

Plusieurs autres faits semblables ont été rapportés depuis, et il semble bien qu'on ne puisse plus actuellement mettre en doute la possibilité de l'évacuation par la bouche, de matières fécales moulées chez les hystériques. Il se produit donc chez elles une inversion des mouvements péristaltiques qui peut aller jusqu'à ramener dans l'estomac des matières moulées venues du cæcum.

On comprend que, dans ses conditions, l'hystérie puisse simuler l'occlusion intestinale, jusques et y compris les vomissements fécaloïdes.

GASTRALGIE HYSTÉRIQUE

L'estomac des hystériques peut être le siège d'une hypéresthésie des plus intenses ; aussi l'ingestion des aliments devient-elle, dans ces conditions, la cause de crises douloureuses d'une grande intensité. Il en a été question déjà à propos des vomissements hystériques et nous avons montré qu'ils sont quelquefois précédés par des douleurs très vives. Toutefois, les vomissements n'accompagnent pas les crises douloureuses d'une façon obligatoire.

Les crises gastralgiques plus fréquentes au moment des règles, peuvent présenter une intensité des plus grandes. C'est une sensation de crampe, de brûlure épigastrique avec irradiation fréquente vers les hypochondres. Les malades se tordent quelquefois littéralement de douleur, la face angoissée, les extrémités froides. Parfois, la douleur retentit dans le dos et prend les allures de la douleur en broche ;

souvent elle s'accompagne d'une sensation pénible de constriction œsophagienne ou pharyngée.

Les crises peuvent survenir isolément, mais assez souvent, elles se suivent pendant plusieurs jours et quelquefois même se renouvellent plusieurs fois par jour.

TYMPANISME HYSTÉRIQUE

Les hystériques hommes ou femmes, les femmes beaucoup plus souvent que les hommes, peuvent être pris d'un gonflement de l'abdomen qui peut prendre parfois un développement considérable, et devenir la cause d'erreurs de diagnostic. On a beaucoup discuté sur le mécanisme de ce phénomène ; en réalité, sa pathogénie paraît n'être pas toujours la même, et il semble bien qu'on ait, sous la même dénomination, englobé des faits de nature tout à fait différente.

La tympanite hystérique est constituée par un gonflement de l'abdomen qui peut être généralisé ou partiel.

Tympanite générale. — Le gonflement généralisé peut se produire brusquement à la suite d'une crise hystérique, ou d'une commotion physique ou morale ; elle peut encore apparaître progressivement et n'atteindre son maximum qu'après un certain nombre de jours.

Quoi qu'il en soit, le ventre est saillant, distendu. C'est d'une façon générale l'aspect bien connu du tympanisme abdominal. Assez souvent, la distension est généralisée, égale dans toutes ses parties. Par la percussion, on obtient une sonorité tympanique ; souvent on peut reconnaître ainsi la distension de l'estomac et du gros intestin et dessiner les zones qui leur correspondent, grâce à la tonalité différente de la sonorité au niveau des points qu'ils occupent dans l'abdomen.

Quelquefois, il y a contraction manifeste des muscles de la paroi abdominale ; le ventre est alors beaucoup plus dur, beaucoup plus résistant ; on peut y voir se produire une dépression médiane due à la contracture des grands droits abdominaux. Parfois encore, l'estomac et le gros intestin ont paru refoulés et abaissés, ce qui paraît correspondre à la contracture du diaphragme.

La percussion peut donner, non une sonorité tympanique, mais une presque matité qu'on attribue alors à la tension exagérée des gaz. La tympanite peut apparaître et disparaître brusquement, sans émission de gaz. On peut la voir s'évanouir sous l'influence de la chloroformisation. Parfois, au contraire, le gonflement n'a cédé qu'après l'émission d'une quantité considérable de gaz. Brodie a cité un cas dans lequel l'introduction d'une sonde œsophagienne dans le gros intestin avait amené l'évacuation d'une quantité très grande de gaz et le dégonflement de l'abdomen.

La distension considérable de l'abdomen peut devenir une cause marquée de gêne pour la respiration et même provoquer un véritable état d'asphyxie. On a prétendu même que la mort peut en être la conséquence ; il s'agirait en tous cas de faits bien exceptionnels.

Parfois l'abdomen distendu peut être le siège d'une sensibilité assez vive à la palpation ; dans ces conditions, surtout s'il existe en même temps des vomissements, chose possible, il y a des apparences trompeuses de péritonite.

La tympanite peut être localisée ; on constate alors dans une région, la fosse iliaque, la région stomacale, une tuméfaction dure qui peut simuler une tumeur. Cette tuméfaction peut disparaître lentement sous l'influence d'une émotion, d'une crise hystérique, ou de la chloroformisation.

Ce qui a le plus intrigué les auteurs c'est l'origine des gaz qui distendent l'estomac et l'intestin. On se représentait difficilement leur apparition et leur disparition brusques, soit spontanément, soit sous l'influence de la chloroformisation. La présence de gaz en excès est bien certaine dans quelques cas : une malade de Brodie surnageait dans l'eau de la baignoire ; on pouvait évacuer les gaz et ramener l'abdomen à des dimensions normales en introduisant un tube dans le rectum. Cadet, par la ponction directe de l'abdomen, a extrait une quantité notable de gaz. Mais y a-t-il toujours des gaz en quantité aussi considérable ? Cela paraît douteux. Comment pourrait-on expliquer leur disparition brusque sous le chloroforme. L'hypothèse du spasme du diaphragme soutenue dans ces derniers temps par Verhoogen paraît donner la clef de l'énigme d'une façon très satisfaisante. Sous l'influence de cette contraction, la masse gastro-intestinale serait abaissée, projetée en avant, de là sans doute, la dureté considérable de la saillie abdominale dans ces conditions, les muscles du ventre paraissant participer au spasme dans une certaine mesure.

Tympanite localisée. — Quant à la tympanite localisée qui a donné assez souvent lieu à des erreurs de diagnostic en simulant des tumeurs du foie, de l'estomac, des ovaires, elle serait attribuable à la contracture des parois musculaires de l'abdomen et, peut-être, à la contracture localisée des anses intestinales sous-jacentes.

En somme, à l'heure actuelle, il conviendrait de déterminer quels sont les cas de tympanite qui cèdent à la chloroformisation et quels sont ceux qui y résistent ; pour ces derniers seulement on pourrait admettre l'existence d'un véritable météorisme gazeux.

Diagnostic. — Habituellement facile, le diagnostic de la tympanite hystérique peut donner lieu cependant à des erreurs variées.

La douleur à la palpation et les vomissements peuvent simuler la *péritonite aiguë* ou la *péritonite chronique;* mais alors il n'y a pas de fièvre, le facies abdominal fait défaut et l'état général n'est nullement en rapport avec la production d'une péritonite.

On a pu croire à l'existence d'un *kyste de l'ovaire* ou d'un corps fibreux utérin. C'est ainsi que Spencer Wells a vu disparaître sous le chloroforme une tumeur abdominale chez une femme qu'on lui avait envoyée pour être opérée.

La tympanite hystérique est la cause des *fausses grossesses nerveuses.* Nous en avons récemment observé un cas intéressant. Une dame très nerveuse présenta des vomissements répétés; les règles ayant disparu, on crut pouvoir les attribuer à un début de grossesse. Le ventre augmenta dès lors de volume, les règles ne reparurent plus, les seins grossirent, on put en extraire du lait. Vers le neuvième mois, des douleurs considérées comme le prélude de l'accouchement se montrèrent. Vers le dixième, force fût bien de reconnaître que malade, sage-femme et même médecin s'étaient trompés, et qu'ils s'agissait simplement d'une fausse grossesse nerveuse.

Viciations de la motricité et de la sécrétion intestinales d'origine hystérique. — Les hystériques sont le plus souvent constipées. Par contre, on peut observer chez elles des poussées paroxystiques d'une diarrhée qui semble être de la diarrhée nerveuse.

Quelle est la part de la viciation de la motricité dans ces poussées diarrhéiques et quelle est celle de l'hypersécrétion ? Il est bien difficile de répondre à cette question.

Les troubles de la motricité ne sont pas rares chez les hystériques; on observe fréquemment chez elles la contracture du côlon. Souvent aussi elles sont sujettes à des borborygmes et à des grouillements intestinaux qui les incommodent parfois beaucoup. Lorsque les parois de l'abdomen sont amaigries, on peut apercevoir des ondulations dues aux mouvements péristaltiques exagérés et incohérents de l'intestin.

Dans certains cas même, et alors apparaissent des phénomènes douloureux, ce sont des nodosités qui se déplacent dans l'abdomen. Le spasme de l'intestin paraît prendre part à la production des tumeurs fantômes dont il a été question plus haut.

CHAPITRE X

RETENTISSEMENT A DISTANCE DES VICIATIONS DE LA DIGESTION GASTRO-INTESTINALE

Les viciations de la digestion et les phénomènes douloureux de la dyspepsie gastro-intestinale peuvent avoir un retentissement plus ou moins important sur la nutrition générale, sur l'état anatomique et le fonctionnement des divers organes. Il importe de connaître ce retentissement pour en apprécier la valeur et en combattre la cause.

L'analyse permet de distinguer les facteurs pathogéniques suivants dans ce retentissement à distance :

a. Insuffisance de l'alimentation ;

b. Élaboration insuffisante ou vicieuse des aliments ;

c. Déplacement mécanique des organes ;

d. Action réflexe ;

e. Auto-intoxications.

Nous allons, sans nous y attarder, passer en revue ces divers éléments pathogéniques. Nous étudierons ensuite, en nous plaçant avant tout au point de vue clinique, les modifications anatomiques ou fonctionnelles subies par les divers appareils.

a. *Insuffisance de l'alimentation.* — Il n'est pas très rare que la dyspepsie gastro-intestinale ou les lésions de l'estomac et de l'intestin, aient pour conséquence une diminution quantitative de l'alimentation. La crainte de la douleur et l'anorexie vraie amènent assez souvent les malades à s'alimenter insuffisamment. Dans les sténoses marquées du pylore, les aliments sont souvent rejetés par le vomissement sans avoir pu pénétrer dans le duodénum ; une diarrhée abondante peut éliminer les substances nutritives du tube digestif sans qu'elles aient été élaborées et absorbées en proportion convenable.

De l'insuffisance de l'alimentation résultent un amaigrissement et un affaiblissement quelquefois très marqués, et, assez souvent, un état d'excitabilité ou d'atonie du système nerveux qui produisent à leur tour une aggravation des phénomènes dyspeptiques.

On a attribué l'anémie pernicieuse progressive à l'atrophie de la muqueuse stomacale ; pour qu'elle se produise, il faut que la digestion intestinale ne puisse suppléer la digestion gastrique. L'alimentation insuffisante joue assez souvent un rôle important dans la production de l'anémie et de la cachexie secondaire aux gastro-entéropathies.

b. *Élaboration insuffisante ou vicieuse des aliments.* — L'élaboration quantitativement insuffisante des substances alimentaires a des conséquences analogues à celles de l'inanition. Avec mon élève Jean Ch. Roux, j'ai décrit une variété d'hypersecrétion chlorhydrique continue, où le trouble digestif, ne s'accuse guère que par l'amaigrissement du malade, malgré une alimentation normale et souvent même exagérée. Comme ces malades ne vomissent pas, qu'ils n'ont pas de diarrhée et que la stase alimentaire est réduite à des proportions microscopiques, il faut bien admettre un trouble chimique de la digestion lié à l'hypersecrétion chlorhydrique continue. L'*élaboration vicieuse* des substances alimentaires a été souvent invoquée pour expliquer certains troubles de la nutrition générale, certains états diathésiques ou névropathiques. Il est difficile de les séparer des auto-intoxications d'origine gastro-intestinale dont il sera question plus loin. Souvent aussi, il y a combinaison de la viciation qualitative, de l'insuffisance quantitative de la digestion et des auto-intoxications ; il en résulte un ensemble dont les éléments sont plus faciles à énumérer théoriquement qu'à démontrer pratiquement dans un cas donné.

Nous ne savons presque rien sur les modifications subies par les substances albuminoïdes sous l'influence d'une digestion vicieuse ; nous ne savons pas en quoi elles diffèrent des albuminoïdes normalement digérées.

Cependant, ces perversions qualitatives ont servi de base à des théories qui avaient pour but d'expliquer la genèse de certaines maladies de la nutrition et les relations de certains états névropathiques ou bradytrophiques avec la dyspepsie. Miahle avait expliqué le diabète par la mauvaise élaboration des aliments hydrocarbonés dans l'intestin. Beau attribuait l'anémie et le nervosisme, si notables chez certains neurasthéniques dyspeptiques, à une digestion insuffisante et vicieuse; Hayem a invoqué une mauvaise chloropeptonisation des aliments azotés.

Nous verrons plus loin que Bouveret et Devic attribuent la tétanie à l'apparition d'une albumine toxique produite dans l'estomac dilaté des hyperchlorhydriques par l'action d'un excès d'HCl sur les albuminoïdes en présence de l'alcool. Certaines albuminuries sont expliquées par une élaboration défectueuse des substances azotées dans le tube digestif.

c. *Déplacement mécanique des organes.* — L'estomac et les intestins distendus par les gaz peuvent refouler le diaphragme, dévier la pointe du cœur, gêner les mouvements respiratoires et causer ainsi un trouble de la circulation et de la respiration, surtout accusé dans les cas où il existe une lésion antérieure du cœur ou des poumons.

d. *Action réflexe.* — On a eu tendance autrefois à expliquer un trop grand nombre de phénomènes anormaux chez les dyspeptiques par l'hypothèse facile d'actions réflexes anormales. L'auto-intoxication a eu dans ces derniers temps tendance à déposséder l'action réflexe. Toutefois, certains faits démontrent nettement sa réalité ; lorsque l'ingestion de quelques bouchées d'un aliment indifférent, comme la salade, détermine *immédiatement* la dilatation du cœur et une crise de dyspnée (Potain) ou encore lorsque le toucher rectal provoque *immédiatement* une crise de vertige (Leube), il est impossible de faire intervenir pour expliquer ces phénomènes, autre chose qu'une action réflexe à point de départ gastrique ou intestinal.

e. *Auto-intoxication.* — L'idée qu'il peut se produire dans le tube digestif des substances nocives pour l'organisme est loin d'être nouvelle. On la retrouve à la base des doctrines de Broussais et de Beau. Bouchard a attribué à l'auto-intoxication d'origine gastro-intestinale toute une iliade de maux : des *accidents nerveux*, tels que céphalée, accablement au réveil, tristesse, sensibilité au froid, insomnie, vertiges, troubles de la vue, hallucinations, engourdissement partiel et passager des membres, aphasie transitoire, palpitations, syncopes, fausse angine de poitrine, sueurs nocturnes, *des accidents cutanés*, tels que sécheresse de la peau, séborrhée, éruptions diverses, *des accidents rénaux*, albuminurie, peptonurie, des *modifications de la nutrition générale*, affaiblissement des forces, amaigrissemement, troubles trophiques du côté des extrémités osseuses, des articulations des doigts. C'est à la dilatation de l'estomac, à la stase des aliments et aux fermentations qui en sont la conséquence que Bouchard attribuait surtout l'origine de ces diverses manifestations.

Elles englobent entre autres, comme on peut le voir, les principaux des accidents de la neurasthénie. Bien des points de cette théorie restent contestables. Par contre, Bouchard a démontré, par des expériences précises, la réalité du pouvoir toxique du contenu de l'intestin, et ses relations avec la toxicité urinaire. Or, l'observation clinique nous paraît amener à attribuer à l'auto-intoxication d'origine intestinale une importance beaucoup plus considérable qu'à l'intoxication d'origine stomacale.

On a cherché à démontrer par des expériences sur les animaux la toxicité en bloc du contenu de l'estomac et de l'intestin, soit à l'état normal, soit à l'état pathologique. On a cherché aussi à isoler les différentes substances nocives et à déterminer leurs propriétés toxiques particulières. Les notions ainsi acquises sont très démonstratives en ce qui concerne l'ensemble du contenu gastro-intestinal ; mais on ne connaît encore que d'une façon très incomplète les facteurs de cette toxicité.

Du contenu de l'estomac d'un hyperchlorhydrique, Cassaët et Féré ont pu extraire une substance produisant chez les lapins, après injection dans le sang, de la contraction des vaisseaux et de la pupille, une anesthésie absolue, une respiration précipitée, des secousses convulsives, de l'opistothonos ; un autre extrait a déterminé de l'hypéresthésie, du coma, de la salivation, de la diurèse, mais pas de spasmes. Nous dirons plus loin que Bouveret et Devic avaient déjà extrait du suc gastrique de malades atteints de tétanie, une substance capable de provoquer des accidents tétaniques chez les animaux.

On a invoqué aussi l'action toxique des divers acides de fermentation qui peuvent se produire dans l'estomac sous l'influence de la stase ; on a accusé l'acide lactique, l'acide acétique, l'acide butyrique, l'acide valérianique, l'acide propionique, l'acide oxybutyrique β. Ce dernier a été constaté par Klemperer dans l'urine de malades atteints de cancer de l'estomac. Toutefois leur intervention n'est pas établie sur des preuves expérimentales suffisantes.

Il a été démontré que la digestion artificielle des substances albuminoïdes pouvait donner lieu à des produits toxiques (pepto-toxine de Brieger).

Toutefois un certain nombre d'auteurs ont vainement essayé de produire des accidents toxiques chez des animaux en leur faisant digérer ou en leur injectant dans les veines du liquide de stase de l'estomac. On peut donc admettre avec Albert Robin que la démonstration expérimentale de la toxicité du contenu de l'estomac n'a pas été suffisamment donnée, qu'on n'a pas pu extraire et différencier les substances nocives.

De ce qu'on n'a pas pu les isoler, il ne faut pas toutefois conclure qu'elles n'existent pas. La biologie a dans ces dernières années démontré, par exemple, dans les cultures du bacille diphtérique des toxines d'une puissance formidable, susceptibles de causer des accidents graves et même la mort à des doses infinitésimales. D'autre part, il ne faut pas comparer l'action produite par une injection brutale à des animaux jeunes dont tous les organes sont sains, à ce qui se passe chez l'homme malade. Enfin, suivant la remarque de Linossier, il faut aussi tenir compte de la résistance individuelle à certaines intoxications.

Les données acquises sur la toxicité du contenu de l'intestin sont plus étendues bien que sommaires encore sur bien des points.

La toxicité des matières fécales démontrée par Stick dès 1853, a été étudiée par Bouchard qui s'est inspiré des recherches faites auparavant par Gaspard, Panum, Hiller, Bergmann et Schmiedberg, Zülzer et Sonnenstein sur la toxicité des matières animales en voie de putréfaction. Zülzer et Sonnenstein, dès 1869, avaient démontré dans les produits de la putréfaction la présence d'alcaloïdes toxiques voisins de l'atropine par leurs propriétés chimiques et physiologiques. La question avait été reprise par A. Gautier, par Brouardel et Boutmy, etc.

Bouchard a fait des extraits de matières fécales, par l'eau et l'alcool. L'extrait aqueux produit de l'abattement, de la diarrhée, des accidents agoniques. L'extrait alcoolique, plus actif, détermine de grandes convulsions. Or, il a suffit de l'extrait de 39 centimètres cubes, 5 de matières fécales pour tuer un lapin de 1 850 grammes.

Les substances connues susceptibles de contribuer à produire la toxicité du contenu de l'intestin sont très nombreuses déjà et la liste n'en est pas close.

Parmi elles, il faut citer la *bile* dont Bouchard a invoqué le pouvoir toxique; les *produits* de *putréfaction* des substances albuminoïdes : acides butyrique, valérianique, sulfhydrique, l'ammoniaque et les ammoniaques composées, la leucine, la leucéine, la tyrosine, l'indol, le scatol, le phénol, les acides sulfo-conjugués correspondants, l'excrétine de Marcet, les hydrogènes carbonés et sulfureux ; les *alcaloïdes de la putréfaction* : neuridine, cadavérine, sepsine, putrescine, mydaléine, collidine, hydrocollidine, parvoline, choline, neurine, muscadine, gadine, les unes toxiques et même très toxiques, les autres non toxiques; la triméthylamine, la mylamine, la triéthylamine, etc.

On voit combien est complexe la chimie de l'auto-toxicologie intestinale : nous n'avons pas à y insister. Ce que nous en avons dit suffit à montrer que, suivant l'expression de Bouchard, le tube digestif, et plus particulièrement encore l'intestin, est un laboratoire de poisons en continuelle activité.

Beaucoup de ces substances toxiques sont la conséquence du développement dans l'intestin des très nombreux microorganismes qui y fourmillent. Les études faites sur le bouillon de culture du bacille diphtérique et d'autres bacilles ont démontré que le pouvoir toxique des toxines d'origine microbienne peut être formidable ; il se mesure par centièmes de milligrammes.

La réalité de l'auto-intoxication d'origine gastro-intestinale nous paraît surtout démontrée par l'étude de l'urémie. Des accidents très graves de coma, de convulsions éclamptiques, de dyspnée, de vomissements disparaissent souvent rapidement sous l'influence du régime lacté et des purgations répétées. Or, l'observation clinique a démontré que l'urémie n'était nullement proportionnelle à l'albuminurie ; elle a démontré même que des accidents tout à fait analogues peuvent se produire sans trace d'albuminurie, ainsi que l'ont des premiers, nettement compris Dieulafoy et Huchard. La dyspnée toxi-alimentaire a été bien dégagée par Huchard et nettement rapportée à sa cause véritable. Nous croyons, pour notre part, que les intoxications d'origine alimentaire ou d'origine intestinale, les deux termes sont à peu près synonymes, peuvent se traduire par des accidents cliniques très variés et simuler des affections très différentes : l'asthme, l'épilepsie, le cancer de l'estomac, l'angine de poitrine, la migraine, etc.

Nous croyons aussi que l'intestin joue un rôle plus considérable que l'estomac dans la genèse de la plupart de ces accidents d'intoxication digestive. La preuve nous en est donnée par l'importance prépondérante de l'antisepsie mécanique de l'intestin dans ces conditions. Beaucoup de ces accidents cèdent seulement dès qu'on administre des purgatifs répétés et qu'on pratique le lavage de l'intestin. Le lavage de l'estomac à lui seul serait incapable de donner des résultats aussi satisfaisants ni peut-être même appréciables.

A propos de la constipation nous avons cité déjà les expériences de Stroup, qui, en provoquant la constipation chez des vieillards voit successivement se produire une série d'accidents : dès le deuxième ou le troisième jour, langue blanche, dyspnée permanente ou paroxystique ; vers le cinquième jour, la lourdeur de tête, la somnolence la fatigue, l'insomnie, les cauchemars, les vertiges ; il peut même se produire un état sub-comateux.

Les vieillards sont en effet beaucoup plus que les jeunes gens exposés à des accidents toxiques de ce genre, à cause de la diminution de l'activité des fonctions de leur foie et de leurs reins, et de l'affaiblissement de la vitalité générale de leur organisme. Les toxines sont moins bien détruites par le foie et par l'oxydation dans les tissus et plus difficilement éliminées par les urines.

Psychoses. — Dans un travail des plus intéressants, Régis a défendu cette idée que des états psychopathiques, quelquefois très graves, peuvent se produire sous l'influence des auto-intoxications d'origine gastro-intestinales : elles se caractériseraient surtout par la tendance à la torpeur et à la somnolence. L'intelligence est conservée mais obnubilée ; les malades sont souvent plongés dans un état de rêve permanent, comme dans le délire alcoolique. On observe aussi de la céphalée, de l'insomnie, quelquefois des attaques à type hystérique, épileptique, comateux ou cataleptoïde, de l'inégalité pupillaire, un tremblement analogue à celui de la paralysie générale.

Du côté de l'appareil digestif, de l'inappétence, de la constipation, de la fétidité de l'haleine et des matières fécales. Le teint est terreux, blafard, les malades maigrissent. Il peut y avoir de la fièvre.

Le traitement de l'urémie est en somme celui qui convient à ces états toxiques : régime lacté, purgatifs, laxatifs, lavage de l'estomac, diurétiques, saignée, injections intra-veineuses.

Après ces considérations générales, nous allons maintenant passer en revue les troubles fonctionnels, qui peuvent se produire, dans les divers appareils, consécutivement aux accidents de la dyspepsie gastro-intestinale, ce terme étant pris dans son acception la plus large.

La tétanie et le coma d'origine gastrique trouveront tout naturellement place dans cet exposé.

FOIE

Le foie se trouve placé sur le trajet des vaisseaux qui rapportent au cœur le sang venu du tube digestif, à la façon d'un gros ganglion veineux. De même que les ganglions lymphatiques sont des organes de défense qui arrêtent les germes d'infection venus par les voies lymphatiques, de même le foie est un organe de défense qui protège dans une certaine mesure l'organisme contre les produits infectieux et toxiques venus de l'estomac et de l'intestin. Il détruit au passage une notable partie des toxines venues par la veine porte.

Dans ces conditions, on ne doit pas être étonné qu'il subisse le contre-coup des viciations de la digestion et de l'augmentation anormale des processus de fermentation et de putréfaction dans l'estomac et l'intestin. Il peut, du reste, être atteint anatomiquement ou fonctionnellement par d'autres mécanismes : 1° l'inflammation du duodénum, qu'Hayem considère comme fréquente lorsqu'il y a de la gastrite, peut se propager aux voies biliaires par le cholédoque ; 2° la circulation du foie et l'action des cellules hépatiques peuvent être modifiées par voie réflexe ; 3° la dilatation du cœur par action réflexe à point de départ gastrique ou intestinal pourrait avoir pour conséquence la stase veineuse dans le foie et sa congestion.

Il est difficile de dire dans quelle mesure ces trois mécanismes plus ou moins hypothétiques interviennent dans la genèse des troubles et lésions du foie consécutifs aux gastro-entéropathies. Le passage des toxines à travers le parenchyme hépatique au contact direct de la cellule, grâce aux capillaires du système porte, suffit à lui seul largement pour expliquer les phénomènes observés.

Le symptôme hépatique le plus souvent signalé par les auteurs est la *congestion* avec *augmentation de volume du foie*. Bouchard y a particulièrement insisté. Il a communiqué à Boix sa statistique, elle se décompose ainsi : « Sur un total de 652 gros foies observés chez des malades (hommes ou femmes), 240 coïncidaient avec la dilatation de l'estomac, 69 avec des troubles digestifs, tels que l'anorexie, la constipation, la diarrhée, les vertiges, ce qui fait un total de 309 gros foies chez des malades dyspeptiques, soit une proportion de 40 p. 100 environ. »

« Si l'on prend la statistique concernant la dilatation de l'estomac seulement, on voit que, sur 665 cas observés, le gros foie s'est rencontré chez 240 malades. » Cela fait plus de 1 fois sur 3.

Le Gendre, dit avoir observé 24 fois sur 61 dilatés (dyspeptiques ou latents) une tuméfaction hépatique permanente ou intercurrente avec foie lisse et le plus souvent indolent, débordant le rebord costal de un à cinq travers de doigt. Ici encore, la proportion est supérieure à 1 : 3.

Comme nous le dirons plus loin, nous n'avons pas constaté si fréquemment l'augmentation de volume du foie, que nous avons par contre trouvé assez souvent abaissé.

Les toxines gastro-intestinales d'après Hanot et Boix ne seraient pas seulement capables de produire la tuméfaction permanente ou variable du foie, mais même de provoquer une véritable cirrhose que Hanot dans un mémoire posthume a proposé de dénommer *cirrhose de Budd*, du nom de l'auteur anglais qui en a le premier nettement indiqué l'existence.

Dans cette cirrhose d'origine dyspeptique, l'hypertrophie du foie est en général modérée. Les symptômes fonctionnels sont peu accentués et ne consistent guère que dans une certaine lassitude, une sensation de pesanteur dans l'hypochondre droit. Quelquefois cependant, surviennent des accidents d'embarras gastrique, des poussées congestives qui rendent le foie douloureux et même de la périhépatite, cause de douleurs assez intenses pour simuler quelquefois la colique hépatique. Il n'y a pas d'ascite, ni d'ictère, pas d'augmentation de volume de la rate, pas de circulation collatérale.

Au point de vue histologique, il s'agirait d'une hépatite interstitielle diffuse généralisée à tendance mono-cellulaire. La sclérose débute par les espaces porto-biliaires; elle envahit les lobules par leur périphérie, elle en dissocie les travées cellulaires et même les cellules elles-mêmes.

Boix est parvenu à reproduire expérimentalement une hépatite interstitielle du même type en faisant ingérer aux animaux les acides organiques qui figurent communément dans les produits de fermentation stomacale : acide lactique, valérianique, acétique. Avec l'acide butyrique, il a obtenu une cirrhose du type atrophique de Laënnec.

Boix a déterminé encore de l'hépatite parenchymateuse et interstitielle avec l'acétone, l'acide oxalique, le poivre, déjà incriminé par Budd et Virchow.

Les cultures vivantes de bactérium coli, les diverses coli-toxines mises en expérience, et l'extrait de fèces produisirent une angio-cholite ascendante avec sclérose rapide des larges espaces portes, irritation des vaisseaux avec prolifération embryonnaire, et dégénérescence granuleuse de la cellule hépatique avec prolifération nucléaire dans les cas où l'action des substances toxiques avait été longtemps prolongée.

Nous ne mettons nullement en doute la réalité de la cirrhose d'origine dyspeptique dont l'observation clinique et l'anatomie pathologique auront à démontrer la fréquence.

Nous avons examiné le foie chez un grand nombre de dyspeptiques, et nous ne l'avons trouvé augmenté de volume que dans un nombre de cas beaucoup plus restreint que ne l'ont fait Bouchard et Legendre. Nous serions même tenté de déclarer, après avoir examiné à ce point de vue tous les dyspeptiques qui se sont présentés à notre observation depuis plusieurs années, que le foie chez les malades de cet ordre est plus souvent petit que gros. Quand il est augmenté de volume on trouve en général quelque raison autre que la dyspepsie gastrique qui explique cette hypertrophie : alcoolisme, obésité, affection orificielle du cœur, artériosclérose, viciations du fonctionnement de l'intestin et, en particulier, diarrhée ou alternatives de diarrhée et de constipation.

L'hypertrophie du foie nous paraît attribuable beaucoup plus souvent à l'intestin qu'à l'estomac.

L'influence nocive des processus gastro-intestinaux sur le foie pourrait se traduire non seulement par l'augmentation de volume du foie, mais aussi par certains troubles fonctionnels en rapport avec la viciation de la cellule hépatique. Hayem a particulièrement insisté sur la fréquence de l'*urobilinurie* chez les dyspeptiques. On a noté aussi quelquefois et attribué à la même cause la *décoloration* des matières fécales.

APPAREIL CIRCULATOIRE

On observe fréquemment des troubles cardiaques chez les dyspeptiques ; après les repas, au cours de la digestion, ils se plaignent fréquemment d'oppression, de palpitations. Cela se voit plus particulièrement chez les nerveux, les hystériques, les neurasthéniques.

On constate quelquefois, dans ces conditions, au moment de ces crises paroxystiques, une tachycardie marquée. Lasègue a montré que, chez les dyspeptiques, on pouvait aussi observer des intermittences, en général rhytmiques, régulières, indépendamment de toute lésion cardiaque. Il faut dire, toutefois, que ces intermittences se constatent fréquemment chez des personnes âgées déjà et présentant un certain degré d'athérome artériel. Souvent, chez les vieillards, elles se montrent par périodes, plus nettes, plus accentuées pendant la digestion, pour disparaître pendant des semaines et des mois.

Potain et ses élèves, en particulier Barié, ont fait connaître une série de manifestations et d'accidents cardiaques qui se produisent sous l'influence de la dyspepsie ou de troubles hépatiques, surtout de la lithiase biliaire et de la colique hépatique.

Tantôt il s'agit de phénomènes douloureux tantôt d'accidents attribuables à la dilatation du cœur droit.

Les *phénomènes douloureux* sont représentés par « des palpitations violentes avec ou sans crise de tachycardie, sensations de pincement au cœur, de poids au niveau de la région précordiale; ou bien, plus douloureuses encore, ces sensations affectent la forme et l'allure de l'angine de poitrine, ce qui presque toujours est consécutif à une dilatation extrêmement prononcée des cavité droites du cœur (Potain). »

Les accidents circulatoires attribuables à la *dilatation du cœur droit* sont plus ou moins accentués. Après les repas, les malades se sentent oppressés, la dyspnée peut devenir extrême, les lèvres et les extrémités sont violacées ; le décubitus horizontal devient impossible, les malades sont obligés de s'asseoir dans leur lit. Au bout de quelques heures, tout rentre dans l'ordre ; les mêmes accidents se reproduisent à la suite de chaque repas.

Pendant ces accès de faux asthme, on constate l'accentuation du second bruit de l'artère pulmonaire, ce qui indique l'augmentation de la pression dans l'artère pulmonaire, et la dilatation du cœur droit. Dans quelques cas, il s'agit de véritables accès aigus d'asystolie passagère. On peut percevoir momentanément un souffle systolique manifestement tricuspidien, indice de l'insuffisance passagère de la valvule auriculo-ventriculaire droite.

Pour que ces accidents apparaissent, il n'est pas nécessaire que le cœur soit lésé auparavant ; ils se produisent aussi, on le comprend facilement, chez des personnes antérieurement atteintes d'une lésion orificielle ou myocardique du cœur.

Potain rapporte à une action réflexe la pathogénie de la dilatation du cœur droit. Il se produirait, sous l'influence de l'excitation de la muqueuse stomacale par le contact des aliments, un spasme des artérioles émanées de l'artère pulmonaire, et une augmentation de la tension sanguine cause de l'accentuation du second bruit de l'orifice pulmonaire et de la dilatation du cœur droit. La dilatation du cœur droit peut aller jusqu'à créer une insuffisance passagère de la valvule tricuspide et produire des phénomènes d'asystolie. On ne peut guère en effet faire intervenir autre chose qu'une action réflexe lorsque les crises de dyspnée et de cyanose surviennent à la suite de l'ingestion d'une minime quantité d'un aliment dépourvu de tout pouvoir toxique, par exemple de quelques feuilles de salade.

Toutefois nous allons dire à propos des accidents respiratoires que l'auto-intoxication peut, elle aussi, produire des crises de faux asthme.

APPAREIL RESPIRATOIRE

Sous l'influence de l'ingestion des aliments, on peut observer de la *toux nerveuse* et des crises d'*asthme dyspeptique*.

La toux nerveuse se montre à la suite des repas; elle se présente sous forme d'une toux sèche, monotone, quelquefois quinteuse.

Sous le nom d'*asthme dyspeptique*, on a, sans aucun doute, compris des faits de nature dissemblable.

Henoch a décrit chez les enfants des crises très analogues à celles qui ont été signalées par Potain, et dont il a été question dans le chapitre précédent : elles sont constituées par des accès de dyspnée avec cyanose, tachycardie, respiration accélérée, refroidissement des extrémités, tendance au collapsus. On les observe surtout au cours d'indigestions causées par l'ingestion d'une quantité exagérée d'aliments.

Boas, dans un travail récent, a bien indiqué que, sous le nom d'asthme dyspeptique, on a réuni des faits de nature différente, de pathogénie dissemblable. Si, parmi les malades qui présentent ces accidents, quelques-uns n'ont, comme l'admet Potain, aucune maladie antérieure, d'autres étaient déjà atteints d'une lésion du cœur ou des poumons, et la digestion donne lieu chez eux à des paroxysmes qu'on peut du reste observer sous l'influence d'autres causes. D'autres présentent une lésion des reins, avec ou sans albuminurie, et les crises dyspnéiques sont chez eux, comme l'a bien vu Huchard, la conséquence d'une auto-intoxication d'origine alimentaire. La disparition des crises dyspnéiques sous l'influence du régime lacté et des purgations répétées indique bien l'origine gastro-intestinale — intestinale surtout — des toxines que le foie ne détruit pas au passage, que les tissus ne brûlent pas et que les reins n'éliminent pas en quantité suffisante.

SYSTÈME NERVEUX

La coexistence de la dyspepsie et d'un état névropathique est extrêmement fréquente. Elle ne pouvait pas ne pas attirer l'attention du médecin. Comme nous avons eu l'occasion de l'indiquer ailleurs, les auteurs ont tantôt subordonné les accidents névropathiques à la dyspepsie, tantôt encore la dyspepsie à la névropathie. La discussion s'est produite dans ces derniers temps à propos de la neurasthénie et de la dilatation de l'estomac. Quant on parcourt les divers accidents nerveux que Bouchard attribue à l'auto-intoxication chez les dilatés de l'estomac, on y rencontre les principaux symptômes de la neurasthénie. Bouchard les considère comme la conséquence de l'auto-intoxication d'origine gastro-intestinale. Au contraire, Charcot, Debove et la plupart des auteurs allemands regardent la dyspepsie comme la conséquence et l'expression symptomatique du nervosisme.

D'autres auteurs pour expliquer la subordination des manifestations nerveuses, ont, comme on l'a vu, invoqué le trouble de la nutrition générale ou les actions réflexes à point de départ gastro-intestinal.

Nous pensons pour notre part qu'il convient d'être très éclectique en semblable matière. Que la viciation de la digestion ou les phénomènes dyspeptiques puissent réagir sur le système nerveux, cela ne peut faire aucun doute ; mais le mécanisme de ce retentissement n'est pas toujours le même : l'action réflexe, l'auto-intoxication, le trouble général de la nutrition peuvent entrer en ligne de compte, soit isolément, soit simultanément. D'autre part, si la viciation de la digestion peut retentir et retentit souvent sur le fonctionnement et la vitalité du système nerveux, le système nerveux peut, vice versa, retentir sur l'appareil digestif, et la névropathie jouer un rôle considérable dans la pathogénie et l'expression symptomatique de la dyspepsie. Il n'est pas toujours facile de discerner les éléments qui entrent en jeu dans la genèse d'un complexus symptomatique.

Les phénomènes nerveux observés chez les dyspeptiques sont aussi nombreux que variés ; beaucoup d'entre eux apparaissent ou augmentent sous l'influence de l'ingestion des aliments et de la digestion.

Troubles cérébraux. — Chez les dyspeptiques, on peut observer des troubles cérébraux *habituels*, continus, et des *paroxysmes* consécutifs aux repas. Parmi les premiers, les auteurs signalent surtout des *perversions du sommeil*, insomnie, cauchemars, sommeil agité, et, en conséquence, fatigue très grande le matin au réveil ; des *modifications du caractère*, tristesse, découragement, abattement, hypochondrie, diminution de la volonté ; un *affaiblissement des facultés intellectuelles*, diminution de la mémoire, inaptitude au travail, tendance à l'hébétude. Bien souvent toutefois la dyspepsie ne crée pas de toute pièce ces accidents cérébraux, elle ne fait que les exagérer.

Réflexes anormaux. — Nous avons déjà signalé les réflexes anormaux qui amènent les palpitations, la dilatation du cœur, la toux nerveuse, et certaines formes d'asthme dyspeptique. C'est sans doute au même mécanisme qu'il faut attribuer les troubles vaso-moteurs si fréquemment observés : rougeur et congestion de la face, refroidissement des extrémités.

La somnolence et le vertige méritent de nous arrêter davantage.

Somnolence. — Très souvent les dyspeptiques sont pris après le repas d'une sensation plus ou moins marquée, de lourdeur et de somnolence. Cela peut aller, comme nous l'avons vu à plusieurs reprises dans ces derniers temps, jusqu'à des crises de véritable *narcolepsie*, c'est-à-dire d'invincible sommeil. Les malades s'endorment quel que soit le lieu dans lequel ils se trouvent, ou tout au moins ont une peine extrême à se maintenir éveillé.

Vertige. — Depuis la célèbre leçon clinique de Trousseau sur le vertige stomacal, *vertigo a stomaco laeso*, on a admis communément que les lésions et les viciations fonctionnelles de l'estomac étaient une cause très commune de vertige ; les médecins en étaient même arrivés à considérer la dyspepsie gastrique comme la cause la plus commune du vertige. Il y avait là une grande exagération et l'on peut dire que le vertige d'origine stomacale est plutôt rare. Le vertige de Ménières, *vertigo ab aure laesa* à cause des vomissements qu'il amène, a été pris bien souvent à tort pour un vertige stomacal. L'origine urémique d'un certain nombre d'états vertigineux est fréquemment aussi méconnue, surtout lorsqu'il n'y a pas d'albuminurie.

C'est chez les neuro-arthritiques et les neurasthéniques que se présente le plus souvent le vertige considéré comme stomacal parce qu'il survient chez les dyspeptiques. Il peut se produire dans les mêmes conditions sans dyspepsie, et, en admettant même que la digestion joue un rôle dans sa production, l'ingestion des aliments n'a souvent que la valeur d'une cause occasionnelle.

Charcot faisait remarquer avec raison que le vertige est rare, lorsqu'il existe quelque grosse lésion organique de l'estomac telle que cancer, ulcère, sténose pylorique, et qu'il est au contraire assez commun dans des états dyspeptiques purement fonctionnels : cela parce que cette dyspepsie survient chez les névropathes, plus particulièrement encore des neurasthéniques.

La *constipation* et l'auto-intoxication qui en résulte, surtout chez les artério-scléreux et les athéromateux est une cause fréquente de vertige. En réduisant au minimum l'auto-intoxication alimentaire, en provoquant des évacuations intestinales suffisantes, quotidiennes, on fait disparaître l'état d'étourdissement et de vertige si fréquent chez certains constipés.

Toutefois, on ne peut nier l'existence du vertige d'origine stomacale. Quelquefois, il se produit sous l'influence d'une perversion de la faim, ou encore de la sécrétion à jeun d'une certaine quantité de suc gastrique hyperacide. L'ingestion d'une petite quantité de boisson ou d'aliments suffit pour le faire immédiatement disparaître. Parfois au contraire il se montre sous l'influence de l'alimentation, très rapidement ; chez un malade de Leube, on le provoquait et on le faisait cesser à volonté en comprimant le creux épigastrique.

Coma dyspeptique. — Le coma dyspeptique décrit par von Jaksch, par Senator et par Bouchard ressemble complètement au coma diabétique ; il serait dû à une intoxication semblable, si non identique à celle qui cause le coma diabétique. Comme dans ce dernier, ses principaux symptômes sont la dyspnée avec accélération considérable des mouvements respiratoires, la somnolence puis le coma complet. L'haleine a souvent l'odeur de l'acétone, et les urines présentent la réaction rouge brunâtre sous l'influence du perchlorure de fer. Le coma dyspeptique a été constaté dans les dilatations permanentes de l'estomac avec grande stase. On l'a vu survenir dans des cas de cancer de l'estomac et de cancer du foie. C'est suivant toute vraisemblance la conséquence d'une auto-intoxication due aux toxines produites dans le liquide de stase stomacal. On s'est demandé si le tissu cancéreux lui-même ne pouvait pas fournir une toxine cause de coma.

TÉTANIE

Les relations de la tétanie et des gastropathies a été pour la première fois signalée par Kussmaul qui l'avait vue survenir dans trois cas de dilatation de l'estomac avec stase permanente. Depuis cette époque, on a publié un assez grand nombre d'observations de tétanie au cours de la dyspepsie gastrique, et on a fait pour en donner l'explication pathogénique d'intéressantes recherches sur lesquelles nous reviendrons plus loin. Dans la tétanie des gastropathes, comme du reste dans la tétanie considérée d'une façon générale, on peut distinguer trois formes cliniques suivant que la contracture est limitée aux extrémités, qu'elle tend à se généraliser, ou à prendre l'allure de crises épileptoïdes.

Dans la *forme la plus commune*, la contracture est limitée aux extrémités. Elle n'est pas permanente mais survient par accès espacés qui durent de quelques minutes à plusieurs heures. Les convulsions dans cette forme respectent toujours les muscles du tronc et de la face ; le plus souvent même elles n'occupent que les muscles des mains et des pieds, des avant-bras et des jambes. Les crises sont en général précédées par une sensation de fourmillement et d'engourdissement dans les parties qui vont être le siège de la contracture. Le plus souvent il s'agit des mains et les malades éprouvent tout d'abord dans les doigts une certaine roideur. Dans la forme classique, le pouce se fléchit de façon à ce que sa pulpe vienne s'opposer à la pulpe des autres doigts, ou encore, suivant la comparaison de Trousseau à donner à la main, l'aspect en cône de la main de l'accoucheur voulant pénétrer dans le vagin. La main peut être dans l'extension ou la flexion. Au pied, les orteils sont le plus souvent fléchis le pied étendu. Lorsque la tétanie dépasse la main et le pied, les extrémités correspondantes peuvent être contracturées en flexion ou en extension. Dans la tétanie gastrique, le type d'extension serait le plus fréquent, d'après Bouveret et Devic.

Dans le *tétanisme généralisé*, l'aspect du malade rappelle assez bien le tétanos. La contracture après avoir envahi les extrémités s'étend aux muscles de la face et du tronc. La contracture des muscles du thorax peut déterminer des accidents d'asphyxie.

La *forme la plus rare* est celle dans laquelle il se produit des convulsions toniques ou cloniques généralisées avec perte de connaissance, et ultérieurement sommeil comateux, de telle sorte que l'ensemble de la crise rappelle d'assez près une crise épileptique.

Ces trois formes peuvent du reste se succéder chez le même malade.

Dans la première et la seconde forme, les crises de contractures, surtout si elles sont prolongées, ne durent pas d'une seule tenue avec la même intensité ; elles sont représentées par une série de paroxysmes séparés par des périodes d'accalmie. Trousseau a remarqué qu'en comprimant les vaisseaux, artère ou veine, on provoque dans le membre correspondant une crise de tétanie. La contracture se produit aussi le plus souvent, mais d'une façon moins régulière, dans les muscles innervés par un rameau nerveux lorsqu'on le percute. Le signe de Trousseau a une grande valeur au point de vue diagnostique; il permet à l'observateur de reproduire à volonté la crise de tétanie. Erb a démontré que, le plus souvent, il y a une excitabilité marquée des nerfs à l'électricité.

En même temps que les contractures musculaires, on observe un certain nombre d'autres manifestations : vomissements abondants avant et pendant la crise, crise de dyspepsie, fréquence du pouls, rétrécissement des pupilles dans les cas graves, quelquefois élévation de la température, albuminurie. Le délire et l'agitation sont des symptômes graves qui précèdent en général le coma et la terminaison fatale.

La tétanie est une complication fort grave de certaines gastropathies. Sur 27 cas relevés par Riegel, il y avait eu 16 morts imputables à la tétanie elle-même. Les signes qui annoncent le plus souvent la terminaison fatale sont le coma, le délire, l'agitation excessive, l'élévation continue de la température centrale. Les malades peuvent succomber alors que les crises convulsives ont disparu déjà depuis vingt-quatre heures. (Bouveret et Devic.)

Pathogénie. — Comme le fait remarquer Bouveret, le terme de tétanie n'est pas absolument exact puisqu'il peut y avoir non seulement des convulsions toniques mais même des convulsions cloniques, de l'agitation, du délire, des phénomènes douloureux, et tout un ensemble de phénomènes indiquant la participation de l'ensemble du système nerveux à l'état morbide.

Quatre théories ont été proposées pour expliquer la genèse de la tétanie :

1° La théorie de la déshydratation du sang;

2° La théorie de l'appauvrissement du sang et des tissus en chlorure de sodium;

3° La théorie d'une action réflexe à point de départ stomacal;

4° La théorie d'une intoxication par le contenu stomacal.

1° *Théorie de la déshydratation du sang.* — Elle est due à Kussmaul qui supposait que, comme les crampes du choléra, les contractures de la tétanie peuvent être attribuées à la déshydratation des tissus. C'est une simple vue de l'esprit qui ne repose sur aucun fait positif en effet la tétanie se rencontre le plus souvent chez des malades qui ont eu des vomissements répétés; mais le premier accès s'est quelquefois produit après qu'on avait évacué par la sonde le liquide de stase dans la grande dilatation de l'estomac. Y a-t-il réellement déshydratation du sang et des tissus dans ces conditions? Cela n'est nullement démontré.

2° *Théorie de l'appauvrissement des humeurs et des tissus en chlorure de sodium.* — Cette théorie est défendue par Hayem, Korczinski et Jaworski; la grande déperdition de chlorure de sodium amenée par les vomissements jouerait le rôle attribué par Kussmaul à la déshydratation. Cette théorie peut s'appliquer aux cas dans lesquels il existe de l'hypersécrétion chlorhydrique avec vomissements abondants; elle s'applique moins bien aux cas dans lesquels l'hyperchlorhydrie fait défaut.

On a reproduit expérimentalement des accidents très analogues à ceux de la tétanie en faisant disparaître complètement le chlorure de sodium de l'alimentation des animaux.

3° *Théorie réflexe.* — La tétanie serait attribuable à un réflexe à point de départ stomacal. Elle repose sur le fait qu'on a vu quelquefois les crises de tétanie se produire après l'introduction de la sonde ou comme dans un cas de Müller, par la simple percussion du creux épigastrique. On doit penser que ce n'était là que des causes occasionnelles de paroxysme et non la cause de la maladie elle-même.

4° *Théorie de l'auto-intoxication.* — Proposée par Bouchard, confirmée par les très intéressantes recherches de Bouveret et Devic, c'est celle qui nous paraît le mieux expliquer la pathogénie de la tétanie. Bouveret et Devic ayant observé personnellement trois cas de tétanie sur des malades atteints de stase avec hypersécrétion chlorhydrique, ont été amenés, par leurs recherches dans la littérature médicale, à admettre que la tétanie se produisait exclusivement dans l'hypersécrétion chlorhydrique avec stase permanente. Ils ont extrait du liquide de stase hyperchlorhydrique une substance qui a reproduit la tétanie chez les animaux après injection veineuse. Ils pensent que cette toxine se produit par l'action combinée de l'alcool et de l'acide chlorhydrique sur la peptone. Ferré et Cassaët ont extrait une substance convulsivante du contenu de l'estomac d'un malade atteint de stase et d'hypersécrétion chlorhydrique qui n'avait présenté aucune manifestation de tétanie.

Dans la plupart des observations relevées par Bouveret et Devic, il y avait en même temps que la stase et l'hyperchlorhydrie soit un ulcère en activité, soit une cicatrice d'ulcère ancien, ainsi que la démonstration en a été faite plusieurs fois à l'autopsie. Il n'y a rien là qui doive étonner après ce que nous avons dit antérieurement de la pathogénie du syndrôme de Reichmann.

Depuis la publication du mémoire de Bouveret et Devic, on a publié plusieurs faits dans lesquels la tétanie s'était produite à la suite d'un cancer du pylore, sans hyperchlorhydrie. Dans un cas semblable d'Albu, la guérison eût lieu après une intervention chirurgicale au cours de laquelle fut pratiquée la résection du pylore. Cette observation est très instructive : elle montre que les malades atteints de tétanie peuvent survivre à une intervention chirurgicale, contrairement à ce qu'avaient pu faire croire une série de cas malheureux ; elle prouve de plus que la disparition de la stase amène la guérison de la tétanie.

C'est donc bien à la stase, et, sans doute, à l'auto-intoxication produite par les matières en décomposition qu'il faut attribuer la tétanie. Certains auteurs, il est vrai, n'ont pu parvenir à isoler des toxines ni même à retirer des extraits toxiques de quantités même considérables de liquide de stase stomacale. A ces faits négatifs, on peut opposer les faits positifs de Bouveret et Devic, de Cassaët et Ferré. Il est très possible du reste que les substances toxiques susceptibles de produire la tétanie ne soient pas toujours identiques et ne se produisent pas toujours dans les mêmes conditions de chimisme gastrique. Si, comme l'ont démontré Bouveret et Devic, elles semblent se produire de préférence dans des cas de stase avec hypersécrétion chlorhydrique, cette condition ne peut pas être considérée comme la seule dans laquelle elles puissent prendre naissance ; mais s'il n'y a pas toujours eu hyperclorhydrie, *il y a toujours eu stase permanente.*

Il est naturel de penser que la diminution du liquide introduit dans l'organisme constitue une circonstance favorable, prédisposante ; ainsi sans doute que l'état de cachexie résultant de la stase.

TÉGUMENT CUTANÉ

Depuis longtemps, on savait que l'ingestion de certains aliments peut provoquer des manifestations cutanées par suite d'une véritable intoxication : l'urticaire est le type de ces déterminations. On savait aussi que l'acné se rencontre fréquemment chez des individus constipés.

Bouchard, dans son étude sur la dilatation de l'estomac, a signalé comme survenant fréquemment sous l'influence d'une auto-intoxication d'origine gastro-intestinale : l'eczéma, le pityriasis capitis, le pityriasis versicolor, l'urticaire, l'acné et surtout l'acné rosée.

Des éruptions ont été constatées dans le botulisme, à la suite des indigestions graves chez des enfants atteints d'entérite aiguë qui rappellent beaucoup celles qu'on observe après l'empoisonnement par certains alcaloïdes végétaux, en particulier par la belladone.

Sous l'influence de ces notions nouvelles, les dermatologistes ont été amenés à attribuer aux viciations de la digestion et aux auto-intoxications d'origine gastro-intestinale une importance beaucoup plus grande dans la genèse de certaines dermatoses ou dans celle des poussées aiguës d'éruptions à allures chroniques : eczéma, psoriasis, acné, lichen, etc. A. Besnier avait attribué toutes les éruptions prurigineuses à une auto-intoxication.

Dans ces derniers temps, on a cherché à préciser ces relations et à en déterminer l'agent chimique, A. Robin et Leredde. (Acad. de médecine, 4 juillet 1899), déclarent qu'il existe surtout des relations étroites entre la dyspepsie, le prurigo et l'eczéma. Sur 422 affections de l'estomac, ils déclarent avoir relevé 129 fois des affections cutanées. D'autre part, chez 30 malades atteints de prurigo, d'eczéma prurigineux ou de lichen bénin, ils ont toujours trouvé des fermentations acides exagérées de l'estomac, caractérisées par un excès d'acide lactique et surtout d'acide butyrique. Dans un cas de dermographisme et d'urticaire chronique, ce dernier acide se serait seul trouvé en notable excès dans l'estomac.

Dans un grand nombre de cas, la dyspepsie serait latente ; du reste les fermentations acides ne donneraient lieu à l'apparition des dermatoses qu'après une longue période latente.

L'acidité de la sueur provoquée par le jaborandi a été trouvée deux ou trois fois plus grande que normalement, grâce à la présence d'acide lactique en quantité considérable. A Robin et Leredde ont donc tendance à considérer cet acide de fermentation comme l'agent intermédiaire entre la dyspepsie et la dermatose.

CHAPITRE X

L'URINE DANS LES AFFECTIONS DES VOIES DIGESTIVES

L'étude des modifications de l'urine au cours des affections gastro-intestinales a été le sujet d'un nombre considérable de travaux, dans lesquels on a cherché à établir les relations qui peuvent exister entre les maladies du tube digestif et la quantité, la réaction, la composition de l'urine sécrétée. Malgré les efforts ainsi dépensés, on n'est arrivé qu'à peu de résultats pratiques, et la plupart des données que nous allons exposer ne peuvent pas permettre d'établir directement le diagnostic. On ne doit pas s'en étonner si l'on considère combien sont complexes toutes les questions d'urologie clinique, même les plus simples en apparence ; elles peuvent toutefois y aider souvent dans une certaine mesure.

Tels qu'ils sont, les résultats obtenus pourront sans doute servir de point de départ pour des acquisitions plus importantes ; et déjà, ils nous permettent de mieux apprécier certains des retentissements à distance des viciations de la digestion gastro-intestinale.

Variations de la quantité des urines. — La quantité des urines éliminées en vingt-quatre heures dépend de la quantité d'eau ingérée, de la proportion de cette eau absorbée dans l'intestin, et de la quantité évaporée par la surface cutanée et la voie pulmonaire. La quantité totale d'eau éliminée par cette dernière voie n'a pas encore été déterminée d'une façon précise, de sorte que tout ce qu'il est possible de savoir c'est que la quantité d'urine baisse chaque fois que l'absorption intestinale est diminuée. Cette notion générale a pourtant son importance ; le bocal à urine a une grande valeur diagnostique dans les affections gastro-intestinales. Chaque fois en effet que les aliments ingérés ne sont pas absorbés, qu'ils soient retenus dans l'estomac qui n'absorbe pas l'eau, rejetés par le vomissement, ou éliminés trop rapidement par la diarrhée, la quantité des urines baisse d'autant.

Nous sommes encore moins renseignés sur les variations de la quantité urinaire aux divers moments de la journée ; à l'état normal elle présente de grandes oscillations sous l'influence de l'alimentation : après le repas de midi ou du soir la quantité d'urine éliminée augmente notablement ; en moins d'une heure, la plus grande partie de l'eau introduite dans le tube digestif avec les aliments, est excrétée par les reins, « de sorte qu'il ne reste plus dans l'estomac que l'eau nécessaire pour maintenir dans un état semi-fluide la masse alimentaire en digestion (Richet) ». Il faut pourtant savoir que, chez d'autres individus, la polyurie consécutive au repas est beaucoup plus tardive et ne se produit qu'au bout de deux ou trois heures. Ce retard de l'évacuation s'observe en particulier chez les diabétiques (Cl. Bernard).

A priori, on doit l'attendre aussi chez les malades dont l'estomac retient d'une façon prolongée une quantité excessive de liquide.

Réaction de l'urine. — La réaction de l'urine a donné lieu à des recherches fort intéressantes.

A l'état normal, l'urine est acide au moment de son émission ; et l'acidité totale des vingt-quatre heures varie avec les individus, mais est constante pour un individu placé dans les mêmes conditions d'alimentation. J'ai pu à ce propos constater avec mon élève Tréheux, un fait assez curieux : si l'on mesure la quantité d'acide total, exprimée en HCl, émise par un individu donné pendant les sept heures qui suivent le repas de midi, on s'aperçoit que cette quantité varie suivant la sécrétion gastrique. Elle est beaucoup plus élevée chez les hyperchlorhydriques que chez les hypochlorhydriques ; chez nos malades il y avait une différence du simple au double. Cette augmentation de l'acidité de l'urine s'observe d'ailleurs chaque fois que l'estomac contient une grande quantité d'acide, qu'il s'agisse d'un acide minéral ou d'un acide organique ; c'est ainsi que l'on voit l'acidité de l'urine augmenter beaucoup après un repas de lait, probablement par suite de la fermentation lactique qu'il subit dans l'estomac.

Un autre fait qui ne manque pas d'importance, c'est que l'acidité de l'urine varie suivant les différentes heures de la journée : après le repas, en particulier, comme Bence Jones l'avait constaté dès 1849, l'acidité de l'urine diminue notablement, et l'on peut même constater une réaction alcaline.

Cette observation a été confirmée par un grand nombre de recherches expérimentales et cliniques, et Maly a démontré sur l'animal que cette diminution de l'acidité dépendait directement de la sécrétion d'acide chlorhydrique dans l'estomac ; cet acide se forme en effet aux dépens du chlorure de sodium, et lorsque le chlorure de sodium se décompose, il reste dans le sang un excès de base qui augmente l'alcalinité des humeurs et des urines émises. L'augmentation de l'alcalinité du sang après le repas a été constatée directement par Peiper, par Mya et Tassinari, par Canard, par Drouin. J'ai pu observer avec Tréheux cette diminution de l'acidité après le repas ;

si l'on examine les urines d'heure en heure, on voit que très souvent il y a une augmentation de l'acidité pendant les deux premières heures, puis l'acidité baisse et atteint son minimum vers la quatrième ou la cinquième heure après le repas. Ce flot d'urine acide tient sans doute à ce que les premières urines émises après l'ingestion des repas balaient en quelque sorte les matériaux acides précédemment accumulés dans le sang. Mais nous n'avons jamais observé la réaction alcaline, dont parlent pourtant d'autres auteurs, Gley et Lambling en particulier.

Pendant un certain temps, on a pensé que la diminution de l'acidité était proportionnelle à l'intensité de la sécrétion d'HCl, et l'on a supposé que l'examen du sang (Drouin) ou de l'urine (Gley et Lambling) pourrait remplacer l'analyse du suc gastrique : nos recherches, comme celles de Stricker et Hübner, comme celles de Boas, n'ont pas confirmé cette hypothèse.

Il est bien vrai que, chez certains hyperchlorhydriques, les urines peuvent devenir franchement alcalines, mais c'est lorsqu'il y a des vomissements abondants de suc gastrique acide, ou encore lorsqu'on a éliminé le contenu de l'estomac par le tube œsophagien. C'est ce qu'a pu constater Quincke, c'est ce que Stricker et Hübner ont observé chez un hyperchlorhydrique en pleine crise de vomissements; ils ont vu que l'acidité des matières vomies s'élevait de jour en jour, et que l'acidité des urines diminuait au contraire en sens inverse.

Les auteurs qui admettaient un rapport constant entre l'acidité de l'urine et l'HCl sécrété, simplifiaient trop les choses; car, s'il est vrai que la sécrétion gastrique charge le sang de bicarbonate, il ne faut pas oublier qu'au même instant se préparent les sécrétions pancréatiques et biliaires, sécrétions alcalines; nous savons même aujourd'hui que l'alcalinité de la sécrétion pancréatique tout au moins est proportionnelle à l'acidité du suc gastrique. Walther, élève de Pawlow, a vu que, plus on introduit d'acide dans l'estomac, plus la réaction alcaline du suc pancréatique augmente. L'alcalinité des humeurs produite par la sécrétion gastrique doit donc diminuer pendant la sécrétion intestinale; et en réalité Peiper a noté sur six individus que le sang était fortement alcalin trois quarts d'heure après le repas, et que cette alcalinité baissait beaucoup et atteignait la normale deux heures et demie après. La diminution de l'acidité de l'urine après le repas est donc un phénomène qui dépend de conditions complexes, encore trop mal déterminées pour que l'analyse de l'urine puisse remplacer l'examen direct du suc gastrique.

Variations de la composition de l'urine. — Les chlorures. — Les chlorures de l'urine viennent des aliments et leur abondance est en rapport avec la quantité d'aliments absorbés; par suite, chaque fois qu'un obstacle s'oppose à la progression des aliments dans le tube digestif, on voit les chlorures urinaires diminuer de quantité. C'est ce qui se passe dans les sténoses du pylore, avec dilatation de l'estomac et vomissements abondants. Dans ce cas, si la sécrétion gastrique est riche en HCl, les chlorures diminuent encore d'une façon plus marquée, la plus grande partie du suc gastrique étant rejetée avec les aliments. Il y a alors, en effet une élimination élective des chlorures de l'organisme et l'on peut même constater une disparition complète des chlorures de l'urine (Gluzinski et Jaworski).

Nous parlerons plus loin du rapport de l'urée aux chlorures auquel Bouveret a autrefois attribué une certaine valeur pour le diagnostic de l'hyperchlorhydrie et de l'hypochlorhydrie, surtout dans le cancer.

Phosphates. — On ne sait que fort peu de choses sur les variations de la quantité des phosphates; d'après Robin ils peuvent augmenter considérablement dans l'hyperchlorhydrie; parfois même, lorsque les urines deviennent alcalines après le repas, ils précipitent dans l'intérieur des voies urinaires, et les malades émettent par les urines une bouillie blanchâtre de cristaux de phosphates.

F. Müller a parfois noté une élimination plus abondante de phosphates urinaires dans le carcinome.

Azote. Urée. — La quantité d'azote de l'urine augmente ou diminue, au prorata de la quantité des aliments azotés absorbés; chaque fois que la nutrition est troublée par une affection gastro-intestinale quelconque, lorsque l'absorption intestinale des albuminoïdes diminue ou devient nulle, la quantité d'azote contenue dans les urines baisse d'autant; on peut même voir s'établir cette excrétion azotée minime qui se produit dans l'inanition lorsque l'apport des albuminoïdes se trouvant suspendu et la réserve des albuminoïdes en circulation épuisée, l'organisme vit aux dépens de ses propres tissus. L'azote peut ainsi s'abaisser énormément, et Rommelaere a soutenu pendant un certain temps que la diminution notable de l'urée dans l'urine était un signe permettant de reconnaître à coup sûr le cancer des voies digestives. Rauzier, dans sa thèse, a réduit à leur juste valeur les affirmations de Rommelaere; il a montré que la diminution de l'excrétion azotée ne s'observe qu'aux stades ultimes du cancer lorsque le diagnostic s'impose, mais qu'on ne le constate nullement au début de l'affection, précisément lorsqu'il serait le plus utile de le reconnaître.

Von Noorden a même soutenu que, dans le cancer, l'excrétion d'azote était au-dessus de la normale, et que le malade éliminait plus d'azote qu'il n'en absorbait par suite de la destruction des albuminoïdes du corps que provoque le poison cancéreux : poussant ses conclusions jusqu'à l'extrême, il a soutenu que l'on pouvait reconnaître le cancer, à une proportion relativement élevée d'azote, alors que les chlorures urinaires peu abondants, indiquaient une absorption intestinale diminuée.

En général, au contraire, suivant la remarque faite par Bouveret, c'est le rapport inverse qui s'observe. A l'état normal, le rapport du poids de l'urée (25 grammes) à celui des chlorures (11 grammes) est représenté par le coefficient 2,3. Chez les cancéreux, l'urée diminuant beaucoup, sans que les chlorures subissent un abaissement de beaucoup aussi considérable, le rapport s'affaiblit et tombe au-dessous de 1.

Par contre, toujours d'après la remarque de Bouveret, la proportion d'urée augmente notablement chez les hyperchlorhydriques. L'urée peut chez eux atteindre 40 à 50 grammes sans que la quantité de chlorure de sodium dépasse la normale : le coefficient devient alors 4, 5 et même plus.

Cependant les recherches que nous avons faites sur ce sujet avec Hallopeau nous ont amenés à cette conclusion que le rapport de Bouveret n'a pas plus d'importance que le simple chiffre de l'urée pour le diagnostic soit du cancer de l'estomac, soit de l'hyperchlorhydrie.

A. Robin a consacré une série de travaux aux variations de l'excrétion azotée dans les *sténoses spasmodiques et organiques* du pylore. En dosant la totalité de l'azote ingéré et en comparant ce chiffre à la totalité de l'azote excrété, tant par les matières fécales que par l'urine, il a vu que, dans les cas d'hyperchlorhydrie avec spasme intermittent du pylore, l'azote urinaire diminue, tandis que l'azote des matières fécales augmente (elles renferment 10 à 15 p. 100 de l'azote ingéré au lieu de 5.4 p. 100, proportion normale). Ce résultat nous étonne ; en effet, comme nous venons de le voir, c'est justement dans l'hyperchlorhydrie que l'on trouve les quantités d'urée les plus élevés.

Lorsqu'il s'agit d'une *sténose organique du pylore*, toujours d'après Robin, la totalité de l'azote excrété par le foie et par l'urine est loin de représenter la quantité totale de l'azote ingéré ; il y a un déficit qui peut s'élever à 40 p. 100 de l'azote ingéré : une portion considérable des aliments est donc restée en route, et dans la seule partie du tube digestif qui n'absorbe pas, c'est-à-dire dans l'estomac. Mais il faut bien qu'elles en sortent à un moment, qu'elles apparaissent dans les urines ou les fèces ou qu'il y ait des vomissements. Pas d'autre alternative possible.

Robin indique bien, que cet examen ne doit porter que sur un laps de temps assez court ; « on déterminera, dit-il, pendant quarante-huit heures, la teneur en azote et en principes minéraux des ingesta et on dosera parallèlement pendant le même espace de temps l'azote et les principes minéraux de l'urine et des matières fécales. » Ce délai nous paraît trop court car il n'est pas certain que les fèces analysées en quarante-huit heures, correspondent également à une période de quarante-huit heures d'alimentation.

Albuminurie. — L'albuminurie peut survenir au cours d'un certain nombre d'affections gastriques ou intestinales.

Bouchard avait déjà noté l'existence de l'albuminurie dans les crises gastralgiques violentes, qu'il observait chez les dilatés ; une fois la douleur passée, l'albuminurie disparaissait bien que la dilatation de l'estomac persistât au même degré. D'après A. Robin, l'albuminurie, dite intermittente, qui apparaît après les repas ou lorsque le malade garde la station debout, ne serait qu'un symptôme de l'hypersthénie gastrique. C'est une opinion peut-être un peu trop absolue.

Hertz a constaté une albuminurie passagère au cours de coliques intestinales intenses. English, Frank, Senator ont vu l'albumine apparaître dans les urines à la suite d'un étranglement de l'intestin. L'albuminurie dure autant que la rétention des matières, et disparaît brusquement dès que leur cours est rétabli soit par guérison spontanée, soit à la suite d'une ouverture par gangrène et d'un anus artificiel, soit à la suite d'une intervention chirurgicale. D'après English, la présence de l'albumine dans l'urine permettrait d'affirmer que l'étranglement porte sur l'intestin lui-même, l'étranglement de l'épiploon n'étant jamais suivi d'albuminurie.

La présence de l'albumine dans tous ces cas est assez difficile à interpréter. Les explications proposées sont nombreuses, mais toutes également hypothétiques, et il est impossible de décider à l'heure actuelle s'il s'agit d'un trouble digestif, avec élimination d'une albumine non assimilable, d'un trouble circulatoire réflexe du rein, ou d'une auto-intoxication.

Enfin, on a noté l'albuminurie dans les hémorrhagies gastriques consécutives à l'ulcère, et aussi dans le cancer des voies digestives ; tandis que dans le cancer des autres organes on ne rencontre l'albumine que 32 fois sur 100 ; dans le cancer des voies digestives on l'observait 72 fois sur 100 (Müller).

Nous rappellerons en terminant que, lorsque l'albuminurie coexiste avec des troubles digestifs, il ne faut pas toujours la rapporter à une affection gastrique ou intestinale, car la relation inverse peut s'observer, et il ne faut pas oublier la possibilité de phénomènes d'urémie gastrique.

La peptonurie. — On désigne ainsi la présence dans l'urine de substances qui échappent aux réactifs habituels de l'albumine, mais qui, avec la liqueur de Fehling, donnent la réaction du biuret. Cette définition suffit au point de vue clinique, sans qu'il soit nécessaire de savoir s'il s'agit de peptone vraie ou simplement d'albumoses.

On a signalé la peptonurie dans le cancer de l'estomac (Meixner). Mais comme elle a été observée aussi par Pacanowski dans le cancer des autres organes, l'importance de ce fait diminue beaucoup. Robitschef prétend, d'ailleurs, que souvent on ne l'observe pas dans le cancer de l'estomac ; il ne l'aurait relevée que 2 fois sur 12 cas.

Ce même auteur l'a signalée dans les ulcérations de l'estomac, et d'une façon générale, il semble qu'on l'a assez souvent observée dans les ulcérations étendues des voies digestives. Dans ce cas, la peptonurie tiendrait à l'absence de l'épithélium intestinal, qui, à l'état normal, transforme la peptone en albumine avant de la laisser passer dans le sang : lorsque la muqueuse est ulcérée, la peptone passe en nature dans le sang, et est éliminée directement par les reins. Malgré des recherches nombreuses, ce fait est loin d'être complètement établi, et il convient jusqu'à nouvel ordre de faire des réserves à ce sujet.

L'oxalurie. — L'oxalurie est très souvent liée à des phénomènes dyspeptiques : c'est un fait d'observation, la façon de l'interpréter est plus délicate. Cantani pense qu'une même anomalie contitutionnelle tient sous sa dépendance à la fois l'augmentation d'acide oxalique et les troubles gastriques. Pour Dunlop, au contraire, l'oxalurie est sous la dépendance directe de l'hyperchlorhydrie, plus il y a d'acide chlorhydrique dans l'estomac, plus il y a d'oxalates décomposés par les aliments, d'acide oxalique absorbé et éliminé par les urines.

Acétonurie. — Signalée déjà antérieurement au cours des accidents dyspeptiques dans les travaux de Petters, de Kaulich, de Litten, l'acétonurie d'origine digestive a été particulièrement étudiée par Lorenz. Cet auteur l'a rencontrée dans une série d'affections de l'estomac et de l'intestin, plus particulièrement encore dans la gastro-entérite, l'occlusion intestinale, avec stase fécale considérable, dans la péritonite et la pérityphlite. En même temps que l'acétone on a toujours trouvé dans l'urine de l'acide diacétique.

Le coma diabétique a d'abord été attribué par Kussmaul à une intoxication par l'acétone, puis par l'acide diacétique ; actuellement on l'attribue surtout à l'acide oxybutyrique. La réaction de l'acétone peut faire défaut dans l'urine en cas de coma, ou se montrer sans que le coma existe. Des accidents tout à fait analogues au coma diabétique ont été rencontrés dans le cancer de l'estomac par von Jaksch, Riess, Senator, etc. Ils paraissent dus à une auto-intoxication sur la nature de laquelle on discute encore. Klemperer les attribue au virus cancéreux lui-même. La réaction rouge vineuse par le perchlorure de fer peut se présenter dans l'urine au cours d'une indigestion grave.

Indican et acides sulfo-conjugués. — Il nous reste a indiquer la valeur séméiologique de l'indican et des acides sulfo-conjugués dans l'urine. Ces produits résultent de la conjugaison de l'acide sulfurique des sulfates avec des substances dérivées de l'indol par oxydation : l'indican en fait partie.

Les nombreux travaux qui ont été consacrés à ce sujet nous ont appris que les corps de la série aromatique, qui s'éliminent sous forme d'acides sulfo-conjugués ne se forment que dans l'intestin, si toutefois on fait exception de certaines suppurations putrides.

D'autre part, ils ne résultent pas de l'action des ferments digestifs, mais proviennent de l'action des bactéries intestinales sur les substances azotées : leur abondance dans l'urine dépendra donc de l'intensité des fermentations intestinales, mais encore faudra-t-il que ces fermentations aient lieu dans une partie de l'intestin qui puisse facilement absorber les produits ainsi formés, c'est-à-dire dans l'intestin grêle.

A l'état normal, les acides sulfo-conjugués existent toujours en petite quantité dans l'urine, on en trouve environ $0^{gr},250$ par vingt-quatre heures.

A l'état pathologique, ils peuvent augmenter dans d'assez notables proportions, mais leur dosage exact est une opération délicate, et, le plus souvent, on s'est borné à décéler l'indican, qui est l'acide sulfo-conjugué le plus facile à mettre en évidence.

On sait peu de chose au sujet de l'influence des maladies gastriques sur les acides sulfo-conjugués : quoi qu'on ait dit, il ne semble pas que l'hypochlorhydrie suffise à accroître notablement leur proportion dans l'urine; et, même sur des chiens privés entièrement de chlore, les acides sulfo-conjugués n'augmentent qu'autant qu'on leur donne de la viande pourrie comme nourriture (Bruno Mester).

Par contre, ils apparaissent en excès dans les obstructions de l'intestin grêle, et très rapidement; vingt-quatre heures après que l'obstruction s'est établie, il passe dans l'urine une quantité d'acides sulfo-conjugués notablement supérieure à la normale. On y trouve la réaction de l'indican.

L'obstruction du gros intestin n'amène une augmentation des acides sulfoconjugués que si la stase des matières s'étend jusqu'à l'intestin grêle, ainsi que Jaffé l'a constaté sur le chien; c'est pourquoi la simple constipation ne les fait pas augmenter en général.

La dessication des fèces dans la constipation est peu favorable aux putréfactions et par conséquent à la production d'une grande quantité d'acides sulfo-conjugués.

Dans la diarrhée, ils augmentent lorsque la diarrhée n'est que l'acte de défense de l'organisme contre des fermentations trop développées Ils diminuent, au contraire, lorsque la diarrhée résulte d'une hypersécrétion intestinale, à la suite d'un purgatif par exemple.

Enfin toutes les affections de l'intestin grêle où les fermentations intestinales se développent (fièvre typhoïde, choléra, ulcérations tuberculeuses) amènent une augmentation parallèle des acides sulfo-conjugués. Mais il faut toujours que l'intestin grêle soit intéressé ; lorsque les ulcérations ne frappent que le gros intestin (dysenterie, catarrhe du côlon), les acides sulfo-conjugués n'augmentent pas.

On peut donc conclure que la présence des acides sulfo-conjugués en excès dans l'urine, révèle l'existence des fermentations dans l'intestin grêle, et l'absorption des produits de putréfaction des substances albuminoïdes. Cet excès témoigne d'une auto-intoxication intestinale.

CHAPITRE XI

THÉRAPEUTIQUE GÉNÉRALE DES MALADIES DE L'ESTOMAC ET DE L'INTESTIN

Dans les pages qui vont suivre nous nous occuperons surtout de la *thérapeutique fonctionnelle* des gastropathies et des entéropathies. Toutes les fois qu'on le peut, on doit dans le traitement des maladies du tube digestif viser l'élément pathogénique et chercher à amener la régression des lésions. Malheureusement, cet élément pathogénique nous ne pouvons pas toujours l'atteindre, et, contre les lésions, nous sommes souvent impuissants. Il en résulte que le mieux que nous puissions faire trop souvent, c'est de chercher à rétablir l'intégrité des fonctions gastro-intestinales.

Cet exposé de la thérapeutique générale nous permettra d'être bref lorsque nous aurons dans la seconde partie de cet ouvrage à indiquer le traitement des maladies de l'estomac et de l'intestin caractérisées par des lésions anatomiques. Nous suivrons, du reste, assez exactement l'ordre dans lequel nous avons précédemment étudié les viciations des grandes fonctions du tube gastro-intestinal et des principaux complexus symptomatiques.

Nous renverrons pour la *prophylaxie* aux indications données à propos de l'étiologie ; il est bien évident qu'il convient d'une manière générale de faire disparaître les causes reconnues des phénomènes pathologiques.

PRINCIPES GÉNÉRAUX DE L'ALIMENTATION DANS LE TRAITEMENT DES ÉTATS DYSPEPTIQUES GASTRO-INTESTINAUX

Malgré ses troubles fonctionnels et ses lésions, le tube digestif doit pourvoir aux échanges nutritifs de l'organisme ; il appartient au médecin de régler l'alimentation de façon à obtenir que la nutrition se fasse le mieux possible, malgré les lésions s'il y en a, malgré les troubles fonctionnels, de façon à ce que, si possible, l'équilibre fonctionnel se rétablisse et que les lésions se réparent ou tout au moins cessent de progresser. Ces deux indications fondamentales sont malheureusement souvent bien difficiles à concilier. Il arrive assez souvent que, pour diminuer l'irritation causée par la présence des aliments, on est obligé momentanément de restreindre l'alimentation au-dessous des besoins réels de l'organisme.

En somme, on peut résumer de la manière suivante les indications principales de l'alimentation des dyspeptiques :

a. Subvenir à la ration d'entretien ;

b. Donner une alimentation qui favorise le plus possible la conservation ou le retour à la normale des fonctions motrices de l'estomac et de l'intestin ;

c. Réduire au minimum l'irritation due aux aliments ;

d. Réduire à leur minimum les fermentations gastro-intestinales et les causes d'intoxication d'origine digestive.

Nous le verrons chemin faisant, les moyens que l'on peut employer pour remplir ces indications, s'ils répondent quelquefois à plusieurs de ces indications en même temps, sont quelquefois aussi contradictoires entre eux.

a. *Subvenir à la ration d'entretien.* — Dans certains cas, on peut restreindre l'alimentation des malades au-dessous de leur ration personnelle d'entretien ; on peut même supprimer complètement pendant quelque temps l'ingestion de toute autre substance que de l'eau. Toutefois, ces restrictions seront nécessairement *passagères*, et d'autant moins prolongées qu'elles seront plus sévères. On peut être obligé pendant longtemps de se contenter d'une alimentation insuffisante, mais on devra toujours viser à revenir le plus rapidement possible à une alimentation capable de subvenir aux échanges organiques ; on devra s'efforcer de faire que, le plus tôt possible, les recettes couvrent les dépenses.

Le médecin doit donc savoir déterminer la ration d'entretien de chaque malade, et savoir reconnaître si l'alimentation donnée est *suffisante*, si elle est *utilisée*.

Qu'est-ce donc que la ration d'entretien ? C'est la quantité des substances alimentaires des trois ordres, albuminoïdes, hydrates de carbone et graisse, nécessaire pour que les recettes de l'organisme couvrent exactement ses dépenses, sans pertes ni gain.

Le corps doit recevoir et *assimiler* une quantité suffisante d'aliments azotés pour que sa masse cellulaire puisse se maintenir intacte, se reconstituer au fur et à mesure qu'elle se désassimile ; il doit recevoir de plus une quantité d'aliments suffisante pour couvrir ses dépenses en *calorique* et en *travail mécanique*. Ces aliments peuvent être des substances azotées, des hydrates de carbone ou des graisses.

Théoriquement, on devrait pouvoir nourrir l'homme exclusivement avec des substances albuminoïdes. En pratique, on n'a jamais pu le faire, parce que, lorsqu'on veut soumettre un individu au régime exclusif de la viande maigre, on voit survenir rapidement des troubles digestifs et un tel dégoût, qu'on est forcé d'en revenir rapidement à un régime mixte. D'autre part, l'analyse des déchets organiques prouve que, dans ces conditions, une proportion considérable d'azote est rejetée sans avoir été utilisée, donnant lieu à un excès de produits : urée, acide urique, etc., dont la présence est de nature peut-être à produire des accidents graves dans l'organisme.

La physiologie a démontré que les hydrates de carbone et les graisses sont des aliments d'épargne pour les substances albuminoïdes. Si on ne peut pas réduire la substance azotée au-dessous d'un minimum, on peut, ce minimum étant fourni, compléter la ration d'entretien par des aliments non azotés. Les hydrates de carbone et les graisses peuvent être substitués l'un à l'autre sans aucun inconvénient à condition d'être convenablement élaborés par la digestion.

Cependant l'observation démontre aussi qu'il est naturel d'avoir recours pour l'alimentation à un mélange des substances des trois ordres dans certaines proportions. Le lait, aliment complet des jeunes animaux, renferme des substances des trois ordres. Pour les hommes adultes on a déterminé la ration d'entretien par l'observation et par l'expérimentation.

Par l'observation, on a analysé les aliments dont se nourrissaient des individus pris dans des conditions sociales différentes, ou bien on a analysé l'alimentation des collectivités sociales. Les résultats obtenus ont été sensiblement les mêmes.

Par l'expérimentation, on a analysé exactement, d'une part, les aliments ingérés, et de l'autre, les déchets éliminés par le poumon, la peau et les reins ; on a estimé dans les matières fécales la quantité de substances non utilisées, et les résultats obtenus ont été tout à fait comparables à ceux qu'avait donnés l'observation.

On a calculé en calories quelle quantité de chaleur aurait fourni la combustion des aliments *utilisés*, et, d'autre part la quantité de calories dépensée par le corps sous forme de chaleur ou de travail mécanique, et on a obtenu ainsi pour les recettes et pour les dépenses, des chiffres qui s'éloignent fort peu les uns des autres, et qui, fait remarquable, correspondaient assez exactement aux données fournies déjà antérieurement par l'observation et par l'expérimentation.

On se trouve donc actuellement, relativement à la constitution de la ration d'entretien, en possession de données d'une réelle valeur scientifique. On peut faire fonds sur elles et les prendre comme point de repère lorsqu'il s'agit de déterminer ce que doit être quantitativement l'alimentation d'un individu, qu'il soit ou non dyspeptique. S'il est malade, et si, ce qui nous intéresse plus particulièrement, il est dyspeptique, la modalité de sa dyspepsie servira de guide pour déterminer la qualité des aliments qui doivent lui être conseillés.

Comment doit être constituée la *ration d'entretien normale?* Elle doit être différente suivant l'âge, le sexe, le climat habité et la somme de travail musculaire fourni, mais ils nous sera impossible d'entrer ici dans les considérations relatives à ces diverses conditions ; nous ne nous occuperons que de la ration d'entretien moyenne telle qu'elle ressort des travaux les plus autorisés.

L'école de Munich, grâce aux appareils dont elle disposait, a pu, la première, fournir des données exactes reposant sur l'analyse comparée des *ingesta* et des *excreta*. Voit, le chef de cette école, a donné, pour la ration alimentaire, des chiffres qu'on considère actuellement comme un peu trop élevés. Pour un homme adulte il admettait la formule suivante :

Albumine	118 gr.
Graisse	56 —
Hydrates de carbone	500 —

Pour la femme :

Albumine	90 gr.
Graisse	40 —
Hydrates de carbone	400 —

Il admettait du reste que la ration d'entretien devait être plus considérable pour un homme fournissant un certain travail musculaire que pour un homme au repos.

A. Gautier a pris la moyenne des chiffres donnés par les divers auteurs : il est arrivé à la formule que voici :

Albumine	100 gr.
Graisse	45,4 —
Hydrates de carbone	373 —

Ces chiffres s'éloignent peu de ceux qu'indiquent Munk et Uffelmann dans leur ouvrage sur la nutrition de l'homme à l'état de santé et de maladie.

Pour un adulte au repos ils admettent :

Albumine	100 gr.
Graisse	56 —
Hydrates de carbone	400 —

Avec un travail modéré, ces chiffres s'élèvent :

Albumine	110 gr.
Graisse	56 —
Hydrates de carbone	500 —

Les remarquables travaux de Berthelot, de Rubner et d'autres auteurs, ont permis de déterminer la valeur calorigénique des substances alimentaires des trois ordres. En moyenne, la combustion de 1 gramme de substances albuminoïdes et de 1 gramme d'hydrates de carbone fournit 4,1 calories ; celle d'un gramme de graisse en donne 9,3. On voit donc que la graisse, au point de vue de la production de la chaleur et du travail mécanique a, à poids égal, une valeur beaucoup plus grande que les albuminoïdes et les hydrates de carbone.

A l'aide de ces chiffres, il nous est facile de calculer ce qu'est, en calories, la ration d'entretien moyenne de l'homme adulte.

Albumine	100 gr.	= 410	calories.
Graisse	50 —	= 465	—
Hydrates de carbone	400 —	= 1 640	—
Total		= 2 515	—

On peut admettre que la quantité de calories nécessaire à l'homme adulte, bien portant, varie, avec un travail modéré, de 2 500 à 3 000 calories.

On a cherché à établir une relation entre le nombre de calories dépensées et le poids du corps, et à déterminer combien il convient d'attribuer de calories par kilogramme d'homme ; c'est en réalité déterminer la ration d'entretien de chaque kilogramme. La moyenne admise pour l'adulte bien portant varie de 35 à 40 calories. Il n'y a là rien d'absolu naturellement, car un kilogramme de tissu musculaire au point de vue des dépenses, n'est nullement l'équivalent d'un kilogramme de graisse, la dépense des maigres est relativement plus forte que celle des obèses.

Les chiffres précédents, tout relatifs qu'ils soient, ont une grande utilité, car ils peuvent servir de terme de comparaison.

Nous donnerons plus loin des tableaux indiquant la composition chimique des aliments les plus usuels : il sera facile d'en déduire leur valeur calorique.

Pour être scientifiquement exacte, l'estimation de la nutrition individuelle des malades exigerait l'analyse comparée de tous les ingesta et de tous les excreta ; on saurait ainsi exactement s'il y a gain ou, au contraire, déficit, et en quoi consiste ce déficit ou ce gain, s'il porte sur les substances azotées ou sur les substances non azotées. Malheureusement, cette recherche est absolument impossible dans la pratique.

Le plus souvent, le médecin devra se contenter de juger la situation d'après les deux seuls éléments suivants : les variations du poids du malade et l'état général de ses forces. On ne saurait trop recommander de peser fréquemment les dyspeptiques, et c'est encore le meilleur moyen de savoir si l'alimentation donnée est suffisante ou insuffisante. L'analyse de l'urine par le dosage des produits de désassimilation azotée peut aussi rendre des services. On sera pleinement rassuré sur la nutrition d'un malade dont le poids augmente et qui élimine une quantité d'urée égale ou supérieure à la normale ; on sera en droit de supposer que la quantité des aliments est suffisante, que leur élaboration digestive se fait bien, et que l'état de la nutrition générale est satisfaisant.

Ramener l'alimentation à un taux suffisant doit être le souci constant du médecin dans le traitement des maladies du tube digestif ; toutefois, nous l'avons indiqué plus haut, il devra, dans certaines circonstances, diminuer sensiblement la ration d'entretien pour parer à un danger imminent : il pourra, par exemple, instituer systématiquement la diète hydrique, ou ne donner que des lavements alimentaires en sachant parfaitement que cette alimentation rectale est insuffisante pour couvrir les dépenses de l'organisme. L'insuffisance systématique, volontaire de l'alimentation devra en principe être passagère ; on devra revenir le plus rapidement possible à une alimentation suffisante en adaptant la quantité et la qualité des aliments à l'état de la digestion et de la nutrition.

Nous ne pouvons pas, dans ces considérations générales, indiquer comment la quantité et la qualité des aliments pourront être appropriées à la modalité de la dyspepsie ; nous donnerons plus loin à ce point de vue les indications nécessaires.

b. *Donner une alimentation qui favorise le plus possible la conservation ou le retour à la normale des fonctions motrices de l'estomac et de l'intestin.*

Dans les chapitres précédents, nous avons insisté a plusieurs reprises sur l'importance considérable que présente l'intégrité des fonctions motrices du tube digestif. Lorsqu'il existe une viciation de la sécrétion gastrique soit en plus soit en moins, elle n'a guère de conséquence grave que si, en même temps, l'évacuation du contenu stomacal ne s'effectue pas normalement, s'il y a tendance à la stase. Si, au contraire, l'estomac se vide convenablement dans le duodénum, la compensation s'établit toutes les fois que le permet l'intégrité de l'intestin et de ses glandes annexes. On a bien signalé quelquefois une évacuation hâtive de l'estomac ; mais les cas dans lesquels cette évacuation hâtive joue un rôle important dans le mécanisme des accidents dyspeptiques paraissent exceptionnels. En pratique, on a le plus souvent à compter avec la condition opposée, l'insuffisance de la motricité de l'estomac et le retard apporté dans l'évacuation de son contenu.

Du côté de l'instestin, la diminution de la motricité et le ralentissement dans le cheminement des matières ont aussi des conséquences regrettables. L'accumulation des substances fécales devient la cause de fermentations putrides exagérées, de phénomènes d'auto-intoxication et d'irritation du gros intestin qu'il convient de combattre et mieux encore d'éviter. L'exagération de la motricité a plus d'importance ici que pour l'estomac ; c'est une cause de diarrhée, qui se lie souvent à une exagération de la sécrétion.

En ce qui concerne l'estomac, la principale indication serait donc d'éviter la stase, ou, tout au moins, la tendance à la stase. Pour cela deux moyens se présentent à l'esprit : exciter la motricité, ou diminuer le travail mécanique de l'estomac. L'excitation de la motricité s'obtiendrait sans doute en même temps que l'excitation de la sécrétion, par l'usage d'aliments épicés, de boissons alcooliques, de liqueurs, etc. : mais ce sont là des moyens dangereux dont l'homme civilisé n'a que trop tendance à abuser. Nous allons dire dans un instant, qu'il convient, au contraire en général, dans les états dyspeptiques, de restreindre ces irritations au minimum. Reste donc l'autre moyen, diminuer et faciliter le travail mécanique exécuté par l'estomac.

Pour cela, il faut restreindre le volume des aliments ingérés, les rendre aussi nourrissants que possible sous la plus petite masse. Il convient donc d'éliminer la gangue rebelle à la digestion et de la diviser finement.

L'élimination de la gangue non utilisable par la digestion s'obtient par des moyens différents. Quand il s'agit de la viande on peut assez aisément écarter le tissu fibreux, les vaisseaux, les aponévroses et la graisse, qui ne se digère pas dans l'estomac. Cela ne se fait facilement et assez complètement que si on divise suffisamment la viande, en la hâchant, en la grattant au couteau ou en employant les instruments spéciaux inventés pour cet usage.

La coction par l'ébullition dissocie certaines viandes jeunes, comme le poulet, le veau en transformant leur tissu cellulaire en gélatine ; elle dissocie également bien la chair des poissons maigres, tels que la plupart des poissons de mer plats.

La meilleure façon de diviser les aliments végétaux et d'éliminer leur gangue rebelle à la digestion est de les réduire à l'état de farine quand c'est possible, ou de leur faire subir une ébullition prolongée et de les amener à l'état de purée. Il convient alors de les faire passer à travers une passoire suffisamment fine.

Une ébullition prolongée fait éclater les grains de fécule ou d'amidon, nouvel élément de dissociation, et leur fait subir une hydratation qui représente en somme le premier stade de leur digestion.

Lorsque les graines amylacées ont subi un commencement de germination, elles renferment un ferment de saccharification, et une partie de l'amidon a été transformée en glucose ; leur utilisation dans le tube digestif devient donc d'autant plus facile. On trouve dans le commerce des farines maltées préparées d'après ce principe. Les aliments dépouillés de leur gangue indigeste, finement divisés, réduits si possible, à l'état de poudre, sont beaucoup plus facilement impressionnés par les sucs digestifs qui peuvent les pénétrer profondément et les attaquer par une surface beaucoup plus large. Leur liquéfaction facilite beaucoup leur cheminement et leur absorption.

L'idéal serait de donner aux dyspeptiques une alimentation complètement liquide, mais à l'heure actuelle, il est impossible de constituer la ration d'entretien exclusivement à l'aide de substances liquides.

Le lait, souvent si utile, n'est que partiellement un aliment liquide, puisque sa caséine se coagule très rapidement après son arrivée dans l'estomac. Il convient même, surtout dans les cas d'hyperchlorhydrie de prendre garde que les caillots de la caséine ne soient pas trop volumineux et par conséquent difficilement attaqués par le suc gastrique.

c. *Réduire au minimum l'irritation due aux aliments.* — Les aliments produisent dans l'estomac une excitation qui doit rester modérée. Trop considérable, elle devient une cause d'irritation sécrétoire, de douleur, de viciation de la motricité et même d'inflammation. Lorsqu'il y a déjà inflammation ou hypéresthésie, le contact des aliments devient une cause de douleurs quelquefois très intenses.

Les aliments peuvent produire sur la muqueuse digestive une irritation *mécanique* ou *chimique*.

L'irritation mécanique résulte surtout de leur mauvaise division de l'abondance d'éléments rebelles à la digestion, de particules, de fragments durs, susceptibles de jouer le rôle de véritables corps étrangers. On voit que cette irritation est diminuée par le fait d'une mastication suffisante, et l'emploi des moyens indiqués dans le paragraphe précédent.

L'irritation chimique d'origine alimentaire est directe ou indirecte. L'irritation directe est due à la présence dans les aliments et les boissons de produits tels que des acides, l'alcool, le tannin etc. L'irritation indirecte résulte des fermentations qui peuvent se produire au sein de la masse alimentaire sous l'influence de la stase et donner naissance à des produits très variés, en particulier à des acides et à des substances toxiques.

Les mêmes causes, il est facile de s'en rendre compte, ne produisent pas la même action sur l'estomac et sur l'intestin. En effet, la grande division des aliments, l'élimination de la gangue indigeste favorisent le travail mécanique de l'estomac, mais elles deviennent, au contraire, une cause d'excitation insuffisante de l'intestin, et, par conséquent, de constipation : la motricité de l'intestin est utilement excitée par la présence dans les aliments de détritus végétaux rebelles à la digestion comme les fibres de cellulose et les cellules chargées de chlorophylle, comme les pellicules de son qui manquent dans le pain blanc et qui donnent au pain bis ses qualités laxatives.

Il arrive souvent de cette façon qu'un régime alimentaire très utile au point de vue de la digestion gastrique devient une cause de constipation et par conséquent d'aggravation de la dyspepsie. D'autre part, les moyens d'hygiène alimentaire propres à combattre la stagnation des matières fécales dans l'intestin deviennent souvent pour l'estomac une cause d'irritation telle qu'on est forcé d'y renoncer.

d. *Réduire à leur minimum les fermentations gastro-intestinales et l'intoxication d'origine digestive.* — Pour obtenir ce double résultat, il faut : α. restreindre au minimum l'introduction dans le tube digestif de germes de fermentation ou de putréfaction ;

β. restreindre au minimum l'introduction par les subtances alimentaires de toxines déjà toutes formées en dehors de l'organisme ;

γ. combattre la stase des aliments en voie de digestion ou des résidus de la digestion.

α. Pour restreindre au minimum l'introduction dans le tube digestif de germes de fermentation ou de putréfaction, il faut donner des aliments aussi peu riches que possible en semblables germes. Les aliments seront donc frais, ils n'auront subi aucun commencement de décomposition, si possible. La coction intervient souvent heureusement pour détruire des germes qui eussent pu devenir dangereux dans l'estomac ou l'intestin.

C'est pour cette raison que le lait stérilisé a joui, jusque dans ces derniers temps, d'une vogue contre laquelle se sont manifestés des signes de réaction.

On n'oubliera pas que la principale cause des fermentations et des putréfactions dans le tube digestif, c'est la stagnation. On la combat, nous l'avons vu, entre autres moyens par la fine division des aliments qui permet aussi une action chimique plus active des sucs digestifs. Or on sait que le suc gastrique, grâce à son acide chlorhydrique, possède un pouvoir anti-fermentescible qui, pour n'avoir pas toute l'étendue qu'on lui a attribué, n'en est pas moins réel.

Ne pas oublier que la bouche est un réservoir de microbes et qu'il est très utile de la nettoyer et de l'antiseptiser le mieux possible.

β. Les aliments, surtout les aliments azotés en voie de putréfaction, n'apportent pas seulement des germes, mais des produits toxiques déjà tout élaborés. Il convient donc, pour cette raison, toutes les fois qu'il paraîtra convenable de restreindre l'intoxication d'origine gastro-intestinale, d'écarter de l'alimentation les viandes en voie de putréfaction, le gibier faisandé, la charcuterie, les viandes de conserve, le poisson d'une fraîcheur douteuse, les fromages forts, etc.

γ. La stase est une cause importante de fermentations anormales et de putréfactions ; on la combattra donc par tous les moyens possibles et, en particulier, par la réglementation de l'alimentation. Nous avons indiqué plus haut quelques moyens utiles à ce point de vue. Nous aurons l'occasion de revenir plus loin sur cette indication.

Nous nous bornerons pour le moment à ces considérations générales sur le régime alimentaire des dyspeptiques ; chemin faisant nous donnerons des indications plus détaillées sur le régime qui convient plus particulièrement aux divers syndromes dyspeptiques.

ALIMENTATION RECTALE

Actuellement l'alimentation rectale tient une place importante dans la thérapeutique des maladies de l'estomac et il convient de lui consacrer une étude particulière. On y a recours dans des conditions différentes. Il existe, par exemple, un rétrécissement marqué de l'œsophage, les aliments ne peuvent plus pénétrer dans l'estomac ; ou encore il y a un rétrécissement du pylore et les substances alimentaires ne peuvent plus passer en quantité suffisante de l'estomac dans l'intestin, on a tout naturellement recours à l'alimentation rectale. L'estomac présente une vive irritation, les aliments ingérés provoquent de vives douleurs, des vomissements immédiats, il y a un ulcère simple, cause de douleurs ou d'hémorrhagie, une gastrite suraiguë : il est tout naturellement indiqué de suspendre momentanément l'ingestion des aliments dans l'estomac, de façon à laisser à l'irritation de la muqueuse le temps de se calmer, aux lésions le temps de s'améliorer et d'entrer en voie de guérison. Il convient donc de savoir ce qu'on peut attendre de l'alimentation rectale, comment on doit l'instituer, pendant combien de temps on peut la maintenir.

L'idée de nourrir les malades par la voie rectale est déjà ancienne. Elle remonte à Régnier de Graaf. Toutefois, il voyait de sérieuses objections à cette façon de faire; il se demandait si les substances injectées seraient absorbées, si elles ne se putrifieraient pas au contact des matières fécales accumulées dans le gros intestin, et si elles conserveraient encore des propriétés nutritives.

Il y a trente ans Voit et Bauer ont démontré que le rectum était réellement capable d'absorber des subtances alimentaires liquides, et les lavements alimentaires ont été expérimentalement étudiés par une série d'auteurs. Depuis, ils sont entrés dans la pratique; leur emploi dans certaines conditions rend de très grands services.

Démonstration de l'absorption par le gros intestin. — L'emploi des lavements alimentaires ne serait pas justifié si le rectum et le gros intestin ne possédaient pas la faculté d'absorber l'eau et les substances nutritives qu'elle peut tenir en solution ou en suspension. A l'état physiologique, le gros intestin ne joue certainement qu'un rôle infime dans l'absorption alimentaire, ce qui semble tenir surtout à ce que cette absorption s'est faite déjà très largement dans l'intestin grêle. Une chienne, à laquelle Filippi avait réséqué $1^{m},90$ d'intestin grêle, et qui n'avait plus que 25 centimètres d'intestin, a pu survivre, et même mener une grossesse à bien. Les substances azotées et les hydrates de carbone étaient absorbés en proportion normale, mais les matières fécales renfermaient une quantité de graisse exagérée.

L'absorption des matières alimentaires *injectées* dans le gros intestin se fait moins bien; mais elle se fait cependant dans des proportions notables. Voit et Bauer laissaient un chien à jeun pendant quelques jours, jusqu'à ce qu'il se fût établi une excrétion régulière d'urée, à ce moment ils administraient des lavements avec de l'albumine, de l'œuf, des peptones, ou du suc de viande. Leube, après avoir mis un homme à une alimentation mixte exactement déterminée supprimait les substances albuminoïdes dans les aliments donnés par la bouche et les remplaçait par des albuminoïdes introduits en lavement. D'autres auteurs, Huber, par exemple, après avoir mis leurs sujets en équilibre nutritif ont donné des lavements alimentaires renfermant une quantité déterminée de substances albuminoïdes; ils ont ensuite recherché combien il y avait d'azote dans l'urine et dans les matières fécales, de façon à savoir combien d'azote des lavements avait été absorbé. Des recherches analogues ont été faites par Ewald, Munk, Catillon, etc.

De ces expériences il résulte que le gros intestin peut absorber une notable proportion des substances albuminoïdes introduites par la voie rectale. Dans les recherches de Huber qui paraissent avoir été très bien conduites, cette absorption s'est élevée de 25 à 35 p. 100 pour l'azote des œufs crus, environ à 70 p. 100 pour l'azote des œufs additionnés de chlorure de sodium et à près de 75 p. 100 pour l'azote des œufs peptonisés avec de la pepsine et de l'HCl.

Un point fort intéressant, nettement démontré par Grützner est à retenir : c'est que l'absorption de l'albumine de l'œuf se fait dans des proportions beaucoup plus considérables lorsqu'on ajoute aux lavements une certaine quantité de chlorure de sodium.

L'absorption des *hydrates de carbone* se ferait aussi dans des proportions relativement étendues, ainsi que l'ont démontré Voit et Bauer. L'amidon serait tout d'abord transformé en glucose. La diarrhée apparaît lorsque la proportion du sucre contenu dans l'intestin atteint 20 p. 100. Le lactose serait d'après Aldor, la substance la première absorbée lorsqu'on injecte du lait dans le gros intestin.

Les *graisses* sont beaucoup moins facilement absorbées que les albuminoïdes. Cette absorption est notablement plus considérable avec de la graisse émulsionnée qu'avec de la graisse liquide, de l'huile en nature par exemple.

Si l'expérimentation a démontré qu'il peut se faire par le gros intestin une absorption relativement considérable de substances alimentaires, elle a démontré aussi que l'alimentation rectale ne peut être complètement substituée à l'alimentation buccale. Elle peut fournir un appoint à l'alimentation, elle peut combler le déficit d'une alimentation insuffisante, elle peut, en cas de jeûne complet, ralentir la dénutrition, elle ne peut pas suffire pour couvrir les dépenses nutritives de l'organisme. Réduite à ce rôle secondaire, l'alimentation rectale peut cependant encore rendre de signalés services.

Amaigrissement des malades soumis à l'alimentation exclusivement rectale. — Il est très intéressant de rechercher ce que devient le poids des malades soumis à l'alimentation exclusivement rectale, et de comparer leur perte de poids à celle des sujets soumis au jeûne absolu.

Les recherches faites sur des individus sains soumis à un jeûne absolu, *mais buvant de l'eau à volonté;* ont montré qu'après une perte de poids rapide pendant les premiers jours, l'amaigrissement quotidien devient ensuite moins considérable. Les dépenses tendent à se restreindre, il semble que la vie se réduise à un taux minimum d'échanges organiques. C'est ainsi que Cetti dans un jeûne de dix jours dans le laboratoire de Senator a perdu 100 grammes en moyenne pendant les cinq premiers jours et 390 grammes seulement pendant les cinq autres. Merlatti pendant un jeûne de cinquante jours a perdu quotidiennement 520 grammes les cinq premiers jours, et 320 grammes seulement les vingt jours suivants.

Comme le fait remarquer J. Ch. Roux, il est curieux qu'on n'ait pas pesé d'une façon plus régulière les malades soumis à l'alimentation rectale, qu'on n'ait pas plus souvent enregistré d'une façon méthodique les variations quotidiennes de leur poids. Les renseignements relatifs à l'amaigrissement des malades dans ces conditions sont relativement peu nombreux dans la littérature médicale.

Dans une série de cas, l'amaigrissement a été fort peu retardé. Des malades cités par Gros recevaient chaque jour six lavements alimentaires composés de plusieurs jaunes d'œuf délayés dans du bouillon ou du lait salé. Ils ont perdu en général de 300 à 500 grammes par jour, et, comme les jeûneurs, davantage dans les cinq ou six premiers jours que dans les jours suivants.

Dans une autre série, au contraire, des malades ont vu leur amaigrissement fortement diminué sous l'influence des lavements alimentaires. Quelquefois même, ils ont dépassé le poids qu'ils présentaient au moment où l'alimentation rectale a été instituée. D'où vient cette contradiction ? J. Ch. Roux qui a fait cette remarque l'explique par la déperdition d'eau qu'avaient auparavant subi les malades.

Les jeûneurs, dont il a été question plus haut, ne mangeaient pas, mais ils buvaient de l'eau, sans cela ils n'eussent pu supporter une privation d'aliments aussi prolongée. Fleischer a supprimé complètement la boisson à des chiens auxquels il donnait une alimentation solide des plus riches. En trois jours, ces animaux étaient réduits à un état de maigreur et d'abattement considérables; il suffisait de leur donner à boire pour les voir reprendre rapidement du poids et de la vigueur.

Il en est de même pour les malades déshydratés par une longue privation de boisson en vertu, par exemple, d'un rétrécissement très marqué du pylore. Il suffit d'introduire de l'eau dans leur organisme, pour leur faire regagner rapidement une partie du poids qu'ils ont perdu.

Chez les malades qui n'ont pas été déshydratés auparavant, il semble donc que l'amaigrissement se produise à peu près de la même façon que chez les individus qui ne reçoivent rien autre chose que de l'eau; chez ceux qui ont été incapables de résorber une quantité d'eau suffisante depuis longtemps déjà, les lavements alimentaires leur font rapidement regagner du poids, ou tout au moins enrayent l'amaigrissement en leur fournissant une certaine quantité d'eau (J. Ch. Roux).

Nous savons en effet que la chose la plus urgente c'est de fournir aux inanitiés la quantité d'eau sans laquelle la vie ne peut se maintenir; les lavements alimentaires se borneraient-ils à cela que leur utilité serait déjà très grande. Il résulte des expériences physiologiques qu'on est en droit de leur demander davantage et de les rendre dans une certaine mesure nutritifs.

Nous allons dire maintenant comment il convient de composer et d'administrer les lavements alimentaires.

COMPOSITION ET MODE D'ADMINISTRATION DES LAVEMENTS ALIMENTAIRES

Les expériences faites à ce sujet ont démontré que la meilleure façon de faire absorber les substances albuminoïdes par la voie rectale était de les donner sous la forme de peptone (Voit et Bauer Catillon), de viande finement hâchée avec du pancréas, dans la proportion d'une partie de pancréas pour trois parties de viande (Leube) ou encore d'œufs battus dans une solution de chlorure de sodium (Huber, Ewald). Nous basant sur ces données, voici comment nous instituons l'alimentation rectale toutes les fois qu'elle nous paraît indiquée.

Nous donnons la préférence aux œufs battus dans l'eau salée, que les recherches de Huber et d'Ewald ont montré avoir une valeur presque égale à celle des peptones. Nous ne nous servons pas du lavement à la viande et au pancréas finement haché qui a donné d'excellents résultats cliniques et expérimentaux à Leube, à cause de la difficulté de se procurer du pancréas d'une façon régulière, dans un état satisfaisant de conservation; mais nous reconnaissons que les observations publiées sont très favorables à son emploi. Nous ne nous servons pas non plus habituellement de peptone à cause de la difficulté assez grande de se procurer dans le commerce de la peptone suffisamment pure, avec laquelle on ne risque pas d'amener une irritation plus ou moins vive du rectum.

Nous ne donnons pas d'emblée des lavements très chargés de substances nutritives de peur d'irriter l'intestin dont il convient de tâter la susceptibilité. Il vaut beaucoup mieux procéder prudemment et progressivement. Le premier jour on peut se contenter de donner des lavements avec une solution de chlorure de sodium à 6 p. 1000. On donne ainsi quatre lavements de 250 à 300 grammes chacun à quatre ou cinq heures d'intervalle l'un de l'autre. On aura toujours soin de donner le matin un premier lavement évacuateur de façon à vider et à nettoyer la partie inférieure du gros intestin. Le lendemain ou le surlendemain, on ajoute à chacun des lavements précédents un ou deux œufs bien battus dans un peu d'eau. Les œufs sont battus jaune et blanc, jusqu'à ce que le blanc ne file plus; au besoin on passe à travers un tamis pour enlever les filaments d'albumine non dissociés par le battage. Si ces lavements ont été bien supportés, on remplace la moitié de l'eau par une quantité égale de lait, puis enfin, on se sert de lait salé exclusivement. Les lavements sont alors composés de 250 à 300 grammes de lait, de 2 œufs bien battus jaune et blanc et de 4 grammes de sel : les recherches de Huber démontrent que la proportion la plus convenable est de mettre 2 grammes de sel par œuf.

On peut au besoin ajouter à ces lavements une petite quantité de cognac (une cuillerée à café) ou du laudanum pour les faire tolérer plus facilement.

Pour administrer ces lavements, le mieux est de se servir d'une poire en caoutchouc de 300 à 350 grammes et d'une canule en caoutchouc rouge. Ils devront être portés à 15 ou 20 centimètres au delà de l'anus. On peut les porter plus haut encore à l'aide d'une sonde, mais cela ne paraît pas indispensable.

Indications des lavements alimentaires. — Les lavements alimentaires sont indiqués dans deux conditions principales : *a.* lorsqu'on veut suppléer à l'insuffisance de l'alimentation par les voies naturelles; *b.* lorsqu'on veut momentanément maintenir l'estomac au repos.

a. On est amené à suppléer à l'insuffisance de l'alimentation par les voies naturelles lorsque quelque lésion s'oppose au passage des aliments de la bouche dans l'estomac, de l'estomac dans l'intestin, ou encore lorsque les aliments se trouvent rejetés de l'estomac, par le vomissement, rapidement après leur ingestion.

Le rétrécissement de l'œsophage et celui du pylore sont les lésions qui empêchent le plus souvent les substances alimentaires de parvenir en quantité suffisante dans l'estomac et dans l'intestin. On ne peut pas prétendre alimenter les malades par le rectum d'une façon durable, il ne faut certainement pas trop compter sur ce mode d'alimentation pour nourrir les malades et surtout pour les remonter, mais il pourra apporter un utile appoint; il permettra surtout de faire l'intervention chirurgicale dans de meilleures conditions. Ce serait une faute de trop compter sur l'alimentation rectale, et de laisser les malades s'affaiblir de telle façon que l'opération ne puisse plus se faire que chez un homme trop affaibli pour la supporter dans de bonnes conditions.

b. Les conditions dans lesquelles il y a avantage, sinon urgence, à supprimer complètement l'accès des aliments dans l'estomac, sont assez variées : gastrite aiguë, ulcérations, gastrorrhagie, stase avec hypersécrétion chlorhydrique, crises gastriques, vomissements incoercibles. La suspension momentanée de l'alimentation buccale permet aux lésions de s'améliorer, à l'hémorrhagie de s'arrêter, à l'irritation de la muqueuse de se calmer. Dans un assez grand nombre de cas, rien ne vaut la mise de l'estomac au repos le plus complet.

On a conseillé encore d'avoir recours à l'alimentation rectale pour amener la rétraction d'un estomac dilaté, et combattre la tendance à la stase.

Durée de l'alimentation rectale. — Pendant combien de temps l'alimentation rectale sera-t-elle continuée ? Cela, on le comprend, dépend de circonstances différentes ; et, en particulier, de la nature de la maladie et de la tolérance de l'intestin.

Dans les cas où il s'agit d'une lésion dont une opération chirurgicale peut seule avoir raison, nous avons dit déjà qu'il ne fallait pas trop s'attarder à essayer d'alimenter les malades exclusivement par le rectum. Dans certains cas d'irritation de l'estomac ou de stase, par exemple dans la stase avec hypersécrétion continue, quelques jours pourront suffire pour amener une amélioration considérable. Dans l'ulcère rond, surtout en présence d'un accident grave comme la gastrorrhagie, l'alimentation rectale sera maintenue plus longtemps ; en général nous ne la maintenons que pendant sept à huit jours ; d'autres auteurs l'ont poursuivi pendant beaucoup plus longtemps, et jusqu'à 15 jours à un mois (Tournier.)

Il conviendra du reste de s'inspirer des circonstances et de régler sa conduite, non seulement sur le diagnostic, mais aussi sur la façon dont se comporte le malade. On tiendra compte de l'état général, des variations du poids, de la quantité d'urine émise, l'urine rendue donnant une idée excellente de la façon dont se fait l'absorption des liquides, et de la tension artérielle.

PTOSE DES VISCÈRES ABDOMINAUX, ABAISSEMENT DE LA PRESSION ABDOMINALE

Prophylaxie. — Le traitement prophylactique de la diminution de la pression dans la cavité abdominale et de la ptose des viscères contenus dans cette cavité pourrait rendre de grands services et empêcher l'évolution progressive d'accidents parfois si pénibles et si continus que les malades deviennent de véritables infirmes obligés de renoncer à leurs occupations habituelles et à la vie commune.

Les personnes les plus exposées dans l'avenir aux ptoses abdominales et à leurs conséquences sont certainement les jeunes filles à tendance anémique, chlorotique, lymphatique; la prédisposition directe héréditaire semble bien nette. Il conviendra donc de surveiller tout particulièrement les jeunes filles dont la mère est atteinte elle-même l'hypotension abdominale et de ptoses viscérales. Il faudra les soumettre à une hygiène qui combatte le mieux possible la faiblesse congénitale et la tendance au relâchement de leurs parois abdominales et du système de suspension des organes contenus dans l'abdomen. On les fera vivre le plus possible au grand air, on leur fera faire un exercice musculaire régulier ; on leur donnera l'habitude quotidienne des grandes ablutions d'eau froide. La gymnastique suédoise en exerçant plus particulièrement les muscles abdominaux, le massage général, le massage local de l'abdomen pourraient certainement se montrer utiles dans ces conditions.

L'attention sera portée vers les vêtements. Les corsages qui engainent trop étroitement le thorax, le corset, les ceintures trop serrées ont une action néfaste que beaucoup de femmes reconnaissent sans pourtant renoncer à leur usage.

Une idée fort contestable de l'esthétique des femmes leur fait considérer la finesse la plus grande de la taille comme un des éléments les plus importants de la beauté ; les maigres elles-mêmes, qui n'en auraient pas besoin serrent leurs corsets avec excès, quand aux grasses..... Une fois le corset mis, vient la ceinture de la jupe qui a régulièrement 2 au 3 centimètres de moins que la partie du corset sur laquelle elle s'applique.

Cette pression qui immobilise et déforme la partie inférieure du thorax force les viscères abdominaux à s'allonger ou à descendre verticalement : l'allongement ou la ptose du foie, la ptose des reins et du pylore sont les conséquences les plus nettes et les plus graves de ce cerclage de la base du thorax. L'anémie et la faiblesse qui résultent de la diminution des mouvements respiratoires et de la gêne mécanique de la digestion viennent encore accroître la prédisposition à l'hypotension abdominale et aux ptoses. On conçoit que les conséquences de ces pratiques anti-hygiéniques soient surtout graves chez des jeunes filles en voie de développement, chez des sujets jeunes chez lesquels les tissus ont encore une plasticité qui rend les déformations et les déplacements organiques plus faciles. Elles sont aggravées souvent encore par une mauvaise hygiène générale : la vie dans l'air confiné, les dîners en ville, les bals, etc. Ce dont on peut à bon droit s'étonner c'est que quelques femmes encore puissent résister à cette déplorable éducation physique. Le nombre de celles qui n'y résistent pas semble du reste s'accroître dans de regrettables et dangereuses proportions.

L'hygiène générale et l'hygiène du vêtement devront être particulièrement surveillées dans certaines circonstances, par exemple, pendant la convalescence des maladies aiguës, après l'accouchement surtout chez les jeunes femmes déjà manifestement atteintes de ptoses ou simplement prédisposées. Il conviendra de ne pas les laisser se lever trop tôt et de maintenir l'abdomen suffisamment sanglé pendant toute la période de rétraction.

L'usage du corset, qui entraîne du reste l'emploi de corsages d'une coupe particulière, et d'une ceinture fortement serrée, ayant été mis en cause et accusé de nombreux méfaits, il a pu paraître simple de trancher la question et de faire disparaître la cause de tant de maux : on en a proposé purement et simplement la suppression. Malheureusement, les vêtements des femmes sont faits pour être mis avec un corset ; les cordons des jupons, la ceinture de la jupe doivent être serrés sur lui et y prendre leur point d'appui. Lorsqu'on supprime le corset, il reste l'étranglement produit par les cordons des jupons et la ceinture de la jupe ; le bénéfice est contestable. En supprimant le corset il faudrait modifier le mode d'attache des jupons. L'idéal c'est la robe de chambre retenue seulement à la taille par une large ceinture en écharpe ; mais nous ne sommes certainement pas à la veille de voir la robe de chambre adoptée comme le type unique du vêtement féminin. Les jupons pourraient être attachées à une brassière comme celle dont on se sert pour les enfants : le poids des vêtements se trouverait alors supporté par les épaules ; malheureusement la brassière ne dégage par suffisamment la taille.

On a donc essayé d'entrer en composition avec le corset qu'on était obligé de conserver. On en a diminué la hauteur, on a supprimé le buse, on s'est servi de baleines fort légères et très souples ; on s'est ingénié à employer des tissus élastiques dans tous les sens. Ces perfectionnements ne sont certainement pas à dédaigner, mais ils ne font que diminuer, ils ne suppriment pas complètement les inconvénients du corset et des vêtements faits pour être ajustés sur lui.

Traitement de l'hypotension abdominale et des ptoses viscérales. — L'indication thérapeutique résulte bien nettement de l'étude séméiologique et physiologique de ces états anormaux : il faut relever la tension abdominale, en agissant de bas en haut de façon à remonter d'un seul bloc tout le contenu du ventre. Le corset dont nous venons de médire tend à augmenter la pression, mais en abaissant les organes Nous ajouterons que, quand les ptoses sont douloureuses, il convient d'immobiliser les organes le mieux possible. Les ramener à leur place normale est souvent une indication tout à fait secondaire : importante pour l'estomac, elle l'est beaucoup moins pour le rein qu'aucun appareil mécanique ne peut maintenir dans sa loge lorsqu'il y a été replacé.

Pour obtenir ce résultat, on a employé des ceintures de divers ordres. Elles n'ont pas toutes la même valeur.

Le type presque exclusivement employé au début était celui de *la ceinture de grossesse* large et assez fortement excavée. Elle convient très bien aux ventres obèses, volumineux, saillants et tombants. Quand il y a simplement saillie sous-ombilicale de l'abdomen, par ptose du paquet intestinal cette ceinture n'est plus d'aucune utilité; elle bâille par en haut et n'est que difficilement maintenue en situation.

Le problème à résoudre est surtout de remonter la partie sous-ombilicale de l'abdomen. On y arrive souvent avec la *sangle de Glénard* qui n'est en somme qu'une large ceinture analogue à une ceinture de pompier, en tissu peu élastique, qui embrasse les épines iliaques sur lesquelles elle prend son point d'appui. Elle doit être maintenue par des sous-cuisses ou des jarretelles; il en est de même du reste de toutes les ceintures.

La sangle de Glénard qui a rendu tant de services a deux inconvénients: la pression qu'elle produit sur les os iliaques est quelquefois difficilement supportée, et, d'autre part, elle ne relève pas toujours suffisamment la partie sous-ombilicale de l'abdomen. Pour obvier à ce second inconvénient, ce qui convient le mieux, c'est de renforcer la sangle par un coussin appliqué immédiatement au-dessus du pubis. Nous lui donnons habituellement la forme d'une demi-lune ou d'un croissant plus épais en bas qu'en haut, de façon à former ainsi une sorte de plan incliné qui, sous l'influence de la pression, relève l'abdomen de bas en haut et d'avant en arrière. Grâce à un coussin semblable, on peut modifier la ceinture de Glénard, l'élargir un peu et l'échancrer au niveau des épines iliaques. Il faut en tout cas qu'elle reste fixée en bas par des sous-cuisses ou des jarretelles.

L'usage simultané du corset et d'une sangle abdominale est certainement assez illogique en théorie et très incommode en pratique. Aussi a-t-on cherché à réaliser un *corset-ceinture* qui ait les avantages du corset et de la ceinture sans en avoir les inconvénients. Le modèle Gaches-Sarraute nous paraît réaliser aussi bien que possible ce difficile idéal. C'est en somme une ceinture en avant et un corset en arrière. Le corset en arrière dessine la taille et sert d'appui aux vêtements; sa partie antérieure, exclusivement sous-ombilicale, forme ceinture et relève fortement le ventre en haut. On pourrait dans certains cas, chez les femmes maigres, renforcer cette sangle qui prend son point d'appui sur les hanches par un coussin a plan incliné semblable à celui dont nous avons parlé plus haut. Avec ce corset, les cordons du jupon ne sont plus serrés horizontalement par-dessus le corset, mais obliquement ramenés en bas pour être attachés à un crochet renversé. Avec cet appareil, la tension abdominale est maintenue ou rétablie, l'estomac remonté, et, circonstance heureuse, les dernières côtes restent libres de toute constriction ; les mouvements respiratoires de la base du thorax ne sont pas entravés.

Traitement individuel de chacune des ptoses viscérales. — Il peut y avoir intérêt à soutenir et à immobiliser l'utérus ptosé et flottant par des moyens appropriés sur lesquels nous n'avons pas à insister ici. Nous venons de dire ce qui nous paraît le meilleur contre l'abaissement du pylore. Peut-on combattre directement et isolément la ptose du rein et celle du foie. Nous considérons comme absolument impossible de maintenir ces organes à leur place régulière en se servant des pelotes si souvent mises en usage à cet effet. Elles imposent aux malades un supplice parfaitement inutile ; on ne peut pas se représenter que des pelotes puissent à travers la paroi abdominale immobiliser des organes d'un glissement aussi facile. On devra se contenter d'agir sur l'abdomen pris dans son ensemble de façon à obtenir une immobilisation aussi parfaite que possible de l'ensemble des viscères abdominaux y compris les organes ptosés.

L'intervention chirurgicale, très à la mode il y a une dizaine d'années contre la néphroptose, est maintenant presque complètement abandonnée. On devra réserver la *néphropexie* à certains cas particuliers, par exemple à ceux dans lesquels il existe une hydronéphrose intermittente.

L'*hépatopexie*, beaucoup moins souvent pratiquée que la fixation du rein, a donné quelques succès : ce ne doit être à notre avis qu'une opération exceptionnelle.

Traitement des paroxysmes douloureux. — Nous avons vu que, chez les malades atteints de ptoses viscérales, les phénomènes douloureux peuvent prendre une grande intensité. Les malades souffrent beaucoup sous l'influence de la digestion, de la marche, quelquefois ils ont de l'intolérance gastrique, des vomissements, des douleurs intestinales ; souvent par la palpation on constate un endolorissement marqué de l'abdomen avec maximum au point épigastrique ; le côlon est souvent contracturé et douloureux, la côlite muco-membraneuse n'est pas rare. Lorsque les phénomènes douloureux ont pris une certaine intensité, il faut tout d'abord mettre pendant un temps suffisant les malades au repos dans le décubitus horizontal. Quinze jours ou trois semaines de repos au lit procurent alors un soulagement qu'on ne peut pas obtenir sans cela. Il est bon, pendant le séjour au lit, de sangler assez fortement le ventre à l'aide d'un bandage de corps et d'une épaisse couche d'ouate. Lorsque les malades seront autorisés à se lever, on devra leur faire porter une ceinture abdominale appropriée.

Le repos au lit suffit souvent pour amener une amélioration marquée. Ses bons effets démontrent souvent d'une façon bien nette l'influence nocive de la station debout, de la marche et de la fatigue. L'*épreuve du lit* est quelquefois démonstrative à ce point de vue. On aidera à la détente par des applications chaudes, des bains chauds, par l'emploi de calmants médicamenteux.

Très souvent, les phénomènes de dyspepsie gastro-intestinale comporteront un traitement dont les indications seront données dans des chapitres ultérieurs. Le plus souvent, on aura à combattre la tendance à la stase gastrique, la constipation et souvent la côlite muco-membraneuse. Nous devions nous borner à dire ici les indications qui, dans des états dyspeptiques souvent assez complexes, résultent du fait même de la ptose et de l'hypotension abdominale.

TRAITEMENT DES VICIATIONS DE LA MOTRICITÉ STOMACALE

Il n'y a pas lieu de nous arrêter sur l'*exagération de la motricite* gastrique.

Les cas dans lesquels l'évacuation du contenu stomacal se fait avec une rapidité excessive sont rares et mal connus encore.

L'évacuation hâtive de l'estomac que l'on peut rencontrer tantôt avec l'hyper, tantôt avec l'hypochlorhydrie, est l'indice d'un état d'excitation contre lequel il serait logique de mettre en œuvre les divers moyens calmants qui seront ultérieurement énumérés. Elle n'aurait d'inconvénient grave que si elle se trouvait liée à une excitation parallèle de la motricité intestinale : il en résulterait naturellement de la diarrhée et même de la lientérie : on trouvera plus loin des indications thérapeutiques qui conviendraient parfaitement à ces cas.

Ralentissement de l'évacuation du contenu stomacal. — Il est beaucoup plus commun, et même tout à fait banal dans le traitement des états dyspeptiques, de se trouver en présence d'un ralentissement plus ou moins marqué de l'évacuation du contenu stomacal. On a vu, dans les chapitres consacrés à la pathologie, que ce retard dans l'évacuation de son contenu présente une importance considérable dans la physiologie des maladies de l'estomac. Par lui-même, le séjour prolongé des substances alimentaires dans la cavité stomacale, est une cause d'accidents graves. Grâce aux germes toujours présents en quantité considérable, les fermentations tendent à prendre une importance exagérée. Il tend surtout à se produire des acides et des gaz. Les acides exercent sur la muqueuse stomacale une irritation nuisible ; de plus, par eux-mêmes ou par les substances diverses qui ont pris naissance en même temps qu'eux dans le contenu de l'estomac, il peut se produire des effets d'irritation ou d'intoxication à distance. Le foie, le premier exposé au contact de ces substances nocives, serait souvent congestionné, et parfois même, à la longue, atteint d'une forme particulière de cirrhose que Hanot appelle cirrhose de Budd et que son élève Boix a expérimentalement et cliniquement étudiée dans sa thèse. Les conséquences de cette auto-intoxication se feraient sentir sur l'organisme entier, et on sait quel rôle pathogénique important leur a attribué l'école de Bouchard ; nous croyons, pour notre part, que les auto-intoxications dont l'intestin est le point de départ ont beaucoup plus d'importance que celles qui viennent directement de l'estomac. Parmi les dernières, la tétanie est la mieux connue, parce que c'est celle qui se révèle par les accidents les plus saisissants.

D'autre part, le ralentissement du contenu stomacal exagère les conséquences des autres viciations du fonctionnement de l'estomac, de l'hypochlorhydrie, de l'hyperchlorhydrie et de l'hyperesthésie de la muqueuse. La conséquence des considérations précédentes, c'est que la tendance à la stase stomacale est un des facteurs des gastropathies contre lesquels il convient de lutter le plus activement, lorsqu'elle existe, qu'il faut prévenir avec le plus de sollicitude quand elle n'existe pas encore.

Deux cas principaux doivent être distingués : *a.* il y a ralentissement dans l'évacuation du contenu stomacal, mais cependant l'estomac parvient à se vider, tout au moins pendant la nuit : *il est vide le matin à jeun ; b.* il y a stase véritable, l'estomac ne se vide jamais complètement, jamais il n'évacue entièrement son contenu ; *le matin à jeun, il renferme encore du liquide et une proportion plus ou moins considérable de détritus alimentaires.*

Bien qu'il y ait des formes de passage entre ces deux états, il convient, pour la commodité de l'exposition, de les envisager successivement.

Ralentissement de l'évacuation du contenu stomacal sans stase le matin à jeun. — Nous supposons qu'il n'y a pas quelque autre grande indication qui domine la situation, ou tout au moins qui donne à l'ensemble morbide une allure particulière, par exemple l'hyperchlorhydrie à forme douloureuse, ou encore une grande hyperesthésie stomacale, ou quelque lésion, une gastrite aiguë, un ulcère par exemple.

Autrefois, ces éliminations faites, on ne voyait guère que l'*atonie gastrique*. L'insuffisance de la motricité stomacale suffisait à tout expliquer; tout l'effort de la thérapeutique était dirigé contre elle. Actuellement, les choses paraissent plus complexes : on pense qu'il peut y avoir incoordination motrice avec spasme du pylore ; on sait qu'il peut y avoir ptose pylorique.

Avec la simple hypothèse de l'insuffisance de l'estomac, musculaire ou nerveuse, les indications étaient les suivantes : 1° diminuer le travail moteur demandé à l'estomac, le restreindre au minimum ; 2° exciter sa motricité de façon à augmenter la somme de travail fourni par ses parois musculaires.

Si la première indication persiste sans réserve avec l'idée d'un spasme possible du pylore, il n'en est plus de même de la deuxième de ces indications thérapeutiques, en effet on peut craindre alors, en excitant la motricité de la région prépylorique, d'augmenter du même coup l'occlusion du pylore.

Supposons pour un instant qu'il ne puisse pas être question de spasme du pylore et considérons seulement ces deux indications : 1° restreindre dans la mesure du possible le travail moteur de l'estomac ; 2° exciter sa motricité. Nous verrons ensuite quelles réserves et quelles indications impose la notion d'un spasme possible du pylore.

Diminuer dans la mesure du possible le travail moteur de l'estomac. — En exposant les principes généraux de l'alimentation des dyspeptiques, nous avons donné déjà des indications utiles à ce point de vue. La somme de travail que doit fournir le muscle gastrique se trouve notablement diminuée lorsqu'on élimine la gangue des aliments rebelles à la digestion et qu'on divise ceux-ci finement. On augmente ainsi leur valeur digestive en diminuant leur poids et leur volume. En même temps, on facilite l'action chimique du suc gastrique, et, par conséquent, leur dissolution et leur passage à travers le pylore.

Deux questions très discutées doivent prendre place ici. Quelle est l'influence du volume du liquide ingéré et du nombre des repas sur l'évacuation du contenu de l'estomac ?

Chomel avait décrit la dyspepsie des liquides, et Bouchard leur a attribué dans la production de la dilatation de l'estomac et du ralentissement de l'évacuation de son contenu, une part très importante. Il a pensé qu'il y avait lieu de réduire au minimum indispensable la quantité de boisson ingérée ; beaucoup de médecins ont eu tendance à exagérer encore la sévérité de ces prescriptions, et on voit de temps en temps des personnes, sous l'influence des recommandations qu'on leur a faites et de la terreur qu'on leur en a inspirée, réduire à une quantité incroyablement faible le volume de liquide qu'ils ingèrent à leurs repas. On en voit qui ne prennent qu'un demi-verre de boisson! Un régime sec aussi sévère n'est certainement jamais utile et il peut avoir les plus graves inconvénients. Il arrive rapidement un amaigrissement marqué ; les urines émises sont très rares et très épaisses, ce qui peut devenir une cause d'auto-intoxication, sinon même de lésion rénale. D'autre part, cette restriction si grande de la boisson dans l'alimentation ne diminue pas autant qu'on le pense la quantité de liquide que renferme l'estomac au cours de la digestion. En effet, la sécrétion des glandes salivaires et de la muqueuse stomacale verse du liquide dans l'estomac, et la dissolution digestive des albuminoïdes en fournit encore de telle sorte que le résultat n'eût pas été sensiblement différent si on eût permis l'ingestion d'une quantité raisonnable de boisson. Nos expériences nous ont montré, nous l'avons dit, que chaque estomac règle la quantité de liquide qu'il conserve au cours de la digestion indépendamment du volume de la boisson ingérée. Cela n'est vrai toutefois, nous le reconnaissons, que dans certaines limites.

Nous considérons comme légitime de réglementer, de modérer la quantité de liquide ingéré lorsqu'il y a tendance à la stase gastrique; mais nous pensons qu'il ne faut pas être d'une sévérité excessive.

L'usage exclusif des boissons chaudes, bien chaudes, plus que tièdes, nous paraît un excellent moyen de régler la quantité des boissons ingérées. En buvant chaud, on calme la soif avec un minimum de liquide, on ne boit que dans la stricte mesure de ses besoins. Il est également logique et utile de donner la quantité de boisson nécessaire non par grandes quantités, en bloc aux repas, mais en détail par petites doses espacées, aux repas et en dehors des repas.

Vaut-il mieux donner aux malades, dont l'estomac a tendance à se dilater et à évacuer paresseusement son contenu, de petits repas relativement rapprochés ou de grands repas espacés?

Bouchard est partisan des repas espacés; quelquefois il ne permet que deux repas à neuf heures d'intervalle l'un de l'autre avec 375 gr. de liquide, à chacun d'eux, ce qui fait un total quotidien de 750 gr. de liquide. Assez souvent, cependant, il permet trois repas, un petit repas sec le matin sans liquide, et deux grands repas espacés l'un de l'autre de sept heures, le premier venant quatre heures après le premier déjeuner.

Nous acceptons cette répartition des repas en dehors de l'hyperchlorhydrie ; toutefois nous ne craignons pas, surtout en employant les boissons chaudes, de dépasser assez notablement des 3/4 de litre de liquide permis par Bouchard. Nous donnons volontiers le matin un premier déjeuner constitué par un verre d'infusion chaude, un œuf à la coque et des gâteaux secs.

Dans l'hyperchlorhydrie douloureuse, il y a au contraire avantage à multiplier les petits repas, pour des raisons que nous indiquerons plus loin.

Ne pas oublier qu'au point de vue de leur travail moteur, les divers segments du tube digestif sont solidaires les uns des autres ; faire fonctionner l'intestin, l'amener à se vider régulièrement est une condition excellente pour régulariser l'évacuation du contenu stomacal. Il faut, comme le disait Lasège, établir le tirage intestinal.

Exciter la motricité de l'estomac. — Pour stimuler la motricité de l'estomac et accélérer l'évacuation de son contenu, on a employé des moyens variés; on peut les grouper en deux catégories : les moyens physiques et mécaniques, et les moyens médicamenteux.

La plupart de ces agents s'adressent simultanément à la sécrétion et à la motricité; nous serons ainsi amenés à en confondre l'étude dans un exposé général de la *médication excitante de l'estomac* qui prendra place dans un prochain chapitre.

Traitement de la stase permanente de l'estomac. — Auparavant, pour en finir avec la question des viciations de la motricité stomacale, il convient d'exposer les principes généraux du traitement de la stase gastrique permanente, caractérisée, nous l'avons dit, par l'existence, dans l'estomac, le matin à jeun, d'une certaine quantité de détritus alimentaires.

Quelle que soit la gastropathie au cours de laquelle se rencontre cette manifestation, l'indication principale est de faire disparaître la stase alimentaire. Des indications particulières peuvent résulter de l'hypersécrétion chlorhydrique; nous nous en occuperons plus loin à propos du traitement des formes cliniques de l'hyperchlorhydrie.

Il va sans dire que les règles données précédemment à propos de l'hygiène alimentaire dans le traitement de l'insuffisance motrice de l'estomac sont parfaitement applicables dans le cas présent. Elles devront être mises en œuvre dans toute leur sévérité.

Pour évacuer le surplus dont l'estomac ne peut pas se débarrasser spontanément, le moyen le plus actif est d'avoir recours à la sonde gastrique et au lavage de l'estomac. Toutefois, il ne faut pas abuser du lavage; il est très utile, au début surtout du traitement, lorsqu'il y a des fermentations acides considérables et une grande abondance de détritus alimentaires, mais il ne faut pas en abuser. L'abus du lavage est en effet une cause de fatigue et de relâchement pour les parois musculaires de l'estomac et une cause d'hypersécrétion pour la muqueuse. Il suffit souvent de vider l'estomac le matin à jeun, par la sonde, sans faire de lavage, par le mécanisme dit de l'expression. On ne fait de lavage que de temps en temps lorsque cela est rendu nécessaire par l'abondance plus grande de la stase et par l'intensité plus considérable des fermentations acides. On peut profiter du passage de la sonde pour faire le gavage à la poudre de viande qui donne de très bons résultats dans les cas de stase avec hypersécrétion chlorhydrique comme nous le dirons plus loin.

Lorsque la stase est d'origine purement fonctionnelle, lorsqu'elle résulte exclusivement de l'insuffisance, de l'incoordination de la motricité ou du spasme du pylore, elle peut disparaître sous l'influence de ce traitement. Cette amélioration peut encore se produire lorsqu'un élément moteur, spasme du pylore ou insuffisance motrice de la zone prépylorique, vient se surajouter à une sténose organique du pylore. Dans ce cas, en général, les accidents de stase ne tardent guère à se reproduire et à prendre une importance plus considérable.

Lorsqu'il existe un *rétrécissement organique du pylore* suffisamment accentué, le traitement médical devient impuissant à amener la guérison, et même à maintenir un équilibre suffisant. Une notable quantité des aliments ingérés se trouve éliminée sans avoir pu pénétrer dans l'intestin, qu'ils soient rejetés par le vomissement ou évacués par la sonde. Dans ces conditions, la nutrition générale ne tarde pas à devenir insuffisante ; l'amaigrissement et la cachexie sont les conséquences de cette inanition.

L'intervention chirurgicale devient alors nécessaire. Les moyens employés pour rétablir la communication entre l'estomac et l'intestin ont été : la dilatation du pylore, la pyloroplastie, et la gastro-entérostomie.

La *dilatation digitale du pylore* (opération de Loretta) est actuellement abandonnée. Elle consiste à coiffer l'index des tuniques de l'estomac sans ouvrir celui-ci, et à l'enfoncer à travers le pylore rétréci de façon à le dilater. Avec ce procédé, le rétrécissement après avoir momentanément cédé ne tarde pas à se reproduire.

La *pyloroplastie* consiste à faire une incision longitudinale sur le point rétréci parallèlement à l'axe du pylore, et à suturer les lèvres de la plaie perpendiculairement à leur direction primitive, la moitié droite de chacune des lèvres de l'incision à sa moitié gauche. Le rétrécissement se trouve ainsi supprimé.

La *gastro-entérostomie* consiste à établir une communication artificielle entre la cavité de l'estomac et celle de la première portion du jéjunum. Elle peut être antérieure ou postérieure, suivant que l'incision a été faite sur la face antérieure ou sur la face postérieure de l'estomac. La gastro-entérostomie postérieure se fait à travers le mésocôlon; elle est de beaucoup préférable à la gastro-entérostomie antérieure.

Pour empêcher le reflux de la bile dans l'estomac et l'introduction des aliments dans le duodénum, au-dessus de l'anastomose gastro-jéjunale, on a sectionné et oblitéré l'intestin au-dessus de l'orifice de communication. Pour ramener la bile dans l'intestin, il a été alors nécessaire de faire communiquer le duodénum avec le jéjunum par une entéro-entérostomose.

VICIATION DE LA SÉCRÉTION STOMACALE

La sécrétion stomacale peut être augmentée ou diminuée, qualitativement et quantitativement ; de plus, il peut y avoir une sécrétion exagérée du mucus.

A une époque où on ne connaissait pas encore comme nous les connaissons actuellement, les variations en plus ou en moins de la sécrétion gastrique, on attribuait une importance considérable à la sécrétion muqueuse dont l'excès caractérisait le catarrhe gastrique. Le mucus en excès suffisait à expliquer la dyspepsie ; il enveloppait les particules alimentaires de façon à les soustraire au contact et à l'action de l'HCl et de la pepsine. Depuis, l'attention a été attirée et retenue par les variations de la sécrétion chlorhydro-peptique et le mucus a été quelque peu oublié. Il est vrai qu'il est assez difficile d'apprécier sa quantité et plus difficile encore de décider si les mucosités trouvées dans l'estomac viennent des glandes salivaires, des glandes œsophagiennes ou de l'estomac lui-même.

L'excès du mucus dans le liquide stomacal indiquerait évidemment un excès de sa sécrétion. Dans quelle mesure l'hypersécrétion peut-elle être la conséquence d'une excitation nerveuse du mucus indépendante d'une hypergenèse de l'épithélium cylindrique à la surface de l'estomac et dans les dépressions glandulaires, il est impossible de le déterminer. Quand d'une façon permanente on constate une diminution considérable de la sécrétion chlorhydropeptique et une augmentation notable de la sécrétion muqueuse, on est en droit d'admettre la diminution des éléments de sécrétion chlorhydropeptique et l'augmentation des éléments de sécrétion muqueuse et même la dégénérescence muqueuse au moins partielle de l'appareil glandulaire.

L'excès de mucus dans le suc gastrique comporte-t-il des indications thérapeutiques particulières ? Évidemment il indique qu'il convient de faire disparaître les excitations inutiles et de restreindre les autres au minimum.

Les lavages de l'estomac le débarrassent des masses de mucus qui l'encombrent dans certains cas, assez rares du reste. Les alcalins et, en particulier les eaux alcalines, en diluant le mucus, en facilitent l'évacuation.

Diminution de la sécrétion chlorhydro-peptique. — Nous avons dit et répété à propos de la séméiologie et de la physiologie pathologique générales de l'estomac, que la diminution de la sécrétion chlorhydro-peptique n'a qu'une importance secondaire, à cette double condition toutefois, que l'évacuation du contenu stomacal se fasse d'une façon suffisamment rapide, et que les fonctions de l'intestin ne soient pas trop fortement compromises.

Pour combattre l'hypochlorhydrie et atténuer ses conséquences, on a employé trois ordres de moyens : on a cherché à exciter la sécrétion chlorhydropeptique, on a cherché à substituer aux produits de sécrétion spontanée de l'acide chlorhydrique et des ferments extraits de l'estomac des animaux ; enfin on a voulu adapter l'alimentation aux conditions défectueuses de la sécrétion gastrique.

THÉRAPEUTIQUE EXCITANTE DE L'ESTOMAC, SÉCRÉTION ET MOTRICITÉ

Nous étudierons successivement les agents physiques et mécaniques et les agents médicamenteux.

Agents physiques et mécaniques. — Parmi les agents physiques et mécaniques, nous laisserons pour le moment de côté ceux qui s'adressent surtout à la vitalité générale, comme la climatothérapie et l'hydrothérapie ; leur étude viendra plus loin à propos de la dyspepsie sensitivo-motrice dont la dyspepsie des neurasthéniques est le type. Nous ne nous occuperons ici que des applications locales froides, de l'électrisation, du massage de l'estomac et du tubage œsophagien.

Pour combattre l'atonie gastro-intestinale, certains auteurs, et, en particulier Winternitz, ont beaucoup vanté les *applications froides* sur l'abdomen. On trempe des compresses dans de l'eau froide, et, après les avoir suffisamment exprimées, on les applique en plusieurs couches sur l'abdomen, ou bien on en fait une véritable ceinture qu'on maintient en place à l'aide d'une écharpe de flanelle. L'utilité de ces pratiques nous paraît démontrée par la disparition ou la diminution de certains phénomènes subjectifs de dyspepsie, tels que le gonflement, la pesanteur, et, plus encore, par l'action heureuse que ces applications exercent parfois sur la constipation.

Le *massage de l'estomac* a été étudié dans leurs thèses par R. Hirschberg et par Cautru ; il semble d'une réelle utilité lorsqu'il y a une certaine tendance à l'atonie stomacale, au ralentissement de son évacuation et à la flatulence. Au congrès de Moscou, Cautru a communiqué des observations dans lesquelles, grâce à notre méthode de l'huile il a pu démontrer que le massage de l'estomac accélérait l'évacuation du contenu stomacal.

La démonstration de l'excitation sécrétoire de l'estomac par le massage ne nous paraît pas encore nettement faite, malgré les preuves qu'on a cherché à en donner. L'amélioration obtenue nous paraît pouvoir s'expliquer par l'amendement de la motricité et de la sensibilité. Peu importe du reste, puisque nous savons que dans la physiologie de la dyspepsie, la sensibilité et la motricité ont une importance beaucoup plus grande que la motricité.

En tout cas, l'influence du massage sur la motricité intestinale n'est pas douteuse, et, en combattant avec succès la constipation, il peut agir indirectement sur l'estomac et rendre aux dyspeptiques un service éminent.

L'*électrisation de l'estomac* peut se faire par trois procédés : l'électricité statique, la faradisation et la galvanisation.

Pour la mise en œuvre de l'électricité statique, le malade est isolé sur un tabouret à pieds de verre ; on le met en communication avec l'accumulateur d'une machine à électricité statique ; à l'aide de boules ou de tiges de cuivre, mises en communication avec le sol, on provoque la production d'étincelles électriques dans la région de l'estomac. Cette excitation peut-elle provoquer des contractions de cet organe ? Nous ne savons pas que cela ait été démontré directement, mais on peut l'admettre par analogie. On sait, en effet, que l'électrisation statique du gros intestin pratiquée dans des conditions analogues amène souvent une selle presque immédiate.

La galvanisation et la faradisation peuvent se faire soit par application extérieure, soit par application interne en introduisant un des pôles dans l'estomac. Pour l'emploi de l'électricité à l'extérieur, on met un des pôles en communication avec la peau à la région lombaire par une large plaque d'étain recouverte de peau de chamois et imbibée d'une solution faible de sel marin. Au niveau de la région épigastrique, on applique une plaque semblable de dimensions un peu moins considérables. En employant des plaques assez larges, on évite l'ulcération de la peau par l'électrolyse lorsqu'on se sert des courants directs.

Pour l'électrisation interne, une série d'auteurs, y compris nous-même, ont construit une sonde à peu près identique. Le conducteur, constitué soit par un fil métallique, soit par une tige métallique très flexible, est renfermé dans une sonde en caoutchouc ; le pôle intra-stomacal, représenté par un bouton métallique, se trouve à une certaine distance de l'ouverture de la sonde ; de cette façon, l'extrémité du conducteur métallique ne peut pas arriver au contact même de la muqueuse ; le courant électrique est forcé de passer par la masse du liquide préalablement introduit dans l'estomac, et par une surface assez large pour que tout danger d'ulcération de la muqueuse par électrolyse se trouve ainsi écarté. Le pôle extérieur est mis en contact avec la peau par une large plaque métallique. On peut, grâce à ce dispositif, électriser l'estomac directement par sa muqueuse à l'aide soit des courants galvaniques, soit des courants faradiques.

Une élégante modification de cette instrumentation est due à Einhorn ; le pôle intragastrique, dans l'appareil qu'il a imaginé, est représenté par une petite boule métallique renfermée dans une enveloppe en caoutchouc percée de trous ; elle se relie à la pile ou à l'appareil générateur des courants induits par un fil recouvert d'une substance isolante. Il suffit donc de faire ingérer une certaine quantité d'eau et de faire avaler la boule ainsi montée. On fait ensuite passer les courants à travers le liquide contenu dans l'estomac, de la façon indiquée.

L'intensité des courants continus variera de 10 à 30 milliampères ; on procédera avec attention dans ces limites, surtout pour l'application et la rupture pour lesquelles le courant sera toujours abaissé à son minimum.

L'électrisation de l'estomac en provoque les contractions et c'est là certainement un moyen actif de lutter contre l'atonie et la dilatation. Les recherches de Ravé montrent que l'électrisation excite la sécrétion chlorhydropeptique. L'électrisation de l'estomac paraîtrait donc nettement indiquée chez les malades atteints d'hypochlorhydrie avec paresse de la motricité. Il semble cependant que l'emploi de ce moyen ait été très négligé dans ces derniers temps. Est-ce la conséquence des difficultés matérielles d'application de la méthode ou bien les résultats obtenus n'ont-ils pas répondu aux espérances conçues ?

L'électrisation extérieure par courants continus et surtout par courants interrompus est beaucoup plus facile et beaucoup plus employée. Les courants de cet ordre semblent réellement atteindre l'estomac, à condition qu'on se serve d'électrodes larges et bien mouillés. Leur application est en tout cas exempte de danger.

Il ne nous paraît pas douteux que le *tubage de l'œsophage* soit un excellent moyen d'exciter les contractions de l'estomac et de relever sa tonicité. Par cela seulement peut s'expliquer l'amélioration obtenue par le lavage de l'estomac chez des personnes qui ne présentent aucune trace de liquide le matin à jeun. Sous l'influence de lavages trop souvent répétés, nous avons, chez des malades atteints d'hyperchlorhydrie et de stase, augmenté notablement la quantité de liquide trouvée le matin dans l'estomac. Y avait-il augmentation de la stase ou augmentation de l'hypersécrétion ? Chez les hyperchlorhydriques avec atonie stomacale, il nous a paru que les lavages trop répétés amenaient une paresse plus grande de la motricité sans bénéfice évident du côté de la sécrétion. Nous en sommes du reste arrivés à penser que le lavage de l'estomac, en dehors *de toute stase le matin à jeun*, agit surtout en excitant la contractilité de l'estomac. Dans ces conditions, il est préférable de ne faire passer dans l'estomac qu'une quantité très restreinte de liquide, un demi-litre au maximum. Nous nous demandons même s'il ne vaudrait pas beaucoup mieux encore se contenter de passer un cathéter plein dans l'œsophage sans faire aucune tentative de lavage. L'excitation de l'estomac par voie réflexe, les légers efforts de vomissements ainsi provoqués exciteraient sans doute suffisamment l'estomac.

Quoi qu'il en soit, il ne faut pas abuser des excitations dues au tubage de l'estomac avec ou sans lavage ; en prolongeant trop les séances, en les rapprochant trop, on amènerait la dépression, la fatigue du muscle gastrique et, par conséquent, l'insuffisance de la motricité.

Médication excitante de l'estomac. — Les substances chimiques susceptibles de produire une excitation de l'estomac sont aussi nombreuses que variées. On peut dire, en principe, que toute substance dont l'abus peut produire la gastrite médicamenteuse est une substance capable d'exciter tout au moins la sécrétion gastrique ; par contre, on peut considérer comme certain que toute substance chimique capable de produire une excitation médicamenteuse de l'estomac serait capable aussi, à doses suffisamment élevées et suffisamment répétées, de provoquer la gastrite. La difficulté de déterminer où cesse l'effet médicamenteux utile, pour commencer l'effet nuisible, pathologique, a amené les auteurs à restreindre beaucoup l'emploi des médicaments excitants de l'estomac. Évidemment, le premier principe de la thérapeutique est de ne pas nuire, et la crainte de la gastrite médicamenteuse doit être le commencement de la sagesse dans la thérapeutique gastrique. Malheureusement nous ignorons où commence cette gastrite, nous ne savons pas, comme pour bien d'autres choses, à quel moment l'abus succède à l'usage. On doit donc se contenter de dire d'une façon aussi vague que générale qu'on ne devra pas abuser des médicaments dans le traitement des troubles fonctionnels des gastropathies.

Ceci dit, nous devrons rapidement passer en revue les substances les plus usitées dans la médication excitante de l'estomac ; nous en constituerons plusieurs groupes :

Les amers, y compris la noix vomique, la strychnine et l'ipéca ;

L'orexine ;

Les astringents ;

L'alcool et les essences ;

Les alcalins, desquels nous pourrons rapprocher le chlorure de sodium et le sulfate de soude ;

Le képhir ;

L'extrait de viande.

Les AMERS. — Les amers sont depuis longtemps usités dans la thérapeutique gastrique à titre d'excitants de l'appétit et de stomachiques, c'est-à-dire d'excitants de la digestion stomacale : le vague de cette expression correspond au vague des notions sur le mode réel d'action de ces substances d'un usage cependant si commun.

Depuis qu'on dispose des moyens modernes d'étude de la digestion stomacale, on a cherché à vérifier l'action des amers sur l'estomac et à en déterminer la modalité physiologique. Malheureusement, les divergences sont nombreuses dans les résultats obtenus.

Pour Marconi, les amers produisent toujours une augmentation de la sécrétion gastrique ; pour Tchelzoff et Jaworski, l'excitation n'a lieu qu'avec des doses légères, et pour Panitzky et Reichmann, elle ne se produit que lorsque les amers ont été administrés un temps suffisant avant le repas. Les amers amèneraient non une augmentation mais une diminution de la sécrétion chlorhydropeptique lorsqu'on les donne à doses élevées d'après Tchelzoff et Jaworski ; lorsqu'on les administre pendant le repas d'après Reichmann. L. Wolff se déclare très satisfait de l'emploi de la strychnine à la dose de 5 milligrammes à 1 centigramme dans le traitement de l'hypochlorhydrie. K. Wagner a constaté chez certaines personnes l'excitation de la sécrétion, chez d'autres l'excitation de la motricité après l'administration de la noix vomique pendant plusieurs jours. Les recherches de Klemperer, Ewald et Marconi les ont amenés à considérer la noix vomique et la strychnine comme des excitants de la motricité autant que de la sécrétion.

Pour notre part, nous administrons de préférence les amers à doses minimes et au cours de la digestion. Nous donnons des doses faibles, et au cours de la digestion, de façon à ne produire qu'une irritation modérée de l'estomac. Nous n'avons guère en pratique qu'un moyen de juger de l'efficacité de cette médication, c'est de constater une amélioration de l'appétit ; c'est un résultat que nous avons souvent la satisfaction de relever. Nous employons de préférence les amers sous forme de teinture : teinture de colombo, de gentiane, d'écorces d'oranges, de quassia amara, à la dose de trente à quarante gouttes. Quelquefois, plus rarement, nous nous servons de teinture de noix vomique, de gouttes amères ou d'une solution de sulfate de strychnine.

Souvent nous associons l'HCl officinal à faible dose aux substances amères qui viennent d'être énumérées ; en général nous y ajoutons deux à cinq gouttes d'HCl.

Notre but est beaucoup moins, dans ces conditions, de stimuler directement la sécrétion et la motricité de l'estomac que d'exciter l'appétit. Nous verrons, du reste dans un instant, quelle importance considérable il convient d'attribuer à la stimulation de l'appétit dans le traitement de la dyspepsie atonique.

Ipéca. — Comme stimulant de la motricité, nous employons volontiers l'*ipéca* à faible dose. Quand nous avons commencé à nous servir de cette médication, nous avons suivi une méthode de traitement que nous avons eu peut-être tort d'abandonner plus tard. Nous donnions alors de la poudre d'ipéca dans un julep gommeux, à dose suffisante pour produire un léger état nauséeux ; le lendemain, nous faisions prendre une douche en jet froide, le troisième jour, repos ; puis la série recommençait. Actuellement, nous nous servons des pastilles d'ipéca et, plus souvent encore, de la teinture que nous mélangeons souvent aux diverses teintures amères, et quelquefois à la noix vomique.

Nous employons volontiers la formule suivante :

Teinture de colombo	ãã 20 gr.
— de gentiane	
— d'ipéca	

En prendre XX à XXX gouttes dans un peu d'eau une heure après le repas deux ou trois fois par jour.

Orexine. — Penzold a appelé orexine la phenylhydro-chinazoline ; il a beaucoup vanté cette substance pour stimuler la sécrétion gastrique et l'appétit. Il se servait au début du chlorhydrate d'orexine, ou orexine acide, depuis il a surtout employé l'orexine basique. On la donne à la dose moyenne de 30 centigrammes avec une tasse de bouillon. Il est prudent, à cause de l'intolérance possible, de commencer par des doses plus faibles, 20 et même seulement 10 centigrammes. L'orexine ne doit pas être employée quand il y a de l'albumine dans les urines ou encore lorsqu'il y a tendance aux hémorragies. L'usage ne doit pas en être continué pendant plus de huit à dix jours de suite.

Nous avons employé l'orexine, tantôt avec, tantôt sans succès, comme stimulant apéritif ; nous l'avons vue plusieurs fois provoquer des vomissements à la dose de 20 centigrammes.

Astringents. — Un certain nombre de substances « stomachiques » doivent leur action excitante pour la plus grande part au tanin : le quinquina, la cascarille, par exemple. Il ne faut user de ces excitants de l'estomac qu'avec beaucoup de modération.

Condurango. — Entré dans la thérapeutique avec la réputation de guérir le cancer, le condurango est maintenant tombé au rang des simples excitants de l'estomac ; c'est à ce titre qu'on peut l'employer, en ayant soin de faire en sorte que l'excitation produite reste dans des limites utiles.

Alcool. — L'alcool figure souvent dans la composition des excitants de l'estomac ; il est la substance la plus caractéristique d'un grand nombre de boissons et de liqueurs. Il était donc extrêmement important de rechercher son action physiologique sur l'estomac, aussi de nombreuses expériences ont-elles été instituées pour déterminer son influence sur la digestion.

Après Claude Bernard qui a étudié cette question en 1856, une série d'auteurs ont admis que l'alcool à petites doses excite la sécrétion gastrique et qu'il la diminue à doses élevées. D'après Blumenau, 500 grammes d'une solution d'alcool à 25 ou 50 p. 100, donnés dix à vingt minutes avant le repas, produisent pendant trois heures chez des individus sains un ralentissement marqué, puis ensuite une accélération sensible de la digestion avec exagération de la secrétion chlorhydrique.

En somme, l'opinion la plus accréditée, c'est que de petites quantités d'alcool excitent la digestion et que des doses élevées l'entravent.

Dans ces recherches, il n'est question que de l'excitation extemporanée de l'estomac sous l'influence d'une dose d'alcool. La pathologie montre que la répétition de l'irritation stomacale par l'alcool est une des causes les plus communes et les plus actives de la gastrite, tantôt de la gastrite avec prolifération des cellules de sécrétion chlorhydrique, tantôt de la gastrite destructive avec tendance à la dégénérescence et à la disparition des éléments glandulaires.

Alcalins. — A la suite des recherches de Blondlot, de Cl. Bernard, de Rabuteau et de Ritter, on admit que le bicarbonate de soude à faible dose pouvait exciter la sécrétion stomacale, grâce à l'acide carbonique et au chlorure de sodium résultant de sa décomposition.

On a repris l'étude de cet important médicament en se servant des méthodes modernes d'examen de la digestion stomacale. Quatre opinions différentes se trouvent représentées :

1° Le bicarbonate de soude déprime toujours la sécrétion chlorhydropeptique ;

2° Le bicarbonate de soude est sans action sur la sécrétion gastrique ;

3° Le bicarbonate de soude excite la sécrétion stomacale lorsqu'on le donne avant le repas, surtout chez les hyperchlorhydriques ;

4° Le bicarbonate de soude excite toujours la sécrétion gastrique quelles que soient les doses auxquelles on le donne et l'heure de son administration.

1° D'après une opinion soutenue autrefois par Hayem, le bicarbonate de soude produirait toujours une dépression de la sécrétion chlorhydrique. Dans les cas où il semblerait y avoir excitation de cette sécrétion, il y aurait seulement, si l'on interprète directement les analyses, accélération du processus digestif, avec en réalité diminution des quantités d'HCl fourni par la muqueuse stomacale. Il y aurait en même temps une évacuation plus hâtive de l'estomac.

2° Les recherches cliniques de Reichmann l'ont amené à dénier au bicarbonate de soude toute autre action que de saturer momentanément les acides de l'estomac, la sécrétion gastrique ne serait du reste nullement influencée. Nous ne pouvons pas considérer ses expériences comme définitivement probantes à cause des défectuosités de la technique employée.

3° Gilbert et Modiano ont vu que le bicarbonate de soude donné à la dose de 1 gramme une demi-heure avant le repas excitait la sécrétion chlorhydropeptique chez une femme hypochlorhydrique, qu'il la déprimait au contraire lorsqu'on le donnait à forte dose au commencement du repas. Par un usage permanent de ce sel pendant trois semaines, ils ont constaté une augmentation permanente de la sécrétion chlorhydrique.

Jaworski et du Mesnil avaient admis déjà que les petites doses de bicarbonate de soude augmentent la secrétion chlorhydrique.

4° Linossier et Lemoine, qui ont expérimenté sur un malade atteint de rumination ont pu rechercher l'état du contenu de l'estomac au cours de la digestion, sans introduire de sonde stomacale. Pour eux, le bicarbonate de soude serait toujours un excitant de la sécrétion stomacale. La muqueuse gastrique lutterait toujours contre l'alcalinité momentanée de son contenu. Avec de faibles doses, l'excitation de la sécrétion survivrait à la disparition du sel alcalin ; avec des doses très fortes, la quantité d'HCl serait encore excessive, mais la dose de sel alcalin à saturer étant considérable, le pouvoir de sécrétion de la muqueuse finirait par s'épuiser et le contenu stomacal resterait alcalin. Malgré cela, dans tous les cas, on peut admettre que le bicarbonate de soude produit toujours une excitation de la sécrétion gastrique.

Nous avons vu avec Laboulais que cette excitation ne se produisait chez les hypochlorhydriques qu'avec des doses beaucoup plus élevées que chez les hypochlorhydriques ; il nous a fallu 5 grammes de sel donné une heure avant le repas d'épreuve pour produire une excitation marquée de la sécrétion chlorhydrique. Nous avons constaté, chose très curieuse et très importante, que la motricité se trouvait excitée avant la sécrétion.

Les effets du bicarbonate de soude et des autres alcalins survit-elle à leur emploi ? Que produit sur la sécrétion gastrique l'usage prolongé des alcalins ?

Gilbert et Modiano, nous l'avons noté plus haut, ont vu la sécrétion chlorhydrique augmenter chez une malade hypochlorhydrique qui avait pris du bicarbonate de soude pendant trois semaines. Linossier et Lemoine admettent que l'excitation produite par le bicarbonate de soude survit à sa suppression.

On sait maintenant que l'usage longtemps prolongé du bicarbonate de soude, même à doses très élevées n'amène pas la disparition ni même la diminution de l'hyperchlorhydrie. Pour Hayem, il y aurait même excitation sécrétoire ; la quantité d'HCl libre tendrait à devenir notablement plus élevée.

A notre avis, la seule chose établie paraît être l'excitation de la sécrétion sous l'influence de quantités suffisantes de bicarbonate de soude ou d'autres sels alcalins ; mais cette excitation varie forcément suivant l'état anatomique de la muqueuse et suivant son excitabilité sécrétoire, suivant qu'il y a ou non une gastrite d'une certaine intensité, et, sans doute aussi, suivant la période d'évolution de cette gastrite. Il serait fort important d'établir des recherches dans ce sens ; les alcalins pourraient être non seulement un agent de thérapeutique, mais, d'après l'effet produit, un agent de diagnostic et de pronostic.

Dans l'étude que nous venons de faire des alcalins, il n'a été question que du bicarbonate de soude, le sel qui a certainement été le plus employé dans le traitement des dyspepsies. Les autres alcalins sont-ils simplement ses équivalents ? Nous traiterons cette question plus loin à propos de l'hyperchlorhydrie.

Chlorure de sodium. Sulfate de soude. — La plupart des auteurs qui ont étudié le chlorure de sodium, lui attribuent une action d'arrêt de la sécrétion stomacale ; pour L. Wolff cette action d'arrêt commencerait avec 5 grammes de sel ; pour Reichmann, l'acidité du suc gastrique diminuerait avec des solutions de 5 à 10 p. 1000 ; avec 5 à 10 p. 100, la saturation serait complète, grâce à l'exsudation séreuse fournie par la muqueuse stomacale.

Hayem a conclu de ses recherches sur des chiens fistulés que des doses faibles de chlorure de sodium et de sulfate de soude (1 à

3 grammes) excitent la sécrétion stomacale, tandis que des doses plus élevées la diminuent (4 à 6 grammes).

Cohn et Forster ont démontré qu'on fait disparaître la sécrétion chlorhydrique de l'estomac en supprimant complètement le chlorure de sodium dans l'alimentation des animaux; par contre Braun, Grützner et Boas ont fait voir que l'injection de chlorure de sodium dans le sang excite cette sécrétion. Il conviendrait, à côté de l'action immédiate du chlorure de sodium, d'étudier son action à distance, et l'influence d'un usage un peu prolongé.

Képhir. — Le képhir est du lait fermenté à l'aide d'une levure spéciale très usitée parmi les peuplades du Caucase; elle est en réalité le mélange d'une levure de fermentation alcoolique et d'un bacille de fermentation lactique. Le képhir de Paris, d'après Winter renferme fort peu d'alcool, beaucoup d'acide carbonique, de 3 à 6 grammes p. 1000 d'acide lactique, fort peu de lactose et 7 à 8 grammes p. 1000 d'albumine ou de syntonine. Son acidité totale assez élevée, 7 p. 1000, paraît due non seulement à de l'acide lactique libre, mais vraisemblablement aussi à de l'acide lactique en combinaison avec des substances albuminoïdes.

Le képhir, d'après Hayem, serait par excellence le médicament de l'hypochlorhydrie surtout lorsqu'il y a en même temps de l'entérite et de la diarrhée. On le donne à la dose d'une à trois bouteilles par jour. Ce serait un excitant puissant de la sécrétion chlorhydrique.

Nous avons eu avec lui dans ces conditions des succès très satisfaisants, mais aussi parfois des insuccès tenant en grande partie à l'intolérance de certains malades pour cette substance.

Extrait de viande. — Pawlow a établi des recherches fort intéressantes sur des chiens dont l'estomac avait subi une opération particulière. Une partie de l'estomac se trouvait séparée de la cavité commune et mise en communication avec l'extérieur par une fistule permanente. Il a pu ainsi étudier l'influence d'une série de substances sur la sécrétion stomacale; il avait cru tout d'abord que la peptone était un excitant très actif de cette sécrétion, mais il s'est aperçu bientôt que cette action était due non à la peptone elle-même, mais aux substances extractives qui l'accompagnent dans les peptones du commerce. Du reste, les extraits de viande, très riches en substances extractives seraient doués d'une façon très marquée de cette action stimulante de la sécrétion stomacale.

Emploi de l'HCl et des ferments artificiels. — Nous venons d'indiquer quels moyens on peut employer pour stimuler la sécrétion stomacale; mais ces moyen ne suffisent pas toujours, et leur emploi peut présenter d'assez sérieux inconvénients. Il peut se faire que la structure anatomique de la muqueuse lui rende impossible de sécréter une quantité suffisante d'HCl et de pepsine, son hyperesthésie peut rendre impossible l'usage des excitants, enfin on peut craindre en y ayant recours de donner un coup de fouet à la gastrite.

On a donc depuis bien longtemps cherché à remplacer les produits de sécrétion par des produits artificiels, par de l'HCl et des ferments de peptonisation.

Acide chlorhydrique. — L'acide chlorhydrique était depuis très longtemps employé d'une façon empirique dans le traitement de la dyspepsie lorsqu'on a démontré d'une façon définitive que cet acide est l'acide normal de l'estomac et que, chez les dyspeptiques, il peut être notablement diminué ou notablement augmenté dans la sécrétion stomacale. Sa présence en excès dans le suc gastrique des hyperchlorhydriques, indiquait nettement l'inutilité de son administration aux malades de cette catégorie. Par contre, son emploi dans le traitement des états gastropathiques avec hypochlorhydrie paraissait tout à fait logique.

Toutefois, on fût bientôt amené à penser que, pour être utile, l'HCl devait être employé à des doses beaucoup plus considérables que celles qui étaient communément usitées.

On ne sait pas exactement la quantité d'HCl produit par l'estomac humain au cours de la digestion, parce qu'on ignore la quantité du suc gastrique sécrété. On sait toutefois qu'elle est relativement considérable ainsi que l'indiquent des calculs différents.

Viljean avait reconnu autrefois, et ce résultat a été depuis confirmé par les expériences d'Honigmann et de von Noorden, qu'il faut 1 gramme d'acide chlorhydrique gazeux pour saturer 18 grammes de substance albuminoïde pure ; or, comme la ration alimentaire normale en comporte au moins 100 grammes, cela représenterait 5 à 6 grammes d'HCl gazeux, c'est-à-dire 15 à 18 grammes d'HCl officinal français, soit 300 à 400 gouttes. Nous voici bien loin des 2 ou 3 gouttes autrefois ordonnées aux repas.

En réalité, nous ne savons pas quelle quantité d'HCl sécrète par jour l'estomac humain.

Un chien muni d'une fistule gastrique a donné 72 grammes de suc gastrique à l'heure à Béclard ; il pesait 18 kilogrammes ; dans les mêmes conditions, un homme de 60 kilogrammes donnerait 295 grammes de suc gastrique par heure, ce qui, en supposant une activité digestive de dix heures, ferait environ 3 kilogrammes de suc gastrique.

Or Bidder et Schmidt en ont recueilli 500 centimètres cubes en une heure chez une femme atteinte de fistule gastrique, ce qui ferait, pour 10 heures de digestion, la somme énorme de 5 kilogrammes. Dans ces conditions, l'estomac humain pourrait donc fournir par jour 8 à 10 grammes d'HCl gazeux correspondant à 25 à 30 grammes d'HCl officinal français, c'est-à-dire à 500 ou 600 gouttes. En admettant qu'il ne manque que la moitié de l'HCl nécessaire, cela représenterait encore 250 à 300 gouttes.

On n'est jamais allé aussi loin ; mais certains auteurs ont donné des doses élevées d'HCl officinal. Ewald a donné de 90 à 100 gouttes d'HCl officinal allemand correspondant seulement à 30 à 33 gouttes d'HCl officinal français ; Riegel ordonne des doses à peu près analogues, à raison de 10 gouttes d'heure en heure ; Penzoldt conseille de prendre, au besoin pendant 3 ou 4 heures après le repas, de demi-heure en demi-heure 20 gouttes d'HCl dilué allemand, ce qui peut amener au total de 160 gouttes, correspondant à 50 gouttes d'HCl officinal français. On voit que ces doses si élevées sont encore des doses faibles si l'on considère l'intensité des besoins de l'organisme.

Mais y-a-t-il eu bénéfice à donner ces doses élevées ? Certains auteurs et non des moins autorisés n'en sont pas convaincus. Boas, par exemple, ne donne que de faibles doses. Nous-même, depuis des années, n'ordonnions plus que 2 à 5 gouttes d'HCl officinal une heure après le repas, en même temps que des gouttes de teintures amères comme la teinture de colombo et de gentiane. Notre but était moins alors de remplacer l'HCl de sécrétion par de l'HCl artificiel que de stimuler l'appétit, et, du même coup, suivant les idées de Pawlow, les fonctions motrices et sécrétoires de l'estomac.

Une considération est cependant de nature à faire augmenter les doses, c'est que, d'après Pawlow l'HCl serait l'excitant naturel, physiologique de la sécrétion pancréatique et que, chez les hypochlorhydriques, il y a un intérêt capital à ce que les fonctions pancréatiques soient aussi actives que possible. L'HCl non utilisé dans l'estomac le serait donc indirectement dans le duodénum.

Pepsine. — D'une façon générale, la pepsine suit les fluctuations de l'HCl ; elle augmente et diminue en même temps que lui, mais elle ne disparaît complètement que lorsqu'il existe des lésions destructives de l'estomac étendues et profondes. On a tout naturellement donné de la pepsine de préparation artificielle dans le but de remplacer la pepsine naturelle, ou de renforcer la digestion stomacale.

Toutefois dans ces dernières années, l'emploi de la pepsine avait rencontré beaucoup de scepticisme. On avait fait remarquer que la pepsine du commerce, souvent altérée par des mélanges frauduleux n'était douée que d'un pouvoir digestif tout à fait minime. Du reste disait-on, ce qui manque aux dyspeptiques hypochlorhydriques pour une bonne peptonisation, c'est moins la pepsine que l'HCl. L'HCl avait ainsi gagné tout le terrain perdu par la pepsine. Penzoldt, par exemple, n'attribuait guère à la pepsine qu'une action purement suggestive.

Recherches de Frémont. — Les choses en étaient là lorsque Frémont de Vichy, étant parvenu à obtenir en grande quantité du suc gastrique de chien pur, l'administra à haute dose aux dyspeptiques qu'il savait ou supposait être hypochlorhydriques. Il donna ainsi jusqu'à 500 centimètres cubes de suc gastrique de chien par jour. Les résultats obtenus par cette médication furent excellents dans plusieurs cas; des malades profondément amaigris et affaiblis purent digérer; les phénomènes dyspeptiques décrurent ; ils reprirent du poids et des forces. Des observations tout aussi satisfaisantes furent rapportées par Launois, Barth, Le Gendre. Il n'est pas démontré que la sécrétion chlorhydropeptique se soit rétablie chez ces malades ; le chimisme stomacal n'a pas toujours été déterminé au début de la cure, il ne l'a été qu'une seule fois après à notre connaissance dans un cas observé par Frémont, l'acide chlorhydrique libre était passé de 0 à 0,20 p. 1 000, l'acide chlorhydrique combiné de 1,09, à 1,20, et par conséquent, la chlorhydrie de 1,09 à 1,40. C'est peu. Il n'est donc pas démontré que l'usage du suc gastrique de chien puisse tendre à rétablir la sécrétion chlorhydrique. A-t-il agi seulement en amenant une digestion artificielle dans la cavité stomacale ? Son action est probablement plus complexe, car l'HCl est d'après Pawlow le meilleur excitant de la sécrétion pancréatique.

Quoi qu'il en soit, les résultats sont assez encourageants pour qu'on puisse penser qu'une ère nouvelle commence pour le traitement de la dyspepsie avec hypochlorhydrie. Actuellement, il conviendrait de déterminer avec soin quelles sont les conditions dans lesquelles la *gastérine* est utile ; de préciser l'indication des doses. Il conviendrait d'avoir des observations aussi complètes que possible avec détermination du chimisme et de la motricité avant et après la cure.

Le suc gastrique naturel (gastérine) est un produit cher, c'est une médication de luxe ; il était donc légitime de se demander s'il n'est pas possible de lui substituer des préparations artificielles. Linossier a fait remarquer avec raison que les bons effets obtenus avec la gastérine autorisaient à reprendre l'essai de doses élevées d'HCl et de pepsine. Le suc gastrique de chien est très riche en HCl, il en renferme 5 p. 1 000 d'après Pawlow et ses élèves. Les 500 grammes de gastérine données par Frémont à quelques-uns de ses malades représenteraient ainsi environ 7,50 grammes d'HCl officinal, soit 150 gouttes. D'après Linossier, cette dose de gastérine serait l'équivalent de 25 et peut-être de 50 grammes de pepsine amylacée du commerce.

Pour imiter ce qu'on obtient avec la gastérine par des préparations artificielles, il conviendrait donc d'en revenir à des doses très élevées d'HCl et à des doses de pepsine beaucoup plus considérables que les doses jusqu'ici classiques. Il serait difficile de donner 150 gouttes d'HCl sans les diluer dans beaucoup de liquide ; d'après Linossier, les hautes doses seraient beaucoup mieux supportées dans de l'eau albumineuse.

Pour éviter l'hyperacidité des milieux organiques, Frémont et Linossier conseillent d'administrer du bicarbonate de soude, soit en lavement, soit tardivement à la fin de la digestion.

Quant à la pepsine, il faut abandonner la préparation amylacée du codex beaucoup trop faible. L'industrie fournit maintenant des pepsines très actives au titre 200, 400 et plus. C'est de ces pepsines, dont A. Robin et Bardet se sont faits les défenseurs, qu'il conviendrait de se servir. Ce n'est plus 0,20 gramme ou 0,30, mais 3 à 4 grammes par jour répartis en doses espacées d'heure en heure au cours de la digestion qu'il faudrait prescrire. On ferait prendre en même temps, par fractions également, des doses élevées d'HCl.

Il sera bon de s'assurer toutefois que ces hautes doses ne dépriment pas la sécrétion chlorhydrique.

TRAITEMENT DES PHÉNOMÈNES DOULOUREUX

La douleur est une des manifestations prépondérantes de la dyspepsie gastrique ; elle reconnaît des modalités et des causes différentes, et nous ne pouvons exposer ici dans son ensemble tout ce qui concerne son traitement.

En effet, la douleur peut être la conséquence de la stase, de l'hyperchlorhydrie, de l'hystérie, et, dans ces conditions, c'est avant tout au nervosisme, à l'hyperchlorhydrie et à l'insuffisance de la motricité qu'il faut s'adresser. Le régime et la médication qui s'adressent à ces divers éléments amènent du même coup la diminution et même la disparition des phénomènes douloureux. Toutefois, dans un assez grand nombre de cas, le traitement basé sur la pathogénie des accidents ne suffit pas pour obtenir d'une façon satisfaisante l'atténuation des sensations pénibles éprouvées par les malades, et on se trouve ainsi forcé d'avoir recours au traitement direct de l'élément douleur. On n'y aura recours que le moins possible. En effet, les sensations douloureuses ou simplement pénibles, éprouvées par les malades, sont souvent une excellente mesure pour le traitement pathogénique, causal de la dyspepsie, par sa persistance ou son atténuation on juge assez bien de l'effet obtenu, sinon on ne sait plus exactement où l'on en est. Cela est évident, en particulier dans le traitement de l'ulcère de l'estomac.

Ces réserves faites, nous allons successivement passer en revue les moyens thérapeutiques qui s'adressent directement à l'élément douleur, les moyens médicamenteux d'abord, les moyens physiques ensuite. De la suggestion, si importante parfois et si bienfaisante, il sera question à propos de l'hystérie gastrique.

Opium. — L'opium et ses dérivés sont d'un emploi quotidien dans le traitement de la douleur gastrique.

Nous employons le laudanum, les gouttes noires anglaises, l'élixir parégorique, la morphine, la codéine, la poudre d'opium brut.

En général, nous donnons la préférence à la morphine et à la codéine.

La morphine ne sera employée en injections hypodermiques que dans certains cas : les gastrites suraiguës, les crises gastriques tabétiques, l'ulcère rond, le cancer. On n'oubliera pas que beaucoup de malades qui souffrent violemment de l'estomac deviennent volontiers des morphinomanes. Les dangers de la morphinomanie sont à craindre chez les tabétiques. Il n'est pas très rare que ces malades continuent à réclamer de la morphine alors que leurs crises douloureuses sont atténuées; il leur arrive ce qui arrive volontiers aux gastralgiques, que l'abus de la morphine entretient les phénomènes douloureux; on ne les guérit de ces douleurs surajoutées, dues à la morphinomanie, qu'en les soustrayant à la morphine.

L'emploi de la morphine par la voie buccale est beaucoup moins dangereux; on peut l'adjoindre à d'autres substances dans des cachets médicamenteux variés à la dose d'un milligramme par cachet; mais nous préférons, encore, la donner en solution. Le mieux est de se servir d'une solution faible dont on répète les doses à intervalles plus ou moins rapprochés jusqu'à cessation de la douleur.

Gallard a donné la formule d'une solution au cinquantième connue sous le nom de *gouttes blanches ;* elle est assez souvent employée.

Chlorhydrate de morphine	0 gr. 10 centigr.
Eau distillée de laurier cerise.	5 gr.

Chaque goutte de cette solution (en comptant 20 gouttes par centimètre cube) renferme un milligramme de morphine. Gallard en prescrivait en général *deux* gouttes sur un morceau de sucre au commencement des repas. On voit qu'on pourra souvent augmenter notablement cette dose.

Nous employons fréquemment une solution faite avec 5 ou 10 centigrammes de chlorhydrate de morphine pour 150 grammes d'eau distillée ; nous en donnons une cuillerée à café de cinq en cinq ou de dix en dix minutes jusqu'à cessation de la douleur. Nous limitons habituellement à 10 le nombre des cuillerées à café qui peuvent être prises dans la journée. On peut ajouter une quantité égale de chlorhydrate de cocaïne.

Nous prescrivons très souvent aussi la *codéine*, qui a l'avantage de moins provoquer la constipation et de beaucoup moins diminuer l'appétit ; nous nous servons de la solution suivante :

Codéine.	0 gr. 20 centigr.
Eau de laurier cerise	25 —
Eau distillée	75 —

Une cuillerée à café renferme un centigramme de codéine ; on peut en donner de 2 à 5 par jour espacées.

Belladone et sulfate d'atropine. — La belladone et l'atropine ont souvent été employées comme calmants de l'estomac. Ils sont indiqués surtout lorsqu'il y a hyperchlorhydrie (voy. plus loin).

Eau chloroformée saturée. — L'eau chloroformée est quelquefois, mais non toujours, un bon calmant de la douleur ; on l'emploie avec succès contre les vomissements dans un assez grand nombre de cas.

L'eau chloroformée est certainement beaucoup moins active que la morphine ; on doit l'employer surtout contre les malaises, tels que la pesanteur, le gonflement beaucoup plus que contre des douleurs de quelque intensité. C'est malgré cela un des calmants dont nous nous servons le plus communément. Il n'a d'autre inconvénient que de produire une sensation de brûlure quelquefois assez vive chez des personnes dont la muqueuse œsophagienne et stomacale présente un degré assez accentué d'hypéresthésie.

Pour éviter cette sensation de brûlure — qui peut avoir son avantage lorsqu'il s'agit de combattre les vomissements, surtout les vomissements nerveux, — il convient d'étendre suffisamment l'eau chloroformée saturée, soit d'eau ordinaire, soit d'une décoction indifférente, telle que la décoction de fleurs de tilleul. Il suffit le plus souvent d'ajouter à une cuillerée à bouche d'eau chloroformée, 1 ou 2 cuillerées d'eau ordinaire. On peut donner 5 ou 6 cuillerées à bouche d'eau chloroformée espacées.

L'action de l'eau chloroformée est rapide et passagère. On peut y adjoindre une certaine quantité de morphine, de cocaïne, d'élixir parégorique ou de la solution de codéine précédemment indiquée.

Eau bromoformée. — Le bromoforme par un séjour prolongé au contact de l'eau s'y dissout en quantité relativement considérable. Richaud a estimé cette proportion à 2gr,50 à 3 grammes de bromoforme pour

1 000. En donnant 100 grammes d'eau bromoformée, on donne donc ainsi 0gr,25 à 0gr,30 de bromoforme, ce qui représente une dose déjà active. On pourra donner l'eau bromoformée dans les mêmes conditions et aux mêmes doses que l'eau chloroformée.

Sulfure de carbone. — D'après Dujardin-Beaumetz, on peut administrer l'eau saturée de sulfure de carbone exactement dans les mêmes conditions que l'eau chloroformée ; elle se prépare de la même façon.

Chlorhydrate de cocaïne. — L'action anesthésiante produite par la cocaïne sur les muqueuses a amené à l'employer pour calmer les douleurs stomacales.

Dujardin-Beaumetz, se servait de la formule suivante :

Chlorhydrate de cocaïne	0 gr. 50 centigr.
Eau	300 —

Il en donnait 2 cuillerées à bouche toutes les deux heures et affirmait que la solution entière pouvait être prise en vingt-quatre heures, sans danger. C'est là certainement une dose trop élevée ; il y a vis-à-vis de la cocaïne des intolérances idiosyncrasiques qu'on ne peut prévoir, et on a pu constater des accidents sérieux de cocaïnisme aigu avec une dose de 5 centigr. de cocaïne prise en une seule fois. Pour nous mettre à l'abri de semblables accidents, nous nous servons habituellement de la solution suivante beaucoup plus faible.

Chlorhydrate de cocaïne	0 gr. 10 centigr.
Eau	300 —

Une cuillerée à bouche renferme un demi-centigramme de cocaïne, on peut en donner une de dix en dix minutes jusqu'à cessation de la douleur. Au début surtout, il peut être prudent de n'en laisser prendre que la moitié en un jour.

On peut combiner l'action de la cocaïne et de la morphine comme nous l'avons indiqué plus haut.

Extrait gras de cannabis indica. — Les préparations de chanvre indien sont d'excellents calmants de la douleur de l'estomac et même des douleurs de siège différent (angine de poitrine, douleurs tabétiques, etc.). G. Sée a vivement préconisé l'emploi de l'extrait gras qui paraît être la préparation de cannabis la plus stable. Il en donnait 5 centigrammes par jour, d'emblée. C'est une dose trop élevée, surtout si on la donne en bloc ; avec 5 centigrammes, on peut très bien avoir des accidents fort ennuyeux d'ivresse semblable à celle que produit le hachicsh. Pour notre part nous n'en prescrivons jamais que 3 centigrammes, en trois fois espacées dans la journée.

Extrait gras de cannabis indica . .	0 gr. 03 centigr.
Julep gommeux	150 —

Agiter avec soin avant de s'en servir. Même à la dose de 3 centigrammes par jour, l'usage de l'extrait gras de cannabis indica ne doit pas être prolongé au delà de quelques jours de suite. On le supprimera en tout cas si l'on voit survenir de légers accidents d'intoxication : rêvasseries, cauchemars, tendance aux hallucinations passagères dans le demi-sommeil. L'abus prolongé du cannabis pourrait provoquer des accidents du même ordre beaucoup plus accentués.

Solanine. — La solanine est un glucoside que l'on extrait des pousses de pommes de terre. C'est incontestablement un bon calmant des douleurs stomacales. Desnos l'a expérimenté à la dose de 5 à 10 centigrammes par jour en pilules; rarement il est allé jusqu'à 15 centigrammes. Il semble que l'on pourrait sans danger en donner des doses beaucoup plus élevées, toutefois il ne faut pas oublier que l'effet des hautes doses n'a pas encore été expérimenté suffisamment.

Nous n'aimons pas beaucoup la forme pilulaire pour les médicaments, beaucoup moins encore pour les médicaments insolubles comme la solanine. Nous la prescrivons de préférence en cachets, en la divisant par une poudre inerte telle que le sous-nitrate de bismuth.

Solanine	0 gr. 02 centigr.
Sous-nitrate de bismuth	0 — 60 —

Pour un cachet. En prendre 3 à 6 par jours espacés.

La solanine est un calmant moins actif que la morphine, et surtout que la cocaïne et la morphine associées, mais elle peut rendre des services. Elle nous a paru donner de bons résultats surtout chez les hyperchlorhydriques non calmés par le traitement anti-acide simple et dans certains cas de gastralgie névropathique.

Chlorodyne. — Les Anglais et les Américains font un usage très considérable à titre de calmant de l'estomac d'une solution ou plutôt de solutions différentes de composition très complexe dont Soulier donne les deux formules suivantes. Ces solutions sont connues sous le nom commun de chlorodyne.

PREMIÈRE FORMULE

Chloroforme	120 grammes.
Ether.	30 —
Alcool	120 —
Mélasse	120 —
Extrait de réglisse	75 —

Chlorhydrate de morphine	0 gr. 50 centigr.
Essence de menthe.	XVI gouttes.
Sirop.	530 grammes.
Acide cyanhydrique dilué.	60 —

Dissoudre le chlorhydrate de morphine et l'essence dans l'alcool, ajouter le chloroforme et l'éther; d'autre part dissoudre l'extrait de réglisse dans le sirop; ajouter la mélasse, joindre les deux solutions, agiter, ajouter l'acide cyanhydrique.

Dose : V à XV gouttes.

DEUXIÈME FORMULE (*Formule de Gilman.*)

Chloroforme purifié	8 grammes.
Glycérine	60 —
Alcool rectifié	60 —
Acide cyanhydrique dilué	8 —
Teinture de capsicum	8 —
Chlorhydrate de morphine	0 gr. 50 centigr.
Sirop	90 grammes.

Dose indiquée : une cuillerée à café pour un adulte.

Les propriétés sédatives des chlorodynes ne sont pas douteuses, ce que leur composition explique du reste très bien.

Menthol. — Le menthol a été souvent prescrit contre les douleurs gastriques; il nous paraît indiqué surtout contre les vomissements. On l'a souvent ordonné à des doses trop élevées, non pas qu'il soit dangereux au point de vue toxique, mais parce qu'il produit sur les muqueuses de la bouche et de la gorge une sensation de brûlure superficielle, passagère, sans danger, mais insupportable pour certains malades.

Nous nous contentons, en général, d'en prescrire 10 à 20 centigrammes dans un julep gommeux de 150 grammes. Comme le menthol est simplement en suspension, il convient d'agiter vivement la préparation avant de l'administrer par cuillerées à bouche espacées.

Le menthol se trouve surtout indiqué lorsqu'il existe des douleurs névropathiques.

Nous n'avons ordinairement recours ni aux bromures, ni à l'antipyrine qui ont l'inconvénient de provoquer une irritation assez vive de la muqueuse stomacale.

Nous parlerons du *sous-nitrate de bismuth* plus loin, à propos de l'hyperchlorhydrie et de l'ulcère simple.

Moyens physiques. — L'emploi de certains agents physiques ou mécaniques, de certaines manœuvres extérieures peut amener un notable amendement des phénomènes douloureux de la dyspepsie : ainsi l'électrisation, le massage, les douches, les applications chaudes ou froides, la révulsion.

L'*électrisation* a souvent donné de bons résultats dans le traitement des phénomènes douloureux de l'estomac. On a employé tous les modes d'électrisation, l'électrisation statique, l'électrisation interne et extérieure, les courants continus, les courants induits.

L'électrisation statique est particulièrement indiquée chez les névropathes, les hystériques, les neurasthéniques. Elle nous paraît surtout agir par suggestion ; qu'importe, du reste pourvu que l'amélioration soit obtenue !

Après avoir beaucoup préconisé l'électrisation interne de l'estomac, on est arrivé à y renoncer presque complètement, son application était pénible et non sans danger ; on a donc eu raison de préférer l'électrisation extérieure. Celle que nous préférons pour notre part, c'est la faradisation révulsive faite non pas exactement au-devant de l'estomac, mais à distance, sur les hypocondres, ou dans le dos par exemple.

Elle se fait de la façon la plus simple avec le balai électrique d'une petite machine médicale à induction. L'un des pôles est armé d'un tampon de peau de chamois imbibé d'eau salée, il est appliqué sur la peau et marque le centre de l'action révulsive ; l'autre pôle, armé du balai métallique est promené en cercle autour à 8 ou 10 centimètres. L'intensité du courant doit être suffisante pour provoquer une douleur supportable, et bientôt une certaine rougeur de la peau.

Ce mode d'électrisation convient surtout aux cas dans lesquels il y a un élément nerveux prépondérant.

Le *massage* est contre-indiqué contre la douleur stomacale toutes les fois qu'il existe une lésion anatomique irritable : gastrite aiguë, ulcère rond, cancer ; dans les autres cas, il peut être employé. Il sera fait largement et superficiellement ; on le renforcera par une suffisante dose de suggestion.

Les *applications chaudes ou froides* répétées pendant un temps suffisant ont souvent une heureuse influence sur les douleurs gastriques. Elles sont sans aucun danger. On préférera les applications chaudes dans les cas de douleurs vives avec grande irritabilité gastrique, les applications froides, avec des sensations beaucoup moins pénibles et des phénomènes d'atonie gastro-intestinale.

Les *douches* chaudes générales sont surtout indiquées chez les névropathes, les neurasthéniques chez lesquels l'irritabilité l'emporte sur la dépression. On préférerait les douches froides dans la condition opposée.

Localement, sur le creux épigastrique lui-même, on pourra administrer des douches chaudes, mais à très faible pression.

La *révulsion* un peu délaissée actuellement a cependant donné d'excellents résultats dans un assez grand nombre de cas; on a compromis son crédit en l'appliquant indistinctement aux cas les plus dissemblables. Elle peut être faite avec le balai électrique ainsi que nous l'avons dit plus haut. On pourra encore employer les sinapismes, les cataplasmes sinapisés, et même les petits vésicatoires volants.

TRAITEMENT DE L'HYPERCHLORHYDRIE ET DE SES FORMES CLINIQUES

Nous nous occuperons successivement du traitement du *symptôme hyperchlorhydrie* et du traitement des formes cliniques de la dyspepsie dans lesquelles l'*hyperchlorhydrie* est le phénomène capital.

TRAITEMENT DU SYMPTOME HYPERCHLORHYDRIE. — Dans cette première partie, nous nous placerons surtout au point de vue de la thérapeutique générale; plus loin, à propos des formes de l'hyperchlorhydrie, nous nous placerons au point de vue beaucoup plus pratique de la clinique.

Le traitement idéal de l'hyperchlorhydrie serait évidemment celui qui pourrait ramener à la normale la fonction de l'appareil de sécrétion chlorhydropeptique. On pourrait encore considérer comme bienfaisant celui qui restreindrait considérablement la secrétion chlorhydrique s'il n'entravait pas la fonction motrice de l'estomac, car il n'est pas douteux que la compensation se ferait dans l'intestin sans aucun dommage pour l'organisme.

Malheureusement, il est certain que, dans le plus grand nombre des cas, on ne peut qu'atténuer les effets de l'hypersécrétion chlorhydrique sans la faire disparaître et transformer une hyperchlorhydrie douloureuse en une hyperchlorhydrie latente, non douloureuse.

La notion de l'état anatomique de la muqueuse permet facilement de se rendre compte des raisons pour lesquelles, dans le plus grand nombre des cas, on ne peut pas réduire l'hyperchlorhydrie : il faudrait pour cela posséder une médication capable de guérir la gastrite avec multiplication des cellules bordantes et principales, et de ramener la muqueuse à la normale.

Pour le moment, nous ne connaissons pas encore cette médication spécifique et nous devons nous borner à choisir parmi les méthodes essayées celles qui donnent les meilleurs résultats.

Emploi des alcalins à dose élevée. — Les phénomènes douloureux étant dus à l'action irritante de l'HCl sur la muqueuse stomacale, il vint tout naturellement à l'esprit des médecins de saturer l'acidité du contenu gastrique par les alcalins. On fit ainsi disparaître les phénomènes douloureux dans bien des cas, et, les malades ayant cessé de souffrir, on put les croire guéris de leur hyperchlorhydrie. L'analyse stomacale montra qu'il n'en était rien; le plus souvent, après un usage même assez prolongé de sels alcalins, et, en particulier, du bicarbonate de soude, on retrouva la sécrétion chlorhydrique à peu près identique à ce qu'elle était auparavant. Il fallut donc renoncer à à obtenir, comme on l'espérait, l'atténuation de l'hypersécrétion chlorhydrique par l'usage prolongé des alcalins, en vertu d'une alcalinisation plus grande des milieux liquides de l'organisme.

Une série de recherches antérieurement exposées à propos du traitement de l'hypochlorhydrie tendent même à faire penser que les alcalins sont en réalité un excitant de la sécrétion chlorhydrique.

En somme, à l'heure actuelle, si on peut se servir des alcalins pour combattre les phénomènes douloureux de l'hyperchlorhydrie, pour transformer une hyperchlorhydrie douloureuse en une hyperchlorhydrie indolente, — ce que nous faisons couramment dans la pratique. — on ne peut se flatter d'arriver à éteindre ou même à restreindre l'hypersécrétion chlorhydrique par le seul emploi des alcalins.

Lorsqu'on introduit une substance alcaline, le bicarbonate de soude par exemple, dans l'estomac, que se passe-t-il? Tout d'abord le sel se dissout, il sature les acides libres, en mettant en liberté l'acide carbonique. L'HCl se trouve transformé en chlorure de sodium. Mais il n'est pas normal que le contenu de l'estomac soit alcalin; la muqueuse lutte contre cette alcalinité, en sécrétant une quantité exagérée d'HCL, et, si la dose de sel alcalin n'est pas trop considérable, si elle n'est pas incessamment renouvelée, de façon à ce que le pouvoir sécrétoire de la glande gastrique finisse par s'épuiser, il y a production d'une quantité exagérée d'HCl, surtout s'il y a tendance à l'hypersécrétion.

On peut, dans une certaine mesure, éviter les inconvénients de cette excitation sécrétoire. On peut tout d'abord employer un sel insoluble comme la craie qui ne se dissolve qu'au fur et à mesure de la production de l'acidité gastrique. (Debove, Soupault.) La magnésie présente à peu près le même avantage. La craie a celui d'être un sel neutre qui ne rend pas alcalin le contenu stomacal. En employant le citrate de soude, au lieu du bicarbonate, il y aurait mise en liberté d'acide citrique, en quantité équivalente à l'HCl saturé; on remplacerait en somme l'HCl par de l'acide citrique beaucoup moins irritant pour la muqueuse stomacale.

On évite aussi beaucoup des inconvénients des alcalins en les donnant le plus tardivement possible après l'ingestion des aliments.

Supposons, en effet, qu'on administre du bicarbonate de soude à un hyperchlorhydrique au moment même d'un repas assez copieux. Que va-t-il se passer ?

Si la quantité de sel alcalin est suffisante pour que le contenu de l'estomac soit saturé et alcalinisé, la chloropeptonisation sera suspendue momentanément, mais tardivement la sécrétion chlorhydrique se reproduira avec une nouvelle intensité, et l'hypersécrétion tardive aura des chances d'être exagérée.

Si, au contraire, le sel alcalin a été donné tardivement, la douleur disparaîtra par l'alcalinisation du contenu de l'estomac et ce contenu se trouvant bientôt éliminé, à la fin de la digestion, l'hypersécrétion secondaire ne se produira pas. Voilà pourquoi je suis arrivé à donner les alcalins au moment où commence la douleur, et à dose suffisante pour la faire disparaître. Les hyperchlorhydriques sont en général avertis par une sorte d'aura que leur douleur va commencer ; c'est au moment où cette aura se présente qu'ils doivent prendre les alcalins.

Sulfate de soude. — Hayem, à l'exemple des médecins de Carlsbad, attribue au sel de Carlsbad, et, d'une façon plus précise encore, au sulfate de soude le pouvoir de diminuer la sécrétion chlorhydrique. L'étude des expériences publiées et l'observation clinique nous ont amené à penser que cette diminution est indirecte et résulte de l'excitation de la motricité gastrique qui amène une évacuation plus hâtive de l'estomac.

Nous avons vu en effet, que la stase alimentaire est une cause importante d'excitation hypersécrétoire dans l'estomac.

Nitrate d'argent. — Rosenheim (de Berlin) a traité l'hyperchlorhydrie par des lavages à l'aide d'une solution de nitrate d'argent à 1 ou 2 p. 1000. Reichmann et Rosenheim ont vu, à la suite de ces lavages, une diminution considérable de l'acidité chlorhydrique. Bouveret a essayé ce traitement sur deux malades; il a constaté une diminution marquée de l'acidité sans diminution du liquide contenu dans l'estomac. Ces cas sont-ils comparables entre eux ? N'y avait-il pas dans les uns perméabilité normale et dans les autres, sténose du pylore ? Ces expériences seraient à reprendre. Peut-être le nitrate d'argent est-il capable d'amener l'atrophie des cellules bordantes. S'il pouvait l'amener sans nuire à la motricité, la méthode de Rosenheim deviendrait une médication précieuse.

Médication acide. — Si les alcalins peuvent augmenter la sécrétion chlorhydrique en forçant l'estomac à réagir contre l'alcalinisation de son contenu, il doit en être tout autrement avec les acides. En réalité, des expériences faites par une série d'auteurs semblent démontrer que l'ingestion des acides tend à diminuer la sécrétion chlorhydrique. Il semble que, si sa motricité est normale, chaque estomac tende à réaliser, au cours de la digestion un même degré d'acidité. Si on fait ingérer une certaine quantité d'acide, l'estomac en fournit d'autant moins. Un jeune homme vigoureux jouissant d'une digestion parfaite est atteint d'une hyperchlorhydrie latente assez accusée. On lui fait ingérer deux ou trois fois 5 à 10 grammes d'acide lactique en même temps que le repas d'Ewald et il devient hypochlorhydrique ; au dernier examen pratiqué, quinze jours après, il l'était encore. Encouragés par cette observation nous avons, Laboulais et moi, fait prendre d'une façon suivie 5 grammes d'acide lactique par jour à un hyperchlorhydrique atteint de mérycisme. L'hyperchlorhydrie n'a pas varié. Pourquoi ces deux résultats opposés ? Ce sont des recherches à continuer.

Bien plus, Gilbert et Modiano avaient déjà constaté chez un malade l'augmentation légère de la sécrétion chlorhydrique après l'administration d'une certaine quantité d'acide lactique. La question reste donc en suspens.

Belladone et atropine. — La belladone et l'atropine ont, on le sait, la propriété de diminuer beaucoup la sécrétion des glandes salivaires et sudoripares. Il était naturel de se demander si elles ne pourraient pas agir heureusement sur l'hypersécrétion gastrique. Le sulfate d'atropine a été employé avec succès par Voïnovitch, Forlanini et Ferrarini, sans succès par Bouveret et par Hayem. Nous en avons pour notre part obtenu de bons résultats : nous avons vu l'hyperchlorhydrie disparaître chez une malade à laquelle nous avions donné 1 milligr. 1/2 d'atropine pendant près de trois semaines. En tout cas, nous avons presque toujours vu l'atropine amener une sédation marquée des phénomènes douloureux.

Il serait inutile d'employer l'atropine ou la belladone, si on laissait subsister quelque cause d'irritation intense de la muqueuse stomacale : alimentation épicée, stase alimentaire, etc.

Méthode d'Albert Robin. — Albert Robin a donné une formule de traitement médicamenteux de l'hyperchlorhydrie qu'il base sur des considérations pathogéniques fort ingénieuses. Dans la genèse de l'hyperchlorhydrie il distingue les trois facteurs suivants : *a*) sensibilité exagérée de la muqueuse stomacale ; *b*) excitabilité sécrétoire exagérée de l'appareil glandulaire ; *c*) afflux d'une quantité exagérée de sang apportant aux éléments glandulaires en quantité excessive les matériaux de sécrétion.

Pour diminuer la sensibilité exagérée de la muqueuse, il propose la morphine, la cocaïne, la solanine ; pour abaisser le pouvoir sécréteur des cellules, il emploie l'atropine, la coque du Levant et la picrotoxine son alcaloïde, le veratrum viride et la vératrine ; pour modérer l'afflux du sang intervient l'ergotine.

Il groupe tous ces agents dans une formule complexe, qui, par sa complexité même, répondrait à toutes les indications pathogéniques. Toutefois le mélange est donné à des doses si faibles qu'on peut concevoir des doutes sur son activité. Pourrait-on aller jusqu'à des doses réellement actives sans produire d'accidents toxiques ? il faudrait le démontrer.

Suppression des causes d'irritation inutile de la muqueuse stomacale. — Dans tous les cas, il importe de réduire au minimum les causes d'irritation de la muqueuse stomacale.

Ces causes les plus habituelles sont :

Un grand nombre de médicaments ;

Un grand nombre d'aliments ;

La stase alimentaire.

On supprimera complètement chez les hyperchlorhydriques l'usage des médicaments irritants pour l'estomac ; parmi les plus dangereux à ce point de vue, on peut signaler tous les médicaments riches en tannin et en alcool, par conséquent tous les vins médicamenteux, particulièrement le vin de quinquina ; les préparations ferrugineuses, les iodures, les bromures, etc.

Dans la description des formes cliniques de l'hyperchlorhydrie, nous avons insisté comme il convenait sur les rapports de la stase et de l'hypersécrétion, nous avons montré que celle-ci était souvent entretenue et aggravée par celle-là. Plus loin, nous indiquerons, à propos du traitement de l'hypersécrétion chlorhydrique avec stase permanente ou de la stase permanente avec hypersécrétion, par quels moyens on doit combattre cette stase. Pour le moment, nous nous contenterons de traiter d'une façon générale la question du régime alimentaire chez les hyperchlorhydriques.

La plupart des principes que nous avons précédemment exposés relativement à l'alimentation dans la dyspepsie considérée dans son ensemble sont applicables à l'hyperchlorhydrie considérée d'une façon particulière. Toutefois, la question du régime des hyperchlorhydriques réclame une étude spéciale.

Le suc gastrique dans l'hyperchlorhydrie étant riche en HCl et en pepsine, on eût tout naturellement tendance à donner aux malades les aliments que leur estomac pouvait le mieux digérer, c'est-à-dire les albuminoïdes. D'une part, ils semblaient devoir beaucoup mieux les utiliser, et de l'autre, les albuminoïdes en fixant une quantité plus grande d'HCl, devaient amener une véritable saturation de l'acide, et rendre son action irritante sur la muqueuse beaucoup moins marquée.

Toutefois, des objections furent soulevées. Dujardin-Beaumetz et Bardet en France, en Allemagne, von Sohlern et Jürgensen prétendirent que les substances albuminoïdes provoquent une sécrétion chlorhydrique beaucoup plus intense que les hydrates de carbone. Von Sohlern ayant tubé la même personne au bout de trois heures également après l'ingestion de 200 grammes de viande, et après celle de 300 grammes de riz, trouva, après le repas de viande, 0 gr. 32 d'acide chlorhydrique libre p. 100, et 0,14 p. 100 seulement après le repas de riz. Schüle, au contraire, est arrivé à cette conclusion que la qualité des aliments n'a qu'une influence négligeable sur la quantité d'HCl sécrété ; il en serait de même pour la pepsine.

Riegel auquel nous empruntons ces renseignements fait remarquer avec raison que la qualité des aliments ingérés n'est pas seule à considérer, il faut aussi tenir compte de la forme sous laquelle ils sont présentés. C'est ainsi que leur division plus ou moins grande, l'élimination préalable de la gangue irritante et indigeste ; le degré plus ou moins grand de coction et d'hydratation ont une importance considérable. D'un autre côté, il ne suffit pas, pour savoir à quoi s'en tenir sur la sécrétion stomacale, et pour pouvoir comparer les résultats obtenus, d'extraire le contenu de l'estomac et de l'analyser un temps égal après l'ingestion d'un repas d'épreuve composé de substances d'origine animale ou d'origine végétale, il faudrait établir des courbes représentant le processus digestif dans toute sa durée.

Nous n'avons pas fait d'expériences personnelles pour trancher cette question ; mais l'expérience clinique nous a amené à préférer de beaucoup l'alimentation animale à l'alimentation végétale dans le traitement de l'hyperchlorhydrie, au début tout au moins.

Il nous semble que, toutes les fois que la stase n'intervient pas, le meilleur guide que l'on puisse prendre, c'est la douleur. Eh bien, la plupart des hyperchlorhydriques souffrent beaucoup plus avec une alimentation végétale qu'avec une alimentation animale, cela ne peut faire aucun doute. Evidemment, il arrive que des malades qui faisaient usage de substances très irritantes, de mets fortement épicés et grossièrement divisés, de vin, de liqueurs, se trouvent notablement soulagés lorsqu'on les met au régime des purées ; mais il nous semble que s'ils sont soulagés, ce n'est pas parce qu'on leur a donné des purées, mais parce qu'on a supprimé les aliments beaucoup plus irritants qui constituaient auparavant leur alimentation. Contrairement à Jürgensen, nous avons vu le plus souvent les hyperchlorhydriques souffrir avec un régime riche en hydrates de carbone, et, au contraire, cesser rapidement de souffrir avec un régime dans lequel prédominaient les substances albuminoïdes.

Si les individus normaux secrètent moins d'HCl sous l'influence des hydrates de carbone, rien ne prouve qu'il en soit de même chez les hyperchlorhydriques. En tout cas, l'HCl libre ne serait pas saturé, et, comme ces malades ont une véritable hypéresthésie à l'HCl, les phénomènes douloureux se trouveraient notablement exaspérés. Or les hyperchlorhydriques préféreront toujours la satisfaction pratique de ne pas souffrir après avoir sécrété relativement peu d'acide, à la satisfaction théorique de souffrir beaucoup après en avoir fabriqué une quantité moindre. Chez les hypersécréteurs avec tendance à la stase, il n'est pas douteux que les détritus alimentaires hydrocarbonés ne provoquent par leur accumulation et leur séjour dans l'estomac une hypersécrétion plus grande encore : chez eux, en tout cas, l'utilité de la restriction sinon même de la suppression des hydrates de carbone *solides*, ne peut être l'objet d'aucune hésitation de la part du médecin.

Pour diriger convenablement le régime de ces malades, il convient de se représenter quel est le mécanisme de la douleur chez eux ; il faut se rappeler qu'elle se produit plus ou moins tôt, mais le plus souvent tardivement, à un moment où les aliments étant déjà saturés d'HCl, et en partie éliminés, l'HCl sécrété tend à rester à l'état libre et à devenir ainsi beaucoup plus irritant pour la muqueuse stomacale. Une fois la sécrétion mise en train, elle continue un temps trop prolongé, à un degré trop élevé, et l'HCl inutilisé irrite la muqueuse et provoque la douleur.

Il convient donc, non seulement de diminuer l'excitation sécrétoire par un régime convenable, mais encore de faire en sorte que l'HCl ne reste pas dans l'estomac sans être dilué et autant que possible utilisé par l'alimentation. Pour cela, il convient de donner de petits repas convenablement composés qui s'imbriquent en quelque sorte les uns sur les autres.

Voici pour notre part, comment d'une façon générale nous réglons les phases successives de l'alimentation chez un hyperchlorhydrique, qui, sans avoir de liquide le matin à jeun dans l'estomac, éprouve des douleurs vives vers la phase terminale de chaque digestion.

Au début, nous prescrivons de prendre environ un demi litre de lait, toutes les trois heures, en engageant le malade à boire ce lait par petites gorgées, lentement, en dix ou quinze minutes. La recommandation de prendre le lait lentement, par petites gorgées est des plus importantes. En effet, le suc gastrique dans l'hyperchlorhydrie jouit d'un pouvoir coagulant très énergique ; si le lait est bu presque d'un trait, il se forme un caillot volumineux difficilement attaqué par le suc gastrique. La digestion est beaucoup plus facile avec une série de petits caillots entre lesquels le suc gastrique peut circuler. Il suffit assez souvent de prescrire le régime lacté de cette façon pour que la douleur disparaisse, mais il n'en est pas toujours ainsi : quelquefois la douleur se produit au bout de deux heures à deux heures et demie si l'on a donné le lait toutes les trois heures ; il convient alors de le faire prendre toutes les deux heures.

Chez certains malades, la douleur ne se calme pas sous l'influence du lait : quelques-uns semblent avoir une hypéresthésie aussi grande vis-à-vis de l'acide lactique que vis-à-vis de l'acide chlorhydrique. Il convient alors d'avoir recours aux médicaments pour obtenir la disparition de la douleur.

Lorsque la suppression des phénomènes douloureux est obtenue, que le malade n'a pas souffert depuis plusieurs jours, on permet qu'une partie du lait soit prise sous forme de potages très cuits avec tapioca, semoule, pâtes fines d'Italie, et on y ajoute des œufs à la coque peu cuits, brouillés ou battus dans le lait. On diminue la quantité de lait, si les œufs sont pris en nombre suffisant. On peut ainsi en donner 10 et 12 par jour. Avec deux litres à deux litres et demi de lait et 10 œufs, on voit en général les malades reprendre l'embonpoint qu'ils avaient perdu.

Au bout de quelque temps (il vaut mieux ne pas se presser) on diminue la quantité de lait et le nombre des œufs, et on permet des viandes légères, bouillies, telles que le poulet et le pigeon jeunes, les poissons de mer maigres et la purée de pommes de terre très cuite, au lait. En guise de pain, des gâteaux secs non sucrés, des grisini, de la biscotte de légumine. L'usage du pain ne sera permis que tardivement aux hyperchlorhydriques : c'est un aliment qu'ils digèrent fort mal surtout lorsqu'il est frais et peu cuit.

Lorsque le troisième degré du régime progressif aura été employé pendant longtemps déjà, quinze jours à un mois, sans que la douleur ait reparu, on pourra commencer à donner de la volaille rôtie, des viandes grillées ou rôties chaudes ou froides, des purées variées, des pâtes d'Italie cuites au lait et au beurre, des légumes verts cuits et passés, des fruits cuits.

Ultérieurement, si l'amélioration obtenue se maintient, on en arrivera à prescrire un régime alimentaire semblable à celui que nous indiquerons plus loin pour la dyspepsie sensitivo-motrice.

On n'oubliera jamais que, pour les hyperchlorhydriques, plus encore que pour les autres dyspeptiques, il convient de régler le régime alimentaire d'une façon sévère, que, sans lui, on ne peut obtenir que des améliorations passagères, sans durée, ni que, sans lui encore, les récidives sont inévitables.

Traitement des formes cliniques de l'hyperchlorhydrie et de l'hypersécrétion chlorhydrique continue.

Dans les formes légères de l'hyperchlorhydrie sans hypersécrétion continue et sans stase, le régime alimentaire convenablement ordonné et conduit, peut suffire pour amener la disparition des phénomènes douloureux. La maladie est-elle guérie pour cela ? Il faut bien, malheureusement, reconnaître que non. Dans quelle mesure pourra-t-on observer sa guérison, soit par les moyens indiqués au début de cette étude, soit par d'autres ? L'avenir nous l'apprendra. Il est bien à craindre que nous ne devions pour longtemps, sinon même à jamais, nous borner à transformer une hyperchlorhydrie douloureuse en une hyperchlorhydrie non douloureuse, latente. Le médecin s'efforcera, avant tout, d'obtenir que la motricité ne s'affaiblisse pas, qu'elle se maintienne, qu'il ne se produise pas de stase, car nous l'avons vu à propos de la pathologie : la stase est une cause d'aggravation sérieuse pour l'hyperchlorhydrie.

Quels moyens thérapeutiques employer et comment les ordonner pour obtenir le plus rapidement possible la cessation des phénomènes douloureux ?

A ce point de vue, les alcalins à dose élevée, actuellement si décriés, nous ont donné et nous donnent encore couramment les résultats les plus satisfaisants. Pour en obtenir de bons effets sans inconvénient, il faut savoir les manier.

Leur emploi doit se combiner intimement à la progression du régime alimentaire ; et, en somme, on ne doit les employer qu'avec les degrés les plus sévères de ce régime, ou bien, en d'autres termes, on ne doit pas passer aux degrés plus avancés tant que les alcalins sont encore nécessaires pour combattre les phénomènes douloureux. D'après cela, on comprend que les alcalins seront le plus souvent, au début, combinés avec le régime lacté absolu. Souvent, nous conseillons d'alcaliniser le lait lui-même à l'aide d'une assez notable quantité d'eau de chaux, 100 à 200 grammes par litre.

Les autres alcalins doivent être donnés non pas systématiquement aux repas, mais *au moment où la douleur commence, mieux encore au moment où elle s'annonce*. Le plus souvent, les hyperchlorhydriques *sentent venir* leur crise douloureuse. Elle leur est annoncée par une sorte d'aura stomacale à laquelle ils ne se trompent guère. Eh bien ! c'est à ce moment qu'ils doivent prendre des alcalins, et cela à doses suffisantes pour que la douleur ne se produise pas.

Quel alcalin choisir ? Le plus souvent, les hyperchlorhydriques sont constipés et il y a avantage à leur donner une certaine quantité de magnésie ; nous prescrivons fréquemment :

Bicarbonate de soude	20 grammes.
Magnésie calcinée.	5 —

En prendre une demi ou une cuillerée à café dans un peu d'eau ou de lait au moment où la douleur s'annonce.

Prendre au besoin la dose entière du mélange par doses espacées, en vingt-quatre heures si cela est nécessaire, pour faire disparaître la douleur.

En cas de diarrhée, la craie remplacera le mélange de magnésie et de bicarbonate ; elle sera prise aux mêmes doses et dans les mêmes conditions.

Le bicarbonate, très employé au début des études modernes sur la dyspepsie, dès que l'hyperchlorhydrie a été distinguée, a trouvé depuis des détracteurs irréconciliables : on lui reproche surtout de produire une excitation secondaire de la muqueuse, et d'amener ainsi finalement beaucoup plutôt une augmentation qu'une diminution de la sécrétion chlorhydrique. Sans doute, il vaut mieux ne pas prendre des doses élevées de bicarbonate pendant des années comme nous l'avons vu faire, surtout pour atténuer les conséquences douloureuses d'un régime alimentaire mal compris ; mais il n'y a pas d'inconvénient sérieux à en donner pendant une ou même plusieurs semaines, de façon à obtenir la sédation de la douleur. Le bicarbonate de soude aurait encore l'inconvénient de donner naissance à une quantité de chlorure de sodium qui, versé dans le sang, viendrait apporter aux glandes de l'estomac les éléments d'une sécrétion hyperchlorhydrique.

On lui a donc préféré la magnésie et la craie. La magnésie jouit d'un pouvoir de saturation vis-à-vis des acides quatre fois plus marqué que le bicarbonate de soude, elle est utile surtout quand il y a constipation. La craie préparée ne se décompose qu'au fur et à mesure de la production des acides ; elle neutralise le suc gastrique, sans l'alcaliniser, ce qui est un sérieux avantage. Toutefois, son action paraît un peu plus lente que celle du bicarbonate de soude. En faisant un mélange de craie, de magnésie et de bicarbonate en proportions variables, on peut, suivant les cas, grouper d'une façon plus utile les avantages des trois sels alcalins.

Le sous-nitrate de bismuth à dose élevée est plutôt indiqué dans l'hyperchlorhydrie avec hypersecrétion continue ; nous y reviendrons plus loin.

Le sel de Carlsbad naturel ou les mélanges qui en reproduisent la composition ont été souvent conseillés dans le traitement de l'hyperchlorhydrie, il ne faut les employer qu'après la disparition des phénomènes douloureux, et, de préférence, dans les cas où il y a constipation.

On en donnera de 5 à 10 grammes environ, le matin à jeun, dans un peu d'eau chaude, en deux fois, quarante minutes et vingt minutes avant le premier déjeuner. On pourra faire faire ainsi des cures espacées de trois ou quatre semaines de durée.

Malgré le régime le mieux suivi et le mieux dirigé, les phénomènes douloureux ne disparaissent pas toujours ; cela se voit surtout chez les névropathes. Il faut alors avoir recours aux calmants généraux et aux calmants locaux ; mais il faut surtout ne pas se décourager, persister dans un régime suffisamment sévère et dans une bonne hygiène physique et morale. C'est à ce prix, souvent, que la guérison finira par être obtenue.

Traitement de l'hypersécrétion chlorhydrique continue, avec ou sans stase alimentaire persistante. — Quand, le matin à jeun, il existe dans l'estomac une quantité de liquide modéré plus ou moins riche en HCl, complètement dépourvue de détritus alimentaires, on peut admettre que la présence de ce liquide est surtout la conséquence de l'exagération de l'excitabilité sécrétoire de la muqueuse. Dans ces conditions, la sécrétion se produit d'une façon excessive et trop prolongée sous l'influence du contact des aliments, mais aussi, certainement, sous l'influence de la faim, de l'appétence produite par la vue ou la pensée des aliments. Dans ces conditions, l'indication fondamentale serait donc d'atténuer, d'émousser la sensibilité et l'excitabilité réflexe de la muqueuse stomacale. Cela n'empêcherait pas naturellement de réduire au minimum l'excitation produite par le contact des aliments.

Les substances qui peuvent le mieux diminuer la sensibilité générale de la muqueuse, d'une façon prolongée, sans risque de phénomènes toxiques, ce sont certainement les alcaloïdes dérivés de l'opium et surtout la morphine et la codéine. La substance qui semble pouvoir le mieux diminuer l'excitabilité sécrétoire de l'estomac, c'est la belladone, et mieux encore l'atropine. Il serait donc parfaitement logique de combiner ensemble l'usage de la morphine ou de la codéine et celle de l'atropine.

Nous avons employé souvent le sulfate d'atropine dans ces conditions, et nous n'avons jamais eu, en, somme, qu'à nous en féliciter. Si nous n'avons pu démontrer que dans quelque cas la diminution de la quantité d'HCl sécrétée, nous avons presque toujours vu une amélioration sensible au point de vue des phénomènes douloureux.

Le plus commode nous paraît être d'employer une solution de sulfate d'atropine au millième. A l'aide d'un compte-gouttes exactement calibré, de façon à ce qu'on sache exactement combien de gouttes il fournit au centimètre cube, on donne tout d'abord un demi-milligramme de sulfate d'atropine en trois fois, puis on monte assez rapidement à un milligramme, à un milligramme et demi et même à deux milligrammes si la tolérance individuelle le permet. Cette dose doit être maintenue pendant un temps relativement prolongé, quinze à vingt jours, par exemple, à condition, naturellement, qu'il n'y ait aucun signe d'intoxication. Les phénomènes qui devraient faire interrompre l'emploi de l'atropine sont : une sécheresse marquée de la gorge, des troubles de la vue avec dilatation permanente de la pupille, et, plus encore, de l'insomnie avec agitation.

Albert Robin, qui cherche aussi à diminuer la sensibilité de la muqueuse et l'excitabilité sécrétoire des éléments glandulaires, se propose également de diminuer la circulation et l'apport du sang dans les vaisseaux glandulaires. Pour obtenir ce résultat, il réunit dans une formule assez complexe l'ergotine, la morphine, la cocaïne, la coque du Levant, ou son alcaloïde, la picrotoxine, le veratrum viride ou la vératrine, la belladone ou l'atropine, le cannabis indica et la solanine.

La constitution de ces formules nous a paru très ingénieuse, mais les doses indiquées nous ont semblé bien faibles pour qu'on puisse en attendre une action réellement efficace. Des observations bien prises appuyées sur des séries d'analyses et sur des analyses en série seraient nécessaires pour démontrer la supériorité de cette médication complexe sur la médication beaucoup plus simple que nous employons nous-mêmes.

Lorsque le liquide trouvé dans l'estomac, le matin à jeun, atteint un certain volume, 100 ou 150 cent. cubes par exemple, il devient utile de se servir de la sonde stomacale. Non pas qu'on doive faire des lavages nombreux et répétés ; nous sommes, au contraire, convaincu que des lavages trop fréquents, à grande eau, excitent la sécrétion gastrique. Quelques lavages espacés au début nous paraissent préférables. Ensuite, on se contentera de passer la sonde le matin à jeun, et d'expulser le contenu de l'estomac par simple expression ou par aspiration. On ne continuerait pas cette manœuvre si la sonde était trop difficilement supportée, si son introduction provoquait des mouvements violents et pénibles de vomissements.

Lorsque la sonde est facilement tolérée, on peut avoir recours au gavage à la poudre de viande ; on en donnera successivement 50, puis 80, puis 100 grammes. Le gavage à la poudre de viande nous a donné d'excellents résultats dans ces conditions. Sous son influence, les malades engraissent, reprennent des forces, et l'on voit la quantité de liquide contenu dans l'estomac, le matin à jeun, diminuer progressivement. Les effets de ce traitement ont pu paraître tout aussi bons dans des cas où l'hypersécrétion continue sans stase succédait à la stase alimentaire avec hypersécrétion due à un ulcus juxta-pylorique, ou à une sténose pylorique incomplète d'origine ulcéreuse.

Dans certains cas, l'irritation de l'estomac devient très vive ; les douleurs sont intenses, les vomissements surviennent, répétés, le tableau clinique est à peu près celui des crises gastriques. Le mieux alors est de supprimer complètement l'alimentation buccale pendant quelques jours et de soumettre pendant ce temps le malade à l'alimentation rectale.

Au bout de quelques jours, lorsque les vomissement et les douleurs ont disparu, on reprend l'alimentation et le traitement d'après les principes imposés plus haut.

Si l'alimentation n'est pas tolérée, le mieux est d'avoir recours aux calmants ; dans certains cas, on sera forcé d'employer les injections hypodermiques de morphine.

Le sous-nitrate de bismuth réussit souvent bien dans ces conditions. Voici comment il doit être administré : si on a été amené à faire un lavage de l'estomac, on pourra introduire par la sonde 15 à 20 grammes de sous-nitrate de bismuth en suspension dans une petite quantité d'eau. Si la sonde n'est pas employée, on fera prendre 20 grammes de sous-nitrate de bismuth dans un peu d'eau tiède le matin à jeun. On engagera ensuite le malade à se tenir couché un quart d'heure sur le côté droit, un quart d'heure sur le ventre, un quart d'heure sur le côté gauche et autant sur le dos. A ce moment, il pourra être pris du lait. Dans un assez grand nombre de cas, il sera plus avantageux de donner 10 grammes de sous-nitrate de bismuth matin et soir que 20 grammes en bloc le matin à jeun.

Quand il y a *stase alimentaire marquée*, que le matin à jeun on trouve dans l'estomac une quantité considérable de détritus dans lesquels on reconnaît souvent des débris de substances ingérées la veille ou l'avant-veille, l'indication fondamentale est fournie par la stase : c'est elle avant tout qu'il faut s'efforcer de faire disparaître.

On aura recours à la sonde stomacale, pour évacuer le contenu stagnant de l'estomac. On fera quelques lavages, prudemment, si l'on suppose l'existence d'un ulcère en activité ; on réduira l'alimentation à son volume minimum, au besoin même, on instituera l'alimentation rectale. Ici encore le gavage à la poudre de viande pourra se montrer très utile.

Il est très possible que, dans ces conditions, la stase rétrograde rapidement, et que, au bout de quelques jours, il n'existe plus le matin à jeun, qu'une quantité assez minime de liquide sans détritus alimentaire. On se trouvera ainsi ramené au cas précédent. Si la stase ne cède pas, si le volume de liquide trouvé dans l'estomac le matin reste considérable, l'intervention chirurgicale s'imposera. Le rétablissement du calibre du pylore par la pyloroplastie ou l'établissement d'une communication artificielle entre l'estomac et le jejunum par la gastro-entérostomie se trouveront alors pleinement indiqués.

TRAITEMENT DE LA DYSPEPSIE SENSITIVO-MOTRICE

Dans la dyspepsie sensitivo-motrice telle que nous la comprenons et que nous l'avons décrite dans l'étude clinique et symptomatique que nous lui avons consacrée, il y a toujours un élément général prédominant, le nervosisme. Il peut être très modéré, atténué, comme cela se voit chez les neuro-arthritiques, il peut être au contraire très accentué et se présenter sous la forme la plus grave de l'hystérie et de la neurasthénie. Entre ces deux extrêmes, toutes les possibilités.

On ne peut plus prétendre à l'heure actuelle que les phénomènes gastriques sont purement et simplement la détermination locale de ce nervosisme général, et l'on est forcé d'admettre la fréquence des lésions chroniques de la muqueuse stomacale ; mais on peut admettre que, sans la prédisposition nerveuse, ces lésions seraient passées inaperçues dans un grand nombre de cas. On ne devra donc jamais négliger le traitement de l'état général chez les dyspeptiques qui appartiennent à la catégorie que nous avons actuellement en vue.

Les *facteurs symptomatiques* les plus importants dans la dyspepsie sensitivo-motrice sont l'*hyperesthésie de la muqueuse et la tendance au retard de l'évacuation du contenu de l'estomac*. On cherchera donc avant tout à limiter dans la mesure du possible les irritations de la muqueuse dues à l'alimentation ; on s'efforcera de faire que l'évacuation de l'estomac se fasse normalement. Les indications fournies par le chimisme gastrique ne viennent qu'en troisième ligne. Enfin, on ne perdra pas de vue que, dans la dyspepsie sensitive-motrice, l'intestin est souvent touché au même titre que l'estomac et qu'il convient habituellement de combattre la constipation ou la flatulence intestinale.

Nous avons décrit les formes suivantes de la dyspepsie sensitivo-motrice : forme bénigne commune, forme douloureuse, forme flatulente, forme grave. Nous allons indiquer successivement le traitement de la forme bénigne et de la forme grave ; pour les indications particulières résultant de la douleur ou de la flatulence, nous renverrons aux chapitres consacrés au traitement de la douleur et de la flatulence gastro-intestinale. Nous renverrons également à ce que nous avons dit antérieurement du traitement de l'hypochlorhydrie, pour ce qui concerne les indications pouvant résulter plus particulièrement de la diminution de la sécrétion chlorhydro-peptique.

Traitement de la forme commune bénigne de la dyspepsie sensitivo-motrice. — Comme type, pour le traitement aussi bien que pour la description, nous pouvons prendre la dyspepsie si fréquemment observée chez les neurasthéniques. Envisageons donc successivement le traitement de l'état général, l'hygiène alimentaire et le traitement gastro-intestinal, physique et médicamenteux.

Le *traitement de l'état général* est avant tout affaire d'hygiène. Avant tout, il faut soustraire le malade aux causes de surmenage du système nerveux, il faut le faire vivre au grand air, lui faire faire un exercice physique modéré et progressif.

Beaucoup de dyspeptiques de cet ordre guérissent spontanément au moment des vacances lorsqu'ils abandonnent leurs occupations habituelles, et qu'ils laissent la ville pour la campagne. Ils voient diminuer leurs malaises digestifs, la pesanteur, le gonflement, la constipation ; l'appétit revient, le sommeil est meilleur. Plus de fatigue sans raison, plus de lourdeur de tête. L'esprit redevient plus vif, la gaîté et la confiance renaissent.

D'aussi bons résultats ne sont pas toujours obtenus malheureusement par des moyens aussi simples ; mais ceux qu'on obtient ainsi dans un grand nombre de cas indiquent nettement la voie à suivre dans les cas plus rebelles.

Souvent on devra avoir recours à l'hydrothérapie, à l'électricité, au massage, à la gymnastique suédoise.

L'hydrothérapie froide convient surtout aux neurasthéniques qui présentent une tendance marquée à la dépression et aux arthritiques candidats à la goutte et à l'obesité. L'intensité et la netteté de la réaction obtenue mesurent très bien l'utilité de l'hydrothérapie froide, quelle que soit la forme de ses applications. On aura donc recours suivant les cas individuels, suivant la sensibilité plus ou moins grande au froid, aux lotions froides, aux enveloppements froids ou à la douche proprement dite. Ne pas oublier non plus que la réaction doit se préparer beaucoup plus avant qu'après l'application du froid. Pour bien réagir, pour avoir un réchauffement facile et rapide avec une sensation accentuée de remontement et de bien-être, il convient d'avoir chaud au moment où la lotion est pratiquée ou la douche administrée. Les douches en jet chaudes conviennent surtout aux cas dans lesquels prédominent l'agitation, l'insomnie, les phénomènes douloureux.

Dans les cas où il ne pourra être fait usage de l'hydrothérapie froide, ou même pour lui servir d'adjuvant, on ordonnera les frictions générales, le massage des membres, la gymnastique suédoise, qui a l'avantage de pouvoir être méthodiquement dosée.

L'exercice au grand air est tout spécialement à recommander.

Combien de personnes voient leur état général et leur digestion s'améliorer sous l'influence de la chasse ou de la bicyclette ! Toutefois il convient d'éviter avec le plus grand soin le surmenage physique, surtout lorsque la tendance à la dépression nerveuse est marquée. L'exercice devra toujours être progressif et gradué.

Beaucoup de neurasthéniques déprimés se trouvent sensiblement améliorés par l'emploi de l'électricité, et surtout de l'électricité statique. On peut produire une excitation utile de l'estomac et de l'intestin en tirant des étincelles au niveau de l'abdomen, au creux épigastrique, sur le trajet du gros intestin.

Le traitement psychique ne sera pas négligé ; beaucoup de dyspeptiques sont des nerveux qui s'inquiètent et qui ont besoin d'être rassurés sur la gravité de leur état et les conséquences de leurs troubles digestifs. Les plus inquiets ne sont pas toujours ceux qui l'avouent le plus facilement ; il faut particulièrement à ce point de vue se défier des résignés.

Hygiène alimentaire. — Les principes d'hygiène alimentaire indiqués dans l'étude générale placée en tête de cette étude de thérapeutique sont de mise ici : leur application suffira souvent pour amener une amélioration très marquée.

Nous ne voulons pas nous contenter de reproduire les généralités qui ont trouvé place ailleurs et nous allons indiquer comment nous constituons le plus habituellement le programme de l'alimentation de ces malades.

Avant tout, il convient d'exclure les aliments et les boissons irritantes ; aussi remettons-nous le plus souvent aux malades la liste des exclusions suivantes :

Aliments dont il conviendra de s'abstenir complètement :

Hors d'œuvre de tout genre ;

Épices de tout genre, moutarde, cornichons, pickles, etc. ;

Viandes grasses, viandes faisandées, gibier noir, fromages forts ;

Charcuterie (le jambon est permis).

Homards, crevettes, écrevisses, coquillages.

Sauces acides. Fritures (pomme de terres frites, poissons frits).

Crudités (salades, radis, concombre, etc.).

Fruits crus, sauf dans certains cas, pêches, prunes et raisins bien mûrs.

Petits fours, dragées, sirop.

Pâtisserie grasse et fortement sucrée.

Vin pur, apéritifs, liqueurs.

Aliments et boissons dont il conviendra de n'user que d'une façon modérée :

Pain (surtout le pain frais et peu cuit).

Sauces et graisses. Le beurre frais est permis à condition d'être pris en nature ou fondant dans les purées.

Il ne sera usé que modérément du sucre.

Peu ou pas de glaces.

Voilà en quelque sorte pour le côté négatif du régime. Voici maintenant l'indication des principaux aliments dont l'usage pourra être recommandé aux malades.

Œufs à la coque ou brouillés, plus rarement en omelettes légères, jamais sous forme d'œufs sur le plat ou d'œufs durs.

Poulet jeune, pigeon jeune, ris de veau, langue de veau, cervelle cuites dans une petite quantité d'eau ou de bouillon de bœuf.

Volaille rôtie chaude ou froide, y compris faisan, perdreau non faisandés.

Filet rôti ou grillé, préalablement battu avec le plat du tranchet.

Cotelettes d'agneau ou même de mouton.

Gigot de mouton ou mieux encore d'agneau rôti ou cuit à la vapeur.

Jambon, cru de préférence, finement divisé (Le jambon finiment divisé s'allie très bien aux œufs brouillés.)

Ris de veau frits.

Sole, barbue, turbot bouillis, les poissons seront mangés avec du sel, un peu de jus de citron ou de sauce très simple à la crème, à la fécule ou au jaune d'œuf).

Sole, merlan frits dans une couche épaisse de pâte (pour les manger on enlèvera la peau et la friture.)

Brochet, perche au court bouillon.

Légumes. — Pommes de terre cuites à l'eau ou à la vapeur; pommes de terre en purée préparées avec du bouillon et du lait; on pourra y ajouter des jaunes d'œuf.

Soufflés aux pommes de terre.

Purées de julienne.

Purées de pois, haricots, lentilles, de châtaignes (?).

Purées de carottes, de céleri, d'artichauts.

Légumes verts cuits et passés.

Épinards au lait ou au jus.

Chicorée, laitue, cuites au lait ou au jus.

Petits pois à la crème.

Salsifis? scorsonères? crônes? topinambours?

Potages. — Potages épais au bouillon de bœuf dégraissé avec tapioca, semoule, pâtes fines d'Italie.

Potages au lait très cuits (avec tapioca, semoule, pâtes fines d'Italie).

Potages maigres épais (avec lait, eau, beurre, un peu de tapioca, de la purée de pommes de terre ou des farines de légumes secs variées, isolément ou mélangées).

(Ces potages seront épais et bien cuits; on peut les manger à la fin des repas comme des purées. Ils ont en effet quelquefois l'inconvénient d'émousser trop fortement l'appétit lorsqu'on les prend au commencement du repas).

Entremets. — On *pourra* permettre dans certains cas, les entremets au lait ou aux œufs peu sucrés.

Desserts. — Fromages blancs, fromages peu forts, fruits cuits, compotes, marmelades, gâteaux secs.

Dans les formes de dyspepsie les plus légères, on pourra permettre les pêches, les prunes, et les raisins bien mûrs.

Pain. — Les dyspeptiques doivent manger peu de pain et prendre de préférence du pain très cuit rassis ; on pourra aussi leur recommander les biscottes légères, les biscottes de légumine, les grisini, les breakfasts, les Alberts, etc.

Boissons. — Comme boisson il faut mettre en première ligne la bonne eau pure, eau de source de bonne qualité ou eau minérale indifférente telle que Cristal-Château, Evian, Alet, Contrexéville, Martigy, etc., etc.

Dans les cas où il existe une sensibilité assez vive de la muqueuse ou une tendance accentuée à la stase, on pourra recommander l'usage exclusif des infusions chaudes : thé léger, camomille, feuilles d'oranger, fleurs de tilleul, etc. Exceptionnellement des grogs légers chauds.

Souvent les dyspeptiques se résignent difficilement à l'usage de l'eau pure ou des infusions chaudes. On peut alors leur permettre le vin blanc coupé de deux tiers d'eau, la bière légère, ou la bière de malt largement additionnée d'eau. Le champagne étendu d'eau peut être permis de temps en temps.

Les dyspeptiques doivent boire suffisamment; ils ne boiront pas avec excès ; pour cela il convient de se rendre compte de la quantité d'urine émise. En hiver, elle devra atteindre 1200 à 1500 grammes, en été, il faudra tenir compte de la sudation.

Répartition des repas. — Comment seront répartis les repas ? Le matin vers sept heures, sept heures et demi, premier déjeuner. Nous recommandons le plus souvent un ou deux œufs à la coque avec une infusion chaude et des gâteaux secs.

28

On peut aussi conseiller du cacao, du café au lait, un potage au lait avec pâtes, tapioca, semoule ou biscotte.

Le repas le plus important aura lieu à midi, il sera composé de deux plats et d'un dessert, ou d'un entremet; le plus souvent un plat d'œuf, de poisson ou de viande pris parmi ceux qui viennent d'être indiqués, et un plat de légumes. Quelquefois on permettra trois plats; un plat d'œufs ou de poisson, un plat de viandes ou de légumes et un dessert. Le repas du soir sera plus léger, il sera constitué par exemple d'un potage, d'un seul plat de viande, d'œufs ou de poisson et d'un fruit cuit.

Chez certaines personnes, cette répartition des repas présente des inconvénients : chez celles qui par exemple, comme les avocats, les professeurs, ont à parler en public, ou à fournir un travail intellectuel prolongé et absorbant. Il vaut mieux alors diminuer le repas de midi et augmenter le repas du soir.

Les dyspeptiques dont nous nous occupons actuellement doivent-ils manger dans l'intervalle du second déjeuner et du dîner? Il n'y a pas de loi générale à ce point de vue, et cette question doit en quelque sorte être réglée pour chaque cas pris individuellement.

Ceux qui présentent un grand appétit, ceux encore qui ont volontiers vers quatre ou cinq heures une sensation de dépression, de défaillance, ou encore de tortillement à l'estomac, doivent faire une collation vers cette heure. Il vaudra mieux s'en abstenir chez les personnes dont l'estomac se vide avec une certaine lenteur.

Les dyspeptiques doivent-ils se reposer ou prendre de l'exercice après le repas? Pas de loi absolue non plus à ce point de vue. Dans la dyspepsie sensitivo-motrice légère, sans degré marqué de dépression neurasthénique, un exercice modéré a l'avantage de distraire les malades et de les empêcher de trop songer à leur malaise. Chez les autres, un repos allongé d'une demi-heure ou d'une heure sera préférable. Pour la sieste, il faut consulter les prédispositions individuelles. Certaines personnes se trouvent admirablement de dormir un certain temps après le repas; elles se réveillent reposées et remontées. Pourquoi le leur interdire? Est-ce que les animaux et les paysans ne dorment pas après leur repas? D'autres au contraire, si elles se sont laissées aller au sommeil éprouvent au réveil un véritable malaise. Elles sont engourdies et éprouvent une vague sensation de vertige ou de nausée. Mieux vaut alors leur conseiller de s'abstenir de faire la sieste.

Traitement direct des phénomènes gastro-intestinaux de la dyspepsie sensitivo-motrice. — Les moyens employés peuvent être d'ordre physique ou d'ordre médicamenteux.

Les moyens physiques, tels que le massage, l'électricité, l'application de serviettes ou de compresses imbibées d'eau froide ou d'eau chaude sur l'abdomen peuvent être fort utiles.

Massage. — A notre sens, le plus grand service que puisse rendre le massage dans ces conditions, c'est de combattre la constipation sans mettre en œuvre les moyens médicamenteux dont il faut toujours craindre l'abus et l'action irritante sur la muqueuse stomacale.

Certains dyspeptiques atteints de dyspepsie sensitivo-motrice présentent un degré plus ou moins accusé de *ptose des viscères abdominaux*; il conviendra donc quelquefois d'avoir recours aux moyens de contention indiqués en cas semblables : ceintures et corsets spéciaux.

Des *moyens médicamenteux*, il faudra se passer toutes les fois que cela sera possible, et cela le sera dans un assez grand nombre de cas. Assez souvent l'hygiène alimentaire, le repos intellectuel et moral, le séjour au grand air suffiront pour amener une amélioration marquée et même une véritable guérison. Toutefois, dans bien des cas, il sera nécessaire, de lutter par une médication appropriée contre certains des phénomènes dyspeptiques. On se préoccupera surtout de combattre les phénomènes douloureux et la tendance à l'insuffisance motrice de l'estomac.

Les douleurs vraies sont rares dans cette forme de dyspepsie ; le plus souvent, on n'observe que des malaises plus ou moins accentués tels que des pesanteurs, du gonflement, des brûlures légères. Contre les sensations de pesanteur et de gonflement, on prescrira avec succès dans bien des cas l'eau chloroformée saturée. Plus rarement, on sera amené à avoir recours à des calmants plus actifs, à la solanine, à la codéine, à la morphine, aux gouttes noires anglaises. De petites doses de bicarbonate ou de citrate de soude pourront être utiles contre les brûlures et les aigreurs. La parésie motrice de l'estomac sera combattue par l'usage de la teinture de noix vomique, par les gouttes noires anglaises, la strychnine ou l'ipéca ; c'est ce dernier médicament que nous employons le plus souvent pour notre part.

Nous avons suffisamment indiqué déjà qu'on devait beaucoup moins s'inquiéter des troubles de la sécrétion chlorhydro-peptique que de ceux de la motricité et de la sensibilité. On ne se préoccupera donc que modérément d'exciter cette sécrétion, ou d'en remplacer artificiellement les éléments par l'administration d'HCl, de pepsine ou d'autres ferments artificiels.

Pawlow a montré que la meilleure façon de mettre l'estomac en train, c'est de stimuler l'appétit; on pourra donc mettre en œuvre les ressources de la médication apéritive, avec les précautions voulues pour que cette excitation ne devienne pas nuisible.

Les alcalins à faible dose donnés quelque temps avant le repas, par périodes assez courtes peuvent aussi rendre service.

En cas d'hypochlorhydrie marquée, on pourra faire prendre du képhir, de l'HCl, de la pepsine et surtout de la gastérine.

La constipation est la règle dans la dyspepsie sensitivo-motrice; on aura donc bien souvent à se préoccuper de la combattre; parfois il sera difficile d'éviter l'emploi d'une médication laxative; on cherchera à la rendre aussi inoffensive que possible.

Traitement de la forme grave de la dyspepsie sensitivo-motrice. — Deux facteurs dominent la situation dans la forme grave de la dyspepsie sensitivo-motrice : la gravité des phénomènes généraux et la dépression marquée de la motricité gastrique. Quels sont les rapports de subordination de ces deux ordres de phénomènes? Ce n'est pas le lieu de reprendre ici cette discussion.

Dans la dyspepsie sensitivo-motrice, la présence de liquide et de détritus alimentaires le matin à jeun est un fait rare et passager. Nous avons assez insisté précédemment sur le traitement de la stase permanente pour n'avoir pas à y revenir ici.

Régime alimentaire. — Deux points sont surtout discutés : la quantité de liquide qui devra être permise, le nombre et la répartition des repas.

Comme on constate tardivement la présence d'une assez notable quantité de liquide dans l'estomac, Chomel et plus tard Bouchard ont été amenés à faire de la restriction du volume des liquides ingérés l'indication fondamentale du traitement de cette variété de dyspepsie. Nul doute que beaucoup de ces malades ne se trouvent soulagés lorsqu'on les empêche de boire en quantité trop considérable. Toutefois, on a souvent exagéré et on exagère souvent encore pour eux les rigueurs du régime sec. Il nous vient encore souvent des dyspeptiques de cette catégorie qui ne prennent pas plus d'un demi-litre de boisson par jour. Évidemment ils trouvent un certain supplément de liquide dans les purées et certains des aliments dont se compose leur régime. Malgré cela leur urine subit une diminution de volume considérable; elle est souvent chargée de sels qui précipitent rapidement par le refroidissement; ils maigrissent et s'affaiblissent, ce qui devient pour leur estomac une cause de relâchement et de dilatation. Un régime si sévère diminue-t-il beaucoup le volume des liquides au cours de la digestion? Beaucoup moins qu'on ne le pense généralement. En effet, les liquides de sécrétion salivaire et stomacale s'accumulent dans l'estomac en même temps que les aliments et les produits de la digestion des albuminoïdes, de telle sorte que, tardivement, quatre ou cinq heures après les repas, on est surpris de constater les signes d'une dilatation marquée et l'existence d'une quantité considérable de liquide dans l'estomac. On peut craindre que, lorsque la restriction des liquides est trop sévère, les malades n'en aient plus d'inconvénients que d'avantage. D'autre part, on l'a vu plus haut, nous reconnaissons qu'il y a inconvénient à les laisser ingérer une quantité de liquide trop considérable. Comment trancher la difficulté, comment arriver à permettre une quantité suffisante de liquide sans en permettre trop?

La quantité totale des urines émises fournit un renseignement des plus importants, elle ne doit pas tomber au-dessous de 1000 à 1200 grammes.

En faisant prendre aux repas exclusivement des boissons bien chaudes, on arrive facilement à modérer le volume de la boisson et à le ramener à son minimum indispensable. La soif se trouve ainsi beaucoup plus facilement calmée qu'avec des boissons froides.

Comment seront répartis les repas? Bouchard a pensé qu'il convenait de les espacer le plus possible. Il a donc réduit l'alimentation à deux repas, le premier, le plus important vers onze heures ou midi, le second plus léger, vers sept heures du soir. De cette façon, il s'écoule environ quatorze à quinze heures entre le dernier repas de la veille et le premier repas du lendemain. Dans les cas où le dyspeptique ne pouvait supporter une aussi longue période de jeûne, il concédait le matin un petit déjeuner, mais pris à sec, sans boisson.

L'inconvénient des grands repas très espacés, c'est de verser tout à coup dans l'estomac une quantité considérable de substances alimentaires et de liquide dont il ne se débarrasse que difficilement. On a donc proposé de petits repas égaux, de façon à moins surcharger l'estomac à chaque fois. En espaçant quatre petits repas à peu près égaux de quatre heures chacun, il reste douze heures d'intervalle entre le dernier d'un jour et le premier du lendemain, ce qui est suffisant dans bien des cas pour une évacuation complète.

Lequel des deux systèmes doit être préféré? Il est bien difficile de le décider. Quand il y a hypersécrétion chlorhydrique, la stase d'un liquide riche en HCl amène souvent la production de phénomènes douloureux tardifs, à la phase terminale de la digestion gastrique. Il y a alors, comme nous l'avons dit plus haut, avantage à faire que les petits repas s'imbriquent en quelque sorte les uns sur les autres; c'est un moyen de supprimer les phénomènes douloureux sans avoir recours aux médicaments. Dans les cas qui nous occupent actuellement, il n'y a pas d'hypersecrétion chlorhydrique et cette raison de préférer les petits repas espacés n'existe pas. Le plus souvent, je préfère donner trois repas comme Bouchard; seulement, le matin, au premier déjeuner, je tolère une certaine quantité de liquide sous forme de boisson bien chaude, ce qui permet de donner dans la journée un volume plus considérable de boisson sans amener de surcharge trop considérable au second déjeuner et au dîner. Un bon moyen consiste à donner dans l'après-midi trois ou quatre heures après le repas un verre d'infusion chaude, qui calme souvent fort bien les malaises éprouvés, donne un coup de fouet à la chloropeptonisation et stimule la motricité.

Au point de vue de la composition du régime alimentaire, on devra se montrer beaucoup plus sévère que pour la forme bénigne. On permettra des œufs à la coque peu cuits ou brouillés, des viandes blanches bouillies, du poisson maigre bouilli ou frit dans de la pâte, de la volaille rôtie chaude ou froide, des viandes rouges maigres grillées ou rôties, des purées variées très cuites, des fruits cuits, des potages épais, au lait de préférence, du pain grillé au four en quantité modérée ou des gâteaux secs. Ici plus encore que dans la forme bénigne, il importe d'exclure toute gangue rebelle à la digestion. Il conviendra de diviser finement la viande à l'aide d'un masticateur; celui dont l'usage est le plus recommandable à notre avis est le masticateur Carrier.

Neurasthénie. — Pour combattre la dépression générale, les phénomènes de neurasthénie, on aura recours aux moyens indiqués plus haut et cela d'une façon d'autant plus sévère que les conditions sont ici plus graves. Souvent ces malades se sont insuffisamment alimentés pendant longtemps, pour des raisons différentes, pour des malaises de la digestion, défaut d'appétit, anorexie nerveuse. Il convient le plus souvent de les alimenter beaucoup mieux, de façon à les engraisser et surtout à les tonifier.

Un certain nombre d'entre eux présentent une véritable anorexie nerveuse d'origine psychique; on la combattra par les moyens que nous indiquerons plus loin en exposant le traitement de l'hystérie gastrique.

On cherchera à stimuler la motricité de l'estomac et de l'intestin par le massage, les applications froides, l'hydrothérapie.

Nous avons dit que le passage de la sonde et le lavage de l'estomac fait d'une façon moderée sont parmi les meilleurs moyens d'exciter la motricité évacuatrice de l'estomac. Le lavage de l'estomac se trouve formellement indiqué lorsqu'il y a dans l'estomac de la stase le matin à jeun. Souvent alors l'ordonnance d'un régime alimentaire convenable et quelques lavages de l'estomac suffisent pour faire disparaître la stase soit pendant quelque temps, soit même d'une façon définitive. L'abus du lavage, le lavage trop fréquemment répété ou fait à trop grande eau ne feraient que fatiguer l'estomac et déprimer davantage encore sa musculature.

Beaucoup de ces malades, des femmes le plus souvent, présentent en même temps de la *ptose abdominale*. Il conviendra souvent alors de combattre cette ptose par des ceintures ou des corsets *ad hoc*. Chez les femmes, il y a souvent allongement de l'estomac et abaissement de sa petite tubérosité, de telle façon que les liquides ont une peine très grande à atteindre le niveau du pylore et à parvenir dans le duodénum. L'étranglement de l'estomac au niveau de la taille aggrave encore cette disposition en amenant la déformation de l'estomac dite en bissac, en rapprochant l'un de l'autre le pylore et le cardia. Le plus utile alors est certainement de supprimer cet étranglement, de façon à permettre à l'estomac de s'étaler latéralement, et de remonter le fond de la petite tubérosité par le port d'une ceinture renforcée au besoin par un coussin en plan incliné, ou encore par l'usage d'un corset ceinture, semblable à celui qu'a imaginé Gaches-Sarraute.

Les indications spécialement applicables à la *forme douloureuse* et à la *forme flatulente*, se trouvent données ailleurs à propos du traitement de la douleur et de celui de la flatulence gastro-intestinale.

TRAITEMENT DES VOMISSEMENTS

Du traitement des vomissements il a été question déjà dans les chapitres précédents, il en sera encore question ultérieurement, à propos de la gastrite, de l'ulcère, du cancer ; cependant il nous paraît utile de résumer rapidement ici les principes de la thérapeutique de ce phénomène, et d'en faire une étude d'ensemble. L'occasion nous sera ainsi donnée d'exposer certaines indications et de faire connaître certaines formules qui n'ont pas trouvé ailleurs l'occasion de se produire.

Nous n'aurons pas à nous occuper maintenant des vomissements de sang, un chapitre devant être consacré plus loin au traitement des hémorrhagies gastro-intestinales.

Nous avons, dans notre étude séméiologique, divisé les vomissements de la façon suivante :

Vomissements nauséeux.
— douloureux.
— caractéristiques de la stase gastrique.
— nerveux.
— pituiteux.

Reprenons cette division au point de vue de la thérapeutique.

Vomissements nauséeux. — Les vomissements nauséeux sont le plus souvent des vomissements dus à des phénomènes d'une intoxication produite soit par l'ingestion ou la formation de toxines en excès dans le tube digestif, et surtout dans l'intestin, soit par le défaut de leur élimination par les reins. Le type des vomissements nauséeux se trouve réalisé d'une part dans l'indigestion stomacale ou l'embarras gastrique, et, dans l'urémie, surtout l'urémie chronique, qui peut très bien exister sans qu'il y ait d'albumine dans l'urine.

C'est au vomissement nauséeux de la première variété, c'est-à-dire au vomissement par indigestion ou par embarras gastrique que se rapporte surtout le traitement classique du vomissement. Un certain nombre des moyens que nous allons indiquer peuvent du reste être employés dans d'autres variétés de vomissements : on appréciera leur indication dans chaque cas particulier.

L'*indication pathogénique* est de supprimer ou tout au moins de restreindre dans la mesure du possible les phénomènes d'hétéro-intoxication alimentaire et d'auto-intoxication d'origine gastro-intestinale. Nous renverrons à ce propos à ce qui sera dit plus loin de l'antisepsie gastro-intestinale.

L'*indication symptomatique* est de produire au niveau de la muqueuse stomacale une action calmante ou révulsive légère, qui arrête le réflexe vomitif, ou qui agisse indirectement sur le centre bulbaire du vomissement. Les moyens employés pour obtenir ce résultat sont nombreux et variés.

La glace a été souvent employée avec succès. Il vaut mieux faire avaler de petits morceaux de glace comme on avale des pilules que d'en faire sucer des fragments plus volumineux qui fondent seulement dans la bouche. On pourra donner aussi des boissons glacées.

En outre des boissons glacées signalons aussi les boissons acidulées ; les limonades gazeuses, le champagne. Il est actuellement facile grâce à l'emploi des ovules métalliques d'acide carbonique de gazéifier instantanément les boissons les plus variées.

La classique potion de Rivière agit en amenant le développement et la mise en liberté de l'acide carbonique dans l'estomac lui-même ; il est des cas dans lesquels elle réussit mieux que les autres moyens.

L'eau chloroformée, le menthol donnent souvent d'excellents résultats ; nous avons indiqué leur mode d'administration plus haut à propos du traitement de la douleur.

Vomissements douloureux. — Certains vomissements sont évidemment subordonnés à la douleur, soit que l'irritabilité de la muqueuse stomacale amène parallèlement la douleur et le vomissement, comme dans l'ulcère rond sans sténose pylorique, soit que la douleur et le vomissement soient la conséquence simultanée de l'excitation des centres cérébro-spinaux, comme dans les crises gastriques du tabes.

Dans le premier cas, l'indication est avant tout d'avoir recours aux calmants locaux, directs de l'estomac : dans le second, de calmer le système nerveux central.

Nous avons indiqué plus haut la médication de la douleur gastrique, nous n'y reviendrons pas. Dans les crises gastriques tabétiques, les injections de morphine représentent le moyen le plus efficace ; il a le grave inconvénient d'exposer les malades à la morphinomanie.

Vomissements caractéristiques de la stase gastrique. — Ici le vomissement est plutôt un acte utile que nuisible puisqu'il amène l'évacuation du contenu stagnant de l'estomac et que la stase est la cause de tout le mal. Malheureusement, les vomissements n'évacuent jamais complètement l'estomac, et cette évacuation incomplète n'est souvent obtenue qu'au prix de grands malaises et d'efforts très pénibles. L'emploi de la sonde fournit le moyen de vider l'estomac beaucoup plus complètement, avec beaucoup moins de peine pour le malade. Comme c'est avant tout la stase qu'il convient de faire disparaître, il en résulte que la gastro-entérostomie peut dans certains cas être le meilleur mode de traitement du vomissement.

La pathogénie du vomissement de stase n'est pas purement mécanique ; il n'y a pas seulement rejet du contenu de l'estomac par trop plein. Il y a aussi irritation de la muqueuse, production exagérée de toxines d'origine gastro-intestinale, et enfin, les différents individus ont un système nerveux plus ou moins irritable ; on comprend donc qu'on pourra être amené pour faire disparaître les vomissements dans les cas de stase de s'adresser à un élément autre que la stase elle-même.

Dans certains cas d'irritabilité très grande de l'estomac, les phénomènes douloureux, la fréquence des vomissements, pourront, en cas de vomissements douloureux ou de vomissements par stase, amener à supprimer momentanément toute ingestion des aliments par la bouche et à instituer momentanément l'*alimentation rectale*.

Vomissements nerveux. — Les vomissements nerveux peuvent être subdivisés en plusieurs variétés : les vomissements consécutifs à quelques lésions de l'axe cérébro-spinal, comme une tumeur cérébrale, les méningo-encéphalites chroniques, les vomissements hystériques dont le mécanisme est complexe, les vomissements réflexes comme ceux par exemple qu'on peut rencontrer avec des péritonites partielles ou des ptoses viscérales. Nous n'aurons pas à nous occuper ici des vomissements hystériques, le traitement de l'hystérie gastrique devant être exposée dans un chapitre particulier. Nous ne nous occuperons en dehors de tout élément psychique, que du vomissement qui reconnaît en somme pour cause principale l'excitation réflexe du centre bulbaire du vomissement et l'excitabilité exagérée de ce centre.

La glace, les boissons glacées et gazeuses, la potion de Rivière, l'eau chloroformée, l'eau bromoformée, le menthol peuvent être employés ici encore. On pourra utiliser la révulsion sous ses différentes formes ; sinapismes et vésicatoires au creux épigastrique, pulvérisations d'éther et de chlorure de méthyle, électrisation, et particulièrement électrisation statique avec dégagement d'étincelles au creux épigastrique, ou faradisation révulsive comme dans le traitement de la douleur. On a aussi conseillé en cas semblable l'électrisation du pneumogastrique à la région cervicale ; cette méthode paraît avoir donné de bons résultats surtout dans le traitement des vomissements incoercibles de l'hystérie et de la grossesse.

Ici et plus encore que dans le traitement des autres variétés du vomissement, il est indiqué d'atténuer par des calmants généraux l'excitabilité excessive du centre bulbaire du vomissement. Suivant les cas, on aura recours aux suppositoires opiacés, aux lavements laudanisés, aux injections hypodermiques de morphine, à l'usage interne de la morphine, de la cocaïne, du valérianate d'ammoniaque, des bromures, etc.

Vomissements pituiteux. — Y a-t-il lieu de traiter directement les vomissements pituiteux ? Il ne nous le semble pas. Les vomissements pituiteux ne sont en effet que la conséquence banale d'une irritation de l'estomac de cause assez variable. C'est donc à l'état dyspeptique lui-même qu'il faut s'attaquer. Les vomissements pituiteux indiquent seulement que l'excitabilité et l'excitation de l'estomac sont assez fortement accusées et qu'il y a lieu d'apporter à cet élément une attention particulière.

TRAITEMENT DES CRISES GASTRIQUES

Comme type de la crise gastrique, nous prendrons la crise gastrique tabétique ; tout ce que nous pourrons dire de son traitement pourra s'appliquer au traitement des autres crises gastriques quelle qu'en soit l'origine.

La première indication est de réduire au minimum l'irritation de la muqueuse stomacale et du système nerveux. Si cela ne suffit pas — et cela ne suffira pas dans la majorité des cas, — il faudra avoir recours aux calmants directs de l'estomac et aux calmants généraux du système nerveux.

Les malades seront mis au repos, on cherchera à leur éviter le plus possible tout espèce d'émotion. Le séjour au lit sera préférable ; il est indispensable lorsque les ptoses abdominales paraissent être la cause directe ou indirecte du paroxysme gastralgique.

Le moyen le plus radical de supprimer les causes d'irritation de la muqueuse gastrique est de supprimer complètement l'ingestion des aliments et des médicaments et, en particulier, des iodures et des bromures auxquels les tabétiques sont souvent soumis. Les malades pourront être d'emblée mis à l'alimentation rectale, ou tout au moins on leur donnera en petits lavements espacés une certaine quantité d'eau ; cela devient indispensable lorsque les vomissements sont absolument incoercibles, qu'il ne pénètre plus assez de liquide dans la circulation par la voie stomacale, que les urines tendent à se supprimer et la tension artérielle à s'abaisser beaucoup sous l'influence de la diminution du volume du sang. On donnera seulement une petite quantité d'eau pure, par cuillerées, pour combattre la soif qui tourmente ces malades. Dans le même but, on pourra leur faire sucer de petits morceaux de glace. L'expérience nous a montré qu'en supprimant complètement l'alimentation buccale, on diminuait quelquefois de beaucoup la durée et l'intensité des crises.

On sait du reste que, pendant les crises de quelque intensité, les vomissements sont tellement répétés que l'alimentation par la voie stomacale se trouve complètemens suspendue ; au contraire les malades perdent par les vomissements une notable quantité de liquide. ce qui tend encore à les déshydrater plus rapidement. Il est donc parfaitement inutile qu'ils essaient d'ingérer des aliments qu'ils ne pourraient garder.

Si les malades refusent de se soumettre à l'alimentation rectale, il conviendra de ne leur laisser prendre que des substances liquides de l'eau, des infusions chaudes, du bouillon, du lait coupé d'eau de Vichy ou de Vals.

Comme calmants directs de la muqueuse stomacale, on aura recours au sous-nitrate de bismuth à haute dose, et à tous les calmants par lesquels on combat habituellement les douleurs gastralgiques, particulièrement à l'opium, la morphine, la codéine, l'extrait gras de cannabis indica. La morphine et l'extrait gras de cannabis indica nous ont surtout paru utiles. On pourra donner des lavements laudanisés. Dans un grand nombre de cas, on est obligé d'avoir recours aux injections hypodermiques de morphine. Il n'y a qu'elles qui viennent à bout de certaines crises, ou tout au moins qui leur apporte une réelle atténuation. Malheureusement on doit hésiter à y avoir recours à cause de la facilité avec laquelle les tabétiques qui ont des crises gastriques deviennent morphinomanes. Leurs crises alors, au lieu d'être espacées, tendent à devenir quotidiennes, et la somme totale de leurs souffrances beaucoup plus considérable.

Le sous-nitrate de bismuth à haute dose comme il a été indiqué donne parfois de très bons résultats. On l'administrera le plus rapidement possible au début de la crise, et son emploi peut très bien se combiner à celui de l'alimentation rectale.

On sait que les crises gastriques cessent avec une très grande brusquerie ; d'une heure à l'autre, le malade ne souffre plus, ne vomit plus, il peut supporter une alimentation solide, copieuse et variée. A partir de ce moment le traitement de la crise devient complètement inutile ; toutefois certaines précautions prophylactiques pourront éloigner le retour de crises semblables.

Prophylaxie des crises gastriques. — Une hygiène convenable peut dans une certaine mesure diminuer la fréquence et l'intensité des crises gastriques, même chez les tabétiques. Il en est de même de l'abus des médicaments irritants, suivant la remarque très juste de Hayem. Les crises gastriques se montrent de préférence dans la période préataxique du tabes, souvent chez des syphilitiques. Dans ces conditions, on juge utile de les soumettre à un traitement spécifique énergique ; on leur donne de l'iodure de potassium et des préparations mercurielles à haute dose. D'autres fois encore, on les gorge de bromures alcalins. L'usage de ces médicaments rend beaucoup plus fréquent le retour des crises gastriques. Il suffit de les supprimer pour voir immédiatement les crises devenir beaucoup plus rares. Si donc on veut instituer le traitement antisyphilitique chez ces malades, c'est aux frictions mercurielles et aux méthodes hypodermiques qu'il conviendra d'avoir recours de préférence.

Pour une raison analogue, il faudra soumettre les malades à un régime alimentaire duquel seront exclues toutes les irritations inutiles. On se basera pour cela sur les principes exposés d'autre part. Tous ces faits sont étudiés avec détail dans la thèse de mon ancien interne, le Dr Jean Ch. Roux.

Lorsque l'hyperchlorhydrie préexiste aux crises tabétiques, la nécessité d'un régime alimentaire peu irritant, est plus urgente encore. L'observation clinique nous a amené à penser que les crises gastriques sont particulièrement rapprochées et graves chez les hyperchlorhydriques, et nous croyons qu'un traitement approprié de l'hyperchlorhydrie, et surtout l'établissement d'un régime convenable, peuvent les rendre plus rares, et même en diminuer l'intensité.

Les ptoses abdominales seront traitées par les moyens convenables ; elles peuvent, par elles seules, provoquer des paroxysmes de dyspepsie douloureuse qui rappellent beaucoup les véritables crises gastriques.

TRAITEMENT DES ÉRUCTATIONS, DES RÉGURGITATIONS, DU MERYCISME ET DE LA RUMINATION

Après avoir lu le chapitre consacré à l'étude séméiologique de ces symptômes, on ne s'étonnera pas de les voir rapprochés ici.

ÉRUCTATIONS

On peut, d'après leur mécanisme probable, distinguer trois variétés principales d'éructation :

Les éructations par hypéresthésie et incoordinations gastriques ;

Les éructations par flatulence ;

Les éructations par aérophagie.

Les éructations par hypresthésie stomacale résultent de ce que l'estomac est devenu d'une sensibilité exagérée à la tension gazeuse, et qu'en présence d'une tension légèrement exagérée ou même normale, il réagit d'une façon anormale. Des bulles gazeuses, plus ou moins considérables, pénètrent dans l'œsophage, et sont rejetées au dehors, entraînant quelquefois une certaine quantité du liquide stomacal. Avant tout, il faut traiter l'état dyspeptique sous-jacent. Contre les éructations, on peut employer l'eau chloroformée et les divers moyens que nous allons indiquer contre les régurgitations.

Les éructations par *flatulence vraie* de l'estomac sont attribuables à la production d'une quantité réellement excessive de gaz dans l'estomac ; c'est donc ici, avant tout, la flatulence par fermentations gazeuses, qu'il faut combattre ; on en indiquera les moyens plus loin à propos de l'antisepsie gastro-intestinale.

Les éructations par aérophagie s'observent exclusivement chez les névropathes, plus particulièrement chez les hystériques. Elles sont la conséquence de la déglutition de l'air atmosphérique par un véritable tic nerveux : c'est donc ce tic qu'il faut faire disparaître. On pourra y arriver par la suggestion. Le premier point est de bien démontrer aux malades qu'ils avalent de l'air et que leurs éructations si nombreuses, si bruyantes, sont, en réalité, tout à fait artificielles. Cela suffit quelquefois pour amener la disparition presque immédiate de ce phénomène.

RÉGURGITATIONS

La régurgitation est constituée par l'ascension dans l'œsophage à travers le cardia d'une petite quantité de liquide stomacal. Ce liquide peut être assez acide pour donner lieu à la sensation de brûlure connue sous le nom de *pyrosis*. Il peut parvenir en quantité assez notable jusque dans le pharynx et même la bouche. La régurgitation est le résultat d'un mouvement de coordination vicieuse, qui amène l'expulsion d'une petite quantité de contenu stomacal à travers le cardia momentanément entrebaillé. Le point de départ de ce mouvement incoordonné est une irritation anormale de l'estomac, par viciation du chimisme ou par irritabilité anormale de la muqueuse. Ici encore, c'est donc soit la viciation du chimisme, soit la sensibilité anormale de la muqueuse qu'il faut amender. Le traitement général de la dyspepsie sera, suivant les cas, celui de l'hyperchlorhydrie ou de la dyspepsie sensitivo-motrice. Et contre le phénomène même de l'éructation ? Beaucoup de malades en atténuent beaucoup l'intensité et la fréquence, en suçant des pastilles de Vichy, en prenant une petite quantité d'infusion chaude ou d'eau de Vichy, en prenant un peu d'eau chloroformée.

MÉRYCISME ET RUMINATION

Le mérycisme n'est, en somme, qu'un degré plus accentué de la régurgitation. Ce ne sont plus seulement des quantités minimes du contenu stomacal qui remontent jusque dans la bouche, mais des gorgées entières, de telle façon que la quantité de substances alimentaires et de suc gastrique ainsi éliminé au cours des digestions finit par être véritablement assez considérable. Les moyens indiqués contre la simple régurgitation sont applicables au traitement du mérycisme. Dans les cas accentués, on pourrait faire une série de lavages de l'estomac.

Dans la *rumination*, il y a retour volontaire dans l'estomac d'une certaine quantité du contenu stomacal. Des dyspeptiques soulagés par des régurgitations abondantes en arrivent à provoquer les régurgitations, et, par conséquent, à ruminer. C'est donc la dyspepsie qu'il convient de traiter chez eux.

Dans une autre catégorie de faits, la *rumination* est le résultat d'une habitude vicieuse apprise pendant l'enfance. La rumination se fait ici à cause du plaisir qu'y trouve l'enfant ou la personne qui s'y livre. Cela devient une habitude vicieuse que l'on peut comparer à la masturbation.

Souvent, la rumination est apprise par imitation ; on l'a vue se faire dans tout un groupe d'enfants d'une même famille par éducation réciproque. Elle est très fréquente chez les jeunes idiots.

Le traitement doit donc être, avant tout, un traitement moral. Il convient de faire honte aux enfants de cette mauvaise habitude et de séparer l'un de l'autre, ceux qui en sont atteints.

TRAITEMENT DES VICIATIONS DE LA FAIM

Nous avons à envisager le traitement de l'anorexie, de la faim pervertie et de la boulimie.

ANOREXIE

Nous laisserons de côté l'anorexie hystérique dont il sera question plus loin dans le chapitre de thérapeutique consacré à l'hystérie gastrique.

Pour traiter convenablement l'anorexie, il faut, en bien déterminer la pathogénie dans chaque cas, pris isolément. L'anorexie peut être due à un état général de névrose, ou, tout au moins, à un état psychique particulier, elle peut être due à une viciation de la nutrition générale et encore à des phénomènes d'auto-intoxication.

L'anorexie d'origine névropathique ou d'origine psychique, s'observe en dehors de l'hystérie chez des neurasthéniques vrais ou encore chez des individus fortement déprimés par de grands chagrins, de grandes secousses morales, épuisés par des travaux intellectuels excessifs. Quand on le pourra, on supprimera les causes de cette dépression nerveuse. En tout cas, on mettra en œuvre les moyens les meilleurs pour la combattre : séjour à la campagne, hydrothérapie, massage, gymnastique suédoise, etc.

Bien entendu, on usera dans la plus large mesure de la suggestion chez les neurasthéniques. Quelques-uns d'entre eux, sans avoir de stigmates hystériques, sont susceptibles d'être soumis aux procédés de traitement que nous indiquerons plus loin contre l'anorexie hystérique : isolement dans un établissement spécial, gavage méthodique, etc. Beaucoup de ces malades sont placés dans un véritable cercle vicieux : ils n'ont pas faim parce qu'ils ne s'alimentent pas suffisamment, parce qu'ils s'affaiblissent, parce que leurs échanges organiques ont tendance à se restreindre par trop.

La viciation, le ralentissement de la nutrition générale paraissent encore être la cause principale de l'anorexie chez des individus anémiés, affaiblis, chez des convalescents. Il faut stimuler leur nutrition en les faisant vivre dans un milieu plus hygiénique, en les faisant vivre au grand air, à la mer, à la montagne, en leur faisant faire un exercice physique suffisant.

Dans une catégorie de faits assez nombreux et variés, l'anorexie est la conséquence de l'auto-intoxication. Cela s'observe dans l'auto-intoxication d'origine gastro-intestinale et dans l'auto-intoxication par insuffisance rénale. Les deux éléments, production de toxines en quantité exagérée et élimination insuffisante se combinent souvent du reste ; et il s'y joint fréquemment encore une diminution notable de l'activité des échanges organiques.

Les artério-scléreux au début, par exemple, supportent fort mal un régime trop richement carné ; ils ont des maux de tête, quelquefois, de l'oppression, un état plus ou moins vaguement nauséeux, leur appétit a beaucoup baissé, ils ont quelquefois du dégoût pour la viande. Leur urine ne renferme pas trace d'albumine, elle est pauvre en urée. Les mictions sont fréquentes. La suppression de la viande dans le régime alimentaire, l'usage d'une alimentation végétarienne et du lait. les purgations salines répétées feront alors disparaître tous ces accidents et, en particulier, l'état nauséeux et l'anorexie.

L'excès des toxines venues de l'estomac et de l'intestin, s'observe surtout lorsqu'il y a stase gastro-intestinale, circonstance très propice aux fermentations et aux putréfactions. Beaucoup de personnes sont sans appétit tant qu'elles sont constipées. Elles cessent de l'être dès qu'on régularise les évacuations intestinales.

Par les considérations précédentes, nous avons montré combien est complexe le problème de l'anorexie, et énuméré, en même temps que ses facteurs pathogéniques les plus habituels, les principales méthodes thérapeutiques qui y correspondent. Il nous reste maintenant à parler de la médication symptomatique de l'inappétence, de la médication apéritive. Elle a pour but de stimuler directement l'appétit, sans se préoccuper des circonstances pathogéniques qui ont amené sa disparition. On comprend, sans qu'il soit besoin d'y insister davantage, que cette médication thérapeutique, malgré son utilité possible, ne devra jamais tenir que la seconde place dans le traitement.

Médication apéritive. — Les stimulants de l'appétit les plus usités sont les amers simples, les amers à base de strychnine, les excitants riches en tannin, et les substances qui renferment les essences qui figurent dans les boissons apéritives du commerce.

Toutes les *substances amères* peuvent être employées ; les plus souvent usitées en médecine sont : le quassia amara, la gentiane, le colombo et l'écorce d'orange. On les ordonne sous forme de macérations, d'extrait et de teinture. La macération de quassia est d'un usage très fréquent. Il existe des préparations célèbres comme l'élixir de

Gendrin ou de Stougton qui renferment une série de teintures amères. On joint souvent aux teintures d'amers simples des teintures d'amers à base de strychnine.

Les amers à base de strychnine viennent de la noix vomique ou de la fève de Saint-Ignace. Avec la première, on fait la teinture de noix vomique, avec la seconde, les célèbres gouttes amères de Beaumé. beaucoup plus riche en strychnine.

Nous avons dit déjà à propos de la médication excitante de l'estomac, que nous employons de préférence les amers à petites doses un certain temps après le repas, au cours de la digestion. Notre but est. en effet, beaucoup plus de stimuler l'appétit que la sécrétion stomacale. Il est difficile de stimuler cette sécrétion sans produire une irritation dangereuse au cours des dyspepsies, en raison de la tendance de la muqueuse à l'hypéresthésie ou à la gastrite. En général. nous joignons une petite quantité d'HCl aux teintures amères ainsi administrées.

Lorsqu'on veut en même temps agir sur la motricité stomacale, on peut avoir recours à la teinture de noix vomique ou aux gouttes amères de Beaumé. On peut aussi se servir de la solution suivante :

Sulfate de strychnine	0 gr. 05 centigr.
Eau	150 grammes.

On en fait prendre une cuillerée à café deux ou trois fois par jour. une ou deux heures après les repas. On peut également y ajouter quelques gouttes d'HCl.

On sait combien l'usage des boissons apéritives s'est répandu dans ces dernières années ; elles sont devenues, en France, une cause de danger considérable pour la santé publique, et, grâce aux essences que renferment les plus usitées d'entre elles, un des facteurs principaux de l'alcoolisme. Il n'y aurait qu'avantage à en supprimer complètement l'usage pour les personnes saines ; il ne faut pas le tolérer ou l'ordonner pour les dyspeptiques. Il n'y a pas de bonne raison pour se servir en thérapeutique des apéritifs à essences.

Le *tannin* est un des excitants les plus actifs de l'estomac, et on pourrait s'en servir dans la médication apéritive, s'il était plus facile de limiter l'excitation produite aux proportions utiles et exemptes de danger.

Le quinquina, la cascarille doivent certainement au tannin une grande partie de leurs propriétés apéritives. Le quinquina renferme de plus une série d'alcaloïdes parmi lesquelles la quinine. On a très souvent prescrit le quinquina aux anémiques, sous forme de vin le plus habituellement, dans l'espoir à la fois de stimuler leur appétit et de les tonifier. Malheureusement, le quinquina est un excitant dangereux de l'estomac et nous croyons prudent de ne l'employer qu'en teinture à faible dose et au cours de la digestion.

Faim pervertie. — Les principales perversions de la faim sont la douleur, l'état nauséeux, la défaillance, la boulimie, l'acorie.

De la faim douloureuse nous n'avons pas à nous occuper ici ; le plus souvent c'est un symptôme d'hyperchlorhydrie, bien que cela ne soit pas absolu.

La faim avec phénomènes de défaillance est rarement méconnue ; les malades, des neurasthéniques, des femmes anémiques et plus ou moins vaguement névrosées, savent parfaitement à quoi s'en tenir ; ils savent qu'ils doivent manger pour éviter la sensation de vide, de dépression, de défaillance qu'ils éprouvent un certain temps après le repas. Il n'en est pas de même de la faim pervertie à forme nauséeuse, ici l'origine et la nature de cette sensation sont souvent méconnues. Les malades se rendent plus difficilement compte que la pénible sensation de nausée est pour eux une invitation à manger, et que la meilleure façon d'éviter le retour de l'état nauséeux est de prendre des aliments avant l'heure à laquelle elle se montre habituellement. Non seulement il convient de faire manger ces malades pour mettre fin à chaque accès pris en particulier, mais il faut les nourrir davantage pour en empêcher le retour. Il faut les tonifier, les remonter et les engraisser par une hygiène et une alimentation appropriées.

La *boulimie vraie* est une sorte de phobie qu'on observe comme les autres phobies chez les névropathes dégénérés. On devra la traiter en somme, en principe, à la façon des autres phobies. On peut employer l'opium, la morphine, le valérianate d'ammoniaque pour combattre plus spécialement le symptôme de faim exagérée. On y aura également recours contre la perte du sentiment de la satiété à laquelle les Allemands donnent le nom d'acorie.

THÉRAPEUTIQUE GÉNÉRALE DES VICIATIONS DE LA MOTRICITÉ DE LA SÉCRÉTION, DE L'ABSORPTION ET DE LA SENSIBILITÉ INTESTINALES

Les viciations de la motricité, de la sécrétion, de l'absorption et de la sensibilité intestinales représentent tous les éléments possibles de la physiologie pathologique de l'intestin, qu'il y ait ou qu'il n'y ait pas lésion de cet organe. Dans le traitement des principaux syndrômes intestinaux que nous étudierons dans les prochains chapitres, nous aurons à envisager ces divers éléments combinés les uns aux autres d'une façon quelquefois assez complexe. Auparavant, nous voudrions en indiquer la thérapeutique analytique ; nous voudrions montrer d'une façon du reste sommaire comment chacun d'eux peut être individuellement influencé par les agents thérapeutiques.

Nous pensons que ce tableau analytique ne sera pas sans présenter quelque intérêt, malgré l'état encore bien incomplet de nos connaissances sur ce sujet.

Excitants de la motricité intestinale. — Les agents susceptibles d'exciter la motricité intestinale sont assez nombreux.

Parmi les *agents physiques*, on peut citer tout d'abord les aliments qui laissent un résidu, assez abondant, rebelle à la digestion, et, en particulier, les aliments végétaux, surtout les légumes verts, les aliments épicés.

Le froid augmente les contractions péristaltiques de l'intestin, de là l'activité plus grande des lavements froids. Il en est de même de la chaleur, en application directe sur l'intestin au-dessus de 42°5, et cette excitation résulterait de la paralysie des nerfs d'arrêt de l'intestin.

Le massage, l'électrisation de l'intestin sont aussi des excitants de la motricité intestinale.

Tous ces agents peuvent être utilisés pour le traitement de la constipation par atonie intestinale. On comprend qu'ils pourraient devenir nuisibles dans la constipation spasmodique.

Comme nous l'avons dit plus haut, Bokai a été amené à admettre que certains gaz excitent nettement les mouvements péristaltiques de l'intestin et particulièrement le gaz des marais, l'acide carbonique et l'hydrogène sulfuré; c'est à la production d'une certaine quantité d'hydrogène sulfuré que le soufre devrait ses propriétés laxatives: au contraire le sous-nitrate de bismuth agirait contre la diarrhée en fixant l'hydrogène sulfuré sous forme de sulfure de bismuth.

Agents chimiques. — Des recherches successives de Thiry, Radziejewski et d'autres auteurs, il résulte que les substances laxatives ou purgatives, telles que l'huile de croton, le sené, les sels alcalins sont des excitants de la motricité intestinale. C'est à l'excitation des mouvements péristaltiques beaucoup plus qu'à celle de la sécrétion que serait attribuable leur action purgative.

Calmants de la motricité intestinale.

Agents physiques. — D'après des recherches de Pal sur des chiens curarisés et plongés dans un bain d'eau salée à 6 p. 1000, l'excitation du nerf moteur de l'intestin, le pneumogastrique, cesse de produire des mouvements de l'intestin à 39°5; à la sortie du bain, l'excitation du pneumogastrique amène de nouveau des mouvements de l'intestin. Nous avons dit plus haut qu'au delà de 42°5, la température augmente l'intensité des mouvements péristaltiques. Il résulte de ces données qu'avec de grands lavements chauds on pourrait à volonté produire une action calmante ou excitante de la motricité intestinale : calmante, au-dessous de 40°; excitante au-dessus de 42°.

Le *froid*, en application locale, augmente les mouvements de l'intestin; mais, d'après Luderitz, l'abaissement de la température centrale diminuerait le péristaltisme. D'après Rossbach, le froid léger en applications sur le ventre provoque des mouvements péristaltiques énergiques de l'intestin; le froid intense les excite beaucoup moins.

Moyens chimiques. — On sait depuis longtemps que l'opium est par excellence le calmant des coliques qui traduisent les spasmes de l'intestin; les auteurs ont cherché à déterminer si tous ses alcaloïdes ont à ce point de vue une action identique; ils ont cherché aussi à préciser le mécanisme physiologique de cette action calmante.

Pour Nothnagel, l'opium produirait l'excitation des filaments nerveux modificateurs du splanchnique; tandis que, pour Jacoby et Pohl il amènerait la diminution de l'excitabilité motrice de la paroi intestinale.

D'après Pal et Berggrün, l'opium agirait en excitant le centre d'arrêt des mouvements péristaltiques de l'intestin. Ce centre se trouverait entre la deuxième vertèbre dorsale et la sixième cervicale.

D'après Vamossy, la morphine et la papavérine agiraient sur les centres d'inhibition, la narcotine et la narcéine seraient sans action; la thébaïne et la codéine augmenteraient l'excitabilité intestinale et les mouvements péristaltiques.

D'après Traversa, l'*atropine* arrêterait les contractions intestinales en paralysant les ganglions nerveux; elle aurait la propriété spéciale d'exercer une action calmante sur les spasmes de l'intestin, elle serait donc parfaitement indiquée dans le traitement de la colique de plomb où il existe une contracture générale de l'intestin, et dans la constipation spasmodique dans laquelle il y a une véritable contracture du côlon.

D'après Ott, la morphine et l'atropine diminuent les réflexes intestinaux; le chloral n'arrête le péristaltisme qu'à des doses très élevées.

D'après Pal, le péristaltisme intestinal est diminué par l'éther, le chloroforme, l'atropine, la morphine, la codéine et le nitrite d'amyle.

Secrétion intestinale. — L'étude des agents qui augmentent la sécrétion du suc intestinal lui-même, indépendamment des secrétions annexes du foie et de la bile, ne présente pas un grand intérêt.

L'*augmentation* de la secrétion intestinale était considérée par les anciens auteurs comme la base même de la purgation. Liebig, Poiseulle, Moreau pensaient que l'action des diverses substances purgatives se traduisait par une exagération plus ou moins marquée de la sécrétion de la muqueuse. On sait qu'à cette théorie on a objecté celle de l'augmentation de la motricité de l'intestin. Il résulte cependant des recherches de Moreau et de recherches plus récentes que les sels purgatifs produisent réellement l'hypersecrétion intestinale.

Il ne s'agit en tout cas que d'une augmentation passagère de la sécrétion intestinale et non d'un accroissement persistant. On s'est du reste préoccupé beaucoup plus, dans ces derniers temps, de l'excitation de la secrétion du pancréas et du foie, le suc pancréatique et la bile jouant dans la digestion intestinale un rôle beaucoup plus important que le suc entérique lui-même.

A propos des agents thérapeutiques capables de *diminuer l'intensité de la sécrétion intestinale*, on se trouve en présence d'une difficulté analogue à celle que présente le mécanisme physiologique de la purgation. L'action non douteuse de certains médicaments sur la diarrhée est-elle attribuable à la diminution de la secrétion ou à celle du péristaltisme intestinal? Nous avons vu plus haut qu'on attribue à l'opium, ou tout au moins à quelques-uns de ses alcaloïdes, une action calmante sur l'excitabilité de l'intestin, une action d'arrêt sur ses mouvements péristaltiques. On discute beaucoup sur le mode d'action de la craie, du sous-nitrate de bismuth.

Toutefois, un groupe de médicaments paraît bien mériter la dénomination d'*astringents*, parce qu'ils amènent réellement un véritable dessèchement de la muqueuse intestinale; les médicaments de ce groupe doivent leur action au tannin : ratanhia, cascarille, écorce et gland de chêne, cachou, colombo, etc.

Absorption intestinale. — Les viciations de l'absorption intestinale sont souvent sous la dépendance soit d'une lésion, soit de la viciation de sa motricité. Quand, par suite d'un péristaltisme exagéré, les aliments parcourent l'intestin et surtout l'intestin grêle avec une rapidité excessive, l'absorption intestinale n'a pas le temps de se produire. Elle diminue aussi dans une notable mesure avec des lésions profondes et étendues de la muqueuse.

Il est évident qu'en ralentissant le péristaltisme intestinal on rendra l'absorption plus facile et plus abondante. Peut-on modifier directement l'absorption intestinale par l'emploi de moyens médicamenteux? Quelles sont les substances qui tendent à l'augmenter ou à la diminuer?

Des recherches physiologiques récentes ont fourni quelques données sur ces deux points.

D'après Leubuscher la quinine, l'opium et la morphine abaissent l'absorption intestinale même quand elles sont en solution faible, même quand elles sont injectées sous la peau.

L'alcool en solution faible (0,5 à 2 p. 100), une solution de chlorure de sodium augmentent légèrement l'absorption, la glycérine et l'eau de Carlsbad sont indifférentes. Leubuscher estimait l'absorption intestinale d'après l'absorption d'une quantité plus ou moins grande d'iodure de potassium.

Farnsteiner a étudié l'absorption de la peptone sur des chiens chez lesquels une anse intestinale isolée venait s'ouvrir à la peau par une fistule, suivant la méthode de Thiry-Vella. Il a constaté un accroissement de l'absorption de la peptone sous l'influence de l'alcool à 5 p. 100 et de l'essence de moutarde à la dose d'une goutte pour 1 500 à 5 000.

Les substances amères, entre autres le quassia, n'ont eu aucune action appréciable.

Scanzoni ayant suivi le même procédé expérimental a constaté que l'essence de moutarde, l'alcool, les épices, l'orexine augmentent l'absorption du glucose dans l'intestin, mais dans une proportion beaucoup moindre que dans l'estomac.

Schwald, dans des expériences faites sur la grenouille, a constaté que la quinine diminue l'absorption de la graisse. L'opium et la morphine auraient une action analogue à celle de la quinine.

En somme, de ces données très sommaires, il résulterait que les excitants tels que l'alcool et la farine de moutarde employés à dose modérée augmentent l'absorption intestinale tandis que des substances éminemment calmantes, l'opium et la morphine, la diminuent.

Sensibilité intestinale. — Les douleurs intestinales peuvent être dues à des contractions spasmodiques de l'intestin ou à des lésions de la muqueuse. Les premières sont représentées par les *coliques*. Il est à remarquer que des lésions profondes ulcéreuses de la muqueuse peuvent exister sans douleurs, ou avec des sensations douloureuses modérées et vagues : quelquefois seulement, un certain degré d'endolorissement à la pression ou à la palpation. Les douleurs deviennent au contraire marquées dès que l'enveloppe péritonéale participe à la lésion.

On connaît l'effet calmant des applications chaudes et des grands bains lorsque les phénomènes douloureux sont attribuables à l'intestin lui-même ; quand le péritoine est en jeu, il vaut mieux avoir recours aux applications de glace en permanence.

L'opium et la morphine sont les meilleurs calmants de l'intestin ; ils en diminuent les mouvements péristaltiques. La codéine a une action plus faible ; toutefois comme elle constipe beaucoup moins que l'opium ou la morphine, on peut en préférer l'usage dans les cas où les douleurs intestinales sont liées à la constipation, comme par exemple dans la colite muco-membraneuse.

La belladone et l'atropine semblent plus particulièrement indiquées lorsqu'il existe une contracture du gros intestin, comme cela se voit en particulier chez des femmes atteintes de ptoses abdominales ou encore de colite muco-membraneuse, dans tous les cas, en somme, où le côlon contracturé se présente sous l'aspect de la corde colique douloureuse. On peut du reste, avec avantage dans certains cas, combiner l'emploi de l'opium et de la belladone.

Les autres calmants, le cannabis indica, l'antipyrine, le valérianate d'ammoniaque sont peu usités contre les phénomènes douloureux d'origine intestinale.

TRAITEMENT DE LA CONSTIPATION

Rappelons la division clinique que nous avons donnée de la constipation : *a*) constipation accidentelle, passagère ; *b*) constipation symptomatique ; *c*) constipation habituelle.

a) *Constipation accidentelle.* — Rien de simple, d'une façon générale, comme le traitement de la constipation accidentelle : il suffit d'en rechercher et d'en supprimer les causes lorsqu'elles sont connues. C'est avant tout affaire de prophylaxie.

b) *Constipation symptomatique.* — Les circonstances dans lesquelles peut se produire la constipation symptomatique sont extrêmement variées ; son mécanisme est loin d'être toujours le même. Il ne faut pas toujours combattre la constipation ; dans quelques circonstances, on doit au contraire la respecter et même la provoquer. C'est le cas dans toutes les affections intestinales dans lesquelles on veut éviter la production d'une perforation ; toutes les fois encore qu'il existe de la péritonite.

En dehors de ces conditions particulières, la constipation est un phénomène pathologique nuisible qu'il faut faire disparaître.

c) *Constipation habituelle.* — C'est la constipation habituelle qui doit surtout nous occuper ici.

Les moyens employés pour la combattre sont extrêmement variés ; chaque jour voit surgir quelque nouvelle formule, quelque nouveau produit, quelque spécialité pharmaceutique qui a la prétention de l'emporter sur les précédentes. Beaucoup de ces formules et de ces préparations ne tardent pas à tomber dans l'oubli. Cependant il survit un certain nombre de formules anciennes dont l'efficacité a été démontrée par un long usage.

Les inconvénients inhérents à l'emploi des laxatifs, l'épuisement de leur action au bout d'un certain temps quand on en fait un usage prolongé, l'action très différente du même produit, du même mélange de substances sur les différents individus, telles sont les raisons qui expliquent et justifient dans une certaine mesure la multiplicité des moyens employés.

Toutefois, dans ces derniers temps, il s'est dessiné une véritable réaction contre les abus de la médication laxative, et on a recherché la guérison de la constipation habituelle beaucoup plutôt dans l'emploi des moyens empruntés à l'hygiène et aux méthodes physiques, que dans l'usage des moyens médicamenteux. On a conseillé et employé le massage, l'électrisation, l'hydrothérapie. On a réhabilité le lavement; on en a modifié la technique, et la tendance actuelle est de substituer les lavements relativement volumineux donnés à faible pression dans la situation horizontale aux lavements de petit volume pris rapidement dans la position assise ou accroupie. Malgré cela, certains médicaments laxatifs restent des moyens d'un emploi fréquent et quelquefois indispensable.

Le traitement à employer contre la constipation habituelle variera du reste suivant sa modalité clinique et son mécanisme.

On peut, en se plaçant à ce point de vue, opposer l'un à l'autre les types suivants :

a) Constipation atonique d'intensité moyenne ;

b) Constipation avec spasme colique ;

c) Constipation avec fausse diarrhée ;

d) Constipation avec phénomènes marqués d'auto-intoxication ;

e) Constipation atonique grave, telle qu'on l'observe en particulier chez les vieillards.

a) *Constipation atonique d'intensité moyenne.* — En principe, et dans la mesure du possible, cette forme de la constipation sera traitée beaucoup plus par des moyens hygiéniques ou physiques que par des moyens pharmaceutiques.

Chez beaucoup de personnes, les modifications de l'hygiène suffisent pour faire disparaître la constipation. La régularité des selles s'établit dès qu'elles quittent la ville et leurs occupations absorbantes pour séjourner à la campagne et prendre de l'exercice au grand air, surtout lorsqu'elles introduisent dans leur alimentation une certaine quantité de fruits et de légumes. C'est un fait d'observation fréquente dont les médecins doivent savoir s'inspirer ; ils doivent conseiller autant que possible à leurs malades de se rapprocher de ces conditions d'existence beaucoup plus naturelles que les conditions d'existence dans les villes.

Bouveret et Dunin ont récemment insisté sur la fréquence de la constipation chez les neurasthéniques : la remarque est fort juste, la plupart des neurasthéniques sont constipés. Il serait du reste inexact d'en conclure que tous les constipés sont des neurasthéniques. Dans le traitement de la constipation chez les neurasthéniques, le traitement de l'épuisement nerveux doit prendre le pas sur le traitement direct de la constipation. Très souvent par l'exercice, la gymnastique suédoise, le séjour au grand air, l'hydrothérapie, on verra chez eux la régularité des selles se rétablir. Toutefois, il sera indiqué d'avoir recours à des pratiques de thérapeutique physique qui s'adressent plus particulièrement à l'intestin ; massage, électrisation, applications froides. Autant que possible pas de médication laxative.

Jusque dans ces derniers temps, on a trop souvent demandé exclusivement à la médication la guérison de la constipation habituelle, et on peut dire qu'en somme on ne l'a que rarement obtenue. Les purgatifs légers procurent évidemment des selles, mais leur action cesse en général rapidement après qu'on a suspendu en emploi. De plus, leur action s'use le plus souvent au bout de quelque temps ; les malades sont obligés d'augmenter les doses ou encore de varier de temps en temps la nature du laxatif employé. Beaucoup de malades passent ainsi leur vie à la recherche du purgatif idéal, qu'ils ne rencontrent jamais. Ils courent de médecin en médecin à la recherche d'une formule meilleure ; en été ils fréquentent les stations d'eaux minérales purgatives qui leur donnent un moment de bien-être, mais leur action est absolument passagère.

L'usage répété, continu, prolongé des laxatifs n'est pas sans inconvénient ; ces substances produisent au passage une irritation plus ou moins vive de l'estomac ; elles amènent aussi une irritation marquée de la muqueuse intestinale, et il est vraisemblable que, dans les cas si fréquents où il existe de la constipation par spasme du colon, ce spasme se trouve augmenté.

Pour toutes ces raisons, on en est arrivé à chercher la guérison de la constipation habituelle dans une hygiène mieux comprise et dans l'emploi exclusif de moyens d'ordre physiques comme le massage, l'hydrothérapie, la gymnastique suédoise ; il faut dire que les résultats obtenus ont été des plus encourageants.

Nous ne reviendrons pas sur ce que nous avons dit précédemment de l'influence heureuse du séjour au grand air, de la vie à la campagne. Bien souvent l'hygiène alimentaire des constipés est une hygiène vicieuse. D'une façon générale il conviendra de leur faire prendre une quantité plus considérable de légumes, de légumes verts surtout et de fruits. Beaucoup d'entre eux supportent mal les légumes verts crus et les fruits crus qui leur donnent de la pesanteur d'estomac et du gonflement. Il faudra, dans ces conditions, leur conseiller de préférence des légumes verts cuits, passés au tamis si cela est nécessaire, des purées bien cuites, des fruits cuits, des marmelades. On diminuera d'autant la quantité de viande. Le lait, cause fréquente de constipation lorsqu'il est pris en nature, sera additionné d'une certaine quantité de café noir, avec un peu de chicorée.

On a depuis longtemps conseillé soit le pain de seigle, soit le pain fait avec de la farine dont le son n'avait pas été séparé au moment de la mouture : on lui a donné en France le nom de *pain naturel* ou encore de *pain intégral*. Parfois les boulangers se contentent de mélanger artificiellement du son à la farine, ce qui est en somme une fraude. Le pain naturel doit être préparé avec de la farine faite exprès pour cet usage ; le grain doit être soumis d'emblée à une mouture fine, sans mouture grossière préalable. Le son se trouve ainsi sous forme de pellicules très fines, intimement mélangé à la farine elle-même. Le pain préparé avec cette farine totale, sans exclusion du son, ni des germes du grain de blé ou de seigle, peut être fait avec ou sans levain. Le premier nous paraît devoir être préféré : on aura soin de le couper en tranches très fines. La dyspepsie gastrique douloureuse, la grande dilatation et l'hyperchlorhydrie constituent des contre-indications à l'emploi du pain naturel ; en dehors de ces conditions on en obtient couramment de très bons résultats.

Trousseau a depuis longtemps montré combien il est important que les constipés se présentent tous les jours à la selle régulièrement à la même heure : on ne saurait trop les engager à prendre cette excellente habitude.

La *gymnastique suédoise*, en dehors d'un exercice général, fort utile par lui-même, fournit des moyens d'exercer plus particulièrement les muscles de l'abdomen ; on a sans doute exagéré beaucoup en disant que la constipation est avant tout la conséquence de la faiblesse de la musculature abdominale, mais il est certain que la contraction répétée et énergique des parois du ventre a une action heureuse contre la constipation : peut-être s'agit-il là d'une sorte de massage des intestins.

Le *massage* est d'une efficacité non douteuse. Il convient surtout lorsqu'il y a constipation par atonie. Il est contre-indiqué lorsqu'il y a spasme colique avec hypéresthésie comme cela est fréquent dans les crises douloureuses de la colite muco-membraneuse. Il doit du reste être fait avec mesure et discernement, jamais il ne doit être douloureux. La mise en train de l'intestin par le massage réclame souvent deux ou trois semaines et plus. Les malades doivent donc avoir une patience et une persévérance suffisantes.

L'*hydrothérapie* peut être employée sous des formes différentes ;

douches froides, lotions froides générales; plus particulièrement encore applications froides sur l'abdomen, à l'aide de serviettes trempées dans de l'eau à la température de la chambre et maintenues environ pendant vingt à trente minutes sur l'abdomen à l'aide d'une ceinture de flanelle. Ces applications seront faites deux ou trois fois par jour. Nous avons vu la constipation très rebelle, être momentanément guérie par des applications fraîches de ce genre, et des bains froids de courte durée. Le malade se contentait de se tremper dans une baignoire remplie d'eau froide dont il sortait au bout de quelques secondes d'immersion.

L'*électricité* est employée surtout sous forme d'électricité statique ou de faradisation de l'abdomen. Pendant que les malades sont isolés sur le tabouret à pieds de verre, en communication avec l'accumulateur d'une machine à électricité statique, on conseille de tirer des étincelles sur le trajet du gros intestin (Vigouroux). Ces séances procurent souvent une selle immédiate.

On n'aura que plus rarement recours au *lavement électrique*. Il trouve son indication surtout dans les cas où il y a menace d'obstruction fécale.

Beaucoup de malades ne peuvent pas ou ne veulent pas se soumettre à la cure de la constipation par les moyens que nous venons d'indiquer. Force est alors d'avoir recours à la médication laxative. Quels sont donc les moyens auxquels on aura recours ?

Mettons en première ligne les *lavements* qui se rapprochent tout naturellement des moyens d'ordre physique. En principe, on évitera autant que possible l'emploi répété de lavements préparés avec des substances irritantes : sel, miel, glycérine, etc. Leur usage répété finit par amener une irritation de la muqueuse du rectum qui ne tarde pas à se traduire par l'apparition de mucosités dans les selles. On a souvent conseillé depuis quelques années de donner de petits lavements de glycérine (2 à 3 grammes) avec une petite seringue et de donner au bout d'un certain temps un lavement indifférent avec de l'eau bouillie ou une décoction émolliente. On diminue l'irritation produite en introduisant dans le rectum non de la glycérine pure, mais un petit lavement d'eau bouillie additionnée de 15 à 20 grammes de glycérine. Ce petit lavement est gardé pendant une demi-heure, on donne ensuite un grand lavement simple.

Ces moyens ne doivent, à notre avis, être employés que d'une façon passagère, de façon à obtenir la mise en train de l'intestin, et non d'une façon continue, habituelle. Il en est de même des suppositoires à base de glycérine ou même de beurre de cacao.

Quand les lavements doivent être continués pendant longtemps ou encore lorsque les lavements ordinaires ne produisent plus un effet suffisant, nous conseillons de préférence de grands lavements de 1 litre à 1 litre et demi, pris lentement à faible pression, dans la situation horizontale, à l'aide, non d'un irrigateur, mais d'un réservoir qu'on peut élever ou abaisser à volonté. Ce réservoir quel qu'il soit ne sera pas élevé à plus de 20 à 50 centimètres au-dessus du plan du lit. Il faut mettre un quart d'heure pour faire pénétrer un litre d'eau ou de décoction émolliente dans le rectum. Ces lavements donnés de préférence à 40° ne seront pas gardés mais rendus immédiatement après que leur introduction aura pris fin.

Nous parlerons plus loin des grands lavements d'huile pure à propos de la constipation spasmodique. Ici nous nous contenterons de dire que l'action des lavements ordinaires ou des grands lavements à faible pression se trouve en général notablement facilitée par l'usage préalable de petits lavements d'huile. Le mieux est de faire prendre le soir au coucher un lavement avec environ 100 grammes d'huile d'amandes douces ou d'huile d'olive de bonne qualité. Ce lavement donné à l'aide d'une poire et d'une canule en caoutchouc rouge, poussé à environ 10 centimètres dans le rectum est gardé pendant toute la nuit, et, le lendemain matin, le lavement ordinaire est pris. Cette méthode donne de très bons résultats.

Les *douches ascendantes* telles qu'elles sont données à Plombières et dans beaucoup d'autres stations balnéaires, ont une action souvent très heureuse, non seulement sur la constipation, mais même sur l'atonie intestinale d'où elle dérive. Toutefois, elles ne sont pas toujours données avec tout le ménagement voulu, et on les a trop souvent administrées dans des cas de spasme avec irritation vive du colon dans lesquels elles n'auraient pas dû être prescrites.

A côté des moyens purement physiques et hygiéniques, et comme transition à l'étude de la médication laxative, on peut signaler l'ingestion d'eau froide le matin et l'usage des graines inertes telles que la graine de moutarde, la graine de lin et la graine de psyllium. Il suffit souvent d'une petite quantité d'eau fraîche prise le matin à jeun pour amener une selle facile dans la matinée. Quant aux graines inertes mucilagineuses, il convient de les faire macérer dans un peu d'eau froide, (60 à 100 grammes) une demi heure environ avant d'en faire usage ; on ingère ensuite l'eau et la graine.

Quelles sont les substances dont l'usage a le moins d'inconvénient dans le traitement de la constipation atonique et dont il conviendra surtout de se servir, si on est forcé d'avoir recours à une médication laxative ?

Les *purgatifs alcalins* ne seront employés que d'une façon passagère dans les conditions que nous indiquerons plus loin ; il en sera de même des cures d'eaux minérales laxatives.

Les substances et les médications employées contre la constipation habituelle sont extrêmement nombreuses. On trouvera dans les formulaires un certain nombre de préparations dont l'indication serait trop longue ici. Parmi celles que nous préférons nous citerons la poudre de cascara et de magnésie, la poudre de G. Sée, la poudre de réglisse composée de Dujardin-Beaumetz, les pilules de Nothnagel, les pilules de Lutz, le tamar indien, les pilules d'évonymine.

Récemment, Bardet a soutenu à la Société de thérapeutique cette idée qu'il y a intérêt à employer, non une substance unique dont l'effet s'émousse en général assez vite, mais un mélange très complexe dans lequel prennent place les principales substances laxatives de la matière médicale. On agirait ainsi sur des régions différentes et sur l'ensemble des fonctions de l'intestin. L'idée est séduisante.

b.) *Constipation avec spasme colique.* — Nous ne reviendrons pas ici sur les signes auxquels se reconnaît la constipation par spasme du colon. Fleiner considère les grands lavements de 400 à 500 grammes d'huile d'olive vierge comme la méthode en quelque sorte spécifique de cette variété de constipation. Ils peuvent être donnés tous les jours pendant une série de jours. Souvent ils ne produisent d'effet que le quatrième ou le cinquième jour.

Pour notre part, nous conseillons habituellement, contre cette variété de la constipation, les grands lavements chauds à faible pression, les applications chaudes répétées sur l'abdomen et les grands bains chauds. Le traitement classique de Plombières est donc parfaitement indiqué dans ces conditions ; il doit être donné avec d'autant plus de modération que le spasme et l'hyperesthésie sont plus marqués. Le gros intestin demande à être pris par la douceur et non par la violence en cas semblable ; sans cela il proteste en se contractant davantage encore. C'est un point sur lequel nous aurons l'occasion de revenir à propos de la colite muco-membraneuse dans laquelle le spasme de l'intestin est un fait fréquent.

La belladone paraît avoir la propriété de relâcher le spasme de l'intestin ; son emploi et celui de la jusquiame nous a paru réellement utile dans ces conditions.

c.) *Constipation avec fausse diarrhée.* — Chez certains constipés, il y a fausse diarrhée, ou bien encore les débâcles diarrhéiques sont tellement rapprochées que la diarrhée semble parfois l'emporter sur la constipation. Dans ces conditions, nous donnons la préférence aux purgatifs salins à l'aide desquels on devra instituer de véritables cures de la constipation. Les cures dans les stations d'eaux minérales laxatives se trouvent ici parfaitement indiquées (Chatel-Guyon, Brides, Marienbad). Toutefois, il ne faut pas s'y tromper, ces cures ne s'adressent pas à la constipation par elle-même mais à l'épisode diarrhéique.

d.) *Constipation avec phénomènes marqués d'auto-intoxication.* — L'indication est ici non seulement d'amener des selles régulières. mais d'obtenir une évacuation complète du contenu intestinal, de réaliser l'antisepsie intestinale par voie mécanique. Nous dirons plus loin que le régime lacté et les purgations salines répétées constituent le moyen le plus énergique que nous ayons de réaliser l'antisepsie intestinale. C'est ainsi qu'il faut agir dans l'urémie, qui reste, par excellence, le type des états pathologiques dus à l'auto-intoxication.

L'auto-intoxication d'origine intestinale, très commune chez les vieillards et les artério-scléreux, procède volontiers par crises paroxystiques. Il semble se faire une lente accumulation de toxine qui aboutit à un moment donné à un paroxysme symptomatique variable.

Chacun de ces paroxysmes sera combattu par des purgations répétées à l'aide de la scammonée ou des sels laxatifs, par de grands lavages du gros intestin, par le régime lacté et, au besoin la diète hydrique ; mais, de plus, en empêchant la constipation de se reproduire, en diminuant ou même en supprimant l'alimentation carnée, on cherchera à empêcher ou à éloigner le retour de paroxysmes.

Les phénomènes passagers d'embarras gastro-intestinal avec constipation réclament un traitement basé sur les mêmes principes mais moins sévère et moins prolongé : une ou deux purgations salines, quelques jours de régime lacté suffisent en général pour amener la guérison.

e.) *Constipation atonique rebelle.* — Dans certains cas, chez les vieillards surtout, la constipation est très rebelle, elle peut provoquer des accidents graves, non seulement par le fait des résorptions toxiques, mais même mécaniquement, par obstruction.

En cas semblable, nous conseillons surtout l'usage alternatif de l'huile de ricin à petite dose, prise le matin presque immédiatement avant le premier déjeuner et des grands lavements. Un jour une ou deux cuillerées à café d'huile de ricin, un jour un grand lavement d'un litre et demi à deux litres d'eau bouillie chaude.

On aura recours encore au massage et à l'électrisation de l'intestin. Les lavements électriques seront surtout indiqués s'il survient des accidents d'obstruction intestinale. Quelquefois, les matières dures s'accumulent dans le rectum qu'elles obstruent, et, pour les évacuer, on est obligé d'avoir recours à un véritable curetage.

Nothnagel insiste sur la possibilité d'une ulcération de l'intestin au niveau d'un amas de scybales indurées, il conseille donc de n'employer qu'avec beaucoup de prudence les lavements avec pression élévée ; il pourrait dans ces conditions se produire une perforation de l'intestin. Ce n'est pas une crainte chimérique car le fait a déjà été observé.

THÉRAPEUTIQUE GÉNÉRALE DE LA DIARRHÉE

Les indications thérapeutiques dans le traitement de la diarrhée peuvent s'appliquer à l'élément causal ou à l'élément physiologique. Enfin il convient d'atténuer l'influence nocive de la diarrhée sur la nutrition générale.

Traitement de l'élément causal. — Il comporte quatre indications principales :

1° Empêcher la pénétration dans l'intestin des substances irritantes ;

2° Eliminer ces substances de l'intestin si elles ont pu s'y introduire ;

3° En cas de processus infectieux, chercher à réaliser l'antisepsie gastro-intestinale ;

4° Amener la guérison des lésions de l'intestin lorsqu'elles existent.

Nous allons successivement passer en revue ces diverses indications.

1° *Empêcher la pénétration des substances irritantes dans l'intestin.* — L'agent irritant cause de la diarrhée est le plus souvent apporté à l'intestin par l'alimentation. Sa nature est extrêmement variable et il y a à ce point de vue des susceptibilités personnelles que rien ne peut faire prévoir. La qualité, la quantité, la température des aliments ou des boissons peuvent être la cause de poussées diarrhéiques accidentelles et passagères. Les aliments qui provoquent le plus souvent la diarrhée sont les viandes faisandées, les graisses, les légumes verts, les fruits insuffisamment mûrs, le vin et le cidre nouveaux, etc. Certaines personnes ne peuvent tolérer certains mets, par exemple le canard, l'oie, le gibier en salmis, le bœuf à la mode, etc. Il serait impossible et inutile d'énumérer toutes les possibilités, elles sont extrêmement variables. Il arrive assez souvent que la diarrhée ne se produit qu'au début, pendant quelques jours, lorsqu'il est fait usage pour la première fois d'un aliment nouveau. C'est ainsi qu'il n'est pas très rare de constater la diarrhée produite par le régime lacté ; mais très souvent elle ne persiste pas, l'accoutumance se fait rapidement, et il est assez fréquent qu'une constipation rebelle succède à la diarrhée du début. Chez quelques personnes toutefois, nous en avons rencontré personnellement quelques exemples, la diarrhée causée par l'usage du lait persiste d'une façon durable, et oblige à en supprimer complètement l'usage. Nous ne connaissons pas la cause de cette intolérance singulière; elle peut n'exister que pour le lait de vache, et ne pas se montrer pour le lait d'ânesse ou de chèvre. On est obligé de se contenter de cette explication banale qu'il y a dans le lait *quelque chose* qui produit sur l'intestin de certaines personnes l'effet d'une véritable purgation.

La *quantité* excessive d'aliments qui, à dose modérée, seraient parfaitement tolérée devient une cause de diarrhée : soit par l'irritation due à la surcharge, soit beaucoup plus souvent sans doute en vertu des fermentations et des putréfactions exagérées au sein d'une masse alimentaire trop considérable.

La température des aliments et surtout des boissons peut avoir une influence diarrhéique très marquée ; tout le monde sait que les boissons glacées produisent assez souvent un effet laxatif marqué.

La diarrhée peut être la conséquence *directe* ou *indirecte* de l'ingestion de substances nocives. Elle en est la conséquence directe lorsque les aliments renferment déjà en eux-mêmes au moment de leur ingestion les facteurs de l'irritation intestinale. Elle en est la conséquence indirecte et éloignée, lorsque les aliments apportent, non les substances nocives elles-mêmes, mais les éléments par lesquels des substances nocives ou des lésions prendront naissance dans l'intestin. Ainsi les viandes et les poissons en voie de putréfaction apportent des germes grâce auxquels la putréfaction se continuera dans le tube digestif et donnera naissance à des toxines. Il pourra, si cette action est très intense ou très répétée, se produire une inflammation de l'intestin de nature à survivre à la cause qui lui a donné naissance. Des microbes pathogènes peuvent s'implanter dans la muqueuse intestinale, y causer et y entretenir des lésions plus ou moins étendues, plus ou moins durables. La fièvre typhoïde en est un exemple bien connu.

Parfois, on ne parvient à supprimer les causes de processus nocifs dans l'intestin qu'en supprimant l'alimentation elle-même. On sait combien la *diète hydrique* a été souvent prescrite avec succès depuis quelques années, dans le traitement d'entérites graves, en général diarrhéiques.

2° *Eliminer de l'intestin les agents nocifs.* — Dans un certain nombre de cas, l'amélioration du régime alimentaire, et, en particulier la suppression des substances nuisibles, peuvent suffire pour amener la cessation de la diarrhée, mais il n'en est pas toujours ainsi et quelquefois il convient d'expulser du tube intestinal les produits nocifs qui s'y sont accumulés et les ferments figurés qui peuvent en fabriquer d'autres encore. Pour amener cette élimination on peut avoir recours au lavage de l'estomac et du colon, et aux purgations répétées.

3° *Chercher à réaliser l'antisepsie intestinale.* — Les lavages de la bouche, de l'estomac et du colon et les purgatifs répétés, surtout les purgatifs salins, constituent le meilleur moyen que nous ayons de réaliser l'antisepsie gastro-intestinale. On trouvera du reste plus loin, au chapitre consacré à cette antisepsie, les renseignements utiles à ce point de vue.

4° *Amener la guérison des lésions de l'intestin lorsqu'elles existent.* — Malheureusement nous ne connaissons guère encore de moyens certains d'amener la guérison des lésions de l'intestin lorsqu'elles se sont produites, qu'il s'agisse d'entérite subaiguë, d'entérite-chronique ou d'ulcérations de l'intestin. Le moyen le meilleur d'amener l'amélioration sinon la guérison de l'entérite chronique est d'en supprimer définitivement les causes. C'est la condition indispensable, quelquefois suffisante par elle seule, de la restituton à l'état physiologique.

Le sulfate de soude, les eaux sulfatées, les eaux carbonatées chlorurées, sulfatées sodiques, dont l'eau de Carlsbad est le type le plus complet, paraissent avoir une action thérapeutique réellement utile sur l'entérite chronique. Quand il s'agit surtout de colite chronique, on obtient souvent de bons effets d'une cure à Plombières dans laquelle les grands bains et les grands lavages jouent un rôle prépondérant.

Traitement de l'élément physiologique. — Que peut être le traitement physiologique, et, en somme, symptomatique de la diarrhée? Il ne peut s'adresser qu'à deux éléments, le péristaltisme exagéré et l'hypersécrétion.

Thérapeutique du péristaltisme exagéré. — Dans toute diarrhée, comme toute action purgative, l'exagération des mouvements péristaltiques joue un rôle important, sinon même le rôle tout à fait prépondérant. Quels sont donc les moyens par lesquels on peut amener l'immobilisation de l'intestin?

C'est à leur action d'arrêt sur le péristaltisme intestinal que l'opium et la morphine doivent leur utilité si connue dans le traitement de la diarrhée. Ils sont indiqués surtout lorsqu'il existe des coliques; bien que les coliques soient dues non à l'exagération du péristaltisme intestinal, mais à une contraction spasmodique des parois de l'intestin.

L'inconvénient de l'opium et de ses dérivés dans le traitement de la diarrhée, c'est, en immobilisant l'intestin, de nuire à l'expulsion des substances nocives, des toxines et des agents infectieux. Il sera donc souvent utile de provoquer tout d'abord leur diminution avant d'y avoir recours.

Les poudres inertes très finement divisées comme le sous-nitrate de bismuth et le talc agissent peut-être aussi contre l'élément moteur. On leur a attribué l'avantage d'étendre à la surface de la muqueuse comme une sorte de vernis protecteur, de former à la surface des petites ulcérations une mince couche capable de mettre les extrémités nerveuses dénudées et enflammées à l'abri de l'irritation du contenu intestinal. Peut-être aussi peut-on supposer que leur présence provoque une exsudation de mucus épais qui constitue le véritable vernis protecteur. Quoi qu'il en soit, leur emploi est depuis longtemps consacré par l'observation clinique dans le traitement de la diarrhée.

Le froid est une cause d'exagération du péristaltisme intestinal, une cause connue de coliques ou de diarrhée. Il faudra donc en supprimer l'action. Les boissons chaudes seront substituées aux boissons froides; on garantira l'abdomen par l'application d'une ceinture de flanelle, d'une couche de ouate en permanence.

La chaleur a, au contraire, une action anti-diarrhéique certaine; Nothnagel en trouve l'explication dans une expérience de Pal qui a vu les mouvements de l'intestin provoqués par excitation du vague après section du splanchnique diminuer notablement dans un bain chloruré à 39°,5.

Traitement de l'hypersécrétion. — Les astringents paraissent agir en diminuant l'hypersécrétion : le tannin en est le type ; il réprésente la substance active d'un grand nombre de médicaments : le cachou, la décoction de bistorte, de roses de Provins etc.

Il est difficile de déterminer le mode d'action exact de substances dont l'efficacité n'est pas douteuse, comme la craie. Agit-elle comme poudre inerte ou comme alcalin ?

Comment agit l'acide lactique que Lesage et Hayem ont pour la première fois employé contre la diarrhée verte des enfants du premier âge et qui donne parfois de bons résultats dans d'autres formes de la diarrhée, même chez les adultes ? Est-ce comme antiseptique gastro-intestinal ?

Régime alimentaire dans le traitement de la diarrhée. — Le rôle de l'alimentation dans la pathogénie de la diarrhée fait bien prévoir l'importance que l'on doit attribuer au régime alimentaire dans le traitement de cette manifestation. Nous devons nous borner ici à des indications générales, mais il nous est impossible de les donner en bloc, nous devons établir de grandes divisions, assez artificielles sans doute, mais indispensables pour l'exposition.

On doit tout d'abord distinguer la diarrhée aiguë et la diarrhée chronique.

Dans la *diarrhée aigüe*, on peut distinguer le type bénin, léger et le type grave.

La *diarrhée aiguë du type léger, bénin*, sans gravité, se produit en général sous l'influence d'une cause passagère à laquelle elle n'a aucune tendance à survivre : ingestion d'aliments variés (fruits verts, légumes verts, lait, cidre ou vin doux, refroidissement, émotion etc.)

Quand cette diarrhée est attribuable à l'usage d'un aliment capable de la produire, il suffit de le supprimer, pour que la diarrhée elle-même guérisse sans difficulté.

La *diarrhée aigüe du type grave* peut être apyrétique ou s'accompagner d'une fièvre plus ou moins intense.

Dans la forme apyrétique, les selles se répètent avec une grande fréquence, quelquefois il y a des vomissements. Les accidents paraissent le plus souvent être la conséquence d'un intoxication d'origine alimentaire, qui peut ne pas dépasser la mesure d'une indigestion intense, ou au contraire prendre les allures inquiétantes de la diarrhée cholériforme. Cette forme est particulièrement grave chez les jeunes enfants.

Il est le plus souvent impossible, au début, de savoir quelle sera la gravité et la durée des accidents. On devra donc toujours, dans ces conditions, se comporter à peu près de la même façon.

On supprimera toute espèce d'alimentation solide, et même on soumettra les malades à une véritable *diète hydrique* pendant vingt-quatre, trente-six, quarante-huit heures et plus. On ne leur donnera en principe que de l'eau pure, de l'eau bouillie, ou encore de l'eau minérale indifférente, telle que l'eau d'Evian, d'Alet, de Contrexéville, etc. On la fera prendre par petites quantités espacées, par verres à bordeaux par exemple, d'heure en heure. On pourra aussi donner du thé léger froid ou additionner l'eau d'une petite quantité de rhum ou de cognac. Nous nous sommes souvent bien trouvé de donner dans ces conditions de la limonade lactique avec 5 ou 10 grammes d'acide lactique par litre d'eau.

Dans certains cas particulièrement graves, avec des accidents cholériformes très accentués, une diminution considérable de la quantité d'urine, une faiblesse très grande du pouls, il peut être indiqué d'avoir recours aux injections hypodermiques de sérum artificiel, de façon à rendre à l'organisme la quantité d'eau indispensable pour que les fonctions circulatoires et rénales puissent s'accomplir dans une mesure suffisante.

Un point très délicat et très embarrassant en pratique est de savoir comment doit être reprise l'alimentation. Lorsque le lait est bien toléré, pas de difficulté, mais il ne l'est pas toujours. En tout cas, on n'en commencera l'emploi qu'avec précaution, prudemment, on donnera le lait plus ou moins fortement coupé d'eau, mais par petites quantités espacées. Souvent il paraît utile de l'additionner d'une certaine quantité d'eau de chaux dans la proportion variable de 1 p. 10 à 1 p. 4.

Dans les cas bénins on pourra rapidement arriver à faire supporter du lait pur ou presque pur ; on pourra donner des potages au lait, des potages au bouillon, avec du tapioca léger et des jaunes d'œuf. Bientôt on en viendra aux œufs à la coque ou brouillés, aux purées ; puis l'usage de la viande sera repris, et enfin celui du régime ordinaire.

Parfois les difficultés sont plus grandes surtout chez les enfants, et on devra agir avec autant de prudence et de lenteur que dans les formes fébriles.

La *gastro-entérite aiguë fébrile des enfants* réprésente le type le plus grave. Les selles diarrhéiques sont plus ou moins nombreuses ; les vomissements, qui peuvent manquer, sont plus ou moins répétés ; mais il y a une fièvre parfois assez intense : 39°, 40°. L'état général est souvent rapidement assez grave, les traits sont tirés, la soif vive, la langue sèche, le teint terreux ou plombé, le pouls petit, rapide, les urines rares, la faiblesse très grande.

Ici encore, on commencera par la diète hydrique complète, qu'on devra maintenir d'une façon plus sévère et souvent plus prolongée que dans les cas apyrétiques.

La reprise de l'alimentation demandera souvent beaucoup plus de prudence et de précautions à cause de la tendance aux récidives. On donnera au début de l'eau albumineuse, de la décoction de riz, de la décoction légère de gruau, d'orge ou d'avoine, puis des potages au tapioca, à la semoule, à la farine de riz auxquels on ajoutera une petite quantité de lait qui sera augmentée si elle est bien tolérée. Les œufs et le lait ne seront pas donnés d'emblée. On pourra essayer d'abord, en ce qui concerne les œufs, de faire prendre un jaune d'œuf délayé dans des potages légers, en particulier dans du potage au bouillon de poulet avec tapioca léger. On n'en arrivera qu'assez tardivement à permettre de la viande sous forme de viandes blanches bouillies au début, (poulet jeune, riz de veau, langue de veau), et plus tard de la viande grillée ou rôtie en commençant par de la volaille rôtie. On aura soin de diviser finement la viande au début. On fera bien de contrôler son utilisation par l'examen microscopique des selles et de s'assurer qu'une notable quantité de la viande ingérée ne se trouve pas éliminée sans avoir été digérée.

Dans la *diarrhée chronique* on peut, d'une façon générale, distinguer deux grandes catégories, suivant que prédomine l'influence du nervosisme ou des lésions chroniques de la muqueuse.

La diarrhée chronique n'est pas rare chez des individus nerveux et en particulier chez des femmes atteintes d'hystérie plus ou moins nettement stigmatisée. Comme le fait avec raison remarquer Ewald, parmi ces malades, les uns ont tendance à ne suivre aucune espèce de régime régulier à s'en remettre au caprice et au hasard, parce qu'elles ont remarqué qu'il leur arrivait de supporter fort bien un repas quelconque fort copieux, un dîner en ville par exemple, et de supporter fort mal au contraire un repas très léger, conforme aux prescriptions sévères de leur médecin. Les autres, au contraire, ont tendance à exagérer les précautions. Elles en arrivent à restreindre de plus en plus leur alimentation, elles s'amaigrissent, s'affaiblissent et finissent par donner l'impression de malades atteints de quelque grave lésion, de tuberculose intestinale par exemple. A ces malades, il faut un régime suffisamment sévère, suffisamment suivi, qui réprime également les erreurs en plus ou en moins, en quantité et en qualité de leur ration alimentaire. Ce qui leur convient le mieux et ici encore nous partageons complètement l'opinion d'Ewald, c'est de les placer en traitement dans un sanatorium, sous la direction d'un médecin compétent qui ait sur eux une bienfaisante autorité. Il obtiendra ce qu'à la maison, dans leur milieu habituel, on n'aurait jamais obtenu. Les principes du régime alimentaire seront du reste exactement ceux que nous allons exposer, mais il conviendra souvent de tenir un large compte des susceptibilités individuelles.

Dans le régime de la *diarrhée chronique* attribuable à une *lésion de la muqueuse intestinale*, on devra en tout cas s'inspirer de certaines règles générales. On éliminera de l'alimentation toutes les substances susceptibles de laisser un résidu abondant rebelle à la digestion, les épices, les boissons irritantes (vin pur, alcool, liqueurs), les aliments riches en toxine ou en germes de fermentation ou de putréfaction. On ne donnera pas de grands repas espacés et abondants, mais de petits repas peu copieux, à peu près également espacés. Enfin, on tiendra compte des susceptibilités personnelles.

Ces susceptibilités et aussi, sans doute, des différences que nous ne pouvons pas encore apprécier dans la pathogénie des accidents diarrhéiques, font, par exemple, que certains malades supportent fort mal le lait et la viande.

Le *régime lacté absolu* donne des résultats excellents, merveilleux dans certains cas de diarrhée chronique, par lui seul, il suffit pour amener la guérison complète définitive. Dans certains autres, il n'est pas du tout supporté ; il augmente considérablement le nombre et la fluidité des déjections alvines, et on est bientôt forcé de le supprimer. Il faut savoir toutefois que l'accoutumance s'établit parfois au bout de quelques jours et que, en l'additionnant d'eau de chaux, de craie préparée, on peut quelquefois le faire beaucoup mieux tolérer. Enfin, il est bon de n'en pas donner d'emblée des doses trop considérables, il vaut mieux, au contraire, débuter par une quantité faible un litre et demi par jour par exemple pour s'élever progressivement à 3 litres, 3 litres et demi.

Nous avons vu plusieurs cas de diarrhée chronique guérir sous l'influence de la suppression complète de la viande dans le régime alimentaire et ne guérir que sous cette influence. Certains malades, au contraire, ne peuvent supporter l'alimentation végétale et l'alimentation carnée doit constituer la base de leur régime. Pourquoi ces différences? On comprend très bien que des hyperchlorhydriques aient de la diarrhée par un régime végétarien, étant donnée la gêne que la richesse trop grande de leur suc gastrique en HCl apporte à l'élaboration des aliments riches en hydrates de charbon. Mais tous les diarrhéiques qui ne supportent bien que l'alimentation carnée sont-ils des hyperchlorhydriques? Il faudrait le démontrer.

En ce qui concerne l'utilisation de la viande chez ces malades, il sera fort utile de pratiquer de temps en temps l'examen microscopique de leurs selles de façon à observer s'ils n'éliminent pas une trop grande proportion de fibres musculaires encore parfaitement reconnaissables.

Enfin, il faut savoir tenir compte, dans une large mesure, des prédispositions individuelles sans s'en laisser imposer par les préjugés, les idées préconçues ou les caprices des malades. Chacun d'eux doit donc être, à ce point de vue, soumis à une observation suffisante pour qu'on puisse, au bout de quelque temps, dresser une liste des aliments bien tolérés et des aliments mal supportés.

Les aliments qui donnent le plus souvent de la diarrhée, les aliments gras, les fruits verts, les boissons froides, etc. seront naturellement rejetés du programme alimentaire. On donnera au contraire la préférence à ceux qui sont connus comme produisant l'effet opposé : le cacao, le lait, les œufs, les viandes grillées ou rôties, les purées de pommes de terre et de légumes secs. On ne permettra qu'une quantité modérée de pain bien cuit et rassis ou mieux encore de biscottes ou de gâteaux secs non sucrés.

ANTISEPSIE GASTRO-INTESTINALE

Nous avons montré dans les chapitres consacrés à la pathologie l'importance pathogénique très grande des fermentations et des putréfactions anormales ou excessives dans la pathogénie d'un grand nombre d'accidents locaux ou éloignés. Nous n'aurons nullement, en conséquence, à insister ici sur l'utilité de l'antisepsie gastro-intestinale.

Trois ordres principaux d'indications peuvent être distingués :

a) Réduire au minimum la quantité des germes de fermentation et de putréfaction introduits dans le tube digestif.

b) Rendre les milieux du tube digestif aussi rebelles que possible à la vie et à la multiplication de ces germes.

c) Éliminer rapidement le plus grand nombre possible de ces germes et des toxines qui dérivent de leur évolution.

La première de ces indications (*a*) concerne en somme la prophylaxie antiseptique ; la seconde (*b*) l'antiseptie médicamenteuse et la troisième (*c*) l'antisepsie mécanique.

a) *Prophylaxie antiseptique.* — On doit veiller à ce qu'il ne soit pas introduit dans le tube digestif des microbes en quantité excessive ou d'une virulence particulière.

Par l'anus pourraient être introduits, sous forme de lavements, des agents pathogènes variés, et leur pullulation devenir la cause de lésions intestinales ; cette possibilité ne doit donc pas être perdue de vue.

Les aliments et les boissons peuvent être le véhicule de germes variés et nombreux. Nous avons déjà dit combien il importait, dans bien des cas, d'empêcher l'ingestion d'aliments en voie de fermentation ou de putréfaction.

Les microbes, on ne l'oubliera pas, séjournent dans la bouche et y multiplient ; il est donc indiqué de veiller à l'antisepsie de la cavité buccale : c'est un soin trop souvent négligé dans le traitement des maladies de l'estomac et de l'intestin.

Les aliments ne servent pas seulement de véhicule aux germes, ils leur servent également de terrain de culture, surtout lorsqu'ils séjournent d'une façon exagérée dans les cavités du tube digestif.

Le moyen le plus radical de réaliser la prophylaxie antiseptique de l'estomac et de l'intestin est de supprimer complètement toute ingestion alimentaire. Comme il y a souvent un grand inconvénient à priver l'organisme d'eau, on est amené, dans un certain nombre de cas, à ne donner aux malades pendant quelque temps, quelquefois plusieurs jours, que de l'eau aussi pure que possible. La *diète hydrique* donne de très bons résultats dans certains cas de gastro-entérite aiguë, avec vomissement et diarrhée, en particulier dans la gastro-entérite des jeunes enfants. Elle se montre également utile dans certains cas d'urémie ou d'auto-intoxication.

La diète hydrique ne constitue pas, à proprement parler, un régime alimentaire ; son emploi ne peut être que passager. Le *régime lacté*, au contraire, peut permettre d'alimenter les malades pendant une période très prolongée.

Depuis longtemps, l'observation avait montré les bons effets du lait dans le traitement d'états morbides dans lesquels l'auto-intoxication d'origine gastro-intestinale joue un rôle important. L'expérimentation est venue confirmer cette action et en montrer le mécanisme.

Le lait frais, convenablement recueilli, non souillé d'impureté, et le lait stérilisé n'introduisent dans l'organisme qu'une quantité très minime de microbes et de toxines ; il ne laisse qu'un minimum de déchet rebelle à la digestion, il provoque la polyurie. Dans l'estomac, il donne toujours naissance à une certaine quantité d'acide lactique et l'on peut penser que cet acide a un rôle heureux dans l'antisepsie de l'intestin grêle. Ce sont là autant de conditions favorables. Gilbert et Dominici ont vu le nombre des microbes diminuer dans les matières fécales dès le premier jour du régime lacté ; après cinq jours de ce régime, le nombre des microbes était devenu soixante-dix fois plus faible qu'avant son institution. Le lait stérilisé ne leur a pas paru avoir d'avantage sérieux sur le lait ordinaire. Chez le chien, ils sont parvenus à réaliser presque complètement l'antisepsie intestinale.

Lapicque et Marette ont constaté une augmentation de la toxicité urinaire sous l'influence du régime lacté ; elle a son maximum le troisième jour. Ce phénomène semble indiquer une élimination plus abondante des toxines de l'organisme. Elle ne doit pas être invoquée comme un argument contre le régime lacté.

Il n'est pas toujours nécessaire de soumettre au régime lacté les malades chez lesquels on veut diminuer les fermentations gastro-intestinales ; dans bien des cas, il suffit de les restreindre dans une large mesure.

Des expériences assez nombreuses, celles de Bouchard en particulier, montrent que la putréfaction des substances albuminoïdes est surtout redoutable s'il y a stagnation.

En donnant des viandes bien fraîches, bien cuites, surtout bouillies, en en diminuant la quantité, en éliminant dans la mesure du possible les détritus rebelles à la digestion, on détermine les inconvénients de l'alimentation carnée.

Dans certains cas, il vaut mieux en supprimer complètement

l'usage, et avoir recours au *régime végétarien*. Dans le régime végétarien, on peut souvent, aux légumes proprement dits, adjoindre le lait et même les œufs. Le plus souvent, les légumes seront donnés cuits et réduits en purée. Leur division, l'élimination des détritus rebelles à la digestion favorise leur utilisation ; par contre, en restreignant l'irritation du gros intestin, elle favorise la constipation.

b. *Antisepsie médicamenteuse*. — On sait que certaines substances peuvent, lorsqu'on les ajoute à des milieux de culture microbienne, tendre à les stériliser. Une fois qu'il eût reconnu l'importance pathologique des fermentations gastro-intestinales, Bouchard se préoccupa d'obtenir l'antisepsie du tube digestif et il essaya, pour cela, un grand nombre de substances médicamenteuses ; d'autres avaient été déjà ou furent essayées après ses premières recherches. La liste des antiseptiques gastro-intestinaux est très longue ; chaque année il s'y ajoute quelque substance nouvelle.

Toute une série de ces antiseptiques dérive de l'acide salicylique : salicylate de bismuth, salicylate de magnésie, salol, bétol, eucalyptol.

Le salicylate de bismuth, préconisé par Vulpian, se dédouble en acide salicylique et en oxyde de bismuth (dose 2 à 10 grammes par jour par prises successives de 0gr,50 à 1 gramme). Le salicylate de magnésie, prescrit à la dose de 2 à 5 grammes, a l'avantage d'être laxatif. Le salol est une combinaison de phénol et d'acide salicylique ; on a prétendu, à tort, semble-t-il, qu'il ne se dédoublerait que dans l'intestin au contact du suc pancréatique. Le bétol est une combinaison insoluble dans l'estomac d'acide salicylique et de naphtol. L'eucalyptol est un mélange d'acide salicylique et d'essence d'eucalyptus.

Toutes ces substances ont un défaut commun, elles renferment ou produisent, par leur décomposition, de l'acide salicylique, sel irritant pour la muqueuse gastro-intestinale.

Aussi leur a-t-on préféré depuis quelques années le *benzonaphtol*, qui, après avoir traversé l'estomac sans être modifié, se dédouble dans l'intestin en acide benzoïque et en naphtol (dose 2 à 5 grammes par prises espacées.)

Pour Bouchard, un bon antiseptique gastro-intestinal devait : 1° être insoluble ; 2° être réduit en poudre impalpable ; 3° être donné par doses fractionnées.

Il devait être insoluble, ou tout au moins, très faiblement soluble, de façon à ne pas être résorbé et à ne pas produire de phénomènes toxiques ; être réduit en poudre très finement divisé, de façon à pouvoir se mélanger intimement aux matières fécales ; être donné à doses fractionnées pour ne pas laisser de zones non influencées dans le tube digestif.

Bouchard avait donné la préférence au charbon porphyrisé et surtout au naphtol et au salicylate de bismuth. Il unissait souvent les deux derniers dans la formule suivante :

Naphtol B . . . . 15 gr.
Salicylate de bismuth . . . . 7 gr. 50

Mêler et diviser en trente cachets ; en prendre de trois à douze dans les vingt-quatre heures.

Le *charbon végétal*, à condition d'être donné à haute dose, (jusqu'à 100 grammes par jour), est un très bon antiseptique avec lequel on obtient facilement la désodorisation des selles.

Le naphtol a le grand inconvénient d'être assez fortement irritant pour la muqueuse stomacale ; son mélange avec le charbon semble développer au maximum ces propriétés irritantes.

Certains antiseptiques liquides ont réellement une certaine valeur ; par exemple l'acide lactique, le salicylate et le biborate de soude.

L'acide lactique préconisé par Hayem et Lesage dans le traitement de la diarrhée verte des jeunes enfants, a donné aussi de bons résultats dans certains cas de diarrhée des adultes ; il se donne sous forme de limonade au centième.

Le biborate et le salicylate de soude, d'après Kuhn et d'autres auteurs, seraient des antifermentescibles très actifs contre les fermentations gazeuses intra-stomacales.

c. *Antisepsie mécanique*. — L'antisepsie mécanique a pour but d'évacuer les germes nuisibles et leurs produits. On comprend que l'antisepsie mécanique peut très bien se combiner à l'antisepsie prophylactique et à l'antisepsie médicamenteuse.

Le nettoyage antiseptique de la cavité buccale, largement accessible ne présente de grandes difficultés qu'en vertu du mauvais état des dents et des gencives.

Pour l'*estomac*, les difficultés sont plus grandes. Tous les moyens destinés à restreindre le séjour trop prolongé des aliments dans sa cavité, et à faire que leur évacuation par le pylore se fasse dans un laps de temps normal, contribuent à restreindre les fermentations nuisibles. La stase est, en effet, de beaucoup la cause la plus importante de l'intensité excessive de ces décompositions. Nous avons indiqué ailleurs les moyens par lesquels on peut obtenir ce résultat ; nous n'y reviendrons pas de nouveau.

Lorsque l'évacuation du contenu stomacal par le pylore ne peut pas être obtenu d'une façon suffisante, on peut la provoquer par la voie œsophagienne.

Le *vomissement* est un moyen de produire l'évacuation du contenu stomacal et, par conséquent, dans une certaine mesure, son antisepsie. Le vomissement met fin à un assez grand nombre d'indigestions. Il survient aussi spontanément dans la grande dilatation de l'estomac par sténose pylorique ; dans ce dernier cas, toutefois, l'évacuation de l'estomac n'est jamais complète ; il reste toujours une certaine quantité de liquide et de détritus alimentaires, ainsi que le prouve le lavage fait ultérieurement.

Les vomitifs tenaient dans l'ancienne médecine, une place beaucoup plus importante que celle qu'ils tiennent dans la médecine moderne ; leur emploi, on le voit, reposait sur une donnée physiologique très réelle. Actuellement, on arrive au même résultat dans bien des cas en mettant en œuvre des moyens différents.

Le *lavage par la sonde* permet non seulement d'évacuer le contenu de l'estomac mais d'en nettoyer les parois.

L'avantage le plus marqué du lavage évacuateur de l'estomac, est certainement de débarrasser mécaniquement cet organe de ses produits de stase ; le passage d'une certaine quantité d'eau ou de solutions antiseptique permet de rendre cette évacuation plus complète. On peut se servir d'eau bouillie et d'un assez grand nombre de solutions antiseptiques. Voici le tableau de celles qui ont été le plus souvent proposées :

Acide borique	5 à 20	p. 1000
— thymique	1 à 2	—
— Acide salicylique	1 à 3	—
Salicylate de soude	5 à 10	—
Benzoate de soude	5 à 20	—
Permanganate de potasse	0,50 à 1	—
Résorcine pure	1 à 5	—
Créoline	X à XV	gouttes.
Lysol	X à XV	—

Le plus souvent, nous nous contentons, pour notre part, en cas de besoin, de faire des lavages de l'estomac avec de l'eau bouillie ; assez souvent, cependant, nous nous servons d'une solution de salicylate de soude à 5 ou 6 p. 1000 ; nous l'employons surtout lorsqu'il y a, en vertu de la stase gastrique, une fermentation gazeuse abondante dans l'estomac.

On a beaucoup employé les lavages à l'eau de Vichy naturelle ou artificielle. On avait ainsi l'idée théorique de combattre l'acidité du contenu gastrique. Il est assez difficile de prétendre que ce but ait été réellement atteint. En effet, l'acidité organique est la conséquence directe des fermentations qui se produisent dans la masse alimentaire ;

la meilleure façon de la combattre n'est pas d'alcaliniser faiblement, par avance le contenu de l'estomac, mais de débarrasser sa cavité des produits de stase. Le rôle le plus important revient donc ici au côté mécanique du lavage. En cas d'hypéracidité chlorhydrique, le lavage trop répété, favorise certainement l'hypersécrétion. La présence d'une petite quantité de bicarbonate de soude ne ferait guère qu'augmenter cette excitation sécrétoire. Nous avons dit, du reste, ailleurs, mais il n'est pas mauvais de le répéter ici, que, dans les cas où il y a stase avec hypersécrétion chlorhydrique, il ne faut pas abuser des lavages de l'estomac. Mieux vaut alors provoquer l'évacuation du contenu par le passage de la sonde, et s'abstenir du lavage, ou ne le faire que de temps en temps, et non pas le répéter tous les jours.

Le lavage répété et, en particulier, le lavage avec de l'eau faiblement alcalinisée, serait mieux indiqué dans des cas d'hypo que dans des cas d'hyperchlorhydrie.

Le nombre des lavages variera, du reste, avec la nature et la cause de la stase.

Dans l'*hypersécrétion chlorhydrique*, on se contentera d'un lavage tous les quatre ou cinq jours, et, dans l'intervalle, on ne fera qu'une simple évacuation par expression.

Dans la *grande dilatation par sténose pylorique* on sera obligé quelquefois de pratiquer des lavages tous les jours à cause de l'abondance des détritus. Dans la *dilatation par atonie*, il suffit quelquefois de quelques lavages au début, d'un régime et d'un traitement médicamenteux appropriés pour que la stase ne se reproduise pas.

Pour réaliser l'*antisepsie mécanique de l'intestin*, on dispose de deux moyens principaux : la *purgation* et le *lavage du gros intestin*.

Les purgatifs sont en quelque sorte à l'intestin ce que le vomitif est à l'estomac. On a du reste souvent combiné l'emploi des vomitifs et des purgatifs pour amener l'évacuation de la matière peccante : nous savons maintenant que la matière peccante des anciens auteurs est surtout représentée par des toxines d'origine microbienne.

Les preuves de l'utilité des purgations ont été depuis longtemps fournies par l'observation clinique. Nos connaissances sur le rôle des infections et des auto-intoxications d'origine intestinale en ont fait comprendre le mécanisme. Certaines expériences de physiologie ont permis de rendre son influence en quelque sorte matériellement palpable.

R. v. Pfungen a observé d'une façon suivie, pendant des mois une jeune femme atteinte de paraplégie. Il a vu les acides sulfo-conjugués augmenter sous l'influence de la constipation et diminuer notablement par l'emploi des laxatifs.

Il faut dire cependant qu'on a parfois constaté une augmentation passagère des acides sulfo-conjugués dans l'urine à la suite d'une purgation. Il n'y a rien là qui soit en contradiction réelle avec ce qui précède. En effet, lorsque les matières fécales sont durcies et desséchées, la résorption des toxines qu'elles contiennent se trouve en quelque sorte restreinte au minimum. Lorsque l'usage des laxatifs vient les délayer, les substances nocives se trouvent dissoutes et leur résorption devient plus facile et plus abondante. La conséquence à tirer de ce fait c'est que pour être utile, l'évacuation purgative de l'intestin doit être suffisante.

Gilbert et Dominici, pour apprécier l'influence antiseptique des purgatifs, ont eu recours à la numération des microbes dans les matières fécales.

Un homme auquel ils avaient administré 15 grammes de sulfate de soude a rendu en vingt-quatre heures sept selles représentant 1 kgr. 51 de matières fécales. La proportion des microbes contenus dans ces selles était de 312 263 par milligramme. Le sujet a donc évacué environ 411 milliards de microbes en vingt-quatres heures. Or, en temps normal, il n'avait guère que 67 000 microbes par milligramme, et il en expulsait environ 120 millards en vingt-quatre heures.

Il n'y avait pas pullulation des microbes dans l'intestin, mais évacuation, car le lendemain ce même sujet ne comptait plus que 55 000 microbes par milligramme de matières fécales et 20 millards seulement en vingt-quatre heures. Le surlendemain il n'y avait plus que 1 300 microbes par milligramme.

Ces chiffres rendent très sensible, très appréciable la réalité de l'action antiseptique de la purgation. Cette antisepsie dure peu. vraisemblablement ; mais elle n'en est pas moins très réelle et très précieuse, et on peut souvent la continuer en renouvelant la purgation.

L'antisepsie mécanique de l'intestin ne peut se réaliser que si l'intestin reçoit une quantité suffisante de liquide pour entraîner facilement son contenu ; c'est une raison nouvelle d'avoir recours à la *diète hydrique* dans certains cas, en particulier dans certaines entérites hypertoxiques et dans certains faits d'urémie ou d'auto-intoxication d'origine alimentaire.

Nous connaissons mal la valeur relative des diverses substances purgatives au point de vue de l'antisepsie gastro-intestinale. On a eu tendance à donner la préférence à certaines d'entre elles, parce qu'on leur attribuait à la fois une action laxative et antiseptique chimique, par exemple le calomel et le salicylate de magnésie.

Pour notre part, dans les cas d'entérite, de constipation avec débâcle, de stase colique, nous donnons la préférence aux purgatifs salins donnés d'une façon suivie, tous les jours au besoin. Dans les cas d'urémie, nous préférons la scammonée.

Le *lavage de l'intestin* peut être fait par l'anus. — Les lavements sont depuis très longtemps usités. A certaines époques, leur emploi a pris un développement qui touchait au ridicule et à l'abus. Ils n'avaient pour but que l'évacuation du contenu de l'intestin. Dans ces derniers temps, on a mieux compris le rôle de l'antisepsie, et le *lavage* de l'intestin est venu prendre place dans la thérapeutique à côté du lavage de l'estomac.

Le *lavage de l'intestin* ou *entéroclyse* a été inventé par Cantani; il s'en est servi surtout dans le traitement du choléra.

Les recherches de Dauriac et Lesage et de von G. Genersich ont démontré que, grâce à une technique particulière, on pouvait exécuter un lavage complet non seulement du gros intestin qu'on se proposait seul d'atteindre autrefois, mais même de l'intestin grêle dans sa totalité.

Voici comment ils décrivent le manuel opératoire : « Le malade est placé horizontalement sur le lit, la hanche gauche légèrement relevée par un coussin de façon à mettre le cœcum dans une situation déclive. Cette position spéciale a pour but de permettre au liquide de chasser du cœcum les gaz qui s'y accumulent en grande abondance. Ceci fait, on introduit dans le rectum une sonde en caoutchouc, telle que la sonde de Debove, jusqu'au milieu du côlon transverse. On peut sentir à cet endroit par la palpation, l'extrémité mobile de la sonde qui vient buter contre la paroi abdominale. L'autre extrémité de l'instrument en dehors de l'anus est réunie par un tube en caoutchouc d'un mètre, muni d'un robinet, à un bock rempli de 8 à 40 litres de liquide chauffé à 40°. Ce réservoir est à peine au-dessus du plan horizontal du malade (de 20 à 30 centimètres environ). On laisse couler le liquide qui, *doucement* et sous une *très faible pression*, vient remplir le cœcum, ainsi que le côlon transverse. Il est évident que, pour éviter la sortie du liquide par l'anus, on devra obturer complètement cet orifice à l'aide d'un tampon de coton ou d'un appareil approprié que l'un de nous fait construire actuellement chez Galante.

« Lorsque trois litres se sont écoulés, l'aide qui tient le bock (placé à 20 ou 30 centimètres de hauteur) regarde le niveau d'eau. Si le niveau continue à baisser, il maintient cette situation; si, au contraire le niveau reste stationnaire, il élèvera doucement le bock, et d'une faible hauteur, pour augmenter un peu la pression, et ainsi de suite jusqu'à l'écoulement du liquide. Il faut en effet, suivre attentivement, à l'aide du niveau d'eau les variations de l'hydrostatique intestinale. La pénétration du liquide dans l'intestin ne se fait pas aussi facilement qu'on pourrait l'imaginer : il faut tenir grand compte de la présence des gaz. Dans chaque anse intestinale, le liquide vient occuper la partie déclive et les gaz la partie culminante. En suivant les indications données par le niveau d'eau, *on attend* la répartition spontanée du liquide dans tout l'intestin grêle. Dès que celui-ci se remplit, on voit apparaître la matité du côté droit et au-dessus de la vessie puis sur les côtés du ventre. Au contraire, autour de l'ombilic, l'abdomen proémine légèrement et devient sonore. Ceci est dû au refoulement des gaz qui viennent former comme un *coussinet aérien préombilical*. Par suite de la situation horizontale du malade, le liquide s'étale dans tout l'intestin grêle et cela sans le distendre, si bien que, à partir du sixième litre, le liquide pénètre dans l'estomac. Immédiatement le malade a des nausées ou des vomissement qui consistent en le rejet du liquide injecté, souillé de matières fécales. »

En introduisant un tube œsophagien jusque dans l'estomac, on peut ainsi réaliser le lavage complet du tube digestif de l'anus à la bouche.

Nous ne savons pas encore quel avenir attend le lavage de l'intestin grêle ; en attendant on emploie très souvent le lavage du gros intestin, et nous savons mieux depuis les recherches de Lesage et Dauriac comment on doit procéder pour l'exécuter convenablement. Nous savons maintenant que le malade doit être couché, et que le lavage doit être fait à faible pression (20 à 40 centimètres). Il n'est pas nécessaire d'introduire une sonde jusqu'au côlon transverse, une canule en caoutchouc rouge enfoncée de 10 à 15 centimètres suffit parfaitement, mais l'injection doit être faite très lentement ; il faut mettre au moins un quart d'heure pour un litre de liquide. On peut se servir d'eau bouillie à 40°, de décoction légère de racine de guimauve ou encore de solutions légèrement antiseptiques au biborate, au salicylate de soude, au chlorate de soude. Le point le plus important de la méthode est sûrement le nettoyage complet, le lavage du gros intestin. Ce lavage, dans certains, cas sera fait plusieurs fois par jour.

Nous ne pouvons entrer ici plus avant dans le détail de l'antisepsie gastro-intestinale ; nous avons dû nous contenter d'en indiquer les grandes lignes.

Pour la facilité de l'étude, nous avons dû passer successivement en revue l'antisepsie propylactique ou alimentaire, l'antisepsie médicamenteuse et l'antisepsie mécanique. En réalité, ces différentes méthodes sont souvent combinées, elles se prêtent un mutuel appui : D'autre part, on a souvent à agir simultanément sur les différents segments du tube digestif qui se commandent les uns les autres.

La valeur clinique de l'antisepsie gastro-intestinale s'appuie sur un certain nombre de recherches expérimentales, mais elle est, en tout cas, parfaitement démontrée par l'observation clinique. Les bons résultats obtenus dans le traitement des gastro-entérites aiguës avec diarrhée, surtout chez les enfants, dans le traitement des crises d'urémie et d'auto-intoxication ne doivent laisser aucun doute à ce point de vue.

Sans vouloir établir un parallèle suivi entre les diverses méthodes, nous dirons que la prophylaxie par le régime alimentaire et l'antisepsie mécanique ont largement pris le pas sur l'antisepsie médicamenteuse.

TRAITEMENT DE LA FLATULENCE GASTRO-INTESTINALE

Dans le chapitre consacré à la pathologie de la flatulence gastro-intestinale, nous en avons étudié la pathogénie. Nous avons vu qu'on ne peut invoquer que deux causes pour expliquer la *présence de gaz en quantité excessive* dans l'estomac et l'intestin, la déglutition de l'air atmosphérique et les fermentations gazogènes.

La *rétention* de ces gaz peut être due à la contracture des sphincters naturels ou de certains segments de l'intestin ou à l'atonie gastro-intestinale.

Les sensations pénibles produites par la flatulence gastro-intestinale dépendent dans une large mesure de l'hyperesthésie de l'estomac et de l'intestin à la tension gazeuse ; le rôle de ce facteur est en tout cas bien démontré pour l'estomac.

Pour combattre la flatulence gastro-intestinale, les indications suivantes peuvent donc être posées :

a) Empêcher la déglutition de l'air atmosphérique en quantité excessive.

b) Empêcher la production excessive des gaz par les fermentations gastro-intestinales.

c) Diminuer la flatulence en faisant disparaître les gaz.

d) Atténuer les sensations pénibles produites par l'accumulation des gaz dans l'estomac et l'intestin.

a) Il n'est pas toujours facile de diminuer la déglutition d'une quantité exagérée d'air atmosphérique. La plupart des malades atteints d'aérophagie sont des névropathes qu'il est très difficile de corriger de ce véritable tic. On y arrive parfois cependant en leur en démontrant le mécanisme ; on peut y parvenir aussi par la suggestion.

b) Nous avons indiqué dans le précédent chapitre comment on doit constater les fermentations anormales ou excessives de l'estomac et de l'intestin ; nous n'avons pas à y revenir.

On supprimera l'usage des aliments dont la décomposition donne le plus facilement naissance à une grande quantité de gaz : ce sont surtout des aliments végétaux. Baumets qui a fait une étude particulière de la flatulence donne la liste suivante des aliments gazogènes : les plantes potagères, les herbages, les haricots, les choux, les lentilles, les pois, les fèves, les raves, les pruneaux, les pommes de terre, les crudités en général ; pour les fruits, les châtaignes, les pommes crues, les poires non fondantes, les fruits à pulpe sèche, les raisins, etc. ; les aliments féculents qui renferment peu ou point de gluten, les pâtisseries en tout genre, les pâtes non levées, non fermentées, toutes les sauces en général, et surtout les sauces où il entre une graisse quelconque.

Il n'y a rien d'absolu dans cette énumération et il faut tenir compte de prédispositions individuelles qu'il est impossible de prévoir.

On peut dire d'une façon générale que la flatulence est surtout favorisée par une alimentation végétale mal divisée, riche en matières rebelles à la digestion, par des graines farineuses grossièrement divisées, mal dépouillées de leur enveloppe, telles que les pois, les haricots, les lentilles, le riz. Réduits en farine et très cuits, les féculents et les farineux ont beaucoup moins d'inconvénients, sans doute parce qu'ils sont plus facilement évacués et qu'ils se prêtent moins à la stase.

La stase est, en effet, la cause la plus importante de la flatulence, de même qu'elle est la cause la plus importante des fermentations et des putréfactions dans l'estomac et dans l'intestin. C'est en la combattant que les lavages de l'estomac et du côlon, les purgatifs et les laxatifs sont utiles.

Le lait donne lieu à une production considérable de gaz chez certains malades atteints de stase gastrique. La transformation de l'acide lactique en acide butyrique met en liberté de l'acide carbonique et de l'hydrogène.

Il serait très utile de connaître les fermentations qui sont surtout susceptibles de donner lieu à la mise en liberté de gaz, et de déterminer les antiseptiques correspondants. Malheureusement nos connaissances sur ce sujet sont encore très incomplètes.

Les recherches de Kuhn, confirmées depuis par divers observateurs, en particulier par Vauthey, ont attribué une grande valeur à l'acide salicylique et au salicylate de soude contre les fermentations gazeuses de l'estomac. Nous avons souvent employé le salicylate de soude pour combattre la flatulence gastro-intestinale et nous en avons obtenu de bons résultats. Il peut être associé à d'autres antiseptiques comme le charbon, le benzonaphtol, la résorcine, ou à des absorbants comme la magnésie.

e) Il y a deux façons de faire disparaître les gaz du tube digestif : on peut chercher à les faire évacuer ou à les faire absorber.

Leur évacuation par les voies naturelles est, pour l'intestin, obtenue par les diverses substances laxatives ou purgatives : on combat la flatulence en combattant la constipation. Rappelons ici que la constipation n'est pas toujours due à l'atonie de l'intestin, mais qu'elle est quelquefois aussi causée par le spasme du côlon.

L'évacuation par la voie buccale des gaz de l'estomac se fait sous forme de renvois plus ou moins bruyants, plus ou moins désobligeants pour les malades et leur entourage. Quelques médecins apprennent à leurs malades à provoquer ces renvois, et, pour cela, à déglutir une certaines quantité d'air. C'est un moyen qui devient dangereux chez les névropathes qui ont tendance à en abuser, et chez lesquels l'aréophagie et l'éructation bruyante qui lui succède devient souvent irréductible.

L'introduction de la sonde dans l'estomac ou le côlon peut être employée pour l'évacuation de leur contenu gazeux. Quand on introduit la sonde chez les malades qui se plaignent vivement de la tension gazeuse de l'estomac, on est souvent frappé de la faible quantité de gaz évacuée : c'est qu'il y a chez eux hypéresthésie à la tension gazeuse. L'introduction d'une longue sonde en caoutchouc rouge par le rectum peut amener l'évacuation d'une quantité considérable de gaz et la disparition d'un météorisme gênant, mais malheureusement ce moyen ne réussit pas toujours.

On a proposé encore de faire une ponction capillaire de l'intestin à travers la paroi abdominale en cas de tympanisme assez considérable pour gêner beaucoup la respiration et la circulation et produire des accidents graves. Ce moyen échoue souvent, et on n'arrive à vider que l'anse intestinale, directement atteinte par la ponction.

Substances absorbantes. — Un autre moyen de faire disparaître les gaz est d'introduire dans l'estomac et l'intestin des substances susceptibles de les absorber.

L'absorption peut se faire en vertu d'une combinaison chimique; c'est ainsi que la magnésie calcinée et l'eau de chaux absorbent l'acide carbonique. On sait qu'un morceau de charbon peut absorber un volume considérable de gaz qui s'accumule dans ses pores. On a donc administré le charbon en poudre, dans les cas de dyspepsie flatulente ; il semble cependant, ainsi que l'a démontré Leven, que, réduit en poudre et mouillé, le charbon perde complètement la propriété d'absorber les gaz. Son action non douteuse du reste dans certains cas, devrait s'expliquer sans doute par ses propriétés antiseptiques. Rappelons-le ici, le charbon n'exerce une action antiseptique marquée dans l'intestin que lorsqu'on l'administre à des doses très élevées ; Bouchard l'a donné jusqu'à la dose de 100 grammes par jour.

d) Une série de remèdes vantés contre la flatulence paraissent surtout agir en atténuant les sensations douloureuses produites par la distension gazeuse de l'estomac et de l'intestin. Peut-être est-ce de cette façon qu'il faut le plus souvent s'expliquer les bons effets des carminatifs.

Nous employons volontiers *l'eau chloroformée* saturée en cas de flatulence stomacale ; nous la prescrivons de préférence aux malades qui, sans avoir une distension gazeuse de l'estomac marquée et nettement appréciable par l'examen extérieur, se plaignent d'éprouver une sensation pénible de gonflement et d'avoir des renvois. Ils s'en trouvent souvent notablement soulagés, et il semble que l'action calmante de l'eau chloroformée soit la cause de cette amélioration.

Carminatifs. — On a autrefois vanté contre la flatulence gastro-intestinale une série de substances désignées sous le nom commun de carminatifs : les principales sont l'anis, le carvi, le fenouil, la coriandre, la mélisse, la camomille, la vanille, la menthe. Certains malades déclarent se trouver très bien de leur emploi ; ce sont surtout des malades atteints de dyspepsie nerveuse sensitivo-motrice, sans trouble accentué de la motricité. Il serait absolument inutile de faire prendre les carminatifs à des personnes atteintes de dilatation de l'estomac avec grande stase permanente, comme cela se voit en particulier dans la sténose du pylore.

Comment agissent les carminatifs ? Peut-être en excitant légèrement la motricité de l'estomac et de l'intestin, peut-être aussi en provoquant une certaine action révulsive et calmante sur la muqueuse stomacale.

L'anis et la menthe sont les plus employées des substances carminatives. L'essence d'anis entre dans la composition des formules véritablement classiques. Liqueur ammoniacale anisée :

Alcool	96
Essence d'anis	3 gr.
Ammoniaque pure	24 gr.

On en donne dix gouttes, quatre fois par jour dans un verre d'eau sucrée.

Essence d'anis	X gouttes.
Ether sulfurique	XX —
Sirop simple	50 grammes.
Eau	150 —

A prendre par cuillerées à bouche espacées.

Actuellement, on substitue volontiers le menthol à la menthe ou à l'essence de menthe.

Menthol	0 gr. 10 à 0 gr. 20
Julep gommeux	150 gr.

A prendre par cuillerées à bouche espacées. Il faut avoir soin d'agiter vivement la bouteille avant de s'en servir, car, dans cette préparation, le menthol est en suspension et non en dissolution.

Les carminatifs sont souvent employés en infusion, soit isolément, soit sous forme du mélange connu sous le nom d'espèces carminatives (10 grammes pour 1 litre d'infusion). Il ne paraît pas douteux que, dans ces conditions, l'eau chaude n'ait une action aussi heureuse que les plantes qu'on y fait infuser. Son influence, en tout cas, n'est pas à dédaigner.

TRAITEMENT DES HÉMORRAGIES GASTRO-INTESTINALES

La première indication, lorsqu'il se produit une hémorragie grave de l'estomac ou de l'intestin, est de mettre le plus complètement l'organe au repos.

Le *repos*, dans ces conditions, sera compris de la façon la plus compréhensive et la plus sévère. Le malade sera maintenu au lit d'une façon absolue, immobilisé dans le décubitus dorsal. Il ne lui sera point permis de se lever pour faire ses besoins ; du reste, dans tous les cas, on provoquera la constipation par l'usage de l'opium ou de la morphine. On supprimera complètement l'alimentation pendant quelques jours, et, à ce point de vue, la façon dont on se comportera devra être différente suivant le siège présumé de la lésion hémorragique. S'il s'agit d'une gastrorrhagie, et plus particulièrement encore d'une gastrorrhagie due à un ulcère simple, on devra, le premier et même le second jour, supprimer totalement toute ingestion de solides et de liquides. On ne donnera que quelques cuillerées d'eau espacées dans le cas où la soif serait trop pénible. Après cette première période, on aura recours aux lavements alimentaires, et on instituera l'alimentation par la voie rectale d'après les principes exposés dans un précédent chapitre. Si, au contraire, les présomptions cliniques sont en faveur d'une hémorrhagie de la partie inférieure de l'intestin grêle, du cæcum ou du côlon, on pourra donner de l'eau par petites rations espacées dès le début et revenir beaucoup plus rapidement à l'alimentation liquide par la voie buccale. En cas de lésion hémorrhagique de l'estomac, surtout lorsqu'il existe une ulcération, on ne reprendra l'alimentation buccale qu'après six à quinze jours suivant les indications particulières à chaque cas, suivant la façon plus ou moins satisfaisante dont se trouvera supportée l'alimentation rectale. En principe, on devra, dans ces conditions, prolonger le plus longtemps possible le repos de l'estomac.

Pour l'estomac où le rôle de l'auto-digestion dans l'évolution de certaines ulcérations n'est pas douteux, le repos doit être à la fois mécanique et digestif; mécanique, pour empêcher que le caillot formé dans les vaisseaux sectionnés se déplace, digestif pour que l'auto-digestion ne vienne pas augmenter l'étendue des pertes de substances de la muqueuse. Pour l'intestin, nous ne connaissons l'auto-digestion que pour la région duodénale, il semble donc qu'on puisse plus rapidement reprendre l'alimentation, au moins par le lait, lorsqu'il ne s'agit pas d'une lésion de l'estomac ou du duodénum.

Si les lavements alimentaires sont mal supportés ou si l'on juge plus prudent de s'en abstenir au début, on pourra injecter sous la peau, en deux ou trois fois 1 000 à 1 200 gr. de solution de chlorure de sodium au titre physiologique.

Pour immobiliser plus sûrement le tube gastro-intestinal, on ne se contentera pas de supprimer tout d'abord l'alimentation par la voie stomacale pour la reprendre ensuite avec prudence. On aura recours à l'opium ou à la morphine. On pourra, le plus souvent, faire prendre de l'extrait thébaïque en pilules de 1 centigramme toutes les heures ou toutes les deux heures. Le laudanum dans les lavements alimentaires aura l'avantage de rendre plus grande la tolérance du rectum. En cas de douleur vive, ou de vomissements, il sera préférable d'avoir recours aux injections hypodermiques de morphine.

Les applications faites sur l'abdomen pourront contribuer à immobiliser l'estomac et l'intestin. On a le choix entre les cataplasmes et la glace. D'une façon générale, nous préférons l'application de la glace en permanence à celle des cataplasmes. A-t-elle une action hémostatique ? Il est permis d'en douter. Il nous semble qu'elle a surtout l'avantage de maintenir plus facilement que les applications chaudes à la surface de l'abdomen une température constante bien faite pour empêcher l'excitation des mouvements péristaltiques de l'estomac et de l'intestin qu'amènent volontiers les variations de température. On a prétendu que la glace ne servait qu'à immobiliser le malade ; cet avantage ne serait pas à dédaigner.

Moyens hémostatiques. — L'immobilisation du tube digestif, son repos absolu, sont certainement l'indication la plus importante dans le traitement des hémorragies gastro-intestinales. Ils ont autant d'importance, certainement, que la médication hémostatique que nous allons maintenant étudier.

On a cherché à obtenir l'hémostase en provoquant le spasme des vaisseaux susceptibles de fournir du sang, en amenant la coagulation du sang dans les vaisseaux ouverts, et enfin, on est intervenu chirurgicalement pour pratiquer l'hémostase directe.

On peut chercher à provoquer le spasme hémostatique des artérioles et des veinules en employant la chaleur, le froid ou des substances médicamenteuses.

Nous avons déjà parlé de l'application de la glace à l'extérieur ; nous n'avons rien à ajouter à ce que nous en avons dit. On donne souvent aussi de la glace à l'intérieur ; on fait ingérer de petits morceaux de glace, de façon à amener le resserrement des petits vaisseaux. Il est certain que le contact de la glace ou d'un liquide très froid amène une contraction des artérioles, mais on sait aussi qu'elle est promptement suivie par un relâchement, de telle sorte que l'avantage momentané se trouve sérieusement compromis. On sait, du reste, qu'on a, dans ces derniers temps, donné pour l'hémostase, l'hémostase utérine en particulier, la préférence à l'eau chaude sur l'eau froide. Le resserrement des vaisseaux et des fibres musculaires lisses due à l'action de la chaleur, n'est pas suivie d'une dilatation secondaire, qui fait que l'hémorragie reprend avec une nouvelle intensité.

On sait que, pour produire un effet hémostatique marqué, il faut employer de l'eau à la température de 40 à 50°. L'ingestion d'une quantité d'eau suffisante par l'estomac présenterait de sérieux inconvénients, et viendrait à l'encontre des indications précédemment données. Tripier, de Lyon, a eu l'heureuse idée, en cas d'hémorragie de l'estomac ou du duodénum de donner de grands lavements plusieurs fois par jour avec de l'eau bouillie à une température de 50°. Cette pratique lui a donné d'excellents résultats, elle nous paraît tout à fait recommandable. Nous l'avons déjà employée avec succès dans des cas d'hémorragie stomacale ou intestinale, et, en particulier au cours de la fièvre typhoïde.

Par la *médication hémostatique* proprement dite, on cherche soit à provoquer le spasme des petits vaisseaux, soit à amener la formation d'un bouchon fibrineux dans celui qui a été le point de départ de l'écoulement sanguin.

Parmi les astringents, le *perchlorure de fer* est la substancee le plus fréquemment utilisé. On le donne à la dose de 1 à 4 grammes par jour que l'on fait prendre par doses espacées. On l'administre souvent dans une potion qui renferme de l'eau de Rabel (3 à 5 grammes). L'eau de Rabel est formée par le mélange de 100 grammes d'acide sulfurique avec 300 grammes d'alcool à 90°.

On a employé aussi toute la série des astringents à base de tannin, à commencer par le tannin en nature. Nous ne croyons guère à l'efficacité de ces médicaments, dont les propriétés irritantes ne sont pas sans grands inconvénients lorsqu'il existe une gastrite hyperchlorhydrique et un ulcère de l'estomac.

Quelques auteurs conseillent de faire des lavages de l'estomac, soit avec une solution de nitrate d'argent, soit avec une solution de perchlorure de fer après une hémorragie gastrique ; nous considérons ce mode d'intervention comme dangereux, et nous n'oserions pas y avoir recours.

Examinons maintenant la série des médicaments angéiospastiques. L'*ergot de seigle* en est le principal. On peut l'employer en nature ; on se sert plus souvent de l'ergotine Bonjean ou de l'ergotine Yvon, qui correspondent à leur poids d'ergot de seigle et dont on peut donner de 2 à 3 grammes dans une potion prise en vingt-quatre heures ; on peut aussi les donner en injections hypodermiques. On pourra aussi se servir de l'ergotinine Tanret qui s'administre à la dose d'un quart à 1 milligramme ; on peut, pour cela, utiliser la solution au millième dont 1 gramme renferme, par conséquent, 1 milligramme d'ergotine.

A côté de l'ergot de seigle, il faut placer *l'hamamelis virginica* et *l'hydrastis canadensis*. Ce sont des substances peu toxiques qu'on peut donner à des doses relativement élevées. D'après Dujardin Beaumetz et Yvon, on peut administrer l'extrait fluide d'hamamelis, jusqu'à la dose de quatre-vingt gouttes en trois fois. Il existe aussi des teintures alcooliques, au cinquième pour l'hamamelis, au dixième pour l'hydrastis, et un certain nombre de préparations commerciales.

L'hamamelis virginica est surtout prescrite contre les hémorragies hémorroïdales ; son emploi serait indiqué beaucoup plus lorsqu'il existe un suintement sanguin en nappe, comme dans certains cas de côlite muco-membraneuse ou d'hémorragies névropatiques, que dans les cas où il existe une ulcération.

Dans ces derniers temps, on a introduit dans la thérapeutique des substances ayant la propriété d'augmenter la coagulabilité du sang.

Les recherches de P. Carnot ont démontré les curieuses propriétés de la *gélatine* sur la production des caillots sanguins et on a immédiatement employé cette substance dans le traitement des hémorragies, soit en application directe, soit en injections hypodermiques. La gélatine a le grand inconvénient d'être un excellent milieu de culture microbienne et de se putréfier avec une grande facilité. Il en est résulté des accidents sérieux ; on a vu, par exemple, des tampons imbibés d'une solution de gélatine, appliqués sur le col utérin, pour des métrorrhagies, donner lieu à des ulcérations destructives. Si donc on voulait employer la gélatine en lavements en cas d'hémorragie gastro-intestinale, il faudrait avoir soin d'ajouter à la solution de gélatine au dixième habituellement usitée une substance antiseptique.

Mieux vaut encore, pensons-nous, se servir du *chlorure de calcium* qui, d'après les recherches de P. Carnot, présente un pouvoir coagulant comparable à celui de la gélatine sans avoir ses inconvénients. On peut facilement prendre en solution 4 à 5 grammes de chlorure de calcium.

Intervention chirurgicale. — On a proposé et on a pratiqué l'intervention chirurgicale dans des cas d'hémorragie ulcéreuse de l'estomac. Dieulafoy en est partisan, surtout si l'on peut supposer que la gastrorrhagie est la conséquence d'une de ces petites ulcérations qu'il appelle *exulceratio simplex*. Leube et d'autres médecins pensent que la laparotomie est justifiée dans les cas d'ulcère simple de l'estomac dans lesquels des gastrorrhagies se reproduisent à de courts intervalles.

L'intervention chirurgicale dirigée contre une gastrorrhagie nous paraît singulièrement hasardeuse. Découvrir le siège de l'hémorragie, cautériser ou exciser l'ulcération, tout cela ne se fera pas dans un grand nombre de cas sans de grandes difficultés et sans faire courir au malade de redoutables dangers. Il n'est guère douteux que la gastrorrhagie ne donne avec le traitement chirurgical une mortalité plus élevée qu'avec un traitement médical bien compris.

Reste le cas d'ulcère simple de l'estomac à hémorragies successives, répétées. Nous comprenons mieux l'intervention opératoire dans ce cas. Il semble que la gastro-entérostomie puisse donner dans ces conditions de très bons résultats.

Traitement de l'anémie post-hémorragique. — Les grandes hémorragies de l'estomac et de l'intestin peuvent donner lieu à des accidents graves d'anémie aiguë ou chronique. L'anémie aiguë, par perte rapide d'une quantité considérable de sang peut produire des accidents graves : pâleur très grande, vertiges, étourdissements dès que le malade quitte la situation horizontale, lipothymies et même syncope. La mort même peut être la conséquence de l'hémorragie. Dans ces conditions, il faut avoir recours aux grandes injections sous-cutanées d'une solution de chlorure de sodium à 7 p. 1000 ; la transfusion du sang qu'on faisait autrefois en cas semblable, est actuellement complètement délaissée. On obtient des résultats équivalents par le procédé beaucoup plus simple de l'injection de sérum artificiel.

Quant à l'anémie chronique consécutive à des pertes sanguines considérables, on la traitera surtout par les moyens hygiéniques. L'usage des préparations ferrugineuses sera contre-indiqué toutes les fois qu'il y aura des signes d'irritation venue de l'estomac et des présomptions de gastrite intense. Il vaudra mieux alors avoir recours à l'usage de la viande crue pulpée.

TRAITEMENT DE LA COLITE MUCO-MEMBRANEUSE

Considérations générales. — Sur les notions de pathologie et de pathogénie précédemment exposées, on peut baser un traitement logique, et nous oserons dire, souvent efficace de la côlite muco-membraneuse.

Nous avons appris que, dans la côlite muco-membraneuse, il y a trois éléments symptomatiques prépondérants : la constipation, l'évacuation de muco-membranes et la douleur. Nous savons que le nervosisme joue souvent un rôle important dans la genèse et l'aggravation de la maladie. L'étude histologique et chimique des membranes nous a montré qu'il s'agit d'une hypersécrétion de mucus avec desquamation exagérée de l'épithélium de revêtement du côlon, et que ces membranes renferment une quantité énorme de microbes.

De ces notions découlent immédiatement certaines grandes indications thérapeutiques qu'on peut considérer comme fondamentales :

1° Combattre la constipation ;

2° Faire l'antisepsie du gros intestin ;

3° Combattre l'inflammation mucogène de la muqueuse colique ;

4° Combattre les phénomènes douloureux ;

5° Diminuer, le nervosisme général.

Les notions acquises sur le mécanisme de ces phénomènes nous aideront beaucoup dans le choix des moyens thérapeutiques destinés à les combattre.

1° *Combattre la constipation.* — Dans un chapitre antérieur nous avons exposé les principes généraux du traitement de la constipation ; il ne peut-être question, naturellement, de reproduire ici les développements dans lesquels nous sommes entré à ce sujet, mais seulement d'exposer quels sont les moyens qu'il convient le mieux d'employer lorsque la constipation est compliquée de côlite muco-membraneuse.

Il faut ne pas oublier la tendance du côlon à un mode particulier d'inflammation catarrhale, mucinogène, sa tendance à l'hyperesthésie et à la contracture. On devra donc, en principe éviter tous les moyens susceptibles d'augmenter cette irritation.

Boas et von Noorden ont défendu cette idée qu'il fallait avant tout chercher à faire disparaître la constipation par un régime alimentaire convenable. Von Noorden dit avoir obtenu de très bons résultats d'une alimentation végétale riche en résidus rebelles à la digestion, et d'une grande quantité de graisse sous forme de lard ou de beurre.

Nous pensons en principe qu'il est excellent de combattre la constipation par les moyens hygiéniques et, en particulier, par un régime alimentaire convenable dans lequel les fruits et les légumes tiennent une assez large place. Toutefois, une alimentation végétale un peu grossière n'est pas également bien tolérée pour tous les malades. Beaucoup d'entre eux ne supportent que les légumes et les fruits cuits réduits en purée ou en marmelade. Les légumes verts, les fruits crus déterminent des coliques, des crises douloureuses intenses. Il faut aussi tenir compte de l'état de l'estomac et de sa tolérance. C'est ainsi que certains malades ne supportent pas le pain de Graham, ou le pain dit naturel.

Des moyens très simples peuvent, dans certains cas d'une intensité moyenne, ou à la fin d'une période de crise, donner des résultats inattendus. Nous avons vu récemment une malade obtenir des selles régulières, quotidiennes en prenant simplement un verre d'eau froide le matin à jeun et guérir de sa côlite muco-membraneuse, momentanément tout au moins. Dans ces conditions, on pourra aussi avoir recours avec avantage aux applications froides et au massage de l'abdomen. Le massage ne doit pas être employé quand il existe une hyperesthésie marquée de l'intestin et un degré accentué de contracture.

Dans un certain nombre de cas, on est bien forcé d'avoir recours aux purgatifs et aux lavements. Le laxatif que nous préférons, dans ces conditions, c'est l'huile de ricin dont nous donnons le plus souvent une cuillerée à café le matin à jeun quelques minutes avant le premier déjeuner. En général, nous alternons l'emploi de l'huile de ricin et des grands lavements ; un jour l'un, un jour l'autre.

Nous employons quelquefois aussi, mais moins volontiers, la poudre de cascara, la poudre de réglisse composée, un mélange à parties égales de crême de tartre, de magnésie et de soufre précipité.

La belladone est quelquefois très utile ; elle combat la contracture du colon, et calme son hyperesthésie.

Les grands lavages du côlon nous paraissent fort utiles dans le traitement de la côlite muco-membraneuse. Ils doivent être donnés avec un bock à injection, ou mieux encore un litre muni d'un vide-bouteille, le malade étant dans la situation horizontale. On emploiera, suivant les cas, suivant la tolérance du malade, de 1 à 2 litres d'eau bouillie à 40-42°, et additionnée quelquefois d'une petite quantité d'une substance antiseptique ou modificatrice de la muqueuse; nous reviendrons plus loin sur ce point.

Les grands lavages du côlon sont utiles de plusieurs façons : ils agissent comme lavements évacuateurs; pris à faible pression, ils pénètrent très loin dans l'intestin sans exciter sa contractilité d'une façon exagérée; ils produisent un véritable lavage de la muqueuse, sur laquelle ils exercent une action calmante par leur température. On peut certainement affirmer que le lavage est le meilleur moyen d'amener l'expulsion des microbes et des substances toxiques; il représente la meilleure des manœuvres antiseptiques pour le côlon.

Lorsqu'il y a contracture de l'intestin sous forme de corde, l'injection d'eau chaude à faible pression, faite lentement, contribue certainement à détendre l'intestin et à faire cesser le spasme. Il n'en est pas de même lorsque l'injection est faite trop vite, à une pression trop élevée. Il tend alors, comme nous l'avons démontré plus haut par un exemple probant, à se produire un spasme du côlon qui peut se généraliser et amener même dans les cas extrêmes, des accidents d'obstruction.

La constipation spasmodique est précisément l'indication donnée par Fleiner pour les grands lavements d'huile. Nous n'en avons pas toujours obtenu un résultat aussi bon que le promettait leur auteur. On peut (ce procédé donne souvent de bons résultats) faire prendre le soir un petit lavement d'huile qui sera gardé toute la nuit, et donner le lendemain un lavage du côlon ou seulement un assez grand lavement.

2° *Antisepsie du gros intestin.* — Nous avons déjà parlé des grands lavages; nous faisons souvent ajouter à l'eau bouillie, ou à la décoction de racine de guimauve, 6 à 10 grammes de biborate de soude, ou bien 2 à 4 grammes de salicylate de soude par litre. Nous considérons l'eau boriquée saturée et l'eau naphtolée comme irritantes, et, à ce titre, dangereuses. Nous ne croyons pas qu'il y ait utilité à se servir des autres antiseptiques qui ont été conseillés.

Dans certains cas de fausse diarrhée, nous conseillons l'usage répété des purgatifs salins ou de véritables cures avec une eau laxative. Dans ces conditions, une cure à Châtel-Guyon, à Marienbad ou dans quelque station similaire serait parfaitement indiquée.

3° *Combattre l'inflammation mucinogène.* — La meilleure façon de la combattre, c'est d'en supprimer la cause principale, la constipation et la stase des matières fécales, du mucus, des membranes et des innombrables microbes qu'ils renferment : nous en avons déjà indiqué les moyens. On écartera aussi de l'alimentation tout ce qui pourrait être irritant pour la muqueuse : les épices, les boissons alcooliques, les mets fermentés, et aussi, dans un grand nombre de cas, les résidus alimentaires rebelles à la digestion. Nous ne reviendrons pas sur ces dernières substances dont il a été question déjà à propos du traitement hygiénique de la constipation.

On a cherché à produire sur la muqueuse une action directement curative, en portant à son contact des substances modificatrices. Il a été question plus haut du biborate et du salicylate de soude, que nous avons considérés surtout comme des substances antiseptiques. On a employé encore le chlorure de sodium en solution à 5 ou 7 p. 1000, l'eau de Carlsbad, l'ichthyol, le nitrate d'argent, le tannin, le sous-nitrate de bismuth, etc.

L'ichthyol a été, à notre connaissance, employé par Bourget de Lausanne, et par Blondel. Nous nous en sommes servi à leur exemple, et en avons obtenu de bons résultats. Nous conseillons d'employer une solution mère d'ichthyolate neutre d'ammoniaque au cinquième et d'en mettre une à trois cuillerées à bouche par litre d'eau bouillie.

Le nitrate d'argent peut être utile d'une façon passagère lorsqu'il existe des phénomènes dysentériformes ; nous employons dans ce cas des solutions de 0,20 à 0,30 p. 1000. Nous n'avons jamais jugé opportun d'aller au delà de ces doses qu'on a parfois dépassées.

4° *Combattre les phénomènes douloureux.* — Les grandes injections chaudes y réussissent souvent très bien ; cependant, elles sont quelquefois mal supportées par des personnes nerveuses dont l'intestin est contracturé et hyperesthésié. Souvent, il est nécessaire d'agir directement sur l'élément douleur. Les applications chaudes, les grands bains sont souvent très utiles dans ce sens ; ils ne sont pas toujours suffisants, et il faut avoir recours à la belladone, à la codéine ou même, dans certains cas rebelles, à la morphine. Les préparations belladonées, non seulement ne provoquent pas la constipation mais même exercent une action laxative ; on leur a attribué la propriété très précieuse dans l'espèce de faire disparaître le spasme de l'intestin.

La cure de Plombières, lorsqu'elle est menée avec modération, lorsque les injections sont faites lentement à faible pression, exerce une action calmante des plus utiles. Si elle est mal conduite, si on y abuse des douches ascendantes, elle peut être plus nuisible qu'utile.

5° *Diminuer s'il y a lieu de nervosisme général.* — Les formes graves de la côlite muco-membraneuse se rencontrent surtout chez des nerveux, et il est certain que la névropathie générale tend à exagérer les accidents côliques.

L'hydrothérapie chaude, grands bains répétés, douches chaudes, quelquefois l'hydrothérapie froide sont souvent très utiles à ce point de vue.

Comme médication, nous nous servons de préférence du valérianate d'ammoniaque, moins volontiers des bromures qui sont souvent mal supportés par l'estomac.

Il nous reste maintenant à indiquer quel doit être le traitement des principales formes cliniques de la côlite muco-membraneuse.

Formes légères. — Les formes légères bénignes sont celles dans lesquelles la constipation ne s'accompagne que du rejet habituel d'une quantité minime de mucus et de pellicules ou de très petites membranes mucineuses, ou encore, celles dans lesquelles il ne se produit qu'à des périodes très éloignées des débâcles passagères de côlite muco-membraneuse. Dans ces conditions, le traitement pourra être à peu près exclusivement celui de la constipation simple. C'est alors qu'on pourra voir assez souvent la côlite muco-membraneuse disparaître complètement sous l'influence d'un régime plus richement végétarien, de l'usage de quelques laxatifs légers, du massage de l'abdomen.

Au moment des poussées de côlite muco-membraneuse, on aura recours au lavage du côlon par les moyens indiqués précédemment.

En somme, ces formes légères sont surtout une menace pour l'avenir et l'indice qu'il convient de ne pas négliger la constipation, de ne pas l'abandonner à elle-même, et, d'une façon générale, d'observer une hygiène meilleure du tube digestif, surtout s'il s'agit d'un sujet nerveux, plus particulièrement encore d'une femme atteinte de ptoses abdominales.

Formes communes. — Dans la forme commune, le syndrôme est au complet : constipation, rejet de muco-membranes, crises douloureuses. La côlite muco-membraneuse n'existe pas en permanence, d'une façon absolument continue, mais elle se montre par périodes assez longues, durant plusieurs semaines, se reproduisant plusieurs fois par an. Les phénomènes, sans avoir l'intensité qu'ils atteignent dans la forme grave douloureuse, sont cependant déjà accentués, surtout au moment de certains paroxysmes.

Ici il ne suffit plus de ne s'occuper que de la constipation, comme dans la forme précédente, il faut traiter directement la côlite et avoir recours d'une façon suivie aux grands lavages de l'intestin. Dans ces conditions, nous instituons le traitement que nous considérons en quelque sorte comme normal : régime alimentaire sévère dont sont exclus les aliments fortement épicés ou faisandés, les mets grossiers laissant des résidus indigestes volumineux et mécaniquement irritants ; tous les deux jours alternativement, huile de ricin à petites doses et grands lavages de l'intestin à faible pression, applications chaudes sur l'abdomen, grands bains fréquents.

En cas de crises douloureuses plus accentuées, un peu rebelles, usage momentané de la codéine ou de la belladone.

En cas de débâcles diarrhéiques répétées ou de fausses diarrhées, de congestion durable du foie, petites cures d'eau minérale laxative.

A ces cas surtout, s'ils sont sur la limite des formes douloureuses, si les crises paroxystiques ont réellement tendance à devenir pénibles, si elles se prolongent, conviennent les cures annuelles à Plombières. En cas de tendance aux débâcles diarrhéiques, à la fausse diarrhée persistante, aux poussées fébriles répétées conviendrait mieux une cure d'eaux laxatives, et en France plus particulièrement, une cure à Châtel-Guyon.

Formes graves douloureuses. — Dans les formes douloureuses, graves, qui sont des formes continues, ou à rechutes incessantes et prolongées, la gravité des accidents paraît due dans une certaine mesure à l'intensité du processus côlique, mais surtout au nervosisme général, et, souvent aussi à l'existence de ptoses abdominales.

On insistera, dans ces conditions, sur les moyens calmants locaux et généraux, applications chaudes répétées sur l'abdomen, grands bains fréquents et suffisamment prolongés ; belladone, codéine, valérianate d'ammoniaque, plus rarement bromures alcalins.

Souvent, les malades, très découragés, auront besoin d'être remontés moralement, on sera même quelquefois obligé de les changer de milieu, et même, dans certains cas, d'instituer un véritable isolement.

L'hydrothérapie chaude ou froide pourra rendre de très grands services pour le traitement de l'état général de névropathie.

Les ptoses viscérales sont fréquentes dans ces conditions ; elles vont souvent avec la contracture douloureuse du côlon, l'endolorissement général de l'abdomen. Dans ces conditions, il ne faut pas hésiter, pour commencer le traitement, à condamner les malades à un séjour absolu au lit de quinze à vingt jours. Pendant ce temps, on fera des applications chaudes, répétées, sur le ventre, on fera prendre de grands bains chauds, on donnera de la belladone. On fera de grands lavages de l'intestin, très lentement, à faible pression, de façon à les faire supporter le mieux possible. On ne permettra aux malades de se lever que lorsque l'endolorissement de l'abdomen aura sensiblement diminué, et on ne permettra de le faire que l'abdomen maintenu avec une bonne ceinture ou un corset ceinture.

Ces cas sont souvent désolants par leur intensité et leur ténacité. Le nervosisme prend alors un grand développement ; ces malades, qui sont surtout des femmes, doivent être traités comme de grands nerveux.

TRAITEMENT DE L'HYSTÉRIE GASTRO-INTESTINALE

Les recherches modernes ont démontré que la *suggestion* et l'*auto-suggestion* jouaient un rôle considérable dans la genèse et la localisation des déterminations symptomatiques de l'hystérie. Par contre, la suggestion est un élément de traitement extrêmement important et souvent très efficace ; elle est, en somme, sous les différentes formes qu'elle peut revêtir, la base de la thérapeutique de cette névrose. Cela reste vrai lorsqu'il s'agit de l'hystérie gastro-intestinale.

La suggestion peut être mise en œuvre de façons très différentes. La confiance du malade dans le médecin en est un facteur important. Ici plus encore que dans les autres maladies, il importe que le médecin inspire une pleine confiance, et qu'il ait une grande autorité morale sur le malade.

Si cette autorité est réelle et la plasticité psychique du névrosé suffisante, l'affirmation énergique que les accidents observés sont purement nerveux et de nature à guérir spontanément peut suffire pour les faire disparaître. Il suffira quelquefois d'ordonner de ne plus vomir, de ne plus souffrir pour que les douleurs et les vomissements disparaissent.

Dans d'autres cas, la suggestion se sert comme intermédiaire d'un agent thérapeutique. La foi profonde dans certains médicaments, dans certaines manœuvres thérapeutiques : hydrothérapie, électricité, massage, etc., est quelquefois la raison principale de leur efficacité. Il en est de même de l'action bienfaisante des cures dans telle ou telle station thermale.

De même encore pour les médicaments proprement dits. Il faut chercher à inspirer aux névrosés la confiance la plus entière dans leur action. On sait quelle est quelquefois l'action véritablement miraculeuse produite par des pilules de mie de pain ou par d'autres substances tout aussi indifférentes lorsqu'on a su entourer leur administration de la mise en scène nécessaire.

On a guéri des hystériques d'accidents variés, de vomissements incoercibles entre autres en leur faisant prendre des pilules d'extrait de pissenlit, en ayant soin de leur présenter ce produit comme extrêmement actif, et même dangereux s'il est manié imprudemment. Des cachets de bleu de méthylène amènent une coloration verte de l'urine ; cette circonstance frappe vivement les malades, et on peut quelquefois tirer parti de leur étonnement pour amener la guérison d'accidents névropathiques variés. Il est inutile de multiplier ces exemples.

On peut souvent par ces moyens ou par des moyens analogues obtenir d'excellents résultats dans le traitement de l'hystérie gastro-intestinale.

Ils ne réussissent pas toujours ; il est des malades sur lesquels ils n'ont pas prise, et des milieux dans lesquels leur emploi est impossible.

La suggestion dans quelques cas pourra être faite avec succès dans l'*hypnose provoquée ;* mais il n'est pas toujours sans danger de la provoquer, certains malades y sont rebelles, et, enfin, la suggestion échoue quelquefois dans ces conditions.

Isolement. Séquestration médicale. — Il nous reste à parler d'un moyen des plus importants, de celui qui certainement a donné le plus de succès dans les cas graves, nous voulons parler de l'isolement des malades, de leur séquestration médicale.

Souvent le milieu dans lequel vivent des malades qui présentent des accidents graves d'hystérie gastro-intestinale, tels que l'anorexie, les vomissements incoercibles, est tout à fait contraire à leur guérison. Les personnes qui les entourent contribuent inconsciemment à perpétuer les accidents, les unes en rudoyant les malades, les autres, au contraire, en s'attendrissant sur leur triste sort. Qu'on se reporte à la description donnée plus haut d'après Lasègue de l'anorexie hystérique et l'on saisira mieux l'influence néfaste de l'entourage. D'autre part, l'habitation même rappelle aux malades un long passé de souffrances.

On comprend dès lors quel intérêt considérable il y a à soustraire les malades à ce milieu. On leur a, en vertu de ces considérations, appliqué avec grande raison et avec beaucoup de succès le traitement conseillé par Weir-Mitchell aux femmes neurasthéniques, on les a médicalement séquestrés. Charcot a plus que tout autre contribué à faire entrer ce traitement dans la pratique courante.

Les malades sont emmenés hors de leur famille dans une maison médicale : sanatorium, maison d'hydrothérapie, peu importe. L'essentiel est de les soustraire au milieu dans lequel ils vivent habituellement de les séparer complètement des personnes qui les entouraient.

A partir de ce moment, toute communication avec leurs parents et leurs amis leur est interdite, ils ne voient plus que le médecin et les gardes chargés de les surveiller et de les soigner. On leur interdit même de recevoir ou d'écrire des lettres. Les gardes doivent être choisis avec soin ; ils doivent avoir de la fermeté sans rudesse, ils doivent être les collaborateurs du médecin et l'aider à inspirer aux malades la confiance la plus entière dans leur guérison. Autant que possible ils seront intelligents, de caractère enjoué, capables de causer avec les malades, de leur faire la lecture, etc.

Dans ce milieu nouveau, la tâche du médecin devient beaucoup plus facile. Les conditions sont bien meilleures pour qu'il impose son autorité aux malades, pour qu'il les amène à souhaiter leur guérison, à y croire, à y collaborer.

Les malades ne sont pas confinés dans leur chambre pendant toute la durée de la cure. Plus ou moins rapidement, on leur permet de descendre, de se promener dans le jardin de l'établissement. Ils mangent à la table commune, etc. Au bout de quelque temps, ils peuvent sortir sous la surveillance de leurs gardiens, seuls même quelquefois lorsqu'ils sont convenablement disciplinés et qu'on n'a à craindre de leur part aucune infraction au régime et à la règle.

Ce traitement moral, cette véritable rééducation psychique, pendant laquelle se reconstitue la volonté pervertie ou abolie, n'empêche nullement d'avoir recours suivant les indications à d'autres agents thérapeutiques : hydrothérapie, électricité, massage, et même médicaments.

Le médecin devra agir sur ces malades d'une façon différente : il usera plus ou moins de l'autorité ou de la persuasion suivant les cas. Il fera bien de chercher à leur faire comprendre qu'il s'agit d'une maladie sans lésion ; il leur décrira le mécanisme des accidents qu'ils présentent de façon à leur en faire saisir la guérison possible. Il cherchera à leur donner une confiance absolue dans cette guérison. L'isolement ainsi compris et pratiqué donne d'excellents résultats ; il est particulièrement indiqué dans les cas de spasme de l'œsophage, d'anorexie, de vomissements incoercibles lorsque la vie du malade se trouve mise en danger par le fait de l'inanition progressive.

L'isolement médical ne s'applique pas qu'aux seuls hystériques, il est aussi indiqué chez certains dyspeptiques neurasthéniques, et, plus particulièrement encore, chez ceux qui ont tendance à s'alimenter insuffisamment.

Nous venons de dire quelle part considérable on doit donner à la suggestion dans le traitement de l'hystérie gastro-intestinale, nous allons maintenant passer rapidement en revue ses principales formes cliniques, et dire les indications thérapeutiques qui correspondent plus particulièrement à chacune d'elles.

Spasme de l'œsophage. — Le passage de la sonde élastique suffit quelquefois pour franchir le rétrécissement causé par le spasme de l'œsophage ; mais, plus souvent encore, la pression que l'on peut obtenir avec cet instrument est trop faible ; la sonde se replie sans pouvoir passer outre et l'on est obligé de se servir d'un cathéter plus rigide. Le dilatateur à boule est souvent employé dans ces conditions, mais nous lui préférons les sondes œsophagiennes du Dr Ynurigaro, dont nous nous servons habituellement pour l'exploration et pour la dilatation de l'œsophage en cas de rétrécissement de ce conduit.

Comme médicaments en cas semblable on a employé toute la série des antispasmodiques, donnés directement ou en lavements. Sans nier leur utilité possible, nous pensons qu'ils ne viennent qu'en seconde ligne après le cathétérisme et la suggestion. Certains cas exigent l'isolement médical.

Anorexie hystérique. — L'anorexie hystérique est par excellence l'affection hystérique qui réclame l'isolement. Il conviendra de l'établir le plus rapidement possible, avant que l'insuffisance de l'alimentation ait trop gravement compromis la santé des malades. Dans certains cas, on aura recours au gavage.

Vomissements. — Les vomissements hystériques sont quelquefois d'une guérison facile ; d'autres fois, au contraire, ils sont extrêmement rebelles. Souvent ils se combinent à l'anorexie ; les malades se refusent à manger de peur de vomir. Les cas les plus graves sont ceux dans lesquels les douleurs précèdent et accompagnent les vomissements.

Les malades seront soumis à un régime plus ou moins sévère suivant les cas, le régime lacté exclusif dans les plus graves. Toutefois, on n'oubliera pas que, par une bizarrerie assez fréquente chez cet ordre de malades, des aliments lourds et indigestes sont quelquefois beaucoup mieux supportés que des aliments légers. On tiendra compte des susceptibilités individuelles sans cependant céder sans raison à des caprices injustifiables.

Dans les cas légers, on peut obtenir quelquefois la guérison par des moyens très simples, tels que l'eau chloroformée saturée, quelques gouttes d'éther, ou, encore, grâce à une dose élevée de suggestion, par des médicaments parfaitement indifférents.

Nous avons obtenu de bons résultats de la faradisation au pinceau de la paroi abdominale dans la région épigastrique ; on peut employer également l'électrisation des pneumogastriques, comme dans les vomissements incoercibles de la grossesse, les inhalations d'oxygène, l'eau oxygénée. G. Ballet a préconisé le gavage.

Du reste, des méthodes très variées, ayant donné des succès entre les mains de certains praticiens ont échoué dans d'autres cas.

Heureusement, on le sait, les malades ne vomissent souvent que partiellement les aliments ingérés, ce qui explique la façon dont ils survivent à des périodes prolongées de vomissements répétés.

Dans les cas graves, en présence d'une diminution considérable du volume de l'urine et de la quantité de l'urée, il faudra isoler les malades ; c'est encore le moyen le meilleur d'obtenir leur guérison.

Gastralgie. — Tous les moyens thérapeutiques usités contre les phénomènes douloureux de l'estomac et les crises gastriques sont de mise ici. Ils échoueront assez souvent. Il conviendra de n'avoir recours que de la façon la plus modérée aux calmants toxiques dans le traitement. On n'usera des injections hypodermiques qu'avec beaucoup de réserve, les malades ayant une grande tendance à verser dans la morphinomanie. On recourra à la suggestion toujours, sous toutes ses formes, et à l'isolement dans les cas graves.

COMPOSITION DES PRINCIPAUX ALIMENTS D'APRÈS LES TABLES DE KOENIG

Nous donnons ici la composition chimique des principales substances alimentaires d'après les tables de Kœnig. Si l'on se souvient que 1 gramme d'albumine et 1 gramme d'hydrate de carbone peuvent fournir en moyenne 4 calories, 1 et 1 gramme de graisse 9 calories, 3, il sera facile, en prenant ces chiffres comme point de départ, de calculer en calories la valeur d'une ration alimentaire dans laquelle ils figurent.

Viande (sans os).

	Substances azotées.	Graisse.
Viande de bœuf très grasse	16,75	29,28
— moyennement grasse	20,96	5,41
— maigre	20,70	1,74
Veau gras	18,88	7,41
— maigre	19,86	0,82
Rognons de veau	22.13	3,77
Foie de veau	17,66	2,39
Mouton très gras	16.62	28.61
— moyennement gras	17,11	5,77
Rognons de mouton	16,56	3,33
Porc gras	14,54	37.34
— maigre	20,25	6,81
Rognons de porc	18.14	6.69
Foie de porc	18,65	5,66
Cheval (viande)	21,71	2,55

Poissons a.) *Poissons gras.*

	Substances azotées.	Graisse.
Saumon	21,60	12,72
Anguille de rivières	12,83	28,37
Anguille de mer	18,46	9,09
Hareng	14,55	9,03
Maquereau	19,36	8,08
Ablette	16,81	8,13
Barbue	18,53	5,16

b.) *Poissons maigres.*

Brochet	18,42	0,53
Morue	16,93	0,26
Cabillaud	16,23	0,33
Perche	18,53	0,70
Sole	18,71	1,93
Carpe	21,86	1,09
Raie	19,51	0,91
Truite	19,18	2,10
Esturgeon	18,00	1,90

Coquillages et crustacées.

Huitres	9,04	2,04
Homard frais	14,49	1,84
Cuisses de grenouilles	16,00	0,46

Gibier.

Lièvre (chair)	23,34	1,13
Lapin gras	21,47	9,76
Chevreuil	19,77	1,92
Poulet maigre	19,72	1,42
— gras	18,49	9,34
Jeune coq maigre	23,32	3,15
Dindon (chair) assez gras	24,70	8,50
Canard sauvage	22,65	3,11
Pigeon (chair)	22,14	1,00

Viandes de conserve.

Jambon fumé	24,74	36,45
Langue	15,35	15,14

Lait et dérivés.

	Substances azotées.	Graisse.	Substances non azotées.
Lait de vache	3,55	3,69	4,88
— de chèvre	4,29	4,78	4,46

	Substances azotées.	Graisse.	Substances non azotées.
Lait de brebis	6,52	6,86	4,91
— d'ânesse	2,22	1,64	5,99
Crême	3,76	22,66	4,23
Beurre de vache	0,74	84,39	0,62
Fromage à la crême	18,84	40,71	1,02
Fromage gras	25,35	30,25	1,43
— demi-gras	29,67	23,92	1,79
— maigre	34,06	11,65	3,42
Lait de beurre	4,03	1,09	4,04
Petit lait vache	1,86	0,32	4,79
— chèvre	0,62	0,11	4,88
— brebis	2,13	0,25	5,07

Céréales et légumineuses. — Analyse de la substance naturelle.

Blé	12,04	1,85	68,65
Seigle	10,81	1,77	70,21
Orge	9,66	1,93	67
Avoine	10,66	4,99	58,37
Maïs	9,45	4,29	69,33
Riz cuit	6,73	0,88	62,81
Pois	23,15	1,89	52,68
Lentilles	25,94	1,93	52,84
Haricots	23,66	1,96	55,60

Farines.

Farine de blé fine	10,21	0,94	74,71
— grosse	12,06	1,36	81,83
— de Graham	11,70	1,70	69,90
— de seigle	11,57	2,08	69,71
— de riz	6,91	0,67	78,84
— de haricots	23,19	2,13	59,37
— de pois	25,20	2,01	57,17
— de lentilles	25,46	1,83	57,35
Nouilles, macaroni	9,02	0,30	76,77
Tapioca	5,31	0,73	78,49
Pain de blé fin	7,06	0,46	52,36
— — gros	6,15	0,44	49,04
Biscuit de blé	8,55	0,98	73,28
Pain de seigle	6,11	0,43	46,95

Racines.

Pommes de terre	2,08	0,15	20,73
Topinambour	1,76	0,14	16,29
Chou-navet	1,54	0,21	8,22
Betterave	1,27	0,12	14,40
Carottes	1,23	0,30	9,17

Légumes.

	Substances azotées.	Graisse.	Substances non azotées.
Petits radis	1,23	0,15	15,89
Salsifis	1,04	0,50	14,80
Oignons	1,68	0,10	10,82
Cornichons	1,18	0,09	2,61
Melon	1,00	0,32	6,53
Asperges	1,79	0,25	2,63
Pois (non mûrs)	6,35	0,53	12
Fèves	5,43	0,33	7,35
Chou-fleur	2,48	0,34	4,55
Chou blanc	3,99	0,90	11,63
— de Bruxelles	4,83	0,46	6,22
Épinards	3,49	0,58	4,45
Laitue	1,41	0,31	2,19
Romaine	1,26	0,54	3,55

Œufs. — Les œufs tiennent une si large place dans l'alimentation des gastro et entéropathes que nous devons donner quelques indications sur leur composition et leur valeur nutritive.

Un œuf de poule pèse un peu plus de 50 grammes ; il renferme environ le 1/10e de son poids de substances albuminoïdes et autant de graisse. Celle-ci est exclusivement contenue dans le jaune.

Un œuf de poule a une valeur approximative de 70 calories. Pour fournir à la ration calorique d'un adulte vigoureux il faudrait donc plus de 40 œufs par jour !

TROISIÈME PARTIE

MALADIES CARACTÉRISÉES PAR DES LÉSIONS DE L'ESTOMAC OU DE L'INTESTIN

CHAPITRE PREMIER

DÉFORMATIONS CICATRICIELLES DE L'ESTOMAC ET ADHÉRENCES PÉRIGASTRIQUES

Si nous réunissons dans une même étude d'ensemble ces deux variétés de lésions gastriques, c'est qu'elles se développent sous l'action des mêmes causes morbides et qu'en réalité, dans la grande majorité des cas, on les observe simultanément. Les ulcérations assez profondes pour provoquer en se cicatrisant une modification dans la forme de l'estomac, s'accompagnent toujours en effet d'une péritonite localisée suffisante pour créer des adhérences permanentes. Toutefois, il peut arriver aussi que les adhérences se développent parfois pour leur propre compte, sous l'influence d'une lésion primitivement péritonéale, et sans que les autres couches de la paroi gastrique soient intéressées. Nous rejetterons à la fin de ce chapitre l'étude anatomique et symptomatique de cette variété d'adhérences d'origine péritonéale.

DÉFORMATIONS CICATRICIELLES DE L'ESTOMAC

Les lésions ulcéreuses de l'estomac dont la cicatrice en se rétractant peut modifier la forme de l'organe et en gêner la fonction sont l'ulcère simple et les ulcérations consécutives aux caustiques. Jusqu'à présent on ne connaît pas d'autres causes à ces déformations. Quelques auteurs ont bien invoqué la syphilis gastrique (Keen), d'autres ont bien pensé que les brides péritonéales épaisses, pouvaient aussi produire des déformations de l'estomac (Klebs) mais ce ne sont jusqu'ici que des vues de l'esprit, qui ne reposent sur aucune constatation anatomique.

Le plus souvent l'ulcère, comme les lésions consécutives à l'ingestion de caustiques, siège à la région prépylorique : mais, dans tous ces cas, les adhérences périgastriques, les cicatrices rétractées, ne déforment pas l'estomac d'une façon appréciable ; elles gênent seulement le jeu de la couche musculaire prépylorique, organe moteur et évacuateur de l'estomac, et rétrécissent plus ou moins l'ouverture de l'orifice pylorique, lésions et symptômes qui sont décrits à propos des sténoses du pylore dans divers chapitres.

La déformation cicatricielle de l'estomac ne se voit en réalité que lorsque l'ulcère siège sur la région médiane et encore faut-il que l'ulcération ait détruit profondément les diverses couches du ventricule : sur 37 cas de déformations cicatricielles relevées par Perret dans sa thèse, 13 fois l'ulcère siégeait sur la petite courbure, 6 fois sur la paroi antérieure, 4 fois sur la paroi postérieure, et 2 fois seulement sur la grande courbure. Nous ne savons rien de précis sur les causes qui amènent le développement d'une déformation dans la région médiane : mais un fait curieux, c'est de voir la grande proportion de femmes qui ont présenté cette localisation : sur 63 observations de déformations cicatricielles de l'estomac qui ont été publiées, on note 55 femmes et seulement 8 hommes. C'est à se demander si le corset ne peut pas y jouer quelque rôle ; c'est en effet sur la région médiane de l'estomac que porte la constriction maxima : ce traumatisme prolongé pourrait peut-être provoquer à ce niveau ces lésions de gastrites chroniques qui, comme nous le verrons, sont indispensables au développement de l'ulcère.

Dans quelques cas, l'action du traumatisme est indéniable ; il y a déjà longtemps Potain a publié une observation de déformation cicatricielle où l'ulcère qui avait atteint la grande courbure était consécutif à un traumatisme de l'estomac.

Quant aux caustiques ingérés, le plus souvent ils vont toucher la partie la plus déclive de l'estomac, la région prépylorique. Pour qu'ils atteignent la région médiane, il faut un ensemble de circonstances que nous ne pouvons soupçonner. Il n'existe d'ailleurs qu'une observation de Von Hacker où la biloculation de l'estomac ait été consécutive à l'ingestion d'un liquide caustique.

Anatomie pathologique. — La rétraction cicatricielle de la partie médiane de l'estomac divise en deux cavités superposées la cavité unique de ce viscère : ainsi se crée un estomac biloculaire revêtant plus ou moins l'apparence d'une gourde de pèlerin. Parfois la déformation ne porte que sur la petite courbure, elle se rétracte, se raccourcit, de telle sorte que le pylore et le cardia se touchent presque.

Le sillon qui divise l'estomac a en général une direction perpendiculaire au grand axe de cet organe. Il est blanchâtre, dur au toucher, d'aspect fibreux, il parcourt toute la circonférence de l'estomac ou au contraire se limite à un seul côté, grande courbure ou petite courbure, produisant une dépression profonde à ce niveau.

Si l'on sectionne la paroi gastrique, on constate qu'au niveau du sillon, toutes les couches sont détruites et remplacées par un tissu cicatriciel, et cela sur une hauteur assez grande atteignant parfois 2 ou 3 centimètres ; ce tissu cicatriciel peut faire une saillie de quelques millimètres à l'intérieur de l'estomac.

Quant au canal produit par le rétrécissement, il a des dimensions variables : lorsque la cicatrice n'existe que sur un côté de l'estomac, on n'observe qu'une diminution de calibre assez restreinte. Mais parfois la cicatrice contourne toute la cavité gastrique et il en résulte un véritable rétrécissement admettant à peine l'extrémité du petit doigt. Il est fréquent d'observer au voisinage du rétrécissement des replis formés par la muqueuse saine au-dessus et au-dessous du sillon cicatriciel; ces replis forment des valvules qui peuvent obstruer et même oblitérer presque complètement l'orifice de communication des deux poches gastriques.

C'est également à ce niveau qu'on observe soit des cicatrices d'ulcères, soit des ulcères chroniques encore en évolution.

La cavité gastrique située au-dessus du rétrécissement est en général la plus grande ; cela est dû, d'abord à ce que l'ulcère se développe en général en un point plus rapproché du pylore que du cardia ; cela tient aussi à ce qu'une fois le rétrécissement constitué, les aliments s'accumulent dans la poche supérieure en communication directe avec l'œsophage et la dilatent progressivement.

D'après Perret il peut arriver aussi que la poche pylorique se dilate, soit sous l'influence d'une sténose concomitante du pylore, soit par suite de troubles trophiques. Le sillon cicatriciel doit gêner en effet le cours du sang dans la paroi gastrique et détruire peut-être un certain nombre de fibres nerveuses et de ganglions.

Les deux poches gastriques sont souvent situées l'une au-dessus de l'autre ; mais, lorsque la poche supérieure se dilate, il se forme un cul-de-sac qui descend plus ou moins bas et qui peut atteindre le niveau inférieur de la poche pylorique : la poche cardiaque paraît alors située à gauche de la poche pylorique. Parfois le canal de communication subit une torsion produite par le déplacement de la poche pylorique sous l'action des adhérences.

Ces adhérences, presque constantes, sont d'autant plus résistantes que l'ulcère a évolué plus lentement. D'après Perret, sur 37 cas où on les a notées avec soin, 9 fois il existait des adhérences avec le lobe gauche du foie, 7 fois avec le pancréas, 2 fois avec le côlon transverse, 1 fois avec la rate. Des fistules peuvent aussi succéder aux adhérences qui s'établissent entre une des poches de l'estomac et une anse de l'intestin. On a observé une fistule entre le côlon transverse et la poche cardiaque, entre l'estomac au niveau du rétrécissement et le duodénum.

Le diagnostic anatomique de ces déformations cicatricielles de l'estomac est en général facile, la présence d'adhérences nombreuses, les tissus fibreux qui constituent le rétrécissement, indiquent l'existence antérieure d'un processus inflammatoire. Mais il faut bien savoir qu'il existe d'autres déformations de l'estomac qui ne sont pas d'origine cicatricielle.

On doit tout d'abord éliminer les déformations apparentes. A l'autopsie, il n'est pas rare de rencontrer des estomacs divisés en deux poches par un sillon profond à 4, 6, 8 centimètres du pylore. Mais ce n'est là qu'une biloculation passagère, physiologique : l'estomac semble avoir été surpris par la mort au moment où une onde péristaltique se propageait de la région médiane au pylore ; c'est en quelque sorte un estomac mort en systole : d'ailleurs la simple insufflation suffit à faire disparaître toute trace de sillon, et, sur une section de l'estomac à ce niveau, on distingue très bien toutes les tuniques et l'on ne voit aucune trace de tissu fibreux.

Chez les femmes, sous l'influence de la compression par le corset et la ceinture des jupes, l'estomac se déforme et présente aussi une biloculation. Cette déformation a déjà été étudiée dans un chapitre précédent.

Enfin, dans d'autres cas beaucoup plus rares, sur des individus n'ayant présenté pendant la vie aucun trouble gastrique, on trouve un estomac nettement biloculaire, et dont la biloculation persiste malgré toute insufflation. Il s'agit alors d'une anomalie congénitale : on n'observe d'ailleurs aucune trace d'inflammation gastrique ou péritonéale antérieure, mais souvent les anomalies artérielles qui correspondent à l'anomalie de forme des viscères. Saake, Cammigton, Stokes, Williams, Hudson, ont publié des observations de ce genre. D'après Castellani, il s'agirait d'un arrêt de développement partiel portant sur la partie médiane de l'estomac.

SYMPTOMES ET DIAGNOSTIC

Symptomatologie. — Ce que nous avons dit de la nature et de la disposition des déformations cicatricielles nous permet déjà de prévoir quelle en sera la symptomatologie. Un premier point très important, c'est que le malade a toujours un passé gastrique ; à une époque plus ou moins éloignée, on retrouve l'histoire d'un ulcère de l'estomac avec ses douleurs intenses, ses vomissements alimentaires et souvent les hématémèses et le melæna.

Puis, après des périodes d'amélioration et des rechutes nombreuses, peu à peu l'aspect du malade se modifie et l'on voit apparaître les signes propres à la déformation cicatricielle de l'estomac. Ces signes seront d'autant plus nets et d'autant plus intenses que le canal limité par le tissu cicatriciel sera plus étroit.

D'une façon générale, le plus grand nombre de symptômes se rapprochent de ceux qu'on observe dans la sténose du pylore. Après des paroxymes douloureux intenses, plus ou moins indépendants du moment du repas, le malade présente des vomissements abondants divisés en trois couches, produisant beaucoup de gaz, et dans les matières ainsi rejetées on reconnaît des aliments ingérés deux ou trois jours auparavant. D'autre part, l'examen de l'estomac le matin à jeun, permet de reconnaître l'existence d'une stase gastrique permanente. Jusqu'ici, rien de spécial aux malades qui nous occupent ; on observe le même cortège de symptômes dans les rétrécissements du pylore. Seule, l'insufflation de l'estomac associée aux renseignements que peut donner le lavage de l'estomac permet de reconnaître le siège exact de la sténose qui s'oppose au cours des aliments.

Une fois l'estomac distendu par l'acide carbonique, si la paroi abdominale est mince, on peut sentir par la palpation la forme en sablier ou en gourde du viscère : le diagnostic est alors aisé.

Il faut savoir pourtant que, dans un certain nombre de cas, la déformation peut être méconnue ; si la poche pylorique est de dimensions minimes, elle peut se cacher sous le foie et échapper à toute tentative d'exploration.

D'autres fois, au moment de l'insufflation, la poche cardiaque se distend seule, fermant l'orifice de communication par compression ou par torsion. Le diagnostic devient alors très délicat. On peut néanmoins, d'après Bouveret, arriver à reconnaître l'existence de cette sténose médiogastrique. Les limites de la poche cardiaque, seule distendue par l'insufflation, sont situées très haut, alors que l'on trouve un clapotage péri-ombilical d'origine nettement gastrique. De même, il y a désaccord entre les limites de l'estomac données par l'insufflation et l'existence de la stase alimentaire. Enfin, le point sténosé se trouve situé à gauche de la ligne médiane, ce qui serait étrange si la sténose siégeait au pylore.

Le lavage de l'estomac vient compléter ces renseignements. On peut noter souvent quelques détails bizarres dans la façon dont ressort l'eau de lavage ; il peut arriver que le liquide qui sortait clair soit brusquement sali par un flux de substance alimentaire venant de la poche pylorique qui se vide enfin. Parfois encore on croit le lavage fini, l'estomac complètement évacué, mais la sortie de la sonde détermine des nausées, des efforts de vomissement et le malade rejette une certaine quantité de matières alimentaires. L'absence de bile dans les matières ainsi rejetées prouve bien qu'elles ne proviennent pas d'un reflux de l'intestin dans l'estomac. Enfin, Jaworski a signalé un symptôme qui peut avoir son importance. Parfois on trouve à la palpation un clapotage gastrique très net ; on fait un lavage, mais l'eau ne pénètre pas dans la poche pylorique et ressort claire, sans entraîner de détritus alimentaires.

Le bruit de glouglou, coïncidant avec chaque mouvement respiratoire, produit par le mouvement du liquide gastrique qui passe alternativement de la poche pylorique à la poche cardiaque et réciproquement, s'observe également, il est vrai, sur l'estomac du corset. Néanmoins, c'est un symptôme dont il faut tenir compte.

Signalons enfin un détail important ; il arrive parfois que par la palpation on limite une induration très nette, et que l'on peut avoir une tendance à songer au cancer de l'estomac : c'est l'ensemble des signes, l'étude du chimisme, l'histoire clinique du malade qui empêcheront de persister dans ce diagnostic.

Il faut avouer que, dans le plus grand nombre des cas, le diagnostic exact ne se fait pas ; on reconnaît l'existence d'une sténose arrêtant le cours des matières, mais on n'en peut pas préciser le siège. Peu importe d'ailleurs si une intervention chirurgicale est nécessaire, le diagnostic sera fait forcément, une fois l'estomac mis à découvert, et c'est au chirurgien à savoir modifier son intervention suivant la lésion trouvée.

Traitement. — Le traitement chirurgical de ces déformations cicatricielles donne d'ailleurs d'excellents résultats. Il consiste avant tout à dériver le cours des matières et à lui faire tourner l'obstacle, soit par la gastro-anastomose, opération qui consiste à aboucher entre elles les deux poches gastriques (9 opérations publiées, 8 guérisons, 1 mort), soit à l'aide d'une gastroentérostomie portant sur la poche cardiaque

(5 opérations publiées, 4 guérisons, 1 mort). Enfin, quelques chirurgiens ont tenté aussi la gastroplastie ; cette opération, analogue à la pyloroplastie, consiste essentiellement à faire une incision verticale au niveau du rétrécissement, puis à en écarter les lèvres jusqu'à amener au contact les deux points extrêmes de l'incision et à coudre l'estomac dans cette position. Cette opération pratiquée 9 fois a donné 8 guérisons et 1 mort.

ADHÉRENCES PÉRIGASTRIQUES

Nous avons vu que les adhérences périgastriques compliquent presque toujours les affections ulcéreuses chroniques de l'estomac : leur action peut avoir une certaine importance dans les symptômes présentés par les malades, mais elle se perd au milieu des troubles plus graves que provoque la lésion gastrique, ulcère ou cancer. Dans tous les cas d'ailleurs, elles sont localisées à une région de l'estomac peu étendue. Il en est de même lorsque les adhérences résultent d'une inflammation d'un organe du voisinage, de la vésicule biliaire surtout.

Les fausses membranes enserrent la portion supérieure du duodénum, elles s'étendent sur la région prépylorique de l'estomac et gênent ainsi l'évacuation gastrique, provoquent de la stase et, tôt ou tard, des symptômes analogues à ceux des sténoses par lésion intrinsèque du pylore.

Dans d'autres faits moins connus, les adhérences s'étendent sur une large surface de l'estomac, rattachant l'organe au foie, à la rate, à la paroi abdominale ; il en résulte une véritable *symphyse stomacale*.

Merklen a récemment publié l'histoire d'un malade atteint de périgastrite adhésive à la suite d'un ulcère. Cet homme présentait des douleurs extrêmement violentes pendant la période digestive, surtout s'il restait debout. Le décubitus horizontal les calmait à peu près complètement. Sur ce même malade on pouvait constater, d'après Hayem, que l'insufflation et l'ingestion des aliments ne déplaçaient pas en bas les limites de l'estomac et que, pendant tout le cours de la digestion, la grande courbure de l'organe restait immobile.

Douleurs intenses pendant la digestion, surtout sous l'influence des changements de position, immobilité de la grande courbure qui ne déplace ni l'insufflation, ni le poids des aliments, ce sont là, en effet les signes classiques de la périgastrique adhésive étendue, de la symphyse gastrique.

L'opération permit de constater l'existence de brides membraneuses fixant l'estomac de tous côtés et surtout d'une adhérence extrêmement solide, de la largeur d'une pièce d'un franc, fixant la région supérieure de l'estomac, près du cardia, à la face inférieure du foie.

M. Soupault a publié une observation intéressante d'adhérences gastriques caractérisées surtout par de la stase permanente. Chez son malade qui se plaignait de douleurs intenses pendant la période digestive, il existait une stase restreinte d'ailleurs, sans grand vomissement, *sans dilatation de l'estomac*. Au cours de l'opération, on put constater que le pylore était normal; mais la petite courbure était soudée à la face inférieure du foie et à la vésicule biliaire par de nombreuses adhérences semblant s'étendre en arrière jusqu'à la paroi de l'aorte.

Dans un cas publié par Marotti, l'estomac était tendu à sa partie médiane et fixé dans cette position par un certain nombre d'adhérences les rattachant à la paroi abdominale; le malade avait succombé à des vomissements incoercibles.

Le *traitement chirurgical* mis en œuvre dans les cas de ce genre, varie suivant l'étendue des adhérences. S'il s'agit de périgastrite adhésive siégeant à la région prépylorique et ayant provoqué des troubles moteurs de l'estomac, il vaut mieux avoir recours à la gastro-entérostomie (Westphalen et Fick).

S'il s'agit d'une symphyse plus généralisée, il faudra détruire les adhérences : ce n'est pas toujours facile et Guelliot (de Reims) fut, dans un cas, obligé d'intervenir trois fois de suite pour rompre toutes adhérences qui unissaient l'estomac au foie, à la paroi abdominale, au colon.

Il nous faut signaler enfin une déformation gastrique qui succède parfois aux adhérences, les diverticules de l'estomac. Zahn qui leur a consacré une étude très complète, les divise en deux groupes, les *diverticules de traction*, succédant aux adhérences de l'estomac, aux organes voisins; les *diverticules de pulsion* résultant de l'action de corps étrangers sur la surface interne de l'estomac.

CHAPITRE II

GASTRITES

Pendant longtemps, la gastrite a été admise simplement d'après l'aspect macroscopique de la muqueuse stomacale à l'autopsie ; l'insuffisance de cet examen fait dans ces conditions a été la cause de graves erreurs d'appréciation et de doctrine.

En effet, la muqueuse gastrique subit rapidement la décomposition cadavérique et l'auto-digestion, et il est extrêmement difficile et même le plus souvent impossible sous les modifications survenues après la mort de reconnaître les lésions qui existaient réellement sur le vivant. La muqueuse se ramollit après la mort, surtout en été, lorsque l'estomac renferme une certaine quantité de liquide acide ; des sugillations se produisent le long des vaisseaux ; par le lavage ou un grattage léger, on enlève de la surface de l'estomac une couche transparente d'aspect muqueux, qui résulte surtout de la desquamation et de la fonte par auto-digestion des couches superficielles de la muqueuse. Quelquefois celle-ci se trouve détruite dans presque toute son épaisseur. Pendant longtemps on a décrit comme une lésion véritable, comme un ramollissement survenu sur le vivant des modifications purement cadavériques. Comment, dans ces conditions, reconnaître ce qui pouvait dépendre réellement de la gastrite ? Toutes les affirmations étaient permises, le contrôle impossible. Il eut fallu pouvoir examiner l'estomac immédiatement après le décès.

Ainsi s'explique la coexistence de théories aussi nettement opposées, les unes expliquant par un simple trouble fonctionnel ce que les autres attribuaient à une lésion inflammatoire de la muqueuse. On devait être amené à la première de ces conceptions par l'étude clinique de la dyspepsie, à la seconde par l'apparence de lésion superficielle, catarrhale que donne si souvent la décomposition cadavérique à la muqueuse stomacale.

Lorsqu'on voulut se servir du microscope pour trancher la question en litige, on se trouva en présence de difficultés tout aussi grandes La loi ne permettant de faire les autopsies qu'au moins vingt-quatre heures après la mort, la muqueuse gastrique avait toujours subi des altérations cadavériques plus ou moins avancées. Sa partie superficielle avait complètement disparu, les cellules persistantes avaient subi des altérations dont il était bien difficile d'évaluer l'importance.

On pouvait certainement, surtout dans la profondeur de la membrane, reconnaître l'existence de lésions interstitielles, la raréfaction des glandes, leur dilatation kystique, la transformation muqueuse de leurs éléments épithéliaux; il était impossible d'aller plus loin et de reconnaître les dégénérescences parenchymateuses des éléments glandulaires. C'est pourquoi l'intervention du microscope n'a pas pu faire cesser d'emblée la querelle pendante entre les partisans de la dysepsie d'origine purement fonctionnelle et les partisans de la gastrite cause unique et suffisante de la dyspepsie. Dans ces dernières années seulement, l'examen de la muqueuse stomacale ayant été fait avec une technique meilleure, nos connaissances sur les lésions histologiques ont pu devenir plus précises et plus étendues. On a lavé la cavité de l'estomac immédiatement après le décès, on y a injecté des liquides fixateurs et antiseptiques; on s'est servi de réactifs colorants nouveaux. L'intervention chirurgicale a aussi permis assez souvent de recueillir des morceaux d'estomac directement sur le vivant.

Les plus importantes de ces recherches ont été faites depuis quelques années par Hayem et ses élèves; nous leurs devons des notions plus exactes. Toutefois, bien que plus étendues, nos connaissances se heurtent toujours à la même difficulté : *à une certaine limite* il est encore impossible à l'heure actuelle de savoir d'une façon indiscutable, si les modifications que présente le parenchyme cellulaire sont des lésions *in vivo* ou des altérations *post mortem*. Il semble en effet que les altérations auto-digestives et cadavériques des cellules glandulaires de l'estomac marchent avec une très grande rapidité, et qu'il est extrêmement difficile, sinon impossible de les empêcher complètement lorsque les fragments à examiner ne sont pas directement empruntés à l'estomac vivant. Et encore dans ces derniers cas les morceaux plongés dans les liquides fixateurs doivent-ils être très petits. Autre difficulté : les cellules glandulaires de l'estomac subissent certainement des modifications appréciables au microscope, suivant qu'elles sont à l'état de repos ou de sécrétion. Il importerait donc de se mettre également à l'abri de toute confusion résultant de ces variations physiologiques.

On comprend, en présence de ces difficultés si grandes, qu'il reste encore une assez grande incertitude sur la fréquence, l'étendue et l'importance physiologique des lésions de gastrite parenchymateuse.

PATHOLOGIE GÉNÉRALE DES GASTRITES

Par ses fonctions de réservoir alimentaire, l'estomac se trouve exposé à des irritations fréquentes et variées. Leur intensité explique la production de la gastrite aiguë, leur répétition celle de la gastrite chronique.

Les irritations que subit la muqueuse stomacale lui viennent souvent par sa surface libre des substances ingérées, d'autres irritations peuvent lui venir par la circulation sanguine.

L'observation clinique démontre que les différents individus présentent une susceptibilité très différente aux mêmes causes d'excitation et on doit, sans aucun doute, faire intervenir une prédisposition particulière à la gastrite.

Ainsi se trouvent indiqués trois facteurs étiologiques possibles de la gastrite : l'irritation inflammatoire directe de la muqueuse stomacale, l'irritation par voie circulatoire et la prédisposition morbide. Examinons successivement chacun de ces éléments.

Irritation directe de la muqueuse stomacale. — Les causes d'irritation directe de la muqueuse sont très nombreuses : l'homme civilisé s'est ingénié à les multiplier et à les varier. On peut, comme toujours, distinguer trois grands ordres de facteurs étiologiques, les agents physiques et mécaniques, les agents toxiques et les agents infectieux.

a) *Agents d'irritation mécanique ou physique.* — Cette catégorie comprend les corps étrangers, rebelles à toute digestion, les aliments grossiers, mal divisés, renfermant en grande quantité une gangue indigeste.

On a lieu d'être étonné toutefois en constatant avec quelle facilité l'estomac a toléré pendant longtemps une quantité quelquefois considérable de corps étrangers, sans que se soient produits des accidents graves d'irritation et d'intolérance.

Parmi les causes d'irritation physique, il faut citer la température très élevée ou au contraire très basse des aliments ou des boissons ingérées. Il y a certainement à ce point de vue une tolérance personnelle dont il faut largement tenir compte. Certaines personnes peuvent ingérer indifféremment, sans accident appréciable, des boissons très chaudes ou très froides. D'autres ne peuvent le faire sans s'exposer immédiatement à des malaises, à des douleurs, et, quelquefois à des vomissements et à de la diarrhée. Mais sont-ce là toujours des signes de gastrite ? Non, certainement.

b) *Agents d'irritation chimique ou toxique.* — Ils sont aussi nombreux que variés. Les uns à cause de leur nature et de leur concentration peuvent produire des accidents très intenses de gastrite aiguë ou même suraiguë, les autres, moins nuisibles, plus dilués ou ingérés à doses plus faibles, ne donnent lieu qu'à des accidents plus atténués de gastrite subaiguë ou chronique; bien souvent à l'aide du même agent il se produit soit de la gastrite aiguë soit de la gastrite chronique suivant les conditions dans lesquelles la substance nocive a été ingérée.

Parmi les substances les plus irritantes, capables de provoquer des accidents de gastrite intense, on peut citer les acides minéraux, les alcalis caustiques, l'alcool pur, le sublimé etc.

Les substances chimiques capables par un usage longtemps prolongé de produire des lésions de gastrite chronique sont multiples et très variées : il faut en première ligne citer l'alcool, un grand nombre de boissons alcooliques, les essences qui figurent surtout dans les boissons apéritives, les épices et un grand nombre de médicaments. Parmi les plus dangereux, on peut citer tous les médicaments riches en tannin, le fer, l'iodure de potassium, les sels de mercure etc.

La limite est quelquefois incertaine entre les agents d'irritation mécanique et les agents d'irritation chimique. On donne souvent le volume trop considérable des aliments ingérés comme une cause de gastrite. Il semble bien toutefois que, dans ces conditions, l'irritation dépende beaucoup plus des modifications qui se produisent secondairement dans la masse alimentaire que de son volume. Il en est de même lorsqu'il y a stase gastrique. Les fermentations anormales donnent alors naissance à des produits variés, en particulier à des acides qui peuvent devenir des agents actifs d'irritation pour l'estomac.

La limite est mal marquée aussi entre les agents toxiques et les agents infectieux. Les microbes qui ont pénétré et qui séjournent dans l'estomac peuvent y amener en excès des phénomènes de putréfaction et de décomposition, et donner lieu à la production de toxines nocives. Ces toxines produisent-elles réellement de la gastrite, de la gastro-entérite ou seulement des accidents toxiques sans lésion ? Il est bien difficile de le décider. Rien ne prouve que les phénomènes observés soient réellement des symptômes de gastrite.

c. *Agents infectieux.* — Certaines lésions de l'estomac sont incontestablement de nature infectieuse et d'origine microbienne ; le type en est fourni par la gastrite suppurée. Parmi les autres gastrites, en est-il un certain nombre qui soient directement attribuables à la pénétration directe des microbes par la surface de la muqueuse ? Cela ne paraît pas douteux. C'est ainsi, sans doute, par inoculation directe, que prennent naissance les lésions du charbon et les ulcérations tuberculeuses. Y a-t-il des gastrites chroniques en nappe de nature microbienne, causées par des microbes ingérés directement dans l'estomac ou par les toxines dont ils ont provoqué l'apparition ? Nous sommes bien mal renseignés sur ce point.

Rosenheim a rapporté un cas fort intéressant de *muguet de l'estomac*. Une dame de soixante ans, depuis longtemps clouée au lit par la goutte, éprouvait depuis des mois des accidents gastriques dont la nature était inconnue : perte d'appétit, sensation de poids, de malaise. Ces phénomènes allèrent en s'accentuant ; le lait lui-même finit par n'être plus digéré. La langue était recouverte d'un enduit saburral, la muqueuse buccale enflammée, l'estomac sensible à la pression. Un jour surviennent des vomissements ; parmi les matières vomies se trouvaient de petits fragments mous, de couleur grisâtre ou brunâtre et même des membranes larges, quelques-unes comme la paume de la main. L'examen microscopique montra des amas de filaments et de spores d'oïdium, avec une assez grande quantité de cellules rondes et de noyaux libres. La guérison fut complète en peu de temps. Il semble que ce soit là un cas de muguet primitif de l'estomac ; tout au moins il n'avait donné lieu qu'à une stomatite peu intense et de nature douteuse ; quant au muguet gastrique secondaire au muguet buccal, il n'est pas extrêmement rare : on en cite un certain nombre de cas.

On a de même signalé le *favus* de l'estomac : Kundrat a rapporté un cas de favus généralisé dans lequel le champignon avait amené sur la muqueuse de l'estomac et de l'intestin, la production d'une sorte d'exsudat membraneux avec des ulcérations et des escarres.

Dans six cas de *gastrite diphtérique*, Smirnow a rencontré des bacilles et des microcoques en grand nombre dans les exsudats qui recouvraient la surface de la muqueuse stomacale ; mais, ces microbes ne pénétraient ni dans les glandes ni dans leurs interstices. Kalmus, dans des cas analogues à vu des bactéries, non seulement dans les fausses membranes et le tissu nécrosé de la surface de la muqueuse, mais même dans la muqueuse et jusque dans la sous-muqueuse. Hayem et Lion, chez un tuberculeux mort avec des phénomènes d'urémie, ont constaté la présence de nombreux spirilles dans les tubes et les culs-de-sac glandulaires de la région peptique. On peut donc considérer comme dès maintenant démontré que les microbes peuvent attaquer la muqueuse stomacale par sa surface libre et envahir sa profondeur de dehors en dedans.

Irritation inflammatoire de l'estomac par la voie sanguine. — Les microbes pathogènes peuvent être apportés à l'estomac par la voie circulatoire, sanguine ou lymphatique. Dans la fièvre typhoïde, Chauffard a décrit des lésions de la muqueuse qui débutent dans la profondeur par les amas lymphoïdes de la sous-muqueuse. La gastrite suppurée a été vue au cours d'une pyohémie généralisée. Il n'y a donc pas de doute que la gastrite ne puisse se produire à la suite de l'apport par le sang de microbes pathogènes dans la profondeur et dans l'épaisseur de la muqueuse.

Les manifestations gastriques, on le sait, ne sont pas rares au cours de pyrexies diverses, en particulier des fièvres éruptives. A l'autopsie, on a assez souvent signalé la gastrite ; mais le diagnostic macroscopique n'a qu'une valeur très relative. D'autre part, on peut toujours se demander si les phénomènes gastriques observés au cours de ces maladies, sont réellement sous la dépendance d'une lésion inflammatoire de l'estomac, s'il ne s'agit pas beaucoup plutôt de troubles fonctionnels dus à l'intervention du système nerveux.

En admettant même la réalité de la gastrite, son mécanisme devrait certainement être considéré comme très complexe ; on peut invoquer, en effet, les troubles circulatoires, l'action directe des toxines, l'action des microbes, les infections secondaires, et quelquefois l'action des médicaments.

Prédisposition morbide. — La prédisposition à la dyspepsie douloureuse n'est pas douteuse. Elle est d'une grande fréquence dans certaines familles et paraît souvent se transmettre des parents aux enfants sous une forme analogue. On en a conclu à la prédisposition héréditaire à la gastrite, ce qui suppose que la gastrite est la cause et le substratum anatomique nécessaire de la dyspepsie. Les partisans de l'origine névropathique de la dyspepsie, peuvent facilement répondre que, ce qui est héréditaire, c'est la prédisposition névropathique. Et de fait, en admettant même l'existence de la gastrite chronique, pour comprendre qu'elle devienne douloureuse, il faut, le plus souvent, faire intervenir un état particulier de névrose. Or, il n'est ni prouvé ni probable que la gastrite soit indispensable pour qu'il y ait dyspepsie douloureuse.

La prédisposition à la gastrite peut se démontrer en prenant en considération une série de faits différents. Sans l'admettre, on ne pourrait comprendre que, soumis aux mêmes causes pathogéniques, aux mêmes irrégularités de régime, les uns aient une gastrite hyperplastique avec hyperchlorhydropepsie et les autres, au contraire, une gastrite destructive avec hypochlorhydrie. Cela démontre de la façon la plus nette que la muqueuse de l'estomac présente chez les différents individus, une vitalité tout à fait différente, de telle sorte que les mêmes agents morbigènes produisent chez eux des effets tout à fait dissemblables.

Parmi les causes prédisposantes à la gastrite, il faut citer un certain nombre d'états morbides préalables, de *propathies*. Les maladies chroniques du cœur, du foie, des reins, constituent une prédisposition certaine à la gastrite. En ce qui concerne le mal de Bright, on a pu voir un certain parallélisme et une certaine analogie anatomique entre la dégénérescence des cellules tubulaires de la glande rénale et de la muqueuse stomacale.

L'anémie, les cachexies de tout ordre, la tuberculose, le paludisme chronique, etc., s'accompagnent aussi très souvent de gastropathie et de lésions de gastrite. Il est vrai qu'on ne sait jamais, en cas semblable, à quel moment remonte le début des lésions de la muqueuse stomacale, et que, souvent des circonstances secondaires, par exemple l'usage prolongé de médicaments irritants, peuvent être un des facteurs les plus importants de l'inflammation de l'estomac.

ANATOMIE PATHOLOGIQUE GÉNÉRALE DES GASTRITES

La muqueuse stomacale est constituée essentiellement par un revêtement d'épithélium cylindrique, dont les invaginations glandulaires sont remplies par des formations cellulaires fortement différenciées. Entre les tubes glandulaires et au-dessous d'eux se trouve une charpente celluleuse dans laquelle cheminent les vaisseaux et les filaments nerveux.

A priori, on peut admettre l'intervention de trois ordres de lésions anatomiques dans la gastrite : on peut supposer l'inflammation et la dégénérescence, *isolément*, du revêtement épithélial cylindrique, des éléments de sécrétion chlorhydro-peptique et du tissu interstitiel. L'inflammation de ces trois ordres de tissus représenterait la *gastrite catarrhale*, la *gastrite parenchymateuse* et la *gastrite interstitielle*.

C'est là, comme nous allons le voir, une distinction analytique et schématique ; en réalité, ces inflammations *élémentaires* ne se trouvent presque jamais isolées, très souvent, il y a combinaison, participation commune, parallèle de l'inflammation des trois ordres de tissus au processus morbide, mais il n'est pas rare que la lésion de l'un d'eux soit plus ou moins nettement prépondérante.

Il faut noter aussi que très souvent les lésions de gastrite chronique n'appartiennent pas au même type anatomique sur des points éloignés de la muqueuse stomacale : c'est une particularité sur laquelle nous reviendrons.

C'est dans ces conditions et avec ces réserves, qu'il faut comprendre la signification des termes : gastrite catarrhale, gastrite parenchymateuse, gastrite interstitielle.

a. *Gastrite catarrhale.* — Sous cette rubrique, nous allons exposer ce que nous pouvons savoir à l'heure actuelle de la participation du revêtement d'épithélium cylindrique au processus d'inflammation aiguë ou chronique de l'estomac.

En réalité, sous le nom de gastrite catarrhale, les auteurs ont décrit des inflammations complexes dans lesquelles le processus n'était nullement limité à la couche de revêtement épithélial, et, en réalité, on ne sait pas du tout si cette inflammation isolée est possible.

Les gastrites aiguës légères, superficielles, ne sont jamais observées chez l'homme au point de vue anatomo- pathologique, parce que la gastrite aiguë superficielle est une affection dont on ne meurt pas. Beaumont, on le sait, a eu l'occasion d'observer un Canadien qui, à la suite d'une blessure par arme à feu, présentait une fistule de l'estomac assez large pour permettre l'observation directe de la muqueuse.

Au cours d'un embarras gastrique, qu'il considérait comme la conséquence d'un catarrhe aigu de l'estomac, il a noté les modifications suivantes : « La muqueuse présentait à sa surface de nombreuses vésicules blanches, comme de la lymphe coagulée, et, dans l'intervalle, des taches colorées d'un rouge sombre. » La sécrétion était ralentie, les substances alimentaires n'étaient pas attaquées et quatre heures après, on les retrouva intactes, enrobées d'un mucus jaunâtre. Les expériences faites sur les animaux par plusieurs auteurs, à l'aide de substances irritantes diverses, émétiques, essences, alcool, par exemple, ont toujours donné lieu à une inflammation assez profonde, intéressant certainement le tube glandulaire et le tissu interstitiel. La participation du revêtement épithélial a paru se traduire par une exsudation muqueuse abondante. La muqueuse était rouge, injectée, couverte d'une couche de mucus plus ou moins épais, quelquefois sanguinolent. A l'examen microscopique, les cellules cylindriques avaient en grand nombre subi la dégénérescence muqueuse. Beaucoup d'entre elles s'étaient ouvertes, avaient laissé s'échapper leur contenu et des prolongements de mucus s'enfonçaient dans leur cavité. En même temps, on a toujours relevé des modifications appréciables du tissu interstitiels et des cellules de sécrétion chlorhydropeptique. Les auteurs ont surtout noté que la distinction entre les cellules de revêtement et les cellules principales était devenue impossible. Les éperons interglandulaires étaient souvent augmentés de volume, infiltrés de sérosité, d'éléments embryonnaires et parfois de globules rouges.

La lésion de l'épithélium cylindrique de revêtement, qui nous intéresse seule ici, est sans doute rapidement réparable, lorsque cesse l'irritation qui lui a doné naissance, lorsqu'elle ne se reproduit pas à plus ou moins bref intervalle.

Si les irritations se répètent, la sécrétion muqueuse reste exagérée, et les cellules cylindriques subissent en plus grand nombre la transformation muqueuse.

Dans certains cas de *gastrite chronique*, les tubes glandulaires subissent eux-mêmes une transformation analogue, les cellules différenciées disparaissent et on ne trouve plus que des tubes plus ou moins dilatés, tapissés par des cellules cylindriques. Quelquefois même on distingue sur la coupe de petites cavités kystiques à revêtement cylindrique, et à contenu muqueux. Dans ces conditions, il y a, en général, une abondante prolifération interstitielle, et les tubes glandulaires sont plus ou moins raréfiés. Ces modifications sont, le plus souvent, très inégalement réparties sur la face de la muqueuse; elles se font d'abord par îlots plus ou moins éloignés, et ce n'est que tardivement qu'elles tendent à se généraliser. Cette régression muqueuse, qui fait disparaître la différenciation cellulaire des glandes, est un fait bien curieux. Schmidt a remarqué que, lorsqu'il y a eu des pertes de substances, des érosions ou des ulcérations de la muqueuse, l'épithélium qui vient les revêtir ou encore celui qui se produit sur le bord des ulcérations, tend à présenter nettement les caractères non de l'épithélium gastrique, mais de l'épithélium cylindrique à plateau, de l'intestin. On sait qu'au point de vue embryologique, l'estomac n'est qu'une dilatation de la partie supérieure de l'intestin dont les bourgeonnements glandulaires et la couche épithéliale de revêtement elle-même, se différencient de façon à prendre le type de la muqueuse stomacale, arrivée à la période adulte. Les modifications subies par l'appareil épithélial, tégumentaire et glandulaire, sous l'influence de l'inflammation chronique, seraient donc, en vérité, un retour à l'état *fœtal*, ce qui rentrerait dans la règle de l'inflammation chronique des organes glandulaires.

b. *Gastrite parenchymateuse.* — On connaît mal les *formes aiguës* de l'inflammation des éléments cellulaires des tubes glandulaires.

Les auteurs qui ont expérimenté sur les animaux ont signalé la tendance à la disparition de la différenciation des cellules glandulaires en cellules bordantes et en cellules principales. Les cellules bordantes, dont le type s'éloigne le plus du type des cellules de revêtement cylindrique sont aussi celles qui subissent le plus tôt des modifications qui les rendent méconnaissables et qui empêchent de les distinguer aussi facilement des cellules principales.

Pillet note que les tubes glandulaires sont raccourcis, que leurs cellules sont plus petites et la sécrétion glandulaire amoindrie à l'inverse de celle du mucus.

Sachs, après ingestion d'une dose assez élevée d'émétique, note la rétraction et le plissement des cellules principales ; les cellules bordantes sont devenues plus claires, leur bord seul est d'une couleur foncée, elles présentent des vacuoles dans leur protoplasma.

Hayem et Lion disent que, dans la gastrite catarrhale aiguë de l'homme, on peut constater la dégénérescence vacuolaire, la désintégration granuleuse et l'état épidermoïde dont nous allons parler à propos des gastrites chroniques.

Les modifications des cellules dans les inflammations chroniques de la muqueuse stomacale, ont été beaucoup mieux étudiées que les modifications correspondantes dans les gastrites aiguës. Toutefois, comme nous l'avons dit au début de cet exposé, on se heurte dans cette étude à des difficultés considérables : elles résultent surtout de la rapidité et de la facilité avec laquelle la muqueuse stomacale subit après la mort l'influence de l'auto-digestion et de la décomposition cadavérique.

Les études les plus complètes sur ce sujet ont été faites dans les derniers temps par Hayem et ses élèves.

On croyait autrefois que les lésions des cellules glandulaires dans les gastrites chroniques étaient forcément des lésions dégénératives et même destructives. Actuellement, grâce aux recherches de Korczinski et Jaworski et surtout de Hayem et de ses élèves, confirmées par nos recherches personnelles et celles d'un assez grand nombre d'auteurs, on sait qu'il peut y avoir dans la gastrite chronique une prolifération considérable, une multiplication de nombre et un accroissement de volume très marqué des cellules de sécrétion chlorhydropeptique.

On pourrait donc actuellement distinguer deux grandes variétés principales dans la gastrite parenchymateuse chronique : la *forme proliférative* et la *forme dégénérative*. Nous verrons qu'il y a des formes de passage de l'une à l'autre.

Gastrite parenchymateuse, prolifération chronique. — Sous l'influence d'irritations excessives et répétées de la muqueuse stomacale, mais aussi d'une certaine prédisposition vitale dont l'essence nous échappe, l'appareil glandulaire de l'estomac tend à acquérir un développement excessif. Les tubes glandulaires deviennent plus gros et plus longs, ils se pelotonnent dans la profondeur de la muqueuse dont l'épaisseur et les saillies augmentent. Les tubes glandulaires à cellules principales et à cellules bordantes tendent à envahir la région pylorique dans laquelle on ne les rencontre pas normalement (Hayem). A l'examen histologique, on trouve que les tubes glandulaires sont non seulement allongés mais élargis et gorgés de cellules. Les cellules principales et surtout, le plus souvent, les cellules bordantes sont plus nombreuses qu'à l'état normal, et plus volumineuses. Dans quelques-unes d'entre elles, on aperçoit deux noyaux. Cette multiplication des noyaux peut être considérée comme un indice de prolifération inflammatoire.

Il est extrêmement rare d'observer la multiplication des cellules bordantes et des cellules principales que nous venons de décrire

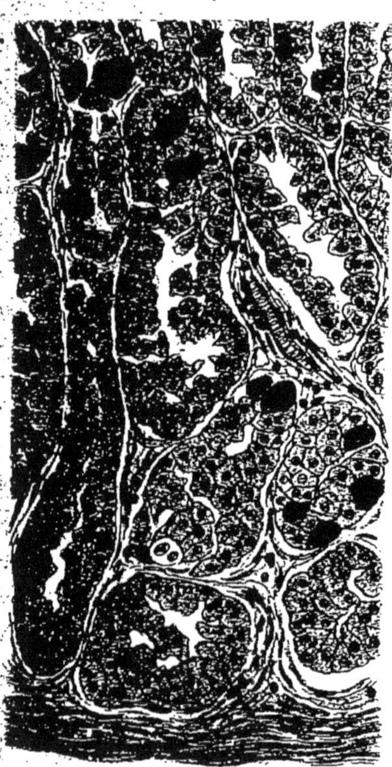

Fig. 15. — Gastrite parenchymateuse pure. Multiplication portant surtout sur les cellules principales (d'après Hayem et Lion).

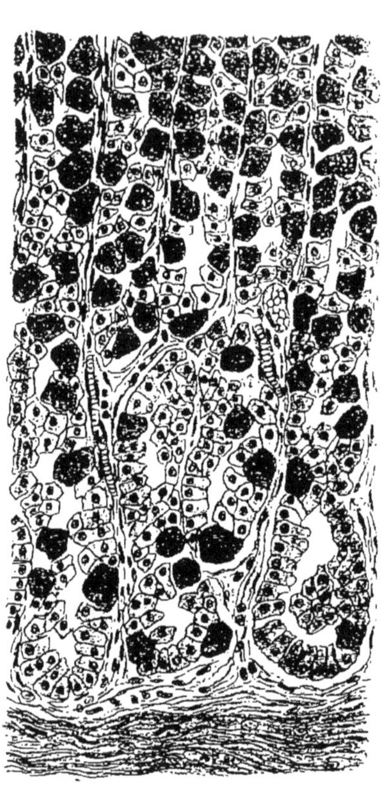

Fig. 16. — Gastrite parenchymateuse pure. Multiplication portant surtout sur les cellules de bordure, très nombreuse dans la moitié supérieure des tubes (d'après Hayem et Lion).

sans qu'il ait çà et là des lésions plus ou moins marquées de gastrite interstitielle. Ces lésions interstitielles peuvent être invoquées comme une preuve de la nature inflammatoire des modifications subies par l'appareil glandulaire, bien qu'on puisse aussi les considérer comme secondaires et surajoutées.

Cependant, Hayem et Lion décrivent une gastrite hyperpeptique

[1] Leuk fait remarquer que le nombre des cellules est très variable dans un tube glandulaire normal. Tantôt il a compté une vingtaine, tantôt une quarantaine de cellules bordantes. Le nombre des cellules principales a varié de 43 à 56.

pure, comprenant deux types différents suivant que prédomine la prolifération des cellules principales ou des cellules bordantes. Nous reproduisons ci-dessus les dessins qu'ils ont donné de ces lésions.

Nous devons avouer, toutefois qu'il nous reste quelque incertitude sur l'interprétation donnée à cette prolifération glandulaire, avec multiplication des éléments de sécrétion chlorhydropeptique. Est-ce bien là de la gastrite ?

Leuk fait remarquer que le nombre des cellules est très variable dans un tube glandulaire. Tantôt il a compté une vingtaine, tantôt une quarantaine de cellules bordantes. Le nombre des cellules principales a varié de 43 à 56.

Il est assez difficile, en effet, de décider où commence réellement la gastrite parenchymateuse proliférative. Que sous l'influence d'excitations réitérées et excessives, l'appareil glandulaire se développe au maximum, que les tubes glandulaires deviennent plus nombreux, plus volumineux, que les cellules bordantes tendent à y prédominer, il n'y a rien là qui doive surprendre. L'état pathologique ne commence évidemment qu'au moment où ce développement dépasse la limite normale et tend vers la dégénérescence. Mais où est cette limite ? Où commence l'inflammation ? Il nous semble que, dans ces cas, alors qu'il n'y a aucune dégénérescence des cellules, l'inflammation est indiquée beaucoup plus par les lésions interstitielles que par la prolifération intra-tubulaire. Les lésions dégénératives des cellules glandulaires peuvent succéder à leur développement excessif ; les lésions interstitielles peuvent prendre un développement considérable, de telle sorte qu'à un moment donné, la phase proliférative avec exagération de la fonction tend à faire place à la phase dégénérative, destructive, avec amoindrissement et même avec disparition de la sécrétion chlorhydro-peptique. Jamais, toutefois, la dégénérescence ne se produit d'emblée uniformément sur l'ensemble de la muqueuse, elle se fait par îlots, et on peut ainsi reconnaître facilement, en considérant des îlots différents comment les choses ont évolué.

GASTRITE PARENCHYMATEUSE DÉGÉNÉRATIVE CHRONIQUE

On peut distinguer deux possibilités : les cellules de sécrétion glandulaire peuvent subir une dégénérescence qui permet cependant de reconnaître leur nature, ou il peut se faire une transformation totale, de telle sorte qu'à un moment donné, on ne trouve plus que des tubes ou des cavités tapissés d'épithélium cylindrique, sans aucune apparence reconnaissable de cellule principale ou de cellule bordante.

D'après Hayem, dans la gastrite parenchymateuse chronique, on peut observer deux modes principaux de dégénérescence des cellules sécrétantes : *a*) la dégénérescence vacuolaire ; *b*) les processus nécrobiotiques.

La *dégénérescence graisseuse*, si souvent mentionnée par les auteurs, ne se rencontrerait pas dans les gastrites chroniques, elle ne se verrait qu'à la suite de l'empoisonnement par le sublimé ou par le phosphore.

a. *Dégénérescence vacuolaire.* — Elle peut se produire sur les cellules bordantes. On voit se former dans leur protoplasma des espaces vésiculeux, clairs, qui ont l'aspect d'espaces vides. Lorsque cette dégénérescence est poussée très loin, il peut en résulter une destruction de la cellule dont on ne retrouve plus que des fragments, des débris plus ou moins informes.

b. *Processus nécrobiotique.* — Dans les processus nécrobiotiques, Hayem distingue les variétés suivantes : α. désintégration granuleuse ; β. état épidermoïde ; γ. état grenu et dégénérescence translucide.

α. *Désintégration granuleuse.* — Les cellules sont infiltrées de petites granulations grisâtres ; elles tendent à devenir peu distinctes les unes des autres. Elles se présentent souvent sous forme d'amas ou de plaques irrégulières, renfermant des noyaux multiples. A un degré plus avancé, les cellules s'effritent, se désagrègent, et on ne trouve plus dans les points qu'elles occupaient que des traînées granuleuses de plus en plus tenues, faiblement teintées. Il devient impossible, lorsque le processus de désintégration granuleuse est accentué, de distinguer les unes des autres les cellules bordantes et les cellules principales.

β. *Etat épidermoïde.* — Les cellules dans cette variété de dégénérescence nécrobiotique, d'après Hayem, semblent aplaties, desséchées, tassées les unes contre les autres, elles ne prennent que difficilement et très mal les réactifs colorants habituels.

γ. *Etat grenu et état translucide.* — Ces deux états sont donnés par Hayem comme la conséquence de la nécrobiose par certains agents chimiques : cet état ne se rencontrerait que chez les alcooliques et les absinthiques.

Dans l'*état grenu*, les éléments cellulaires deviennent finement granuleux ; ils diminuent de volume puis finissent par disparaître. Leur noyau peut persister ou au contraire disparaître. Dans l'*état translucide*, la cellule devient transparente, le noyau s'atrophie et disparaît complètement.

Dans la région pylorique, Hayem n'a rencontré que la dégénérescence vacuolaire à l'exclusion des autres.

Hayem reconnaît lui-même que l'état grenu et l'état translucide ont une grande ressemblance avec les modifications produites dans les cellules glandulaires par l'auto-digestion et la putréfaction cadavérique. Est-il bien certain qu'il ait pu complètement éviter la confusion?

En somme, un seul point paraît définitivement établi, c'est que les cellules glandulaires de l'estomac peuvent subir dans la gastrite chronique des dégénérescences qui en modifient sensiblement l'aspect et semblent indiquer leur destruction progressive, morphologique, et sans doute fonctionnelle.

Transformation cylindrique des tubes glandulaires. — Comme nous l'avons déjà indiqué plus haut, les tubes glandulaires de la muqueuse stomacale peuvent dans la gastrite chronique, subir une transformation ou une dégénérescence cylindrique très accusée. Les tubes glandulaires, souvent très raréfiés sont exclusivement tapissés par un épithélium cylindrique. L'épithélium cylindrique qui tapisse les glandes dans ces conditions est souvent moins élevé que l'épithélium de revêtement ou que celui des orifices glandulaires. Souvent il renferme un grand nombre de globules de mucus, et la transformation muqueuse peut être généralisée. Assez souvent les tubes glandulaires sont dilatés, quelquefois même ils ont subi une véritable transformation kystique. Leur cavité est alors souvent remplie de mucus plus ou moins granuleux.

On discute pour savoir comment se produit cette transformation. Y a-t-il production de nouveaux bourgeonnements glandulaires s'enfonçant de la surface vers la profondeur de la muqueuse, dérivant de la couche superficielle de revêtement d'épithélium cylindrique?

Y a-t-il, au contraire, transformation ou remplacement des cellules glandulaires *in situ*, les cellules de sécrétion chlorhydro-peptique se trouvant remplacées par des cellules cylindriques assez analogues à celles que l'on trouve normalement dans la région pylorique? Quoi qu'il en soit, il est certain que c'est là l'aboutissant commun de beaucoup de gastrites chroniques, lorsque la survie a été suffisamment prolongée. On doit considérer une muqueuse ainsi transformée comme absolument inactive au point de vue de la sécrétion chlorhydropeptique et de la digestion.

GASTRITE INTERSTITIELLE

On peut se demander comme nous l'avons fait plus haut s'il existe une gastrite parenchymateuse proliférative ou dégénérative de quelque intensité, sans participation à l'inflammation de la gangue cellulaire intertubulaire, sans gastrite interstitielle.

Dans la gastrite aiguë, il y a une infiltration plus ou moins marquée des espaces interglandulataires dilatés par la sérosité renfermant une quantité plus ou moins considérable d'éléments lymphoïdes ou de globules rouges ; les capillaires sont distendus, gorgés de globules sanguins, avec souvent une nappe de globules blancs à la périphérie.

Dans les formes chroniques, les amas d'éléments embyronnaires ou lymphoïdes sont plus abondants encore. On rencontre un certain nombre de globules rouges ; quelquefois il y a de véritables petites hémorragies interstitielles. Les éléments embryonnaires sont les uns autochtones, résultant de la prolifération des éléments du tissu conjonctif, les autres sont venus des capillaires par diapédèse.

Plus tard, il peut tendre à se faire une organisation fibreuse, une véritable *sclérose interstitielle.*

Les lésions interstitielles de la gastrite sont souvent réparties par zônes irrégulières ou, tout au moins, elles sont plus marquées dans certaines régions. Quelquefois, elles semblent prédominer à la surface de la muqueuse, parfois au contraire dans la profondeur. Peut-être la lésion superficielle s'observe-t-elle de préférence lorsque l'agent irritant s'est trouvé en contact de la muqueuse, et la lésion profonde lorsque cet agent est venu par la circulation, comme dans la fièvre typhoïde. Le plus habituellement du reste on trouve à la fois des amas embryonnaires superficiels et des amas profonds. Ces derniers sont constitués par l'inflammation des corpuscules lymphoïdes qui acquièrent ainsi des dimensions excessives allant de la profondeur à la périphérie ; ils finissent par intéresser la couche glandulaire dans toute leur épaisseur et par former comme de petits abcès qui peuvent devenir par leur élimination le point de départ de petites ulcérations. Très souvent, on voit les nappes superficielles et les masses profondes se réunir et se confondre au niveau de leur partie moyenne par une sorte d'expansion des amas embryonnaires.

Dans certains cas, lorsque le processus dure depuis longtemps déjà, il y a une infiltration uniforme, assez également répartie qui écarte les tubes glandulaires les uns des autres ; toutefois, sur certains points, les amas embryonnaires sont plus denses, et à, ce niveau, on ne trouve plus trace d'élément tubulaire. Leuk, prétend que, pour juger de la réalité et de l'intensité de la gastrite interstitielle, il faut tenir compte de la disposition naturelle des diverses régions de l'estomac. Normalement il n'y aurait pas d'éléments embryonnaires dans la région du grand cul-de-sac, mais il y en aurait toujours dans la région pylorique, de telle sorte qu'ici le jugement est beaucoup plus difficile.

Parfois les lésions de la gastrite chronique présentent une certaine tendance à la transformation scléreuse. On aperçoit des tractus scléreux, parsemés de cellules conjonctives ; ils siègent dans les espaces glandulaires, tantôt à leur périphérie, tantôt dans leur profondeur, assez souvent il s'y mélange des expansions de fibres musculaires lisses qui semblent se détacher de la musculaire sous-muqueuse épaissie, et qui ne sont sans doute que l'hypertrophie des éléments musculaires lisses qui existent normalement dans les espaces interglandulaires.

On a considéré la *linite plastique* comme le degré le plus accentué de la sclérose gastrique d'origine inflammatoire : c'eût été une sorte de cirrhose hypertrophique sous-muqueuse comme le voulaient Hanot et Gombault. Toutefois, actuellement, comme nous le verrons plus loin, on a tendance à considérer la linite plastique comme étant non pas à une simple cirrhose, mais une forme particulière de carcinome scléreux.

Lorsque le processus inflammatoire chronique intéresse surtout la périphérie de la muqueuse, les éperons situés entre les estuaires excréteurs des glandes augmentent d'épaisseur et de longueur et il se fait parfois ainsi des productions polypiformes, sur lesquelles nous reviendrons en étudiant les polypes de l'estomac.

L'infiltration inflammatoire des espaces interglandulaires peut être la cause de la production de petits kystes par oblitération des canaux glandulaires.

Dans les amas embryonnaires et le tissu interstitiel plus ou moins épaissi de la gastrite chronique, on peut rencontrer des globules rouges plus ou moins modifiés, des amas de granulations hématiques, des cellules ou des amas de cellules plus ou moins altérées qui se trouvent mises en liberté par la destruction des tubes glandulaires. Enfin Hayem et Lion signalent des productions qu'ils désignent sous le nom de *corps hyalins*. Ils sont constitués par des blocs légèrement grenus, homogènes ou fendillés, leur masse vitreuse aurait les mêmes aptitudes colorantes que les cellules bordantes. D'après Quesel, qui a étudié ces productions, elles présenteraient au réactif de Weigert une réaction colorante caractéristique : elles seraient dues à la dégénérescence hyaline des globules rouges venus des vaisseaux par diapédèse.

Souvent, en même temps que les lésions de gastrite interstitielles que nous venons de signaler, on relève des modifications plus ou moins marquées des vaisseaux : dilatation des capillaires avec stase, oblitération par thrombose, artériosclérose. On a signalé aussi la dégénérescence amyloïde des artérioles.

Il est assez difficile de se représenter exactement les rapports de l'*artériosclérose* et de la gastrite interstitielle chronique ; quelle est celle des altérations qui a précédé l'autre ? Ont-elles évolué parallèlement ou successivement ?

Plusieurs auteurs (Jurgens, Sassaki, Baschko) ont signalé des *lésions dégénératrices du système nerveux* dans la gastrite chronique : on conçoit tout l'intérêt théorique que présenteraient ces lésions nerveuses.

En terminant, nous voulons jeter une *vue d'ensemble* sur l'importance que présentent au point de vue de la pathologie générale les lésions interstitielles dans la gastrite chronique.

Tout d'abord elles indiquent d'une façon certaine la réalité de l'enflammation : elles en sont la signature irrécusable.

Dans les processus légers, il faut voir évidemment dans l'infiltration lymphoïde inter ou sous-glandulaire un processus de défense ; lorsqu'il y a quelque lésion destructive superficielle, elle devient le point de départ d'une production scléreuse cicatricielle. En revanche, lorsque les lésions sont extrêmement étendues, elles tendent à amener une véritable destruction de la muqueuse. Il faut dire qu'on les voit toujours alors coïncider avec des lésions dégénératives des tubes glandulaires, et, en particulier, avec leur dégénérescence muqueuse. Les deux processus glandulaires et interglandulaires évoluent parallèlement. L'infiltration embryonnaire vient prendre la place des éléments sécrétoires disparus. De cette façon la valeur glandulaire de la muqueuse diminue progressivement en quantité et en qualité : elle tend vers l'*atrophie*.

Le tissu infiltré par les éléments embryonnaires de la gastrite interstitielle présente une assez grande fragilité ; quand les amas lymphoïdes sont très denses, ils peuvent devenir le point de départ de véritables ulcérations étalées ou profondes suivant la disposition des infiltrations embryonnaires qui leur ont donné naissance.

Souvent, comme nous l'avons fait remarquer déjà, les lésions inflammatoires procèdent par zônes inégalement réparties, de telle sorte que, sur certaines d'entre elles par exemple, on constate la prolifération des cellules de sécrétion chlorhydropeptique, sur d'autres, une transformation cylindrique et muqueuse des tubes glandulaires avec infiltration interstitielle abondante.

Sur certains points même, le tissu normal de la muqueuse peut avoir totalement disparu, et il ne reste plus qu'un amas embryonnaire allant de la surface à la profondeur. Que cet amas si fragile, s'effrite, s'ulcère, se vide à la façon d'un petit abcès, et il en résulte une petite ulcération. Si de larges surfaces de la muqueuse peuvent sécréter encore un suc gastrique d'une activité normale ou supérieure à la normale, on comprend que ces points ulcérés à parois tapissées par des éléments embryonnaires sans doute d'une vitalité très diminuée, puissent subir l'action digestive du suc gastrique. C'est un des mécanismes les plus probables de la production de l'ulcère rond.

Si au contraire les lésions destructives de la muqueuse sont très étendues, si la sécrétion chlorhydro-peptique se trouve très diminuée et même presque complètement tarie, l'auto-digestion ne pourra plus se produire, et les altérations resteront limitées, petites et arrondies, punctiformes lorsqu'elles résultent d'amas embryonnaires limités (*érosions hémorragiques*), ou au contraire plus larges, et plus superficielles, à bords plus irréguliers quand elles sont dues à des amas lymphoïdes étalés à la surface de la muqueuse, et de profondeur variable dans leur étendue.

PHYSIOLOGIE PATHOLOGIQUE GÉNÉRALE DES GASTRITES

On comprend que des poussées de *gastrite aiguë* puissent être assez légères et assez superficielles pour passer à peu près complètement inaperçues. Lorsqu'elles sont plus intenses, par exemple dans les gastrites dues à l'ingestion de substances caustiques, elles s'accompagnent d'une vive douleur ; la pression éveille une vive sensibilité dans toute la région stomacale. L'intolérance de l'estomac est absolue dans les cas aigus ; les substances ingérées sont immédiatement rejetées, avec des efforts très douloureux ; les vomissements sont constitués par du mucus épais filant, quelquefois sanguinolent. Entre ces deux extrêmes, tous les degrés intermédiaires peuvent se rencontrer.

On peut dire que, dans les *gastrites chroniques*, les phénomènes douloureux attribuables directement à l'inflammation de la muqueuse sont relativement rares. En effet, on ne provoque guère de douleur à la palpation, au niveau de la grande courbure et de la face antérieure de l'estomac que dans la gastrite alcoolique et chez les hystériques, qui, en vertu de leur état névropathique, ont volontiers une hypéresthésie marquée de l'estomac. En dehors de ces conditions particulières et des poussées subaiguës, on ne constate de douleur qu'au niveau du point épigastrique, qui correspond comme nous l'avons dit au plexus solaire. Or le point épigastrique, si la lésion de la muqueuse n'est pas complètement étrangère à son apparition, paraît se produire de préférence chez les individus prédisposés par leur état préalable de nervosisme.

C'est donc par la névropathie générale, beaucoup plus que par les lésions locales, qu'on se trouve amené à expliquer les phénomènes douloureux de la gastrite chronique. Pour cette raison, il est impossible de se baser sur les phénomènes d'ordre subjectif pour diagnostiquer l'existence de la gastrite et pour apprécier son degré et son intensité.

Les *altérations de la motricité* ne peuvent non plus servir de mesure à la gastrite. Dans la gastrite aiguë, il y a une intolérance très grande; l'estomac est contracté, les aliments et les boissons ingérées sont immédiatement rejetés par le vomissement. Dans les gastrites chroniques de longue durée, on constate souvent une tendance au relâchement des parois musculaires et à la dilatation. Bien souvent, du reste, il est bien difficile de décider si la dilatation est la cause ou la conséquence de la gastrite; il semble bien que ces deux éléments puissent retentir réciproquement l'un sur l'autre. Dans la moyenne des cas, il semble toutefois que la motricité gastrique soit indépendante de la gastrite, dans une très large mesure tout au moins. C'est ainsi que des estomacs dont la sécrétion chlorhydro-peptique a définitivement disparu, évacuent cependant leur contenu aussi rapidement et même plus rapidement qu'un estomac normal. Dans l'hyperchlorhydrie, il y a quelquefois évacuation hâtive de l'estomac et plus souvent tendance à la stase ; mais on ne sait pas bien si ce trouble de l'évacuation n'est pas plutôt la conséquence de la viciation de la sécrétion et du chimisme gastrique que celle du processus chronique d'inflammation de la muqueuse. Pour expliquer l'hypersécrétion chlorhydrique, on a fait intervenir, nous l'avons vu, soit l'atonie des parois, soit le spasme du pylore.

Sans nier l'influence de l'inflammation chronique de la muqueuse de l'estomac sur les perversions de la motricité de cet organe, on peut en tout cas admettre que cette influence n'est que partielle et que l'on ne peut mesurer l'un des deux éléments par l'autre.

Dans l'étude anatomique de la gastrite que nous venons de faire, nous avons vu que l'appareil glandulaire pouvait être conservé et même hypertrophié, ou au contraire plus ou moins atrophié ; nous avons vu aussi que la destruction de l'appareil glandulaire a souvent pour conséquence l'augmentation considérable des surfaces de sécrétion muqueuse : il est facile de prévoir d'après cela qu'en clinique on trouvera tantôt l'augmentation, tantôt la diminution de la sécrétion chlorhydro-peptique, et que le mucus pourra, suivant les cas, devenir plus ou moins abondant.

Dans les gastrites aiguës il y a souvent des vomissements assez copieux de mucus épais, quelquefois même de mucus sanguinolent.

L'examen direct de la muqueuse chez les animaux soumis à l'expérimentation la montre tapissée d'une couche épaisse d'un mucus dense et très adhérent. Il est fourni par les cellules de revêtement épithélial dont un nombre plus ou moins grand ont subi la transformation muqueuse et se sont vidées de leur contenu.

Assez souvent dans la gastrite chronique, il y a, nous l'avons vu, transformation muqueuse de l'épithélium cylindrique de revêtement de la muqueuse, des estuaires glandulaires, et même des tubes sécréteurs eux-mêmes. On se représente donc facilement que cet appareil de sécrétion muqueuse ainsi hypertrophié puisse et doive verser dans la cavité gastrique une quantité considérable de mucus. Dans certains cas, cette sécrétion muqueuse prend en effet une assez grande importance. Elle caractériserait la gastrite catarrhale, à laquelle les anciens auteurs attribuaient une importance si considérable. Ils se représentaient que le mucus enveloppait les aliments, les enrobait d'une sorte de vernis protecteur et empêchait ainsi leur digestion. L'ennemi était donc le mucus qu'il convenait à tout prix de faire disparaître.

Tout le mucus évacué par les dyspeptiques ne vient pas de l'estomac ; une assez grande partie vient de la salive et des glandes œsophagiennes, et nous avons suffisamment insisté dans des chapitres antérieurs sur le mécanisme et la signification du vomissement pituiteux œsophagien.

On attribue moins d'importance aujourd'hui qu'autrefois à l'hypersécrétion du mucus ; c'est cependant un phénomène qui présente encore un certain intérêt.

Beaucoup plus importante est l'hypersécrétion chlorhydro-peptique. On ne peut pas concevoir qu'il y ait augmentation permanente notable de la sécrétion spécifique de l'estomac sans que l'appareil glandulaire présente un développement anatomique suffisant.

A quel moment cette hypersécrétion indiquerait-elle l'hypergenèse pathologique de cet appareil, il est impossible de le dire. Sous l'influence d'excitations excessives, il tend à prendre son développement maximum ; l'exagération de la fonction amène le développement plus grand de l'organe correspondant, il n'y a rien là que de normal. Il est donc impossible de dire où commence la viciation pathologique.

La constatation de l'hyperchlorhydrie permet de conclure qu'il existe dans l'estomac un nombre suffisant de tubes glandulaires pour lui donner naissance, rien de plus. Ces tubes sont-ils uniformément répartis sur toute la surface de la muqueuse ? Y sont-ils disséminsé par zones plus ou moins espacées, il est impossible de le savoir. La présomption d'une gastrite étendue résultera surtout de la considération d'autres éléments : les conditions étiologiques, la durée de l'affection, les signes d'ulcération, la stase habituelle.

Les lésions dégénératives et destructives de la muqueuse amènent naturellement une diminution plus ou moins considérable de la sécrétion, au point de vue qualitatif tout au moins. Les substances caractéristiques de la sécrétion stomacale : l'HCl, la pepsine, la présure tendent à diminuer et à disparaître. L'HCl, est celle de ces substances qui disparaît la première, dans les proportions les plus étendues. Pour qu'on puisse attribuer une importance décisive à la diminution de la sécrétion chlorhydropeptique, au point de vue de l'existence de lésions destructives de la muqueuse, il faut que cette diminution soit *durable*, *persistante*, à peu près égale à elle-même dans des analyses successives du suc gastrique.

Il est certain, en effet, comme nous l'avons exposé déjà, que l'innervation peut d'une façon marquée influencer la sécrétion stomacale. Ainsi s'expliquent sans doute les variations considérables que l'on trouve quelquefois dans le chimisme gastrique chez la même personne, l'examen du suc gastrique étant fait, en apparence, dans des conditions absolument identiques [1].

Dans certains cas, et cela se constate surtout chez les anciens hyperchlorhydriques, la cellule glandulaire paraît incapable de produire de l'HCl en nature, elle laisse transsuder le chlorure de sodium sans le modifier. Peut-il y avoir une viciation qualitative de la pepsine ou de la présure ? L'hypothèse en peut être faite, la démonstration en est difficile.

Il n'est pas douteux que, dans certains cas, il y ait *hypersécrétion*, c'est-à-dire augmentation notable de la quantité de suc gastrique sécrété par la muqueuse stomacale. Cette hypersécrétion quantitative dépend-elle de l'activité même des cellules glandulaires ou de l'afflux d'une plus grande quantité de sang dans la muqueuse, il est impossible de le dire d'une façon certaine. Toutefois, on ne comprendrait guère la sécrétion d'une quantité considérable de suc gastrique sans l'afflux d'une quantité suffisante de sang dans les vaisseaux sanguins qui se distribuent aux tubes glandulaires.

Nous avons vu comment les lésions interstitielles contribuent à la destruction anatomique et par conséquent physiologique de la muqueuse, et comment elles en préparent l'ulcération; nous n'y reviendrons pas.

[1] La stase étant une cause puissante d'hypersécrétion chlorhydrique, lorsqu'on voit se succéder à des analyses différentes l'hyperchlorhydrie et l'hypochlorhydrie, il convient de rechercher si cela n'est pas dû à ce que l'estomac se vide d'une façon irrégulière et présente de la stase intermittente.

CHAPITRE III

GASTRITES AIGUES

Nous adopterons la division habituelle des gastrites aiguës en gastrite catarrhale, gastrite toxique, gastrite phlegmoneuse.

GASTRITE CATARRHALE AIGUE

Sous cette dénomination, on a décrit des choses certainement très différentes, et, en particulier, des faits d'embarras gastrique avec ou sans fièvre. Les auteurs se représentaient que l'inflammation superficielle ou tout au moins légère de la muqueuse stomacale était la cause des phénomènes d'embarras gastrique; quand ces phénomènes s'accompagnaient de fièvre, on admettait une *fièvre gastrique*. Or, on sait actuellement que l'embarras gastrique n'est pas une maladie définie, qu'on a compris sous cette dénomination des accidents d'essence différente, mais surtout des phénomènes d'auto-intoxication; on sait que l'embarras gastrique fébrile, ou fièvre gastrique correspond à des états infectieux de nature variable, entre autres, à des cas légers de fièvre typhoïde, à des formes particulières de la grippe, etc. C'est moins par l'inflammation de la muqueuse stomacale que par l'action des agents toxiques ou infectieux sur le système nerveux qu'on explique maintenant les manifestations générales et les manifestations digestives. Riegel pense qu'on peut purement et simplement rayer la fièvre gastrique des cadres nosologiques.

N'est-il pas possible cependant que, sous l'influence d'irritations directes, dues à l'ingestion d'aliments de mauvaise qualité, de viandes en voie de putréfaction par exemple, de l'ingestion d'agents microbiens ou de produits d'origine microbienne, ou encore sous l'influence d'une infection générale à localisation gastrique, il se produise sur la muqueuse stomacale une détermination anatomique comparable à celle qui se fait sur la muqueuse pituitaire dans le coryza sur la muqueuse bronchique, dans la bronchite? Nous ne le savons guère, mais il paraît légitime d'en admettre la possibilité *a priori*.

Beaumont, au cours d'un embarras gastrique a noté des modifications appréciables de la muqueuse de l'estomac chez son Canadien. Il y avait de la rougeur de la muqueuse et une augmentation de la sécrétion muqueuse. La sécrétion paraissait ralentie, moins active que normalement.

Des expériences ont été tentées sur les animaux, des recherches faites sur l'estomac humain après autopsie. On ne peut pas dire qu'elles tranchent la question de la gastrite catarrhale; elles fournissent tout au moins des données sur l'inflammation aiguë, modérée dans son intensité, de la muqueuse de l'estomac. Nous allons en exposer les résultats.

Anatomie pathologique. — Pour produire l'inflammation de l'estomac, les auteurs se sont servis de substances différentes : l'émétique (Sachs, 1886) l'alcool (Straus et Blocq, 1887; Laffitte, 1890) des essences variées (Pillet, 1895).

A l'œil nu, à l'autopsie, on trouve la muqueuse rouge, injectée, couverte d'une couche adhérente de mucus épais, filant, sanguinolent lorsque l'irritation a été plus vive. Les lésions montrées par le microscope sont plus ou moins accentuées. Au degré le plus léger, les cellules de revêtement épithélial sont gorgées de mucus; elles s'ouvrent de façon à laisser s'échapper leur contenu, et la muqueuse se trouve ainsi recouverte d'une couche continue de mucus dont les prolongements s'enfoncent encore dans un certain nombre des cellules qui leur ont donné naissance et dans les orifices glandulaires. Les capillaires sont dilatés, gorgés de sang, les éperons muqueux, inter-glandulaires sont épaissis, tuméfiés, infiltrés de sérosité, avec des éléments lymphoïdes relativement peu nombreux.

Si l'irritation a été plus vive, apparaissent des lésions glandulaires. D'après Pillet, « les villosités s'allongent à un degré extrême, multipliant ainsi la surface de sécrétion muqueuse; en même temps les tubes glandulaires se sont raccourcis, leurs cellules sont plus petites, la sécrétion glandulaire s'est amoindrie à l'inverse de celle du mucus. » On voit donc la sécrétion banale de défense prendre le dessus sur la sécrétion spécifique, fonctionnelle, de l'estomac.

Sachs qui avait provoqué l'inflammation de la muqueuse à l'aide de l'émétique signale des modifications assez marquées des cellules de sécrétion; les cellules principales lui ont paru rétractées et plissées; les cellules bordantes étaient claires, remplies de vacuoles, leur bordure seule restant colorée; leur protoplasma assez fortement teinté, formait comme un réseau de mailles plus ou moins étendues et remplies d'une substance claire, transparente. Parfois les tubes avaient subi la transformation kystique; les parois de ces dilatations kystiques étaient tapissées par de petites cellules cubiques dépourvues de granulations, à noyau volumineux.

Tous les auteurs ont noté l'infiltration embryonnaire ou lymphatique du tissu interstitiel. Dans ses expériences, Sachs, attribue surtout cette infiltration à la migration de nombreuses cellules lymphatiques ; elle était beaucoup plus marquée au pylore que dans les autres régions de l'estomac. Avec une irritation légère, cette infiltration était beaucoup plus intense à la superficie que dans la profondeur de la muqueuse, ce qu'on comprend très bien puisque l'agent irritant avait été appliqué à la surface même de la membrane.

Sachs a aussi expérimenté sur des animaux en leur injectant sous la peau des substances capables de produire des abcès et de la fièvre. Dans ces conditions, il a observé à l'examen microscopique de la muqueuse stomacale la transformation muqueuse des cellules épithéliales de revêtement, le plissement et l'état granuleux des cellules principales. Les cellules bordantes avaient pour la plupart conservé leur aspect normal; cependant quelques-unes d'entre elles étaient augmentées de volume et présentaient la dégénérescence vacuolaire. Cette dernière expérience de Sachs est particulièrement intéressante parce qu'elle donne l'exemple d'une gastrite due non à une action directe sur la muqueuse gastrique, mais à une action à distance avec état fébrile.

Hayem et Lion décrivent la gastrique catarrhale chez l'homme ; ils y distinguent des lésions interstitielles et des lésions parenchymateuses. Les premières sont constituées par l'infiltration embryonnaire des espaces interstitiels, la plupart de ces cellules rondes présentent tous les caractères des leucocytes ; ils seraient donc venus des vaisseaux sanguins par migration. Ces éléments embryonnaires forment en général des nappes étalées plus ou moins étendues, les unes superficielles, et au pourtour des orifices glandulaires, les autres profondes au-devant de la musculaire sous muqueuse ; çà et là parfois des amas plus ou moins nettement arrondis, donnant quelquefois l'idée de véritables petites collections purulentes. Les cellules migratrices pourraient pénétrer de dehors en dedans jusque dans la lumière des tubes où ils viendraient se mélanger au mucus et aux débris cellulaires : ce serait là l'indice d'un véritable catarrhe mucopurulent.

Quant aux lésions parenchymateuses, elles pourraient, dans ces conditions d'inflammation aiguë, comporter un certain nombre des dégénérescences cellulaires que nous avons énumérées à propos de la pathologie générale : la dégénérescence vacuolaire, la désintégration granuleuse et l'état épidermoïde.

Il est bon de faire remarquer que le diagnostic de gastrite catarrhale ou de catarrhe muco-purulent de l'estomac paraît avoir été posé par Hayem et Lion exclusivement d'après les lésions anatomo-pathologiques, sur le cadavre, en dehors de toute donnée sur l'évolution clinique et l'étiologie du processus.

En somme, on peut admettre que la gastrite catarrhale aiguë se trouve représentée anatomiquement par trois éléments : 1° la transformation muqueuse du revêtement épithélial avec secrétion exagérée de mucus ; 2° la congestion vasculaire des espaces interglandulaires surtout dans leur partie superficielle ; 3° l'infiltration embryonnaire ou lymphatique de ces mêmes espaces. Quant aux lésions des cellules sécrétantes, elles paraissent de nature à amener la diminution ou même la suppression momentanée de la sécrétion chlorhydropeptique, mais elles sont mal connues encore.

Symptômes. — Les symptômes attribués à la gastrite catarrhale sont ceux de l'embarras gastrique ; il peut-être apyrétique ou fébrile.

Les phénomènes de l'embarras gastrique peuvent survenir à la suite d'excès alimentaires, d'un repas trop copieux, de l'ingestion d'aliments en voie de décomposition : poissons de mer peu frais, charcuterie, coquillages, gibier faisandé ou après l'ingestion d'une quantité trop considérable de boissons alcooliques.

Il y a du malaise, de l'inappétence, des renvois, quelquefois des envies de vomir. Le vomissement est quelquefois provoqué par les tentatives d'ingestion alimentaire ; quelquefois il se produit spontanément. Dans les matières vomies, on remarque du mucus en assez grande quantité, des débris reconnaissables d'aliments, des caillots de lait. Les matières vomies sont en général acides, mais cette acidité est due, en général, beaucoup plus aux acides de fermentation qu'à l'acide chlorhydrique qui peut avoir complètement disparu. Quelquefois, lorsque les efforts de vomissement sont considérables, il peut y avoir rejet d'une certaine quantité de bile.

On a fait le repas d'épreuve et l'analyse du suc gastrique, non pas pendant la période aiguë des accidents, mais lorsque le calme commençait à se rétablir, et on a noté une diminution marquée de la sécrétion chlorhydro-peptique. Le pain du repas d'épreuve a été retrouvé mal divisé et recouvert d'une couche de mucus plus ou moins épaisse (Riegel). On retrouve donc là des modifications du chimisme qui correspondent très bien à l'idée qu'on peut se faire des lésions passagères de la gastrite catarrhale.

Il n'y a pas toujours des vomissements. Parfois on observe seulement du malaise général, de l'inappétence, des maux de tête ; la langue est blanche, revêtue d'un enduit saburral ; elle porte souvent l'empreinte des dents, ce qui marque un certain degré d'atonie musculaire ; elle est plate, étalée. Les malades ont dans la bouche une sensation désagréable d'amertume ; les aliments et les boissons leurs paraissent fades, de saveur désagréable.

Il existe un état général de fatigue, de dépression ; les malades sont sans force et sans courage. Cela s'explique-t-il exclusivement par la lésion de l'estomac, comme le croyait Broussais ? Évidemment non, l'inflammation de la muqueuse stomacale, quand elle existe, n'est qu'un des éléments du tableau morbide ; et, le plus souvent, il faut faire intervenir des accidents d'intoxication que peuvent expliquer très bien le plus souvent les propriétés toxiques des substances dont le contact ou le séjour a amené l'inflammation de la muqueuse stomacale.

Assez souvent l'intestin se trouve intéressé au même titre que l'estomac, et cela se traduit par des coliques et de la diarrhée.

Il peut se produire de l'ictère en vertu de la propagation de l'inflammation aux voies biliaires. Il peut y avoir de la diarrhée, il y a plus souvent constipation.

Localement, on observe parfois un certain degré de gonflement de l'abdomen, surtout de la région épigastrique ; par la percussion on constate un certain degré de tympanisme stomacal. Parfois il existe un peu d'endolorissement de toute la région ou seulement de la douleur à la pression au point épigastrique.

Toutes ces manifestations sont parfois très passagères ; souvent elles disparaissent en quelques jours ; mais elles peuvent se prolonger beaucoup plus longtemps, surtout lorsque les malades ne consentent pas à se soumettre à une diète suffisamment sévère et qu'ils veulent s'alimenter quand même d'une façon excessive, ou avec des aliments d'une digestion trop difficile.

Les possibilités cliniques sont du reste très variables suivant l'intensité des accidents ; quelquefois il y a une dépression considérable, et, en particulier, en été, surtout chez les jeunes sujets, des vomissements et de la diarrhée répétée, avec de véritables manifestations cholériformes présentant une réelle gravité. D'autres fois, au contraire, tout évolue à la façon d'une indigestion un peu prolongée, en deux ou trois jours.

La forme fébrile correspond à ce que les anciens dénommaient la *fièvre gastrique ;* nous avons dit déjà qu'il valait mieux ne pas employer cette expression qui correspond mal à la nature pathogénique des accidents, et qu'on avait confondu sous cette appellation commune des choses très différentes : grippe, fièvre typhoïde légère, infections passagères mal déterminées. Quoi qu'il en soit, on observe, en plus des manifestations d'embarras gastrique que nous avons décrites plus haut, une fièvre plus ou moins vive ; elle peut atteindre et dépasser 39°. Très souvent, il y a une rémission marquée le matin et une exacerbation le soir. En général cette poussée fébrile ne dure que quelques jours.

Diagnostic. — Le diagnostic de la gastrite catarrhale repose surtout sur les éléments suivants au point de vue étiologique : un excès de boisson, une alimentation trop copieuse, l'ingestion de substances capables de produire une vive irritation de l'estomac, au point de vue séméiologique les vomissements muqueux, l'endolorissement de la région épigastrique. Quand il y a de la fièvre, le diagnostic présente plus d'incertitude ; il s'agit alors d'une infection générale à détermination locale dont il s'agit de dégager la nature, beaucoup plus que d'une gastrite à manifestation fébrile. En admettant que l'estomac ait été le premier en contact avec l'agent de l'infection, qu'il lui ait servi de porte d'entrée et ait été ainsi l'organe le plus fortement atteint, il n'en faudrait pas s'en tenir cependant au diagnostic de gastrite, il y aurait lieu encore de chercher malgré cela à déterminer la nature réelle du processus infectieux. Il ne faut pas, sous le prétexte trop commode d'une fièvre gastrique ou d'un embarras gastrique fébrile, méconnaître la fièvre typhoïde ou la grippe.

Pronostic. — Par elle-même la gastrite catarrhale ne comporte aucun danger ; c'est une maladie passagère essentiellement curable. Son danger principal est la récidive. Elle peut présenter quelque gravité chez des individus déjà affaiblis, chez des vieillards, de jeunes enfants.

Le danger résulte souvent du reste beaucoup moins de la lésion de l'estomac que des phénomènes d'intoxication directement attribuables à l'influence de l'agent pathogène qui a amené l'irritation de l'estomac.

Traitement. — Tout d'abord le traitement prophylactique. Il n'est pas très rare que des poussées successives de gastrite se reproduisent chez les mêmes personnes sous l'influence des mêmes erreurs de régime : il conviendra naturellement d'en supprimer la cause. Il faudra surtout prendre des précautions particulières chez les enfants qui sont beaucoup plus que les adultes prédisposés à la gastrite aiguë, et pendant les chaleurs de l'été beaucoup plus que pendant la saison froide.

Au point de vue du traitement, l'indication la plus importante concerne encore le régime alimentaire : il faut supprimer l'ingestion de toute substance susceptible de produire ou d'entretenir l'irritation de l'estomac et maintenir le plus possible cet organe au repos. Il est bon, le premier et même le second jour, de supprimer complètement toute alimentation solide. On pourra même instituer la diète hydrique, c'est-à-dire ne rien donner autre chose que de l'eau à boire, eau pure, eau alcaline, eau acidulée gazeuse ou encore des infusions chaudes comme du thé léger, des infusions de fleurs de tilleul, de camomille, etc. En cas de nausée, de tendance au vomissement, on pourra donner de petits morceaux de glace ou faire prendre des boissons glacées, mais il ne faut pas en abuser, les boissons très froides pouvant amener une irritation assez vive de l'estomac.

Très souvent, la suppression de l'alimentation et l'institution de la diète hydrique suffisent pour amener une amélioration rapide. Lorsqu'il y a des vomissements répétés, ou encore lorsqu'il paraît y avoir rétention dans l'estomac d'une assez grande quantité de liquide et de détritus alimentaires, on pourra avoir recours au lavage stomacal Les anciens auteurs avaient en cas semblable recours aux vomitifs ; mais le vomitif n'est guère moins pénible que le lavage de l'estomac et il n'amène pas au même degré le nettoyage de l'organe.

L'alimentation sera reprise au bout de quelques jours, lentement et prudemment, on ne donnera tout d'abord que des aliments liquides; lait, potages, œufs, pour en venir progressivement à l'alimentation solide.

En cas de constipation ou au contraire de diarrhée, il pourra être très utile d'administrer au début un purgatif, et, de préférence, un purgatif salin.

Contre l'inappétence, l'amertume de la bouche, et pour stimuler l'appétit, on pourra donner soit de la limonade lactique, soit une petite quantité d'HCl. Contre l'état nauséeux, la tendance au vomissement, la sensation de malaise, de tension, de plénitude à l'estomac, on aura recours avec succès à l'eau chloroformée saturée, qu'on étendra d'une ou deux fois son volume d'eau ordinaire ou d'eau de menthe. Parfois on pourra donner séparément ou en même temps que l'acide chlorhydrique des teintures ou des infusions amères.

Rarement les douleurs seront assez vives pour qu'on soit amené à recourir soit à l'opium soit à ses dérivés.

GASTRITES TOXIQUES

La gastrite catarrhale aiguë que nous venons de décrire dans le précédent chapitre peut, nous l'avons vu, être la conséquence de l'action sur l'estomac de substances toxiques diverses, l'alcool, les essences, l'émétique, par exemple ; actuellement, sous la dénomination de *gastrites toxiques*, nous nous occuperons de processus d'inflammation beaucoup plus intenses et de lésions plus graves, plus profondes, produites par des agents d'une nocivité beaucoup plus grande en tête desquels il faut placer les acides minéraux, et les alcalis caustiques.

Anatomie pathologique. — Les substances toxiques sont le plus souvent ingérées sous forme de solutions ; dans ces conditions, elles viennent successivement au contact de la bouche, du pharynx et de l'estomac, produisant sur leur trajet des lésions plus ou moins considérables suivant leur degré plus ou moins grand de concentration. Les lésions sont au maximum, naturellement, là ou les liquides ont subi un certain temps d'arrêt. Dans l'estomac, les lésions les plus intenses se rencontrent en général au cardia ; quelquefois cependant elles sont plus marquées au niveau du pylore et de l'antre prépylorique. On a même cité des cas dans lesquels des solutions fortement caustiques n'avaient produit de lésions qu'au niveau du pylore, en respectant des autres parties de l'estomac : cela s'explique par la situation déclive de la région pylorique et par le rôle actif de l'antre prépylorique dans l'évacuation du contenu de l'estomac.

Suffisamment concentrés, les alcalis caustiques, les acides forts, les astringents énergiques produisent une véritable escharification de la muqueuse. La couleur et la consistance de ces eschares varient suivant la nature de l'agent toxique : avec l'acide sulfurique, elles sont noires, jaunes avec l'acide nitrique, gris blanchâtre, ou même brunâtres avec l'acide chlorhydrique, verdâtres avec les sels de cuivre, noires avec le nitrate d'argent. Les alcalis caustiques, la potasse, la soude, donnent lieu à des escharres molles, pulpeuses, beaucoup moins nettement limitées.

La mort peut survenir rapidement après l'ingestion du poison : l'estomac est alors rétracté, sa cavité rétrécie est remplie d'un liquide le plus souvent noirâtre, dans lequel nagent des débris de muqueuse, des fragments d'escharres. Quelquefois, il y a hémorrhagie, mais le sang se trouve dénaturé par la substance toxique ; parfois il y a perforation des parois de l'estomac et production d'une péritonite suraiguë.

En dehors même des points mortifiés, la muqueuse stomacale présente en général, des signes d'une vive irritation : elle est rouge tuméfiée, gorgée de sérosité et de sang.

Lorsque la mort ne survient qu'au bout de quelques jours, les eschares tendent à se détacher ; elles s'entourent d'une zone d'inflammation très nette. Après qu'elles sont tombées, il se produit un tissu de granulation qui tend à combler les pertes de substances. Plus tard, si la survie le permet, il se produira de véritables cicatrices. Une de leur plus grave conséquence est le rétrécissement cicatriciel des orifices de l'estomac, du cardia et du pylore. Ce que nous avons dit précédemment de la localisation possible du maximum des lésions au pylore fait comprendre comment des phénomènes de sténose pylorique peuvent à longue distance succéder à l'ingestion d'un acide ou d'un caustique.

Il était curieux d'étudier les lésions qui succèdent à l'action de toxiques irritants plus ou moins concentrés et de suivre le travail d'inflammation et de réparation à ses diverses périodes. On en a l'occasion chez l'homme; mais l'autopsie et l'examen anatomique de l'estomac se font alors dans de mauvaises conditions, et on a dû compléter les notions acquises en expérimentant sur les animaux.

Dans un cas de Pillet, à la suite de l'ingestion d'acide sulfurique, l'estomac fortement rétracté, réduit au volume du poing, était fixé le le long de la colonne vertébrale par des adhérences fibreuses; il avait subi une transformation cicatricielle presque totale.

L'estomac d'un malade qui avait ingéré de l'acide chlorhydrique, et qui avait survécu quelques jours a été examiné par Letulle et Vaquez. Ils ont constaté un épaississement considérable de la muqueuse gastrique. Au microscope, une infiltration considérable par des éléments embryonnaires, presque toutes les glandes avaient disparu; çà et là seulement quelques culs-de-sac se trouvaient conservés. Les cellules glandulaires dépourvues de noyau colorable, avaient subi une dégénérescence vacuolaire telle qu'elles ressemblaient à des cellules caliciformes.

Ces lésions intenses amènent plus tard la production de formations cicatricielles plus ou moins étendues. On comprend qu'il puisse en résulter la rétraction de la cavité stomacale, la déformation de ses parois et le rétrécissement de ses orifices.

Plus intéressantes encore sont les lésions plus vastes, moins profondes qui n'amènent pas la destruction de la muqueuse dans toute son épaisseur. Pillet, en se servant d'huiles essentielles d'une causticité légère, a fait à ce sujet des expériences bien instructives.

A l'aide d'un mélange de 2 centimètres cubes d'essence de reine des prés et de 4 centimètres cubes d'huile, il a produit dans l'estomac du lapin des lésions très intenses ; la muqueuse était noire, boursoufflée, il y avait des hémorragies en nappes entre la musculaire sous-muqueuse et la muqueuse : les cellules glandulaires avaient totalement disparu.

Avec une dose moindre de substance toxique, il n'y a qu'une mortification limitée de la muqueuse. Cette escharre peut du reste n'intéresser la muqueuse que dans une partie de son étendue. Au-dessous d'elle, au moment où elle se détache, on aperçoit la muqueuse en voie de réparation; elle est recouverte de villosités volumineuses, quelquefois renflées en massues, portant parfois de petites villosités secondaires; un certain nombre sont recouvertes d'un épithélium caliciforme. Il y a réfection du revêtement épithélial aux dépens des cellules muqueuses du goulot des glandes.

Quant aux tubes glandulaires, ils se reproduisent en s'allongeant de bas en haut à la façon d'un pré fauché qui donne du regain (Pillet).

D'après Tardieu, l'*arsenic* donne lieu à la production de plaques arrondies d'inflammation sous-muqueuse, rarement de véritables eschares. Hayem et Lion ont vu des ulcérations assez profondes de la muqueuse de l'estomac chez un chien aux aliments duquel ils avaient pendant longtemps mélangé de l'arsenic.

L'*alcool concentré* peut produire des lésions ulcéreuses, ainsi que le démontrent les recherches de Straus et Blocq, d'Hayem et de Lion, de Laffitte.

Le *phosphore*, l'*arsenic* et le *sublimé*, indépendamment des lésions inflammatoires et ulcéreuses, provoquent, le premier surtout, une dégénérescence graisseuse très marquée des glandes gastriques.

Symptômes. — L'ingestion d'une substance caustique, d'un acide minéral concentré, produit immédiatement des phénomènes d'irritation extrêmement vive de l'estomac. Des vomissements surviennent assez rapidement, il y a une intolérance absolue de l'estomac. Les douleurs sont très vives, l'angoisse extrême. Le malade a le facies grippé, anxieux, la face pâle, couverte de sueurs. Le pouls est petit, rapide, la respiration superficielle et douloureuse; les mains cyanosées, couvertes d'une sueur froide. La région stomacale est très douloureuse à la palpation, souvent elle est rétractée, quelquefois distendue. Les urines sont complètement supprimées.

Les vomissements sont variables d'aspect; quelquefois ils renferment une certaine quantité de détritus alimentaires; on y reconnaît du sang plus ou moins modifié, noirâtre, des débris de la muqueuse.

Lorsque ces accidents sont très accentués, la mort peut survenir au bout de vingt-quatre heures, quarante-huit heures, trois jours, après des souffrances très grandes. Quelquefois elle est hâtée par la survenue d'une péritonite suraiguë due à la perforation de l'estomac. Parfois les eschares de la muqueuse, en se détachant, amènent des hémorragies abondantes et tardives.

Aux phénomènes dus à la lésion de l'estomac, se joignent souvent ceux qui dépendent de l'ulcération de la bouche, du pharynx et de l'œsophage.

Suivant la nature de la substance ingérée, on peut voir aussi se produire des phénomènes variables d'intoxication; nous ne pouvons pas nous y arrêter ici.

Quand la mort n'est pas survenue rapidement après l'ingestion de la substance toxique, on continue à observer les signes d'une gastrite suraiguë. Les vomissements, la douleur persistent. Souvent l'alimentation devient impossible, à cause des lésions du pharynx et de l'œsophage, ou encore du rétrécissement du cardia qui amène la rétraction de l'estomac ou du rétrécissement du pylore qui provoque sa dilatation. La mort ne survient ainsi qu'au bout de quelques semaines ou de plusieurs mois.

Les fonctions sécrétoires de la muqueuse peuvent être complètement supprimées, soit en vertu de sa destruction, et de sa transformation en une nappe plus ou moins régulière de tissu cicatriciel, soit en vertu de la dégénérescence des tubes glandulaires. Nous l'avons vu, la dégénérescence graisseuse se produit surtout à la suite de l'intoxication par le phosphore et le sublimé; mais, dans ces conditions, on observe, en général des manifestations fort graves vers les autres viscères, le foie, les reins et la lésion de l'estomac n'explique qu'une partie de l'ensemble symptomatique.

Les rétractions cicatricielles que nous avons vues amener la sténose du cardia et du pylore, peuvent aussi causer des déformations différentes, par exemple la biloculation.

On comprend, sans que nous ayons besoin d'insister davantage, combien seront variés suivant les cas les accidents gastriques dus à l'ingestion des divers poisons, suivant leur nature, leur degré de concentration, l'étendue et la localisation des lésions de la muqueuse; on comprend aussi que si le malade survit aux accidents immédiats il reste souvent menacé dans l'avenir de complications fort graves.

Diagnostic. — Le diagnostic de la gastrite toxique suraiguë est en général facile. Très souvent on sait par le malade et son entourage ce qui s'est passé. Dans d'autres cas, la nature des accidents, les vomissements, les lésions de la bouche et du pharynx appellent immédiatement l'attention sur l'ingestion d'une substance corrosive, et, souvent on peut en retrouver des traces dans les matières vomies.

Il n'y a de difficulté réelle que lorsque la substance toxique de nature inconnue a été suffisamment diluée pour ne produire que des accidents atténués; en l'absence de renseignements donnés pour le malade, il peut être difficile de déterminer exactement la nature des accidents.

Il ne suffit pas de reconnaître le fait de l'ingestion d'une substance corrosive et d'en déterminer la nature, il importe encore d'établir dans la mesure du possible l'étendue des lésions et leur gravité. Quelquefois, il s'agit d'un diagnostic rétrospectif, et on se trouve en présence des conséquences plus ou moins éloignées de la lésion de l'estomac par des substances capables d'y produire une vive inflammation ou des ulcérations. Le problème est alors celui qui se pose d'une façon commune dans le diagnostic des gastrites destructives de la sténose du pylore ou du cardia, des déformations de l'estomac d'origine cicatricielle, de la périgastrite : nous n'avons pas à y insister davantage ici.

Traitement. — Le premier soin du médecin doit être de débarrasser l'estomac de la substance toxique, ou de la neutraliser. Le moyen le plus sûr d'évacuer de l'estomac la substance toxique est de faire immédiatement le lavage. Cela n'est pas toujours possible à cause des lésions intenses du pharynx et de l'œsophage, ni toujours prudent. En effet, après ingestion d'acides ou d'alcalis concentrés, il peut y avoir menace de perforation de l'estomac ; le passage de la sonde, et le lavage seraient de nature à provoquer cet accident. On se contentera alors de faire prendre des substances capables de neutraliser l'agent toxique. Suivant les cas, on aura recours à des antidotes différents.

Le vomitif est très inférieur au lavage de l'estomac ; il amène une évacuation beaucoup moins complète de son contenu et souvent au prix d'efforts considérables et quelquefois dangereux.

Une fois le poison éliminé, il faut dans la mesure du possible mettre l'estomac au repos absolu : c'est une loi générale dans des circonstances semblables. On aura recours aux injections hypodermiques de de morphine, on supprimera l'alimentation buccale, pour instituer l'alimentation rectale exclusive. Plus tard, lorsque ce sera possible, on donnera pour commencer le régime lacté.

Nous ne pouvons nous étendre ici sur le traitement des accidents à distance ; ils ne présentent en somme rien de particulier. La dilatation de l'estomac, par exemple, sera traitée par les moyens ordinaires. La sténose du pylore pourra amener à pratiquer la gastro-entérostomie. L'intervention chirurgicale pourra être justifiée encore par les déformations cicatricielles de l'estomac ou les adhérences périgastriques. On comprend que nous ne puissions pas y insister davantage ici.

GASTRITE PHLEGMONEUSE

La gastrite phlegmoneuse est une maladie relativement très rare. Mintz, dans un mémoire sur ce sujet, n'avait pu, en 1892, en trouver dans la science que 43 cas; Khanoutina dans un travail de trois ans postérieur à celui de Mintz en a cité 57 cas. Cependant il s'agit là d'une maladie intéressante dont la plupart des cas dans lesquels l'examen anatomo-pathologique a été fait sont publiés.

Anatomie pathologique. — On distingue deux formes de la gastrite phlegmoneuse, la forme *diffuse* et la forme *circonscrite.*

Dans la *forme diffuse*, la muqueuse de l'estomac présente un épaississement marqué souvent inégal. A la coupe, on se rend compte que cet épaississement porte surtout sur la sous-muqueuse. Parfois, par la pression, on peut en faire suinter une certaine quantité de pus ou de sérosité purulente. Dans quelques cas, l'infiltration purulente n'a pu être reconnue qu'au microscope. Parfois au contraire, il existe de petites collections purulentes, plus ou moins étalées plus ou moins éloignées les unes des autres, il est facile de les reconnaître sur une coupe et de les vider en les exprimant. Ces petits abcès peuvent s'ouvrir sur la muqueuse et quelquefois provoquer la production d'une série de petits orifices plus ou moins rapprochés les uns des autres. D'autres fois, c'est vers la séreuse que se propage l'inflammation, à travers les tuniques musculaires elles-mêmes épaissies et infiltrées. On peut ainsi trouver de petits abcès sous-séreux et des signes d'inflammation péritonéale avec exsudat fibrineux et adhérences.

Il peut se produire une péritonite suppurée, localisée ou généralisée.

Il n'est pas rare de rencontrer des *abcès métastatiques* dans les autres organes, en particulier dans le foie. Ils peuvent dépendre d'une pyémie généralisée, comme dans la fièvre puerpérale, et s'être produits parallèlement aux abcès de l'estomac, ou, au contraire, avoir succédé à la gastrite suppurée.

Dans la *forme circonscrite,* on observe un ou plusieurs abcès limités. Leur volume variable peut atteindre les dimensions d'une noix, d'un œuf ou même du poing ; ils soulèvent assez fortement la muqueuse gastrique. Ils peuvent s'ouvrir soit dans l'estomac, ce qui est une circonstance favorable, soit dans la cavité péritonéale, ce qui est beaucoup plus grave. Ces abcès peuvent guérir, et leur cicatrice donner lieu à une rétraction plus ou moins marquée des parois de l'estomac.

Étiologie et pathogénie. — L'inflammation phlegmoneuse, qui a son point de départ dans la celluleuse sous-muqueuse, résulte dans tous les cas de l'apport dans cette tunique de microbes pathogènes de la suppuration. L'examen histologique y a révélé la présence de streptocoques. Ces microbes peuvent pénétrer par quelque ulcération ou quelque érosion de la muqueuse ou venir par la voie sanguine.

Les lésions érosives ou ulcéreuses quelle qu'en soit la cause peuvent prédisposer à la gastrite phlegmoneuse : on comprend qu'on ait signalé l'influence étiologique de la gastrite alcoolique et des autres gastrites chroniques. On a noté encore l'action des corps étrangers de divers ordres. On a vu la suppuration coïncider avec un cancer de l'estomac ; cela n'est même pas très rare. Il faut bien avouer toutefois que, dans un assez grand nombre de cas, le mécanisme de l'inoculation purulente échappe complètement à l'appréciation.

Lorsque la gastrite suppurée ne représente qu'une des localisations multiples de la pyoémie, on doit admettre que l'apport des agents de suppuration s'est fait par la voie sanguine. Le point de départ peut être très variable.

Symptômes. — Dans les cas de gastrite phlegmoneuse on voit se superposer deux ordres de phénomènes, les phénomènes généraux d'infection, et les phénomènes gastriques.

L'infection générale se révèle par une fièvre vive, des frissons répétés. La dépression des forces est rapidement très marquée ; le facies est pâle, anxieux, le teint terreux ; l'aspect est en somme celui qu'on observe dans les suppurations profondes. Les phénomènes gastriques paraissent souvent, au début surtout, ne pas dépasser ce qu'on voit habituellement dans des états infectieux analogues : la langue est blanche, saburrale, la soif vive, l'inappétence absolue. Toutefois les vomissements répétés, les douleurs spontanées ou à la pression dans la région stomacale peuvent attirer plus particulièrement l'attention vers l'estomac. Par la palpation de la région épigastrique, on perçoit quelquefois une rénitence particulière, un empâtement plus ou moins diffus. En cas d'abcès, on peut, rarement il est vrai, constater une induration limitée.

Dans la gastrite phlegmoneuse diffuse, les symptômes sont tout à fait ceux de la pyoémie : fièvre intense, teint subictérique, rate grosse, souvent albuminurie, fréquemment diarrhée. La mort survient dans un état marqué de marasme souvent après des phénomènes d'agitation et de délire. On a fréquemment signalé des éruptions purpuriques ou érythémateuses semblables à celles qu'on observe au cours des septicémies.

Dans la forme circonscrite, quand il se produit un abcès bien limité, les accidents peuvent être plus nettement localisés. Les symptômes généraux s'atténuent au moment où l'abcès se collecte. L'empâtement peut devenir plus net à la région épigastrique. Il peut se produire alors un vomissement de pus qui annonce l'ouverture de la collection purulente dans l'estomac. La guérison peut en être la conséquence ; assez souvent il n'y a qu'une rémission momentanée,

L'ouverture d'un abcès dans la cavité péritonéale expose à des accidents très rapidement mortels de péritonite suraiguë.

La gastrite suppurée est une maladie des plus graves ; la forme diffuse, même lorsqu'elle ne dérive pas d'une infection générale pyoémique amène toujours la mort. La guérison est possible, quoique rare avec la forme circonscrite, abcédée, soit après ouverture spontanée dans l'estomac, soit après intervention chirurgicale.

Le diagnostic présente souvent de grandes difficultés, la détermination gastrique se trouvant masquée par l'intensité des phénomènes généraux.

Traitement. — On devra se borner le plus souvent à un traitement symptomatique ; on soutiendra les forces du malade, on combattra la fièvre ; on calmera les douleurs par des applications locales, des lavements laudanisés, des injections hypodermiques de morphine. Comme alimentation, la diète hydrique, l'alimentation rectale, le régime lacté suivant les cas.

En cas de collection purulente limitée, l'intervention chirurgicale pourrait être indiquée : elle a été pratiquée avec succès dans quelques cas très rares encore.

CHAPITRE IV

GASTRITES CHRONIQUES

La gastrite chronique est d'une fréquence très grande. Nous avons indiqué à propos de la pathologie générale quelles en sont les lésions élémentaires ; il nous reste à énumérer comment elles se combinent le plus souvent et quels sont les principaux complexus anatomo-pathologiques et cliniques auxquels peut donner naissance cette combinaison.

Deux possibilités principales peuvent s'observer comme nous l'avons indiqué déjà au point de vue de l'anatomie pathologique : il peut y avoir hypergenèse ou au contraire tendance à la dégénérescence ou à la destruction des éléments glandulaires qui procèdent à la sécrétion chlorhydro-peptique.

On peut se demander si la gastrite chronique peut réellement exister sans la participation de la charpente conjonctive interglandulaire. Presque toujours, sinon toujours, la gastrite interstitielle existe dans une proportion plus ou moins importante. Elle contribue d'une façon plus ou moins marquée à la destruction de la muqueuse ; mais, en somme, la restriction et finalement la disparition de l'appareil de sécrétion glandulaire est l'aboutissant commun, le terme ultime vers lequel tendent toutes les variétés de gastrite chronique qu'il y ait eu ou non au début hypertrophie des éléments de sécrétion chlorhydro-peptique, et que cette hypertrophie fasse partie ou non du processus inflammatoire.

Les formes de gastrite chronique que nous décrirons ne représentent en somme qu'une série de points de repère dans la série ininterrompue des possibilités anatomo-pathologiques. Très souvent, du reste il y a sur des îlots différents de la muqueuse des lésions qui appartiennent à des formes anatomiques différentes suivant l'ancienneté de la lésion.

C'est un point sur lequel insiste beaucoup Leuk dont nous avons déjà cité les travaux et que nous avons nous-même constaté dans une série de faits. Il en résulte que si l'on veut avoir une idée exacte de l'état anatomique d'un estomac, il faut en examiner de nombreux fragments pris dans des régions différentes.

Sous bénéfice de ces réserves, nous décrirons les formes suivantes :

A. — *Gastrites avec hypergenèse des éléments de sécrétion glandulaire.*

a. Gastrite avec hypergenèse des éléments de sécrétion glandulaire sans lésions interstitielles ;

b. Gastrite avec hypergenèse des éléments de sécrétion glandulaire et lésions interstitielles notables.

B. — *Gastrites avec prédominance des lésions atrophiques.*

a. Gastrite chronique avec atrophie prédominante mais incomplète des éléments de sécrétion chlorhydropeptique ;

b. Gastrite chronique ulcéreuse ;

c. Gastrite chronique avec atrophie généralisée des éléments de sécrétion chlorhydropeptique.

Cette dernière forme de gastrite chronique, qui représente le degré le plus avancé de la dégénérescence de la muqueuse stomacale, a été décrite à part par les auteurs étrangers sous le nom d'atrophie totale de la muqueuse stomacale ; son histoire a été associée à celle de l'anémie pernicieuse progressive ; elle fera l'objet d'un chapitre particulier.

A. — Gastrites avec hypergenèse des éléments de sécrétion glandulaire

a. *Gastrite chronique avec hypergenèse des éléments de sécrétion glandulaire.* — C'est la forme que Hayem dénomme G. parenchymateuse hyperplastique ou encore G. hyperpeptique en prenant pour point de repère le fonctionnement exagéré de la sécrétion gastrique Il serait plus juste de dire, pour exprimer la même idée : *Gastrite hyperchlorhydrique* ou *hyperchlorhydro-peptique*. Ce qui caractérise cette lésion de l'estomac, c'est l'hyperplasie des éléments de sécrétion chlorhydro-peptique.

Le plus habituellement, l'estomac est augmenté de volume, plus ou moins dilaté. La muqueuse est épaissie, ses saillies naturelles, ses sillons et ses mamelons sont fortement accentués ; dans certains cas même, les saillies allongées sont si prononcées que leur aspect rappelle celui des circonvolutions cérébrales.

L'examen histologique confirme cet épaississement de la muqueuse et démontre qu'il est causé par l'augmentation de volume des glandes sécrétantes qui sont à la fois plus longues et plus larges que normalement. Trop longues pour occuper une direction exactement perpendiculaire à celle de la muqueuse, elles se contournent et se replient surtout dans leur partie profonde, de telle façon que la coupe les rencontre obliquement ou transversalement. L'aspect général peut être alors celui d'un polyadénome.

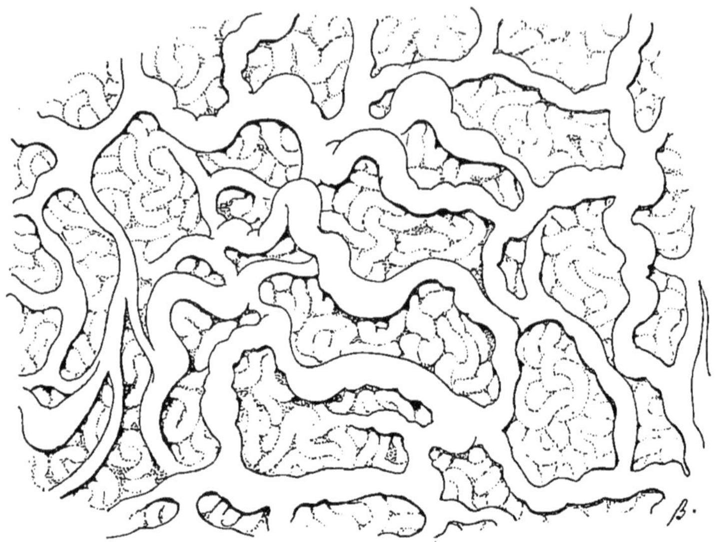

Fig. 17. — Saillies vermiculées de la muqueuse rappelant les circonvolutions cérébrales.

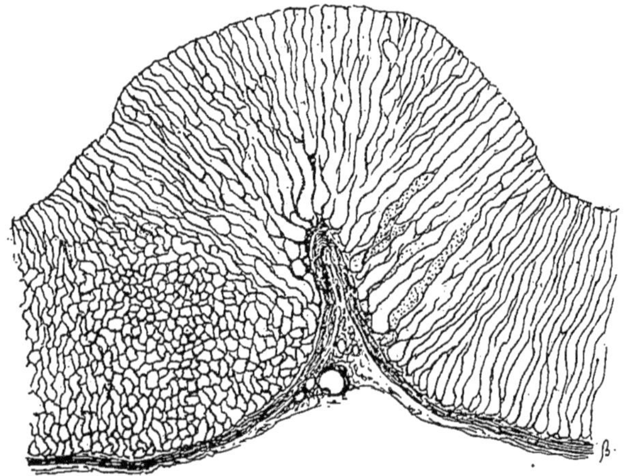

Fig. 18. — Coupe de la muqueuse stomacale représentée dans la fig. 17, montrant à un faible grossissement l'épaississement de la muqueuse et l'allongement des glandes.

Les faits où ce développement des tubes glandulaires est aussi prononcé sont toutefois relativement rares, et, le plus souvent, les tubes paraissent simplement plus développés qu'à l'état normal.

Les cellules de sécrétion chlorhydro-peptiques sont plus nombreuses et plus grosses qu'à l'état physiologique lorsqu'elles n'ont encore subi aucune atrophie, aucune régression.

L'accroissement de nombre et l'augmentation de volume des cellules bordantes est surtout caractéristique, c'est elle qu'on rencontre habituellement ; mais l'hyperplasie d'après Hayem, peut porter aussi exclusivement ou presque exclusivement sur les cellules principales.

Lorsqu'on examine à un faible grossissement une coupe de la muqueuse stomacale colorée par l'hématoxyline et l'éosine, on est

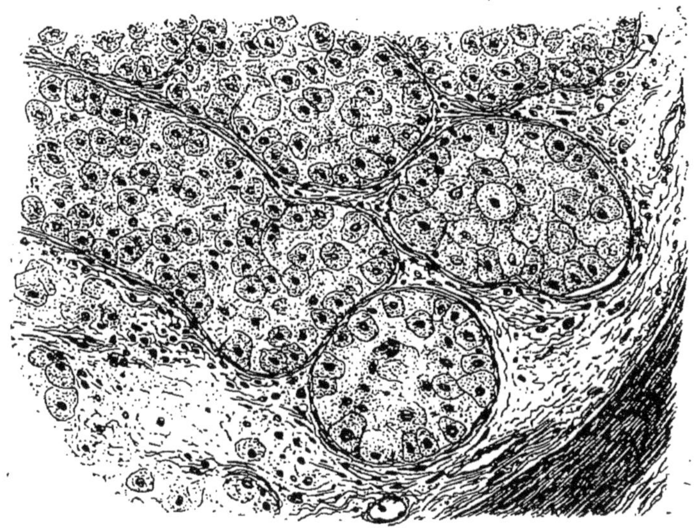

Fig. 19. — Culs-de-sac glandulaires de la fig. 18 vus à un fort grossissement. On y remarque une notable multiplication des cellules bordantes; la pièce anatomique n'était pas dans un degré de conservation permettant d'apprécier l'état des cellules principales.

immédiatement frappé par le nombre et le volume des cellules bordantes qui sont surtout nombreuses dans la moitié ou le tiers superficiel des glandes, immédiatement au-dessous du rétrécissement qui constitue leur goulot. Elles forment deux lignes assez denses le long des parois du tube glandulaire qu'elles soulèvent çà et là. Elles sont moins nombreuses dans les parties profondes.

Quelquefois les cellules de bordure paraissent augmentées de nombre sans être augmentées de volume, quelquefois, au contraire augmentées de volume mais non multipliées. On y rencontre çà et là, deux, et rarement trois noyaux et plus ; quelquefois il s'y montre des vacuoles.

Il est très difficile d'avoir des pièces sur lesquelles les cellules principales n'aient subi aucune atteinte par le fait de l'auto-digestion ou de la putréfaction. Lorsque la pièce n'a pas été recueillie assez rapidement après la mort et que des précautions suffisantes n'ont pas été prises pour leur conservation, leurs contours ont le plus souvent disparu, on n'aperçoit plus qu'une masse grisâtre et granuleuse dans les intervalles laissés par les cellules bordantes. Celle-ci sont beaucoup plus nettes et beaucoup plus colorées, avec un certain nombre de noyaux plus petits et plus arrondis. C'est cet aspect qui avait fait penser à Korczinski et à Jaworski qu'il devait y avoir digestion des cellules principales par les cellules bordantes, ce qui est vrai dans un grand nombre des cas du reste, mais s'est produit après la mort.

D'après Hayem, les cellules principales peuvent être seules le siège de l'hyperplasie qui ne porte nullement sur les cellules bordantes.

Un fait très curieux signalé pour la première fois par Hayem, c'est que l'hyperplasie de la gastrite hyperchlorhydropeptique ne reste pas limitée à la région peptique, mais qu'elle envahit la région pylorique elle-même. Dans la forme de gastrite hyperchlorhydropeptique pure que nous avons actuellement en vue, il n'y aurait pas de lésions de la charpente conjonctive interglandulaire; mais il faut bien savoir qu'il s'agit là d'une rareté très grande. On peut bien assez souvent sur l'estomac de malades qui ont succombé à un ulcère rond, par exemple, rencontrer des zones plus ou moins larges sur lesquelles il n'y a pas de lésion interstitielle et seulement hyperplasie des éléments de sécrétion chlorhydro-peptique, mais sur d'autres points, la dégénérescence de la muqueuse est déjà accentuée et les lésions interstitielles très prononcées. On peut supposer, sans pouvoir le démontrer du reste, qu'à un moment donné, il y avait uniquement un semblable hypergenèse sur toute l'étendue de la muqueuse.

Où commence la gastrite, où cesse le développement exagéré un organe dont les fonctions ont été par des excitations répétées et excessives amenées à leur maximum de développement physiologique? Il est impossible de le décider. En jugera-t-on par la multiplication des noyaux et par l'état du processus de karyokynèse? Mais ici encore, il faudrait pouvoir, ce qui n'est guère facile, déterminer la limite de l'état normal.

Dans ces conditions, le meilleur signe de l'inflammation c'est encore la présence de lésions interstitielles.

b. *Gastrite avec hypergenèse des éléments de sécrétion glandulaires et lésions interstitielles.* — Cette combinaison est extrêmement fréquente; on la rencontre, en particulier, d'une façon commune à l'examen de l'estomac dans tous les cas où le malade a succombé à des accidents d'ulcère rond avec syndrôme de Reichmann. Les lésions interstitielles sont d'autant plus accentuées que la maladie a duré plus longtemps. Les îlots au niveau desquels elles tendent à prédominer et à s'accompagner de la destruction ou de la dégénérescence des tubes glandulaires sont de plus en plus nombreux, de plus en plus étendus, ils tendent à se rejoindre, et la gastrite toute entière tend à devenir une gastrite atrophique avec suppression anatomique et physiologique des éléments de sécrétion glandulaire. Les tubes s'amoindrissent, finissent par disparaître en grand nombre, et, à la phase terminale, on ne trouve plus qu'un nombre restreint de tubes tapissés d'épithélium cylindrique dont un nombre plus ou moins grand ont subi la dégénérescence muqueuse.

Nous décrirons plus loin ces lésions interstitielles, peu denses au début, puis de plus en plus compactes, en foyers de plus en plus rapprochés; elles n'ont rien de caractéristique pour la gastrite avec hypergenèse des éléments de sécrétion glandulaire.

Mentionnons pour terminer la dilatation des vaisseaux des espaces interglandulaires et l'épaississement de la musculaire sous-muqueuse. Souvent il y a également hypertrophie des minces travées de fibres musculaires lisses qui s'élèvent entre les tubes glandulaires. On peut y voir un indice de la tendance à l'hypertrophie totale de l'appareil glandulaire.

B. — Gastrite chronique avec prédominance des lésions atrophiques

Nous avons subdivisé cette classe de gastrite chronique en trois variétés secondaires d'après l'importance plus ou moins grande des lésions atrophiques de l'appareil de sécrétion glandulaire, l'absence ou l'existence d'ulcérations.

a. *Gastrite chronique avec atrophie prédominante mais incomplète des éléments de sécrétion chlorhydropeptique.* — Entre les deux degrés extrêmes représentés d'une part par la gastrite avec hypergenèse des éléments glandulaires et hypersécrétion chlorhydrique et la gastrite avec destruction totale ou presque totale de la muqueuse et diminution très grande et même suppression complète de la sécrétion gastrique normale, tous les intermédiaires peuvent se rencontrer, on ne saurait trop y insister.

La dégénérescence parenchymateuse des éléments cellulaires et la gastrite interstitielle peuvent y intervenir dans une proportion différente; mais il convient avant tout de ne pas oublier que ces lésions ne procèdent pas uniformément sur toute l'étendue de la muqueuse, mais par îlots plus ou moins étendus. Il est fréquent qu'on puisse, suivant les régions, trouver dans le même estomac, par l'examen histologique, des échantillons des différentes lésions que nous avons étudiées au début de ce chapitre à propos de la pathologie générale des gastrites. Le suc gastrique dont le chimisme sert à diagnostiquer l'existence, la nature et l'étendue des lésions, est donc en réalité constitué, le plus souvent, par le mélange du produit de la sécrétion d'îlots de muqueuse d'une structure anatomo-pathologique très différente.

Les lésions interstitielles précédemment décrites, jouent toujours un rôle plus ou moins important dans les gastrites chroniques.

Description macroscopique. — C'est aux formes anatomiques que nous avons actuellement en vue que correspondent le plus grand nombre des faits de gastrite chronique : c'est donc à eux que s'appliquerait la description classique de la gastrite chronique admise d'après la simple inspection macroscopique.

L'estomac atteint de gastrite chronique a été décrit le plus souvent comme dilaté, quelquefois comme rétracté. Dans le premier cas, les parois sont en général plus ou moins amincies ; dans le second, au contraire, elles peuvent être notablement épaissies. Il est à croire que les faits dans lesquels il y avait rétraction, diminution du volume de l'estomac et épaississement des parois doivent en réalité être rapportés à la linite plastique.

Ce sont les modifications de la muqueuse qui ont surtout attiré l'attention. Tantôt elle a été trouvée amincie, tantôt épaissie. Les zônes amincies sont souvent pâles, décolorées, et lisses. A leur niveau, les plis et les mamelons de la muqueuse tendent à disparaître. En dehors de ces points, la muqueuse, d'épaisseur normale ou même augmentée présente souvent une coloration ardoisée. Sa surface est souvent revêtue d'une couche de mucus plus ou moins épais et adhérent.

La muqueuse épaissie est quelquefois parsemée de saillies exagérées, *mamelonnée* ; mais cet aspect appartient plutôt aux formes dans lesquelles il y a hypertrophie de l'appareil de sécrétion glandulaire.

Des saillies veloutées ou véritablement papillaires sinon polypeuses peuvent résulter de l'hypertrophie des éperons interglandulaires.

L'existence du ramollissement et de l'auto-digestion cadavériques fait qu'on ne doit apporter qu'une importance tout à fait secondaire à l'aspect macroscopique de la muqueuse et à sa résistance bien que des lésions marquées d'atrophie ou d'hypertrophie puissent souvent être soupçonnées de par le seul examen macroscopique, avant tout examen histologique.

Description histologique. — On rencontre à la fois des lésions interstitielles et des lésions parenchymateuses.

Lésions interstitielles. — Dans les formes subaiguës de la gastrite, on observe surtout une abondante infiltration des espaces interglandulaires par des éléments embryonnaires représentés par des leucocytes migrateurs ou par des cellules fixes du tissu conjonctif en voie de prolifération. Il se forme des amas et des nappes embryonnaires plus ou moins denses. Dans la profondeur de la muqueuse, au voisinage de la musculaire sous-muqueuse, se trouvent des amas arrondis qui paraissent bien être des corpuscules lymphoïdes enflammés.

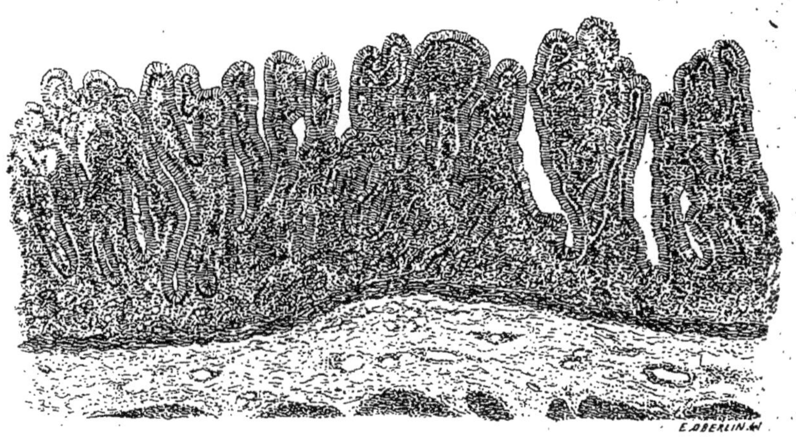

Fig. 20. — Gastrite chronique. Epaississement considérable des espaces interglandulaires. Région pylorique.

Toutefois, des amas semblables se rencontrent aussi dans des cas où le processus inflammatoire a évolué de la façon la plus chronique, ce qui rend impossible de juger de la marche de la gastrite d'après le simple examen histologique de la muqueuse.

Dans les formes ou mieux dans les points où le processus est le plus franchement chronique, on trouve non plus seulement des éléments embryonnaires, mais des éléments conjonctifs qui tendent à la sclérose.

L'infiltration embryonnaire peut amener le simple écartement des glandes et l'épaississement de la muqueuse ; mais, le plus souvent, les glandes s'atrophient, se détruisent, tendent à disparaître ; et l'élément sécréteur perd tout le terrain gagné par l'élément interstitiel. Celui-ci peut devenir très prépondérant.

L'infiltration embryonnaire, on le sait déjà, et nous aurons l'occasion d'y revenir est un facteur important de destruction et d'ulcération de la muqueuse, lorsque l'organisation scléreuse ne peut se faire.

...*parenchymateuses*. — Lorsque la gastrite dégénérative se ...ppe sur une muqueuse dont les éléments de sécrétion glandu... sont hypertrophiés, on retrouve encore cette hypergenèse sur ...îlots plus ou moins étendus, et même sur des tubes dissociés les uns ... autres. Toutefois avec le temps, la gastrite chronique tend toujours ... amener la disparition des éléments de sécrétion chlorhydropeptique.

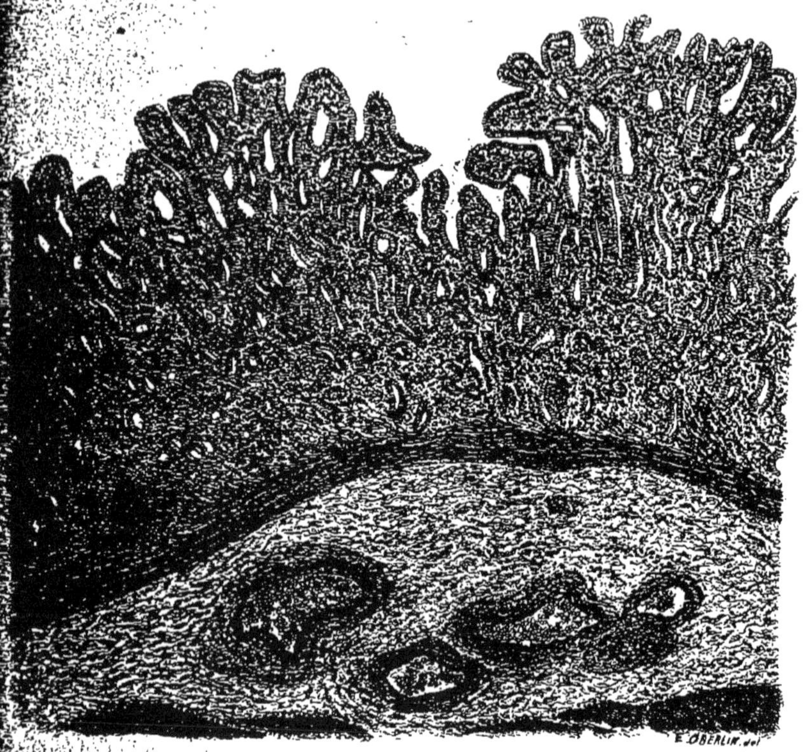

...21. — Gastrite chronique. Épaississement des espaces interglandulaires. Transformation cylindrique des tubes glandulaires. Production de végétations adénomatoïdes.

A mesure que vont augmenter les lésions interstitielles, qu'elles ... progresser sur le même point ou se montrer sur des points de ... en plus nombreux de la cavité stomacale, nous allons trouver des ...es de régression de plus en plus accusés des éléments de sécré... chlorhydropeptique. Les tubes glandulaires sont plus minces, ... cellules plus effacées. Les cellules bordantes, plus petites sont ... assez nombreuses au voisinage du collet des glandes ; dans la ... ou le tiers profond des tubes, elles le sont beaucoup moins. Elles ... y être remplacées par des cellules cubiques, à noyau assez ..., régulièrement rangées le long des parois du tube que les ... principales. Souvent les tubes sont écartés les uns des autres;

rarement la coupe les suit dans toute leur étendue ; on rencontre seulement dans la profondeur de la muqueuse soit des tronçons de glandes obliquement sectionnées, soit de simples culs-de-sac plus ou moins élargis.

Çà et là on peut rencontrer des lésions dégénératives des cellules semblables à celles que nous avons décrites plus haut : dégénérescence vacuolaire ou granuleuse, ou encore d'après Hayem, dégénérescence grenue et dégénérescence translucide.

Ce sont des facteurs très secondaires de la régression inflammatoire des éléments cellulaires de sécrétion chlorhydro-peptique. Hayem dont la tendance à caractériser les gastrites par les lésions cellulaires est bien connue, s'exprime ainsi : « Ces lésions dégénératives sont distribuées sous forme de plaques ou d'îlots et limitées à la région peptique. Elles peuvent être combinées avec la gastrite parenchymateuse pure, mais plus souvent elles accompagnent une forme de gastrite mixte. Elles se montrent donc comme des *lésions surajoutées et ne constituent pas par elles-mêmes des formes de gastrite à proprement parler.*

La variété décrite sous le nom d'état grenu est habituellement très disséminée ; elle atteint un ou deux tubes épars au milieu d'autres tubes non dégénérés. Dans un tube malade, elle peut frapper un groupe de cellules et épargner les autres éléments ou bien s'étendre à toute la longueur du tube.

L'état translucide ou nécrose absinthique intéresse à la fois un nombre plus ou moins considérable de tubes et forme des plaques ou îlots qui, sur les préparations examinées à un faible grossissement, frappent par leur pâleur et leur transparence. Fréquemment, c'est dans leur tiers inférieur, au niveau de leur cul-de-sac, que les glandes sont envahies. »

Il résulte des citations que nous venons de faire que les dégénérescences vacuolaires, granuleuses, grenues et translucides ne peuvent servir à constituer des types de gastrite. Les deux dernières de ces dégénérescences sont encore, du reste, d'une valeur très discutable.

Nous n'avons pas parlé de la dégénérescence graisseuse qui, d'après Hayem, ne s'observe jamais dans les gastrites chroniques simples et ne se rencontre qu'à la suite de l'intoxication par le phosphore et le sublimé.

La *gastrite avec dégénérescence muqueuse des tubes glandulaires* constitue un type anatomique assez net. Dans la gangue conjonctive, plus de tubes glandulaires normaux, ou même de tubes renfermant encore des cellules de sécrétion chlorhydropeptique. On ne trouve plus qu'un certain nombre de tubes disséminés, assez fortement dilatés, dont les parois sont tapissées par une palissade très régulière de cellules cylindriques à noyau basal. Beaucoup de ces cellules renferment une grosse gouttelette de mucus transparente, arrondie, légèrement allongée. La surface libre de la muqueuse est tapissée d'un revêtement absolument analogue. Les entonnoirs dans lesquels viennent déboucher les glandes sont notablement élargis. Dans la cavité des tubes des amas de mucus granuleux.

Les tubes ainsi constitués sont toujours éloignés les uns des autres; ils sont séparés par des amas plus ou moins étendus d'éléments embryonnaires, souvent en voie d'organisation scléreuse.

Atrophie totale de la muqueuse. — Sur certains points, la muqueuse peut se trouver complètement détruite et réduite à l'état d'une mince lame scléro-conjonctive complètement dépourvue de productions glandulaires; leur surface libre peut être tapissée par un épithélium cylindrique pâle, grêle, peu résistant.

GASTRITE CHRONIQUE ULCÉREUSE

Les données anatomo-pathologiques précédemment exposées permettent de comprendre que la gastrite chronique puisse quelquefois devenir la cause de véritables ulcérations. La désagrégation de véritables amas embryonnaires, les viciations de la circulation, les troubles nutritifs subis par les éléments glandulaires, peuvent devenir le point de départ de pertes de substance plus ou moins étendues.

Nous discuterons plus loin les rapports de la gastrite chronique et de l'ulcère simple qui ne doit pas nous occuper ici.

Les pertes de substances dues à la gastrite chronique peuvent se présenter sous forme d'érosions ou de véritables ulcérations.

ÉROSIONS PONCTUÉES

Les érosions ponctuées ainsi dénommées par Brinton, ont été appelées encore *érosions folliculaires* et *érosions hémorragiques* par Cruveilhier. Ces deux appellations font allusion au développement de ces petites ulcérations aux dépens des follicules lymphoïdes enflammés, et à leur tendance à devenir le siège d'hémorragies plus ou moins abondantes.

Les érosions ponctuées sont constituées par de petites pertes de substance arrondies, quelquefois lenticulaires, si petites parfois qu'elles ressemblent aux petits trous faits par les vers dans du bois vermoulu, et qu'une assez grande attention est nécessaire pour ne pas les laisser passer inaperçues. En général, leurs dimensions ne dépassent pas celles d'une tête d'épingle. Les érosions deviennent plus évidentes lorsque l'estomac a séjourné pendant quelque temps dans un liquide fixateur tel que la liqueur de Müller ou une solution de formol. Elles sont souvent assez nombreuses, quelquefois très multipliées ; il peut y en avoir des centaines dans l'estomac. Elles peuvent se montrer dans toutes les régions.

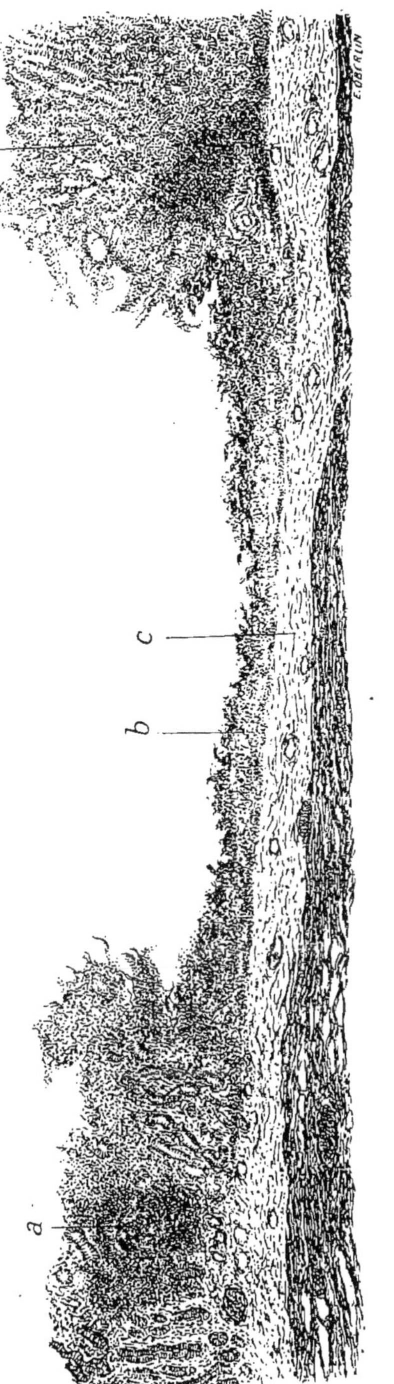

Fig. 22. — Erosion hémorragique ; *a*, gros amas embryonnaire ; *b*, ce qui reste de la muqueuse au fond de l'ulcération ; *c*, celluleuse sous-muqueuse ; *d*, muqueuse épaissie montrant des lésions interstitielles et la dégénérescence cylindrique des tubes glandulaires.

Leurs bords sont très nets, comme découpés à l'emporte-pièce ; il n'est pas rare de trouver leur cavité comblée par un caillot de sang noirâtre ; quelquefois il y a une mince zone d'infiltration sanguine de la muqueuse avoisinante. Plus rarement, l'érosion plus étendue présente une forme allongée, ovalaire ou même irrégulière, ainsi qu'il résulte des dessins qu'en a donnés Cruveilhier.

Ces pertes de substance, cela est évident déjà à l'œil nu, sont peu profondes, elles ne dépassent pas l'épaisseur de la muqueuse.

A *l'examen histologique*, on constate la destruction de toute l'épaisseur de la muqueuse. La perte de substance se trouve creusée dans un amas d'éléments embryonnaires, ainsi que le fait voir bien nettement la figure que nous donnons ci-contre. Elle a été faite d'après un cas d'érosion hémorragique observé par nous chez une femme atteinte de cirrhose alcoolique du foie. On voit aussi sur ce même dessin que les glandes sont très espacées et qu'elles ont subi la transformation muqueuse. De loin en loin se trouvent des amas plus denses d'éléments embryonnaires qui paraissent correspondre à des follicules lymphoïdes enflammées. Souvent on trouve des globules sanguins infiltrés dans la profondeur de l'ulcération, et, au voisinage des vaisseaux dilatés, gorgés d'hématies. La *musculaire sous-muqueuse* est toujours respectée et cela nous paraît un caractère très important; il différencie l'érosion ponctuée de l'ulcère simple et de l'*exulceratio simplex* de Dieulafoy qui paraît n'être que le stade initial de l'ulcère simple.

Pathogénie. — Trois ordres de facteurs ont été invoqués pour expliquer le mécanisme pathogénique des érosions : *a*) la désagrégation d'amas embryonnaires, *b*) l'infarctus hémorragique, *c*) la nécrose toxique de la muqueuse.

a) Cruveilhier a le premier considéré les érosions comme la conséquence de l'inflammation et de la désagrégation des follicules lymphoïdes; de là la dénomination d'érosions folliculaires. Sans admettre nécessairement l'intervention des follicules, d'autres auteurs ont admis un mécanisme analogue aux dépens des amas embryonnaires qui se rencontrent si communément dans la gastrite chronique.

b) Comme les érosions se rencontrent le plus souvent dans des cas où il existe une congestion veineuse passive de la muqueuse stomacale, que souvent on a constaté des infiltrations hémorragiques de la muqueuse sur les parois de l'ulcération ou dans la muqueuse, dans leur voisinage, on a été amené à attribuer une importance considérable à la congestion et à l'hémorragie interstitielle. Rindfleisch, et cette théorie a été plus récemment reprise par Pillet, pensait que l'infiltration hémorragique de la muqueuse représentait toujours la première phase de l'érosion; la mortification de la muqueuse infiltrée par le sang était la cause même de la perte de substance. L'épanchement sanguin, pour Pillet, déterminait, l'action digestive du suc gastrique aidant, la production d'une véritable escarre.

c) Hayem et Lion, dans un cas, ont observé au voisinage d'érosions ponctuées de petites zones de nécrobiose de la muqueuse. La partie superficielle de cette membrane était devenue amorphe, parsemée de quelques rares noyaux. Il leur a paru s'agir là d'une mortification due à l'action irritante d'une substance toxique sur la muqueuse, et, dans l'espèce de l'absinthe.

Étiologie. — Les érosions ponctuées se rencontrent dans tous les cas où il existe une gastrite chronique à tendance destructive marquée, et, par conséquent, dans des conditions pathologiques très différentes; la forme hémorragique, se voit surtout dans des maladies chroniques qui amènent une congestion veineuse longtemps prolongée de l'estomac en même temps que des lésions de gastrite chronique: affections cardiaques, tuberculose pulmonaire, néphrite chronique, cirrhose du foie, etc. On a encore rencontré assez fréquemment ces érosions dans le cancer de l'estomac et dans l'athrepsie des jeunes enfants où elles ont été bien étudiées par Parrot.

ULCÉRATIONS PROPREMENT DITES

Les ulcérations au cours de la gastrite chronique, de la gastrite alcoolique en particulier ont été étudiées et décrites par Ledet et par Lancereaux. Ce dernier auteur a donné dans son atlas d'anatomie pathologique plusieurs dessins reproduisant des ulcérations alcooliques (voir pl. I, fig. 4 et pl. II, fig. 1, 1', 2, 3, 3'). Il existerait, d'après Ledet comme d'après Lancereaux, deux variétés d'ulcère alcoolique.

Chez certains malades morts à la suite d'excès alcooliques répétés, on trouve dans l'estomac des ulcères multiples, ovoïdes, ayant de 1/3 à 1 centimètre de longueur, superficiels, n'intéressant pas toute l'épaisseur de la muqueuse. Sur le bord et dans le fond on voit des taches noirâtes produites par des extravasions sanguines. Ces ulcérations peuvent guérir et laissent des cicatrices blanches étoilées. Ces ulcérations paraissent très analogues à celles que Dieulafoy a décrites sous le nom d'*exulceratio simplex*.

Une seconde variété d'ulcération alcoolique est constituée par un ulcère chronique qui, au premier aspect présente à peu près tous les caractères de l'ulcère simple. Pourtant, à s'en rapporter à la description de Ledet et de Lancereaux, l'ulcère chronique alcoolique serait beaucoup plus superficiel, ne dépassant jamais les couches muqueuses; son fond serait induré, ses bords festonnés et non taillés à pic, enfin à son pourtour, la muqueuse serait vivement injectée. Il nous semble qu'avant de se prononcer définitivement sur la réalité de l'ulcère alcoolique, il faut attendre des études plus complètes.

SYMPTOMES DES GASTRITES CHRONIQUES

La gastrite chronique quelle que soit sa forme anatomique peut rester absolument latente tout au moins au point de vue des phénomènes subjectifs et des manifestations extérieures.

Hayem considère les viciations du chimisme comme le seul signe propre à la lésion inflammatoire de la muqueuse stomacale. Il décrit comme symptomes de la gastrite chronique les divers complexus symptomatiques que nous avons successivement passés en revue dans la première partie de cet ouvrage. Toutefois, il est obligé de reconnaître que, sans l'intervention du système nerveux et même le plus souvent d'un degré plus ou moins accentué de névropathie, ces symptômes ne se produiraient pas.

Les choses se passent donc le plus souvent en clinique exactement comme si la névropathie gastrique était l'élément isolé ou prépondérant. Nous ne tracerons donc pas de nouveau ici le tableau symptomatique des divers états dyspeptiques, ce qui ferait inutilement double emploi. Nous nous contenterons d'indiquer quelles sont les raisons étiologiques ou cliniques qui pourront plus particulièrement faire présumer qu'il existe un degré notable de gastrite chronique, quels sont les signes qui pourront faire reconnaître la variété anatomique de cette gastrite, soupçonner le degré plus ou moins marqué d'hypergenèse ou d'atrophie de l'appareil de sécrétion chlorhydropeptique.

L'*étiologie* fournit des données d'une très grande importance. Les excès alimentaires, l'usage longtemps prolongé d'une alimentation de mauvaise qualité, de mets grossiers, l'abus des boissons alcooliques, des essences, l'usage de médicaments irritants pendant des années et des mois constitueront de fortes présomptions de l'existence d'une gastrite chronique. Il en sera de même s'il y a eu manifestement une ou plusieurs crises de gastrite aiguë d'origine toxique.

Des lésions étendues et profondes de gastrite sont encore rendues certaines par l'existence d'une dilatation avec stase datant de longtemps, par une maladie chronique cachectisante : tuberculose, mal de Bright, affection du cœur, etc., et cela plus encore si, au cours de ces affections, il a été fait un usage excessif des médicaments.

Voyons maintenant les renseignements fournis par le *chimisme*.

L'*hyperchlorhydrie* simple indique tout au moins un développement considérable, supérieur à la moyenne normale de l'appareil glandulaire stomacal. Où commence la présomption de gastrite hypertrophique dans ces conditions? Il est impossible de le décider. Des variations assez étendues dans les chiffres obtenus par l'analyse, la prise du suc gastrique ayant été faite dans les mêmes conditions apparentes, après un repas d'épreuve identique, seraient de nature à faire penser à l'influence de l'innervation sur la sécrétion.

Dans certains cas, il y a des variations non seulement dans le degré de l'hyperchlorhydrie, mais passage rapide, à des examens rapprochés, de l'hyper à l'hypochlorhydrie. Pour expliquer ces variations par la gastrite, on a fait intervenir les variations de la congestion, de l'infiltration interstitielle de la muqueuse; en réalité il semble légitime d'admettre qu'elles peuvent dépendre de l'innervation stomacale, et en particulier de l'action psychique : Sollier n'a-t-il pas pu, par la suggestion chez les hystériques, arrêter ou remettre à volonté la sécrétion stomacale en mouvement.

Dans la *stase avec hypersécrétion continue*, surtout s'il y a des signes antérieurs ou actuels d'ulcère, l'existence de la gastrite ne fait pas de doute. On trouve toujours dans ces conditions une hypergenèse des tubes glandulaires et des cellules de sécrétion chlorhydropeptique, avec des lésions de gastrite interstitielle plus ou moins étendues. Dans les cas récents, le processus hyperplastique l'emporte; dans les cas anciens, surtout si la stase existe depuis longtemps, il y a un degré beaucoup plus accentué de gastrite interstitielle et une tendance marquée à la dégénérescence et à la destruction des tubes glandulaires. Les lésions sont réparties sur la muqueuse irrégulièrement par taches plus ou moins étendues, celles où existent les lésions destructives ayant tendance à prendre avec le temps une extension de plus en plus considérable.

Nous avons dit comment certains auteurs considèrent l'hypersécrétion continue comme la conséquence d'un simple trouble fonctionnel; l'exagération de la fonction, dit Albert Robin, précédant la lésion. On fait intervenir encore le spasme du pylore, qui, en conséquence de l'hyperchlorhydrie, provoque la stase et entretient l'hypersécrétion continue. Nous ne reviendrons pas davantage sur l'exposé et la discussion de ces théories; nous nous contenterons de faire remarquer que, si la lésion hypergénétique et inflammatoire de la muqueuse ne fait aucun doute dans des cas d'une durée déjà prolongée, il est impossible de déterminer à quel moment elle apparaît dans un cas donné, à quel moment on doit l'admettre dans la série morbide.

La *diminution de la sécrétion chlorhydro-peptique* a naturellement la signification exactement contraire; mais les mêmes réserves s'imposent. Pour qu'elle signifie une lésion destructive de l'appareil glandulaire, il faut qu'elle soit marquée et constante.

L'embarras n'est pas grand aux deux extrêmes de la série, lorsqu'il y a hypersécrétion continue avec stase et probabilité et même certitude d'ulcus, et de l'autre lorsque la diminution de la sécrétion chlorhydropeptique est très accusée et permanente, surtout s'il y a dilatation avec stase, s'il s'agit d'un malade qui s'est notoirement exposé à une cause active de gastrite : excès alcooliques, abus de certains médicaments, etc.

Pour les cas intermédiaires, l'interprétation des faits devient beaucoup plus délicate. On ne peut attribuer une valeur réelle qu'à des écarts accentués du chimisme, au-dessus ou au-dessous de la moyenne habituelle du chimisme stomacal.

Mucus. — Quelle importance doit-on actuellement attribuer à la présence du *mucus* dans les vomissements ou dans le liquide fourni par la sonde ? Les anciens auteurs jugeaient surtout la gastrite par le mucus. Les notions d'anatomie pathologique actuellement acquises montrent que, dans certains cas, il doit y avoir une notable exagération de la quantité de mucus sécrété ; il arrive même que le mucus augmente au fur et à mesure que diminue la sécrétion chlorhydropeptique, lorsque les tubes glandulaires tendent à disparaître et se trouvent remplacés par des tubes exclusivement tapissés d'épithélium muqueux. L'apparition du mucus en quantité notable a donc une réelle valeur séméiologique ; malheureusement il est presque impossible de se mettre à l'abri de la cause d'erreur qui résulte du mélange au contenu de l'estomac de la salive et des mucosités de l'œsophage. L'étude du vomissement pituiteux œsophagien nous a montré toute sa valeur.

Une seule variété de gastrite présente un ensemble chronique symptomatique qui permet d'en faire directement le diagnostic ; c'est la *gastrite alcoolique*, tout au moins lorsqu'elle se révèle par des pituites du matin et un endolorissement marqué à la palpation non seulement du point épigastrique, mais même de toute la face antérieure et de la grande courbure de l'estomac.

Gastrite chronique ulcéreuse. — Très souvent, les ulcérations de la gastrite chronique ne sont pas soupçonnées, ce sont des trouvailles d'autopsie. L'intensité de la douleur, la fréquence des vomissements, une sensibilité marquée à la palpation au creux épigastrique en dehors du point épigastrique pourront les faire soupçonner. L'existence d'hémorragies stomacales pourra faire penser aux érosions hémorragiques chez les malades atteints d'affection cardiaque, de tuberculose pulmonaire, de néphrite chronique ; mais il sera souvent difficile de rejeter totalement l'idée d'un ulcus ou même d'un carcinome. L'hématémèse due aux varices œsophagiennes dans la cirrhose du foie ne peut guère se distinguer de l'hématémèse par raptus sanguin ou par érosions hémorragiques qui peuvent s'observer aussi dans la même maladie.

Pronostic. — L'existence de lésions étendues de gastrite chronique rend évidemment beaucoup plus graves des faits de dyspepsie d'égale intensité symptomatique.

Les états accentués d'hypergenèse ou d'atrophie glandulaire ont naturellement une importance plus grande, non seulement parce que la viciation de la lésion est permanente, sinon irréparable, mais aussi à cause des lésions secondaires graves qui peuvent se produire : ulcus érosions hémorragiques, dilatation permanente de l'estomac, etc.

L'atrophie très étendue de l'appareil de sécrétion chlorhydropeptique présente une réelle gravité ; cependant la compensation est possible, si la motricité est conservée et si l'état anatomique et fonctionnel de l'intestin et de ses glandes annexes est satisfaisant. Cette question sera du reste discutée plus loin, comme elle le mérite.

La gastrite prend aussi une gravité plus grande chez les névropathes ; elle se complique alors de phénomènes douloureux et de viciation de la motricité d'une conséquence beaucoup plus grave que la gastrite par elle-même.

Traitement. — La notion de la gastrite n'apporte pas grande indication au traitement de la dyspepsie. Sa connaissance montre bien que, chez les dyspeptiques, les précautions hygiéniques doivent être longtemps prolongées et survivre à la disparition des phénomènes de dyspepsie douloureuse. Le traitement, d'une façon générale, sera purement symptomatique : nous n'avons donc qu'à renvoyer purement et simplement à l'exposé que nous avons fait de la thérapeutique générale des états dyspeptiques à la fin de la première partie de cet ouvrage.

Nous ne connaissons pas de traitement spécifique de l'élément inflammatoire lui-même. Peut-être les eaux alcalines, l'eau de Carlsbad prises en boisson ou employées en lavage, ont-elles une certaine valeur contre l'élément catarrhal et l'hypersécrétion du mucus, mais il reste encore incertain que les effets ainsi obtenus soient de bien longue durée.

CHAPITRE V

ATROPHIE DE LA MUQUEUSE STOMACALE

C. — Gastrite chronique avec atrophie généralisée ou très étendue des éléments de sécrétion chlorhydropeptique

Considérations générales. Historique. — Depuis que Fenwick a pour la première fois, en 1877, attribué l'anémie pernicieuse progressive à l'atrophie totale de la muqueuse gastrique et aux troubles de la digestion et de la nutrition qui en résulteraient, on a bien souvent étudié cet état morbide. De nombreux travaux ont été publiés sur ce sujet à l'étranger par Quincke, Nothnagel, Ewald, Lewy, Thorogwood, Jaworski, Boas, Litten, Einhorn, Eisenlohr, Schmidt, Martius et Lubarsch, et par d'autres encore.

La question soulevée à propos d'un fait anatomique, l'atrophie de la muqueuse de l'estomac, s'est présentée sous un nouvel aspect lorsque l'on eut appris à examiner le chimisme stomacal au cours de la digestion. Dans un nombre de cas assez considérable, on se trouva en présence de faits dans lesquels la sécrétion chlorhydropeptique paraissait complètement abolie, et l'on fut amené à se demander si, dans tous les cas semblables, il y avait réellement atrophie de la muqueuse de l'estomac, disparition de l'appareil de sécrétion glandulaire. Ce qui prenait la première place, ce n'était plus le fait anatomo-pathologique mais le fait physiologique ; pour bien indiquer cette différence de point de vue, Einhorn proposa la dénomination vicieuse mais claire de *Achylia gastrica*. Le terme a fait fortune en Allemagne, il a été accepté par Martius, par Riegel et par d'autres auteurs.

En France, même dans les publications les plus récentes, il n'est pas attribué de chapitre spécial à l'atrophie généralisée de la muqueuse de l'estomac, non plus qu'à la disparition de la sécrétion chlorhydropeptique. C'est que cette atrophie n'est pas considérée comme une maladie distincte, mais comme l'aboutissant d'un processus de dégénérescence dont l'histoire se confond avec celle des gastrites. On n'a pas pensé non plus que la diminution considérable allant jusqu'à la disparition de la sécrétion chlorhydropeptique devait être considérée autrement que comme un symptôme. L'école de Hayem considère l'*achylia gastrica*, à laquelle elle donne le nom d'apepsie, comme la conséquence pure et simple de la dégénérescence atrophique des glandes de l'estomac par les processus anatomiques que nous avons décrit plus haut.

Il faut reconnaître cependant que cette atrophie généralisée de la muqueuse, quelle que soit du reste son origine première donne lieu dans certains cas à un ensemble clinique assez intéressant pour mériter une étude particulière.

Nous n'avons eu pour la tracer qu'à prendre pour guide le chapitre consacré par Riegel à cette question dans son Traité des maladies de l'estomac. Commençons par rechercher les conditions dans lesquelles se présente l'atrophie généralisée de la muqueuse stomacale.

Étiologie. — L'atrophie de la muqueuse gastrique peut se présenter comme la conséquence d'un processus anatomo-pathologique localisé à l'estomac ou tout au moins au tube digestif, ou, au contraire, coexister avec une maladie antérieure ou quelque grave lésion de l'estomac, en particulier le cancer.

L'atrophie de la muqueuse dans le *cancer de l'estomac* a été décrite par plusieurs auteurs. Rosenheim et nous-même, nous avons signalé dans le cancer de l'estomac une gastrite chronique avec lésion interstitielle très étendue et tendant à la disparition plus ou moins complète des éléments de sécrétion chlorhydropeptique. Nous avons expliqué l'hypochlorhydrie qui est un fait habituel dans le cancer de l'estomac par les lésions atrophiques de la muqueuse. Ce n'est pas toutefois un fait nécessaire, en effet, lorsque le cancer succède à l'ulcère, on constate souvent la persistance de l'HCl libre et parfois même une véritable hyperchlorhydrie. A l'examen histologique de la muqueuse, on peut très bien rencontrer en cas semblable, comme dans l'ulcère simple une multiplication des cellules de sécrétion chlorhydropeptique.

Un grand nombre d'affections organiques de l'estomac, et en particulier celles qui amènent une sténose du pylore, peuvent s'accompagner d'une gastrite chronique étendue qui aboutit souvent à la dégénérescence totale de l'appareil glandulaire.

On a signalé encore l'atrophie de la muqueuse stomacale dans un grand nombre d'états cachectiques : le cancer d'un organe éloigné, cancer du sein, de l'utérus, de l'intestin (Fenwick) cancer du duodénum (Ewald), cancer de l'œsophage (Riegel), le diabète sucré (Rosenstein). On sait que, dans la tuberculose pulmonaire, il existe souvent des lésions étendues de gastrite chronique; elles peuvent aboutir à une véritable atrophie de la muqueuse. Elle se rencontre encore à la suite de bien d'autres *maladies chroniques cachectisantes* : les maladies cardiaques, le mal de Bright, etc. On l'a signalée dans la vieillesse.

Il serait évidemment inexact d'attribuer directement la lésion destructive de la muqueuse à la maladie chronique. Bien souvent, toujours même, il faut faire entrer en ligne de compte les irritations alimentaires ou médicamenteuses qui ont été de nature à amener le développement d'une gastrite chronique ; il est toutefois bien naturel de penser que l'état propathique, la cachexie constituent une cause prédisposante, une cause de résistance moindre de la part de l'estomac.

L'atrophie de la muqueuse a été aussi observée dans un assez grand nombre de cas comme une conséquence éloignée d'une *gastrite toxique aiguë*. Riegel l'a vue se produire après une intoxication par l'acide sulfurique. Le sublimé et le phosphore, comme nous l'avons dit, pourraient d'après Hayem amener la dégénérescence graisseuse très étendue de l'appareil glandulaire de l'estomac.

Les cas les plus intéressants sont ceux dans lesquels l'atrophie de la muqueuse stomacale et la suppression de la digestion dans l'estomac se sont montrées en même temps que des signes *d'anémie intense et pernicieuse*. Ce sont précisément ces cas qui ont amené à attribuer une certaine autonomie à la lésion de l'estomac. On a discuté et on discute encore pour savoir si l'anémie était antérieure ou postérieure à la gastropathie. Il est actuellement démontré par un grand nombre d'observations que la fonction sécrétoire et partant digestive de l'estomac peut être supprimée complètement sans qu'il se produise d'accident grave, d'anémie marquée, d'amaigrissement considérable et même de trouble appréciable de la nutrition générale. Pour cela, il faut que la compensation puisse se faire dans l'intestin, que la digestion pancréatique puisse être suffisamment active et que l'intestin puisse résorber les produits de cette digestion. Pour cela, il est indispensable que les aliments puissent parvenir dans l'intestin et que, par conséquent, la motricité soit intacte. Il n'en est plus de même lorsque le pancréas est lésé, fonctionnellement amoindri ; ou encore lorsque l'atrophie de la muqueuse intestinale empêche la résorption des produits de la digestion.

Quoi qu'il en soit, qu'elle soit isolée ou combinée à une lésion du pancréas et de l'intestin, l'atrophie de la muqueuse gastrique reconnaît en somme comme causes générales, les causes mêmes de la gastrite chronique. Ce qui dans cette étiologie concerne plus particulièrement l'atrophie gastrique, ce sont les conditions qui peuvent expliquer pourquoi les lésions destructives ont pu prendre une étendue et une intensité assez grande pour détruire anatomiquement et fonctionnellement l'appareil de sécrétion glandulaire.

Au point de vue du *sexe*, les hommes paraissent aussi souvent atteints que les femmes. Au point de vue de l'*âge*, la fréquence la plus grande est dans l'âge mûr et la vieillesse, mais on a cependant signalé un certain nombre de cas aux environs et même au-dessous de vingt ans.

Anatomie pathologique. — L'estomac a été trouvé dilaté, normal ou rétréci ; ses parois étaient tantôt épaissies, tantôt amincies. On les a tout naturellement trouvées amincies dans les cas où il existait une dilatation accentuée. Dans certains cas, cet amincissement était extrême.

L'atrophie de la muqueuse a paru évidente à l'œil nu dans un assez grand nombre de cas. Elle paraît lisse, blanchâtre ou grisâtre ; les sillons et les mamelons sont effacés, elle est peu mobile sur les tuniques sous-jacentes ; quelquefois elle est tapissée d'une couche de mucus plus ou moins épais, parfois aussi le mucus fait défaut.

Les *lésions histologiques*, nous les avons décrites déjà à propos de la gastrite chronique ; nous pourrons donc nous contenter de ne donner ici sur ce sujet que des indications rapides. Toute trace de tube glandulaire normal peut avoir disparu ; tout au moins sur d'assez vastes espaces on ne trouve plus çà et là que quelques débris de tube ; la muqueuse entièrement amincie se trouve réduite à l'état d'une mince couche de tissu cellulaire sus-jacent à la musculaire sous-muqueuse ; elle renferme un nombre assez grand, mais variable, d'éléments embryonnaires. Le plus souvent, l'épithélium de revêtement a disparu, même lorsque les pièces anatomiques ont été recueillies dans les conditions en apparence les meilleures. Hayem et Lion signalent cependant une couche d'épithélium cylindrique de petites dimensions et peu adhérent.

D'autres fois, l'appareil glandulaire est représenté par des tubes remplis d'un épithélium cylindrique qui renferme de nombreuses boules de mucus. A la surface, un épithélium semblable. Quelquefois, vers la profondeur de la muqueuse, les culs-de-sac de glandes ont subi une dégénérescence kystique. Dans l'intervalle des glandes, du tissu conjonctif en voie d'organisation fibreuse et des amas plus ou moins denses, plus ou moins espacés d'éléments embryonnaires.

Ici, ce qui domine, c'est la dégénérescence muqueuse ; l'estomac ne peut plus sécréter que du mucus. D'après Schmidt, il tendrait à se produire sur les points atrophiés et sur les ulcérations en voie de réparation un épithélium présentant tous les caractères de l'épithélium intestinal. Il fournirait un mucus plus épais que le mucus normal de l'estomac.

Les lésions interstitielles peuvent, suivant leur ancienneté, prendre un aspect plus ou moins scléreux ; il pourrait même y avoir un épaississement scléreux considérable de la celluleuse sous-muqueuse et des espaces inter-glandulaires alors que les glandes auraient plus ou moins complètement disparu et ne seraient plus représentées que par quelques culs-de-sac atrophiés ou auraient subi la transformation muqueuse.

C'est aux deux types anatomiques que nous venons de décrire qu'aboutissent en somme toutes les gastrites chroniques. Mais nous répétons de nouveau que cette transformation ne se fait jamais d'une façon égale sur toute l'étendue de l'estomac, elle procède par aires plus ou moins étendues. de telle sorte qu'on ne peut pas juger par l'examen histologique d'un point de la muqueuse stomacale de ce qui se passe sur les autres points. L'atrophie tend cependant toujours à se généraliser, et, dans quelques cas relativement assez rares, elle finit par devenir uniforme.

Dans tous les cas d'atrophie suffisamment étendue, la sécrétion chlorhydropeptique a considérablement diminué et même complètement disparu. Il en est de même de la sécrétion du mucus dans les cas où la substitution muqueuse ne s'est pas faite ; dans le cas contraire, il peut y avoir une augmentation considérable de la quantité de mucus secrété.

Les lésions sont quelquefois limitées à la muqueuse, mais quelquefois aussi elles intéressent *la tunique celluleuse, la tunique musculaire et même la sous-séreuse*. Dans ces cas, on a constaté la sclérose de la sous-muqueuse et des autres tuniques de l'estomac. Toutefois il nous semble qu'on peut conserver quelque doute sur la nature exacte du processus dans ces conditions et se demander s'il ne s'agit pas de cas méconnus de linite plastique. Dans cette dernière maladie, on a trouvé en effet une atrophie très marquée de la muqueuse stomacale en même temps qu'une infiltration scléreuse de toutes les tuniques de l'estomac qui se trouvait rétracté fortement.

Parfois, avec un estomac dilaté, on a relevé l'amincissement considérable de la tunique musculaire dont les faisceaux amincis se trouvaient écartés les uns des autres : dans ces conditions, l'amoindrissement du pouvoir moteur de l'estomac se comprenait *ipso facto*. Jurgens, Blaschko et Sasaki, dans des cas d'atrophie glandulaire de l'estomac et de l'intestin, auraient constaté la *dégénérescence graisseuse des plexus d'Auerbach et de Meissner*, mais ces recherches sont très incomplètes et demandent à être vérifiés. Meyer a pu se demander si, dans quelques circonstances, les lésions atrophiques de l'estomac ne pouvaient pas être la conséquence des lésions nerveuses. Quelques auteurs même se demandent s'il n'existe pas une relation entre les lésions de la moelle trouvées dans quelques cas et l'atrophie stomacale.

Symptômes. — Lorsque l'atrophie de la muqueuse stomacale est secondaire, dans le cancer de l'estomac, par exemple, ou encore à une période avancée de certains états cachectiques, mal de Bright, tuberculose, etc., elle passe inaperçue, masquée par les symptômes de la maladie principale. Elle représente encore une circonstance, non négligeable certainement mais d'ordre secondaire, lorsqu'il existe une dilatation marquée de l'estomac avec stase permanente. La viciation de la motricité a ici une importance plus grande que la suppression de la sécrétion chlorhydropeptique, bien qu'au point de vue symptomatique et pronostique il ne soit pas indifférent que la stase se produise dans un estomac dont la sécrétion est normale, exagérée ou, au contraire, notablement inférieure à la normale.

Les faits qui doivent surtout nous intéresser ici sont ceux dans lesquels les phénomènes dyspeptiques et les phénomènes généraux sont seuls en jeu, ceux dans lesquels on a pu se représenter que la viciation de la digestion était la cause de la déchéance de l'organisme tout entier, et, en particulier, de l'anémie grave, progressive.

Les manifestations dyspeptiques n'ont rien de si particulier que, par les malaises accusés, on puisse à coup sûr diagnostiquer la lésion destructive de la muqueuse stomacale. Toutefois, dans les cas les plus typiques, l'appétit a diminué, parfois il a complètement disparu et il peut y avoir même un dégoût marqué pour les aliments, en particulier pour la viande. En général, pas de douleurs ; après le repas, les malades accusent des sensations de pesanteur, de gonflement, de brûlure, des renvois, des aigreurs : c'est en somme un ensemble dyspeptique tout à fait banal.

Les phénomènes douloureux peuvent prendre une intensité assez grande ; les crises sont liées à la digestion, elles ne se produisent à jeun que s'il existe un certain degré de stase permanente. Les vomissements sont assez rares ; ils apparaissent aussi à peu près exclusivement dans les cas où, en vertu d'une tendance à la stase, il se fait des fermentations secondaires d'une certaine intensité. Les matières vomies sont alors assez abondantes, d'odeur acide, aigre ou butyrique désagréable. Elles renferment une assez grande quantité d'aliments mal digérés ; on y retrouve en particulier des caillots de lait ou des fragments de viande facilement reconnaissables. Le mucus, nous l'avons dit, peut manquer complètement ou au contraire être très abondant, épais et filant.

L'état général est variable, la fonction digestive de l'estomac peut être supprimée sans qu'il en résulte aucun dommage sérieux pour la nutrition générale, sans qu'il y ait d'amaigrissement, ni de tendance à l'anémie et à la cachexie. On peut aussi rencontrer, comme dans toutes les formes de la dyspepsie, un ensemble plus ou moins marqué de manifestations neurasthéniques. Cette concomitance n'a rien qui soit propre à l'atrophie de la muqueuse stomacale. On peut encore constater des signes d'artériosclérose plus ou moins accentués : tendance au vertige, aux étourdissements, à la céphalée, à l'oppression sous l'influence d'une marche un peu rapide, de la montée d'un escalier, état vaguement nauséeux, sensibilité très grande au froid, phénomène du doigt mort, refroidissement facile des extrémités, mictions fréquentes, polyurie, urine pâle, abondante, pauvre en urée. Les malades supportent fort mal les repas un peu copieux, l'usage de la viande, du vin, des liqueurs alcooliques, des mets faisandés. A la suite d'un « dîner en ville » ils ont de l'insomnie, se lèvent le matin mal en train, fatigués, la tête lourde. Tous ces accidents sont beaucoup plus le fait de la vitalité défectueuse de l'ensemble des tissus et des phénomènes d'auto-intoxication due à l'insuffisance hépatique et rénale que la conséquence directe et exclusive du mauvais chimisme stomacal. Nous insistons parce que nous sommes convaincu que la confusion a été faite très souvent.

L'atrophie de la muqueuse gastrique et la suppression de la sécrétion chlorhydropeptique qui en est la conséquence a été constatée au cours de l'*anémie pernicieuse progressive*. Il s'agissait souvent d'individus jeunes, chez lesquels s'installaient d'une façon inopinée des symptômes d'anémie grave : pâleur des tissus, coloration cireuse de la face, faiblesse très grande, palpitations, essoufflement au moindre effort, appétit nul. L'affaiblissement et l'anémie progressent sans que rien puisse les arrêter ; les malades épuisés sont incapables d'aucun travail. Cependant ils ne maigrissent guère ; au contraire, les tissus restent bouffis. Les accidents dyspeptiques ne sont pas très accusés : disparition de l'appétit, pesanteurs, gonflement après le repas, renvois, aigreurs ; quelquefois, mais quelquefois seulement, accès gastralgiques. Constipation, quelquefois diarrhée. La mort survient par le fait de l'épuisement progressif.

L'état du sang dans ces conditions est celui des anémies graves.

Chimisme. — L'exploration de l'estomac par la sonde fournit des résultats intéressants. Après un repas d'épreuve ordinaire, on trouve le pain mal digéré, mal divisé ; la quantité du liquide extrait est inférieure à la moyenne habituelle. L'acidité est presque nulle, elle peut tomber à 0,20 0,15, 0,10 p. 1000. Par la méthode de Winter, on ne trouve pas trace d'HCl libre et seulement une quantité extrêmement faible ou même nulle d'HCl en combinaison avec des substances organiques. Les résultats de la digestion artificielle des substances albuminoïdes à l'étuve sont à peu près nuls, ce qui démontre l'absence de la pepsine. Le mucus peut faire complètement défaut, ce qui a été donné par Boas comme un signe d'atrophie complète de la muqueuse, mais il peut au contraire être abondant, visqueux, filant, ce qui correspond sans doute à la dégénérescence muqueuse de l'appareil glandulaire stomacal. Les morceaux de pain du repas d'épreuve sont alors presque intacts et entourés d'une couche très épaisse de mucus. Nous avons observé un cas semblable dans lequel le malade avait des vomissements et des douleurs extrêmement intenses.

Nous avons supposé qu'il n'y avait aucun trouble de la motricité et que l'évacuation du contenu de l'estomac se faisait normalement. Lorsqu'il y a tendance à la stase, on peut constater le séjour prolongé des aliments dans l'estomac où ils subissent des décompositions fermentatives plus ou moins considérables. Les acides de fermentation organique sont en quantité d'autant plus élevée que la stase est plus prolongée et la quantité des aliments retenus plus considérable.

Évolution, pronostic. — Nous ne nous occuperons ici que de ce que les auteurs allemands appellent la forme primitive, bien qu'on puisse contester qu'il existe réellement une forme primitive pour une lésion qui est l'aboutissant commun de processus anatomiques en somme assez variables dans leur évolution, dans leur étiologie et même dans leur nature.

Les conséquences de l'atrophie de l'appareil glandulaire de l'estomac sont bien différentes comme nous l'avons indiqué déjà suivant l'état de la motricité stomacale et suivant l'état anatomique et fonctionnel de l'intestin et de ses glandes annexes. Si l'estomac se vide bien, pas de stase dans son intérieur, possibilité d'une digestion intestinale suffisante pour maintenir la nutrition en équilibre. Si la motricité de l'estomac est bonne, l'intestin et ses glandes annexes en bon état, tout peut se borner à des accidents plus ou moins banals de dyspepsie, mais l'état général reste satisfaisant. Si, au contraire, il s'est fait une lésion dégénératrice semblable de la muqueuse intestinale, si le pancréas est lui-même lésé, la compensation digestive n'est plus possible dans l'intestin, et il en résultera forcément un trouble grave de la nutrition générale. Là est la clef du pronostic. On comprend que, pour le fixer d'une façon certaine, il conviendrait de déterminer, par l'analyse des urines et des matières fécales, comment se fait l'utilisation des aliments. A défaut de cette analyse, on se bornera, un régime alimentaire convenable étant institué, à observer les modifications du poids et de l'état général.

Diagnostic. — Le diagnostic de l'atrophie de la muqueuse stomacale repose presque tout entier sur les résultats de l'analyse du suc gastrique au cours du repas d'épreuve. Toutefois, on n'aura le droit de conclure à l'atrophie de la muqueuse que lorsque des analyses successives, faites à des périodes suffisamment éloignées, auront donné des résultats également négatifs.

Dans une observation de Einhorn, on vit la sécrétion chlorhydrique réapparaître après cinq ans. Einhorn pense que dans ce cas le système glandulaire n'avait pas disparu, mais qu'en vertu de troubles nerveux il y avait eu momentanément inhibition de la sécrétion gastrique. Martius range les faits d'achylie gastrique en deux catégories. Dans l'une il y aurait réellement atrophie de l'appareil glandulaire et dans l'autre, qui se rencontre habituellement chez les neurasthéniques, simple atonie fonctionnelle. Cette distinction est basée surtout sur les résultats donnés par l'examen de fragments de la muqueuse retrouvés dans le liquide extrait de l'estomac par la sonde. Tantôt les glandes ont été trouvées fortement lésées, détruites même, tantôt au contraire conservées, intactes, sans lésion appréciable ou suffisante pour expliquer la suppression de la sécrétion normale de l'estomac. On peut contester évidemment la valeur de cette constatation et dire qu'on peut difficilement, par l'examen de fragments minimes pris on ne sait où, se représenter l'état exact de la muqueuse gastrique.

Hayem qui, comme les autres observateurs, a forcément vu le chimisme stomacal s'améliorer d'une façon notable, explique autrement cette amélioration : l'œdème inflammatoire, l'accumulation des éléments embryonnaires pourraient en comprimant les tubes glandulaires suspendre momentanément leur fonctionnement ; cette compression ayant disparu, la sécrétion pourrait reprendre et le chimisme gastrique s'améliorer dans une mesure plus ou moins marquée suivant le nombre des éléments glandulaires dont la sécrétion avait été momentanément supprimée.

Des examens du chimisme stomacal devront donc être faits à des intervalles suffisants pour qu'on puisse savoir d'une façon certaine si la suppression de la sécrétion chlorhydropeptique est réelle et définitive.

C'est avec le *cancer de l'estomac* qu'on sera le plus souvent amené à établir le diagnostic différentiel : en faveur du cancer, on invoquera l'existence d'une tumeur, d'une dilatation de l'estomac avec stase, de vomissements marc de café, la présence d'une quantité marquée d'acide lactique dans le liquide du repas d'épreuve d'Ewald, l'existence d'une adénopathie cervicale typique.

La *dégénérescence amyloïde* des glandes de l'estomac pourrait amener aussi la suppression de la sécrétion chlorhydropeptique ; cette dégénérescence qui marche de pair avec la dégénérescence identique du foie, des reins, de la rate, ne se produit que dans des conditions particulières de cachexie, et surtout dans les cas où il y a quelque suppuration chronique à ciel ouvert.

Traitement. — La première idée qui vienne à l'esprit est évidemment de remplacer artificiellement la sécrétion gastrique supprimée par de l'HCl et de la pepsine. Les tentations faites dans ce sens n'avaient pas jusqu'ici donné de résultat bien satisfaisant. Sera-t-on plus heureux avec le suc gastrique naturel de Frémont et avec les pepsines de pouvoir intensif? Il faut l'espérer.

Il ne faut pas oublier toutefois que l'évacuation normale de l'estomac est la condition fondamentale pour que le travail digestif de l'intestin puisse compenser l'abolition de la digestion stomacale. La conclusion thérapeutique de cette donnée, c'est qu'il faut avant tout s'efforcer d'obtenir que l'évacuation de l'estomac se fasse bien. On donnera donc des aliments bien divisés, très nutritifs sous un petit volume, ne laissant qu'une proportion minime de détritus rebelles à la digestion intestinale. Y-a-t-il avantage, comme on le dit quelquefois, à donner surtout des hydrates de carbone ou des graisses et à restreindre au minimum les aliments azotés que l'estomac ne peut élaborer? Nous n'en comprenons pas très bien la raison puisque la digestion doit se faire dans l'intestin, grâce au suc pancréatique qui agit également sur les substances des trois ordres. Le point principal, encore une fois, c'est que les aliments se présentent sous une forme telle que leur séjour dans l'estomac soit réduit au minimum ; nous renverrons pour l'exécution de ce desideratum aux renseignements donnés précédemment lorsque nous avons traité d'une façon générale la question de l'alimentation dans le traitement des gastropathies. Pour stimuler la motricité gastrique on aura recours au massage, aux applications froides, à l'électrisation extérieure ; en cas de stase permanente, on fera le lavage de l'estomac, au besoin avec des solutions antiseptiques.

Si l'atrophie de la muqueuse intestinale accompagne l'atrophie de la muqueuse gastrique, la situation est beaucoup plus grave. Dans ces conditions, on a tout naturellement songé à donner une alimentation artificielle composée de substances déjà digérées : peptone, glucose, graisse émulsionnée. Malheureusement il n'y faut pas trop compter, les produits de digestion artificielle n'ayant pas exactement la même composition que les produits de digestion naturelle et amenant quelquefois une irritation et une intolérance assez vives du tube digestif. On vient de trouver le moyen de purifier la peptone, peut-être parviendra-t-on à purifier également les autres produits de digestion artificielle. Ce jour n'est pas encore venu, et, en attendant, ce que nous pouvons faire de mieux c'est de réduire au minimum le travail mécanique de la digestion, et de profiter ainsi le mieux possible de ce qui lui reste d'activité chimique.

La diarrhée due à une mauvaise absorption est une complication grave ; il faudra la combattre le plus activement possible. On ne parviendra pas à l'arrêter et à la modérer lorsqu'elle sera due à l'abolition du pouvoir de digestion et d'absorption de l'intestin grêle.

CHAPITRE VI

ULCÈRE SIMPLE

Définition. — L'ulcère simple est une ulcération bien limitée, en général plus ou moins nettement arrondie, qui, partie de la muqueuse, a tendance à entamer successivement les diverses tuniques de l'estomac. Cette ulcération ne se fait pas aux dépens de tissus anormaux comme les ulcérations cancéreuses; elle ne repose pas sur une base néoplasique. La perforation de l'estomac, l'ouverture d'un vaisseau et la production d'une hémorragie quelquefois considérable, telles sont les complications les plus habituelles de cette ulcération progressive.

Synonymie. — L'ulcère simple a reçu des dénominations différentes; on l'a appelé ulcère rond, ulcère chronique, ulcère perforant, gastrite ulcéreuse, ulcère peptique. Ces appellations ont pour point de départ des caractères habituels de l'ulcération que nous allons étudier ou des idées théoriques sur sa pathogénie. Toutefois, comme aucune d'elles ne correspond à une particularité en quelque sorte spécifique, nous préférons le terme d'*ulcère simple*, par lequel Cruveilhier a voulu désigner une lésion non cancéreuse.

En effet, l'ulcère simple n'est pas toujours *rond*, il n'est pas toujours *perforant*, il a quelquefois une marche *rapide*. Quant à la dénomination de gastrite ulcéreuse, elle tend à établir une confusion; en effet, bien que la gastrite joue souvent un rôle important dans la pathogénie de l'ucère simple, ainsi que nous le dirons plus loin, il y a d'autres modalités de l'ulcération dans les gastrites chroniques. Le terme ulcère peptique usité en Allemagne a le tort de ne correspondre qu'à un seul des éléments pathogéniques de la production de l'ulcère simple; cependant, il offre l'avantage de ne s'appliquer qu'à cette variété d'ulcération; mais il en affirme la nature d'une façon peut-être trop définitive. Celui d'ulcère simple laisse la discussion ouverte.

Historique. — Cruveilhier, dans une série de travaux publiés de 1830 à 1836, a eu le mérite de séparer définitivement l'ulcère simple des autres ulcérations de l'estomac, en particulier des ulcérations cancéreuses et d'en faire un type morbide distinct.

A côté des publications de Cruveilhier, il convient de donner la première place à un travail de Rokitansky qui date de 1839, dans lequel cet auteur a fait de l'ulcère simple une étude originale des plus importantes basée sur un nombre respectable d'observations.

Ce n'est pas qu'auparavant on n'ait vu et décrit des ulcères simples sans les confondre avec des ulcérations cancéreuses; des monographies intéressantes avaient même été publiées par plusieurs auteurs, en particulier par Baillie; mais, avant les travaux de Cruveilhier, la confusion entre l'ulcère simple et l'ulcération cancéreuse était encore faite communément comme, par exemple, dans un mémoire d'Abercrombie qui date de 1824, tandis qu'après leur publication, elle ne le fut plus.

Depuis cette époque, de nombreux travaux ont été consacrés à l'étude de cette question, nous aurons l'occasion, chemin faisant de citer les principaux d'entre eux.

ÉTIOLOGIE

Fréquence. — D'après une statistique de Lebert qui porte sur 40 000 malades, on observerait l'ulcère simple un peu plus d'une fois sur 200 malades.

Les statistiques des salles d'autopsie ont à ce point de vue l'avantage de mettre, non pas complètement, mais dans une plus large mesure à l'abri des erreurs de diagnostic.

D'après Riegel, à la Charité de Berlin, Berthold, en quinze ans, de 1868 à 1882, a relevé 262 cas d'ulcère simple représentant 2,7 p. 100 des autopsies. Ce chiffre a été souvent dépassé. En effet, si Nolte à l'Institut anatomo-pathologique de Munich n'a trouvé que 1,3 p. 100, cette proportion s'est élevée à 8,3 pour Griess à Kiel; à 4,55 pour Ziemssen à Erlangen, à 13 pour Stark à Copenhague. Brinton admettait la proportion de 5 p. 100. Les chiffres les plus élevés ont été cités par Grünfeld qui, sur 450 autopsies, a trouvé l'ulcère simple ou des cicatrices d'ulcus 92 fois, soit 20 fois p. 100.

On peut être étonné à bon droit de constater des variations aussi considérables dans la fréquence de l'ulcus simplex. Ces variations si étendues doivent dépendre dans une certaine mesure des conditions dans lesquelles les autopsies ont été pratiquées; il peut y avoir un plus grand nombre d'ulcères de l'estomac dans certains services hospitaliers.

Contrées. — Il a semblé aussi qu'on pouvait admettre une véritable influence des diverses régions. Gerhardt a, à plusieurs reprises, attiré l'attention sur la fréquence de l'ulcère simple en Turinge; von Solhern a prétendu que cette lésion était très rare chez les paysans russes qui ne mangent que peu de viande, consomment beaucoup de légumes et ont un sang fortement alcalinisé par la potasse. Westphalen a contredit ces conclusions et montré que l'hyperchlorhydrie était fréquente chez les paysans russes.

Sexe. — Il résulte de l'ensemble des faits publiés que l'ulcère simple est plus fréquent chez les femmes que chez les hommes. Cependant Riegel a trouvé seulement 134 hommes contre 126 femmes. Pour la plupart des auteurs, on rencontre l'ulcus environ deux fois plus souvent chez la femme que chez l'homme. Fiedler a examiné 2200 cadavres; il a constaté soit l'ulcus, soit sa cicatrice dans une proportion de 20 fois p. 100 chez la femme et seulement de 4, 5 chez l'homme.

Age. — Quel est l'âge de la plus grande fréquence de l'ulcère? La question, à différents point de vue, ne manque pas d'intérêt.

La plupart des auteurs sont d'accord pour déclarer que la fréquence la plus grande de l'ulcère est de 20 à 40 ou 50 ans, de 20 à 30 ans chez la femme de 30 à 40 chez l'homme.

Voici le tableau des 260 cas observés par Riegel:

AGES	HOMMES	FEMMES	TOTAL
10 à 20 ans	8	35	43
20 à 30 —	29	62	91
30 à 40 —	35	22	57
40 à 50 —	36	11	47
Au delà de 50 ans	18	4	22
Totaux	126	134	260

Les chiffres indiqués par Riegel concordent à peu près avec ceux qui ont été donnés par les divers auteurs. Brinton seul a donné une note divergente en fixant la fréquence maxima de l'ulcus chez l'homme au delà de quarante ans; sa fréquence relative croîtrait même avec l'âge. On explique cette opinion de Brinton parce qu'il a établi ses calculs non d'après la *morbidité*, mais d'après la *mortalité*, qui serait plus considérable à un âge avancé.

L'ulcère simple au-dessous de dix ans est d'une grande rareté; on en cite cependant une dizaine de cas. Cette immunité presque complète du jeune âge est un fait très curieux qui ne doit pas passer inaperçu.

Professions. — Toutes les classes de la société y paraissent également exposées. On a prétendu que certaines professions y exposaient plus particulièrement. Les cuisiniers contracteraient l'ulcère simple en goûtant des mets trop chauds. N'y sont-ils pas beaucoup plus exposés encore parce que la plupart d'entre eux sont des buveurs ?

On a accusé encore les professions qui amènent à avaler des particules poussiéreuses; polisseurs de métaux, tourneurs de porcelaine, polisseurs de glaces.

Traumatismes. — Les traumatismes de la région épigastrique méritent une mention particulière. Leube, S. Duplay, et d'autres ont cité des cas dans lesquels, à la suite d'un traumatisme plus ou moins violent de la région épigastrique, sont survenus des signes d'ulcus: vomissements, douleurs gastriques intenses après l'ingestion des vomissements, hématémèses.

Des expériences faites sur des chiens par Ritter ont montré que des chocs violents de la région épigastrique pouvaient donner lieu à des ecchymoses de la muqueuse stomacale. On comprend que ce soit là une circonstance favorable à la production d'un ulcus; mais cela ne suffit pas encore toutefois. A ce point de vue Richardière a fait cette remarque intéressante que, des ulcus qui succèdent ainsi à un traumatisme de la région épigastrique, les uns guérissent avec une grande rapidité tandis que les autres se comportent à ce point de vue de la même façon que l'ulcère simple spontané. Il pense que, dans ces derniers cas, le traumatisme est survenu chez un malade hyperchlorhydrique; il est certain que les conséquences d'un ecchymose traumatique de la muqueuse gastrique ne seraient pas du tout les mêmes suivant qu'il y aurait ou non au préalable hypersécrétion chlorhydrique et gastrite.

Relations étiologiques de l'ulcus et d'un certain nombre d'états morbides. — a. *Chlorose et anémie.* — Depuis longtemps, on a attribué à l'anémie, et en particulier à la chlorose, une influence prédisposante marquée sur la genèse de l'ulcère rond.

On avait pensé que l'anémie, la faiblesse générale de la constitution, la diminution de la vitalité suffisaient à expliquer la fréquence relative de la lésion ulcéreuse de l'estomac dans ces conditions. Riegel et ses élèves, Bouveret et d'autres auteurs ont fait intervenir l'hyperacidité chlorhydrique du contenu de l'estomac comme circonstance intermédiaire. Si les chlorotiques sont plus souvent que les autres atteintes d'ulcère rond, c'est que, plus souvent que les autres, elles sont hyperchlorhydriques. Hayem déclare que les chlorotiques hyperchlorhydriques, d'après son observation personnelle, ne sont pas plus souvent atteintes d'ulcus que les hyperchlorhydriques non chlorotiques, et il dit qu'on a dû confondre souvent l'anémie consécutive à la gastropathie avec la chlorose vraie.

b. *Tuberculose.* — Jaksch a signalé la coïncidence fréquente de la tuberculose et de l'ulcère simple ; sur 5 ulcéreux, on trouverait un tuberculeux. Que la tuberculose succède à l'ulcus, il n'y a rien là d'étonnant.

c. *Névroses.* — Gilles de la Tourette, à propos de l'étiologie de 18 cas d'ulcère rencontrés dans les hôpitaux de Paris, a noté 10 fois l'alcoolisme et 6 fois l'hystérie. Il a tendance à voir dans l'ulcération un trouble trophique d'origine névropathique. Il ne nous paraît pas douteux que les individus nerveux sont plus que les autres exposés à l'ulcère ; mais il conviendrait de rechercher si chez eux l'hyperchlorhydrie et la gastrite interstitielle concomitante ne sont pas comme chez les autres sujets la cause la plus fréquente de la lésion.

Causes diverses. — Nous retrouverons en discutant la pathogénie de l'ulcère un certain nombre de circonstances étiologiques qui n'ont pas pu trouver place ici. Nous y discuterons par exemple, à propos de la théorie microbienne de l'ulcère, l'influence de diverses infections, et, à propos du rôle de la gastrite, celui de tous les agents qui peuvent provoquer l'inflammation de l'estomac, en particulier l'abus des boissons alcooliques.

ANATOMIE PATHOLOGIQUE

Description d'un ulcère typique. — L'aspect de l'ulcère simple est différent suivant qu'il s'agit d'un *ulcère récent* ou d'un *ulcère ancien.*

a. *Ulcère récent.* — L'ulcère simple est constitué par une perte de substance arrondie, ayant, en général, les dimensions d'une pièce de cinquante centimes à celles d'une pièce de deux francs, ou même de cinq francs. Quelquefois l'ulcération est exactement circulaire, mais elle est aussi quelquefois allongée et ovalaire ; au niveau des orifices, elle tend assez souvent à prendre l'aspect d'un anneau incomplet perpendiculaire à l'axe du canal. Les *bords* de l'ulcération sont quelquefois très nets, comme taillés à l'emporte-pièce et assez exactement perpendiculaires à la surface de la muqueuse ; mais il arrive aussi qu'ils sont plus obliques dans un sens que dans l'autre, alors, l'axe du cône tronqué que forme la perte de substance n'est plus perpendiculaire, mais plus ou moins incliné. C'est dans ces cas que l'ulcère prend une figure ovalaire ; l'allongement de la perte de substance et l'obliquité de son axe se font, prétend-on, suivant la direction des grands vaisseaux de la muqueuse.

Quand les bords de l'ulcère sont nettement taillés à pic, on peut apercevoir, successivement étagées, les diverses tuniques de l'estomac de la muqueuse à la séreuse péritonéale : ces tuniques forment en quelque sorte des gradins successifs. Leurs angles sont assez souvent émoussés, et, au lieu d'un petit amphithéâtre en miniature, c'est un entonnoir que l'on observe.

Dans un ulcère récent, en voie d'activité, les diverses tuniques de l'estomac se distinguent les unes des autres. On reconnaît en particulier facilement les tuniques musculaires à leurs fibres rosées, dont les faisceaux sont très apparents, qu'ils soient à nu dans le fond de la perte de substance, ou au contraire sectionnés sur ses bords.

L'ulcération est plus ou moins profonde, elle peut intéresser toutes les tuniques de l'estomac jusqu'à la sous-séreuse qu'on trouve même quelquefois perforée dans un point ; c'est même cette perforation qui, en provoquant une péritonite suraiguë mortelle donne le plus souvent l'occasion de recueillir un échantillon d'un ulcère récent. On comprend que, avec un ulcère de marche rapide, alors que des adhérences n'ont pas eu le temps d'opposer une barrière suffisante à l'issue du contenu de l'estomac dans la cavité péritonéale, la perforation ne puisse être que de minimes dimensions. Si, au contraire, l'évolution plus lente a permis à des adhérences de s'établir, la séreuse se trouve elle-même perforée dans toute son épaisseur et le tissu de l'organe sous-jacent, foie ou pancréas est attaqué par le travail ulcératif exactement comme l'ont été les parois de l'estomac ; mais on ne voit guère cette propagation aux viscères voisins qu'en cas d'ulcère chronique ; son aspect diffère assez notablement de celui de l'ulcère récent, à évolution aiguë, ou tout au moins de l'ulcère qu'on a l'occasion d'examiner à la phase première de son évolution.

Le caractère le plus frappant de cet ulcère aigu, c'est que les tuniques de l'estomac ne sont pas sensiblement modifiées. L'épaississement qui existe cependant toujours est peu appréciable à la vue. La perte de substance est nette, parfaitement détergée.

Au niveau de la séreuse, on constate du dépoli, un dépôt fibrineux plus ou moins marqué, trace de l'inflammation péritonéale localisée qui ne manque pas de se produire dans tous les cas, à un degré plus ou moins marqué.

Quelquefois dans le fond de l'ulcère on aperçoit le vaisseau ouvert, qui a donné naissance à une hémorragie mortelle. Ce vaisseau, dans les cas d'ulcère récent, en évolution active, que nous considérons actuellement, est une artériole de la sous-muqueuse ou plus rarement de la sous-séreuse. Les gros troncs, tels que les coronaires, l'artère splénique ne sont guère intéressés que par les ulcères chroniques. La section est nette, la lumière du vaisseau largement béante. On comprend que, dans ces conditions, une artériole relativement petite ait pu donner lieu à une hémorragie considérable et même à une gastrorragie mortelle.

Tel est l'ulcère simple parvenu en quelque sorte à l'état adulte. On n'a guère l'occasion de l'examiner avant qu'il ait atteint les dimensions et l'aspect que nous venons d'indiquer. Toutefois, le hasard peut faire que l'ulcération, alors que ses dimensions sont encore restreintes, rencontre précisément dans la sous-séreuse une artériole d'un certain volume dont l'ouverture donne lieu d'une façon prématurée à une hémorragie mortelle. C'est sans doute ainsi qu'on doit comprendre la nature de l'*exulcération simple* décrite par Dieulafoy.

b. *Ulcère chronique.* — L'ulcère simple de l'estomac peut passer à l'état chronique et durer pendant de longues années sans que la cicatrisation puisse se produire. Dans ces conditions, son aspect se modifie sensiblement. Les bords s'épaississent et forment un relief plus ou moins saillant, un bourrelet induré, plus ou moins régulier qui encadre la perte de substance. Le fond de l'ulcère est alors moins nettement détergé, il est grisâtre, comme granuleux, et on n'y aperçoit pas aussi distinctement le tissu de la tunique stomacale ou de l'organe dénudé par le travail ulcératif. Les bords sont moins nettement taillés à pic, il est beaucoup plus difficile à l'œil nu ou à la loupe d'y distinguer les tuniques superposées et sectionnées.

La séreuse est fortement épaissie et recouverte de fausses membranes. A la vue, et mieux encore à la palpation, on constate un épaississement et une induration marquée qui supporte l'ulcération. Très souvent, il existe des fausses membranes et des adhérences avec les organes voisins. De tout cela résulte une masse indurée plus ou moins volumineuse assez grosse quelquefois pour être facilement perçue par la palpation abdominale.

On ne prend une idée bien exacte de ces vieux ulcères qu'en pratiquant une coupe suivant leur grand diamètre. Le couteau rencontre une résistance souvent très grande. Les bords de l'ulcération sont blanchâtres, d'aspect scléreux. On ne reconnaît les tuniques musculaires de l'estomac qu'à quelques millimètres de la perte de substance. Si la perforation n'est pas complète, le fond de l'ulcération est le plus souvent constitué par la séreuse fortement épaissie, blanchâtre, résistante. Dans un grand nombre d'ulcères chroniques, la tunique séreuse a été elle-même détruite et le fond de la perte de substance est constitué par quelque organe du voisinage, le plus souvent par le foie ou le pancréas. On reconnaît souvent dans le fond de l'ulcération des granulations jaunâtres séparées par des travées blanchâtres scléreuses, qui ne sont autre que des lobules de la glande pancréatique. Le foie ulcéré est également tapissé par une couche scléreuse de la profondeur de laquelle irradient des travées fibreuses dans le parenchyme hépatique.

L'épaississement des bords, leur induration, leur résistance au couteau, la dureté blanchâtre des parois de la coupe sont telles que l'on a avec juste raison qualifié ces vieux ulcères d'*ulcères calleux*. Parfois, il est impossible de se rendre compte par l'examen macroscopique si l'on n'a pas affaire à un carcinome squirrheux ulcéré. L'incertitude dans certains cas persiste même à l'examen histologique.

Ces ulcères anciens ont quelquefois des dimensions considérables. qui dépassent celles d'une pièce de cinq francs, et atteignent celles de la paume de la main par exemple, et même quelquefois davantage. On comprend quelle gêne peuvent apporter au fonctionnement de l'estomac des lésions de ce genre, si on se représente qu'elles ne vont jamais sans qu'il se soit produit un accolement de l'estomac aux organes voisins, sans production de fausses membranes et d'adhérences plus ou moins considérables, sans un épaississement marqué des parois de l'estomac et du péritoine au pourtour de la perte de substances.

Malgré ces adhérences, la perforation et l'issue du contenu gastrique dans le péritoine peuvent se produire ; c'est que rarement l'ulcération est au même degré défendue partout contre cet accident par la périgastrite : souvent l'adhérence n'est que partielle.

L'ulcération, dans ces conditions, peut aussi aboutir à l'ouverture de vaisseaux volumineux et à la production d'hémorragies formidables. Avec l'ulcère chronique, en effet, les petites artérioles sont atteintes d'artérite, elles ont le temps de s'oblitérer ; les plus grosses y réussissent moins bien. Quelquefois, en vertu de l'artérite, il se forme un petit anévrysme au fond de l'ulcération et vers son ouverture qui devient la cause de l'hémorragie. Dans un cas personnel, on retrouvait facilement, au fond de l'ulcération, le pertuis par lequel s'était produite l'hémorragie ; il siégeait au sommet d'un petit soulèvement cônique. Par la dissection, il fut facile de reconnaître que le vaisseau ulcéré était l'artère splénique. Elle était dilatée et épaissie sur une longueur de 5 ou 6 centimètres en amont et en aval de la perforation. A ce niveau même existait une coudure, et, sur la partie saillante de cette coudure, une dilatation anévrysmale dont la paroi s'était progressivement amincie et finalement ulcérée.

Dans un autre cas, le vaisseau ouvert, mais thrombosé, était la veine splénique ; toutefois l'examen histologique fût indispensable pour déterminer sa nature réelle.

Tous les degrés, toutes les formes intermédiaires peuvent s'observer entre l'ulcère simple récent, tel que nous l'avons décrit au début de cette étude et l'ulcère calleux induré, adhérent à bord épaissi.

Dimensions. — L'ulcère simple avons nous dit a le plus souvent les dimensions d'une pièce de 50 centimes à celles d'une pièce de 2 ou de 5 francs ; mais nous avons dit aussi que l'étendue de l'ulcère chronique pouvait être beaucoup plus considérable. Dans un cas, souvent cité de Cruveilhier la perte de substance allait du pylore au cardia, sur une longueur de plus de 15 centimètres sur une largeur de 8 centimètres.

Il semble quelquefois, d'après son bord polycyclique, que l'ulcération résulte de la confluence de plusieurs ulcères soudés ensemble.

Nombre. — L'ulcère rond est le plus souvent unique, mais il n'y a rien là d'absolu. D'après Brinton, il y aurait deux ulcères au moins une fois sur cinq. « Sur 97 cas d'ulcères multiples (correspondant à 463 observations), 67 présentaient 2 ulcères, 16 en présentaient 3, et, sur les 14 restants, 3 offraient 4 ulcérations ; dans 2 cas, on trouvait chaque fois 5 ulcères ; enfin, dans quatre autres, on pouvait en compter un nombre plus considérable. » (Brinton.)

Dans un cas de Lange, cité par Ewald, le nombre des ulcères était tel qu'on renonça à les compter (!).

Siège. — Brinton a relevé le siège de l'ulcère dans 220 cas, il l'a trouvé 42 fois p. 100 à la paroi postérieure, 26 p. 100 à la petite courbure, 156 p. 100 au pylore, 4,9 à la paroi antérieure et 2,4 à la grande courbure et 2 p. 100 au cardia.

En somme, dans la grande majorité des cas, l'ulcère se produit dans une zone restreinte qui comprend la paroi postérieure, la petite courbure et la région pylorique ; la grosse tubérosité, la grande courbure et le cardia sont presque toujours indemnes.

LÉSIONS EXTÉRIEURES A L'ESTOMAC

L'ulcère simple de l'estomac devient très souvent la cause ou le point de départ de lésions extérieures à l'estomac.

Ces lésions intéressent plus ou moins fortement le péritoine.

Péritonite aiguë généralisée. — Lorsqu'une perforation de la paroi stomacale se produit par un processus d'ulcération assez rapide pour que des adhérences protectrices n'aient pu se produire, il en résulte une péritonite septique suraiguë qui entraîne rapidement la mort du malade ; nous n'avons pas à nous y arrêter davantage et en décrire les lésions.

Adhérences périgastriques. — Tout d'abord la séreuse s'épaissit, se dépolit, se couvre d'un dépôt fibrineux, se vascularise. Pour peu que les parties en contact soient suffisamment immobilisées, il se fait des adhérences avec les organes voisins, soit directement, soit par l'intermédiaire de fausses membranes quelquefois très épaisses et très résistantes.

Ces adhérences se font le plus souvent avec le pancréas, le foie, la rate, le diaphragme, quelquefois avec le côlon transverse ou d'autres parties de l'intestin. Elles ont une grande utilité : celle d'empêcher l'effusion du contenu stomacal dans la cavité péritonéale. Par contre, elles exposent les organes contre lesquels l'estomac se trouve fixé à subir le travail ulcératif. Ainsi se produisent des ulcérations et quelquefois de véritables excavations aux dépens de la substance du foie, du pancréas, de la rate. Ces organes se défendent en se sclérosant ; mais quelquefois il se produit des suppurations qui amènent leur destruction plus rapide et parfois aussi la nécrose de fragments plus ou moins volumineux de leur parenchyme qui tombent ainsi dans la cavité de l'estomac.

Parfois des fistules se produisent ; elles peuvent établir une communication entre l'estomac et le côlon transverse, amener la perforation du diaphragme, du péricarde, et déterminer la production d'une péricardite ou d'une pleurésie purulente. On a vu de cette façon se constituer des trajets de communication entre l'estomac et les bronches.

Les adhérences périgastriques peuvent être très étendues ; dans ce cas, elles tendent à immobiliser l'estomac ; quelquefois il se fait une sorte de symphyse presque généralisée. On comprend que ces adhérences puissent gêner considérablement la motricité stomacale et amener la stase permanente.

Péritonite suppurée partielle. — L'existence des adhérences fait comprendre qu'il puisse, à la suite de l'ulcère simple, s'établir des foyers plus ou moins considérables de suppuration péritonéale. Les abcès ainsi produits peuvent être plus ou moins volumineux. Ils peuvent se produire au voisinage de l'estomac, par lymphangite, sans communiquer directement avec la cavité stomacale.

Lorsqu'ils communiquent avec elle, à la suite d'une perforation limitée par des adhérences péritonéales préalables, ou encore lorsqu'un foyer purulent extérieur est venu s'ouvrir dans l'estomac, la cavité renferme à la fois du pus fétide, des gaz, des débris alimentaires. Le plus intéressant de ces abcès gazeux est celui qui se produit entre la face supérieure du foie et le diaphragme, ou en arrière de l'estomac. En Allemagne, on lui a donné le nom de *pyopneumothorax subphrenicus*. Debove et Rémond ont proposé la dénomination plus exacte d'*abcès gazeux sous-diaphragmatique*. Les abcès périhépatiques peuvent fuser dans des directions différentes ; ils peuvent s'ouvrir dans le péritoine à travers le diaphragme, dans le côlon, ou aboutir à la peau au voisinage de l'ombilic. Ils peuvent être le point de départ de trajets fistuleux étendus, avec dilatation ampullaire, qui font communiquer indirectement l'estomac avec quelque cavité éloignée.

MODES DE TERMINAISON DE L'ULCÈRE SIMPLE

L'ulcère simple peut se terminer au point de vue anatomique par la cicatrisation ou le passage à l'état chronique.

Rien à dire de l'état chronique que nous avons suffisamment étudié ; il ne nous reste à étudier que la cicatrisation, ou plutôt, puisqu'il ne s'agit que d'anatomie pathologique macroscopique, les *cicatrices de l'ulcère*.

L'ulcère simple, d'après Brinton, se termine par la cicatrisation environ dans la moitié des cas ; il n'est donc pas très rare qu'on en observe des exemples sur la table d'autopsie. On en rencontre même de temps en temps d'une façon tout à fait inattendue chez des personnes qui n'ont jamais accusé aucun des symptômes cliniques habituels de l'ulcère simple.

Ces cicatrices sont arrondies ou étoilées. Les cicatrices étoilées déterminent un certain degré de plissement de la muqueuse ; les cicatrices arrondies sont blanches, pigmentées, légèrement déprimées au-dessous de la surface de la muqueuse qui s'en distingue facilement sur une coupe. On découvre aisément les tractus fibreux de la cicatrice, on les voit interrompre et couper les tuniques musculaires sur une plus ou moins grande étendue.

Les petites cicatrices ne déforment nullement l'estomac et ne gênent en rien son fonctionnement moteur ; il n'en est pas de même des vastes cicatrices, surtout lorsqu'il y a des adhérences périgastriques. Il peut y avoir alors déformation plus ou moins marquée, tiraillement, déformation en sablier, etc.

Une des conséquences les plus graves de la cicatrisation de l'ulcère rond, c'est le rétrécissement des orifices de l'estomac ; d'après ce que nous avons dit du siège habituel de la lésion, on voit qu'il s'agit surtout du rétrécissement du pylore.

ÉTUDE HISTOLOGIQUE

L'étude histologique des bords et de la paroi inférieure de l'ulcération fournit des renseignements intéressants.

Ulcère récent. — Hayem et Lion ont eu l'occasion d'examiner un ulcère perforant à marche rapide. La muqueuse s'arrêtait au niveau de la perte de substance, la surplombant un peu de son côté le plus élevé. La paroi de l'ulcération elle-même était surtout constituée par la celluleuse sous-muqueuse fortement épaissie; dans la partie profonde et sur une faible hauteur, l'ulcération correspondait à la couche circulaire de la tunique musculaire. Le fond de l'ulcération était constitué par la couche longitudinale de la tunique musculaire et la tunique séreuse. En outre il y avait une petite perforation à travers cette dernière tunique amincie.

« Toute la surface ulcérée, le long des parois comme au fond de l'ulcération, était recouverte d'une couche extrêmement mince de tissu mortifié réduit à une matière finement granuleuse et teintée en violet par l'hématoxyline.

Étude de la muqueuse au voisinage de l'ulcère. — Le tissu interstitiel de la muqueuse est le siège d'une infiltration embryonnaire qui, très prononcée au niveau du bord, diminue progressivement à mesure que l'on s'écarte de l'ulcère sans disparaître complètement, car cette membrane présente dans toute son étendue un certain degré d'infiltration interstitielle.

L'épithélium de surface est conservé jusqu'à une petite distance du bord; on voit alors la muqueuse s'éroder, les glandes perdent d'abord leurs goulots, puis se réduisent à leurs culs-de-sac.

Dans les portions persistantes des glandes du bord de l'ulcère, et dans les premières glandes non entamées par le processus, les cellules principales sont proliférées, vivaces, nettement teintées par les réactifs; les cellules de bordure ont perdu en partie leur électivité pour les couleurs et se distinguent mal. La *muscularis mucosæ* est peu malade.

Étude de la sous-muqueuse. — C'est elle qui constitue la plus grande partie de la paroi de l'ulcère du côté où cette paroi est très élevée.

A ce niveau, elle apparaît formée de minces trousseaux fibreux, ondulés, peu serrés dans l'intervalle desquels il existe un œdème considérable et un nombre relativement très faible de cellules du tissu conjonctif retournant au type embryonnaire, les unes allongées, irrégulières et à plusieurs prolongements, les autres arrondies avec un protoplasma assez abondant.

Ce n'est que quand on se rapproche de la surface ulcérée que ces cellules sont plus nombreuses, assez serrées, et que le tissu cellulaire devient plus dense. Il n'y a pour ainsi dire pas de globules blancs ou de cellules migratrices.

Étude de la tunique musculaire. — Elle est infiltrée par un assez grand nombre de cellules embryonnaires au niveau du fond, qui est formé par la couche transverse en partie détruite. Latéralement, ses faisceaux sont un peu dissociés par l'œdème du tissu interstitiel.

Lésions vasculaires. — Elles sont peu prononcées dans le cas qui nous sert de description.

Dans la muqueuse du côté du bord mince de l'ulcère, au voisinage immédiat de l'ulcération, on voit les capillaires distendus par du sang coagulé ou transformé en un bloc hémoglobinique.

Dans le tissu cellulaire épaissi, on trouve une ou deux artères volumineuses, à forte paroi musculaire qui offrent un très léger degré d'endartérite. En contact avec la zone ulcérée de la paroi, il existe des artérioles dont l'une est complètement oblitérée, mais dont la plupart ont une lumière libre et ne présentent pas d'altération notable. »

Nous avons tenu à citer cette description in extenso, parce qu'elle s'éloigne notablement de celle donnée par les auteurs qui ont eu l'occasion d'étudier histologiquement les lésions de l'estomac au voisinage immédiat de la perte de substance qui constitue l'ulcère simple. On avait toujours signalé une infiltration embryonnaire beaucoup plus dense. La muqueuse, la tunique celluleuse sous-muqueuse, la tunique musculaire étaient infiltrés par un nombre considérable d'éléments arrondis assez fortement tassés les uns contre les autres. Cette infiltration se montrait à son maximum de densité au voisinage immédiat de l'ulcération, moins accentuée à distance. Les éléments normaux de la paroi stomacale se trouvaient dissociés, puis détruits.

En même temps on avait toujours signalé des lésions plus accentuées des vaisseaux. Cornil et Ranvier avaient noté de l'endartérite des artérioles qui devenait oblitérante au voisinage de l'ulcère. Galliard a vu les parois des petites artères infiltrées et dissociées par l'infiltration embryonnaire ; au voisinage immédiat de l'ulcération, l'artériole n'était plus représentée que par un manchon plein d'éléments embryonnaires, évidemment sans résistance et prêt à l'effritement.

Si l'on compare les lésions décrites par Hayem et Lion à celles qu'avaient vues avant eux tous les auteurs qui avaient étudié des coupes pratiquées sur la paroi d'un ulcère simple, on se trouve amené à admettre avec ces auteurs que l'infiltration embryonnaire est secondaire à l'ulcération. Nous pensons toutefois qu'il convient de ne pas se hâter de conclure qu'il en est toujours ainsi. En effet, il semble bien qu'on ait à plusieurs reprises surpris des ulcères simples en voie de production, alors qu'ils n'avaient encore que des dimensions très restreintes, et l'infiltration embryonnaire était beaucoup plus accentuée que dans le cas de Hayem et Lion ; l'ulcération semblait même dans tous les cas s'être produite aux dépens des tissus infiltrés par ces éléments. La figure que nous donnons ici représente la coupe

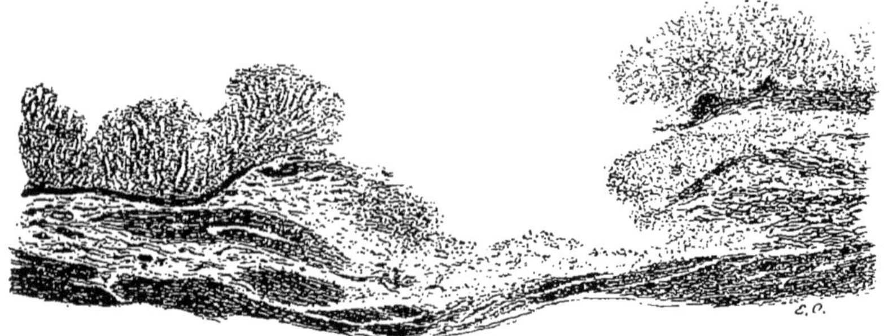

Fig. 23. — Coupe d'un ulcère simple à marche rapide (d'après une préparation de Letulle).

d'un petit ulcère à marche rapide dans un cas étudié par Letulle. On notera la section nette des tuniques surtout à droite et épaississement considérable de la celluleuse sous-muqueuse.

Ulcère ancien. — Dans les ulcères anciens, la zone d'infiltration embryonnaire tend à s'organiser, à devenir fibreuse. Ce sont de véritables tractus scléreux, cicatriciels, qui sont la cause de l'induration que l'on constate par l'examen macroscopique au niveau des ulcères anciens.

Sur leur bord, la muqueuse s'épaissit de façon à contribuer dans une certaine mesure à constituer le bourrelet qui entoure immédiatement l'ulcère. On y trouve des glandes allongées, tapissées d'un épithélium cylindrique. Dans la profondeur se trouvent de véritables dilatations kystiques qui donnent à la lésion l'aspect d'un adénome. Cette hypergenèse et cette dégénérescence polyadénomateuses des tubes glandulaires a été pour la première fois bien étudiée par Hauser. Le plus souvent, les productions adénomateuses sont limitées par la musculaire sous-muqueuse qu'elles ne dépassent pas ; mais dans un certain nombre de cas, cette barrière se trouve franchie. Le polyadénome glandulaire envahit les tuniques sous-jacentes ; il ne s'agit plus alors de polyadénome, mais d'un véritable épithélioma cylindrique. Ainsi se ferait la transformation secondaire des vieux ulcères en épithélioma, transformation que nous avons eu l'occasion d'étudier personnellement et sur laquelle nous reviendrons à propos du cancer de l'estomac.

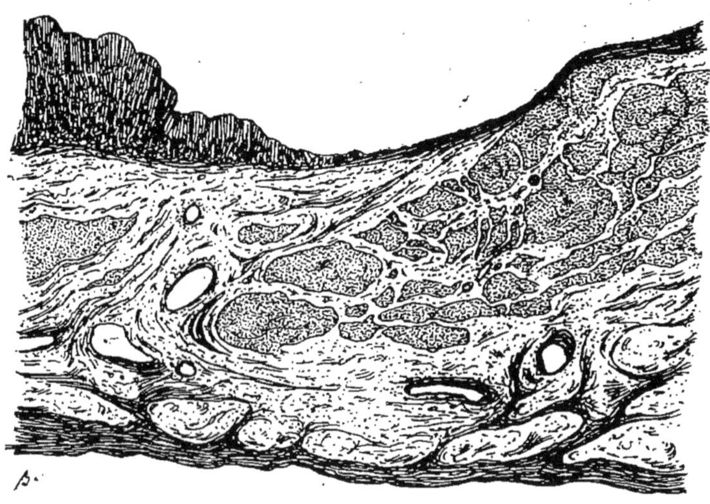

Fig. 24. — Coupe d'un ulcère ancien. Epaississement considérable des tuniques celluleuse et musculaire qui sont traversées par d'épaisses bandes scléreuses.

Nous n'étudierons pas ici les lésions de la muqueuse stomacale à distance de l'ulcère ; c'est un point sur lequel il nous sera donné de nous étendre largement à propos de la pathogénie.

PATHOGÉNIE

Peu de questions ont été aussi discutées, et sont encore aussi controversées, que celle de la pathogénie de l'ulcère simple de l'estomac ; peu d'énigmes de physiologie pathologique paraissent aussi difficiles à trancher. Il nous semble cependant que des éléments d'une grande importance se sont dégagés dans ces derniers temps.

Les théories pathogéniques de l'ulcère rond peuvent être rangées dans les cinq catégories suivantes :

I. — Théories basées sur la viciation de la circulation dans les parois de l'estomac ;

II. — Théories basées sur la gastrite ;

III. — Théories basées sur l'origine microbienne des lésions ;

IV. — Théorie de la nécrobiose d'origine toxémique ;

V. — Théories basées sur l'auto-digestion.

Nous allons passer en revue chacune de ces théories, en les considérant surtout au point de vue historique ; nous dirons ensuite comment il nous semble qu'à l'heure actuelle on peut comprendre la pathogénie de l'ulcère simple de l'estomac, du duodénum et de la région cardiaque de l'œsophage.

I. — Théories basées sur la viciation de la circulation dans les parois de l'estomac.

Ces théories ont fait intervenir des éléments anatomiques ou physiologiques variés ; elles ont ce trait commun qu'elles expliquent le travail ulcératif par une viciation de la circulation sanguine qui amène l'anémie des tissus, leur nécrobiose directe ou leur défaut de résistance à l'action digestive du suc gastrique.

On a successivement, pour expliquer cette anémie localisée, invoqué les éléments suivants :

1° L'embolie ;

2° La thrombose ;

3° La stase veineuse et les hémorrhagies interstitielles ;

4° L'anémie par contraction spasmodique des vaisseaux ou des tuniques musculaires ;

5° Les traumatismes locaux, intérieurs ou extérieurs.

1° *Embolie.* — La théorie de l'embolie est basée sur des faits cliniques et sur des expériences de laboratoire. Elle a eu Virchow pour défenseur ; il faut dire du reste qu'il n'attribuait pas à l'embolie le monopole pathogénique de l'ulcère simple.

Au point de vue pathologique, on a constaté l'existence de l'ulcère simple de l'estomac chez des personnes atteintes d'une maladie du cœur ou des gros vaisseaux. Cela peut constituer déjà une présomption d'embolie ; il y a plus, on a constaté parfois l'existence d'embolies dans les autres organes chez des malades qui présentaient d'autre part un ulcère simple de l'estomac.

On s'est efforcé de reproduire l'ulcus stomacal par ce mécanisme, en injectant dans la circulation de petits corps étrangers susceptibles, après avoir été entraînés par la circulation sanguine, de s'arrêter dans des artérioles de fin calibre (boulettes de cire, grains de tabac, etc.). Lorsque l'injection a été faite dans les veines, on ne pouvait obtenir que des embolies pulmonaires, et, si on a dans ces conditions trouvé des lésions ecchymotiques dans la muqueuse stomacale, elles ne pouvaient être que la conséquence des troubles asphyxiques résultant de la gêne de la circulation intra-pulmonaire.

Pour obtenir des embolies dans les artères de l'estomac, l'injection des corps étrangers devait être faite dans les artères ; c'est ce qu'a bien compris Cohnheim, et, pour plus de sûreté, c'est dans les artères coronaires de l'estomac elles-mêmes qu'il a introduit les embolus artificiels.

Cohnheim a montré que les artères de la muqueuse stomacale ne sont pas des artères terminales ; elles s'anastomosent largement les unes avec les autres au niveau de leur point de terminaison. Leurs extrémités aboutissent à un vaste réseau capillaire dont les mailles embrassent les tubes glandulaires. Dans ces conditions, il ne peut pas se produire sous l'influence d'embolies de la muqueuse, de lésions nécrobiotiques de quelque étendue ; il ne peut se faire que des lésions minimes, très restreintes se traduisant par de petits foyers ecchymotiques.

On serait certainement très embarrassé, en admettant la théorie de l'embolie, d'en trouver l'origine dans un grand nombre de cas d'ulcère simple de l'estomac. D'une part, la plupart des malades qui sont atteints de cette lésion de l'estomac ne présentent aucune cause d'embolie et n'ont pas de lésion embolique dans les autres organes ; de l'autre, l'ulcère est relativement très rare chez des malades chez lesquels des embolies multiples peuvent se produire et se produisent quelquefois. Enfin, si l'on considère que, par l'expérimentation, en créant des embolies de l'estomac on a bien pu produire des lésions limitées de la muqueuse stomacale, mais rien qui ressemble à un ulcère typique, on est bien obligé d'admettre que ce n'est pas par le mécanisme de l'embolie que peut s'expliquer la genèse de l'ulcère simple de l'estomac.

Pour que l'embolie puisse jouer un rôle, il faudrait qu'interviennent d'autres éléments, par exemple des lésions antérieures des vaisseaux de la muqueuse.

2° *Thrombose*. — Nous pouvons répéter à propos de la thrombose une partie de ce que nous venons de dire à propos de l'embolie. Les artérioles de l'estomac n'étant pas des artères terminales, une nécrobiose de la muqueuse et des tuniques sous-jacentes présentant les dimensions habituelles de l'ulcère rond ne pourrait pas facilement s'expliquer.

Il n'y a pas de doute que l'oblitération d'un vaisseau important de l'estomac ne puisse provoquer l'ulcération d'une zone plus ou moins étendue de la muqueuse. Cette oblitération peut être produite en médecine expérimentale par la ligature d'une artère d'un certain calibre ; on a pu l'observer en anatomie pathologique à la suite de la thrombose d'un tronc artériel volumineux de l'estomac chez des athéromateux. Les lésions relevées dans ces deux cas indiquent une mortification étendue de la muqueuse qui ne présente nullement l'aspect typique de l'ulcère simple.

On ne peut donc, dans ces conditions, attribuer à la thrombose un rôle *direct*, primitif, important dans la genèse de l'ulcère rond typique.

Toutefois, on peut lui attribuer un rôle *secondaire* à l'oblitération des artérioles qui se produit au voisinage de l'ulcération. Nous avons vu que l'on a signalé le rétrécissement et même l'oblitération des artères sous l'influence de l'endartérite, qu'on a trouvé les parois des artères infiltrées par les éléments embryonnaires et même complètement détruites par eux. Il est légitime d'admettre, avec Galliard, que le rétrécissement et l'oblitération des artérioles amènent la production, au voisinage de l'ulcère d'une zone d'irrigation sanguine insuffisante bien faite pour diminuer la vitalité des tissus déjà très compromise par l'infiltration embryonnaire, et pour faciliter, soit leur élimination par nécrobiose, soit leur digestion chlorhydropeptique. Toutefois, il n'est pas démontré que l'oblitération des artérioles, soit toujours, comme le veut Tripier, la cause première de l'ulcération par nécrose de la muqueuse.

3° *Stase veineuse et hémorragies interstitielles.* — Rokitanski a voulu faire jouer un rôle considérable à la stase veineuse et au ralentissement de la circulation. Il se produirait ainsi des hémorragies interstitielles, et l'infiltration de la muqueuse par les globules sanguins en amènerait la mortification ou tout au moins, en diminuerait la vitalité de telle façon qu'elle ne résisterait plus à l'action destructive du suc gastrique.

Rindfleisch, sur l'estomac d'un homme mort de hernie étranglée après avoir eu des vomissements très intenses, trouva plusieurs petits infarctus hémorragiques, et, sur la grande courbure, un infarctus plus grand et un ulcère simple parfait. Il en conclut que l'ulcère était né par auto-digestion au niveau d'un infarctus.

Les causes d'ecchymose de la muqueuse stomacale sont extrêmement variées, et ces ecchymoses sont en effet d'observation fréquente sur la table d'autopsie; on a pu les produire artificiellement sur les animaux par des manœuvres assez différentes les unes des autres.

On a provoqué la production des ecchymoses de la muqueuse stomacale en infligeant des chocs violents à la paroi abdominale dans la région épigastrique chez les animaux. Il est très vraisemblable que les hématémèses assez souvent observées chez l'homme après des coups violents ou une chute sur la même région reconnaissent pour cause le même mécanisme. On sait que, dans ces conditions, on a vu se produire un ensemble symptomatique attribuable à l'existence d'un ulcère simple : douleurs vives, endolorissement de la région épigastrique, vomissements, hématémèse. S'est-il réellement produit un ulcère simple dans ces conditions? Cela reste discutable dans certains cas qui ont guéri d'une façon extrêmement rapide, admissible dans d'autres où, au contraire, l'évolution a été celle d'un ulcère simple ordinaire.

Des ecchymoses de la muqueuse stomacale ont encore été relevées dans tous les cas où il y a eu une gêne accentuée de la circulation veineuse et une augmentation considérable de la tension dans les veines abdominales. Ces conditions s'observent lorsque la gêne de la circulation porte sur l'ensemble de la circulation veineuse, par exemple dans tous les cas d'asystolie qu'elle soit d'origine cardiaque, pulmonaire, ou artério-rénale, ou encore lorsque cette gêne porte exclusivement dans le domaine de la veine porte, par exemple dans les cirrhoses hépatiques, les tumeurs qui compriment le tronc de la veine porte ou de la veine cave inférieure au-dessus du foie, les thromboses de la veine porte, etc.

Dans une catégorie de faits fort curieux, les ecchymoses gastriques sont survenues à la suite de lésions du système nerveux ou après des intoxications portant surtout sur ce système. Schiff et Brown-Séquard ont observé des ecchymoses de la muqueuse stomacale après une lésion des corps opto-striés ; Charcot après l'hémorragie cérébrale ; Ewald après la section de la moelle dans la région cervicale ou à la région dorsale ; Meyer en a relevé également après l'empoisonnement par la strychnine.

Ces lésions de la muqueuse de l'estomac d'origine névropathique prennent un intérêt particulier si l'on considère que certains auteurs, en particulier Gilles de la Tourette, ont donné l'ulcère de l'estomac comme la conséquence possible de lésions trophiques d'origine nerveuse, chez les hystériques tout au moins. Il compare l'ulcère simple au mal perforant plantaire des tabétiques. L'hémorragie interstitielle de la muqueuse pourrait alors être considérée comme la phase première de cette lésion trophique.

D'après Gandy, des toxémies diverses, d'origine infectieuse ou non, amèneraient souvent l'infarctus hémorragique de la muqueuse stomacale. la nécrobiose des éléments cellulaires et la production d'une perte de substance ayant les caractères de l'ulcère simple.

La réalité des ecchymoses de la muqueuse n'est pas douteuse. Il n'en résulte nullement qu'on soit en mesure de leur attribuer un rôle important et en quelque sorte obligatoire dans la production de l'ulcère rond. Les ecchymoses gastriques sont à peu près toujours multiples, tandis qu'au contraire, l'ulcère vrai de l'estomac reste le plus souvent une lésion isolée. Si l'ecchymose stomacale était la cause fondamentale de l'ulcus, celui-ci s'observerait surtout chez les malades atteints d'affection cardiaque, de maladies chroniques du poumon, de maladies du foie avec gêne accentuée de la circulation dans le domaine de la veine porte.

Eh bien, dans ces conditions, on observe en effet dans un certain nombre de cas des ulcérations de l'estomac ; mais ce sont des ulcérations multiples, de dimensions restreintes, dont l'aspect ne correspond nullement à la description classique de l'ulcère simple : ce sont les *érosions hémorragiques* que nous avons décrites plus haut.

Toutefois, il serait excessif de refuser d'une façon absolue tout espèce de rôle à l'hémorragie interstitielle de la muqueuse dans la genèse de l'ulcus. On comprend en effet que l'infiltration sanguine puisse par elle seule, dans certains cas, amener la mortification de la muqueuse, ou amener une diminution telle de sa vitalité que l'autodigestion se produise beaucoup plus facilement. Si d'autre part les conditions anatomiques et physiologiques sont favorables à la production de l'ulcus, s'il y a déjà, en particulier, gastrite hyperchlorhydropeptique avec infiltration embryonnaire par îlots plus ou moins compacts, on comprend très bien que, quelle qu'en soit du reste la cause, traumatisme, blessure par un corps étranger, gêne de la circulation veineuse, vice d'innervation par lésion du système nerveux ou par simple névrose, l'ecchymose puisse devenir la cause, sinon unique, tout au moins secondaire ou adjuvante d'une perte de substance ayant les allures anatomiques et cliniques de l'ulcère simple.

4° *Anémie spasmodique.* — L'anémie de la muqueuse, son irrigation insuffisante par le courant sanguin, attribuée comme on vient de le voir à l'embolie, à la thrombose, à l'hémorragie interstitielle, l'a été encore à la contraction spasmodique soit des artérioles elles-mêmes, soit des tuniques musculaires de l'estomac. On a, en particulier, attribué ce rôle à la musculaire sous-muqueuse que les vaisseaux traversent avant de pénétrer dans la muqueuse. L'oblitération des artérioles pourrait donner lieu à l'anémie de la muqueuse, le resserrement des veinules à la production de petites ecchymoses. Cette hypothèse est purement gratuite, et rien n'en démontre le bien fondé.

5° *Traumatismes locaux intérieurs ou extérieurs.* — Les traumatismes de l'estomac peuvent certainement amener des troubles de circulation dans les parois de l'estomac et plus particulièrement encore dans sa muqueuse. Nous avons déjà parlé des chocs violents de la région épigastrique, de l'action des corps étrangers introduits dans l'estomac ; on peut y ajouter encore, par extension du terme traumatisme, l'action des liquides très chauds, et même des caustiques. Nous avons déjà, à propos des hémorragies interstitielles, discuté le rôle possible des traumatismes extérieurs ou intérieurs, nous n'y reviendrons pas.

Quant aux substances caustiques, elles produisent souvent l'apparition d'une gastrite plus ou moins intense, aiguë, subaiguë, suivant les cas, mais il ne semble pas qu'on ait pu jamais leur attribuer la genèse d'un ulcus typique aussi bien par son évolution clinique que par ses lésions anatomo-pathologiques.

II. Théories basées sur la gastrite. — Cruveilhier expliquait par la gastrite la production de l'ulcère simple de l'estomac. Pour lui l'érosion folliculaire, qui devient si souvent une érosion hémorragique, représente le premier degré, et, par conséquent, la forme atténuée de l'ulcère simple. L'ulcère simple n'est ainsi qu'une ulcération folliculaire agrandie par le travail ulcératif, par l'inflammation ulcéreuse. A cette théorie, on peut objecter qu'il est tout à fait exceptionnel de voir l'ulcère ou des cicatrices d'ulcère coïncider avec des érosions folliculaires ou hémorragiques. Ces érosions se rencontrent dans des conditions particulières de cachexie, de stase veineuse dans lesquelles, au contraire, l'ulcère simple ne se voit que rarement ; elles sont multiples, tandis que l'ulcère est le plus souvent unique. Nous pensons, au contraire, qu'une raison de physiologie pathologique importante empêche l'ulcère de se produire sur le terrain même où se développe l'érosion, c'est que, dans les cas d'érosions, la muqueuse a probablement perdu, dans une large mesure tout au moins, son pouvoir de sécrétion chlorhydropeptique, tandis que, dans l'ulcère simple, ce pouvoir sécréteur se trouve non pas diminué, mais au contraire accru.

La théorie de la gastrite émise par Cruveilhier n'a jamais cessé de rencontrer des partisans convaincus en France.

Galliard l'a soutenue de nouveau avec talent dans son intéressante thèse inaugurale. Sa conception pathogénique de la gastrite s'appuyait sur les examens histologiques pratiqués par Columba dans 51 cas d'ulcère, par Laveran dans 1 cas et par lui-même dans 2 cas. Galliard avait admis l'influence de trois facteurs dans le mécanisme de l'ulcération : la gastrite interstitielle, l'oblitération des vaisseaux et l'action digestive du suc gastrique.

Les lésions de gastrite interstitielles se rencontrent non seulement au pourtour de l'ulcère, mais à distance dans la muqueuse où il semble qu'on surprenne souvent l'ulcère en train de se constituer. La lésion tout à fait initiale d'après cette conception est représentée par l'apparition d'amas d'éléments embryonnaires dans la profondeur de la muqueuse au voisinage de la sous-muqueuse ; ces amas s'accroissent, insinuant des prolongements entre les culs-de-sac glandulaires, dissocient, écartent, atrophient les tubes glandulaires et parviennent à la périphérie ; quand ils ont acquis des dimensions suffisamment étendues, ils se désagrègent et se vident. Ce travail destructeur se trouve facilité par le rétrécissement et même finalement l'oblitération des vaisseaux dont les parois sont elles-mêmes infiltrées par les éléments embryonnaires; il se constitue ainsi une zone d'anémie, qui rend plus facile la mortification des tissus atteints par la gastrite superficielle. Enfin l'ulcération se trouve aidée puissamment par l'action du suc digestif qui digère les éléments anatomiques mortifiés.

Au mécanisme de l'érosion folliculaire, considéré comme suffisant, Galliard a donc ajouté l'auto-digestion ; il ne lui manquait qu'une notion pour que cette théorie fût complète : celle de l'hypersécrétion chlorhydrique, de ses lésions anatomiques et de son rôle physiologique. Nous reviendrons plus loin sur l'importance théorique de la coïncidence de la gastrite interstitielle avec l'hyperchlorhydrie.

III. Théories basées sur l'origine microbienne des lésions. — Boettcher ayant rencontré des microbes en assez grand nombre dans les parois de l'ulcère simple, a admis l'origine infectieuse de l'ulcération. Cette doctrine n'a pas eu grand succès au moment où elle a été émise. Depuis elle a rencontré en Letulle un défenseur convaincu.

Letulle s'est efforcé de démontrer que l'ulcère simple de l'estomac est souvent la conséquence d'un processus infectieux dont les germes sont venus s'implanter dans la profondeur de la muqueuse stomacale, soit directement après ingestion, soit par la voie sanguine, la pénétration dans le courant circulatoire ayant eu lieu à distance.

La théorie infectieuse est basée sur des faits d'observation clinique et anatomo-pathologique et sur des faits expérimentaux.

Letulle et ses élèves ont relevé l'apparition de l'ulcère simple de l'estomac à la suite de maladies infectieuses variées : suppuration du sinus maxillaire, variole, farcin chronique, lymphangite suppurée. D'autres auteurs avaient du reste déjà relevé cette coïncidence de l'ulcère et d'une maladie infectieuse généralisée ou localisée : Brouardel avec la variole, Millard avec la fièvre typhoïde, Aigre avec la lymphangite suppurée, Engel, Lang, Galliard avec la syphilis, d'autres encore avec la fièvre intermittente, l'état puerpéral, les abcès du poumon, etc.

Dans un cas de fièvre puerpérale observée par Widal, Letulle trouva dans l'estomac deux ulcérations hémorragiques à bords nettement taillés à pic ; à ces deux ulcérations correspondaient des veines thrombosées ; le caillot renfermait un nombre considérable de microbes.

Par l'expérimentation à l'aide de cultures microbiennes, il a été possible de produire des ulcérations de la muqueuse stomacale. Chantemesse et Widal, en injectant directement dans l'estomac d'un cobaye la culture d'un bacille qu'ils considéraient comme pathogène de la dysenterie, ont provoqué des ecchymoses et des ulcérations de la muqueuse ; dans un cas même, une de ces ulcérations tout à fait arrondie avait en tout point l'aspect d'un ulcère rond ; elle avait du reste amené la perforation de l'estomac. Letulle, en introduisant dans le péritoine de cobayes une culture pure de staphylocoque pyogène, a produit des ecchymoses et des ulcérations de l'estomac. Charrin a observé sur l'estomac d'un lapin tué par injection de la toxine pyocyanique, une ulcération mesurant trois centimètres de long sur trois centimètres de large. Dieulafoy a vu la pneumonie se compliquer de gastrite ulcéreuse. Bezançon et Griffon ont reproduit expérimentalement cette gastrite sur le cobaye.

Ces observations et ces expériences nous paraissent démontrer nettement que les microbes ou leurs toxines peuvent produire une vive inflammation et même une gastrite ulcéreuse de l'estomac. Il ne nous répugne du reste nullement d'admettre — nous y reviendrons — que l'infection puisse être la cause de la gastrite qui joue certainement un rôle considérable dans la genèse de la plupart des cas d'ulcère simple stomacal. Toutefois, pour que la lésion ulcéreuse ainsi produite prenne l'aspect et les allures de l'ulcère simple, il faut qu'il s'y ajoute un autre facteur qui ne peut guère être que l'auto-digestion. Nous sommes toujours ramenés au même point.

Les infections dont il vient d'être question sont très variées ; il n'a pas été question de la découverte d'un agent microbien, cause spécifique de l'ulcère. Cette lésion pourrait donc se produire au cours d'infections différentes, par un mécanisme en quelque sorte banal de lésion stomacale. La pénétration des germes microbiens pourrait se faire directement par la surface de la muqueuse gastrique ou à distance. Les microbes charriés comme des embolies microscopiques viendraient au hasard de la circulation s'arrêter soit dans les veines sous-muqueuses et en déterminer la thrombose, comme dans le cas de fièvre puerpérale de Widal, soit dans les mailles du tissu conjonctif de la celluleuse sous-muqueuse.

Une mention particulière doit être faite à propos de la *syphilis*. On peut considérer comme démontré que, chez les syphilitiques, des signes cliniques d'ulcère simple peuvent se produire et disparaître sous l'influence d'un traitement spécifique. Il ne se produirait donc pas là un foyer de gastrite, banale dans son évolution ulcérative, mais un foyer lui-même syphilitique, susceptible comme les gommes des autres viscères de fondre et de disparaître par le traitement mercuriel et ioduré. Du reste, l'existence de la gomme de la muqueuse stomacale a été anatomiquement constatée par Cornil et Ranvier. Dieulafoy, dans ces derniers temps, a beaucoup insisté sur l'origine syphilitique possible de l'ulcère simple de l'estomac.

IV. Théorie de la nécrobiose d'origine toxémique. — Dans une thèse très richement documentée au point de vue bibliographique, Gandy a soutenu cette idée que l'ulcère simple est toujours la conséquence d'une lésion nécrobiotique de la muqueuse et des parois de l'estomac d'origine toxémique. La toxémie pourrait être due à un poison hétérogène (alcool, absinthe, etc.,) à un poison endogène (auto-intoxications) ou à une infection. Elle déterminerait successivement un infarctus hémorragique, une escarre par nécrobiose des éléments cellulaires, une exulcération et enfin une ulcération vraie. Ces ulcérations toxémiques seraient remarquables par leur tendance à éroder d'emblée les vaisseaux et à devenir complètement térébrantes. Que ce mécanisme puisse jouer un rôle dans la production des ulcérations stomacales et que ces ulcérations puissent être le stade premier d'un ulcus, il est difficile de le contester, bien que la toxémie soit d'une démonstration difficile dans beaucoup de cas d'ulcère simple de l'estomac ; mais pour que l'ulcération vraie, progressive apparaisse, il faut sans doute qu'il intervienne d'autres facteurs : nous en discuterons plus loin la nature.

V. Théories basées sur l'autodigestion. — Les auteurs ont été tout naturellement amenés à attribuer une importance plus ou moins considérable à l'action digestive du suc gastrique dans la pathogénie de l'ulcère simple. Toutefois, comme l'estomac ne s'attaque pas lui-même à l'état normal, comme ses plaies guérissent dans la très grande majorité des cas avec une grande facilité, on a été obligé de chercher dans quelles conditions cette auto-digestion pourrait se produire.

D'une façon générale, on a indiqué pour expliquer la possibilité de l'autodigestion deux ordres de circonstances :

a) La diminution de la résistance des parois de l'estomac ;

b) L'exagération du pouvoir digestif du suc gastrique.

a) *Diminution de la résistance des parois de l'estomac à l'autodigestion.*

On a donné de la diminution de la résistance des parois gastriques à l'action digestive du suc gastrique des explications différentes qui ont servi de base à des théories correspondantes :

α. Diminution de l'alcalinité du sang ;

β. Modification de la constitution du sang, (anémie générale) ;

γ. Ralentissement de la circulation (anémie locale) ;

δ. Lésions diverses de la muqueuse de nature à diminuer sa vitalité.

α. Diminution de l'alcalinité du sang. — Cette théorie a été défendue par Pavy. Pour lui, les parois stomacales se défendent contre l'action digestive du suc gastrique grâce à l'alcalinité du sang qui circule dans leurs vaisseaux. C'est grâce à cette alcalinité nécessairement renouvelée, qui vient à jet continu saturer l'acidité du contenu de l'estomac, que le suc gastrique se trouve dans l'impossibilité d'entamer la muqueuse qui l'a sécrété. Cette muqueuse même peut être le siège de plaies, de pertes de substance sans qu'il s'en suive une ulcération peptique.

La théorie de Pavy était basée sur l'expérience suivante. En versant un acide dilué dans l'estomac normal, il ne se produisait aucune lésion. Il n'en était plus de même lorsqu'auparavant on avait lié une artère relativement considérable de la paroi ; il se formait alors des ulcérations.

On le voit, cette expérience est susceptible d'une autre interprétation que celle que lui donnait Pavy, et nous la retrouverons tout à l'heure reproduite par Matthes sous une autre forme.

La conception de la diminution de l'alcalinité du sang chez les malades atteints d'ulcère simple de l'estomac est une idée purement théorique. Si elle était exacte, d'après ce que sait ou croit savoir actuellement la pathologie générale, c'est chez les malades atteints de maladies neuro-arthritiques, de maladies par ralentissement de la circulation, chez les goutteux, les diabétiques, les obèses, que l'ulcère simple devrait surtout se montrer fréquent.

Il est vrai que Jacksch a signalé la diminution de l'alcalinité du sang chez les chlorotiques qu'on considère comme particulièrement prédisposées à l'ulcus gastrique.

Riegel fait remarquer que, d'après les recherches faites par Edinger dans son service, la muqueuse gastrique serait acide, non seulement à sa surface, mais aussi dans sa profondeur, ce qu'il trouve inconciliable avec la théorie de la saturation continue par le courant sanguin. Toutefois, en admettant qu'elle soit réelle dans la profondeur de la muqueuse, l'acidité existe très vraisemblablement dans les tubes glandulaires qui ne sont que des prolongements de la surface de la muqueuse, et non dans les espaces interstitiels dans lesquels cheminent les vaisseaux sanguins.

Samelson a non seulement injecté des solutions fortement acides dans l'estomac mais même injecté dans la circulation sanguine des quantités élevées d'acides différents sans voir se produire d'ulcérations de l'estomac.

Nous n'insisterons pas davantage. Nous pensons qu'on peut conclure avec Riegel que la raison pour laquelle l'estomac résiste à l'autodigestion réside dans la vitalité de ses tissus. « L'estomac ne se digère pas tant que sa nutrition est normale et qu'il est traversé par une quantité suffisante de sang. »

β. *Anémie générale; modification de la constitution du sang.* — La cause de la moindre résistance des parois stomacales à l'action du suc gastrique, on a cru la trouver dans l'anémie générale, dans la diminution de la vitalité qui résulte d'une constitution anormale du sang. Quincke et Dættwyler produisent des ulcérations artificielles de la muqueuse de l'estomac chez le chien ; ces ulcérations se guérissent rapidement si l'animal est abandonné à lui-même; il n'en est pas de même si on l'épuise et l'anémie par des saignées successives. Dans ces conditions, les ulcérations ont tendance à se perpétuer et même à s'accroître.

En admettant même que le mauvais état de la nutrition générale ne puisse devenir une circonstance adjuvante dans la genèse de l'ulcère, on doit reconnaître qu'il s'agit là d'un facteur secondaire.

En clinique on voit aussi souvent l'anémie suivre que précéder l'ulcère.

γ. *Anémie localisée. Ralentissement de la circulation.* — Chemin faisant, nous avons déjà rencontré et exposé les théories basées sur l'anémie localisée de la muqueuse, par artérite, thrombose ou spasme des artérioles, nous n'y reviendrons pas.

δ. *Lésions diverses de la muqueuse de nature à diminuer sa vitalité.* — Nous dirons tout à l'heure, en exposant comment nous croyons qu'on doit comprendre la pathogénie de l'ulcère, le rôle considérable qui doit être attribué à toutes les lésions susceptibles de diminuer assez la vitalité des parois de l'estomac pour que leur digestion devienne possible; c'est un des deux facteurs fondamentaux de la production de l'ulcère simple.

b. *Exagération du pouvoir digestif du suc gastrique.* — Pavy, on vient de le voir, attribuait une importance considérable à la rupture de l'équilibre entre l'acidité du suc gastrique et l'alcalinité du sang circulant dans la muqueuse. Cette rupture d'équilibre, on l'a cherchée aussi dans l'hyperacidité du contenu de l'estomac. Avec les recherches nombreuses faites sur le chimisme stomacal dans ces dernières années, cette idée s'est précisée, et ce n'est pas l'hyperacidité d'une façon vague, en bloc, hyperacidité organique et chlorhydrique, mais l'hyperchlorhydrie qu'on a été amené à accuser. C'est qu'en effet l'*hyperchlorhydrie*, comme nous allons le dire, a été démontrée un fait habituel dans l'ulcère rond. Bouveret et Devic, dans leur remarquable étude sur la maladie de Reichmann, c'est-à-dire sur l'hypersécrétion gastrique continue, établissent une série morbide, dont les trois termes successifs sont les suivants : hyperchlorhydrie, hypersécrétion continue avec stase et ulcère rond. L'ulcère devient ainsi la conséquence directe de la viciation de la sécrétion.

Nous avons dit déjà, en étudiant le syndrôme de Reichmann, dans la première partie de cet ouvrage que, pour nous, l'enchaînement des facteurs est différent. L'hyperchlorhydrie vient d'abord, puis l'ulcus, la sténose incomplète, passagère ou définitive du pylore, et, comme conséquence, la stase cause puissante d'hypersécrétion.

Par elle-même, l'hyperacidité du suc gastrique est incapable de produire l'ulcus. Quand on verse dans l'estomac un acide concentré, on provoque la gastrite toxique aiguë que nous avons étudiée dans un chapitre précédent. Quand on y introduit d'une façon répétée un acide fort assez dilué pour ne pas amener par son contact de lésion caustique, on n'arrive jamais à amener l'apparition d'ulcérations qu'en diminuant la vitalité de la muqueuse stomacale par quelque manœuvre particulière, par exemple en liant une artère de l'estomac.

Du reste, ces expériences *in anima vili* ne sont pas nullement nécessaires pour démontrer que, par elle-même, l'hyperacidité n'est pas suffisante pour produire l'ulcère simple typique ; l'observation clinique en fournit couramment la démonstration.

Un grand nombre de dyspeptiques ont de l'hyperchlorhydrie pendant des années sans avoir jamais d'ulcère ; il en est de même de l'hyperacidité d'origine organique.

L'hyperacidité, même continue et prolongée n'est donc pas par elle-même une cause suffisante d'ulcère simple.

Après cette revue d'ensemble des théories pathogéniques qui ont été successivement proposées pour expliquer la genèse de l'ulcère simple, nous devons maintenant dire comment il nous semble qu'on puisse actuellement comprendre cette pathogénie. Aucun des facteurs invoqués ne paraît par lui-même capable de produire l'ulcère simple : c'est pourquoi toutes les doctrines qui reposaient exclusivement sur la mise en œuvre de l'un d'eux, ont successivement fait faillite. Pour produire l'ulcus, il faut l'action combinée de plusieurs de ces facteurs. Quels sont ceux dont l'observation clinique, l'anatomie pathologique et l'expérimentation démontrent le plus souvent l'intervention ?

De la comparaison critique de toutes les données acquises, il résulte que les deux éléments pathogéniques le plus habituellement relevés sont les suivants :

a) L'exagération de l'activité digestive du suc gastrique ;

b) La diminution de la vitalité des tuniques de l'estomac et plus particulièrement de la muqueuse sur des points limités.

a) *Exagération de l'activité digestive du suc gastrique.* — Cette exagération de l'activité digestive du suc gastrique est mesurée surtout par l'hyperchlorhydrie, elle correspond, lorsqu'on fait l'étude nécroptique de la muqueuse stomacale, à l'hypergenèse des éléments cellulaires de sécrétion chlorhydropeptique. Ces deux facteurs se correspondent de telle sorte qu'en trouvant par l'examen histologique la prolifération des cellules bordantes et des cellules principales, on peut être certain qu'il y avait pendant la vie hypersécrétion chlorhydropeptique.

Hyperchlorhydrie. — Elle a été reconnue presque immédiatement dès qu'on eût commencé à faire l'analyse du suc gastrique pris dans l'estomac au cours de la digestion.

Dès 1886, Riegel avait déjà réuni 31 cas d'ulcère avec hyperchlorhydrie, et depuis, l'observation n'a fait que confirmer le résultat de ces premières recherches. Schaeffer en 1888, Korczinski et Jaworski en 1890, établirent également que l'hyperchlorhydrie est un fait habituel dans l'ulcère rond. Même conclusion de la part de von den Velden et d'Ewald. Quelques observations discordantes furent cependant publiées par quelques auteurs, en particulier par Hirsch et Ritter. Bouveret a soumis ces faits négatifs à une critique sévère qui ne leur a guère laissé de portée. Souvent, et ce reproche s'applique surtout à Hirsch et Ritter, la technique employée a été défectueuse ; l'hypochlorhydrie a été admise dans bon nombre de cas à la suite d'un seul repas d'épreuve, et souvent, d'un repas d'épreuve insuffisant ; enfin l'hyperchlorhydrie a manqué surtout dans des cas où l'examen n'a été fait que tardivement, à une époque où l'ulcère pouvait être guéri. Cette dernière objection a une certaine valeur car on a vu l'hyperchlorhydrie disparaître après la guérison de l'ulcère ; Korczinski et Jaworski ont même vu chez un de leurs malades l'hypochlorhydrie succéder à l'hyperchlorhydrie.

Plus récemment, (1897), Hayem et Lyon ont publié une statistique importante à plusieurs égards ; elle porte sur 26 faits et dans tous les cas l'examen du chimisme a été fait par la méthode de Winter dont on connaît la grande valeur. Dans 11 cas, ces examens ont été faits en série.

« Ces cas se décomposent comme il suit :

Dix cas d'hyperchlorhydrie d'emblée ;

Six cas d'hyperpepsie générale ;

Sept cas d'hyperpepsie chloro-organique ;

Trois cas de chimisme normal ou très voisin de la normale. »

Si nous traduisons ces résultats en langage habituel, nous voyons que, dans 23 cas sur 26, il y avait exagération de la sécrétion chlorhydropeptique, et dans trois cas sécrétion normale.

Dans tous les cas, par conséquent, le pouvoir digestif du suc gastrique était au moins égal à la moyenne normale; il lui était même supérieur dans la très grande majorité des cas.

Nous n'avons jamais fait sciemment, pour notre part, l'examen du suc gastrique dans des cas d'ulcère en activité que lorsqu'il y avait stase permanente, ne nous reconnaissant pas le droit de pratiquer une manœuvre qui comporte des dangers, par simple curiosité scientifique; mais toujours et dans tous les cas, nous avons relevé l'hyperchlorhydrie.

On peut donc, nous semble-t-il, considérer comme définitivement établi que l'hyperchlorhydrie est la règle dans l'ulcère ; quand il n'y a pas hyperchlorhydrie, on constate tout au moins un suc gastrique d'une activité digestive au moins normale.

Les faits négatifs paraissent concerner des faits déjà anciens dans lesquels l'hyperchlorhydrie avait disparu, ce qui peut s'expliquer en particulier par les progrès de la gastrite.

Un argument en faveur du rôle de l'auto-digestion dans la production de l'ulcère simple, a été tiré de sa localisation dans le tube digestif. On ne le trouve que dans des régions où le suc gastrique acide peut parvenir en nature ; on ne le rencontre plus dans les points qu'il ne peut pas atteindre. ou bien dans ceux dans lesquels il a perdu son acidité et partant son activité. En effet, on voit l'ulcère simple dans toutes les régions de l'estomac avec la fréquence différente que nous avons indiquée, au cardia et dans la première partie du duodénum. On ne le rencontre plus au-dessous de l'ampoule de Vater, à partir du point où le suc pancréatique et la bile sont venus saturer les liquides issus de l'estomac.

Debove et Renault ne sont pas convaincus que l'acidité chlorhydrique intervienne dans la genèse de l'ulcère simple en amenant l'auto-digestion des parois du tube digestif en contact avec le suc gastrique. Ils déclarent ne pas se représenter qu'il puisse y avoir au niveau du cardia une quantité de suc gastrique suffisante pour produire l'auto-digestion. La quantité de suc gastrique qui peut y parvenir ne pourrait être que très faible et sous une forme atténuée par les sécrétions œsophagiennes. Toutefois, au contraire, on se représente assez bien qu'une certaine quantité de suc gastrique puisse se trouver retenue immédiatement au-dessus du sphincter du cardia ; sa contraction spasmodique peut du reste jouer un rôle.

Comment, disent Debove et Renault, se fait-il que l'ulcère simple, si l'auto-digestion en est un facteur essentiel, ne se rencontre pas dans la première partie de l'intestin grêle, dans toute la zone du tube digestif qui se trouve baignée par le suc pancréatique dont l'activité ne le cède en rien à celle du suc gastrique? C'est donc que l'influence du suc gastrique acide s'explique par autre chose que l'auto-digestion? On peut, par exemple, faire l'hypothèse que l'ulcère est dû à des germes microbiens dont la culture ne pourrait se faire qu'en milieu acide. L'idée est évidemment des plus ingénieuses; elle appelle des recherches expérimentales. En démontrant l'exactitude de cette théorie, on ne dépouillerait pas le suc gastrique acide de son influence prépondérante dans la production de l'ulcère, on ne ferait qu'en modifier le mécanisme. Point important, les conséquences thérapeutiques seraient les mêmes puisqu'on serait amené, pour obtenir la guérison de l'ulcération, soit à supprimer la sécrétion du suc gastrique, soit à en saturer l'acidité. Peu importe si l'on se place à ce point de vue que l'action du suc gastrique soit directe ou indirecte, l'important c'est qu'elle soit réelle.

Debove et J. Renault, avec d'autres auteurs, soulèvent une autre objection. L'hyperchlorhydrie ne serait-elle pas la conséquence et non la cause de l'ulcère? Une ulcération de la cornée provoque une abondante hypersécrétion lacrymale; ne pourrait-il en être de même dans l'estomac, et l'hypersécrétion du suc gastrique ne pourrait-elle être la conséquence d'une ulcération de la muqueuse? On peut évidemment y voir une cause d'aggravation de l'hypersécrétion, ou par exemple une cause d'hypersécrétion alors qu'auparavant l'hyperchlorhydrie existait seule. Pour notre part, nous croyons suffisamment démontré par l'observation clinique que l'hyperchlorhydrie précède habituellement l'ulcus. Ses signes cliniques sont antérieurs à ceux de l'ulcus. D'autre part, il nous semble que les données fournies par l'anatomie pathologique sont tout à fait en faveur de la préexistence de l'hyperchlorhydrie. On ne comprendrait guère l'hypergenèse des cellules de sécrétion chlorhydropeptique sans une exagération de fonction datant déjà de très loin.

Hypergenèse des éléments cellulaires de sécrétion chlorhydropeptique. — Dans la très grande majorité, sinon dans la totalité des cas, on trouve des lésions de gastrite hyperchlorhydropeptique semblables à celles que nous avons décrites au chapitre des gastrites. Ces lésions ont été vues pour la première fois mais incomplètement interprétées par Korczinski et Jaworski; depuis, elles ont été retrouvées par Hayem et ses élèves qui en ont bien compris la signification, tout au moins au point de vue de leurs relations avec l'hyperchlorhydrie. Hayem et Lion ont fait l'examen histologique de l'estomac dans huit cas d'ulcère simple. Ils ont noté la multiplication des cellules bordantes 7 fois sur 8 ; dans le huitième cas, il y avait multiplication des cellules principales avec tendance à l'atrophie des cellules bordantes. Les lésions de gastrite interstitielle étaient assez accusées dans six de ces cas ; elles étaient minimes dans un septième et faisaient complètement défaut dans le huitième.

Nous-même, nous avons eu l'occasion de faire cinq fois l'examen histologique de la muqueuse de l'estomac dans des cas d'ulcère chronique ; dans ces cinq cas nous avons trouvé des lésions non douteuses de gastrite hyperchlorhydrique avec des lésions interstitielles accentuées.

On peut donc considérer la prolifération des cellules de sécrétion chlorhydropeptique comme la règle dans l'ulcère simple. Il y a là un fait anatomique dont l'importance ressort suffisamment des considérations que nous avons précédemment développées.

b) *Diminution de la vitalité des tuniques de l'estomac et plus particulièrement de la muqueuse sur des points limités.* — De ce qui précède, il résulte que l'exagération de l'acidité chlorhydrique est la règle presque absolue dans l'ulcère simple et que, dans les cas où elle fait défaut, il y a tout au moins conservation du pouvoir digestif normal du suc gastrique. C'est là un facteur auquel sa constance même serait de nature à faire concéder une réelle importance si des considérations théoriques n'amenaient déjà d'autre part à attribuer un rôle à l'auto-digestion dans la production de la lésion ulcérative. Mais, d'autre part, on l'a dit suffisamment dans les pages précédentes, pour que l'estomac se laisse entamer, même dans les cas d'hyperchlorhydrie, il faut que sa muqueuse présente une diminution notable de sa vitalité, et nous avons vu combien sont variées les causes de diminution de cette vitalité qu'on a pu relever. Toutes n'ont évidemment pas la même fréquence si elles ont la même valeur au point de vue de la physiologie et de l'anatomie pathologiques générales.

Les examens histologiques ont montré la presque constance des lésions de gastrite interstitielle, et c'est sur leur existence que Galliard a basé la théorie moderne de la gastrite comme cause pathogénique de l'ulcère simple. Ces lésions rencontrées par Colomba, Laveran, Galliard dans tous les cas qu'ils ont examinés, ont été vues également par Hayem et Lion dans 7 cas sur 8. Nous les avons vues pour notre part dans les 5 cas dont nous avons fait l'étude histologique.

En général, on trouve une infiltration très dense des tuniques musculaires de l'estomac par les éléments embryonnaires au voisinage immédiat sur le bord et le fond de la perte de substance, et, de plus, on trouve des amas semblables disséminés dans la muqueuse, plus ou moins abondants et plus ou moins accentués. A leur niveau, les glandes refoulées, écartées ou détruites ont complètement disparu. Les parois des artères elles-mêmes et des veines subissent la même infiltration. On comprend que l'élimination dans la cavité gastrique de ces amas qui forment comme autant de petits abcès ouvre une brèche à la surface de laquelle s'exerce sans défense l'action digestive d'un suc gastrique à pouvoir digestif renforcé. Il s'attaque à des éléments cellulaires d'une vitalité diminuée, et on comprend facilement que, dans ces conditions, la perte de substance prenne facilement l'aspect détergé et arrondi qui caractérise l'ulcère simple. Mais l'infiltration embryonnaire de la gastrite interstitielle est-elle la cause unique de l'ulcère? L'ulcération ne peut-elle se produire sans elle ou la précéder?

Nous avons précisément rapporté *in extenso* la description donnée par Hayem et Lion d'un ulcère simple à marche rapide dans lequel l'infiltration embryonnaire à la périphérie de l'ulcère se trouvait en quelque sorte réduite au minimum. La lésion dominante était une infiltration œdémateuse marquée de la sous-muqueuse.

Un fait de ce genre semble bien démontrer que l'infiltration embryonnaire peut être consécutive à la production de l'ulcération. Nous ne la donnons pas en effet comme la cause unique, mais comme la cause la plus fréquente de la diminution de la vitalité qui laisse les parois de l'estomac en proie à l'action digestive du suc gastrique. En admettant même que cette infiltration ne soit pas toujours primitive, on pourrait néanmoins lui attribuer un rôle dans l'extension de l'ulcère. Dans l'ulcère chronique à extension lente mais continue qui, après avoir perforé les parois de l'estomac, attaque de la même façon le parenchyme des autres organes, le foie, le pancréas, la rate, il semble que le travail ulcératif se fasse en deux temps. Les tissus subissent tout d'abord l'infiltration embryonnaire sur toute la surface ulcérée et l'action digestive achève le travail de désagrégation commencé par elle. Celle-ci sert d'avant-garde à celle-là ; rien d'impossible à ce qu'il y ait là intervention d'une infection microbienne par les parois de l'ulcération. Pour être secondaire et non primitive, l'influence de la gastrite interstitielle n'en serait pas moins un élément considérable. Quant à la cause première de l'ulcération, ce pourrait être par exemple un infarctus hémorragique ou une ecchymose d'origine traumatique, un foyer de nécrose d'origine toxémique comme le veut Gandy.

L'infiltration embryonnaire primitive antérieure à l'ulcus pourrait être due à des causes très différentes : gastrite chronique toxique, alcoolique, médicamenteuse, gastrite infectieuse par action directe après ingestion des agents microbiens, par localisation secondaire à la sous-muqueuse lorsque leur point de pénétration étant éloigné, les microbes ont été apportés par la voie sanguine. Peu importe en somme la nature première de la cause de l'infiltration embryonnaire.

Ce qui différencie l'érosion ponctuée de l'ulcère simple, c'est l'intervention de l'auto-digestion. Dans l'érosion folliculaire, l'infiltration embryonnaire existe, mais l'auto-digestion fait défaut. La perte de substance reste limitée, en surface, et surtout en profondeur. Elle ne dépasse pas la musculaire sous-muqueuse. Elle peut cependant donner lieu à des accidents graves par l'ouverture d'une artériole. On comprend que, dans ces conditions, si la gastrorrhagie produite est assez abondante pour amener la mort du malade, l'évolution de l'ulcère se trouve arrêtée à sa première phase. Il n'est donc pas impossible que certains faits d'érosion folliculaire, que certains des faits qualifiés par Dieulafoy d'*ulceratio simplex*, ne soient que des ulcères simples arrêtés à la période tout à fait initiale de leur développement.

Un des points les plus curieux de l'histoire anatomo-pathologique de l'ulcère simple, c'est que la perte de substance est habituellement unique. Nous avons vu cependant qu'il pouvait y avoir deux ou trois ulcères et même beaucoup plus ; mais enfin. l'unicité est la règle. Comment peut-on l'expliquer ? Il faut avouer que cela n'est pas très facile dans l'état actuel de nos connaissances.

Quand la lésion s'accompagne de phénomènes douloureux intenses, ce qui est du reste le cas le plus fréquent, la dyspepsie douloureuse amène le malade à diminuer et même à supprimer son alimentation et, par conséquent, à restreindre à la fois l'intensité de l'auto-digestion et les progrès de la gastrite interstitielle. Cette interprétation est beaucoup moins satisfaisante en cas d'ulcère latent, alors que la douleur, ou toute autre manifestation grave de gastropathie, ont complètement fait défaut.

Nous devons avouer que l'unicité de l'ulcère reste un point particulièrement obscur de sa pathogénie.

SYMPTÔMES

Considérations générales. — L'ulcère simple de l'estomac peut se présenter en clinique sous des aspects tout à fait différents ; il peut rester absolument latent de telle sorte qu'on découvre à l'autopsie une ou plusieurs cicatrices d'ulcères chez des personnes dont l'histoire pathologique ne pouvait nullement faire soupçonner l'existence d'une semblable lésion. Parfois l'ulcère reste latent jusqu'au jour où un accident d'une grande gravité, une hémorragie abondante ou une péritonite par perforation viennent tout à coup dévoiler leur existence. Dans d'autres cas, cet accident grave, d'allures si brusquement dramatiques, n'a été précédé que par des phénomènes de dyspepsie banale et d'une intensité tout à fait modérée. Il n'est pas très rare encore, pour nous en tenir à l'énumération des faits les plus fréquents, que le tableau clinique reproduise complètement dans son ensemble celui de la stase avec hypersécrétion chlorhydrique continue, syndrome auquel on a donné le nom de maladie de Reichmann.

Toutefois, il est un tableau plus complet, sur lequel se trouve basée le plus souvent sa description clinique dans les traités de pathologie. Il s'agit de personnes jeunes, le plus souvent de jeunes femmes ou de jeunes filles. Depuis longtemps déjà elles présentent des phénomènes plus ou moins accentués de dyspepsie douloureuse. L'appétit est conservé; si l'ingestion des aliments est diminuée, c'est beaucoup plutôt par crainte des malaises de la digestion que par absence d'appétit. En général, la douleur ne se produit pas immédiatement, elle ne se montre que quelques heures après le repas ; plus ou moins intense, elle est en général calmée momentanément tout au moins par l'ingestion des aliments solides et des boissons. En somme, l'ensemble est à peu près celui qu'on rencontre si souvent chez les hyperchlorhydriques, surtout chez les hyperchlorhydriques névropathes. Les phénomènes douloureux, tout en conservant le même type horaire, peuvent être exagérés ou atténués, mais ils n'ont rien qui caractérise l'ulcus.

Son apparition sur la scène morbide se trouve souvent nettement indiquée par un accroissement des phénomènes douloureux. La *douleur* ne se montre plus seulement tardivement, comme autrefois, elle succède immédiatement à l'ingestion des aliments, de certains aliments surtout. Elle peut être intolérable ; il y a une sensibilité vive à la pression au creux épigastrique. Des *vomissements* démontrent l'intolérance et l'irritation motrice de l'estomac. Un beau jour, survient une *hématémèse* de sang en général rouge, abondante, ou encore on constate dans les selles du sang digéré, du *mélæna*. L'état général des malades se ressent d'une façon marquée des troubles de la digestion ; ils pâlissent, maigrissent, s'anémient. Cependant leur aspect n'est pas celui des cancéreux, et la différence saute aux yeux d'un clinicien exercé, dans les cas typiques tout au moins. La tendance à la névropathie s'accentue sous l'influence des souffrances stomacales et de l'insuffisance de l'alimentation.

Reprenons pour les examiner successivement les différents éléments symptomatiques de cet ensemble morbide ; nous étudierons ensuite les formes cliniques principales de l'ulcus.

Douleur. — Elle peut être spontanée ou provoquée. Souvent les malades ressentent au creux épigastrique une douleur presque continue, sourde, mais traversée par des paroxysmes plus ou moins pénibles.

La sensation éprouvée est quelquefois celle d'une plaie à vif, d'un rongement, d'un déchirement, d'une brûlure au creux épigastrique. Fréquemment, cette douleur retentit dans le dos ainsi que Cruveilhier l'a bien vu. Souvent elle se fait sentir au niveau de la colonne vertébrale en un point qui correspond exactement au point douloureux accusé par le malade à l'épigastre. La sensation souvent éprouvée, et les malades reproduisent spontanément cette comparaison, est celle d'une broche ou d'une épée qui les perforerait de part en part; c'est la *douleur en broche.*

La douleur ici est donc nettement limitée en avant et en arrière; elle n'a que peu d'expansion latérale. Il n'en est pas toujours ainsi et parfois il y a des irradiations plus ou moins intenses soit en avant dans les parois du thorax, soit en arrière vers l'espace interscapulaire, plus rarement vers l'épaule.

La direction du retentissement de la douleur peut être due à la situation et à l'extension de l'ulcère. Dans un cas rapporté par Brinton, il y avait retentissement douloureux dans l'épaule droite; à l'autopsie cela pût s'expliquer par l'existence d'adhérences hépatiques. Nous avons constaté l'existence d'une douleur fixe à la partie supérieure de la région lombaire avec irradiation vers la base du thorax dans plusieurs cas où il y avait une ulcération du pancréas.

Il y a de la *douleur à la palpation* au creux épigastrique. Cruveilhier a signalé sa localisation dans un point situé immédiatement au-dessous de l'appendice xyphoïde; cependant elle se trouve quelquefois en dehors de la ligne médiane et de la situation qu'occupe habituellement le point douloureux épigastrique banal des dyspepsies. S'il semble qu'on puisse dans une certaine mesure présumer le siège de l'ulcère d'après la topographie du maximum de la douleur, il ne faut pas toutefois attribuer à cet élément symptomatique une signification trop absolue. La douleur à la palpation quand l'ulcération siège à la face antérieure de l'estomac paraît plus marquée que lorsqu'elle siège à la face postérieure, et se trouve ainsi hors de portée de la main.

L'*ingestion des aliments* provoque des paroxysmes douloureux. Tous les aliments ne sont pas égaux à ce point de vue; ceux qui sont le moins bien supportés sont les mets épicés, les mets vinaigrés, le vin, et, d'après Brinton, les boissons chaudes.

La douleur caractéristique de l'ulcère de l'estomac est celle qui se produit *immédiatement* après l'ingestion des aliments irritants. Quelquefois chez les ulcéreux la douleur ne se produit que tardivement, une demi-heure, une heure après ou davantage. Les auteurs y voyaient un indice de la situation de l'ulcère ; la douleur se serait montrée d'autant plus tardivement que celui-ci se serait trouvé plus rapproché du pylore. Les phénomènes douloureux seraient apparus au moment où l'évacuation de l'estomac aurait amené le liquide acide au contact de la perte de substance. Il convient de ne pas oublier que la plupart des ulcéreux sont des hyperchlorhydriques et de ne pas attribuer à l'ulcus ce qui est le fait de l'hyperacidité. Bien entendu, l'hyperacidité peut être une cause de douleurs vives prenant naissance au niveau de l'ulcus. Ainsi s'explique ce fait que les douleurs tardives deviennent beaucoup plus pénibles à partir du moment où un ulcus s'est produit chez un hyperchlorhydrique.

La situation du malade a parfois aussi une influence sur la douleur ; elle se trouve réveillée assez souvent par des mouvements, des changements de position. On prétend, et cela paraît naturel, que les malades prennent d'instinct une position telle que le liquide stomacal ne vienne pas se mettre au contact de l'ulcération. La position demi couchée serait habituellement préférée parce que l'ulcère siège le plus souvent à la petite courbure. Il y a du vrai dans cette remarque, mais il n'y a rien d'absolu. Le contact du liquide stomacal n'est pas la seule cause de la douleur dans l'ulcus : il y a aussi en effet, les mouvements de l'estomac, les adhérences périgastriques etc.

Les *paroxysmes douloureux* sont quelquefois assez pénibles pour arracher au malade des gémissements et des cris. Souvent ils sont calmés, momentanément tout au moins, par le vomissement d'une certaine quantité du contenu stomacal.

Ces paroxysmes sont surtout causés par l'ingestion des aliments irritants ; ils peuvent l'être aussi par des circonstances qui portent leur action sur le système nerveux : la fatigue, une vive émotion, la colère, le chagrin. Ils sont plus marqués chez les femmes pendant les règles.

Vomissements. — Ils sont assez fréquents ; ils marquent souvent la fin des crises de douleurs ; ils peuvent être presque purement alimentaires ou être constitués par du liquide acide à la façon des vomissements hyperchlorhydriques. Ils sont plus abondants dans les cas où, l'ulcère siégeant au voisinage du pylore, il se produit une sténose mécanique ou spasmodique de cet orifice.

Hématémèse. — La gastrorrhagie est un accident fréquent de l'ulcère simple que nous étudierons en détail à propos des complications ; elle a souvent pour conséquence le vomissement de sang. La donnée classique c'est que l'hématémèse dans l'ulcère est abondante et constituée par le rejet d'une quantité considérable de sang rouge, en nature, facilement reconnaissable. Il peut y avoir rejet d'un demi-litre, d'un litre et même davantage de sang rouge, en partie coagulé et transformé en caillots noirâtres. Souvent la quantité de sang rendu est beaucoup moins forte et ne dépasse pas un demi verre à un ou deux verres.

Si le sang est rouge, c'est qu'il n'a pas séjourné dans l'estomac et n'a pas subi l'action digestive du suc gastrique ; mais il peut en être autrement et le sang peut se présenter sous l'aspect d'un liquide noir, renfermant des grumeaux semblables par leur aspect, suivant la comparaison classique à de la suie délayée ou à du marc de café. Il est beaucoup plus fréquent que ne le disent les anciens traités de pathologie de rencontrer au cours de l'ulcère une hématémèse noire tout à fait analogue à celle que l'on considérait comme propre au cancer. En somme, ce qui a de l'importance, c'est, non pas l'aspect du sang vomi, mais la présence même dans les matières rejetées de sang en quantité assez notable. Qu'il ait ou n'ait pas subi l'action digestive du suc gastrique, c'est là un point secondaire d'une importance assez minime.

Mélæna. — Quand une hémorragie gastrique abondante s'est produite, il est fréquent que le sang ne soit pas expulsé en entier par le vomissement et qu'il en passe une certaine quantité dans l'intestin. Sa présence se manifeste alors sous forme de melæna. Les matières fécales sont teintes en noir ; lorsque la quantité de sang a été peu considérable, les matières restent dures, moulées ; dans le cas contraire, il se produit de la diarrhée, et les selles extrêmement fétides ressemblent à du goudron. Elles sont noires, épaisses, poisseuses. Leur fétidité est un caractère dont on n'a pas suffisamment relevé la fréquence. Quelquefois ce sont des grumeaux noirs semblables à de la suie.

Quand l'hémorragie a été abondante et que l'hémathémèse ou le melæna lui succèdent, elle force en quelque sorte l'attention. Il n'en est pas de même si la quantité de sang versée dans l'estomac a été très faible. Le sang peut alors passer inaperçu dans les selles ou dans les matières vomies ; il peut ne s'y présenter que sous la forme de quelques rares petits grumeaux noirs qui demandent à être cherchés avec soin. Il peut encore donner au vomissement une teinte chocolat quelquefois peu accentuée.

L'hémorragie étant un phénomène d'une importance primordiale pour le diagnostic de l'ulcus, on doit, en cas de dyspepsie douloureuse, suspecte, surveiller leur apparition avec soin.

Phénomènes dyspeptiques. — Il n'y a pas en somme d'état dyspeptique caractéristique de l'ulcère de l'estomac. Dans certains cas, l'hématémèse ou les signes de perforation peuvent survenir à l'improviste chez des personnes dont la digestion paraissait parfaite. Cela n'a rien qui doive surprendre si on se rappelle que l'hyperchlorhydrie peut être parfaitement latente. Chez quelques-uns, on n'observait que quelques malaises, de la pesanteur, du gonflement après le repas, rien de plus; chez d'autres encore, c'est, comme nous l'avons indiqué, de la façon la plus nette la forme douloureuse de l'hyperchlorhydrie avec ses paroxysmes réglés par l'ingestion des aliments et l'évolution de la digestion stomacale.

Rarement l'appétit est diminué, le plus souvent il est conservé, ce qui cadre bien avec la persistance et même l'exagération de la sécrétion chlorhydropeptique. Fréquemment les malades ont faim, ils éprouvent vivement le besoin de manger, mais ils ont peur des sensations douloureuses, quelquefois si pénibles, que provoque l'ingestion des aliments et leur digestion. C'est une distinction qu'ils font quelquefois spontanément, mais qu'il est aussi parfois nécessaire de provoquer en les interrogeant.

Le plus souvent il y a constipation, et même constipation opiniâtre, beaucoup plus rarement diarrhée. Quand on voit une poussée de diarrhée survenir brusquement chez un malade atteint d'ulcus, il faut toujours rechercher s'il n'y a pas de sang dans les selles, si la diarrhée n'est pas mélænique.

L'*exploration extérieure* de l'estomac en dehors de la douleur à la palpation sur laquelle nous ne reviendrons pas, n'apprend rien de bien particulier. Rarement l'estomac est distendu; quelquefois il y a des signes de dilatation avec stase. On peut alors constater parfois des mouvements péristaltiques visibles.

L'*exploration intérieure* n'est pas sans danger, et, pour notre part, nous nous en abstenons systématiquement. Il n'est pas impossible, en effet, que l'introduction du tube, les efforts de vomissements qui en sont la conséquence deviennent la cause occasionnelle d'un accident grave, d'une hémorragie ou d'une perforation. Les cas dans lesquels la gastrorrhagie et l'hématémèse ont suivi presque immédiatement le lavage de l'estomac, ne sont pas extrêmement rares. Nous n'hésitons pas, quand il y a une indication formelle à passer la sonde chez des malades atteints d'ulcus, mais nous ne le faisons jamais pour déterminer quel est leur chimisme.

Cette recherche toutefois a été faite par d'autres auteurs, et nous avons le droit de profiter des renseignements ainsi recueillis. Nous savons maintenant d'une façon certaine que l'hypersécrétion chlorhydropeptique est la règle dans l'ulcère. Nous y avons suffisamment insisté pour ne pas avoir à y revenir maintenant.

Dans beaucoup de cas d'ulcère simple, la motricité de l'estomac reste normale; l'évacuation de son contenu, comme le remarque Riegel se ferait même plus rapidement que normalement. Cependant, il est des cas dans lesquels il y a soit spasme, soit sténose mécanique du pylore et stase : nous y reviendrons plus loin, en étudiant les formes cliniques de l'ulcus.

Phénomènes généraux. — Lorsque les accidents révélateurs de l'ulcère surviennent d'une façon inattendue chez une personne en apparence bien portante ou ne présentant que des phénomènes dyspeptiques d'intensité médiocre, l'état général est souvent resté très satisfaisant. Il n'en est pas de même lorsque l'ulcère a été précédé de phénomènes douloureux très intenses durant depuis longtemps, lorsqu'il a lui-même duré depuis quelque temps et que les malades ont beaucoup souffert. Alors ils maigrissent, ils s'anémient et leur figure prend une expression de souffrance bien particulière. L'aspect des jeunes filles ou des jeunes femmes atteintes d'ulcère dans ces conditions est très frappant. Toutefois le facies n'est pas celui du cancer de l'estomac, on n'observe pas la teinte jaune paille si fréquente avec ce dernier. Les malades sont d'une pâleur de cire surtout lorsqu'il y a eu des hémorragies abondantes, et souvent comme légèrement bouffis.

Dans l'ulcus chronique, chez des gens plus âgés, surtout lorsqu'il siège au voisinage du pylore et qu'il y a dilatation de l'estomac avec stase, la ressemblance avec le facies du cancer de l'estomac peut être beaucoup plus grande.

La *fièvre* ne s'observe en cas d'ulcère de l'estomac que lorsqu'il existe quelque complication, en particulier un abcès. Nous avons vu quelquefois la fièvre succéder à une grande hémorragie et accompagner le mélæna, et nous nous demandons si la putréfaction du sang et la résorption des produits toxiques qui en résultent ne peut pas provoquer une poussée de fièvre de quelques jours.

La fièvre peut encore indiquer l'apparition de la tuberculose pulmonaire; elle peut dépendre d'une phlébite. En somme, d'une façon générale elle correspond à la survenue d'une complication dont il convient de rechercher la nature.

FORMES CLINIQUES DE L'ULCÈRE SIMPLE DE L'ESTOMAC

On pourrait multiplier les formes cliniques de l'ulcère : on pourrait distinguer les *formes aiguës* et les *formes chroniques*, d'après l'évolution des accidents; la *forme simple* ou la *forme compliquée*, suivant qu'il intervient ou non quelque complication comme une grave hémorragie, un abcès, une perforation ; la *forme hémorragique*, lorsque les pertes de sang sont abondantes et ont tendance à se répéter; la *forme latente*, la *forme fruste*, la *forme complète* suivant que la symptomatologie est nulle ou plus ou moins chargée, la *forme gastralgique*, lorsque les phénomènes douloureux sont très marqués ; la *forme avec stase et hypersécrétion continue*, lorsque l'ensemble clinique correspond au syndrome décrit par Reichmann.

La plupart des formes qui viennent d'être énumérées se trouvent suffisamment définies par leur dénomination même et par les développements dans lesquels nous sommes entré précédemment ; quelques-unes correspondent à des complications qui seront étudiées dans un prochain chapitre.

Nous nous contenterons d'appeler ici l'attention sur deux formes particulières :

a) L'ulcère simple avec sténose pylorique, stase gastrique et hypersécrétion chlorhydrique.

b) L'ulcus avec tumeur épigastrique.

a) *Ulcère simple avec sténose pylorique, stase gastrique et hypersécrétion chlorhydropeptique.* — L'ulcère, dans sa phase ou sa forme aiguë, peut, lorsqu'il siège, soit directement au niveau du pylore soit dans le voisinage de cet orifice, en amener le rétrécissement.

Ce rétrécissement peut être mécanique et résulter de l'épaississement inflammatoire des parois et de la tuméfaction de la muqueuse, mais il peut être spasmodique et dépendre de la contraction du sphincter pylorique.

Lorsqu'il s'agit d'un ulcus chronique, la sténose plus ou moins accentuée du pylore se comprend beaucoup mieux encore. L'épaississement calleux des bords, les lésions cicatricielles, les adhérences au voisinage en font facilement comprendre le mécanisme possible.

Quant à la contracture spasmodique du pylore, elle peut être la conséquence de l'irritation produite au niveau de l'ulcération et sur la muqueuse gastro-duodénale en dehors de l'ulcération par un liquide hyper-acide.

Lorsque, à la suite du travail cicatriciel, la sténose incomplète du pylore devient permanente, ses conséquences en physiologie pathologique restent les mêmes.

Ces conséquences, nous savons ce qu'elles sont ; nous les avons exposées dans la première partie de cet ouvrage en faisant l'histoire de l'hypersécrétion chlorhydrique. On voit se constituer la forme grave du syndrome de Reichmann ; jamais l'estomac ne se vide complètement ; toujours on y trouve une quantité plus ou moins forte de liquide, même le matin à jeun. Dans les cas de sténose mécanique marquée, la quantité de liquide est considérable, et on rencontre des détritus alimentaires formés surtout d'hydrates de carbone mal digérés. Quand la sténose est moins accentuée, on ne trouve que du liquide fortement acide, sans détritus alimentaire.

Dans ces conditions, on rencontre toujours de la façon la plus accentuée dans le liquide stomacal les réactions qualitatives de l'HCl libre.

Pour notre part, comme nous l'avons dit, nous pensons que l'ulcère simple du voisinage du pylore ou du pylore lui-même est la cause habituelle de la forme grave du syndrome de Reichmann. Nous pensons que la forme atténuée peut résulter aussi d'une sténose pylorique peu serrée due à la même cause.

On devra donc toujours soupçonner l'existence d'un ulcus actuel ou ancien. L'hémorragie gastrique est le signe le meilleur que nous ayons pour reconnaître qu'il y a eu un ulcère antérieurement ou qu'il y en a encore un actuellement.

b. *Ulcus chronique avec tumeur.* — Dans les formes aiguës de l'ulcère simple, on ne perçoit par la palpation de la région épigastrique aucune espèce d'induration ou de tumeur. Il n'en est pas de même dans un certain nombre de formes chroniques. L'intervention d'une tumeur peut alors devenir une cause de difficulté et d'erreur dans le diagnostic ; l'idée du cancer vient tout naturellement à l'esprit.

L'apparition d'une tumeur en cas d'ulcère simple chronique de l'estomac s'explique facilement. Elle résulte de l'épaississement des bords de l'ulcération qui ont tendance à devenir calleux, de la péritonite périgastrique et des adhérences avec les organes voisins.

Chez certains individus amaigris, lorsque l'ulcère siège à la face antérieure de l'estomac, on peut quelquefois percevoir de bonne heure l'épaississement dû à l'ulcère lui-même ; mais, en général, cette constatation est rendue difficile par la situation profonde de la lésion.

Gerhardt qui a fait une étude particulière de la tumeur dans l'ulcère simple de l'estomac prétend qu'on peut quelquefois sentir une tumeur constituée exclusivement par l'épaississement du pylore dû à l'hypertrophie de sa tunique musculaire. Le pylore ainsi augmenté de volume se percevrait plus facilement dans les cas de ptose gastrique.

Le plus souvent, les lésions périgastriques, les fausses membranes, l'épaississement de la tunique séreuse, les adhérences avec les organes voisins représentent la cause la plus importante de la production d'une tumeur. On comprend, sans que nous ayons besoin d'y insister davantage, que cette tumeur puisse être suivant les cas d'un volume très variable et d'une perception plus ou moins facile.

Lorsqu'elle a pour substratum des lésions pyloriques et que la sténose du pylore a amené la dilatation de l'estomac avec stase permanente, on comprend combien difficile peut être le diagnostic, combien il peut être malaisé de décider s'il y a oui ou non un cancer primitif du pylore, et plus encore s'il y a un carcinome secondaire à un ulcus. La laparotomie exploratrice peut seule être capable, dans certains cas, de faire cesser une hésitation qui dure encore parfois sur la table d'autopsie.

COMPLICATIONS ET SUITES

Les complications immédiates ou éloignées de l'ulcère simple de l'estomac sont très nombreuses : voici l'énumération des principales.

Péritonite et perforation.

Perforation aiguë et péritonite généralisée ;

Péritonite limitée, adhérences périgastriques ;

Abcès simples ou gazeux ;

Fistules faisant communiquer l'estomac avec des organes voisins ;

Hémorragies.

Anémie et cachexie.

Infections secondaires. — Septicémie, phlegmatia alba dolens, endocardite ulcéreuse.

Tuberculose.

Transformation cancéreuse de l'ulcère chronique.

Sténose cicatricielle du pylore.

Périgastrite adhésive étendue et déformations de l'estomac.

PÉRITONITE ET PERFORATION

La perforation de l'estomac et la péritonite ont des rapports étroits. Lorsque la perforation se produit rapidement sans que des adhérences suffisantes aient eu le temps de s'établir, il en résulte une péritonite suraiguë qui entraîne rapidement la mort du malade. Au contraire, lorsque les adhérences se sont faites, suffisamment étendues, suffisamment solides, l'issue du contenu de l'estomac dans la cavité péritonéale se trouve empêchée, et l'ulcération se poursuit entamant les tissus que le suc gastrique rencontre devant lui ; d'autres fois, il s produit un abcès plus ou moins étendu qui fuse dans des directions différentes suivant son point de départ. Le plus souvent il y a communication avec l'estomac et l'abcès renferme à la fois du pus sanieux fétide et des gaz.

PERFORATION

La perforation se produit surtout lorsque l'ulcère siège au niveau de la paroi antérieure de l'estomac. Cela tient à ce que cette partie de l'organe présente une mobilité beaucoup plus grande que les autres. Les adhérences péritonéales ont beaucoup de peine à s'établir dans ces conditions.

Quelquefois, la perforation se fait brusquement sans cause occasionnelle appréciable ; elle peut être la première manifestation d'un ulcus jusque-là latent, si bien qu'en présence de la soudaineté imprévue des accidents on a souvent cru à un empoisonnement.

Elle peut se faire à propos d'un mouvement, d'un effort, en particulier d'un effort de vomissement ou de défécation, ou encore au cours de la digestion après l'ingestion d'une quantité considérable d'aliments, à la suite d'une chute, d'un coup violent sur la région épigastrique, etc

Les symptômes de la perforation sont le plus souvent dramatiques ; le malade accuse brusquement une douleur d'une violence extrême, il a la sensation d une déchirure, d'une rupture dans le ventre. Cette douleur ne tarde pas à s'étendre à tout l'abdomen. Le ventre d'abord rétracté se gonfle, se ballonne. La percussion est difficile à cause de la vive sensibilité de l'abdomen, elle révèle la disparition de la matité du foie et de la rate.

Le malade est dans un état d'angoisse inexprimable, la face est pâle, anxieuse, grippée, les traits décomposés ; les extrémités sont couvertes d'une sueur froide. La respiration est difficile, fréquente, superficielle, à cause du refoulement du diaphragme. Le pouls est petit, rapide, misérable.

L'élévation de la température est peu marquée ; quelquefois, au contraire, il y a abaissement au-dessous de la normale. Le collapsus augmente rapidement et la mort peut survenir en quelques heures.

La mort ne serait cependant pas la terminaison fatale de ces accidents ; la guérison a été observée dans des cas même où le début avait eu toute la brusquerie et toute l'intensité que nous venons de dire. Malgré le collapsus, malgré le météorisme et la disparition de la matité hépatique et splénique, la guérison a eu lieu. Hall qui a observé un cas semblable, en a rencontré 6 autres dans la littérature médicale. Riegel en a observé également un cas; la perforation s'est produite au moment où le malade était depuis longtemps à jeun. Il est à croire que, dans ces cas heureux et exceptionnels, l'estomac ne laisse échapper dans le péritoine que des gaz et pas de contenu liquide.

On remarquera que, dans les symptômes de la perforation, malgré la péritonite, *il n'a pas été question de vomissements*. C'est qu'en effet, ainsi que Traube l'a remarqué le premier, le vomissement fait défaut dans ces conditions. Le malade vomit en quelque sorte dans son péritoine. Il n'y a rien là d'absolu. Hayem rapporte un cas dans lequel les vomissements se sont produits : la perforation siégeait au niveau du cardia. Dans certains cas, nous en avons observé deux, le début est moins brusque; la péritonite paraît rester tout d'abord limitée, et ce n'est qu'au bout de quelque temps qu'elle semble se généraliser. C'est qu'en effet, l'ouverture de la séreuse péritonéale peut être minime, qu'il peut y avoir une oblitération partielle par accolement à un organe voisin, le foie par exemple. Il ne s'agit pas de l'évacuation brusque d'une notable quantité du contenu stomacal dans le péritoine, mais de la filtration d'une minime quantité de ce contenu.

PÉRITONITE LOCALISÉE

Quand l'ulcération a marché plus lentement encore, les adhérences protectrices ont eu le temps de se faire. Ainsi peuvent s'organiser des lésions de périgastrite qui passent quelquefois complètement inaperçues. Ainsi se font des adhérences plus ou moins étendues et qui peuvent gêner d'une façon plus ou moins marquée la motricité de l'estomac, en amener la déformation et provoquer des douleurs par les tiraillements qu'elles amènent.

Grâce aux adhérences et aux fausses membranes, des perforations ou des inflammations d'organes très éloignés peuvent se produire; on a vu se faire la perforation du diaphragme, de la plèvre ou du péricarde; on a vu se former des abcès dans le foie, et des accidents graves de pyléphlébite. Dans un cas de Pick, à la suite d'une perforation du diaphragme, il s'était produit un abcès de la paroi thoracique qui avait été pris pour un ostéosarcome. Les abcès consécutifs à un ulcère de la paroi antérieure de l'estomac ont tendance à venir faire saillie en avant, quelquefois assez bas au niveau de l'ombilic. Ceux de la région postérieure ne sont souvent soupçonnés qu'à cause de la douleur, de la fièvre et des phénomènes de cachexie. Quand l'abcès se produit en arrière, il peut englober une partie plus ou moins grande du pancréas dont il amène la gangrène.

ABCÈS GAZEUX SOUS-PHRÉNIQUE

Les abcès périgastriques consécutifs à la perforation d'un ulcère simple de l'estomac ou du duodénum sont fréquemment des abcès gazeux. Le plus intéressant est celui qui se produit au-dessous du diaphragme, quelquefois au-dessus du foie. Décrit pour la première fois par Leyden en 1880, il a reçu des auteurs allemands le nom de pyopneumothorax sous-phrénique ; Debove et Rémond ont proposé la dénomination plus générale d'abcès gazeux sous-phréniques.

On l'observe non seulement à la suite d'un ulcère de l'estomac et du duodénum, mais aussi plus rarement après une perforation de l'intestin. Le plus souvent, l'abcès gazeux sous-phrénique se développe du côté droit entre la face supérieure du foie et le diaphragme ; plus rarement à gauche, refoulant en bas l'estomac, le côlon transverse ; il est limité par des adhérences.

Le début se fait souvent par une douleur intense vers l'épigastre, l'hypochondre et la base du thorax en arrière. Il survient de la fièvre, quelquefois des vomissements, de la diarrhée. Les malades sont abattus, leur facies exprime l'angoisse ; par la palpation on constate la voussure et l'endolorissement de la base du thorax, à droite le plus souvent. A la percussion et à l'auscultation, les signes relevés sont ceux d'un pneumothorax ou d'un épanchement de la plèvre. Avec le pneumothorax sous-phrénique, la matité du foie peut être fortement abaissée ou même complètement masquée. Quand il existe de la matité, on constate qu'elle se limite en haut non par une ligne horizontale ou concave, mais par une ligne convexe. On peut voir la matité et la sonorité gazeuse se déplacer suivant la situation donnée au malade.

Par la ponction exploratrice, on extrait du pus sanieux, fétide. Le diagnostic peut être fort difficile ; on est amené souvent à songer à un pyopneumothorax, à une pleurésie putride, à un abcès du foie. Le sens des variations de la pression au moment d'une ponction exploratrice pourrait donner une indication importante pour le diagnostic : la pression s'élevant, l'écoulement du liquide s'accélérerait pendant l'inspiration ; il se ralentirait au contraire, ou se suspendrait pendant l'expiration, sous l'influence de l'abaissement de la pression. Avec une collection purulente sus-diaphragmatique, intrapleurale, les variations de pression se produiraient en sens contraire.

L'abcès sous-phrénique et plus encore l'abcès gazeux présentent une gravité considérable. La guérison spontanée est exceptionnelle. La mort a lieu par le fait de la cachexie générale due à l'infection, à la suite de l'ouverture du pus dans la cavité pleurale, les bronches, le péricarde, ou encore d'une pleurésie purulente généralisée. L'intervention chirurgicale a plusieurs fois sauvé les malades ; il convient d'y avoir recours le plus rapidement possible.

FISTULES FAISANT COMMUNIQUER L'ESTOMAC AVEC LES ORGANES VOISINS

Par suite des adhérences péritonitiques, de la formation d'abcès et de la propagation du travail ulcératif en dehors de l'estomac, des communications fistuleuses peuvent s'établir entre la poche stomacale et d'autres organes creux. On en a signalé aboutissant à une bronche. La communication anormale peut se faire avec l'intestin, et, en particulier, avec le côlon transverse ; on observe alors l'ensemble des signes si bien étudiés par Bouveret de la communication de l'estomac avec le côlon.

HÉMORRAGIE

La gastrorragie est fréquente dans le cours de l'ulcère de l'estomac. D'après Brinton, elle se produirait 29 fois sur 100. Witte, de Copenhague, l'a relevée 100 fois sur 339 cas. L. Muller 35 fois sur 120 cas, Lebert ne l'a vue manquer que 22 fois sur 104 cas. De ces chiffres résulterait une fréquence moyenne d'une fois sur 2 ou 3 cas d'ulcère.

Ces statistiques ne nous satisfont pas pleinement. En effet, l'hémorragie, qu'elle se révèle par l'hématémèse ou le mélæna, est le signe diagnostic le plus important de l'ulcère simple de l'estomac dans la majorité des cas, il reste donc une incertitude, lorsque ce signe a manqué. Comment alors évaluer sa fréquence ? Les auteurs admettent certainement l'existence de l'ulcère stomacal avec une facilité plus ou moins grande. Resterait dès lors à ne tenir compte que des faits dans lesquels l'autopsie a pu être pratiquée ; mais ici se présente une nouvelle difficulté. On est obligé de s'en rapporter le plus souvent aux renseignements donnés par le malade, qui a bien pu laisser passer inaperçue une hématémèse ou des selles mélæniques. En revanche, les malades peuvent décrire comme mélæniques, en vertu de leur teinte foncée, des selles qui, en réalité, ne renfermaient pas de sang.

La difficulté est presque insurmontable ; on doit se contenter de savoir, — ce qui seul importe du reste — que l'hémorragie, sans être un phénomène nécessaire, est un accident fréquent dans l'ulcère.

Les petites hémorragies ne se révèlent que par l'aspect particulier des matières vomies ou des selles ; elles ne se traduisent, si elles sont isolées ou très espacées, par aucune manifestation générale.

Il n'en est plus de même quand les pertes de sang sont très abondantes, ou encore quand elles sont très rapprochées.

La gastrorragie peut se produire assez souvent à la suite de crises douloureuses intenses ; parfois à la suite d'une chute, d'un choc, d'efforts violents, après un lavage intempestif de l'estomac. Elle peut se montrer d'une façon brusque, inattendue, être la première révélation d'un ulcus jusque-là ignoré. Les symptômes sont ceux qui accompagnent les grandes hémorragies internes : faiblesse générale, pâleur de la face, tendance à la dépression, à la syncope, faiblesse très grande et accélération du pouls. La mort peut survenir à la suite d'une hémorragie très abondante sans que le sang apparaisse au dehors, soit dans les vomissements, soit dans les selles. Le plus souvent, une gastrorragie abondante est suivie bientôt d'un vomissement de sang facilement reconnaissable qui n'a pas eu le temps, sinon de se coaguler, au moins de subir l'action digestive du suc gastrique. Habituellement, le mélæna s'observe peu de temps après ; il peut être la seule manifestation d'une abondante hémorragie stomacale, surtout lorsque l'ulcère siège exactement au niveau du pylore.

Quelquefois les hémorragies se répètent et se succèdent à des intervalles rapprochés ; c'est ce qui constitue la *forme hémorragique* de l'ulcère.

Cette forme est grave, non seulement parce que les malades restent toujours exposés à quelque perte de sang assez considérable pour devenir directement mortelle, mais aussi parce que l'anémie et la cachexie ne tardent pas à s'établir, les malades n'ayant pas le temps de réparer ces pertes sanguines dans l'intervalle de temps qui les sépare.

Anémie et cachexie. — Là se trouve une des grandes causes d'anémie et de cachexie dans l'ulcère ; il y en a d'autres : l'alimentation insuffisante, l'épuisement par la douleur. Les malades en arrivent quelquefois à un état de maigreur et d'épuisement extrême. D'autres, au contraire, d'une pâleur de cire, ont la figure bouffie, les jambes gonflées, sans que leur urine présente trace d'albumine. L'ensemble clinique rappelle beaucoup l'anémie pernicieuse progressive. Les caractères du sang sont ceux qu'on rencontre dans ce dernier cas : diminution considérable du nombre des globules rouges, apparition de globules géants, quelquefois de globules rouges à noyau ; la valeur individuelle des globules en hémoglobine tend à dépasser la moyenne normale. Les hématoblastes sont nombreux, le caillot fortement rétractile, car la fonction hématopoiétique n'est pas atteinte (Hayem).

Infections secondaires. — L'ulcère constitue une porte largement ouverte aux infections secondaires ; nous avons vu déjà des abcès se produire dans le voisinage. On comprend dès lors que des accidents plus graves se produisent parfois, et qu'on puisse observer des *abcès du foie*, la *septicémie*, la *phlegmatia alba dolens*. On a même signalé l'*endocardite ulcéreuse*.

Il est fréquent que les malades atteints d'ulcère de l'estomac succombent à la *tuberculose ;* cela se produirait environ une fois sur cinq. Rien d'étonnant dans les conditions de nutrition générale défectueuse, de dépression et d'amaigrissement dans lequel ils se trouvent.

Transformation de l'ulcère simple en cancer. — Tout en isolant l'ulcère simple du cancer, Cruveilhier avait admis cependant que, chez les individus déjà atteints de diathèse cancéreuse, l'ulcus pourrait se transformer en cancer. Rokitansky en 1839, soutint également la transformation possible de l'ulcère en cancer. Depuis cette époque, cette opinion n'a pas cessé d'être soutenue, surtout par les auteurs allemands. Lebert a pensé que, dans 9 p. 100 des cas, l'ulcère se transforme; Zenker se demande si la survenue du cancer sur un ulcus n'est pas la règle. Hauser étudie histologiquement les cicatrices et les bords indurés d'anciens ulcères; il y découvre des altérations des glandes qui leur donnent un aspect de véritables polyadénomes. Il pense que ces productions polyadénomateuses secondaires peuvent devenir véritablement cancéreuses. La prolifération des tubes et des culs-de-sac glandulaires prend des allures malignes; la musculaire sous-muqueuse est traversée, effondrée ; ils envahissent les tuniques sous-jacentes, donnent lieu à une infiltration des voies lymphatiques qui présente tous les caractères de l'épithélioma cylindrique. De nombreuses publications ont succédé en Allemagne au travail de Hauser; des observations isolées, des statistiques, des examens anatomo-pathologiques viennent à l'appui de la doctrine de la transformation. En France, A. Robin et Leredde réagissent contre cette doctrine qui est au contraire défendue avec faits à l'appui par A. Mathieu à la Société médicale des Hôpitaux et peu de temps après par Dieulafoy à l'Académie de médecine.

Entre temps, le chimisme était venu apporter un argument clinique nouveau à la succession du carcinome à l'ulcus. A la suite de

Rosenheim toute une série d'auteurs constatèrent que, dans des cas où le cancer semblait avoir succédé à l'ulcus, il y avait non pas hypochlorhydrie comme dans le cancer, mais hyperchlorhydrie comme dans l'ulcus.

Plus récemment, la théorie de la transformation de l'ulcère en cancer, ou plutôt de la greffe de lésions cancéreuses sur une cicatrice d'ulcère ou sur le bord d'un ulcère non cicatrisé a été vivement attaquée par Tripier, de Lyon, et par son élève Duplant. Avant d'exposer leurs objections, disons quels sont les arguments sur lesquels s'appuient les transformistes; ce sont des arguments d'ordre clinique et des arguments d'ordre anatomo-pathologique.

Au point de vue clinique, on invoque la longue durée de la maladie et l'existence de signes attribuables à l'ulcère antérieurement à l'apparition des signes probables de cancer. Les malades ont eu des douleurs tardives semblables à celles que l'on observe dans l'hyperchlorhydrie; à certaines périodes, ces douleurs sont devenues plus intenses, il y a eu une ou plusieurs hématémèses, du mélæna. Plus tard, soit sans rémission, soit après un temps plus ou moins long alors que l'ulcus semblait guéri, sont survenus des symptômes de cancer; tumeur épigastrique, adénopathie cervicale, cachexie, envahissement du foie, etc. Parfois, mais non toujours, le repas d'épreuve et l'analyse du suc gastrique ont démontré qu'il y avait hyperchlorhydrie comme dans l'ulcus. Cette hyperchlorhydrie a permis d'expliquer l'existence de phénomènes assez anormaux dans le cancer, et, en particulier la conservation de l'appétit.

Au point de vue anatomo-pathologique, on a invoqué la forme de la lésion, la coexistence à distance d'un ulcère simple ou d'une cicatrice d'ulcère avec une tumeur carcinomateuse. Le plus souvent, on trouve une ulcération arrondie, plus ou moins étendue, avec des bords inégalement épaissis et indurés. Même lorsque la lésion est manifestement cancéreuse, il semble bien qu'elle se soit produite sur un ulcère préexistant, et qu'elle en ait envahi la marge d'une façon inégale. Quelquefois le diagnostic anatomo-pathologique entre une lésion cancéreuse et un ulcus à bords calleux serait impossible s'il n'existait pas dans le voisinage une adénopathie caractéristique ou des noyaux secondaires dans le foie.

L'examen microscopique montre dans le fond de l'ulcère des tractus fibreux d'aspect cicatriciel, et, sur des points plus ou moins étendus des bords et du fond de l'ulcération, des lésions et des formations polyadénomateuses, semblables à celles qu'on rencontre sur le bord de tous les vieux ulcères calleux épithéliomateux.

A la conception transformiste, Tripier et Duplant opposent une série d'objections. Il n'y a pas de partie du bord de l'ulcération qui

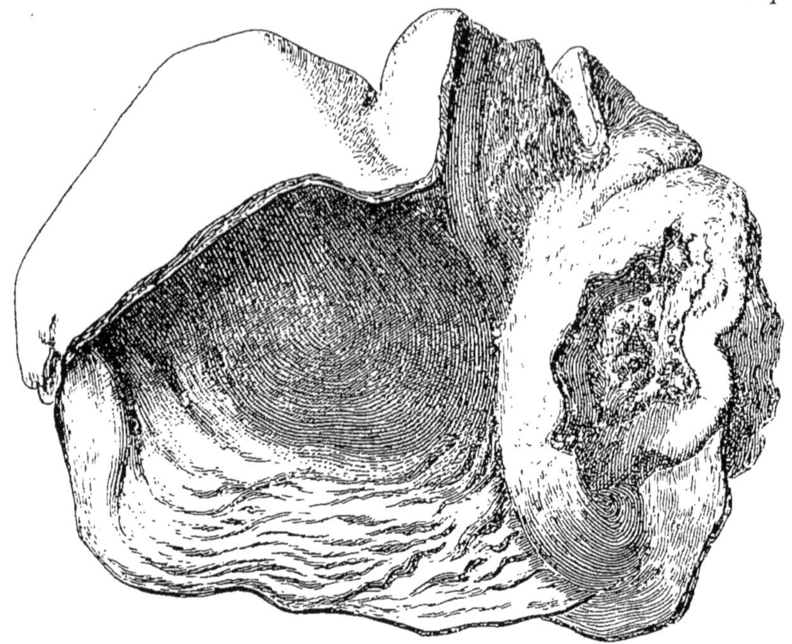

Fig. 25. — Ulcère calleux suspect de transformation cancéreuse.

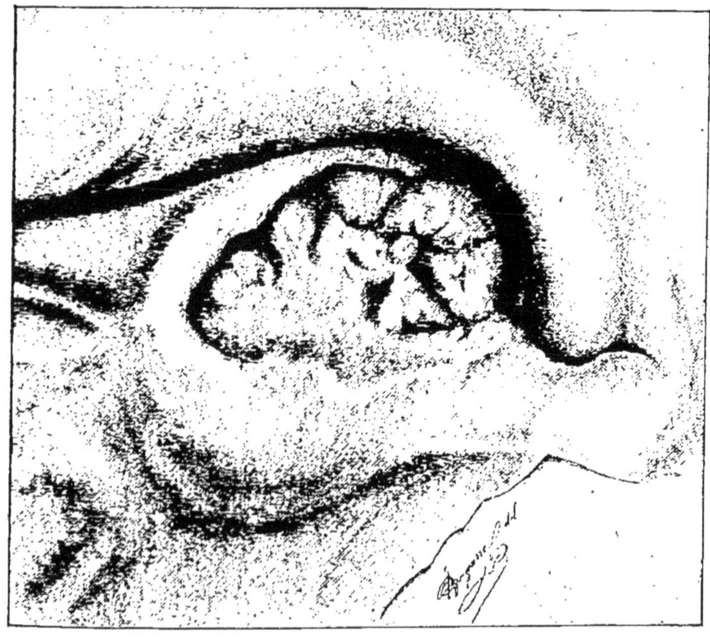

Fig. 26. — Carcinome greffé sur un ancien ulcère.

soit respectée par le néoplasme, en cherchant avec soin, on retrouve toujours des cellules cancéreuses. Sur les bords de l'ulcération, on trouve des cellules carcinomateuses en voie de dégénérescence, ce qui semble indiquer que l'ulcération s'est faite aux dépens de la néoplasie elle-même. De semblables cellules se trouvent disséminées à la surface du fond de l'ulcère; de petits amas de cellules cancéreuses ou des tubes épithéliomateux se rencontrent dans l'épaisseur même du tissu scléreux considéré comme cicatriciel. Cela montre qu'il s'agit en réalité d'un stroma cancéreux.

Enfin, dernier argument auquel Tripier et Duplant attachent une grande importance, l'ulcération de la muqueuse dans l'ulcus dépend de l'oblitération des vaisseaux sanguins qui doivent la nourrir et on ne peut comprendre que des éléments cancéreux d'une vitalité très grande puissent venir s'implanter et proliférer abondamment dans des tissus en voie de nécrobiose. L'oblitération des vaisseaux sanguins est la cause de l'ulcération de la muqueuse.

En somme, d'après ces auteurs, il ne s'agirait pas d'un carcinome greffé sur un ulcus, mais de variétés particulières d'épithélioma ulcéré. Le faux ulcus pourrait résulter de l'ulcération des formes suivantes de l'épithélioma : épithélioma cylindrique ulcéré; polyadénome devenu cancéreux, linite plastique, ulcus rodens de l'estomac. L'ulcus rodens de l'estomac analogue par sa marche et son aspect général à l'ulcus rodens de la peau, serait une sorte d'épithélioma bénin de l'estomac à évolution lente.

Ces objections ont certainement une réelle valeur; on peut cependant y répondre. On ne comprend pas bien l'inégale répartition des lésions cancéreuses si le néoplasme est antérieur à l'ulcération.

Les petits nids de cellules cancéreuses trouvées sur le fond et sur les bords de l'ulcus en dehors de la masse nettement épithéliomateuse peuvent être considérés comme des greffes secondaires venues du noyau principal.

Il n'est pas démontré que l'oblitération des vaisseaux précède l'ulcération de l'ulcère simple; si les vaisseaux sont oblitérés d'avance, comment se fait-il que l'hémorragie soit un accident si fréquent de l'ulcus ?

Les lésions cancéreuses ne s'implantent pas sur les parois de l'ulcération, on n'y trouve que des amas pauvres et rares; mais sur la marge de cette ulcération, dans des points où il y a une vascularisation abondante on observe une prolifération active du tissu interstitiel et des tubes glandulaires eux-mêmes.

Nous ne nous croyons donc pas forcé encore de renoncer à la théorie de l'implantation des lésions épithéliomateuses sur les bords ou au niveau de la cicatrice d'un ulcère préexistant.

SUITES ÉLOIGNÉES DE L'ULCÈRE SIMPLE. — Après la cicatrisation de l'ulcère simple, l'estomac ne retrouve pas toujours bien loin de là, la plénitude de son intégrité fonctionnelle. La rétraction cicatricielle, les adhérences péritonéales peuvent amener des déformations dont les conséquences physiologiques peuvent être fort graves.

Lorsque la cicatrice siège au niveau du *pylore*, elle amène un *rétrécissement* plus ou moins marqué de cet orifice, et, en conséquence, la stase permanente. Rappelons encore que, l'hyperchlorhydrie préexistant le plus souvent, il se produit une hypersécrétion chlorhydropeptique qui complète l'ensemble connu du syndrome de Reichmann.

Une vaste cicatrice située vers la partie moyenne, descendant de la petite courbure peut amener l'étranglement de l'estomac entre la grande et la petite tuberosité et amener la formation d'un *estomac biloculaire*.

Des adhérences périgastriques étendues peuvent donner lieu à une *symphyse* partielle, presque généralisée dans quelques cas de l'estomac. C'est là une cause de douleurs, et de troubles moteurs fonctionnels dont on a trouvé l'étude dans un autre chapitre.

MARCHE, ÉVOLUTION, TERMINAISON

L'évolution de l'ulcère simple est plus ou moins rapide. L'ulcère à marche aiguë peut amener la mort par hémorragie ou par perforation en quelques heures, sans que rien jusque-là ait signalé sa présence. Par contre, l'ulcère chronique peut certainement durer pendant plusieurs années, avant que la mort se produise. Entre ces termes extrêmes, tous les intermédiaires sont possibles.

Faisons remarquer qu'aucun point de repère ne permet d'une façon certaine d'apprécier la durée de l'ulcère. On ne sait jamais en effet pendant combien de temps il a pu rester latent lorsqu'il se révèle tout à coup par des accidents graves ; et on ne peut guère parler de la rapidité plus ou moins grande des accidents qu'à partir du moment où quelque phénomène grave a révélé la présence de la gastropathie. Quand l'ulcère succède à des phénomènes de dyspepsie de longue durée, à l'hyperchlorhydrie en particulier, comment reconnaître le début de l'ulcération ?

L'ulcère simple peut se terminer par la *guérison*, par la *mort* ou par la production d'*accidents chroniques secondaires*.

Dans quelle proportion se produit la guérison, il est difficile de le déterminer, puisque l'ulcère peut rester absolument latent, puisqu'on trouve à l'autopsie des cicatrices correspondant à des ulcères dont l'existence n'a jamais été soupçonnée pendant la vie.

Si l'on accepte les chiffres donnés par Brinton, la guérison n'aurait guère lieu que dans la moitié des cas ; en effet, d'après ce clinicien, la mort se produirait dans 23 p. 100 des cas par le fait même de l'ulcère ou de quelque complication immédiate, perforation, hémorragie par exemple, et 27 fois par le fait de quelque maladie intercurrente, et, en particulier de la tuberculose qui enlèverait un ulcéreux sur cinq.

La proportion des guérisons admises dépend tout naturellement de la facilité avec laquelle on affirme le diagnostic d'ulcère simple de l'estomac. Leube, par exemple, admet que la mortalité de l'ulcère n'est, d'après son observation, que de 5 p. 100 environ ce qui paraît bien peu.

D'un autre côté, il conviendrait encore de décider exactement ce qu'on entend par guérison de l'ulcère. Un malade sort de l'hôpital en apparence complètement guéri ; mais on ne sait pas ce qu'il deviendra. On ignore s'il ne sera pas à bref délai la victime d'une récidive. La récidive de l'ulcère est, en effet, loin d'être rare.

Enfin, nous ne savons que depuis peu de temps qu'il faut rapporter à l'ulcère certains types morbides : la forme grave du syndrome de Reichmann, le cancer greffé sur un ancien ulcère. Il serait donc nécessaire de tenir compte de ces éléments nouveaux pour évaluer d'une façon exacte la gravité de l'ulcus.

En somme, l'ulcère simple de l'estomac est une maladie grave, mais dont la gravité varie suivant des circonstances multiples : l'ancienneté de la lésion, sa localisation, l'état général préalable du malade, etc.

L'ulcère aigu est beaucoup moins grave que l'ulcère chronique, durant déjà depuis des années, il a beaucoup plus de chances de guérir. Certains vastes ulcères n'en ont aucune.

La façon dont le traitement est institué a certainement une importance très grande au point de vue du pronostic. Convenablement traité, l'ulcère aigu a des chances très sérieuses de guérison. Un traitement insuffisant ou insuffisamment prolongé favorise la production d'accidents aigus (hémorragie, perforation), favorise le passage à l'état chronique et les récidives.

DIAGNOSTIC

En ce qui concerne le diagnostic de l'ulcère simple de l'estomac, trois ordres de questions peuvent être posées. Existe-t-il un ulcère gastrique? Quel est sa localisation? Y a-t-il quelque complication?

Diagnostic direct de l'ulcère. — Rien de plus facile dans un certain nombre de cas que le diagnostic d'un ulcère simple de l'estomac. Une jeune fille d'aspect chloro-anémique se présente. Elle souffre de l'estomac depuis un certain temps déjà, surtout assez longtemps après l'ingestion des aliments; plus récemment, ces douleurs sont devenues beaucoup plus vives; elles se montrent rapidement avec une grande intensité immédiatement après l'ingestion d'aliments épicés ou vinaigrés, de vin pur; il y a une vive douleur à la palpation au creux épigastrique. Des vomissements ont pu se montrer, et, un jour, une hématémèse s'est produite, ou encore des selles nettement mélaeniques. Dans ces conditions, il n'y a guère d'hésitation possible, il s'agit d'un ulcère simple. Le diagnostic serait plus probable encore si l'on avait pu constater l'existence de l'hyperchlorhydrie.

Peut-on dire qu'il soit absolument certain, même dans ces conditions favorables où se trouvent réunis les symptômes les plus caractéristiques de l'ulcus : la douleur, l'hémorragie, l'hyperchlorhydrie? Non car le même ensemble pourrait se rencontrer chez une hystérique hyperchlorhydrique. Nous n'avons en effet aucun signe pathognomonique de l'ulcus.

Diagnostic différentiel. — Les maladies avec lesquelles on est le plus souvent exposé à confondre l'ulcère simple de l'estomac sont le cancer de l'estomac, les érosions stomacales, les névroses douloureuses de l'estomac, l'hystérie gastrique. Nous ajouterions l'ulcère du duodénum s'il ne s'agissait pas là beaucoup plus du diagnostic du siège que du diagnostic de la nature de la lésion.

Cancer de l'estomac. — Le cancer de l'estomac survient plus souvent chez les hommes que chez les femmes, au delà de 30 à 35 ans; on trouve souvent une tumeur épigastrique, l'appétit est diminué; les douleurs sont tardives après l'ingestion des aliments, les vomissements sont abondants, d'odeur acide accentuée, renfermant des détritus de viande non digérés; l'acide chlorhydrique au cours du repas d'épreuve est complètement supprimé, en revanche on trouve une notable proportion d'acide lactique; la faim a disparu, elle est remplacée par un dégoût prononcé pour certains aliments, en particulier pour la viande. Quand se produisent des vomissements de sang, l'hématémèse est peu abondante, le sang digéré prend l'aspect de la suie délayée. Enfin la cachexie est marquée, la maigreur accusée, il y a une teinte jaune paille accentuée. Dans certains cas, on peut trouver à la région cervicale l'adénopathie de Troisier.

En présence de cet ensemble, le diagnostic du cancer de l'estomac acquiert une probabilité très voisine de la certitude. Mais il n'est aucun des traits de ce tableau qui ne puisse manquer, aucun non plus qui, dans certaines conditions, ne puisse se retrouver dans l'histoire clinique de l'ulcus.

Par contre, le cancer chez des individus jeunes peut avoir complètement les allures de l'ulcère. Il est des cas dans lesquels le diagnostic reste incertain jusqu'à la mort. Sur la table d'autopsie même l'incertitude ne cesse pas toujours. Bien plus, nous connaissons tel cas douteux à propos duquel des histologistes des plus compétents ont successivement fait le diagnostic de cancer et d'ulcère.

D'après Tripier et Duplant, le cancer ne succéderait jamais à l'ulcère simple ; les faits qu'on a expliqués de cette façon correspondraient à des formes particulières d'épithélioma ulcératif.

Érosions hémorragiques. — Dans la gastrite chronique il se produit assez souvent des érosions, et surtout lorsqu'il existe une stase veineuse marquée de l'estomac. Ces érosions deviennent souvent le point de départ d'hémorragies graves quelquefois mortelles. Comment en reconnaître la nature exacte ? C'est quelquefois complètement impossible, bien que certains auteurs Einhorn et Pariser, en particulier, se soient efforcés de trouver des signes différentiels. Avec les érosions, la douleur surviendrait un à trois quarts d'heure après l'ingestion des aliments ; elle consisterait non dans une sensation de plaie transfixive, mais dans une sensation de brûlure ; elle ne serait pas localisée, mais répartie sur toute l'étendue de la région stomacale. Enfin Pariser et Einhorn ajoutent que, par le lavage de l'estomac le matin à jeun, on trouve dans l'eau du lavage de petits fragments de la muqueuse.

Nous ne sommes pas convaincu de la valeur de cet ensemble de symptômes, y compris la présence de fragments de la muqueuse, qu'on peut rencontrer dans bien d'autres cas, par exemple dans le cancer ; nous ne conseillerons du reste jamais de faire le lavage de l'estomac chez des malades qui viennent d'avoir une grande hématémèse. Or l'hématémèse est l'accident le plus grave des érosions stomacales, et celui qui amène le plus directement à songer à l'ulcère vrai.

On pensera aux érosions hémorragiques lorsqu'il s'agira d'individus cachectiques surtout s'il existe une cirrhose hépatique, une lésion cardiaque avec tendance à l'asystolie, ou quelque maladie chronique du poumon, amenant une gêne marquée de la circulation veineuse : tuberculose, sclérose pulmonaire, etc. Avec les érosions, il semble qu'on n'ait jamais constaté l'hyperchlorhydrie ; quelquefois un chimisme normal, plus souvent encore de l'hypochlorhydrie.

Hystérie gastrique. — L'idée de l'ulcère simple se présente tout naturellement à l'esprit toutes les fois qu'il se produit une grande hématémèse. C'est encore le cas dans certains faits d'hystérie gastrique. Ici l'ensemble symptomatique peut complètement simuler l'ulcus : douleurs vives, hyperesthésie de la région épigastrique, douleur en broche, vomissement de sang. L'existence d'attaques de nerfs, de stigmates hystériques bien nets, d'une zone d'hyperesthésie ou au contraire d'anesthésie cutanée au niveau de la région épigastrique plaide vivement en faveur de la névrose ; mais il faut bien reconnaître que le diagnostic est quelquefois impossible. Les hystériques ne sont du reste nullement à l'abri de l'ulcère simple de l'estomac.

Nous ferons remarquer à ce propos, qu'il vaut infiniment mieux croire à un ulcère qui n'existe pas que de laisser passer inaperçu un ulcère réel.

Névroses douloureuses de l'estomac. — En dehors même de toute hématémèse, les névroses douloureuses de l'estomac ont des analogies quelquefois étroites avec les formes symptomatiques de l'ulcère. On dit bien que les douleurs sont moins régulières, plus capricieuses, qu'elles se montrent par périodes puis disparaissent, quelquefois à la suite de quelque vive émotion, ou de la menstruation, quelquefois sans aucune raison appréciable, tandis que les douleurs de l'ulcère sont beaucoup plus durables et beaucoup plus régulières dans les heures et les conditions de leur apparition. On peut bien attribuer une certaine valeur au nervosisme non douteux des sujets ; mais, malgré tout, il reste encore souvent de grandes difficultés, et la survenue d'une grande hématémèse peut très bien venir démontrer que, sous une gastralgie en apparence purement nerveuse, il y avait en réalité un ulcus latent.

Les *crises gastriques* peuvent faire penser à l'ulcère. On se basera surtout sur leur brusque apparition, sur la disparition complète des accidents dans l'intervalle des crises. Le plus souvent, elles sont d'origine tabétique, et, en les recherchant, on trouve des signes de tabes. On n'oubliera pas que, dans les crises tabétiques, il peut quelquefois survenir des hématémèses abondantes. Enfin, l'ulcère peut exister chez un tabétique ; nous avons récemment observé un cas semblable que nous avons pu contrôler par l'autopsie.

Diagnostic du siège de l'ulcère simple. — Il y aurait un intérêt réel à pouvoir déterminer exactement le siège de l'ulcus. Ce diagnostic de localisation est possible dans certains cas, surtout lorsque la lésion siège au niveau de l'un des orifices, le cardia ou le pylore. Avec un ulcère du cardia, on constate une douleur vive fixe à la fin de la déglutition ; si l'on avait l'imprudence de passer une sonde, cette localisation de la douleur serait plus nette encore. Il peut y avoir même des signes de véritable rétrécissement de la partie inférieure de l'œsophage. Avec un ulcère du pylore, on observe des signes de rétrécissement de cet orifice, et une stase alimentaire plus ou moins marquée ; assez souvent se rencontre en semblable circonstance le syndrome de Reichmann.

En dehors de ces conditions, les présomptions sur le siège de l'ulcère sont incertaines : on les tire surtout du siège de la douleur. Elle est plus marquée à la palpation avec un ulcère de la paroi antérieure qu'avec un ulcère de la paroi postérieure, plus marquée dans la station debout avec un ulcère de la région prépylorique, dans le décubitus avec un ulcère de la paroi postérieure. Toutes ces indications n'ont qu'une valeur très relative.

Diagnostic des complications. — Étant donné qu'il existe un ulcère de l'estomac, s'accompagne-t-il de quelqu'une des complications que nous avons étudiées plus haut ? Étant donné l'une de ces complications comment déterminer qu'elle dépend d'un ulcère de l'estomac ? La question peut se présenter sous ces deux formes. Il nous semble que ce serait une redite inutile que de la traiter à fond. Nous nous bornerons donc à renvoyer purement et simplement le lecteur à ce que nous avons dit plus haut des complications possibles de l'ulcère simple de l'estomac.

TRAITEMENT

Nous aurons successivement à envisager le traitement médical et le traitement chirurgical de l'ulcère de l'estomac.

TRAITEMENT MÉDICAL

Nous commencerons par exposer la conduite à tenir en présence d'un *ulcère aigu*, en pleine activité : par exemple d'un ulcère qui vient d'une façon plus ou moins inattendue de se révéler par une grande hémorragie, des douleurs intenses, une grande intolérance de l'estomac.

ULCÈRE AIGU. *Cure de repos.* — Le malade, surtout s'il s'agit d'une gastrorrhagie, sera mis au repos absolu, dans le décubitus dorsal ; il évitera les mouvements inutiles, surtout ceux qui demanderaient un effort.

On supprimera complètement l'alimentation buccale, on la remplacera par l'alimentation rectale, exclusive. Habituellement, je permets de prendre dans les vingt-quatre heures une petite quantité d'eau, un tiers de litre par exemple. Ce liquide est donné par cuillerées à bouche espacées, et c'est une grande satisfaction pour le malade; cela calme beaucoup mieux la sécheresse de la bouche que le fait de sucer des morceaux de glace. Je ne suis pas certain, du reste, qu'il n'y ait pas des inconvénients plus grands à faire prendre de la glace, car, on le sait, les liquides très froids excitent assez vivement les contractions de l'estomac et sa sécrétion. Comme lavements alimentaires on se contentera de donner le premier et même le second jour de l'eau bouillie additionnée de 5 à 7 p. 1 000 de chlorure de sodium. On pourra au besoin y ajouter quelques gouttes de laudanum pour que le liquide soit plus facilement gardé. Il convient d'injecter dans le rectum 1 000 à 1 200 grammes d'eau bouillie; cette quantité sera répartie en quatre petits lavements administrés à quatre ou cinq heures d'intervalle, lentement, avec la technique et les précautions que nous avons précédemment indiquées. Au début il n'y a à s'inquiéter que de fournir à l'économie la quantité d'eau nécessaire; on peut donc ne rendre les lavements alimentaires qu'au bout de deux ou trois jours. On commencera par ajouter à chaque petit lavement un œuf bien battu, jaune et blanc; les jours suivants, on mettra deux œufs dans chaque lavement, puis on remplacera la moitié de l'eau bouillie par du lait; enfin, on donnera des lavements composés de 250 à 300 grammes de lait, de deux œufs, et de 3 ou 4 grammes de sel marin.

En procédant ainsi progressivement, on a beaucoup moins de chances de provoquer une irritation du rectum qui empêcherait les lavements alimentaires d'être gardés.

Certains auteurs, préfèrent des lavements nutritifs d'une composition différente. L'important c'est que le liquide employé soit bien toléré par le rectum et bien absorbé.

L'alimentation rectale sera continuée pendant huit à douze jours; il peut se faire qu'on doive l'interrompre plus tôt, mais nous ne croyons pas qu'il y ait avantage à la poursuivre plus longtemps. On aura soin de recueillir la totalité des urines, et de doser l'urée tous les jours. Le volume des urines émises en vingt-quatre heures donne un renseignement très important sur la façon dont se trouve absorbée l'eau des lavements nutritifs. On surveillera naturellement aussi l'état général des malades, les progrès plus ou moins grands de l'amaigrissement, l'état du pouls.

A l'alimentation rectale exclusive succédera l'alimentation lactée; on la commencera d'une façon progressive, en supprimant progressivement l'alimentation rectale. Pendant une période de transition, le malade sera ainsi nourri à la fois par la bouche et par le rectum.

Pendant cette période, il est souvent nécessaire de calmer les douleurs ou la faim en se servant du laudanum qui peut être introduit dans les lavements ou de la morphine. Les injections hypodermiques de morphine rendent souvent au début de grands services; leur inconvénient possible, c'est que les malades s'y accoutument quelquefois trop facilement et qu'ils peuvent avoir tendance à devenir morphinomanes.

Convient-il de faire des *applications chaudes ou froides* sur la région stomacale? Leube recommande de faire d'une façon permanente des applications de cataplasmes chauds de farine de graine de lin qu'on renouvelle dès qu'ils se refroidissent. Ils ont l'inconvénient d'irriter la peau et d'amener la production de vésicules. Pour éviter leur apparition et leur suppuration. Leube, conseille de nettoyer la peau avec une solution de sublimé et d'interposer entre le cataplasme et la peau une compresse enduite de vaseline boriquée. Riegel recommande l'application de compresses imbibées d'eau fraîche. (compresses de Priessnitz) Il se sert d'eau glacée lorsqu'il y a eu gastrorragie. En général, dans ce dernier cas, on maintient sur la région stomacale un sac de glace en permanence. Je le fais aussi bien que je ne sois pas absolument convaincu de l'utilité des applications de glace pour l'hémostase. Comme le dit Penzoldt, elles ont tout au moins l'avantage de forcer le malade à l'immobilité.

Le traitement que nous venons d'exposer est la *cure de repos*. La nécessité de mettre l'estomac dans le repos fonctionnel le plus grand avait été déjà bien compris par Cruveilhier. Pour y parvenir, il avait conseillé le régime lacté. Avec le régime par le lait, le repos de l'estomac est incomplet. Le repos complet ne pouvait être obtenu que grâce à l'alimentation rectale, ainsi que l'a bien compris Donkin. On peut dire que désormais, grâce à cette méthode, les médecins sont en possession d'un traitement de début de l'ulcère de l'estomac infiniment supérieur à tous ceux qu'on avait jusque-là proposés; il donne d'excellents résultats. Il s'applique à tous les cas dans lesquels on se trouve en présence d'accidents aigus de l'ulcère : gastrorragie, douleurs vives, intolérance stomacale, vomissements répétés, phénomènes de péritonite. Ses avantages en théorie se comprennent aisément. Lorsqu'il existe une plaie sur une région quelconque du corps, on s'efforce d'immobiliser cette région et de la protéger contre le contact des irritations et contre les germes infectieux. Dans l'estomac, il y a une circonstance aggravante, c'est que le liquide sécrété renferme de la pepsine et de l'HCl et qu'il s'ajoute à l'action irritante banale une action digestive. Il convient non seulement d'immobiliser l'ulcère au point de vue mécanique, de le protéger contre le contact des aliments, mais encore contre l'action digestive du suc gastrique.

Les résultats obtenus en clinique sont ici pleinement d'accord avec les données théoriques. Nous ne saurions donc trop vivement recommander d'avoir recours à la cure de repos gastrique lorsque l'indication s'en présente.

Régime alimentaire. — Lorsque le diagnostic d'ulcus en activité n'est pas douteux, mais que cependant on se trouve éloigné des accidents graves qui justifient l'établissement de la cure de repos, ou encore lorsque celle-ci est parvenue à son terme, la première question qui se pose est de savoir comment on nourrira le malade.

On donnera naturellement une alimentation qui irrite peu l'estomac, qui s'en élimine facilement et promptement, qui se digère aisément, dans un milieu hyperchlorhydrique, et qui sature la plus grande quantité possible d'HCl. Les conditions sont en somme celles en présence desquelles on se trouve dans tous les cas d'hyperchlorhydrie, avec cette circonstance aggravante qu'il y a une ulcération de la muqueuse à tendance progressive. On sera donc plus sévère dans ces conditions que s'il s'agissait simplement de l'hyperchlorhydrie.

Cruveilher a le premier proposé le *régime lacté exclusif* comme un traitement suffisant de l'ulcère simple, et, depuis cette époque, il n'a pas cessé d'être usité. On lui doit la guérison de nombreux cas d'ulcère simple.

Le lait doit être employé de la même façon et d'après les mêmes principes que dans l'hyperchlorhydrie, c'est-à-dire par petites quantités prises lentement, à intervalles égaux, suffisamment rapprochés pour que les repas imbriquent les uns sur les autres et que le second vienne diluer et saturer l'acidité sécrétoire et fermentative produite par le premier, le troisième diluer et saturer l'acidité produite par le second, et ainsi de suite.

Le lait sera donné bouilli, refroidi, non sucré, en général à la dose totale de trois litres par jour, divisée en prises égales toutes les heures, toutes les deux, puis toutes les trois heures, suivant les cas. Au début, il conviendra souvent de ne donner qu'un puis deux litres de lait. Il ne doit pas y avoir autant que possible de stase permanente, l'estomac doit être complètement libre le matin à jeun. C'est un point de repère important pour régler la quantité totale du lait à prendre en vingt-quatre heures. La douleur fournit un point de repère non moins important pour la répartition des prises de lait. *Les malades doivent cesser de souffrir ;* pour cela il faut que la seconde prise de lait soit ingérée avant que ne se produise la douleur due à l'hyperacidité causée par la première et ainsi de suite. Quand on se trouve en présence d'un malade qui avait des douleurs vives et qu'elles disparaissent complètement, on est en droit de supposer que tout va bien puisqu'on sait que la douleur est provoquée par la cause même qui produit l'autodigestion au niveau de l'ulcus, c'est-à-dire par l'hyperchlorhydrie. Quand la douleur ne disparaît pas dans ces conditions, il est nécessaire d'avoir recours à la médication par les alcalins à haute dose ou par le bismuth.

Le lait n'est quelquefois pas toléré ; il provoque quelquefois une diarrhée abondante, parfois même une diarrhée réellement incoercible. Contre cette diarrhée on emploiera l'eau de chaux, la craie préparée, ou encore l'opium, le laudanum ; mais, dans certains cas, rien ne prévaudra contre elle, et on pourra se trouver forcé de renoncer au régime lacté.

Rarement on y sera obligé par le dégoût invincible des malades pour cet aliment. Un malade auquel on aura suffisamment exposé les dangers de la situation et les avantages considérables du régime lacté sera en général facilement convaincu. S'il se prête à l'essai demandé et si, comme c'est la règle, il voit disparaître ses douleurs, il se réconciliera avec cet aliment et finira même souvent par le prendre avec plaisir. La prétendue intolérance pour le lait n'est bien souvent qu'un caprice, un préjugé, une auto-suggestion.

Combien de temps sera continué le régime lacté exclusif? Il est bien difficile d'indiquer des dates précises. Il faut souvent tenir compte de circonstances diverses et, en particulier, de l'état général et du poids du malade. En principe, nous maintenons les malades au régime lacté exclusif pendant six semaines ou deux mois ; nous commençons seulement alors à leur permettre des potages au lait et des œufs, cela, bien entendu, à condition qu'ils aient cessé de souffrir depuis longtemps. On voit que nous attribuons une place importante à la douleur dans le traitement de l'ulcus ; c'est un point de repère précieux. Malheureusement, sa valeur n'est pas absolue puisqu'il y a des ulcères absolument latents.

Que faire lorsque le régime lacté ne peut être institué? Quelle alimentation peut-on lui substituer?

En Allemagne, on ne le met pas aussi nettement au premier plan que nous venons de le faire. C'est ainsi que Leube, par exemple, suit d'une façon générale la série des régimes qui portent son nom. D'autres préfèrent les régimes de Penzoldt. On a encore proposé et employé une série de substances alimentaires d'une valeur plus ou moins grande. Tout le monde en somme est d'accord pour admettre que l'alimentation doit être liquide, ou tout au moins très finement divisée, qu'on doit en exclure le plus complètement possible les détritus rebelles à la digestion et tout ce que peut exciter d'une façon exagérée la sécrétion chlorhydropeptique déjà excessive dans la très grande majorité des cas d'ulcère simple de l'estomac.

Pour remplacer le lait, on peut avoir recours à des œufs battus dans du bouillon tiède, à des potages très légers au tapioca, avec addition de jaunes d'œufs. Le képhir a quelquefois donné de bons résultats malgré sa richesse en acide lactique.

Debove s'est servi avec avantage de la poudre de viande ; on peut en faire prendre de 100 à 200 grammes par jour dans du lait ou dans du bouillon. On commencera par des doses plus faibles. Il a beaucoup employé aussi le gavage à la poudre de viande pure ou fortement alcalinisée. Il est incontestable que cette méthode donne de très bons résultats ; malheureusement elle oblige au passage de la sonde qui n'est pas sans inconvénient et sans danger.

On s'est servi encore dans les mêmes conditions et dans le même but de la peptone, de la gelée de viande, de la solution de viande de Rosenthal, de la nutrose (caséine combinée à la soude) de la somatose, de la poudre de lait, des farines lactées diverses, des farines alimentaires variées et de composition complexe qu'on trouve dans le commerce.

A partir du moment où le régime lacté peut être abandonné et où on juge qu'il pourrait l'être s'il avait été employé, le régime alimentaire suivi sera exactement celui que nous avons précédemment indiqué pour le traitement de l'hyperchlorhydrie. On voudra bien s'y reporter.

MÉDICATION. — On peut d'une façon générale, diviser la médication de l'ulcère simple en *médication curative* et en *médication accessoire*.

Médication curative. — Dans la médication curative on peut distinguer la médication anti-acide et la médication cicatrisante.

Médication anti-acide. — Le rôle de l'acidité chlorhydrique dans sa genèse a été exposé à propos de la pathogénie de l'ulcus : c'est le facteur principal de l'auto-digestion et la cause la plus importante de la douleur. On a donc cherché à empêcher la sécrétion de cet acide, ou tout au moins à le saturer au fur et à mesure de sa production. Le meilleur moyen que nous ayons d'arrêter la sécrétion chlorhydropeptique, c'est de maintenir l'estomac dans un état de vacuité complète ; c'est précisément celui que met en œuvre la cure de repos décrite au début du présent chapitre. Son emploi ne peut être que passager ; force est, à un moment donné, de revenir à l'alimentation buccale et dès lors la sécrétion chlorhydrique réapparaît.

L'HCl se trouve dilué par le liquide ingéré en boisson, et il se trouve saturé par des albuminoïdes. Nous avons dit comment il convenait de procéder pour tirer le mieux possible parti de cette propriété, par le choix des aliments et par la répartition des repas.

Dans certains cas, il faut avoir recours à la saturation par les *alcalins à haute dose*. Les principes de leur emploi sont exactement les mêmes que pour l'hyperchlorhydrie. Leur usage a donné d'excellents résultats.

Pour l'ulcus, comme pour l'hyperchlorhydrie, nous pensons que les alcalins ne doivent être employés qu'à des doses élevées, et qu'il faut les faire prendre au moment où le malade éprouve les prodromes de la crise douloureuse : *au moment où il sent qu'il va avoir sa douleur*. C'est là une cause essentielle de succès.

Nous ne reviendrons pas non plus sur la discussion à laquelle nous nous sommes livrés relativement à la nature du sel alcalin à employer; nous n'avons rien à ajouter à ce que nous avons dit de cette question à propos du traitement de l'hyperchlorhydrie.

En Allemagne, on emploie beaucoup l'eau et le sel de Carlsbad qu'on donne en général le matin à jeun. On lui attribue la propriété de diminuer la sécrétion chlorhydrique. Nous n'avons pas été convaincu par les résultats des recherches faites pour le démontrer et nous tendons à croire, en nous basant en partie sur ces recherches elles-mêmes, en partie sur l'observation clinique, que le sel de Carlsbad agit beaucoup plutôt sur la motricité que sur la sécrétion. Il semble exciter la motricité et hâter l'évacuation de l'estomac. C'est du reste la principale des conclusions de Spitzer qui a étudié 18 malades avant et après une cure à Carlsbad. Nous pensons donc qu'il vaut mieux employer le sel ou l'eau de Carlsbad seulement lorsque les phénomènes aigus, la douleur en particulier, ont déjà disparu depuis plusieurs semaines et même plusieurs mois. Il ne nous paraît nullement indiqué de les prescrire à des ulcéreux qui souffrent encore. L'atténuation de la douleur doit être cherchée par d'autres procédés.

Médication cicatrisante. — Nous y comprendrons l'administration du *sous-nitrate de bismuth*, qui est aussi comme on la vu une médication éminemment calmante. Les expériences de Matthes nous permettent de ranger le traitement par les sels de bismuth à haute dose parmi les moyens destinés à favoriser la cicatrisation de l'ulcération. Il a provoqué sur deux chiens la production d'une ulcération artificielle de l'estomac, et il leur a fait ingérer du sous-nitrate de bismuth à dose élevée. Sur l'un des deux, il a vu que le sous-nitrate de bismuth s'était déposé à la surface de l'ulcération et qu'il y avait produit une sorte de croûte artificielle. Cette croûte pourrait protéger l'ulcération contre l'action du liquide gastrique. Quand du sous-nitrate de bismuth est introduit dans l'estomac, il provoque la sécrétion d'une grande quantité de mucus auquel il se trouve intimement incorporé : on peut penser que ce mucus est le véritable agent de protection contre le suc gastrique.

Le *traitement par le bismuth* a été essayé par Fleiner sur les conseils de Kussmaul. Voici la méthode suivie par cet auteur.

On fait, le matin à jeun, un lavage de l'estomac. Lorsque l'eau du lavage revient parfaitement claire, on mélange intimement, en l'agitant 10 à 20 grammes de sous-nitrate de bismuth avec 200 centimètres cubes d'eau tiède ; on verse le mélange par l'entonnoir du tube et on ajoute, pour le rincer, 50 centimètres cubes d'eau. « On cherche à placer le malade dans une situation telle que le bismuth aille se déposer précisément au niveau de l'ulcère ». Au bout de cinq à dix minutes on évacue le liquide par la sonde, le bismuth restant déposé. Le malade reste encore une demi-heure dans la même position ; puis il prend son premier repas. Ces injections de bismuth sont faites tous les jours au début, puis tous les deux jours, enfin tous les trois jours ; on les continue aussi longtemps que cela paraît nécessaire. Lorsque la sonde ne peut pas être introduite, le bismuth peut être pris directement dans un peu d'eau tiède, toujours à jeun. Le malade se tient ensuite couché successivement dix à quinze minutes sur le côté droit, sur le ventre, sur le côté gauche et sur le dos. C'est la façon de procéder que nous préférons n'aimant guère à introduire la sonde chez les ulcéreux sans nécessité.

Le traitement par le sous-nitrate de bismuth donne certainement d'excellents résultats ; nous l'employons surtout lorsqu'il y a des douleurs vives, une intolérance marquée de l'estomac, des vomissements répétés, et aussi après une hématémèse.

Ces indications, on le voit, sont exactement celles que nous avons données pour la cure de repos. Il nous arrive du reste de temps en temps de donner du bismuth à haute dose pendant quelques jours au début de la cure de repos. Nous avons constaté avec plaisir que Riegel agissait exactement de la même façon que nous, en ce qui concerne le traitement par le bismuth.

Boas préfère au sous-nitrate de bismuth le carbonate qui provoquerait moins la constipation. Il convient de dire à ce propos que le plus souvent le sous-nitrate de bismuth ne donne pas lieu à une constipation marquée ; quelquefois, au contraire les selles se rétablissent, il peut même y avoir de la diarrhée. Du reste, dans la grande majorité des cas, on vient facilement à bout de cette constipation à l'aide de lavements d'huile ou de suppositoires glycérinés.

Le *nitrate d'argent* ne peut guère être considéré comme un médicament capable d'agir dans l'ulcère simple de l'estomac en saturant l'HCl. Il ne se donne en effet que par centigrammes, et, dans ces conditions, impossible d'attribuer de l'importance à la quantité d'HCl. précipité à l'état de chlorure d'argent. Du reste, ceux qui l'ont employé l'ont considéré plutôt comme un caustique ou un antiseptique, bien que la dose minime introduite dans l'estomac, sa précipitation immédiate par le chlorure de sodium ou par l'HCl soit de nature à diminuer encore son action, et même à l'annihiler. Cependant des cliniciens de valeur comme Gerhardt, Boas, Rosenheim le considèrent comme un agent réellement utile.

Boas donne trois fois par jour dans un peu d'eau distillée, à jeun, une cuillerée à soupe d'une solution de 0 gr. 20 pour 120 d'eau distillée ; le titre de la solution ainsi administrée est progressivement poussée jusqu'à 0 gr. 30 et même 0 gr. 40 pour 120 gr. D'après Rosenheim le nitrate d'argent aurait surtout une action utile contre l'hyperesthésie et l'intolérance de l'estomac.

Landouzy vante beaucoup les bons effets de l'iodoforme qu'il donne à la dose de 10 à 20 centigrammes par jour sous forme de pilules qui renferment un centigramme d'iodoforme et un centigramme de sulfate de quinine.

Bien d'autres substances ont été employées avec la prétention de favoriser la cicatrisation de l'ulcère ; nous ne croyons pas utile de les mentionner et d'en discuter la valeur.

Médication symptomatique ou accessoire. — Certains symptômes de l'ulcère demandent à être traités directement par une médication spéciale : ainsi en première ligne *la douleur*. Quelquefois le régime, les alcalins, le sous-nitrate de bismuth ne suffisent pas pour la calmer et il est nécessaire d'avoir recours à la médication calmante dont nous avons exposé les éléments dans la première partie de cet ouvrage ; on aura recours de préférence à la morphine et à la codéine.

La *constipation* est fréquente dans l'ulcère de l'estomac, surtout dans les formes douloureuses. Il y a évidemment une véritable inhibition de la motricité de l'intestin, car il suffit souvent de calmer la douleur pour que la constipation cesse, serait-ce même en employant de la craie, du bismuth ou de l'opium.

Il ne faut pas laisser persister la constipation de peur d'amener le malade à des efforts qui pourraient être dangereux et de provoquer par exemple le retour d'une hémorragie. Il ne faut pas non plus administrer par la bouche des purgatifs susceptibles d'être irritants pour la muqueuse stomacale, ni provoquer une débâcle trop intense. La magnésie calcinée et l'hydrate de magnésie ont le grand avantage d'être à la fois des substances alcalines et laxatives. Nous conseillons souvent avec de très bons effets un mélange de bicarbonate de soude et de magnésie.

Les suppositoires, les lavements d'huile pure, les grands lavements donnés à faible pression sont souvent employés avec succès ; ils amènent des selles sans effort.

En présence de certaines complications, hémorragie, péritonite limitée, on pourra momentanément provoquer la constipation à l'aide de lavements laudanisés ; on la maintiendra pendant quelques jours.

L'*anémie consécutive à l'ulcère* a amené souvent les médecins à donner du fer ou des toniques, de l'arsenic, du quinquina. Il faut être très prudent et éviter avec soin les médicaments irritants pour l'estomac. Mieux vaut avoir recours aux moyens hygiéniques : hydrothérapie, séjour au grand air, viande crue, etc.

Traitement des complications. — Nous ne pouvons guère entreprendre ici l'exposé du traitement des complications précédemment énumérées. L'une d'elles seule, l'hémorragie, devrait nous arrêter si son traitement n'avait pas déjà été indiqué avec des développements suffisants dans un chapitre antérieur. Nous n'avons rien à y ajouter en ce qui concerne la gastrorragie due à un ulcère gastrique. Nous avons dit déjà que cet accident commande en tout cas directement la cure de repos ; par lui seul le repos absolu a une importance considérable dans le traitement de l'hémorragie gastrique. Les autres moyens employés ne viennent qu'en seconde ligne, et l'on peut dire qu'ils ne prennent toute leur valeur que lorsque la cure de repos se trouve déjà instituée.

Ulcère chronique. — Le traitement de l'ulcère tel que nous l'avons exposé jusqu'ici s'applique surtout à l'ulcère simple de l'estomac à marche aiguë ou subaiguë. L'ensemble des principes s'adapte également à la cure de l'ulcère chronique, mais certaines formes de celui-ci comportent des indications particulières ; les unes relèvent de l'intervention chirurgicale et nous allons les retrouver tout à l'heure, les autres restent du domaine de la médecine.

L'ulcère chronique localisé au voisinage du pylore ou au pylore lui-même peut produire des accidents de dilatation simple de l'estomac avec stase, ou des accidents de stase avec hypersécrétion chlorhydrique. Nous avons exposé ailleurs le traitement de la stase par sténose pylorique et celui du syndrome de Reichmann, nous n'avons rien à y ajouter.

Traitement chirurgical. — Certaines complications de l'ulcère ont forcé le chirurgien à intervenir, par exemple la production d'abcès au voisinage ou au-dessus de l'ombilic, la formation d'un abcès gazeux sous-diaphragmatique. Plus tard, la sténose pylorique a amené à faire l'opération palliative de la gastro-entérostomie. La hardiesse et les prétentions des chirurgiens ont fini par devenir plus grandes et quelques-uns d'entre eux ne paraissent pas éloignés de considérer l'ulcère simple de l'estomac comme une maladie relevant logiquement de l'intervention chirurgicale.

On peut ranger en quatre grandes catégories les opérations chirurgicales faites contre l'ulcère simple ou ses conséquences : a) les opérations d'urgence destinées à remédier à certains accidents graves ; b) les opérations curatives ; c) les opérations destinées à rétablir l'évacuation du contenu de l'estomac dans l'intestin ; d) les opérations destinées à remédier aux adhérences et aux déformations consécutives à l'ulcus.

a) *Opérations d'urgence.* — On peut ranger dans cette catégorie les opérations dirigées contre la perforation, les hémorragies et les abcès périgastriques.

Perforation. — La perforation est une indication absolue d'intervention d'urgence. Les statistiques montrent qu'il y a intérêt à ne perdre que le moins de temps possible ; d'après les chiffres publiés par Mickulicz, le malade opéré dans les douze premières heures a quatre fois plus de chances de guérison que le malade opéré à une période ultérieure.

Hémorragie. — Y a-t-il lieu d'intervenir systématiquement en cas de grande hémorragie comme on l'a proposé ? Nous ne le pensons pas. Le traitement médical bien conduit donne de très bons résultats dans la grande majorité des cas ; dans les hémorragies graves, susceptibles de causer la mort, le chirurgien, s'il a la chance de découvrir le point de départ de l'hémorragie, aura beaucoup plus de chance encore ou bien de ne pas pouvoir le découvrir ou de ne pas pouvoir l'atteindre. Aux dangers de l'hémorragie on aurait donc ajouté sans compensation les dangers de l'opération. Avec Leube on peut admettre qu'il y a indication à l'intervention chirurgicale en présence d'hémorragies répétées.

Abcès périgastriques. — Les abcès périgastriques dus à l'existence d'un ulcus justifient et rendent souvent urgentes l'opération. Cela est vrai surtout lorsqu'il s'agit de l'abcès gazeux sous-phrénique.

b. *Opération curative.* — L'opération curative d'une façon générale ne nous paraît pas indiquée. Il ne nous paraît pas permis d'intervenir systématiquement pour réséquer un ulcus dans tous les cas. Toutefois la résection sera justifiée dans certains cas : hémorragies répétées, sténose pylorique due à la présence d'un ulcus au niveau même de l'orifice gastro-duodénal, ulcus induré pouvant faire penser à un début de transformation épithéliomateuse.

c. *Opérations destinées à rétablir l'évacuation du contenu stomacal dans l'intestin.* — Lorsqu'il y a stase permanente et accentuée, que le traitement médical est impuissant, que le malade souffre et s'amaigrit beaucoup, la *gastro-entérostomie* est pleinement indiquée. C'est du reste dans les cas de sténose due à un ulcère en activité ou à une sténose cicatricielle qu'elle a donné les résultats les meilleurs et les plus prolongés. En cas de rétrécissement cicatriciel, l'opération semble réellement pouvoir donner une guérison véritable.

d. *Opérations destinées à remédier aux adhérences et aux déformations de l'estomac consécutives à un ulcère simple.* — Les adhérences consécutives à un ulcère simple peuvent amener un trouble de l'évacuation et des phénomènes douloureux tels que l'intervention se trouve justifiée. Elle a, dans plusieurs cas, donné de très bons résultats.

Il en a été de même dans des faits d'estomac biloculaire.

CHAPITRE VII

ULCÈRE SIMPLE DU DUODÉNUM

Le duodénum peut devenir le siège d'une lésion ulcéreuse identique à l'ulcère simple de l'estomac. Ce que nous avons dit de l'ulcère gastrique s'applique d'une façon générale à l'ulcère duodénal; nous renverrons donc aux pages précédemment consacrées à l'histoire pathologique de cette lésion. Dans le présent chapitre, nous nous contenterons de faire ressortir les différences, les traits particuliers qui distinguent l'ulcère simple du duodénum.

Historique. — Il s'est écoulé un temps assez long après les travaux de Cruveilhier sur l'ulcère simple de l'estomac avant que cette lésion ne soit, sinon vue, tout au moins déterminée et méthodiquement étudiée dans le duodénum. Le premier mémoire sur ce sujet date de 1861 ; il est de Klinger, de Wurzbourg il a pour titre : l'*Ulcère perforant du duodénum ;* il porte sur 10 cas, dont 3 seulement sont personnels à l'auteur. Klinger considérait l'ulcère simple du duodénum comme une lésion toujours latente, ne se révélant que par des accidents mortels dont l'autopsie pouvait seule révéler la cause.

Deux ans après, parurent en Allemagne un mémoire de Falkenbach, et à Copenhague une étude d'ensemble de Trier qui a ajouté aux faits déjà publiés 26 observations recueillies pour la plupart à l'hôpital Frédéric de Copenhague du 1er avril 1842 au 1er janvier 1862.

Parmi les publications ayant marqué un progrès dans la connaissance de cette maladie, nous devons signaler encore les mémoires de Krauss, de Chvostek et de Bucquoy.

Enfin, pour terminer, nous citerons la thèse de H. Collin (1894), dans laquelle presque tous les faits connus au moment de sa publication ont été analysés. H. Collin, aux faits déjà connus, a ajouté trois observations originales suivies d'autopsie et d'étude histologique des lésions. C'est presque exclusivement à ce consciencieux travail que nous avons puisé les données qui vont suivre sur la pathologie de l'ulcère du duodénum.

ANATOMIE PATHOLOGIQUE

Siège. — H. Collin a relevé le siège de l'ulcère simple du duodénum dans 262 observations, il est arrivé aux résultats suivants :

Portion initiale (4 cent.)	242 cas.
Partie descendante (11 cent. 1/2)	14 —
— préaortique (9 cent. 1/2).	3 —

On voit que l'ulcère du duodénum siège le plus souvent dans la première portion de ce segment de l'intestin ; la lésion est donc très voisine du pylore : 80 fois elle l'entamait ou le touchait.

L'ulcère est beaucoup plus fréquent à la paroi antérieure que sur les autres parois.

Nombre des ulcérations : 214 cas
Il y avait 177 fois 1 seule ulcération
— 25 — 2 ulcérations.
— 3 — 3 —
— 4 — 4 —
— 5 — 5 ou davantage.

Forme. — L'ulcération a le plus souvent une forme arrondie ou ovalaire (139 fois sur 172).

Dimensions. — Les ulcérations les plus petites avaient 2 millimètres de diamètre ; les deux plus grandes 27 et 35.

Ulcération des vaisseaux avoisinants. — L'ulcération du duodénum peut donner lieu à des hémorragies dues à l'ouverture des petites artérioles de la sous-muqueuse ou de la sous-séreuse, mais elle peut aussi entamer des vaisseaux d'un diamètre beaucoup plus considérable ; c'est ainsi qu'on a pu constater l'ulcération de l'artère gastro-épiploïque droite, de l'artère hépatique, de l'artère pancréatique, de l'aorte abdominale, et, pour les veines, de la veine porte et de la veine mésentérique supérieure.

Perforation. — La perforation s'observe avec l'ulcère du duodénum beaucoup plus souvent qu'avec l'ulcère de l'estomac. Chvostek l'avait notée déjà 27 fois sur 63. Sur 262 observations, Collin l'a relevée 181 fois, ce qui amène à la proportion considérable de 69 fois sur 100. Dans ce nombre, les ulcères siégeant à la face inférieure interviennent pour les cinq dixièmes des cas (59, 6 p. 100).

Lorsque la perforation se produit, les organes le plus souvent atteints par les progrès de l'ulcération au delà des tuniques de l'intestin sont le pancréas, la vésicule biliaire et plus rarement le foie.

La perforation, lorsqu'il n'y a pas d'adhérences préalables suffisantes, amène la production d'une péritonite suraiguë; lorsque des adhérences préexistaient, il se produit assez souvent des foyers de suppuration limitée qui peuvent siéger sous le foie ou encore le pyopneumothorax sous-phrénique de Leyden, qu'il est plus exact d'appeler avec Debove et Rémond l'abcès gazeux sus-hépatique.

Les abcès dus à cette cause peuvent fuser à distance dans des directions variables. On en a vu venir aboutir à la peau entre la septième et la huitième côte, à l'ombilic ou dans la région de la vésicule biliaire. Dans certains cas, l'origine de ces abcès peut être d'un diagnostic très difficile.

Cicatrisation. — Collin, sur 263 observations, a relevé 23 ulcères cicatrisés et 5 en voie de cicatrisation, ce qui est une proportion bien faible, qui donne sans doute une idée un peu trop sombre de la fréquence de la guérison de l'ulcère du duodénum.

La rétraction cicatricielle consécutive à un ulcère du duodénum peut produire des accidents assez variables. Ce sont surtout des phénomènes de sténose qui amènent la dilatation de l'estomac exclusivement ou simultanément la dilatation du duodénum et de l'estomac suivant leur siège. La sténose peut aussi amener le rétrécissement ou l'oblitération des voies biliaires lorsque l'ampoule de Vater ou le canal cholédoque se trouvent compris dans la cicatrice. Il peut y avoir en même temps dilatation du canal de Wirsung.

Lésions de voisinage. — Des lésions de l'estomac sont quelquefois notées en même temps que l'ulcération du duodénum. On y a signalé des ecchymoses, des érosions hémorragiques dans deux cas, des lésions de gastrite catarrhale.

Il n'est pas très rare qu'il existe en même temps un ulcère de l'estomac en activité ou des cicatrices d'ulcus ancien.

Dans le duodénum lui-même, de la congestion de la muqueuse, des ulcérations, de la tuméfaction des glandes de Brunner.

L'intestin est assez rarement intéressé, il semble bien que la plupart des lésions rencontrées étaient de pures coïncidences : hypertrophie des follicules de la muqueuse dans la totalité de l'intestin grêle avec hémorragies ponctiformes, dans un cas; ulcérations tuberculeuses du jéjunum et de l'iléon dans un autre. Parfois il s'agissait du gros intestin : ulcérations du côlon, catarrhe chronique, hypertrophie des follicules clos; dans un cas, perforation de l'appendice.

Dans un fait de Zahn, il y avait un ulcère simple à 15 millimètres au delà du pylore et un ulcère annulaire de la portion cardiaque de l'œsophage.

Maladies concomitantes. — Un certain nombre des maladies signalées à l'autopsie des personnes qui avaient succombé à la suite d'un ulcère du duodénum étaient certainement de pures coïncidences, inutile de s'y arrêter. H. Collin a relevé 13 fois la tuberculose, cette fréquence relative n'a rien d'étonnant ; on a vu, à propos de l'ulcère de l'estomac, que la tuberculose survient facilement sur un terrain préparé par une alimentation insuffisante et la déchéance générale de l'organisme.

Le cœur et les vaisseaux étaient normaux dans 90 p. 100 des cas, ce qui est peu favorable à la théorie de l'embolie ou de la thrombose dans la genèse de l'ulcus. L'athérome de l'aorte, d'après H. Collin, a été relevé 8 fois.

Thromboses veineuses. — La thrombose veineuse a été signalée dans un certain nombre de cas, tantôt au voisinage d'un ulcus perforé, tantôt à distance. La thrombose veineuse des veines du voisinage s'explique par la propagation directe de la phlébite des veines atteintes par le travail ulcératif ; la thrombose des veines éloignées reconnaît probablement pour cause une infection dont l'ulcération a été la porte d'entrée.

Histologie pathologique. — Nous n'avons rien de bien caractéristique à dire sur l'histologie des bords de l'ulcération ou de la muqueuse du duodénum au pourtour ou à distance. De même que dans l'ulcère de l'estomac, on rencontre une infiltration embryonnaire interstitielle plus ou moins dense, procédant souvent par îlots irréguliers. Souvent il existe une prolifération marquée des follicules lymphatiques sous-muqueux.

Les glandes de Lieberkuhn sont souvent modifiées, dilatées, déformées ou partiellement détruites. Leur épithélium aplati est quelquefois remplacé par un épithélium muqueux cylindrique.

Des lésions analogues se rencontrent dans les glandes de Brunner.

On a rencontré dans la muqueuse stomacale une prolifération des cellules bordantes semblable à celle qui accompagne habituellement l'ulcère simple de l'estomac ; elle devait vraisemblablement correspondre à l'hyperchlorhydrie pendant la vie.

Symptômes. — Nous avons dit, chemin faisant, que Klinger, un des auteurs qui ont parmi les premiers le mieux étudié l'ulcère simple du duodénum, pensait que le plus souvent son existence se trouvait révélée d'une façon tout à fait inattendue par quelque accident grave, mortel, perforation ou grande hémorragie, et que le diagnostic exact n'était souvent établi que par l'examen nécropsique. Il en est en effet quelquefois ainsi ; les malades n'avaient éprouvé jusque là que des phénomènes de dyspepsie banale, quelquefois fort peu accusés, lorsque surviennent, d'une façon foudroyante, les symptômes de la péritonite suraiguë par perforation ou de la grande hémorragie intestinale.

Douleurs. — Les auteurs qui ont décrit la symptomatologie de l'ulcère simple du duodénum ont insisté sur la variation très grande des phénomènes douloureux ; ils ne présenteraient pas une marche typique analogue dans deux cas différents ou à des périodes différentes dans le même cas. Tantôt ce sont simplement des pesanteurs, une sensation de malaise après le repas ; tantôt de véritables crises douloureuses.

La douleur, tantôt aiguë et lancinante, tantôt sourde et contusive, est exagérée par les mouvements du malade, par la pression, par l'ingestion des aliments.

Les crises paroxystiques lorsqu'elles existent sont plus ou moins intenses ; quelquefois elles provoquent des douleurs atroces ; les malades se courbent en deux, se compriment l'abdomen avec les mains ou les avant-bras, poussent des gémissements, des cris. La douleur au moment des paroxysmes retentit assez souvent vers l'hypochondre droit, vers l'épigastre, l'épaule gauche (cas de Bucquoy), la région interscapulaire (cas de Woodward) ; exceptionnellement, elle siège d'une façon à peu près égale dans tout le ventre ou dans les deux hypochondres. Le point spinal peut se rencontrer exactement comme avec l'ulcus stomacal.

Pendant certaines périodes, les phénomènes douloureux s'atténuent beaucoup ou même disparaissent complètement pour reparaître ensuite. Les paroxysmes, même pendant les périodes douloureuses, ne sont jamais continus ; mais ils se succèdent quelquefois avec une grande rapidité, ne laissant que peu de repos au malade.

Bucquoy, dans des faits dans lesquels il existait très probablement un ulcère du duodénum sans que toutefois ce diagnostic ait pu être confirmé par l'autopsie, a cherché à déterminer exactement le siège maximum de la douleur spontanée ou provoquée par la pression. « La palpation, dit-il, éveillait la douleur dans un point particulier de l'hypochondre droit, entre le rebord des fausses côtes et l'ombilic, vers le bord externe du muscle droit, au-dessous de la face antérieure du foie, par conséquent en un point correspondant à la première partie du duodénum, siège de l'ulcération. »

On a donné l'apparition tardive de la douleur trois ou quatre heures après l'ingestion des aliments comme un signe de présomption du siège duodénal de l'ulcus. En réalité ce signe n'a aucune valeur, la douleur tardive pouvant être due à l'hyperchlorhydrie et au spasme du pylore.

Dyspnée paroxystique. — Un malade de Mayne a présenté des crises paroxystiques de dyspnée extrêmement intenses. Il était dans l'orthopnée, la face anxieuse, pris d'une effroyable suffocation au moindre mouvement. Une malade de Potain avait par crises paroxystiques des palpitations et de la faiblesse du pouls. Ces accidents seraient dus d'après Potain à la dilatation réflexe du cœur droit.

Hémorragie intestinale. — Les symptômes dyspeptiques ou douloureux n'ont rien de caractéristique ; ils ne peuvent, par eux seuls, permettre d'affirmer le diagnostic. L'hémorragie intestinale a plus de valeur à ce point de vue, surtout lorsqu'elle succède à des paroxysmes douloureux.

L'hémorragie survient en général trois ou quatre heures après les repas ; les malades sont pris subitement d'un grand malaise, d'étourdissement, de pâleur de la face, de faiblesse générale, quelquefois même de lipothymie, de syncope. Parfois ces phénomènes, en tout semblables à ceux qui caractérisent les grandes hémorragies internes, succèdent à une crise douloureuse, ou sont précédés et suivis de coliques intenses.

Des selles diarrhéiques surviennent, noires, évidemment mélaniques ; quand l'hémorragie a été abondante, il peut même apparaître des caillots sanguins rouges non digérés.

Des hémorragies semblables peuvent se reproduire à des périodes plus au moins éloignées, sans qu'il y ait jamais d'hématémèse. Ce n'est pas cependant que le reflux du sang dans l'estomac et le vomissement de sang soit très rare, ce qui s'explique très bien par le siège de l'ulcération au voisinage immédiat du pylore.

Palpation. — En dehors de la douleur localisée à la pression qu'il est quelquefois possible de provoquer au-devant du duodénum, la palpation ne fournit habituellement aucune donnée à la séméiologie de l'ulcus du duodénum. Il peut se faire toutefois qu'on trouve de l'empâtement ou même une véritable tumeur lorsqu'il s'est fait des fausses membranes, des adhérences, des épaississements péritonéaux, ou encore lorsqu'il existe un abcès enkysté au-devant du duodénum : ce sont là des faits exceptionnels.

Chimisme gastrique. — On possède peu de renseignements sur le chimisme stomacal au cours de l'ulcus duodénal. Dans un cas de Leube et un autre de Reckmann, il y avait diminution de l'acidité ; dans un cas de Devic et Roux il y avait au contraire hyperchlorhydrie. Dans trois cas d'Albert Robin, cité par H. Collin, il y aurait eu hypéracidité organique ; toutefois l'autopsie des malades n'étant pas indiquée, on peut faire des réserves sur l'exactitude du diagnostic clinique.

L'ulcère simple du duodénum étant une lésion identique à l'ulcère simple de l'estomac doit dépendre d'un même mécanisme pathogénique. Il serait donc bien étonnant qu'on n'y rencontre pas l'hyperchlorhydrie et la gastrite hyperchlorhydrique dès qu'on aura l'occasion de les rechercher méthodiquement, à peu près de la même façon qu'on les a rencontrée avec l'ulcère stomacal.

Motricité gastrique. — La présence de l'ulcus au voisinage du pylore peut, on le comprend facilement, amener la stase gastrique par sténose du pylore, quel que soit du reste le mécanisme de cette sténose : spasme, tuméfaction inflammatoire de la muqueuse, rétraction cicatricielle, adhérences périphériques. Dans ces conditions, chez des hyperchlorhydriques, il se constituera l'ensemble symptomatique connu sous le nom de maladie ou mieux de syndrome de Reichmann. C'est ce que nous avons observé dans un cas où un ulcère se trouvait à cheval sur le pylore et empiétait autant sur le duodénum que sur l'estomac.

Ictère. — L'ictère a été signalé dans quelques cas d'ulcère du duodénum. Si sa fréquence n'est pas plus grande, c'est que l'ulcus est très rare au-dessous de la première portion du duodénum, au voisinage de l'ampoule de Vater.

Marche. Durée. Terminaison. — L'ulcère du duodénum procède souvent par poussées qui peuvent être très éloignées les unes des autres. Il peut durer dix ans et plus ; on sait du reste très mal à quel moment on peut fixer son début.

Sa gravité est certainement beaucoup plus grande que celle de l'ulcus stomacal, bien qu'il puisse guérir. Sa cicatrisation peut amener des accidents par sténose du pylore, du duodénum ou des voies biliaires.

Diagnostic. — Après l'exposé que nous venons de faire de la symptomatologie de l'ulcère du duodénum, il est inutile d'insister sur les difficultés du diagnostic.

Ses éléments principaux sont les phénomènes douloureux avec leur localisation particulière à droite et l'hémorragie intestinale suivie de selles melæniques. Il n'y a rien là de pathognomonique, l'ulcère de l'estomac pouvant donner lieu exactement aux mêmes symptômes ; par contre, l'ulcus duodénal peut amener l'hématémèse par reflux du sang dans l'estomac.

Quelquefois, la *péritonite par perforation* est le premier accident grave de l'ulcus duodénal et le diagnostic du siège et de la cause n'est fait que par la laparotomie ou la nécropsie.

Étiologie et pathogénie. — *Fréquence.* — Sur 655 autopsies d'ulcère simples représentant le total des faits relevés par divers auteurs, il y aurait eu 41 cas d'ulcère du duodénum, soit dans 6,5 p. 100 des cas. L'ulcère duodénal serait donc 15 fois plus rare que l'ulcus stomacal. D'après les calculs statistiques de Collin, il se rencontrerait une fois sur 300 autopsies.

Age. — D'après des statistiques reposant exclusivement sur des constatations anatomo-pathologiques, l'ulcus duodénal présenterait une fréquence à peu près égale de vingt à soixante ans. D'après les tables dressées par H. Collin, un vingtième des cas se produiraient au-dessus de soixante ans ; il signale même un cas chez un homme âgé de plus de quatre-vingt-dix ans.

Il n'y a rien là qui diffère sensiblement de ce qu'on trouve avec l'ulcère de l'estomac. Par contre, l'ulcus duodénal serait beaucoup plus fréquent chez les enfants que l'ulcus gastrique ; 20 cas de la statistique de Collin se rapportent à des enfants de moins de dix ans et sur ces 20 cas, 17 s'étaient produits chez des enfants âgés de moins d'un an. Ce serait une cause fréquente de mélæna des nouveau-nés.

Sexe. — L'ulcère du duodénum est 4 fois plus fréquent chez l'homme que chez la femme, ce qu'on a tendance à attribuer à l'influence de l'alcoolisme.

Nous n'avons rien à ajouter à propos de l'ulcus du duodénum à ce que nous avons dit de la *pathogénie* de l'ulcère simple considéré dans son ensemble.

Traitement. — Les indications thérapeutiques sont exactement les mêmes que pour l'ulcère simple de l'estomac.

CHAPITRE VIII

TUMEURS BÉNIGNES DE L'ESTOMAC

Les tumeurs bénignes de l'estomac, sont rares, le plus souvent ce sont des découvertes d'autopsie.

Ces tumeurs peuvent prendre naissance aux dépens des divers éléments de la paroi gastrique : les unes proviennent du tissu fibreux ou du tissu musculaire, ce sont les *fibromes*, les *myomes*, les *lipomes*, les *myxomes* : les autres résultent de la prolifération de la couche glandulaire, ce sont les *polyadénomes*.

Ces dernières formations ont un intérêt particulier ; en effet elles semblent représenter dans certains cas le premier stade de développement d'une tumeur maligne ; aussi c'est sur elles surtout que nous insisterons.

Fibromes. — D'après Tilger, on rencontrerait cette tumeur une fois sur trois mille estomacs. On trouve les fibromes sur les personnes âgées, ils peuvent faire saillie soit à la face muqueuse soit à la face péritonéale de l'estomac. Ils ne se traduisent en général par aucun symptôme. Mais parfois, ils peuvent revêtir un aspect clinique rappelant le cancer de l'estomac. Dans un cas de Cornil, un fibrome polypeux, long de 8 centimètres, s'était engagé dans le pylore et avait amené des symptômes de sténose.

Lipomes. — Les lipomes prennent naissance dans la tunique sous-muqueuse ou dans le tissu cellulaire sous-séreux, ils font saillie soit dans l'estomac soit dans la cavité péritonéale ; ils ont tendance à se pédiculiser : peu volumineux, ils présentent les dimensions d'un pois, d'une aveline, parfois d'une amande.

Myomes et fibromyomes. — Ces tumeurs développées aux dépens de la couche musculaire ont une structure très comparable à celle du fibromyome de l'utérus. Les myomes peuvent faire saillie sur la face péritonéale de l'estomac, ils revêtent en général l'aspect de tumeurs petites et dures. S'ils se développent dans la cavité gastrique ils constituent une tumeur plus volumineuse, souvent pédiculisée.

Dans un cas rapporté par Erlach, un myome parti de la couche musculaire de l'estomac avait atteint un volume énorme et pesait

5 400 grammes ; il s'était développé dans la cavité péritonéale, il fut enlevé par une laparotomie.

Toutes ces tumeurs de l'estomac, fibromes, lipomes, fibromyomes, peuvent être en partie myxomateuses.

Ajoutons enfin que l'on connaît une observation de *kystes dermoïdes* de l'estomac rapportée par Ruysch.

POLYADÉNOMES

On donne le nom de polyadénomes à des néoformations développées aux dépens de l'épithélium des glandes gastriques, mais différant du cancer par leur bénignité.

Symptômes. — Nous ignorons complètement les causes qui provoquent l'apparition de ces tumeurs : on les rencontre surtout chez les gens âgés, et encore assez rarement : Ménétrier a fait remarquer la coïncidence fréquente des polyadénomes gastriques avec d'autres néoplasies viscérales : fibromes utérins, kystes de l'ovaire, polypes de l'intestin.

Le plus souvent, le polyadénome ne se traduit par aucun signe, et, presque toujours, il s'agit d'une découverte d'autopsie. Pourtant, Chaput a opéré un homme sur lequel on avait diagnostiqué un cancer gastrique; il avait en réalité un polyadénome pédiculé, énorme, du volume d'une tête de fœtus : le malade guérit parfaitement. D'autre part, Ménétrier rapporte l'histoire d'un malade qui avait de l'anorexie, de la diarrhée, de l'œdème des jambes et de l'ascite : à l'autopsie on trouva un polyadénome en nappe.

Mais, sauf ces cas très rares, la lésion est et reste silencieuse, et, si elle nous intéresse, c'est surtout par ses caractères anatomiques.

Anatomie pathologique. — On peut décrire trois variétés de polyadénome gastrique :

Le polyadénome polypeux ;

Le polyadénome en nappe ;

Le polyadénome à type brunnérien.

Le *polyadénome polypeux* est le plus communément connu : il a été vu et décrit par Morgagni, Andral, Cruveilhier, et plus récemment l'étude histologique en a été faite par Virchow, Lancereaux, Brissaud, Ménétrier, Letulle. Ces adénomes se présentent sous la forme de petites saillies arrondies, du volume d'une lentille, d'un pois, d'une noisette. Elles s'implantent parfois sur la surface de l'estomac par un véritable pédicule très étroit, mais souvent aussi elles sont sessiles. D'ailleurs on trouve tous les intermédiaires entre la simple saillie papuleuse et le polype le plus parfait. Elles sont grises ou rougeâtres, molles au toucher.

On peut en rencontrer sur tous les points de la muqueuse gastrique, elles sont pourtant plus abondantes en général dans la région pylorique. Leur nombre est très variable : on peut n'en trouver qu'un, deux, ou trois ; on peut en compter aussi beaucoup plus, 20, 30, et même jusqu'à 200.

Les ganglions lymphatiques de l'estomac, sont toujours intacts ; ces tumeurs en effet ne se généralisent pas.

Ménétrier a fait une étude très complète sur la structure de ces adénomes polypeux. Si l'on coupe la tumeur suivant une direction

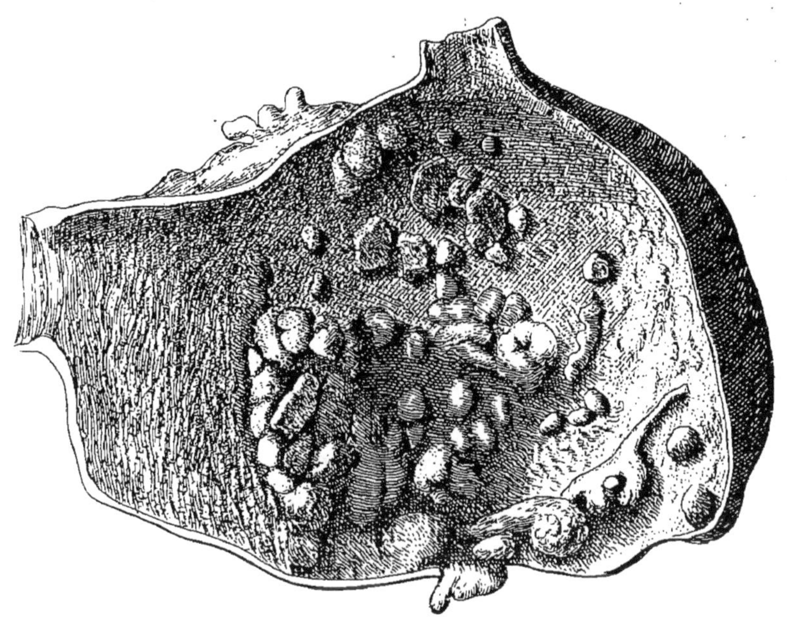

Fig. 27. — Un cas de polyadénome gastrique (d'après Letulle).

sagittale, on voit qu'elle comprend au centre du tissu conjonctif et des vaisseaux : au-dessus s'étend la couche musculaire de la muqueuse, toujours intacte ; au-dessus encore, on observe une couche glandulaire énormément hypertrophiée, et enfin, dans quelques cas, recouvrant la couche glandulaire, un revêtement de tissu conjonctif jeune ; en général, en effet, la surface libre est dépourvue d'épithélium, mais ce n'est là peut-être qu'une lésion cadavérique.

Somme toute, le tissu conjonctif représente l'axe et la charpente du néoplasme, c'est lui qui en constitue le pédicule : mais la tumeur proprement dite est constituée par le développement de la couche glandulaire.

Suivant que l'hypertrophie a porté sur le collet de la glande, ou sur le fond des culs-de-sac, les coupes présentent deux aspects différents. Dans le premier cas, la lobulation est plus apparente, la tumeur contient un grand nombre de cavités kystiques dues à la dilatation des conduits glandulaires dont l'orifice est oblitéré. Si les culs-de-sac glandulaires sont hypertrophiés, la division en lobule est moins nette et les kystes sont beaucoup plus rares, les conduits glandulaires présentent des culs-de-sac et des bosselures latérales ; il y a du reste entre ces deux variétés de nombreuses formes de transition.

Les cellules de ces glandes hypertrophiées sont très modifiées. On ne trouve plus de cellules à pepsine : les conduits glandulaires sont tapissés de cellules muqueuses à contenu clair et de cellules caliciformes. On trouve en outre des cellules cylindriques avec plateau, semblables aux cellules du revêtement épithélial de l'estomac et quelques petites cellules prismatiques ou polyédriques : dans les kystes on voit aussi des cellules arrondies creusées de vacuoles.

Quant au tissu conjonctif jeune qui revêt parfois la superficie de la tumeur, il paraît provenir de la partie supérieure des espaces interglandulaires.

La muqueuse de l'estomac peut être saine ; dans d'autres cas elle présente les lésions de la gastrite chronique.

Polyadénome en nappe. — A l'ouverture de l'estomac, le polyadénome en nappe présente un aspect tout différent. Dans une observation déjà ancienne rapportée par Andral « la surface interne de l'estomac était garnie de nombreuses lames placées de champ, coupées perpendiculairement par l'axe longitudinal de l'estomac et uniquement constituées par un développement insolite de la membrane muqueuse. Elles pouvaient être exactement comparées aux lames qui, chez les ruminants, caractérisent celui de leurs estomacs qui a le nom de feuillet ».

Dans d'autres cas, la disposition de ces saillies est moins régulière ; elles sont contournées, juxtaposées et séparées l'une de l'autre par des sillons très nets ; ces sillons peuvent avoir une profondeur de plusieurs centimètres. Cet aspect rappelle celui des circonvolutions cérébrales.

Ces saillies sont toujours mamelonnés ; elles sont formées par une quantité de petites saillies pressées l'une contre l'autre et confondues pour ainsi dire : ce détail est important car il correspond à la constitution même de la tumeur et la rapproche des polyadénomes polypeux que nous venons de décrire. On peut d'ailleurs trouver sur le même estomac des polypes isolés à côté d'un polyadénome en grappe.

En général, le polyadénome est limité à une petite portion de l'estomac ; il forme une plaque saillante dont la coloration peut trancher sur celle de la muqueuse ; cette plaque s'abaisse en général par une pente douce jusqu'au niveau de la muqueuse, mais elle peut être limitée par un rebord à pic.

Les ganglions lymphatiques de l'estomac sont toujours intacts.

Comme dans la variété précédente de polyadénome, la tumeur est formée par l'hypertrophie de la couche glandulaire. Mais les tubes glandulaires sont ici moins déformés : ils sont très allongés, rectilignes dans leur partie superficielle, sinueux dans leur partie profonde : ils contiennent dans la partie droite un revêtement de cellules cubiques, dans les culs-de-sac, des cellules plus grosses, polyédriques ou prismatiques. Au-dessous de la couche glandulaire s'étend la muscularis mucosæ intacte.

Enfin la charpente est constituée par des lames cellulo-fibreuses provenant de la couche sous-muqueuse ; mais, d'une façon générale, le tissu interstitiel est beaucoup moins développé dans cette variété de tumeur que dans le polyadénome polypeux.

Polyadénome à type brunnérien. — Hayem est le seul auteur qui ait décrit cette variété de polyadénome. Il en a rapporté deux observations : dans les deux cas il s'agissait d'épaississement adénomateux ayant à peu près la structure des glandes de Brunner : on y trouvait uniquement des grappes de vésicules arrondies, tapissées d'épithélium pavimenteux à noyau basal. Dans les deux cas, ces lésions adénomateuses existaient sur le bord d'*ulcérations gastriques.* Hayem pense que ces ulcérations se sont développées dans le tissu même de l'adénome, il suppose même que c'est là un des modes de production de l'ulcère de l'estomac. L'interprétation inverse nous paraît possible. Comme l'a montré Hauser, on observe souvent la formation de véritables polyadénomes dans le bord épaissi des ulcères chroniques de l'estomac. On peut donc se demander si les polyadénomes brunnériens décrits par Hayem n'étaient pas plutôt secondaires aux ulcérations de l'estomac.

Rapports du polyadénome avec la gastrite chronique et le cancer. — Un certain nombre d'histologistes pensent que l'adénome peut résulter du développement d'une gastrite chronique. C'est une hypothèse à l'appui de laquelle il est difficile d'apporter des preuves certaines ; les lésions de gastrites et les polyadénomes peuvent coexister sur le même estomac ; mais, si l'on songe à l'extrême fréquence de la gastrite chronique, il paraît difficile de tirer de ce fait une conclusion quelconque.

Par contre, il semble bien que, dans certains cas, le polyadénome puisse constituer le premier stade du développement d'un cancer. Ménétrier a rapporté en effet deux observations qui entraînent la conviction. Dans ces deux cas il a observé, à côté de polyadénomes types, des lésions cancéreuses manifestes ; par endroit les tubes glandulaires hypertrophiés avaient franchi la muscularis mucosæ, les ganglions correspondants étaient en dégénérescence cancéreuse et dans un cas le foie était envahi.

TUMEUR MYCOSIQUE

Hayem et Lion ont rapporté une observation très curieuse de tumeur mycosique ; c'est le seul cas, que l'on connaisse encore. Sur un sujet ayant succombé à une affection gasrique avec hypochlorhydrie, ils trouvèrent un épaississement considérable de la région pylorique. Au microscope on put constater qu'il s'agissait d'une affection parasitaire ; on trouvait dans les veines et dans les artérioles des mycéliums et des spores; autour de ces vaisseaux, s'était faite une accumulation de cellules polyédriques par pression réciproque, à gros noyaux, très voisines des cellules sarcomateuses. Dans l'intervalle, le tissu cellulaire était œdématié, infiltré d'une fine poussière composée probablement de spores.

CHAPITRE IX

SARCOME DE L'ESTOMAC

Anatomie pathologique. — Le sarcome est une tumeur maligne de l'estomac ; mais elle diffère du cancer par son origine, en effet, elle prend naissance dans le tissu cellulaire sous-muqueux et non pas dans la couche glandulaire.

A mesure qu'il se développe le sarcome envahit d'ailleurs toutes les parois de l'estomac, s'infiltre dans toutes les tuniques, et fait une saillie plus ou moins apparente dans la cavité stomacale. La base d'implantation de ces tumeurs est souvent fort étendue ; dans un cas de Hayem le sarcome occupait toute la région pylorique et la plus grande partie de la région peptique ne laissant libre que l'extrémité gauche du grand cul-de-sac. Dans un cas de Fleiner, toute la petite courbure était envahie du cardia au pylore.

Le sarcome peut s'ulcérer ; tantôt l'ulcération apparaît à la surface gastrique et creuse en profondeur, tantôt c'est la tumeur elle-même qui subit une fonte purulente, puis le pus s'échappe soit dans la cavité gastrique, soit dans le péritoine, ou bien fuse vers un organe voisin.

Histologie. — Les formes histologiques principales du sarcome ont été rencontrées dans ces tumeurs gastriques : on a signalé des sarcomes à petites et à grosses cellules rondes, des sarcomes fusiformes, des angio-sarcomes, des fibro et des myosarcomes.

C'est d'ailleurs une affection rare, et, dans un travail récent, Schlesinger n'a pu en réunir que 30 observations.

Symptômes. — Les symptômes gastriques n'affectent aucun caractère spécial. Le malade, très cachectique, se plaint de ses digestions, a des vomissements, et, si la tumeur obstrue le pylore, de la stase gastrique. On a observé des gastrorrhagies intenses pouvant entraîner la mort.

Le liquide du repas d'épreuve ne contenait pas d'acide chlorhydrique libre, dans les cas où l'examen a été pratiqué.

Enfin la palpation permet de sentir une tumeur dure, fibreuse, lisse dans la région gastrique. D'après Kundrat, on pourrait constater une augmentation de volume de la rate, d'autant plus nette que les symptômes gastriques sont plus accentués ; cette augmentation ne tiendrait pas au développement de noyaux sarcomateux secondaires dans cet organe.

Lorsque le sarcome suppure, la tumeur devient fluctuante, et le malade présente de grands accès de fièvre hectique (Krüger).

La mort survient dans une cachexie profonde, à moins que le malade soit emporté par quelque maladie intercurrente.

Diagnostic. — Le diagnostic est très difficile ; on reconnaît la présence d'une tumeur dans l'estomac, mais la nature sarcomateuse ne peut être affirmée que très rarement : il faut pour cela quelque symptôme imprévu.

Ainsi Westphal rencontra dans un cas des fragments de tissu sarcomateux dans le contenu gastrique. Dans d'autres cas, il existait des métastases cutanées qui ont permis d'arriver à cette présomption que la tumeur gastrique était de même nature.

Le seul *traitement*, c'est l'intervention chirurgicale précoce : on aurait obtenu ainsi des survies d'un an à un an et demi. D'après Czerny, les tumeurs sarcomateuses peuvent être circonscrites et faciles à énucléer ; lui-même aurait ainsi enlevé par énucléation deux sarcomes de l'estomac, sans toucher à la muqueuse et sans ouvrir par suite la cavité de l'estomac.

LYMPHADÉNOME

La localisation primitive de la lymphadénie à l'estomac n'a jamais été observée ; dans les observations publiées, les lymphadénomes gastriques coïncidaient toujours avec des tumeurs analogues dans d'autres régions ou dans d'autres organes : os, ganglions, rate, pharynx, intestin. Dans le plus grand nombre des cas, la lymphadénie gastrique est associée à la lymphadénie intestinale.

Le lymphadénome de l'estomac se présente sous deux formes.

Dans le premier cas, il s'agit de *tumeurs circonscrites*, de volume variable, depuis les dimensions d'une noisette jusqu'à celle d'une mandarine. Ces saillies ont une coloration blanchâtre ou rosée ; elles sont molles, parfois fluctuantes et à la coupe donnent un suc épais, lactescent. Dans l'intervalle qui sépare les tumeurs, la muqueuse gastrique paraît saine.

Dans la seconde forme, l'infiltration adénoïde est *diffuse*, elle s'étend sur grande surface de l'estomac, parfois à la totalité de la muqueuse. Cette muqueuse est épaissie, ses plis sont saillants. Les autres tuniques de l'estomac peuvent être à peu près intactes.

Les lymphadénomes gastriques peuvent s'ulcérer, surtout dans la variété de tumeur circonscrite ; le fond de l'ulcération est blanchâtre, ou rosé d'habitude ; dans un cas, il avait un aspect gangréneux (Cornil).

Les ganglions correspondants sont toujours tuméfiés.

Ce néoplasme prend naissance dans la couche profonde de la muqueuse et dans la sous-muqueuse ; il est constitué par le tissu conjonctif rétracté, infiltré de cellules lymphatiques ; la couche glandulaire de l'estomac peut être relativement conservée.

Les *symptômes* gastriques sont des plus vagues, marqués en général par les troubles plus graves de la cachexie leucémique ; toutefois, la persistance de la diarrhée, la sensation confuse de tumeurs dans l'abdomen, la marche très rapide de la cachexie sont des signes qui peuvent faire soupçonner le lymphadénome gastro-intestinal.

CHAPITRE X

CANCER DE L'ESTOMAC

ÉTIOLOGIE

L'estomac est certainement l'organe du corps humain le plus souvent atteint par le cancer. Une statistique d'Hæberlin portant sur 27 511 cas de cancer indique une localisation à l'estomac dans 41 p. 100 des cas : c'est à peu de chose près la même proportion qu'ont trouvé Virchow (34,9 p. 100) et d'Espine (44 p. 100). Cette prédisposition paraît plus manifeste encore si l'on songe que, dans la moitié des cas, le cancer de l'estomac siège au pylore ; le pylore est donc le point du corps le plus menacé par les néoformations épithéliales.

D'autre part, le cancer de l'estomac est loin d'être une affection rare ; la mortalité générale par son fait est assez élevée : d'après les statistiques, on peut calculer que, sur 100.000 habitants, 22 à 23 en moyenne, succombent par an à cette maladie et que, sur 100 morts, 1 à 2 sont dues au cancer de l'estomac.

Suivant les *climats*, le cancer gastrique est plus ou moins fréquent. Très exceptionnel en Egypte, où Griesinger n'en a jamais observé ; n'existant pas non plus à la Vera-Cruz d'après Heizmann, il est au contraire très fréquent en Suisse surtout à Zurich (0,71 p. 1 000 habitants), on l'observerait aussi fréquemment dans la Forêt-Noire. Du reste, les médecins praticiens signalent souvent son abondance dans certaines agglomérations rurales, ce qui peut faire songer à la contagion.

Le *sexe* n'a aucune influence ; le cancer de l'estomac est aussi fréquent chez la femme que chez l'homme.

Le rôle de l'*hérédité* ne paraît pas contestable, mais on manque de données précises pour l'apprécier. Les statistiques publiées sont toujours rétrospectives et basées uniquement sur les souvenirs des malades, ce qui permet bien des erreurs. Hæberlin qui a interrogé sur ce sujet 138 cancéreux de l'estomac, conclut que, dans 8 à 10 p. 100

des cas, on trouve la même maladie chez les ascendants. Schüle donne une proportion de 6,5 p. 100.

Le cancer de l'estomac ne se développe guère qu'à un *âge avancé ;* il est rare au-dessous de quarante ans ; d'après Hæberlin 72 fois sur 100 il apparaît dans la période qui s'étend de quarante où soixante-dix ans. Au-dessous de trente ans, il est exceptionnel. Dans sa thèse sur le cancer précoce de l'estomac, Marc Mathieu n'a pu en rassembler que 27 observations. Enfin, c'est à titre de curiosité qu'on cite deux cas de cancer congénital, et quelques cas entre dix et vingt ans.

Quand on arrive aux causes plus directes du cancer, il devient difficile de s'appuyer sur des données précises. Quelques auteurs ont attribué une grande importance aux *traumatismes* de l'estomac : ce n'est là qu'une hypothèse assez vraisemblable il est vrai, mais dont à l'heure actuelle on ne peut affirmer l'exactitude ; les observations où l'on a vu le cancer de l'estomac succéder à un traumatisme violent sur l'épigastre sont sujettes à caution ; n'est-il pas aussi légitime en effet de supposer que le traumatisme n'a que les apparences d'une cause occasionnelle, et qu'il s'est borné à hâter l'évolution d'un cancer jusqu'alors latent. Ce qui est plus curieux, c'est la *prédilection du cancer pour la région pylorique,* où comme on le sait les contractions de l'estomac ont leur maximum d'intensité, où le transit des matériaux alimentaires est le plus actif ; un rapport analogue semble exister entre la mastication insuffisante et le développement du cancer.

Assez souvent le cancer apparaît sur les individus jusque-là bien portants, n'ayant jamais souffert de l'estomac ; l'intégrité de la digestion, pendant toute la vie, chez un vieillard qui se plaint de troubles dyspeptiques apparus récemment doit toujours éveiller l'attention, et faire songer au carcinome gastrique.

Mais, dans un certain nombre d'autres cas, il existe des symptômes gastriques très antérieurs à l'apparition du cancer ; assez fréquemment on peut même relever l'existence d'un *ulcère rond* à une époque plus ou moins éloignée. Le cancer n'est apparu que secondairement sur la cicatrice ou sur les bords d'un ancien ulcère encore en activité : cette coïncidence de l'ulcère et de cancer est loin d'être rare, on la constate dans 8 ou 10 p. 100 des cas de cancer, d'après Lebert ; d'après Berthold, Steiner et Rosenheim on ne l'observerait que dans 4 à 6 p. 100 des cas. Au contraire, d'après Sonicksen la coïncidence serait beaucoup plus fréquente ; sur 156 cas de cancer examinés à l'Institut anatomo-pathologique de Kiel de 1873 à 1891, on a admis 22 fois que la néoplasie avait pris naissance au niveau de la cicatrice d'un ancien ulcère, ou sur le bord d'un ulcère chronique. Reimers va encore plus loin, et sur 50 cas de cancer qu'il a rélevés, il aurait pu établir

11 fois d'une façon certaine et 9 fois d'une façon probable que le cancer avait pris naissance au niveau d'un ulcère de l'estomac, ce qui donnerait la proportion énorme de 40 p. 100.

ANATOMIE PATHOLOGIQUE

Siège du cancer. — Tous les points de la cavité gastrique ne sont pas atteint indifféremment par le cancer; la petite courbure, le cardia et surtout le pylore sont les trois endroits où il se développe le plus souvent. D'après Brinton, sur 100 cancers de l'estomac pris au hasard on en trouve 60 qui ont atteint le pylore, 10 qui se sont développés au niveau du cardia. Les statistiques de Lebert et de Hahn indiquent une proportion un peu moindre de cancers du pylore.

Fréquence pour 100.

	D'après Lebert.	D'après Hahn.
Pylore	51	35,5
Cardia	9	23,5
Petite courbure	16	15,9
Grande courbure	7	4,7
Paroi antérieure	3	4,1
Paroi postérieure	4	4,1
Paroi antérieure et postérieure	4	?
Infiltration généralisée	6	12,3

Il faut ajouter que, dans un certain nombre de cas, comme l'a fait remarquer Israel, le cancer du pylore peut avoir débuté à une certaine distance de cet orifice ; mais comme la valvule pylorique constitue un obstacle rarement franchi, à l'autopsie on a une tendance naturelle à admettre que le cancer a débuté près du pylore pour de là gagner les parties plus ou moins éloignées de l'estomac.

Description macroscopique. — A l'autopsie, et d'après le seul examen à l'œil nu des pièces fraîches, on peut distinguer trois grandes variétés du cancer : *a*) le *cancer mou*, encéphaloïde, qui se présente surtout sous l'aspect d'une tumeur, plus ou moins volumineuse, plus ou moins saillante, souvent en voie d'ulcération et dont une des formes principales est la *forme végétante*. *b*) le *cancer dur* ou *squirrhe*, qui infiltre la paroi gastrique avec une tendance souvent marquée à la rétraction. *c*) le *cancer colloïde*, gélatineux, qui est un produit de transformation des deux variétés précédentes. Bien entendu ces trois variétés ne correspondent pas à des espèces anatomiques différentes ;

[1] Le lecteur est prié de se reporter à ce que nous avons dit de cette question dans le chapitre consacré à l'ulcère simple.

comme nous le verrons plus loin, la dureté ou la mollesse de la néoplasie tiennent avant tout au développement relatif des cellules du cancer et du stroma conjonctif qui les soutient.

Cancer mou. — Il revêt, comme nous l'avons dit, l'apparence d'une tumeur saillante dans la cavité gastrique. C'est en général une tumeur sessile, à base très large, et dont les bords descendent obliquement pour se confondre avec la muqueuse environnante. Quelquefois pourtant, la tumeur présente des bords plus abrupts, verticaux pour ainsi dire ; quelquefois même elle est nettement pédiculée,

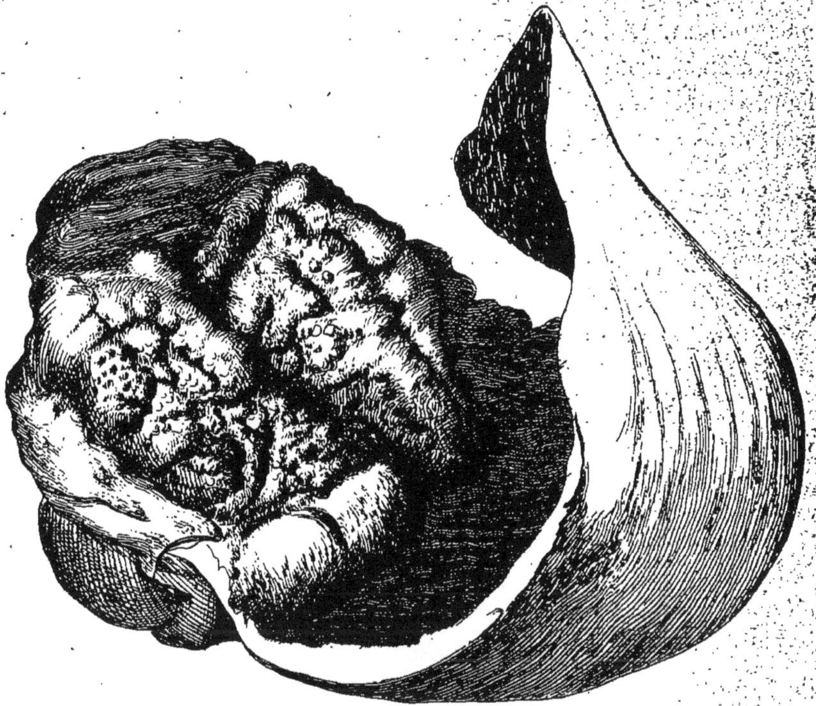

Fig. 28. — Un cas de cancer encéphaloïde de l'estomac.

s'élevant comme un champignon dans la cavité de l'estomac ; dans ce dernier cas, il s'agit en général de *cancers villeux*, dont la surface présente des végétations allongées qui prennent l'aspect de véritables villosités. La surface de la tumeur est toujours inégale, couverte de bosselures, de masses en choux-fleurs, qui prennent parfois un développement extraordinaire, jusqu'à occuper une notable partie de la cavité gastrique : c'est la *forme végétante*.

Mais presque toujours cette prolifération de la néoplasie, est arrêtée par le développement d'une ulcération : l'ulcération siège en général au centre de la tumeur, elle s'étend rapidement, et peut atteindre toute la surface du cancer ; ses bords très saillants, et évasés en dehors, sont inégaux, souvent ramollis ; son fond est couvert de détritus, de débris alimentaires, et, lorsqu'on l'a nettoyé, présente souvent une surface teintée en noir par de petites hémorragies. La tumeur ne résiste pas à la coupe ; la surface de section est blanchâtre, rosée, et par la pression on fait sourdre une quantité notable de suc cancéreux. Sur une coupe de la tumeur, on ne trouve pas à la périphérie de limite nette entre la muqueuse saine et le cancer ; la muqueuse, la sous-muqueuse, la celluleuse et la tunique musculaire s'épaississent et se

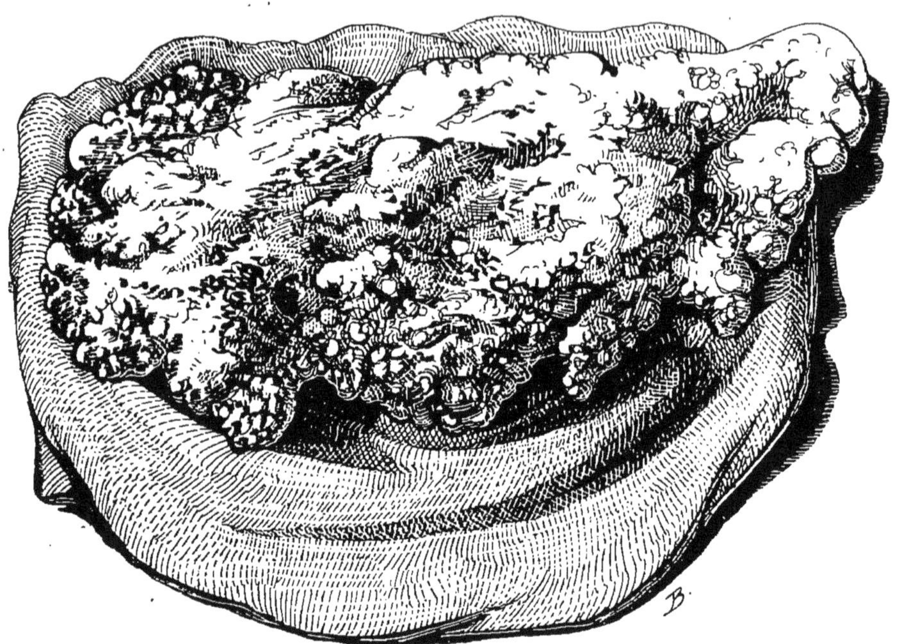

Fig. 29. — Un cas de cancer végétant d'après nature.

confondent par des transitions insensibles avec le tissu de la néoplasie ; et, au centre de la tumeur, on ne trouve plus trace des diverses tuniques de l'estomac ni des tissus normaux.

Cancer dur ou squirrhe. — Il ne se présente pas sous forme de tumeur saillante ; la paroi gastrique est seulement épaissie et infiltrée ; cette lésion se traduit par la dureté et la rigidité des tissus atteints. Suivant les cas, l'infiltration est plus ou moins étendue : souvent la lésion se limite au pylore et à la région prépylorique se développant sur toute la circonférence de l'estomac, transformé à ce niveau en un entonnoir résistant. Elle peut même se réduire à *un anneau* complet ou incomplet au voisinage du pylore. Parfois pourtant l'infiltration s'étend plus loin et peut même atteindre tout l'estomac ; comme cette variété de cancer a une tendance marquée à se rétracter, la cavité peut être alors réduite à des dimensions minimes, et le diamètre de l'organe ainsi rétréci peut ne pas être supérieur à celui du duodénum ou du côlon transverse. Dans cette forme de cancer, la muqueuse paraît souvent intacte ; quelquefois pourtant il se développe une ulcération ; mais c'est une ulcération superficielle, à fond lisse et dont les bords sont à peine marqués.

A la coupe, le squirrhe se caractérise par sa dureté ; il crie sous le couteau et c'est à peine si par la pression on peut faire sourdre quelques gouttes de suc cancéreux.

Il faut ajouter que ces deux formes de cancer, *cancer mou*, *cancer*

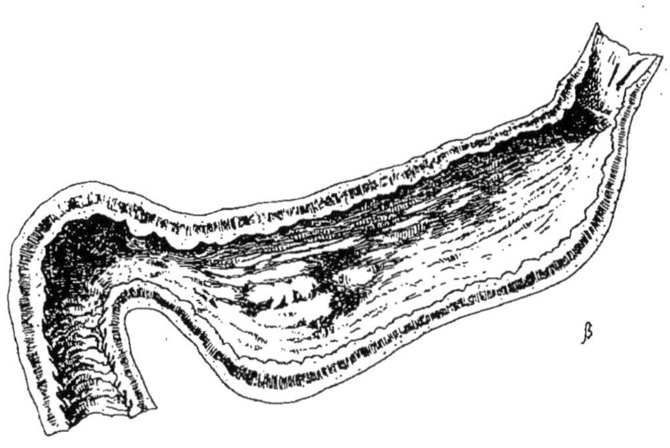

Fig. 30. — Un cas de cancer squirrheux généralisé de l'estomac, d'après nature. (Estomac vu par sa face postérieure.)

dur, ne sont pas absolument distinctes, et les cas sont fréquents où à côté de masses molles, riches en suc cancéreux, on rencontre les infiltrations dures et rétractées du cancer squirrheux.

Cancer colloïde. — Ce n'est pas autre chose qu'une dégénérescence des deux autres variétés de cancer ; il peut donc se présenter sous forme de tumeur ou sous forme d'infiltration ; à la coupe on le reconnaît à la matière molle, gélatineuse, colloïde qui remplit les aréoles du tissu conjonctif. Nous avons observé deux fois une infiltration presque totale de l'estomac par la matière colloïde, l'infiltration et l'épaississement étaient au maximum vers le pylore ; la cavité gastrique était très diminuée.

Lorsque le cancer de l'estomac succède à l'ulcère rond, les lésions de l'ulcère et celles du cancer se combinent de façon à réaliser un aspect un peu spécial. En général il s'agit d'un ulcère chronique à bords calleux, dont une partie périphérique est soulevée, plus fortement indurée et nettement cancéreuse à la coupe. D'autres fois, sur un point de la masse néoplasique, se trouve une dépression dont l'aspect donne nettement l'idée d'un ulcus antérieur secondairement envahi par le cancer. Quelquefois le diagnostic peut rester en suspens, et on hésite à décider s'il s'agit d'un bord calleux fortement épaissi et induré ou d'une infiltration squirrheuse secondaire. Seul l'examen microscopique permet d'être affirmatif en montrant l'effraction de la muscularis mucosæ par les tubes glandulaires cancéreux. Enfin, même après cette étude histologique, on peut ne pas être fixé, et des histologistes expérimentés ont dû parfois hésiter beaucoup avant de classer les tissus examinés dans les lésions cancéreuses ou ulcéreuses.

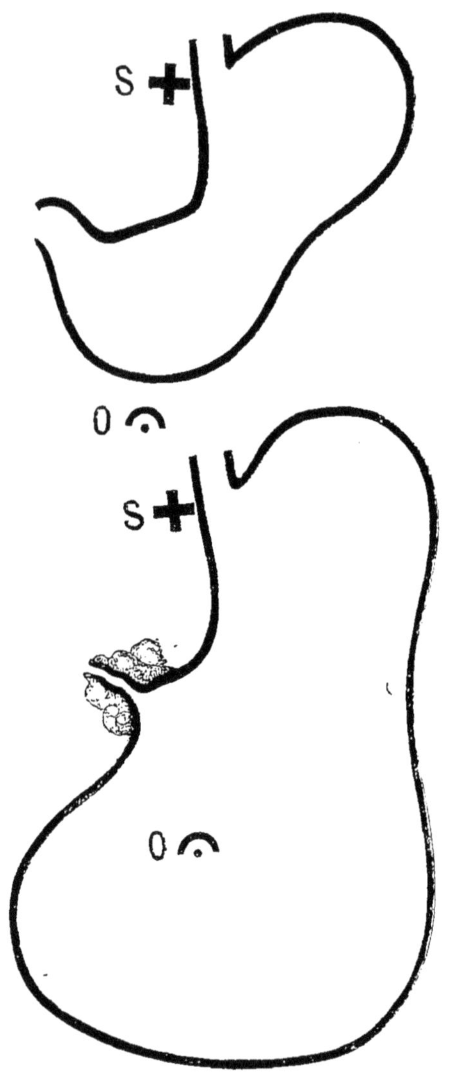

Fig. 31. — Estomac normal et dilatation de l'estomac par sténose cancéreuse du pylore.

Cette idée de la transformation de l'ulcère en cancer est très généralement admise à l'heure actuelle. Pourtant, dans un travail récent, Tripier et son élève Duplant se sont élevés contre cette conception : d'après eux, il ne s'agirait dans tous ces cas que de cancers ulcérés, à lésions un peu spéciales.

Déformation de l'estomac. — Le cancer, suivant sa situation, amène des modifications diverses dans la forme et le volume de l'estomac. S'il siège près du cardia, de façon à gêner la déglutition du liquide, le volume de l'estomac diminue, le pylore se reporte à gauche, tout le viscère se rétracte comme chez les individus morts d'inanition.

C'est au moins la notion classique, mais en réalité cette rétraction manque dans un certain nombre de cas.

Au contraire, si la tumeur siège sur le pylore, ce qui est le cas le plus fréquent, l'évacuation est gênée, et, sous le poids continuel des matières stagnantes, l'estomac s'agrandit et se dilate. Les deux figures précédentes font voir schématiquement la dilatation de l'estomac à la suite d'une sténose carcimonateuse du pylore.

Si la tumeur siège sur les parois, elle déforme l'estomac par son poids, qui entraîne quelquefois tout l'organe vers les parties déclives de l'abdomen et surtout par les adhérences qu'elle contracte.

Lésions secondaires. — Les lésions secondaires portent sur l'estomac lui-même et sur les organes voisins ou éloignés.

La muqueuse gastrique est toujours fortement altérée; l'examen histologique permet de reconnaître la nature intime de cette lésion, mais déjà à l'œil nu, on peut, dans quelques cas, reconnaître des ulcérations superficielles et des érosions hémorragiques qui se caractérisent par le piqueté brunâtre de la muqueuse dans certaines régions.

Les *lésions à distance* sont pour ainsi dire constantes; lorsque le cancer se traduit par des signes cliniques nets, et que l'on intervient chirurgicalement, on ne se trouve presque jamais en présence d'un cancer strictement limité à l'estomac; à plus forte raison, observe-t-on toujours ces propagations à distance à l'autopsie.

La *propagation* des lésions cancéreuses se fait suivant trois modes différents. Le cancer peut s'étendre par *contiguïté*, la tumeur envahissant progressivement tous les organes au contact desquels elle arrive. Mais le cancer peut aussi se multiplier en formant des colonies à distance; les cellules cancéreuses sont ainsi entraînées au loin, soit par les *vaisseaux lymphatiques*, soit par les *vaisseaux sanguins;* ces trois modes d'envahissement coexistent souvent d'ailleurs sur le même malade.

Par contiguïté, le cancer peut atteindre le foie, la rate, le pancréas, les anses intestinales, en un mot tous les viscères qui sont à sa portée; ses cellules s'y multiplient, en détruisant les éléments propres de l'organe envahi.

Par la voie lymphatique, le cancer atteint d'abord les ganglions espacés le long des vaisseaux artériels de l'estomac; B. Cunéo, dans un travail récent a bien étudié leur répartition topographique. Quelquefois on distingue nettement une lymphangite cancéreuse sous la séreuse de l'estomac.

Ces ganglions sont situés le long de la colonne vertébrale : en s'hypertrophiant, ils soulèvent l'estomac et contribuent à former la tumeur que l'on sent à travers les parois de l'abdomen. Ces adénites ne sont d'ailleurs pas toujours cancéreuses, elles peuvent être simplement de nature inflammatoire lorsque la tumeur gastrique est ulcérée.

Cette chaîne ganglionnaire cancéreuse peut se poursuivre dans le médiastin, et parfois même les ganglions cervicaux sont atteints, en particulier le *ganglion rétro-claviculaire gauche ;* Troisier a bien insisté sur la valeur diagnostique de ce symptôme. La propagation du cancer gastrique jusqu'à cette région éloignée se fait en général par l'intermédiaire des ganglions prélombaires et du canal thoracique envahi lui-même par le cancer; mais cela n'est pas constant : comme je l'ai établi avec mon élève Nattan Larrier, on peut observer l'existence du ganglion de Troisier, chez des malades qui ont un canal thoracique absolument intact. La propagation se fait alors par la chaîne ganglionnaire du médiastin postérieur.

Les *séreuses* jouent également un rôle important dans l'extension du cancer gastrique. C'est grâce aux adhérences contractées avec les organes du voisinage que la tumeur se propage à la rate, au pancréas, au foie, à l'intestin. Le grand épiploon est souvent envahi, infiltré; il est rétracté, parsemé de noyaux cancéreux, et, grâce aux adhérences fibreuses qui se sont établies, il concourt à former un bloc dans lequel se trouvent compris la région pylorique, les ganglions, le hile du foie, une partie du foie lui-même, le côlon.

La *péritonite chronique cancéreuse* est fréquente ; elle peut même se généraliser et dans les loges plus ou moins vastes que limitent les adhérences il peut se faire un épanchement séreux, sanguin ou purulent; l'abondance de l'ascite peut obliger à pratiquer une ponction.

C'est également par des ensemencements péritonéaux que se fait en général la propagation à distance sur l'*intestin* : les colonies épithéliales se développent d'abord sur la séreuse, puis pénètrent dans la couche musculaire et enfin atteignent la muqueuse de l'intestin qu'elles ulcèrent (Letulle).

Du péritoine, toujours par les voies lymphatiques, le cancer peut atteindre les cavités séreuses voisines. A travers le diaphragme, il envahit le péricarde et surtout la plèvre ; c'est dans ces cas surtout que l'on voit dans toute sa netteté l'élégant réseau des lymphatiques pulmonaires injectés par les éléments cancéreux.

La *propagation par le système sanguin* se fait le plus souvent de l'estomac au foie par la veine porte. Des bourgeonnements cancéreux après avoir pénétré dans la cavité des veines, sont détachés et entraînés par le courant sanguin : ces embolies vont donner naissance à des noyaux cancéreux secondaires dans le foie ; c'est même là le mode de propagation le plus habituel. Nous avons vu plus haut que le cancer peut atteindre le foie directement, grâce aux adhérences que contracte la tumeur ou par l'intermédiaire des ganglions. Le foie ainsi envahi par voie sanguine est augmenté de volume, souvent

portion...
gulière, ...
de volume ...
orange ; ces ...
quées à leur centre. Elles ...
chyme hépatique sain. A de ...

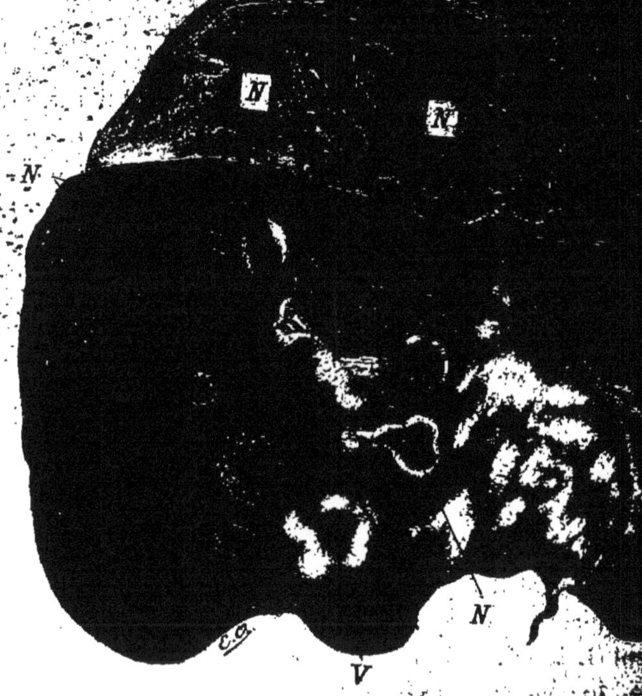

Fig. 32. — Cancer du foie secondaire à un cancer du pylore. — ... reux secondaires. — *C*, incision profonde sur la face supérieure ... cule biliaire. (D'après nature.)

nodosités blanchâtres qui sont disséminées de tous ... tance hépatique.

Il est beaucoup plus rare que d'autres organes ... soient envahis par des embolies cancéreuses ...

Lésions secondaires infectieuses. — ... est ulcérée, les germes qui ... tomac, qui se développent ... surface du cancer ... tique. Assez souvent ... de l'estomac ...

phlegmoneuse qui soulève et décolle toute la muqueuse gastrique, ou provoquer une péritonite purulente circonscrite autour de l'estomac; les collections purulentes se font en général au-devant de l'estomac, elles ont une tendance à se porter en avant et à venir s'ouvrir sur la paroi abdominale au niveau de l'ombilic.

Elles peuvent également s'ouvrir à travers le diaphragme dans les plèvres ou le péricarde. Quelquefois encore, elles se vident dans l'intestin grêle ou le gros intestin, amenant ainsi la formation d'une fistule gastro-intestinale.

Quand les microbes pyogènes pénètrent dans le courant sanguin, ils peuvent aller atteindre des organes éloignés; c'est ainsi qu'on observe quelquefois des *arthrites purulentes*, consécutives au cancer de l'estomac; mais l'accident le plus fréquent est la *phlébite*, et la *phlegmatia alba dolens* peut même parfois servir au diagnostic de l'affection.

La *tuberculose pulmonaire* qui se développe souvent chez les cancéreux de l'estomac, ne paraît pas être une lésion infectieuse secondaire à proprement parler : il est peu probable que le bacille parvienne au poumon par la voie gastrique. Il est bien plus vraisemblable que la tuberculose se développe chez ces malades comme chez tous les cachectiques.

Examen histologique. — L'étude histologique des cancers de l'estomac a permis de constater que ces tumeurs doivent se ranger dans deux variétés d'épithélioma, l'épithélioma cylindrique et l'épithélioma atypique ou carcinome. Le carcinome colloïde ne représente qu'une dégénérescence spéciale des cellules carcinomateuses.

Épithélioma cylindrique. — C'est à cette variété qu'appartient le plus grand nombre des tumeurs cancéreuses de l'estomac. Elles se reconnaissent à la présence de cellules cylindriques analogues aux cellules de l'épithélium qui tapisse les estuaires glandulaires et la surface de la muqueuse. Ces cellules tapissent les cavités de forme variable, que dessine un stroma conjonctif plus ou moins dense. Somme toute, l'aspect est à peu près celui d'une coupe de glandes gastriques hypertrophiées, mais, signe important et qui différencie l'épithélioma de l'adénome, *la musculaire sous-muqueuse est rompue* et les tubes glandulaires de néoformation ont envahi les tuniques profondes de l'estomac.

Suivant la forme des cavités tapissées par les cellules cylindriques on peut décrire plusieurs variétés d'épithélioma : épithélioma alvéolaire, épithélioma tubulé, épithélioma lobulé, épithélioma polykystique.

Dans la variété *alvéolaire*, les cavités sont irrégulières, inégales entre elles, présentant sur la coupe des saillies et des enfoncements anguleux qui échappent à toute règle ; dans la variété *tubulée*, ce sont des espaces allongés et parallèles qui rappellent beaucoup l'aspect de glandes coupées parallèlement ou perpendiculairement à leur

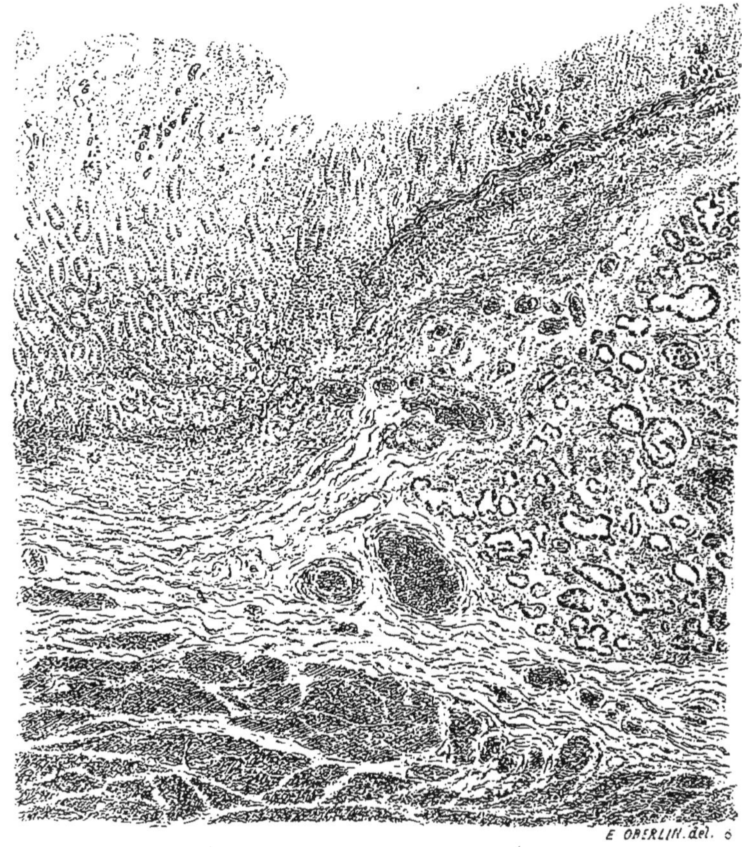

Fig. 33. — Epithélioma cylindrique de l'estomac d'après une préparation de Letulle.

axe : dans la variété *lobulée*, il semble que des petites cavités arrondies et des tubes juxtaposés aient été rencontrés les uns par leur milieu, les autres perpendiculairement à leur axe : lorsque ces lobules présentent des dimensions plus considérables, il semble s'agir de petites cavités kystiques juxtaposées les unes aux autres, c'est la variété d'épithélioma *polykystique*.

La prolifération est souvent des plus actives dans ces épithéliomas cylindriques ; ce qui l'indique c'est le noyau volumineux, allongé, perpendiculaire à la paroi de la cavité, et qui se colore fortement par les divers réactifs colorants : lorsque leur reproduction est assez rapide, les cellules tendent à se superposer sur plusieurs couches et du fait de leur tassement elles se déforment plus ou moins ; on ne trouve plus alors le type cylindrique que dans certains culs-de-sac.

Lorsque la végétation se fait surtout aux dépens du stroma, il se produit des *villosités* et de *véritables excroissances* dendritiques très élégantes ; l'épithélioma tend alors à se développer en surface plus qu'en profondeur.

L'épithélioma cylindrique a une grande tendance à envahir les couches profondes de la paroi gastrique et à envoyer des colonies à

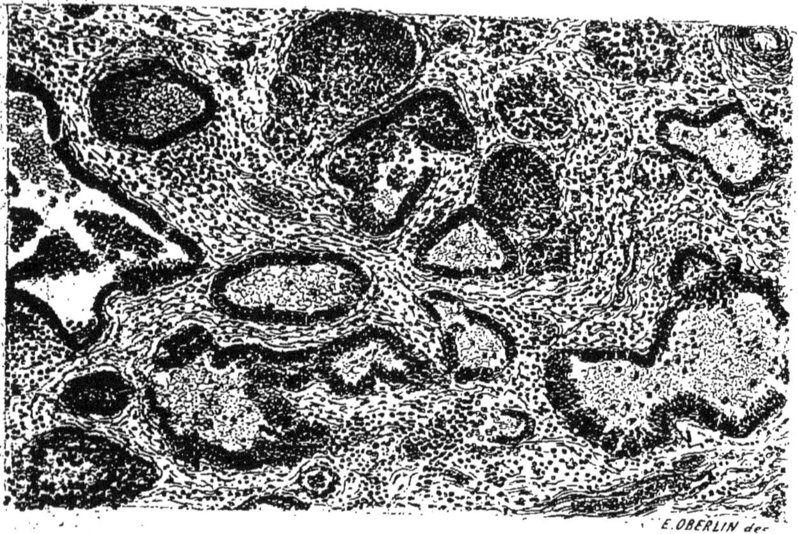

Fig. 34. — Epithélioma cylindrique. (La coupe précédente vue à un plus fort grossissement.)

distance : souvent aussi on rencontre, à côté des cellules cylindriques, au fond de certains culs-de-sac, de grandes cellules irrégulières présentant tous les caractères des cellules carcinomateuses. Parfois c'est dans les ganglions envahis que se constatent des nids de cellules atypiques, carcinomateuses. Ces faits marquent la transition entre l'épithélioma cylindrique et le carcinome ; ils ont ainsi une importance véritable au point de vue de la théorie pathogénéique du cancer.

Épithélioma atypique ou carcinome. — Ici l'on ne trouve plus de cellules cylindriques, régulières et toutes semblables ; les cellules cancéreuses sont inégales, irrégulières, ne se rapprochant d'aucune forme normale, *atypiques* en un mot. Elles sont toutes différentes les unes des autres tant par leur forme que par leurs dimensions. Elles sont plus ou moins volumineuses, munies d'un ou de plusieurs noyaux de forte dimension, prenant bien le carmin ou l'hématoxyline. Le stroma conjonctif, plus ou moins lâche, plus ou moins dense, ménage des cavités très irrégulières, ou les cellules sont tassées sans ordre, comme au hasard.

Comme l'épithélioma cylindrique, le carcinome se propage par les vaisseaux lymphatiques, dans les tuniques de l'estomac et dans les

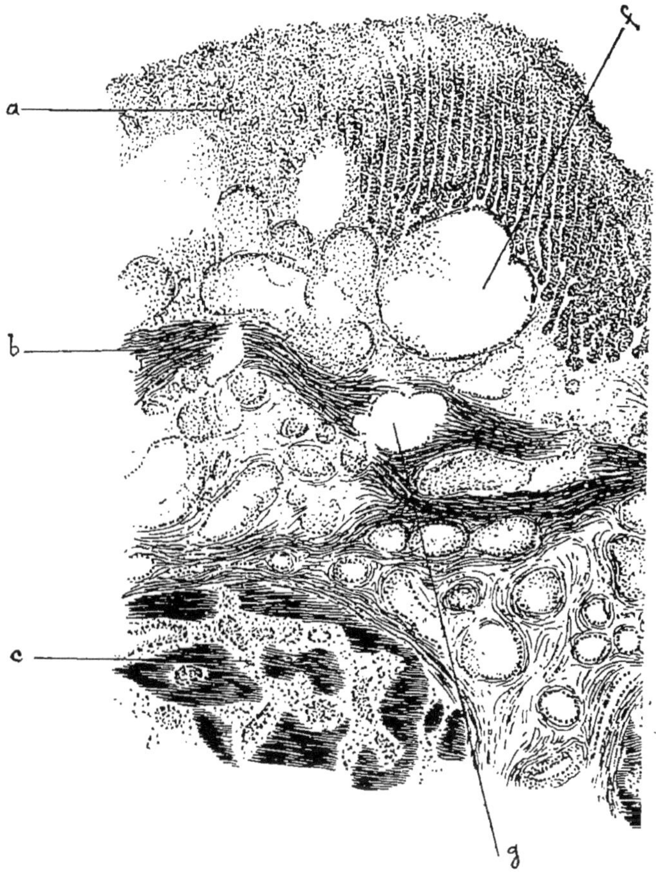

Fig. 35. — Epithélioma cylindrique avec tendance à la production de cavités kystiques. *a*. Muqueuse. *b*. Musculaire sous-muqueuse. *c*. Tunique musculaire. *g*, *f*. Cavités kystiques d'origine épithéliomateuse.

ganglions, où l'on retrouve les mêmes cellules volumineuses, présentant les mêmes caractères.

Modifications du stroma dans les diverses variétés du carcinome stomacal. — C'est aux variations dans la structure du stroma conjonctif autant que dans le nombre des cellules carcinomateuses que sont dus surtout les différents aspects du cancer de l'estomac ; suivant qu'il est plus ou moins abondant, plus ou moins dense, plus ou moins riche en vaisseaux, la tumeur présente les caractères de l'encéphaloïde ou du squirrhe. Dans le *cancer encéphaloïde*, ce stroma est très lâche, très friable, gorgé de suc cancéreux. Dans le squirrhe au contraire, la charpente celluleuse tend à devenir fibreuse : les fibres du stroma sont tassées les unes contre les autres et le tissu interstitiel l'emporte de beaucoup sur l'élément épithélial. Il faut même parfois de longues recherches et de nombreuses coupes pour découvrir entre les bandes du tissu scléreux quelques rares nids de cellules atypiques.

Entre ces deux extrêmes, il existe d'ailleurs de nombreuses formes de transition, et il n'est même pas rare de constater sur une même

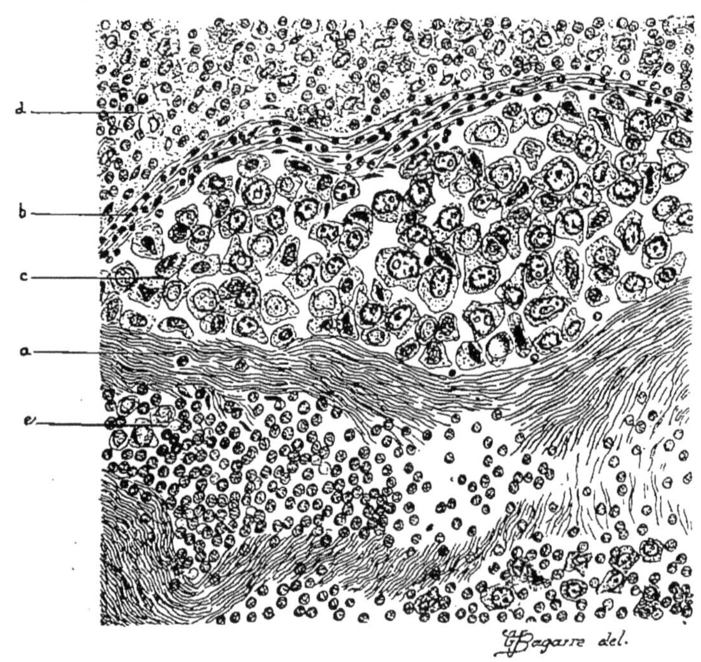

Fig. 36. — Cellules atypiques du carcimone. (C lymphatique de la sous-muqueuse gorgé de cellules cancéreuses.)

tumeur des régions qui rappellent l'encéphaloïde à côté d'autres qui sont véritablement squirrheuses. La richesse du stroma en vaisseaux sanguins varie suivant le point de la tumeur que l'on examine ; les vaisseaux sont toujours plus abondants dans les zones d'accroissement du néoplasme. Ils sont aussi beaucoup plus nombreux dans l'encéphaloïde que dans le squirrhe : lorsque le développement des vaisseaux est très considérale, le cancer prend un aspect un peu spécial et présente souvent des hémorragies interstitielles.

L'on a donné à cette variété le nom de *cancer hématode*.

Dégénérescence colloïde. — Toutes les variétés d'épithélioma peuvent subir cette dégénérescence : le tissu de la tumeur est transformé en une substance *colloïde*, dont la nature et l'origine est encore incomplètement élucidée.

Les cellules sont comme distendues par de la matière colloïde, leur protoplasma tend à disparaître et leur noyau est refoulé contre la paroi. Sur certains points, la limite des cellules disparaît et l'on ne trouve plus que les noyaux plus ou moins atrophiés dans une nappe transparente et amorphe.

L'infiltration colloïde peut s'étendre aux fibres conjonctives elles-mêmes. Cette dégénérescence peut être partielle ou générale et envahir toute la tumeur.

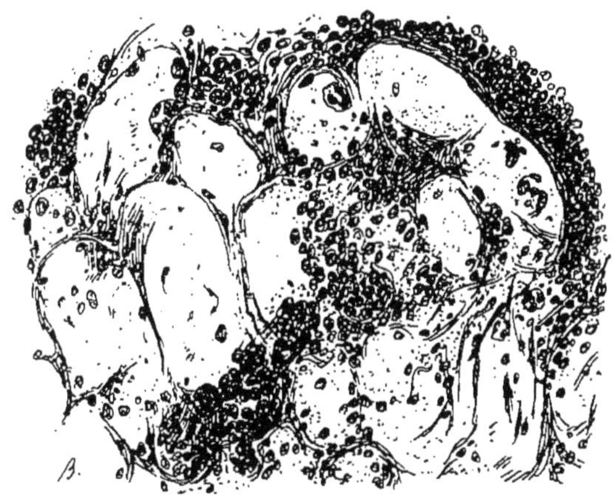

Fig. 37. — Cancer colloïde.

Tout récemment Brault a insisté sur l'importance de *la recherche du glycogène* dans les cancers gastriques : l'abondance du glycogène est en effet proportionnelle à la rapidité du développement d'une tumeur cancéreuse et par suite indique son degré de malignité. Sur les cancers de l'estomac, il est rare que le glycogène soit très abondant et très régulièrement réparti ; souvent, dans les formes lentes et indurées du cancer stomacal, on ne trouve du glycogène que dans les parties profondes dans les épithéliums qui tapissent les cavités interposées aux faisceaux musculaires. Le cancer colloïde peut également occuper de grandes surfaces de la paroi gastrique et ne contenir qu'une faible quantité de glycogène : c'est qu'il s'agit alors d'un cancer se développant lentement, et se comportant comme les tissus adultes, dans lesquels les échanges nutritifs se produisent sans nécessiter l'emmagasinement de réserves alimentaires.

Mais, dans les formes plus rapides, on trouve en général du glycogène dans toute l'étendue de la tumeur, et en tout cas si la tumeur principale n'est pas formée on en constate toujours une grande quantité dans les ganglions envahis par le cancer.

Lésions des tuniques de l'estomac. — La muqueuse gastrique présente toujours dans le cancer de l'estomac des lésions accentuées ; au moment où on a l'occasion de pratiquer l'examen anatomique, le plus souvent, comme nous l'avons signalé, Rosenheim et moi, il y a déjà longtemps, on observe une *gastrite atrophique* ; les glandes sont diminuées de volume et de nombre (tendance à disparition des éléments cellulaires) : mais ce qui frappe surtout c'est l'abondance du tissu interstitiel, la muqueuse est infiltrée de petites cellules rondes ; très souvent, on trouve aussi un nombre considérable de cellules éosinophiles ; d'après les recherches récentes, ces derniers éléments ne paraissent s'observer que dans les lésions de la muqueuse qui conduisent à l'atrophie des glandes à ferment.

Nous avions observé ces faits sur des tissus pris aux autopsies. Hammerschlag qui a pu examiner des pièces recueillies au cours de l'intervention chirurgicale, à une période moins avancée de l'évolution du cancer, a fait aussi les mêmes constatations.

Dans mes premières recherches, j'ai émis l'hypothèse que la gastrite était antérieure au cancer, et constituait le terrain sur lequel il se développait. Depuis cette opinion a été fortement discutée ; pour beaucoup d'auteurs, la gastrite atrophique serait au contraire secondaire au cancer : il ne serait même pas nécessaire que le cancer siège dans l'estomac pour que ces lésions se développent ; les néoplasies du sein pourraient avoir le même effet et P. Fenwick a constaté 11 fois l'atrophie de la muqueuse gastrique sur 15 cas de cancer du sein.

La fréquence de la gastrite atrophique est une lésion tellement fréquente chez les malades qui succombent à une affection cachectisante, qu'il est bien difficile actuellement de savoir à quel moment elle a débuté, et, dans le cas particulier, si elle était antérieure ou postérieure à l'apparition du cancer.

Quoi qu'il en soit de ce détail, il est certain que l'atrophie de la muqueuse est un fait très important dans l'histoire du cancer ; c'est elle en effet qui règle la diminution de la sécrétion chlorhydrique, et aussi, d'après Hammerschlag, l'augmentation de la fermentation lactique : or ce sont là, comme nous le verrons plus loin, deux signes importants du cancer de l'estomac.

Dans un certain nombre de cas toutefois, on peut rencontrer un chimisme moyen, et même une sécrétion chlorhydrique exagérée dans le cancer de l'estomac. Mais, comme l'observation clinique et les recherches anatomiques ont permis de le constater, il s'agit toujours dans ces cas d'un cancer greffé sur un ulcère ; la muqueuse présente alors l'hypergénèse des cellules de sécrétion chlorhydropeptique qu'il est habituel de rencontrer dans l'ulcus. Ce n'est qu'à une période terminale que l'on peut constater l'atrophie glandulaire.

Les autres tuniques de l'estomac sont aussi plus ou moins intéressées ; la *musculaire sous-muqueuse*, est détruite et traversée très rapidement par les néoformations cancéreuses : les lésions polyadénomateuses la respectent, les lésions cancéreuses la traversent et c'est le signe qui permet de les distinguer.

La *cellulaire sous-muqueuse*, très riche en espaces lymphatiques est aussi rapidement envahie ; les lésions cancéreuses se propagent à distance de leur point d'origine, par dessous la muqueuse qu'elles

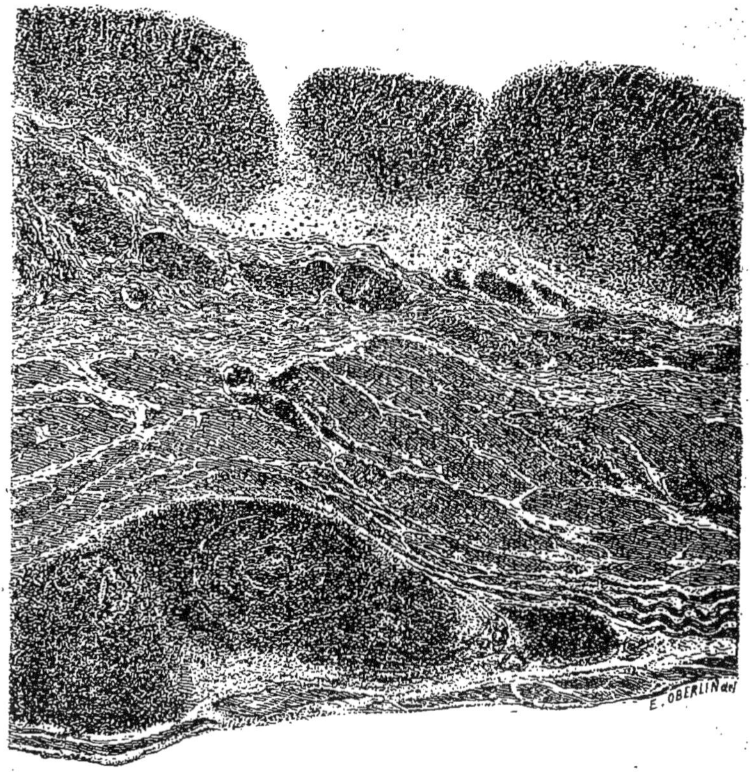

Fig. 38. — Montrant l'envahissement et l'infiltration des diverses tuniques de l'estomac par les lésions arcinomateuses (d'après une préparation de Letulle).

peuvent alors envahir à revers. C'est probablement cet aspect de certaines préparations qui avait conduit les auteurs à admettre que le cancer avait son origine dans la sous-muqueuse.

La tunique musculaire est également détruite par le cancer ; mais en dehors des zones atteintes par la tumeur, lorsque l'estomac a lutté longtemps, contre une sténose pylorique, elle peut présenter quelquefois une véritable hypertrophie.

Dans la sous-séreuse, le système lymphatique très développé est quelquefois infiltré par les néoplasies cancéreuses ; on voit les vaisseaux lymphatiques gorgés de cellules cancéreuses dessiner sous le péritoine des réseaux élégants. Très souvent aussi il se produit des noyaux épithéliomateux secondaires dans la sous-séreuse.

Il se fait aussi des poussées inflammatoires et des fausses membranes amenant des adhérences avec les viscères voisins.

Les vaisseaux, artères ou veines, peuvent être trombosés au voisinage des tumeurs cancéreuses et envahis par les bourgeons néoplasiques. Ceux-ci peuvent devenir l'origine d'embolies cancéreuses, qui vont se fixer dans d'autres organes, et c'est là, comme nous l'avons dit, un des procédés les plus ordinaires de la propagation au foie du cancer de l'estomac.

HISTOGÉNÈSE DU CANCER DE L'ESTOMAC

Il est admis aujourd'hui par tous les auteurs, à la suite des travaux de Thiersch, de Waldeyer, de Lancereaux, que le cancer de l'estomac est dans tous les cas une tumeur d'origine épithéliale : les cellules cylindriques, carcinomateuses, ou en dégénérescence colloïde, ne sont que des cellules de la muqueuse normale, proliférées et plus ou moins modifiées : il semble même, suivant la théorie de Lancereaux que l'on puisse déterminer l'origine exacte de ces cellules. L'épithélioma cylindrique tirerait son origine de l'épithélium du goulot des glandes et de la surface libre de la muqueuse et le carcinome des cellules de la profondeur des glandes. Avec la théorie de Lancereaux, l'épithélioma cylindrique tirerait toujours son origine de la partie superficielle de la muqueuse. D'après Hayem, il pourrait prendre naissance dans sa profondeur lorsque, au cours d'une gastrite chronique, les glandes avaient préalablement subi la transformation cylindrique et la dégénérescence muqueuse.

Pour ce qui est des cellules cylindriques, leur analogie de forme avec les cellules de la surface de la muqueuse ou du goulot des glandes est frappante : les seules différences, l'aspect plus grenu des cellules cancéreuses, leur noyau plus gros quelquefois segmenté et plus fortement coloré, paraissent tenir à leur vitalité exubérante : d'autre part, l'épithélioma cylindrique présente assez souvent une disposition en boyaux allongés et parallèles rappelant la structure normale de la muqueuse. Sur certaines préparations heureusement faites, il semble même que l'on puisse saisir sur le fait la transformation des cellules cylindriques normales et leur bourgeonnement de la surface vers la profondeur de la muqueuse.

L'analogie est moins frappante entre les cellules carcinomateuses et les cellules du fond des glandes ; pourtant elles se rapprochent assez des cellules bordantes, et parfois, lorsqu'on examine la muqueuse d'un estomac au voisinage d'un carcinome, il arrive que l'on rencontre dans la profondeur des glandes dilatées des amas de cellules à gros noyaux, quelquefois à noyaux multiples, qui sont en quelque sorte intermédiaires entre les cellules normales des glandes et les cellules carcinomateuses.

Comme nous l'avons dit plus haut, il n'y a pas de limite infranchissable entre l'épithélioma cylindrique et le carcinome : on rencontre souvent dans les épithéliomas cylindriques, sur la coupe ou dans les ganglions correspondants, de petits groupes de cellules véritablement carcinomateuses.

Quant à la cause qui donne aux cellules de la muqueuse gastrique cette vitalité exubérante, nous ne pouvons pas la soupçonner : nous connaissons quelques conditions prédisposantes; elles ont été commentées à l'étiologie. On comprendrait volontiers que les lésions de gastrite chronique puissent précéder le développement du cancer; mais le facteur étiologique véritable n'est pas encore connu.

Cette théorie de Thiersch et Waldeyer qui explique le développement du cancer par une prolifération de l'épithélium gastrique est aujourd'hui généralement admise. On ne peut plus citer que pour mémoire l'opinion de Virchow qui faisait du cancer une tumeur d'origine conjonctive.

SYMPTÔMES DU CANCER DE L'ESTOMAC

Le cancer de l'estomac est une affection qui évolue toujours lentement, en un ou deux ans ; elle débute d'une façon insidieuse, éveillant à peine tout d'abord l'attention du malade ou du médecin ; puis, peu à peu, les symptômes s'accentuent, se précisent, et, après un laps de temps variable, le tableau clinique est tellement net que le diagnostic devient évident. Par suite, suivant la période où l'on examine le malade, on peut observer les ensembles symptomatiques les plus divers.

Au début, on ne peut guère que soupçonner la nature de la maladie, même dans les cas les plus favorables. Le plus souvent, on se trouve en présence d'un individu âgé de 40 à 60 ans qui se plaint de troubles dyspeptiques assez vagues : après les repas, il a le ventre ballonné, il éprouve un malaise plus ou moins intense, plus ou moins persistant ; quelquefois même il se plaint de douleurs assez vives localisées à l'épigastre ou dans l'hypochondre gauche et irradiant dans les parties voisines. L'appétit est diminué, il a du dégoût pour les aliments ou seulement pour la viande, ce qui l'inquiète. En même temps il perd ses forces, il maigrit, et présente souvent un teint pâle qui attire l'attention. Mais c'est là tout ce que l'on peut observer ; la palpation permet de constater que l'épigastre est sensible à la pression, mais il est impossible de sentir encore la moindre induration. Le diagnostic reste en général hésitant ; évidemment, on songe au cancer mais il est impossible d'en affirmer l'existence, car une lésion bénigne de l'estomac pourrait se traduire par les mêmes symptômes. Et pourtant, c'est à cette époque qu'il importerait de reconnaître l'existence du cancer. Si jamais, en effet, la chirurgie est capable d'assurer la cure radicale d'une lésion cancéreuse, c'est au début, alors qu'elle est limitée, qu'elle n'a point contracté d'adhérence avec les organes voisins et que les ganglions lymphatiques n'ont pas encore été secondairement infectés. Quelques observations rares encore montrent que ce n'est pas là une simple vue de l'esprit ; malheureusement le diagnostic à cette période ne pourrait se faire souvent que par une laparotomie exploratrice et les médecins reculent volontiers devant la responsabilité d'une intervention que rien encore ne paraît justifier, ni pour le malade, ni pour son entourage.

Donc on temporise, on institue un traitement purement médical ; et alors peu à peu apparaissent les signes qui révèlent sûrement l'existence d'un néoplasme, mais en même temps la cachexie apparaît ou s'aggrave.

Le malade perd de son poids, sa peau se décolore et prend une couleur jaune paille ou terreuse : les membres inférieurs présentent de l'œdème et parfois à la période tout à fait terminale apparaît une phlegmatia alba dolens.

Les troubles dyspeptiques se sont aussi aggravés : les douleurs sont plus intenses ; le malade vomit ; il présente des vomissements pituiteux, et des vomissements alimentaires : souvent ces derniers sont teintés en noir par de petites hémorragies.

La palpation permet de percevoir, au creux de l'estomac, une tumeur plus ou moins volumineuse, plus ou moins superficielle, lobulée ou non, aplatie ou arrondie, plus ou moins facile à découvrir et à délimiter. L'estomac est assez souvent dilaté et la grande courbure descend notablement au-dessous de l'ombilic. L'examen du contenu gastrique montre des aliments ingérés depuis plusieurs jours, nageant dans un liquide brunâtre. L'examen chimique, après repas d'épreuve, révèle une quantité considérable d'acide lactique produit aux dépens des substances alimentaires stagnantes et en voie de fermentation, et, en général, l'absence totale d'HCl libre et la diminution très notable de l'HCl en combinaison organique.

Tous ces symptômes ne présentent aucune rémission et la mort arrive au milieu de la cachexie la plus profonde.

Telle est d'une façon habituelle la marche du cancer de l'estomac ; nous allons maintenant examiner avec détail chacun des éléments de ce tableau clinique.

Début de l'affection. — Comme le faisait remarquer Lasègue, il peut s'agir de malades qui, dans tout le cours de leur existence, n'ont présenté aucun symptôme gastrique : les troubles qu'ils accusent et pour lesquels ils viennent consulter, sont les premiers phénomènes morbides qu'ils présentent sur l'appareil digestif. Ce fait a une réelle importance diagnostique ; il faut se défier des dyspepsies qui débutent chez les personnes âgées.

Il faut ajouter d'ailleurs, qu'assez souvent les cancéreux de l'estomac ont un passé gastrique ; ils ont déjà depuis longtemps des douleurs, des vomissements, que l'on peut rapporter à une gastrite ancienne. Quelquefois aussi on retrouve dans leurs antécédents l'existence d'un ulcère de l'estomac. L'ulcère peut être complètement guéri depuis longtemps, le malade en parle comme d'une maladie lointaine, mais un cancer s'est développé sur la cicatrice de l'ulcère ; dans d'autres cas, c'est au cours d'un ulcère chronique en évolution qu'apparaissent les symptômes du cancer.

Nous dirons plus loin combien, à son début, se montre souvent trompeur le cancer des individus jeunes.

Anorexie. — C'est un des éléments les plus importants de la dyspepsie des cancéreux et un des symptômes qui inquiètent le plus les malades : le dégoût peut être absolu et porter sur tous les aliments ; mais assez souvent on observe une sorte d'anorexie élective, le malade n'a de la répugnance que pour certains plats. Très souvent, le dégoût pour la viande est des plus marqué : c'est un signe qui a une réelle importance, bien qu'on ne puisse pas le considérer comme pathognomonique ; on le retrouve en effet dans la tuberculose, le saturnisme, l'alcoolisme, le mal de Bright, etc. Il paraît être en rapport, dans une certaine mesure tout au moins, avec la suppression de l'HCl du suc gastrique. Un caractère important de cette anorexie, c'est l'inutilité de tous les médicaments habituels. Il existe pourtant des cas de cancer où l'appétit est parfaitement conservé : ces faits seraient même assez fréquents dans le cancer des jeunes sujets : en effet, Marc Mathieu dans un étude sur le cancer précoce a rencontré des cas semblables. Huchard et Peter, et plus récemment Arnozan ont rapporté des faits où, avec une tumeur déjà très appréciable et une cachexie très avancée, l'appétit a persisté jusqu'à la fin de la vie. D'après Riegel, on observerait la conservation de l'appétit dans les cancers qui se sont développés sur un ulcère ou sur une cicatrice d'ulcère. Or, nous le savons, c'est dans ces cas que le suc gastrique contient de l'HCl libre : cela tend à confirmer ce que nous disions plus haut des rapports de l'hypochlorhydrie et de l'anorexie.

On a aussi noté dans le cancer de l'estomac la *faim exagérée*, très rarement d'ailleurs ; Hanot a rapporté une observation où la première manifestation d'un cancer au début fut une faim intense pendant deux mois. Dans le travail de Marc Mathieu, on trouve aussi l'histoire d'un malade jeune, atteint de cancer de l'estomac, qui était tourmenté d'une faim insatiable à tel point qu'on avait pensé au ver solitaire.

D'après Riegel, les grands fumeurs présentent souvent au début de l'affection un dégoût prononcé pour le tabac, phénomène qu'il rapproche de l'anorexie.

Douleur. — La douleur est un symptôme à peu près constant dans le cancer de l'estomac ; Brinton l'a notée dans 92 p. 100 des cas. Mais, malgré cette fréquence extrême, elle ne tient qu'une place relativement effacée dans l'ensemble des symptômes ; il est rare en effet qu'elle se présente sous la forme de grands accès intenses, comme dans l'ulcère de l'estomac.

Suivant les cas, la douleur se traduit de façons très diverses : quelquefois le malade se plaint seulement d'une sensation de poids et de malaise apparaissant après le repas et durant plus ou moins longtemps ; il s'agit somme toute de simples phénomènes dyspeptiques et il n'y a rien là de spécial au cancer.

Le néoplasme provoque par lui-même, une douleur sourde, rongeante, lancinante souvent et que le malade localise non pas au creux épigastrique comme les dyspeptiques, mais au niveau même de la tumeur. La pression en ce point est pénible et exagère le phénomène douloureux. Lorsque la palpation permet de sentir la tumeur, on peut sans interroger le malade, lui indiquer le point où il souffre le plus.

Cette exploration n'est jamais très douloureuse, et lorsque l'hypéresthésie à la pression est très développée, on doit penser à quelque complication et surtout à une péritonite localisée.

La douleur est en général continue ; elle s'apaise dans l'intervalle des repas, mais il est rare qu'elle disparaisse complètement. Après l'ingestion des aliments, elle n'augmente que d'une façon progressive et n'atteint pas d'emblée une acuité extrême comme dans l'ulcère. Le contact permanent des aliments et du suc gastrique, lorsqu'il existe de la stase, joue certainement un rôle dans la persistance et dans l'intensité des phénomènes douloureux : après la gastro-entérostomie, la douleur peut s'atténuer et disparaître complètement.

Il s'ajoute souvent à ces causes locales de la douleur un élément névropathique indéniable dans le cancer comme du reste dans toutes les gastropaties ; c'est ce qui explique l'action merveilleuse dans certains cas de la suggestion ; on a vu, et j'en ai cité un cas, des cancers extrêmement douloureux devenir absolument indolents après une simple laparotomie exploratrice.

La douleur peut irradier plus ou moins loin, vers l'hypochondre, le sternum, l'épaule, le thorax. On a même voulu établir une relation entre le siège de la tumeur et le retentissement de la douleur à distance. Ainsi, avec un cancer de la petite courbure, on observerait une douleur dans la région interscapulaire, dans l'hypochondre droit avec le cancer du pylore, dans l'hypochondre gauche avec le cancer de la grande courbure. Les tumeurs de la face postérieure se traduiraient par une douleur siégeant entre la région dorsale moyenne et la partie inférieure de la région lombaire.

Le cancer du cardia peut se révéler par des douleurs à la déglutition ; le malade sent un temps d'arrêt lorsque le bol alimentaire franchit le point rétréci. Le cancer du pylore, qui provoque la stase, se traduit par les douleurs les plus violentes et les plus persistantes ; quelquefois le malade se plaint de sentir des crampes douloureuses dans la région gastrique qui coïncident avec des mouvements péristaltiques visibles. Le cancer des faces de l'estomac et du grand cul-de-sac est bien plus souvent indolent : c'est presque toujours à ce niveau que siègent les cancers latents.

Somme toute, la douleur dans le cancer de l'estomac ne se présente que rarement comme un symptôme prépondérant ; elle peut, par certains de ses caractères, fortifier un diagnostic déjà posé ; elle ne suffit jamais à caractériser l'existence du cancer.

Vomissements. — Les vomissements du cancer de l'estomac peuvent revêtir différents aspects. Lorsque le cancer siège au cardia, les aliments peuvent s'accumuler dans la partie inférieure de l'œsophage et être rejetés brusquement, peu de temps ou même aussitôt après leur ingestion. Il s'agit plutôt d'une régurgitation que d'un vrai vomissement. Les aliments ainsi rejetés ne sont pas modifiés par la digestion, ils sont simplement ramollis et mélangés à du mucus.

Les vomissements sont tardifs lorsque le cancer siège au niveau de la région pylorique ; alors les aliments s'accumulent dans l'estomac, et sont vomis plus ou moins longtemps après le repas. Lorsque la stase dure depuis quelques semaines ou quelques mois, l'estomac se dilate et les aliments peuvent y séjourner pendant plusieurs jours ; les vomissements se produisent alors plus rarement, tous les deux ou trois jours, et la quantité de substances évacuée est très considérable ; elle peut atteindre 2 ou 3 litres. L'aspect des matières vomies varie suivant la nourriture prise par le sujet; mais, d'une façon générale, on peut dire qu'elle se compose surtout d'aliments mal digérés, parfaitement reconnaissables; les débris de viande en particulier sont très nombreux, ce qui tient certainement au peu d'activité du suc gastrique. Le mucus est toujours très abondant. Enfin, ces vomissements ont en général une odeur nauséabonde. Dans des cas très rares, on peut trouver dans les vomissements des végétations provenant d'un cancer végétant : dans un cas personnel, deux végétations avaient ainsi été rejetées, la plus longue, mesurait 6 centimètres de long sur 1 centimètre à 1 centimètre et demi de diamètre. Ces deux végétations sont représentées avec leurs dimensions exactes dans la figure ci-contre.

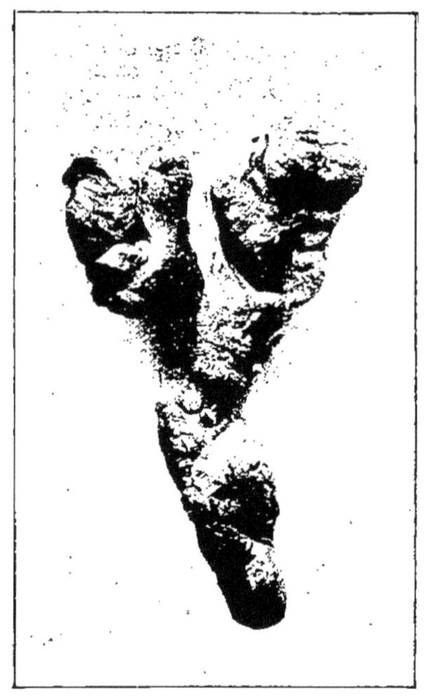

Fig. 39. — Végétations cancéreuses rejetées par le vomissement.

Les vomissements manquent souvent lorsque le cancer ne siège pas aux orifices de l'estomac : ainsi, ils peuvent faire presque complètement défaut, dans le cancer de la grande, de la petite courbure, et des faces antérieure et postérieure de l'estomac. C'est dans ces cas également, nous l'avons vu, que la douleur est le moins marquée; l'absence de ces deux symptômes contribue à rendre le diagnostic extrêmement difficile.

En dehors des vomissements alimentaires, on constate souvent dans le cancer des sortes de pituites qui surviennent le matin à jeun ou dans le courant de la journée; ces pituites diffèrent des accidents analogues que l'on observe dans la gastrite alcoolique, par la facilité avec laquelle elles se produisent. Ces « eaux du cancer » m'ont paru le plus souvent n'être que des vomissements pituiteux œsophagiens, c'est-à-dire des vomissements de salive et de sécrétion des glandes œsophagiennes accumulées en amont du cardia; ce n'est pas d'ailleurs un symptôme spécial au cancer de l'estomac, car on peut le rencontrer, comme nous l'avons dit, dans les états dyspeptiques, les plus variés.

Hématémèse. — Les vomissements alimentaires du cancer sont souvent colorés en brun, par de petites hémorragies : le sang provient de la rupture des vaisseaux superficiels de la tumeur, aussi l'écoulement s'arrête de lui-même très vite, et la quantité de sang ainsi épanchée dans la cavité gastrique est le plus souvent minime. Ce n'est que dans des observations assez rares que l'on a noté des hémorragies abondantes dues à l'ulcération d'un gros vaisseau ; alors l'hématémèse est tout à fait semblable à celle que l'on voit au cours de l'ulcère ; la mort peut même résulter de la quantité de sang perdu (Hanot, Habersohn).

D'après Brinton, la fréquence des gastrorrhagies dans le cancer de l'estomac, serait de 42 p. 100 ; mais il est probable que ce chiffre est au-dessous de la réalité. Très souvent il doit se produire des hémorragies sans qu'on le soupçonne ; elles échappent à l'examen, parce qu'elles sont trop peu abondantes pour provoquer un vomissement et pour se traduire par du melæna. On ne peut les reconnaître que si un lavage, fait au moment voulu, ramène des matières colorées en noir ou en brun foncé.

Troubles intestinaux. — La constipation est très fréquente chez les cancéreux de l'estomac : la diarrhée n'apparaît guère que dans les derniers mois de la maladie ; d'après Tripier, cette diarrhée terminale, qui s'observe dans la moitié des cas, dépend surtout de l'abondance de la nourriture ; lorsque les malades absorbent une quantité suffisante d'aliments, ceux-ci fermentent dans l'estomac, irritent l'intestin, et amènent des débâcles diarrhéiques ; si le malade mange peu ou s'il vomit beaucoup, on observe au contraire une constipation opiniâtre.

On peut voir également survenir la diarrhée lientérique lorsqu'il s'établit une communication anormale, entre l'estomac et le côlon transverse.

Enfin, dans certains cas, d'après Ebstein, on pourrait voir des troubles intestinaux consécutifs à l'incontinence du pylore : l'ulcération néoplasique détruit la valvule pylorique ; les gaz qui prennent naissance dans les aliments stagnant dans l'estomac s'échappent par le pylore grand ouvert, vont distendre l'intestin et amènent un météorisme considérable et persistant.

EXAMEN EXTÉRIEUR

État général. — L'altération rapide et progressive de l'état général est un des symptômes qui inquiètent le plus les malades, et souvent le premier qui les pousse à consulter un médecin ; pendant la première période de l'affection, lorsque le cancer ne se traduit que par quelques troubles gastriques bénins, ils ne s'alarment guère ; mais il n'en est plus de même lorsqu'ils voient survenir un amaigrissement rapide et une perte des forces plus ou moins absolue.

Comme nous venons de l'indiquer, ces troubles, dans l'état général, peuvent faire défaut pendant un laps de temps plus ou moins considérable; mais lorsqu'ils apparaissent, ils marchent en général avec rapidité; le sujet maigrit, perd ses forces et s'anémie.

L'amaigrissement tient en grande partie, mais non exclusivement, à l'anorexie du sujet et au défaut d'alimentation. Lorsque les vomissements se produisent fréquemment, et qu'il existe une forte dilatation de l'estomac, l'eau peut elle-même faire défaut à l'organisme, et le sujet se deshydrate et se dessèche en quelque sorte ; c'est dans des cas de ce genre que l'on peut, à l'aide de lavements alimentaires, élever rapidement le poids du corps de 4 ou 5 kilos, en lui rendant l'eau qui lui manque.

L'amaigrissement est parfois extrêmement rapide, et progresse d'un jour à l'autre d'une façon continue. Müller cite l'observation d'un malade qui maigrissait de 500 à 600 grammes par jour.

Dans ces cas, elle paraît beaucoup trop intense pour que l'alimentation insuffisante du sujet arrive à l'expliquer; il doit exister une autre cause qui accélère la dénutrition de l'organisme ; c'est ce que tendent à prouver les expériences de Müller. Il a constaté sur des sujets atteints de néoplasme gastrique que la totalité de l'azote excrétée était supérieure à la somme de l'azote des ingesta. En somme, les albuminoïdes de l'organisme se détruisent et leurs déchets azotés vont s'ajouter aux déchets des substances alimentaires ingérées : ce trouble profond de la nutrition peut tenir à une intoxication du sujet par les substances qui se produisent dans l'intérieur même du carcinome et qui sont entraînées par le sang.

C'est également à une auto-intoxication qu'il faut rapporter la lassitude extrême dont se plaignent souvent ces malades, avant même que les masses musculaires aient subi une diminution suffisante pour l'expliquer.

En même temps que se développent ces troubles considérables, la peau prend une teinte assez spéciale; souvent on observe la teinte jaune paille, surtout lorsque le cancer détermine des hémorragies fréquentes. Quelquefois c'est seulement une pâleur extrême ou encore un teint terreux.

Symptômes locaux. — Mais tout cela ne révèle qu'une cachexie avec anémie plus ou moins intense, et c'est l'examen minutieux du malade et surtout de son appareil digestif qui peut seul révéler la cause cachée de tous ces troubles.

D'après Riegel, la *langue* est presque toujours épaisse, chargée, couverte d'un dépôt blanc épais ; le goût est altéré et les malades se plaignent d'une sensation d'amertume ou d'un goût fade, persistant.

Cet état semble coïncider avec les auto-intoxications intestinales si fréquentes dans le cancer, l'estomac évacuant dans le duodénum un bol alimentaire en voie de fermentation avancée. Mais en réalité on observe très souvent une langue nette, sans apparence spéciale.

L'*inspection de l'abdomen* ne donne en général que peu d'indications ; il est rare que la tumeur se dessine à travers la paroi amincie ; quelquefois pourtant, surtout lorsque le cancer a évolué d'une façon rapide, on peut voir les ondes péristaltiques soulever la paroi dans la région de l'hypochondre gauche ; elles sont dues à la contraction violente de l'estomac, luttant contre un obstacle pylorique.

La *percussion* ne permet pas non plus de recueillir des renseignements très importants. Même lorsque la tumeur est facile à palper, elle ne donne à la percussion qu'un son tympanique légèrement assourdi, difficile à reconnaître et à interpréter. Avec une percussion très superficielle on peut parfois distinguer une légère matité.

La palpation est beaucoup plus importante ; le sujet est placé dans le décubitus dorsal et dans le relâchement le plus complet de la sangle abdominale.

On palpe l'abdomen suivant les règles générales que nous avons indiquées déjà ; pour bien sentir la moindre inégalité au niveau de l'épigastre, le médecin s'assied sur le bord du lit du malade du côté droit, près de son épaule : alors avec l'extrémité des doigts des deux mains, il palpe en remontant depuis la fosse iliaque gauche jusqu'à l'épigastre ; on arrive ainsi, avec un peu d'habitude, à percevoir le moindre ressaut, la moindre variation de consistance dans la profondeur. Mais il faut aussi user des autres procédés de palpation qui, dans certains cas, donnent des renseignements plus nets ; par exemple on peut *palper d'avant en arrière* directement sur la région gastrique. On ne négligera pas non plus de palper avec l'extrémité des doigts.

« Le siège de la tumeur dans l'abdomen, dit Brinton, varie beaucoup plus qu'on ne pourrait le croire d'après ses rapports anatomiques. On ne la rencontre, bien entendu, qu'aux régions épigastrique, ombilicale et aux hypochondres. Elle y forme une projection plus ou moins unie : tantôt c'est une masse considérable, dure, irrégulière, présentant des nodosités qui proéminent de façon à ne pouvoir échapper à l'œil du médecin, tantôt elle est d'un petit volume, non saillante, élastique ou molle et très difficile à constater. Les tumeurs de la grande courbure tendent à se porter vers l'ombilic, le cancer qui occupe tout l'organe fait saillie à l'épigastre, tandis que c'est à la partie supérieure de cette région que l'on rencontre le cancer, qui occupe la petite courbure.

Dans le cancer du pylore qui est encore plus fréquent, le siège de la tumeur est plus variable. Le plus souvent, c'est vers la ligne médiane que l'on trouve la tumeur, sinon on la rencontre plutôt dans l'hypochondre droit que dans l'hypochondre gauche, ce qui s'explique non seulement par la situation normale du pylore, mais aussi par les adhérences qui s'établissent fréquemment entre la portion malade de l'estomac et le foie ».

Chez les femmes, les tumeurs de la région pylorique se rencontrent un peu plus bas, au niveau de l'ombilic ; cela tient à la situation de l'estomac qui a presque toujours pris une position verticale sous l'influence de la constriction exercée par le corset.

Riegel recommande beaucoup de faire cette palpation en distendant plus ou moins l'estomac par de l'acide carbonique. On peut ainsi apprécier facilement la mobilité de la tumeur. Si à mesure que l'estomac se dilate, la tumeur s'éloigne du rebord des fausses côtes, c'est qu'elle n'est pas adhérente au foie, qu'elle est relativement mobile et cette notion a une importance considérable au point de vue chirurgical.

Toutes les tumeurs de l'estomac sont plus ou moins abaissées et relevées par les mouvements respiratoires du diaphragme sans que l'on puisse tirer une conclusion quelconque de l'intensité plus ou moins grande de ces mouvements.

Enfin il importe de se rappeler que la tumeur est toujours bien plus considérable que ne semble l'indiquer la palpation. C'est un fait qu'il est facile de vérifier à l'autopsie ou au cours des interventions chirurgicales.

La palpation ne doit pas se borner à l'estomac. on doit également relever tous les signes qui peuvent indiquer une généralisation de la tumeur. Ainsi il faut palper, toujours par le même procédé, le bord inférieur du foie : on sentira souvent les sinuosités dessinées par les noyaux épithéliomateux secondaires. L'augmentation de la matité du foie dans le sens vertical viendra alors confirmer le diagnostic de généralisation cancéreuse à cet organe.

On peut également sentir quelquefois la masse étendue que forme le grand épiploon envahi par le cancer ou encore les nodosités dures et arrondies qui correspondent aux ganglions lymphatiques envahis.

Enfin il convient aussi de palper un certain nombre de régions du corps où l'on peut trouver des ganglions en dégénérescence cancéreuse. L'*adénopathie* sus-claviculaire doit être surtout recherchée d'une façon systématique. Cette propagation du cancer, signalée par Virchow, par Henoch et Friedreich, a surtout été étudiée par Troisier. Bien qu'on la rencontre dans toute espèce de carcinome abdominal, elle est surtout fréquente dans le cancer de l'estomac : lorsqu'elle existe, on voit parfois dans le triangle sus-claviculaire gauche une tuméfaction plurilobée formée par un groupe de ganglions indurés qui soulèvent la paroi : ils sont durs, arrondis, distincts les uns des autres, indolents. Mais l'adénopathie est souvent unique, et, d'après Troisier, le ganglion caractéristique doit se chercher entre les deux chefs du sterno-mastoïdien, ou en arrière du chef claviculaire de ce muscle. Ainsi que l'a fait remarquer Nattan-Larrier, on ne le saisit parfois qu'en plongeant les doigts en arrière de l'extrémité interne de la clavicule et en faisant tousser le malade. Soupault et Labbé pensent que ce signe est loin d'être pathognomonique du cancer de l'estomac. On peut voir les adénopathies susclaviculaires gauches de nature tuberculeuses ou syphilitiques chez des individus cachectiques et cette concïdence a souvent induit en erreur les meilleurs cliniciens.

D'autre part, même dans le cancer abdominal, l'adénopathie que l'on observe n'est pas toujours due à une généralisation cancéreuse; sur les 3 cas qu'ils ont observés, 2 fois la lésion ganglionnaire était tuberculeuse et non pas néoplasique.

Enfin il faut se souvenir que l'on a observé parfois au cours du cancer de l'estomac des adénopathies secondaires dans l'aine ou dans l'aisselle, et l'on doit explorer ces deux régions.

Lorsque le cancer siège au cardia, il est bien évident que la palpation de l'abdomen ne peut pas permettre de la sentir. Alors il faudra avoir recours à d'autres procédés d'exploration : une sonde introduite par la bouche sera arrêtée à 25 ou 30 centimètres des arcades dentaires. Quelquefois l'arrêt est brusque et la sonde ne peut plus avancer; d'autrefois avant d'être arrêté, elle pénètre dans un chenal étroit dans lequel on sent que son extrémité est serrée. Il faut d'ailleurs procéder toujours avec une grande prudence à cette exploration. Ynurigaro, de Buenos-Aires, a fait construire pour cet usage des sondes molles en caoutchouc rouge, se terminant par un cône plein que nous avons adoptées. On peut, pour les introduire, se servir d'un mandrin, et comme l'extrémité est constituée par un cône de caoutchouc rouge, plein, très flexible, on ne risque guère de faire fausse route. Quelfois, alors que les aliments passent encore, la sonde est arrêtée au-dessus du cardia, sans pouvoir pénétrer plus avant; ce symptôme, en apparence paradoxal, tient à ce que souvent le cancer du cardia ne laisse à l'extrémité de l'œsophage qu'un chenal sinueux par lequel les aliments peuvent cheminer plus ou moins bien, mais où une sonde verticale ne peut pas s'engager.

Modifications du suc gastrique. — L'étude du suc gastrique dans le cancer de l'estomac a donné lieu à un nombre très considérable de travaux. Déjà en 1842, Bird, communiqua une série de recherches sur les rapports de l'HCl aux acides organiques dans un cas de cancer du pylore : il avait trouvé que l'HCl libre persiste dans les vomissements pendant le stade irritatif de la maladie, puis diminue peu à peu à mesure que le malade s'affaiblit, tandis que les acides organiques augmentent.

Mais cette observation resta perdue dans la science jusqu'aux travaux de van der Velden en 1889. C'est en réalité ce dernier auteur qui établit que, dans le cancer de l'estomac, l'acide chlorhydrique libre, décelable par des réactifs colorants, fait le plus souvent complètement défaut. Debove, Dujardin-Baumetz, Ewald, reprirent ces recherches, confirmèrent le fait : aussi cette notion passa-t-elle dans la science et on crut même pendant un certain temps qu'on avait là un signe pathognomonique du cancer. Mais Thiersch en 1885, puis Kruckenberg en 1888, apportèrent une donnée nouvelle et importante, c'est que, dans un certain nombre de cas, l'HCl libre existe en proportion moyenne dans le suc gastrique des malades atteints de cancer de l'estomac, et peut même quelquefois atteindre des chiffres bien au-dessus de la moyenne. Actuellement toutes ces questions sont définitivement tranchées : comme l'a montré l'examen du suc gastrique par le procédé de Winter, l'HCl libre fait presque toujours défaut dans le cancer de l'estomac ; l'HCl combiné lui-même est en petite quantité, et quelquefois on note une disparition totale de l'acide chlorhydrique libre et combiné. Cette modification du chimisme, tient, comme l'ont démontré nos recherches et celles de Rosenheim, à la gastrite atrophique qui accompagne le cancer de l'estomac : elle ne dépend nullement de la tumeur en elle-même, comme on l'avait pensé pendant un certain temps ; ce qui suffirait à le prouver c'est que cette hypochlorhydrie persiste après l'ablation chirurgicale du cancer.

Mais si cette modification du chimisme est très fréquente dans le cancer, elle n'est pourtant pas pathognomonique. On peut trouver le même état de la sécrétion gastrique dans une foule d'autres circonstances, dans les gastrites, dans les dyspepsies nerveuses, et même, tout au moins d'une façon passagère, sur des sujets en apparence parfaitement sains, ne présentant aucun trouble gastrique subjectif. C'est un signe qui ne prend de l'importance, au point de vue du diagnostic de cancer, que s'il est associé à d'autres symptômes.

D'autre part, dans un nombre assez considérable de cas, on peut trouver de l'*hyperchlorhydrie* ou un chimisme normal au cours du cancer de l'estomac : le fait se présente dans environ 6 à 8 p. 100 des cas. Rosenheim a le premier bien établi que, dans ces cas, on avait affaire à un cancer développé sur un ulcère. Cette hyperchlorhydrie tient à la persistance de la multiplication des cellules de sécrétion chlorhydropeptique qui est, on le sait, de règle dans l'ulcère simple.

Quant à la *pepsine* et à la *présure*, elles suivent d'une façon générale les variations de l'HCl. Mais alors même que l'HCl libre ou combiné n'existe pas dans le liquide du repas d'épreuve, on trouve toujours des quantités assez notable de pepsine. La pepsine et surtout la présure ne disparaissent que dans les cas d'atrophie avancée de la muqueuse gastrique (Boas).

Les *acides organiques* par contre existent en général en quantité considérable. Boas a même voulu attribuer à la présence de l'acide lactique dans l'estomac, une importance prépondérante pour le diagnostic D'après lui l'existence habituelle de cet acide dans l'estomac dépend de la nature des ingesta, s'il existe dans le liquide du repas d'Ewald, c'est que le malade a ingéré une certaine quantité de pain, qui donne par lui-même la réaction de l'acide lactique. Il conseille donc de donner au malade une soupe faite avec de la farine d'avoine, sans lait et sans beurre : dans ces conditions, une réaction d'Uffelmann positive suffirait à établir le diagnostice du cancer. D'ailleurs, même avec le repas d'Ewald ordinaire, une réaction marquée de l'acide lactique ne se rencontre guère que dans le cancer de l'estomac.

Il est certain, et le fait était connu depuis longtemps, que dans le cancer de l'estomac, la quantité d'acide lactique que l'on trouve dans le liquide du repas d'épreuve, est relativement très considérable; mais Boas paraît avoir tiré de ce fait des conclusions trop absolues. En effet, il existe des cas de carcinome gastrique où l'on ne trouve pas d'acide lactique, et cet acide peut exister en quantité considérable dans d'autres affections. S'il est plus fréquent dans le cancer que partout ailleurs, c'est que, dans cette maladie, les conditions nécessaires au développement des fermentations gastriques sont plus souvent réalisées : il se produit en effet presque toujours de la stase par suite de la sténose du pylore; d'autre part, l'absence d'HCl libre est un des éléments les plus favorables à la fermentation lactique.

D'après Hammerschlag, il faut attribuer aussi une certaine importance à la disparition de la pepsine; il a fait remarquer que, dans un certain nombre de cas, malgré une diminution considérable de l'HCl libre, malgré des phénomènes de stase très accentués, la fermentation lactique pouvait ne pas se développer : or, dans ces cas, on trouve une digestion de l'albumine aussi active qu'à l'état normal. Cette conclusion s'accorde parfaitement avec les recherches de Minkowski, qui tendent à établir le rôle antifermentescible de la pepsine.

Quant aux agents de la fermentation lactique dans l'estomac des cancéreux, ils doivent être assez nombreux; elle paraît dépendre en partie du développement d'un long bacille filiforme, signalé par

Schlesinger et Kauffmann; et il certain que ce parasite existe en grande quantité lorsque la fermentation lactique est très développée.

L'*exploration par la sonde* peut aussi donner des renseignements sur la motilité; assez souvent, en effet, dans le cancer de l'estomac, même lorsque le cancer ne siège pas au pylore, l'évacuation est retardée : on peut même observer la présence de résidus alimentaires le matin à jeun. Mais ces troubles moteurs, ne se produisent pas toujours dès le début; sur 59 cas de cancer, Schüle n'a trouvé que 7 fois, soit 13 fois p. 100 un ralentissement des fonctions motrices; c'est en effet là un signe beaucoup moins précoce que la modification du chimisme : d'une façon générale, pendant la première période du cancer, on peut observer une sécrétion d'HCl libre très diminuée, alors que les fonctions motrices sont encore intactes.

D'ailleurs, l'aspect du liquide extrait de l'estomac, après un repas d'épreuve, et surtout après un déjeuner abondant comme le donne Riegel, indique au premier coup d'œil la diminution qualitative de la sécrétion : les résidus alimentaires sont encore en gros fragments, la viande en particulier est peu attaquée.

D'après Strauss, les résidus alimentaires mis à l'étuve fermenteraient avec une activité extraordinaire; et cela alors même qu'il n'y a aucun trouble moteur de l'estomac; il pense que cette fermentation abondante sans stase, le matin à jeun, serait spéciale au cancer de l'estomac. Avant même d'intéresser la couche musculaire, les végétations néoplasiques de la muqueuse en elles-mêmes, seraient très favorables au développement des fermentations : elles serviraient de réceptacles où pourraient s'accumuler les bactéries de l'estomac.

Au milieu des aliments, alors même qu'il n'y a pas d'hématémèse proprement dite, on trouve parfois de *petits caillots sanguins* provenant des hémorragies microscopiques si fréquentes à la surface ulcérée du cancer. Reinebotz a étudié avec soin, sur des coupes, ces petites masses de sang coagulé dans huit cas de cancer; deux fois il a pu reconnaître au milieu du sang, de petits fragments du tissu néoplasique entraînés par l'hémorragie; cet examen peut donc servir au diagnostic.

Enfin, l'*absorption gastrique* étudiée avec l'iodure de potassium, paraît être ralentie dans la majorité des cas. Mais cette donnée n'a aucune importance. Il faut se rallier à l'opinion de von Mering; il n'y a rien à tirer pour le diagnostic de l'étude de l'absorption des sels ou de l'iodure de potassium.

Somme toute, l'exploration de l'estomac avec la sonde n'a révélé aucun signe pathognomonique du cancer; comme nous l'avons vu pour les autres méthodes d'examen, on n'obtient ici non plus que des présomptions en faveur du cancer et jamais une certitude vraie; la présence d'une tumeur sentie à la palpation ne permet pas d'être absolument affirmatif. Pourtant l'exploration méthodique du contenu gastrique peut avoir une importance considérable; elle a, en particulier, une valeur prépondérante lorsqu'il s'agit d'une personne âgée et que la maladie ne remonte qu'à peu de temps.

Si alors, l'examen répété à plusieurs reprises montre l'absence constante de l'HCl libre et la présence en quantité au-dessus de la normale d'acide lactique; si, en plus de cela, la digestion de l'albumine paraît ralentie, enfin si la motilité paraît aussi plus ou moins intéressée, on peut porter le diagnostic de carcinome gastrique à peu près sûrement. Mais, comme le fait remarquer Hammesrchlag, si on constate tous ces signes chez un malade où les troubles gastriques datent de plusieurs années on ne peut en tirer aucune conclusion.

Urines. — Par lui-même le cancer n'a aucune action sur la *quantité* des urines, mais lorsque l'absorption de l'eau devient insuffisante, soit à cause des vomissements très abondants, soit par suite de la stase gastrique, la quantité d'urine éliminée tombe notablement au-dessous de la normale; il n'est pas rare de constater une excrétion urinaire inférieure à 400 ou 500 grammes par jour.

On a voulu voir au contraire dans diverses modifications de la composition des urines, des symptômes propres au cancer de l'estomac. En 1883, Rommelære publia une étude sur l'urée dans le carcinome; d'après lui, la quantité quotidienne d'urée était toujours diminuée, et tombait au-dessous de 12 grammes par jour.

Mais cette affirmation ne tarda pas à être contestée. Deschamps, Robin, Rauzier, Kirmisson apportèrent des observations dans lesquelles l'urée excrétée dépassait de beaucoup 12 grammes par jour.

Rommelære en effet avait négligé un côté important de la question; il n'avait pas tenu compte de l'ingestion azotée, or, suivant l'alimentation du malade, on peut observer ou non de l'hypoazoturie. Lorsque l'alimentation est insuffisante et l'ingestion d'albuminoïdes très restreinte, l'excrétion d'urée diminue beaucoup; mais il n'y a rien là de spécial au cancer.

Bien plus, si l'on dose exactement les quantités d'azote ingéré et excrété soit avec les fèces soit avec les urines, on trouve dans le cancer une hyperazoturie relative (Müller).

Le malade excrète plus d'azote qu'il n'en ingère; en dehors de l'azote alimentaire, il élimine de l'azote dû à la destruction de ses propres albuminoïdes; cela n'a d'ailleurs rien d'étonnant si l'on songe à l'amaigrissement rapide de ces malades.

On peut dire la même chose de la diminution des chlorures dans le cancer, signe auquel Jaccoud a voulu attribuer une importance prépondérante : l'excrétion chlorurée suit exactement les variations de l'alimentation.

Le rapport de l'urée au chlorure de sodium ne donne pas non plus de renseignements précis ; pour la discussion de ce symptôme nous renvoyons au chapitre sur la séméiologie générale de l'urine dans les gastropathies.

On peut aussi dans le cancer de l'estomac, observer de l'albuminurie ; mais c'est un phénomène transitoire. La peptonurie a été signalée par Maixner. La présence d'*indican* dans les urines n'est pas constante quoi qu'en ait dit Sénator. Lorsqu'elle existe, elle paraît provenir des produits de la putréfaction des matières albuminoïdes qui, formées dans l'estomac, sont absorbées dans l'intestin grêle.

Lorsque le foie est intéressé secondairement, on voit apparaître l'urobiline dans l'urine.

État du sang. — L'état du sang dans le cancer de l'estomac a été bien étudié par Hayem.

Il n'y a pas de modification dans la coagulation, à moins toutefois qu'il n'existe une complication inflammatoire ; dans ce cas, on voit se dessiner un réticulum fibrineux.

Quand on dilue le sang avec le sérum de Hayem, pour faire la numération des éléments, il se forme assez souvent des plaques d'une matière plus ou moins granuleuse, emprisonnant les globules blancs ou rouges ; ces plaques ne sont pas spéciales au cancer de l'estomac, elles se retrouvent dans toutes les cachexies.

L'anémie si apparente des cancéreux se traduit au début par une simple diminution dans le nombre des globules rouges, pouvant atteindre un degré extrême, jusqu'à un million et au-dessous.

Lorsque le nombre des hématies est tombé au-dessous de 3 millions, on voit survenir des altérations globulaires qui vont en s'accentuant à mesure que l'anémie fait des progrès : on trouve, à côté des petits globules, des globules géants, parfois même des globules à noyau : certains globules très petits et très déformés, offrant l'aspect des bâtonnets noueux, pourraient faire croire à la présence de parasites dans le sang ; mais l'existence d'hémoglobine dans leur intérieur, ne laisse aucun doute sur la véritable signification de ces formes.

Les hématoblastes sont nombreux, contrairement à ce que l'on voit dans les anémies pernicieuses essentielles : l'hématopoïèse est donc peu atteinte, et s'il y a des modifications anémiques du sang chez les cancéreux, c'est que les hématies ne trouvent pas un milieu nutritif suffisant pour s'y développer normalement.

Le nombre des globules blancs peut aussi varier ; tantôt on observe un certain degré de leucocytose, le nombre des globules pouvant atteindre 17,600, tantôt cette modification fait défaut : lorsque l'augmentation existe, elle a une réelle importance pour le diagnostic. Les globules blancs sont eux-mêmes plus ou moins altérés, lorsque l'anémie est intense : ils deviennent translucides et se creusent parfois d'espaces vacuolaires (Alexandre).

Enfin, d'après Schever, la leucocytose digestive manquerait d'une façon à peu près constante dans le cancer de l'estomac ; toutefois il convient de faire des réserves à ce sujet, l'existence d'une leucocytose digestive à l'état normal, n'étant pas parfaitement établie.

COMPLICATIONS DU CANCER

Les complications du cancer, très nombreuses, peuvent se ranger en trois groupes, suivant qu'elles dépendent de la propagation du cancer à distance, d'une infection, d'une intoxication.

PROPAGATION DU CANCER A DISTANCE

Nous avons déjà signalé à propos de l'anatomie pathologique les principales localisations secondaires du cancer ; souvent ces greffes secondaires restent latentes, ne se traduisant par aucun symptôme appréciable, elles constituent de simples découvertes d'autopsie. Dans d'autres cas, au contraire, elles ajoutent au tableau clinique du cancer de l'estomac, un certain nombre de traits plus ou moins importants.

Le *cancer secondaire du foie* peut amener des modifications dans le volume et la forme de l'organe, comme nous l'avons déjà dit : il peut aussi provoquer des douleurs très vives et très intenses. Enfin, très souvent, dans un tiers des cas environ, les noyaux épithéliomateux peuvent atteindre les voies biliaires, gêner l'évacuation de la bile dans l'intestin et amener de l'ictère chronique avec décoloration des matières fécales.

La *péritonite cancéreuse*, très fréquemment observée aussi, se traduit en clinique de deux façons différentes : ou bien il se produit un épanchement considérable souvent hémorragique ; ou bien le péritoine ne réagit pas, et la péritonite reste sèche ; on sent alors, à travers les parois abdominales amaigries, des nodosités disséminées dans tout l'abdomen, et souvent une tumeur plus volumineuse, formée par l'épiploon induré au niveau de l'ombilic.

Lorsque le cancer envahit le thorax, c'est la *plèvre gauche* qui est en général la première intéressée ; il peut se développer un épanchement pleurétique souvent enkysté, et souvent hémorragique. Les noyaux cancéreux du poumon, peu volumineux, ne se traduisent en général par aucun symptôme ; si les lésions sont très considérables, on peut pourtant voir apparaître les signes du *cancer pleuro-pulmonaire*, surtout la douleur intense, avec dyspnée croissante que n'améliore pas l'évacuation de l'épanchement. Chez un de mes malades, l'envahissement des *ganglions du médiastin* avait provoqué des accès de dyspnée à forme asthmatique.

La *peau* peut aussi être envahie, il peut s'agir alors soit d'une carcinose généralisée sous-cutanée, mais c'est une complication excessivement rare ; plus souvent, d'après Wickham Legg, on trouve un noyau dur, adhérent à la peau, et développé au niveau de la cicatrice ombilicale.

COMPLICATIONS INFECTIEUSES

Des infections diverses s'observent souvent au cours du cancer de l'estomac : l'ulcération gastrique est une porte d'entrée largement ouverte par laquelle les microorganismes pathogènes peuvent pénétrer dans la profondeur et amener soit des suppurations au pourtour du cancer, soit une infection généralisée.

C'est ainsi que peuvent apparaître des *phlegmons périgastriques*, venant souvent s'ouvrir au niveau de l'ombilic : parfois même l'estomac communique lui aussi avec cette poche purulente et ainsi se forme une *fistule gastrique* par où s'écoulent du pus et des aliments.

Ces collections purulentes peuvent aussi se développer dans les adhérences épaisses qui environnent l'estomac et le gros intestin ; c'est le mode de formation habituel des *fistules gastro-coliques*, dont Bouveret a récemment fait une excellente étude ; l'existence d'une diarrhée lientérique, l'analogie complète des matières rejetées par l'anus et vomies par la bouche, le passage dans l'estomac des liquides et des gaz injectés par l'anus, l'amaigrissement rapide feront reconnaître l'existence de cette complication (Bouveret).

Parfois les microorganismes attaquent des organes plus éloignés : Dans un cas raconté par Jaccoud, il y avait une *pleurésie purulente du côté droit*. Enfin on a signalé des *arthrites suppurées*, des accidents de *septicémie générale*, etc. Parmi les accidents infectieux à distance, un des plus intéressants est la *phlegmatia alba dolens*, qui est une complication relativement fréquente du cancer de l'estomac : c'est un fait sur lequel Trousseau a tout spécialement attiré l'attention ; on sait qu'il mourut lui-même d'un cancer de l'estomac, et que c'est une phlegmatia alba dolens qui vint lui révéler la nature du mal dont il était atteint.

Toutes ces complications infectieuses s'accompagnent en général de *fièvre*, et toute élévation de température au cours du cancer de l'estomac, doit faire soupçonner un accident de ce genre. Pourtant il faut savoir que l'on a signalé dans un certain nombre de cas des élévations de température sans aucune complication de cet ordre, c'est-à-dire une sorte de *fièvre essentielle du cancer de l'estomac*.

C'est à des travaux récents de Hampeln, de Devic et Chatin, que nous devons la connaissance de ces faits, assez rares d'ailleurs puisqu'on n'en connaît que 4 ou 5 cas. Cette fièvre essentielle revêt le type intermittent ; elle se présente sous forme de grands accès fébriles, avec les trois stades de frisson, de chaleur et de sueur; comme dans la fièvre intermittente, la température peut atteindre 40° et au-dessus. Ces paroxysmes se produisent à des intervalles variables, tous les deux ou trois jours ; pendant une semaine ou quelques mois. La rate n'est pas augmentée de volume. Ces accidents se présentent dans toutes les variétés de cancer, et non pas seulement dans les cancers à marche rapide comme le pensait Brinton.

Dans un des cas, rapporté par Devic, l'ulcération cancéreuse avait atteint la rate ; mais il ne semble pas que la lésion de cet organe soit nécessaire au développement de ces accidents. Il est bien plus probable qu'il s'agit ici de la résorption de substances pyrétogènes produites par les microbes à la surface de l'ulcération gastrique.

COMPLICATIONS TOXIQUES

C'est dans ce dernier groupe qu'il convient de ranger, semble-t-il, le *coma* que l'on observe quelquefois au cours du cancer de l'estomac : cet accident est tout à fait semblable au coma diabétique. Le malade présente d'abord de la dyspnée, la respiration s'accélère, puis apparaît la somnolence et enfin le coma : le pouls est petit, très rapide ; la température s'abaisse, quelquefois le malade présente quelques phénomènes convulsifs. L'haleine a parfois l'odeur de l'acétone, comme dans le coma diabétique, et nous savons également que l'on peut rencontrer de l'acide β oxybutyrique dans l'urine des malades atteints de cancer de l'estomac.

C'est un accident grave, toujours mortel.

La *tétanie* a été aussi observée au cours du cancer de l'estomac ; Riegel, en particulier, en a rapporté deux cas : dans tous les deux, il s'agissait d'une vaste dilatation gastrique consécutive à un cancer du pylore.

On peut aussi ranger au nombre des accidents toxiques, les *polynévrites* que l'on a relevées au cours du cancer de l'estomac. C'est un accident assez fréquent; Klippel a pu en réunir 5 cas dont 3 avec autopsie, et Auché a constaté aussi des lésions des nerfs dans 10 cas de cancer où pendant la vie on avait noté quelques symptômes de névrite périphérique.

MARCHE ET PRONOSTIC

La marche du cancer de l'estomac est progressive et la maladie est mortelle à brève échéance.

On n'observe des rémissions de courte durée d'ailleurs que dans un nombre restreint de cas; quelquefois, avec une hygiène alimentaire convenable, on arrive à soulager les malades, à faire cesser les vomissements et même ou leur fait reprendre du poids. Lorsque les vomissements sont intenses, la simple absorption d'eau suffit à élever le poids des malades. Unverricht a rapporté l'observation d'un sujet atteint d'un cancer de l'estomac avec stase alimentaire et qui maigrissait rapidement; sans modifier le régime suivi, en faisant simplement absorber chaque jour deux litres de solution de chlorure de sodium par le gros intestin, il fit augmenter le malade de sept livres.

Dans d'autres cas plus rares, c'est une végétation cancéreuse obstruant le cardia ou le pylore qui s'élimine et rend de nouveau l'alimentation possible. Mais toujours ces rémissions sont de courte durée et la maladie reprend sa marche progressive. Les malades perdent de plus en plus leur force, la graisse hypodermique disparaît, les masses musculaires deviennent molles et s'atrophient, tandis que les symptômes gastriques s'accentuent : vomissements incoercibles, hématémèses fréquentes, anorexie absolue. Les malades succombent à la cachexie toujours croissante, à moins qu'une maladie intercurrente ne vienne les emporter.

Autant qu'on peut l'apprécier, le début est toujours incertain; la durée totale de la maladie est en moyenne d'un an ou deux, si l'on fait abstraction de certains cancers squirrheux qui doivent durer plus longtemps. Souvent l'évolution est plus courte, en particulier chez les jeunes sujets : chez eux le cancer revêt une marche aiguë et tue en deux ou trois mois. La marche est aussi plus rapide lorsque le cancer par son siège fait obstacle à la progression des aliments, qu'il ait atteint le cardia ou le pylore. Une ou deux fortes hématémèses suffisent aussi dans le carcinome, pour provoquer un état de cachexie dont le patient ne pourra plus se relever. Enfin les métastases précoces, surtout dans le foie, sont du plus mauvais pronostic et permettent de prévoir l'échéance fatale au bout de quelques mois tout au plus.

DIAGNOSTIC ET FORMES CLINIQUES

Comme nous l'avons vu, il n'existe pas d'autre signe pathognomonique du cancer de l'estomac que le rejet de fragments de la tumeur par la bouche. Le diagnostic ne peut être posé qu'en s'appuyant sur une série de signes ; lorsque le tableau clinique est au complet, rien n'est plus facile d'ailleurs que de reconnaître la nature de la maladie. L'âge du patient, la cachexie, l'ectasie de l'estomac, les vomissements marc de café, l'absence d'HCl libre, l'abondance de l'acide lactique, la présence dans la région pylorique d'une tumeur facile à percevoir, tous ces symptômes constituent un ensemble des plus nets et des moins difficiles à reconnaître ; mais il suffit souvent que certains de ces symptômes viennent à manquer, ou bien qu'au contraire un signe prenne une importance prédominante et masque tous les autres, pour que le diagnostic devienne hésitant. Ce sont ces causes d'erreur que nous allons passer en revue.

Lorsque le tableau clinique est *à peu près complet*, on ne peut guère confondre le cancer qu'avec l'ulcère de l'estomac, ou une gastrite chronique.

L'*ulcère de l'estomac* se distingue du cancer, en général par plusieurs caractères : il apparaît sur des sujets plus jeunes et surtout chez la femme. Il provoque des douleurs plus intenses, plus en rapport avec l'ingestion des aliments ; cette douleur est souvent localisée au point épigastrique et correspond dans le dos à un point situé au même niveau : c'est alors une douleur transfixive en broche.

Dans l'ulcère, les hématémèses sont plus abondantes, et, signe très important, le sujet répare rapidement cette perte de sang, ce qui n'existe pas dans le cancer. Enfin, sous l'influence d'un traitement approprié, l'ulcère s'améliore et guérit.

L'erreur est plus facile lorsqu'il s'agit d'un *ulcère chronique à bords calleux*. La palpation peut permettre en effet de sentir une induration plus ou moins nette de la paroi gastrique ; mais la longue durée de la maladie, l'existence d'acide chlorhydrique en excès, la stase avec hypersécrétion chlorhydrique sont des symptômes propres à l'ulcère. Toutefois, il convient de le rappeler, c'est surtout dans ces cas que l'on voit succéder le cancer à l'ulcère, et le diagnostic de cette complication grave, ne se fera guère que par la cachexie, la teinte spéciale des malades, l'envahissement du foie, les adénopathies. Mais, dans bien des cas, il est impossible de rien affirmer ; même au cours d'une laparatomie, le diagnostic est parfois impossible et il faut attendre qu'un examen microscopique ait montré, si oui ou non la muscularis mucosæ a été rompue par les boyaux des cellules épithéliales.

Dans un certain nombre de cas, les phénomènes dyspeptiques dont se plaint le malade paraissent d'ordre très banal ; rien dans son aspect extérieur, dans son âge ne fait penser au cancer et l'on est porté à croire qu'il s'agit d'une *dyspepsie banale ;* les troubles gastriques sont bénins en apparence, quelques douleurs au creux épigastrique, quelques vomissements alimentaires, une tendance à la constipation, phénomènes qui paraissent relever d'une *gastrite chronique* ou d'un *trouble névropathique de l'estomac.* Cette erreur se produit souvent chez les jeunes sujets, au début de la maladie, lorsque la cachexie ne s'est pas encore installée. Il est difficile aussi de l'éviter chez les femmes enceintes : les vomissements et tous les troubles gastriques sont mis volontiers sur le compte de la *grossesse* et ce n'est que la persistance de ces symptômes après l'accouchement qui peut déceler la nature du mal. Enfin, même chez des individus âgés, même lorsque l'amaigrissement est assez marqué, on peut croire à de simples troubles gastriques d'origine névropathique ; pour peu que le sujet vous induise en erreur en faisant remonter les premiers accidents à une forte secousse morale, à une période de surmenage physique, on rapporte tous les phénomènes à la neurasthénie : cette erreur est d'autant plus facile que les cancéreux de l'estomac amaigris, fatigués, sont souvent de véritables neurasthéniques.

Ce n'est qu'un examen méthodique qui permet d'éviter l'erreur, et encore, dans bien des cas, c'est un symptôme nouveau, hématémèse, apparition d'une tumeur à la région épigastrique, cachexie progressive malgré un traitement bien conduit, qui seul pourra ouvrir les yeux du médecin.

Dans un autre groupe de faits, il devient encore plus difficile de reconnaître la nature de la maladie : en même temps que la plupart des signes du cancer s'atténuent, un symptôme unique prend une importance prépondérante et vient modifier profondément l'aspect habituel de la maladie.

L'anémie du cancer peut être intense et précoce et les troubles digestifs, s'ils existent, semblent absolument secondaires à la lésion du sang : on est tenté de faire le diagnostic d'*anémie pernicieuse progressive.* On peut pourtant éviter cette erreur ; dans l'anémie pernicieuse, l'amaigrissement est peu marqué, le pannicule adipeux sous-cutané est souvent à peine diminué. Dans le cancer, il existe toujours un amaigrissement très net. Les souffles vasculaires, les hémorragies rétiniennes si habituelles dans l'anémie pernicieuse progressive n'existent pas dans le cancer de l'estomac. Enfin, comme l'a établi Hayem, l'abondance des hématoblastes dans le sang, jusqu'à la dernière période de la maladie, la rétractilité du caillot sont des signes qui n'existent que dans le cancer de l'estomac. La nature de l'anémie étant reconnue, s'il n'existe aucun trouble digestif, on explorera tous les organes accessibles où peut se développer le cancer; et si cet examen reste négatif il sera légitime de songer au cancer de l'estomac à cause de la grande fréquence de l'affection.

Le cancer de l'estomac peut aussi se traduire d'une façon tout à fait anormale par de l'*œdème des membres inférieurs* : cet œdème peut atteindre le ventre, déterminer de l'ascite et même se généraliser. Le patient, au premier coup d'œil, rappelle l'aspect d'un cardiaque et d'un brightique. C'est dans ce sens que s'orientent naturellement les premières recherches ; ce n'est qu'après avoir constaté l'absence d'albumine dans l'urine et l'intégrité de l'appareil cardio-vasculaire, que l'on peut se rappeler cette forme anormale du cancer de l'estomac. L'étude des commémoratifs prend alors une valeur très grande pour déterminer la nature de l'affection et la constatation de quelques troubles digestifs doit mettre l'esprit en éveil.

Nous ne ferons que rappeler les cas où les vomissements étaient si abondants et la constipation si opiniâtre que l'on crut à une *obstruction intestinale*. Landouzy et Quénu ont rapporté des faits de ce genre ; à l'autopsie on trouva un cancer du pylore.

Quelquefois la difficulté du diagnostic tient aux *métastases précoces* : la tumeur gastrique ne détermine encore aucun symptôme, alors que les tumeurs secondaires se traduisent par les signes les plus évidents.

Le *cancer secondaire du foie* peut atteindre par exemple un développement considérable, alors qu'il n'existe dans l'estomac qu'une infiltration néoplasique au début ; nous avons signalé ces faits plus haut, à propos de l'anatomie pathologique. En clinique, le diagnostic du siège de la tumeur primitive est alors très délicat ; l'augmentation de volume du foie, son irrégularité, les nodosités de la surface indiquent bien qu'il s'agit d'un cancer secondaire, mais s'il n'existe pas encore de troubles digestifs, on ne peut pas affirmer que l'estomac est en cause. Le fait n'a d'ailleurs dans ce cas qu'une importance toute théorique, et, en réalité, le patient est surtout malade du fait de sa lésion hépatique.

Dans d'autres cas, c'est le *péritoine* qui est atteint d'abord : si la péritonite cancéreuse reste sèche, rien n'est plus facile que de reconnaître la nature de l'affection : mais il n'en est pas de même s'il se développe une *ascite* considérable. L'accumulation de liquide dans le péritoine empêche de palper dans la profondeur ; on ne pourra reconnaître la nature cancéreuse de l'affection qu'en examinant le liquide retiré par ponction ; s'il est hémorragique, si l'on trouve des ganglions indurés dans l'aine, il sera facile de s'orienter vers le diagnostic exact. Si le liquide n'est pas hémorragique, la chose est plus difficile ; on peut croire à une *péritonite tuberculeuse*, à une *cirrhose du foie*. Et il est quelquefois bien difficile que le diagnostic ne s'égare pas.

Lorsque les signes pulmonaires deviennent prédominants, on peut observer une *pleurésie* ou encore des *lésions pulmonaires* dont il est difficile de reconnaître la nature : on songera souvent à la *tuberculose* et à la *tuberculose aiguë* ; s'il n'existe pas de pleurésie hémorragique, on tiendra compte surtout de l'absence de fièvre et de la présence des ganglions indurés au niveau du cou ; ce sont les signes qui peuvent révéler la nature véritable de la maladie.

Quelquefois le *cancer vertébral* apparaît sans qu'on puisse trouver la tumeur primitive dont il dérive ; si l'on ne constate rien à l'utérus et qu'il n'existe pas de tumeur du sein, il faudra penser au cancer de l'estomac et en rechercher les signes rationnels.

On peut aussi parfois dans le diagnostic faire l'erreur inverse et croire à un cancer de l'estomac alors qu'il s'agit d'une maladie toute différente. Cette erreur se produit facilement lorsqu'on a constaté dans l'abdomen une tumeur à peu près dans la région gastrique : pour peu qu'il existe quelques troubles dyspeptiques, on peut être porté à diagnostiquer un cancer de l'estomac. Aussi dans un cas de ce genre convient-il de bien étudier la tumeur, sa mobilité, ses rapports, afin de préciser à quel organe elle appartient.

Les *tumeurs mobilisées par la respiration* siègent en général sur le foie, sur la rate ou sur l'estomac : mais suivant l'organe-intéressé on peut saisir quelques différences : les tumeurs du foie et de la rate suivent exactement tous les mouvements du diaphragme, elles s'abaissent pendant l'inspiration, et pendant l'expiration il est impossible de les empêcher de remonter. Au contraire, les tumeurs gastriques sont relativement indépendantes des mouvements du diaphragme et à la fin de l'inspiration il est possible de fixer la tumeur et de la maintenir immobile. Ce signe ne se rencontre plus si la tumeur a contracté des adhérences étroites avec le foie.

L'*insufflation* de l'estomac et du gros intestin déplace également les tumeurs de cette région et, de ce mouvement communiqué, on peut tirer quelques signes diagnostiques. Rosenheim les a résumés de la façon suivante :

Si la tumeur siège dans le foie, l'insufflation de l'estomac la reporte en haut et à droite, l'insufflation du gros intestin, directement en haut.

Les tumeurs de la rate sont déplacées à gauche par l'insufflation de l'estomac : elles sont portées en haut et à gauche par l'insufflation du gros intestin.

Les tumeurs des reins sont d'abord repoussées en haut par l'insufflation de l'intestin, puis elles disparaissent dans la profondeur, derrière le côlon distendu.

Les tumeurs du pancréas disparaissent également dans la profondeur quand on insuffle l'estomac.

Le cancer du grand épiploon est déplacé en bas par l'insufflation de l'estomac ou du gros intestin.

Enfin les tumeurs du gros intestin qui sont abaissées par la distension de l'estomac, ne changent pas de position lorsqu'on insuffle le gros intestin.

Quant aux tumeurs de l'estomac, elles sont toutes déplacées en haut par la dilatation de l'intestin. Une fois l'estomac insufflé, elles deviennent plus perceptibles si elles siègent sur la paroi antérieure, les cancers de la face postérieure disparaissent complètement ; ceux du pylore sont déplacés en bas et à droite.

D'autres signes doivent du reste intervenir pour reconnaître toutes ces tumeurs abdominales ; *une rate* hypertrophiée a un bord antérieur plus facilement accessible que n'importe quel cancer de l'estomac ; le *cancer du foie* ne fait jamais une tumeur exactement localisée à l'épigastre, on trouve toujours d'autres noyaux secondaires dans le lobe droit de l'organe.

Les *tumeurs de la vésicule biliaire* consécutives à l'obstruction du cholédoque se reconnaissent en général aux antécédents du malade ; mais lorsqu'il existe en même temps de l'ictère, une forte dilatation de l'estomac et de la stase, le diagnostic devient très délicat : ce syndrome est réalisé en effet aussi bien par les périhépatites comprimant le duodénum, ou par les calculs engagés dans l'ampoule de Vater que par les cancers du pylore propagés à la vésicule biliaire.

Les *cancers du gros intestin* siègent rarement sur la partie médiane du côlon transverse ; on les rencontre plutôt à l'angle droit ou à l'angle gauche ; en général, ils se traduisent par des troubles fonctionnels assez intenses pour ne laisser aucun doute sur la nature de l'affection.

Pour terminer ce chapitre de diagnostic, nous rappellerons que parfois le cancer de l'estomac reste *absolument latent* et ne se traduit par aucun signe. Chesnel dans sa thèse a réuni 6 cas de ce genre : le cancer est alors une découverte d'autopsie, et, pendant la vie, il est impossible d'en soupçonner l'existence.

Dans bien des cas, lorsque le diagnostic de cancer est douteux, le plus sage serait d'avoir recours à une *laparotomie exploratrice* : en palpant l'estomac, le chirurgien pourra facilement reconnaître la nature cancéreuse de l'affection et, s'il y a lieu, il pourra immédiatement pratiquer l'opération convenable.

TRAITEMENT MÉDICAL DU CANCER DE L'ESTOMAC

Bien que le cancer de l'estomac soit une maladie fatalement mortelle à brève échéance, le médecin n'a pas le droit d'abandonner les malades qui en sont atteints. Il peut leur rendre encore plus d'un service; par des mensonges consciencieux il peut leur cacher très longtemps la nature de leur mal et, par un traitement palliatif, il peut les débarrasser de plus d'un symptôme pénible.

L'emploi du *condurango blanco*, ce médicament merveilleux venu d'Amérique avec la réputation de guérir le cancer est aujourd'hui à peu près complètement délaissé.

Il vaut mieux avoir recours au *chlorate de soude* à haute dose. Brissaud qui a proposé ce médicament pensait qu'il agirait comme le chlorate de potasse sur certains épithéliomas bénins de la peau. On donne le chlorate de soude à raison de 6 à 10 grammes par jour en solution dans l'eau ou dans du lait; les malades le prennent facilement ce médicament n'ayant qu'une saveur légèrement salée. Il ne faut pas dépasser la dose de 10 grammes, autrement il pourrait se produire une lésion du sang par réduction chimique de l'hémoglobine (Lépine).

Sous l'influence du chlorate de soude, on peut noter des améliorations extraordinaires ; dans 3 cas Brissaud a vu disparaître tous les signes du cancer de l'estomac, y compris même la tumeur. Hanot et Legendre ont rapporté des observations analogues. Je l'ai moi-même donné assez souvent avec un succès au moins passager ; les malades, sans être guéris, ont cessé de souffrir et de vomir, ils ont parfois repris un certain embonpoint. Ce n'est pas d'ailleurs un spécifique du cancer de l'estomac : son action assez complexe est encore inexpliquée, et, ce qu'il faut savoir, c'est que les résultats sont bien plus favorables dans les faux cancers que dans les cancers vrais.

Le *régime alimentaire* a une grande importance pour les cancéreux de l'estomac : le régime lacté absolu rend parfois les plus grands services ; assez souvent les malades le supportent très bien, et, sous son influence, on voit quelquefois les vomissements disparaître, la douleur s'atténuer, les forces se relever ; l'amélioration peut être telle que le médecin en arrive à douter de son diagnostic, pendant quelque temps tout au moins.

Une indication qu'il ne faut pas négliger, c'est la *stase gastrique ;* c'est elle qui tient en partie sous sa dépendance les vomissements, les douleurs, l'anorexie ; le lavage de l'estomac sera pratiqué deux ou trois fois par semaine, avant les repas autant que possible. S'il y a lieu, on pourra aussi évacuer tous les jours le contenu gastrique en introduisant simplement la sonde ; comme nous l'avons déjà dit, on se bornera à une simple évacuation ; il y a des inconvénients sérieux à faire un grand lavage d'une façon trop répétée.

Contre les *symptômes douloureux*, on aura recours au besoin aux divers anesthésiques de l'estomac : eau chloroformée, cocaïne, extrait gras de cannabis indica, etc.

Lorsque les vomissements sont incessants et incoercibles et que le malade se déshydrate pour ainsi dire, il y a avantage à introduire de l'eau par le rectum : les lavements sont facilement absorbés et ce simple traitement peut suffire à remonter l'état général du malade et à élever son poids de quelques livres.

TRAITEMENT CHIRURGICAL DU CANCER DE L'ESTOMAC

On peut avoir recours dans le traitement du cancer de l'estomac à deux sortes d'opérations : l'une, radicale, consiste à enlever tout le tissu néoplasique ; c'est la gastrectomie ou résection de l'estomac. L'autre, purement palliative, ne combat qu'un symptôme du cancer, la sténose pylorique, c'est la gastro-entérostomie.

A l'heure actuelle, le nombre des interventions publiées est assez considérable pour que l'on puisse apprécier la valeur de l'opération c'est-à-dire :

1° Le danger que court le malade du fait même de l'intervention ;

2° Les avantages qui résultent de l'intervention tant au point de vue des fonctions de l'estomac qu'au point de vue des troubles subjectifs dont souffrait le malade ;

3° La survie que donne l'opération ;

4° Enfin ses indications.

Gastrectomie. — La gastrectomie est une opération grave, qui comporte toujours une mortalité élevée. Toutefois, grâce aux progrès de la technique chirurgicale elle s'améliore d'années en années. Dans une statistique d'Haberkant, on peut relever les chiffres suivants déjà assez frappants :

De 1881 à 1887 on trouve 107 opérations pour carcinomes avec 70 morts, soit une mortalité de 65,4 p. 100.

De 1888 à 1894, 98 gastrectomies pour cancer, soit une mortalité de 42,8 p. 100.

Enfin dans la thèse de Guinard, 291 résections pylorogastriques faites dans les sept ou huit dernières années, ont donné une mortalité de 35,39 p. 100.

C'est à peu près également le chiffre que donne Wölfler dans un travail récent : il a réuni 173 opérations faites par les chirurgiens allemands de 1888 à 1896 avec 31 p. 100 de mortalité. Mais, somme toute, il meurt encore *un malade* sur trois *opérés* ; les statistiques particulières des meilleurs chirurgiens oscillent toutes autour de ce chiffre, et il faut avouer que c'est une proportion qui a le droit d'effrayer le malade et le médecin.

Les chirurgiens se plaignent beaucoup, il est vrai, qu'on leur envoie les malades trop tard : ils expliquent en grande partie par cette opération tardive le pourcentage si élevé de la mortalité dans les interventions : le développement trop considérable des lésions néoplasiques les oblige à des résections étendues, d'autant plus dangereuses que les forces du malades sont très affaiblies ; il faudrait intervenir d'après eux, même lorsque le cancer de l'estomac n'est que probable. La laparotomie exploratrice pourrait, au besoin, être employée pour affirmer le diagnostic et permettre s'il y a lieu, une intervention radicale aussi précoce que possible.

En d'autres termes, on serait autorisé à provoquer l'exploration chirurgicale dans bon nombre des cas de dyspepsie grave, ce qui demanderait une conviction et une fermeté de décision qui manquent encore à beaucoup de médecins.

La gastrectomie est l'opération de choix à la phase première du cancer de l'estomac, c'est elle qui donne de beaucoup et les meilleurs résultats immédiats et la survie la plus longue. Les fonctions digestives ne sont nullement troublées même par des gastrectomies étendues. Si l'estomac a été enlevé en totalité (cas de Schlatter, de Books Brigham) ou en grande partie (cas de Schuchardt, de Tuffier), la seule conséquence immédiate, c'est qu'il faut donner au malade la nourriture par petites quantités, à intervalles peu espacés, sans quoi on provoque des vomissements. Les aliments ingérés sont d'ailleurs parfaitement absorbés et les malades peuvent augmenter considérablement de poids.

Mais en général l'opération se borne à l'ablation de la région pylorique envahie par le cancer. Aussitôt après, on voit disparaître les symptômes subjectifs, « les douleurs et les vomissements cessent, l'appétit revient, le poids du corps augmente rapidement dans des proportions considérables, la quantité d'urine s'accroît et sa teneur en urée redevient normale. Le taux du sang en hémoglobine était rémonté considérablement dans deux cas étudiés par Kaensche ». (Soupault et Hartmann.)

Fait assez curieux, malgré l'absence de pylore, l'estomac est encore continent et retient le gaz qu'on y insuffle ; on ne note qu'une évacuation plus rapide du contenu stomacal ; quant au type chimique, il n'est en général nullement modifié ; quelquefois il peut se relever légèrement.

Combien de temps se maintient cette amélioration ? Tous les chiffres concordent pour donner une moyenne de *un an et demi* ; c'est un beau résultat, étant donné qu'il s'agit d'une maladie forcément fatale à brève échéance ; et, ce qui est encore plus important, c'est que, dans un certain nombre de cas, la survie peut être beaucoup plus considérable : « Parmi les malades qui ont été opérés par les chirurgiens allemands, dit Wölfler, je trouve abstraction faite absolument de tous les malades qui ont vécu un à deux ans, ou sont encore en vie après ce temps, 14 malades qui ont vécu ou vivent encore deux à quatre ans après l'opération, 3 malades qui vivent depuis plus de quatre ans. (Czerny, Hahn, Gersuny) 4 malades qui ont vécu ou vivent encore plus de cinq ans après l'opération (Billroth, Kocher, Maydl, Wölfler) en outre un malade qui est encore en vie (Czerny) bien qu'opéré, il y a plus de six ans pour lymphosarcome, et enfin deux malades (Kocher et Ratimoff) qui vivent depuis plus de huit ans, et sont bien portants : total 24 malades qui ont dû à l'opération de voir leur vie prolongée de deux à huit ans. » [1]

Tout cela semble indiquer (en admettant que le diagnostic histologique du cancer ait toujours été exactement porté) qu'un jour viendra où les résultats des interventions radicales dans le cancer de l'estomac seront beaucoup plus favorables ; quand on pourra intervenir plus tôt, la mortalité opératoire diminuera, la survie deviendra plus longue, peut-être même pourra-t-on opérer la cure radicale du cancer de l'estomac. Ce qui manque jusqu'à présent, pour réaliser ce programme, c'est un signe précoce : le clinicien qui trouverait un procédé pour reconnaître sûrement à son début un carcinome gastrique étendrait énormément le champ de la chirurgie de l'estomac.

[1] Cité par Terrier et Hartmann.

Mais à l'heure actuelle, quelles sont les *indications* de la gastrectomie? Il faut l'avouer, elles sont assez rares; pour que la gastrectomie se fasse dans de bonnes conditions, il faut avoir à faire à une tumeur encore mobile, ne s'étant pas généralisée. Or, c'est un hasard heureux lorsque l'on peut affirmer l'existence d'un cancer au début sur le vivant. Le plus souvent, le médecin devra se borner à conseiller la laparo-

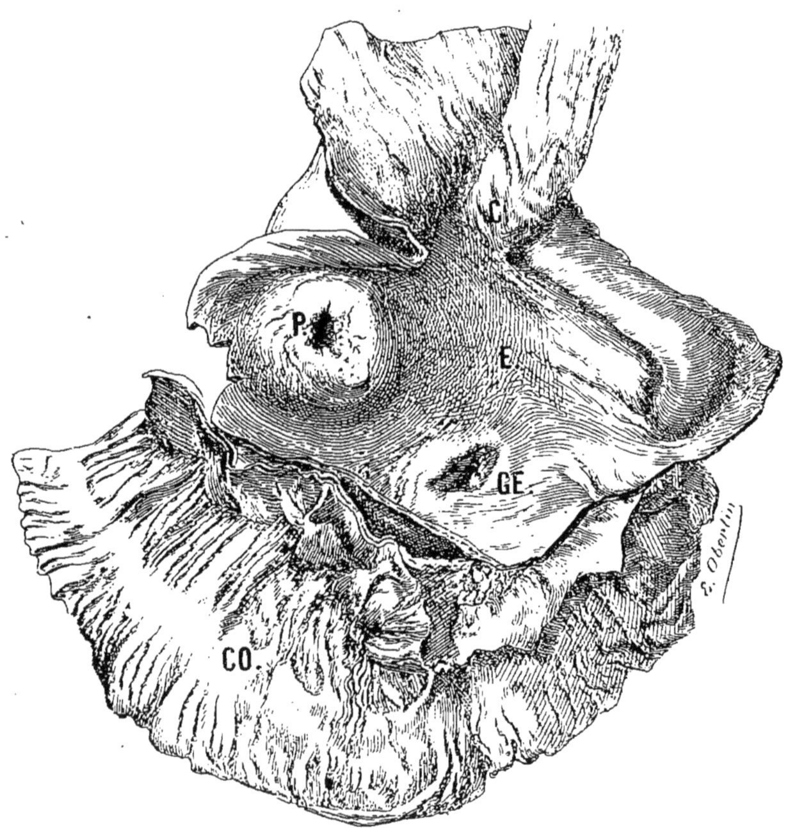

Fig. 40. — Gastro-entérostomie. (P, cancer annulaire du pylore ; GE, orifice établi par la gastro-entérostomie.)

tomie, et c'est en ayant l'estomac sous les yeux que le chirurgien devra décider s'il peut tenter une gastrectomie, où s'il doit se borner à une simple gastro-entérostomie.

Cette seconde opération, la *gastro-entérostomie* a loin d'avoir la même valeur dans la thérapeutique chirurgicale du cancer. Pourtant elle est aussi grave au moins chez les cancéreux ; les statistiques qui portent sur un nombre d'opérations suffisantes, indiquent une mortalité de 30 à 40 p. 100 et même plus. Dans un travail récent, on trouve

376 gastro-entérostomies pour cancer avec 160 morts ; Roux (de Lausanne) a eu 9 morts sur 34 opérations, et Ewald, qui a fait opérer 26 malades par divers chirurgiens de Berlin, 16 morts soit 55 p. 100.

Quant aux résultats, ils ne sont pas très brillants, les chirurgiens eux-mêmes sont forcés de le reconnaître. Sans doute, disent Terrier et Hartmann, sans doute, dans certaines observations, le résultat est

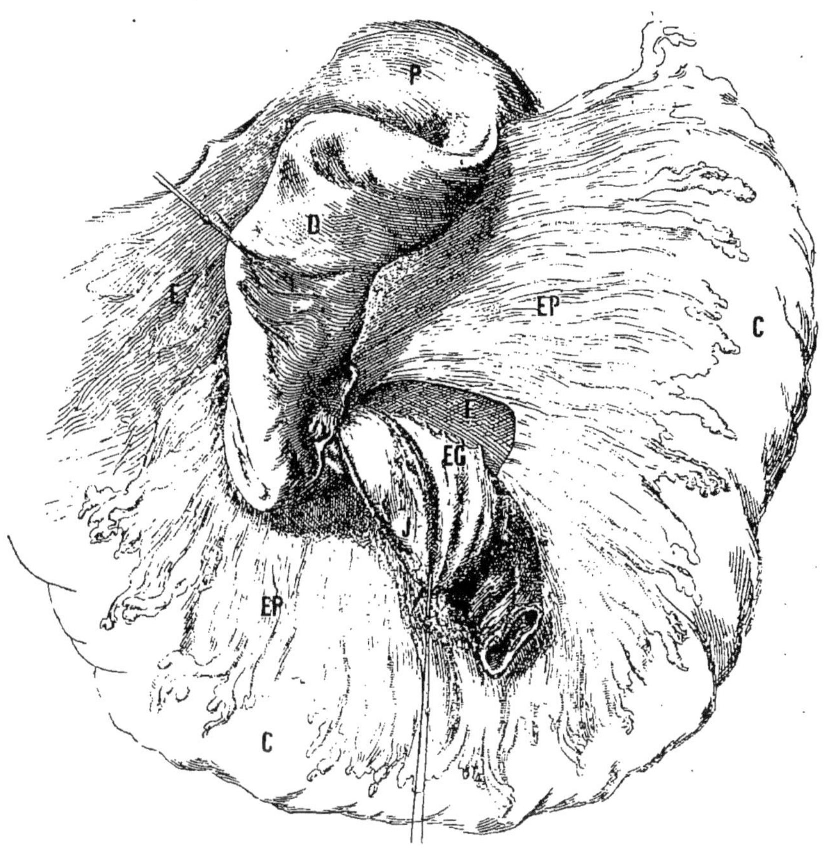

Fig. 41. — Gastro-entérostomie ; D, duodénum ; EP, grand épiploon ; J, jéjunum ; EG, communication gastro-jéjunale établie par la gastro-entérostomie ; C, côlon.

extrêmement satisfaisant, et, comme dans les sténoses bénignes, l'état général redevient tout à fait bon. Les malades engraissent considérablement, ils prennent des couleurs et ils ont assez de force pour reprendre des occupations et des travaux pénibles, mais c'est assez exceptionnel, et, dans la grande majorité des cas, les résultats sont moins brillants.

L'amélioration porte surtout sur l'augmentation du poids du corps qui parfois peut être considérable ; un de nos malades avait gagné

16 kilogrammes en deux mois. Pour d'autres, l'engraissement, quoique moins rapide est encore très appréciable. Plus rarement, le poids ne varie pas ou augmente à peine.

En général, les cancéreux opérés de gastro-entérostomie ne récupèrent pas toutes leurs forces; ils se fatiguent vite, s'essoufflent facilement, sont incapables d'un effort soutenu et d'un travail pénible. Enfin l'anémie ne disparaît pas ; le teint reste terreux ou jaune paille ; les muqueuses sont pâles. Il n'existe que peu d'exception à cette règle. Ce mauvais état général, tient sans doute à la persistance de la tumeur et des ulcérations cancéreuses ; l'opération n'a fait que supprimer l'obstacle pylorique.

Du même coup elle fait disparaître en général les symptômes qui relèvent de la sténose du pylore : c'est-à-dire les douleurs et les fermentations gastriques. L'estomac revient en général sur lui-même, surtout s'il s'agit d'une tumeur ayant progressé rapidement et ayant distendu la tunique musculaire sans en forcer l'élasticité. Mais le chimisme ne s'améliore pas ; la sécrétion chlorhydrique diminue encore et finit par disparaître ; cette hypochlorhydrie tient en effet aux lésions de gastrite concomitante que l'opération ne peut pas modifier.

La *mort* survient en général après une période d'amélioration plus ou moins longue ; les malades se cachectisent rapidement et meurent. Dans d'autres cas ils succombent à une des complications ordinaires du cancer, perforation, hémorragie, propagation au péritoine, au foie, à la colonne vertébrale, etc. Parfois ils sont enlevés par la tuberculose ; parfois encore par une diarrhée intense et incoercible qui survient peu de temps après l'opération.

Quant à la survie moyenne, elle est de six à sept mois ; c'est le chiffre que l'on trouve dans toutes les statistiques (Mickulicz, Roux, Hartmann). Ce résultat n'est pas encourageant : il ne faut pas oublier en effet que les malades opérés ne devaient pas mourir le lendemain, et Krœnlein qui a suivi des malades qui avaient refusé l'intervention a trouvé une survie moyenne de 209 jours, soit sept mois. La gastro-entérostomie ne paraît donc pas prolonger les jours des malades ; elle les soulage simplement et peut leur donner une mort moins pénible. Tout ceci conduit à ne la proposer que lorsque l'on a pour ainsi dire la main forcée, soit à cause de la sténose pylorique très précoce, soit à cause de l'intensité des phénomènes douloureux.

Enfin il nous reste à dire quelques mots d'une opération qui a été pratiquée quelquefois seulement, *l'exclusion du pylore*. Ce n'est somme toute qu'une gastro-entérostomie dans laquelle, après l'opération principale, on a fait une section de l'estomac tout près de la tumeur avec fermeture des deux surfaces de section : par suite, la tumeur est protégée de tout contact avec les résidus alimentaires ou le suc gastrique, sans préjudice pour l'écoulement de la bile.

Il est difficile d'apprécier encore les résultats de cette opération, car on manque de données suffisantes. D'après Eiselsberg, elle met à l'abri de toute irritation le cancer de l'estomac, et diminue ainsi la rapidité de son évolution : elle le protège également contre toute infection venue de l'estomac ; elle supprime aussi l'action nuisible des produits de sécrétion du cancer sur la muqueuse gastrique et empêche la propagation du cancer au nouvel orifice créé par le chirurgien. Enfin, elle délivre l'estomac de sa partie adhérente et lui rend toute sa liberté de mouvement. Tout cela, bien entendu ce sont des avantages théoriques ; il s'agit de savoir si la réalité correspondra à ces espérances. D'après Terrier et Hartmann, c'est une opération à rejeter, elle allonge l'intervention et augmente les dangers de mortalité immédiate ; d'autre part, si le pylore est trop sténosé, des produits de sécrétion peuvent s'accumuler dans la région isolée entre le point de section de l'estomac et le pylore.

CHAPITRE XI

LINITE PLASTIQUE

La linite plastique est une maladie assez rare et dont la nature n'est pas encore bien déterminée. Elle se caractérise par un épaississement scléreux des tuniques de l'estomac, et cette lésion est assez bizarre pour avoir frappé depuis longtemps les anatomistes et les cliniciens. C'est ainsi qu'on la trouve signalée par Andral, par W. Fox. Mais le premier Cruveilhier en donna une description précise ; dans les cas qu'il avait observés, il avait noté déjà les principaux caractères de cette affection : l'épaississement considérable et l'aspect blanc, resplendissant de la celluleuse sous-muqueuse, les prolongements nombreux de cette membrane fibreuse à travers la couche musculaire doublée elle-même d'épaisseur, enfin quelquefois l'épaississement plus ou moins considérable de la couche celluleuse sous-péritonéale.

Brinton, quelque temps après, reprit cette description ; il lui consacra un chapitre de son traité des maladies de l'estomac et son étude resta longtemps classique. Le nom même de l'affection, c'est lui qui l'a créé : il voulait rappeler par ce terme l'aspect blanc et résistant du tissu pathologique sur la coupe, comme un tissu fait de lin : *rete e lino factum*. En même temps, il séparait absolument cette maladie des gastrites, sans oser affirmer qu'il ne s'agissait pas d'une lésion cancéreuse.

Nous ne sommes d'ailleurs pas beaucoup mieux renseignés actuellement, et, comme nous allons le voir, toute une série d'auteurs rattachent la linite plastique aux gastrites chroniques, tandis que d'autres, parmi lesquels nous nous rangeons, sont portés à en faire une variété toute spéciale du squirrhe de l'estomac.

Anatomie pathologique. — L'estomac retiré de l'abdomen et mis sur la table d'autopsie ne s'affaisse pas ; il reste tendu, globuleux. Il est relativement plus lourd que de coutume : il est déformé en général, il peut être allongé et rétréci, analogue à un segment du gros intestin ; dans d'autres cas, il revêt l'aspect d'un ovoïde. Presque toujours il est diminué de volume et sa cavité à peu près inextensible peut ne contenir que 150 à 200 grammes de liquide.

Au palper, les parois paraissent dures et épaissies ; mais on s'en rend mieux compte sur une coupe perpendiculaire au grand axe ; le tissu résiste, crie sous le couteau et l'organe sectionné reste béant, comme l'aorte. Au premier coup d'œil, on est frappé par l'épaisseur des tuniques de l'estomac qui devient parfois très considérable : dans un cas rapporté par Hanot, elle atteignait trois centimètres. L'hypertrophie est surtout marquée au niveau du pylore ; d'après Lebert, la linite plastique peut même se localiser à ce niveau. Elle ne représente plus alors qu'une sorte d'anneau rigide, s'étendant sur quatre à cinq centimètres de la région prépylorique, mais cessant brusquement au niveau du pylore ; la transition des parties malades aux parties saines de l'estomac se fait d'une façon insensible.

On se rend très bien compte, sur une simple coupe et à l'œil nu de la répartition des lésions dans les tuniques de l'estomac. La muqueuse n'est pas épaissie, elle peut conserver à peu près ses dimensions normales, elle peut aussi être très amincie. Toujours elle a perdu sa souplesse, elle adhère aux parties fibreuses sous-jacentes ; elle présente parfois des villosités, des végétations polypoïdes produites par des excroissances de la sous-muqueuse. On peut y voir des ulcérations dans la région pylorique dues probablement à la compression des artérioles et aux troubles trophiques qui en résultent.

C'est la sous-muqueuse surtout qui prend des dimensions anormales ; elle devient huit à dix fois plus épaisse qu'à l'état normal, et de sa face externe partent des travées fibreuses qui vont dissocier la tunique musculaire : elles y dessinent des mailles qui séparent les faisceaux des fibres lisses. Enfin le tissu cellulaire sous-séreux est également fort épaissi.

Cette lésion du péritoine dépasse très souvent d'ailleurs les limites de l'estomac. A l'ouverture du ventre, on constate que le péritoine est atteint d'inflammation chronique ; il est épaissi, induré, tapissé de néomembranes, et la cavité péritonéale contient souvent une certaine quantité de liquide ascitique.

Ces lésions du péritoine sont plus ou moins étendues ; parfois elles sont généralisées et on les retrouve jusque dans le petit bassin ; plus souvent elles n'existent que dans la région sus-ombilicale.

Ces modifications dans la structure du péritoine, les rétractions qui en sont la conséquence changent les rapports des organes abdominaux et peuvent même entraîner des troubles profonds. Sur un malade dont Hanot et Gombault ont pu faire l'autopsie, l'estomac adhérait au diaphragme ; l'épiploon gastro-hépatique était fortement épaissi et rétracté à tel point que le canal cholédoque était oblitéré et la veine-porte rétrécie.

J'ai observé autrefois dans le service de Proust un cas très analogue : il y avait une induration sous-péritonéale étendue à toute l'insertion du mésentère qui formait une tumeur dure, homogène, compacte, appliquée sur la colonne vertébrale et sensible à travers les téguments : le hile du foie était lui-même englobé dans un prolongement de ce tissu induré. Tous les viscères peuvent être d'ailleurs enchaînés dans le péritoine épaissi ; le foie, la rate, le pancréas sont aussi plus ou moins sclérosés et atrophiés.

Cette propagation au péritoine est un des traits les plus curieux de l'histoire anatomique de la linite plastique.

Lésions histologiques. — Hanot et Gombault ont donné une étude très intéressante des lésions histologiques de l'estomac.

La muqueuse présente des lésions scléreuses plus ou moins accusées ; sur les points où ces lésions sont bien développées, les culs-de-sac glandulaires ont complètement disparu et à la surface on ne trouve qu'une nappe d'éléments embryonnaires, avec quelques cellules épithéliales qui sont les derniers vestiges des glandes.

Par endroits, la muqueuse est moins profondément altérée ; on ne constate qu'une infiltration embryonnaire entre les glandes encore intactes ou en dégénérescence muqueuse.

Les lésions scléreuses sont beaucoup plus marquées dans la sous-muqueuse : cette tunique de l'estomac, très épaissie, n'est plus constituée que par des faisceaux très épais dirigés en tous sens, composés de fibrilles conjonctives ; on n'y trouve pas d'éléments cellulaires.

De larges bandes fibreuses pénètrent aussi dans la tunique musculaire.

Toutefois on y rencontre toujours des faisceaux de fibres lisses, souvent hypertrophiés. Enfin, dans la sous-séreuse, on retrouve du tissu fibreux, mais plus dense et plus serré encore.

Les *ganglions lymphatiques* ont été examinés dans un cas par Hanot et Gombault, dans deux cas par Bouveret : toujours on a trouvé des ganglions petits, rétractés, durs, présentant au microscope des lésions d'inflammation interstitielle.

Nature de la lésion. — Sur ce sujet, les avis sont partagés. Se basant sur leurs examens microscopiques, sur l'absence de ganglions en dégénérescence carcinomateuse, Hanot, Gombault, Bouveret font de la linite plastique, une variété de gastrite chronique.

Hanot et Gombault ont donné à leur observation ce titre significatif : *Gastrite chronique avec sclérose sous-muqueuse hypertrophique et rétro-péritonite calleuse.*

Au contraire, suivant l'idée émise par Rokitansky, il est plus probable qu'il s'agit ici d'un cancer squirrheux, avec un développement extrême du tissu scléreux. Chez un de nos malades opéré par Chaput, Pilliet a trouvé des lymphatiques remplis de grosses cellules épithélioïdes qu'il a considérées comme des cellules carcinomateuses. Pour Cornil c'étaient des cellules endothéliales végétantes. Pour Pilliet, la linite plastique n'était donc qu'une variété de squirrhe.

Cette opinion a été soutenue aussi par Bret et Paviot. Dans le cas qu'ils ont étudié, on trouvait un certain nombre de cellules métatypiques dans les noyaux de généralisation à distance. S'il est impossible d'en trouver dans les tuniques de l'estomac, c'est que le tassement scléreux est tel que les éléments cancéreux écrasés entre les fibres du tissu scléreux sont devenus méconnaissables.

Enfin, dans une observation rapportée par Olivier et Halippé, il s'agissait d'un sarcome fusicellulaire.

Tous ces faits tendent à prouver la nature cancéreuse de la linite, et nous verrons que la clinique vient encore confirmer cette opinion.

Symptômes. — Nous ne savons rien des causes qui amènent le développement de la linite plastique. Comme le cancer, c'est une affection de l'âge adulte, mais elle apparaît plus tôt que le cancer. Sur 28 cas, elle est apparue 11 fois de vingt à quarante ans, 6 fois de quarante à cinquante (Tilger). Parmi les causes prédisposantes, on a signalé l'alcoolisme, mais à cet égard, il n'y a rien de sûr.

La maladie débute insidieusement par des troubles dyspeptiques d'ordre banal : l'appétit est perdu ; après les repas, le malade éprouve des douleurs plus ou moins vives, il a des éructations, des nausées, des vomissements alimentaires peu abondants. La douleur est au maximum à l'épigastre et dans l'hypochondre gauche ; elle est augmentée par la palpation et tient probablement à la péritonite sous-diaphragmatique.

Parfois ces troubles s'aggravent, le malade a des vomissements alimentaires incoercibles et même des hématuries. Chez un des malades de Bouveret, il y eut à la fin de la vie des vomissements fécaloïdes, consécutifs à l'obstruction qu'avait amenée la sclérose du gros intestin.

L'état général est toujours profondément atteint ; le malade s'amaigrit, pâlit, se cachectise, il prend l'aspect d'un cancéreux.

La palpation de l'abdomen est parfois gênée par la présence d'une ascite assez considérable ; d'ailleurs, alors même que l'on peut arriver jusque sur l'estomac, on ne sent en général rien. Quelquefois on soupçonne une induration dans la profondeur ; parfois on a eu la sensation d'une induration totale avec rétraction des parois de l'estomac. Chez un malade observé par Trousseau, on percevait à l'épigastre des frottements péritonéaux. Quant au liquide ascitique il est en général séro-fibrineux.

Marche. — La maladie a une marche progressive et arrive rapidement à l'échéance fatale; la durée moyenne est de dix-huit mois à neuf ans. D'après Boas, la marche pourrait être beaucoup plus lente et la durée de la maladie s'étendrait parfois sur une période de dix ou quinze ans. Mais il convient de faire des réserves sur ce point, car Boas n'appuie pas cette affirmation sur des constatations anatomiques. Le malade meurt épuisé par les progrès de la cachexie ; un malade de Bouveret, dont nous avons déjà parlé, succomba à l'obstruction intestinale produite par la péritonite calleuse.

Diagnostic. — Le diagnostic de la linite plastique pendant la vie n'a jamais été porté. En général on a simplement diagnostiqué un cancer de l'estomac.

Traitement. — Le traitement ne diffère en rien du traitement du cancer, tout au moins au point de vue médical. La chirurgie ne pourrait intervenir que dans les cas de linite limitée à la région pylorique ; la lésion est alors en tout point assimilable au squirrhe du pylore.

CHAPITRE XII

SYPHILIS DE L'ESTOMAC

La syphilis de l'estomac s'observe très rarement; on peut compter les observations anatomiques et cliniques publiées jusqu'à ce jour. Pourtant c'est une lésion gastrique qui est loin d'être sans intérêt pour le clinicien : si on arrive en effet à poser le diagnostic exact, le traitement spécifique arrête en peu de jours les symptômes les plus effrayants et amène une guérison complète.

Les recherches de Chiari nous donnent une idée de la fréquence de la syphilis gastrique. Cet auteur a examiné systématiquement l'estomac de 243 sujets syphilitiques morts d'affections diverses : ces 243 cas se répartissaient en 145 cas de syphilis héréditaire et 98 cas de syphilis acquise. Or il n'a rencontré que trois fois des lésions nettement spécifiques de l'estomac : deux fois il a trouvé des gommes, une fois à l'autopsie d'une syphilis héréditaire, une fois à l'autopsie d'une syphilis acquise. Il n'a observé une infiltration diffuse de la paroi probablement d'origine syphilitique que dans un seul cas, chez un syphilitique héréditaire. Dans les 240 autopsies restantes, les lésions de l'estomac, lorsqu'il en existait, ne relevaient pas de l'infection syphilitique, d'une façon directe tout au moins; il ne fait d'exception que pour les *érosions* hémorragiques qu'il a observées plusieurs fois et qui semblaient consécutives aux lésions syphilitiques du foie.

Les quelques autopsies de syphilis gastrique publiées permettent de nous faire une idée des lésions de l'estomac. Les gommes se développent sous la muqueuse et font saillie à l'intérieur de l'estomac. Dans un cas rapporté par Cornil, on trouva à l'autopsie des gommes syphilitiques de l'estomac et du foie; le long de la petite courbure près du pylore on voyait des tumeurs marronnées aplaties, de 2, 3, 5 centimètres de diamètre : ces nodosités étaient situées dans les parois de l'estomac, au-dessous de la couche glandulaire, dans le tissu conjonctif sous-muqueux ; ces tumeurs étaient formées de faisceaux de tissu conjonctif entre lesquels existaient de nombreuses cellules embryonnaires.

Ces gommes peuvent se ramollir, elles évacuent leur contenu dans la cavité de l'estomac et il en résulte un ulcère en général assez superficiel. Birch-Hirschfeld a rapporté 4 cas de ce genre; dans un cas il existait une gomme de la grosseur du poing dans le foie, et dans la région pylorique une plaque longue, jaunâtre, épaisse, avec une ulcération superficielle, formée d'un tissu semblable au tissu cicatriciel : dans un autre cas, il existait une ulcération dans l'estomac et des gommes dans le jéjunum.

Parfois l'ulcération se fait assez vite pour amener la perforation d'un vaisseau. Galliard a rapporté un fait des plus nets dû à Murchison. Le malade avait succombé à une hématémèse ; à l'autopsie, on nota un foie ficelé nettement syphilitique, et, au centre de l'ulcération on voyait une artériole ouverte.

Les symptômes des lésions syphilitiques de l'estomac paraissent assez variables. Dans le cas de Cornil, où le malade n'avait que des gommes sans ulcères, les symptômes digestifs étaient assez vagues; et l'on ne trouve pas noté dans l'observation de douleurs intenses, de vomissements, etc.

Par contre, lorsque l'ulcération se crée, elle paraît déterminer des douleurs aussi violentes que l'ulcère simple de l'estomac. Dans les cas cliniques rapportés par Andral, par Dieulafoy, le malade était arrivé à un degré de cachexie extrême par suite de l'impossibilité de l'alimentation. Si l'on s'en rapporte aux observations publiées, il semble en effet que le régime lacté absolu n'ait pas les effets favorables que l'on observe dans l'ulcère simple de l'estomac. Les douleurs persistent aussi violentes, jusqu'au jour où le médecin institue le traitement mercuriel et ioduré.

On observe aussi parfois des hématémèses ; nous avons dit plus haut que dans un cas un malade avait succombé à une hématémèses foudroyante. A propos d'une communication de Dieulafoy qui eut un grand retentissement, Fournier a rapporté à l'Académie de médecine une observation des plus intéressantes. La malade dont il a raconté l'histoire, ancienne syphilitique avérée, se mit à présenter des hématémèses à répétition qui, rapidement, l'amenèrent à un degré de dépérissement très menaçant. Fournier la mit à l'iodure de potassium et les accidents cessèrent comme par enchantement. Sept ans après, les mêmes phénomènes se reproduisent; la malade était alors en Italie. Malgré ses supplications aucun des médecins qu'elle appelle ne veut lui donner de l'iodure de potassium. Elle revient donc à Paris, consulte Fournier, qui de nouveau a recours au traitement spécifique et les accidents gastriques cessent aussitôt.

Enfin, dans un cas, la syphilis gastrique put simuler un cancer de l'estomac. Le malade présentait des troubles digestifs assez vagues, et au-dessous de l'appendice xyphoïde on percevait une large plaque indurée de la dimension de la paume de la main. Les accidents dyspeptiques et la tumeur disparurent sous l'influence de l'iodure de potassium.

Aussi, lorsqu'on est en présence d'un malade atteint d'ulcère de l'estomac et qui avoue avoir eu la syphilis, il serait important de poser un diagnostic ferme. Malheureusement il n'y a aucun symptôme permettant d'affirmer sûrement la nature de l'ulcération. Tout au plus peut-on signaler que, même en pleine évolution de l'ulcère syphilitique, l'iodure de potassium est merveilleusement toléré par l'estomac.

Quant au *traitement*, c'est celui des accidents tertiaires syphilitiques. Il vaudra mieux avoir recours tout d'abord aux frictions ou aux injections mercurielles intramusculaires : elles suffisent à améliorer notablement le malade. On n'administrera l'iodure de potassium qu'au bout de quelques semaines, lorsque les lésions gastriques seront déjà en voie de guérison.

CHAPITRE XIII

TUBERCULOSE DE L'ESTOMAC

Les troubles gastriques sont d'une fréquence extrême chez les tuberculeux ; au début de la maladie comme à sa période terminale on observe un ensemble de phénomènes dyspeptiques bien connus : Marfan, qui leur a consacré une étude très complète, décrit ces troubles dans deux classes distinctes : 1° *un syndrome gastrique initial*, caractérisé surtout par des vomissements alimentaires sans état nauséeux, consécutifs à la toux, mais sans lésion gastrique appréciable au microscope ; 2° *une gastrite* interstitielle terminale, développée dans les derniers mois, lorsque les cavernes se creusent, et marquée surtout par l'anorexie et la douleur à la pression sous les fausses côtes gauches. Mais cette gastrite ne représente pas une lésion tuberculeuse de l'estomac ; on n'y a jamais trouvé de tubercule anatomique caractéristique. En réalité, si les troubles gastriques sont très fréquents chez les phtisiques, les lésions tuberculeuses de l'estomac sont d'une grande rareté.

On peut relever pourtant dans la littérature médicale une trentaine d'observations de lésions tuberculeuses de l'estomac, ce qui permet de tracer dans ses grandes lignes, l'histoire clinique de cette complication de la phtisie. Presque toujours en effet la légion gastrique est consécutive à la tuberculose d'un autre viscère, surtout du poumon et de l'intestin : seuls Rokitansky et Förster admettent qu'elle peut être primitive dans quelques cas.

L'infection de la muqueuse gastrique se fait en général par les crachats déglutis, et, si elle ne se réalise pas plus souvent, c'est que le suc gastrique acide diminue la vitalité des bacilles et que la durée de leur séjour dans l'estomac n'est pas suffisante pour qu'ils puissent facilement envahir les tissus des parois. Il semble que dans quelques cas la lésion antérieure de la muqueuse, gastrite médicamenteuse ou autre, ait favorisé l'infection (Serafini) ; nous rappellerons aussi que Claude a rapporté un cas de tuberculose développée sur un cancer de l'estomac. Enfin, dans quelques cas de granulie, il semble que les bacilles soient arrivés à la muqueuse par la voie sanguine.

Presque toujours méconnue pendant la vie, découverte par hasard à l'autopsie, la tuberculose stomacale n'a guère qu'une histoire anatomique.

Les *lésions* sont constituées par une ou plusieurs ulcérations ; il est rare d'observer des granulations tuberculeuses, et on ne connaît guère que l'observation publiée par Barth où elles aient été rencontrées.

L'ulcération tuberculeuse, unique dans plus de la moitié des cas, siège en général comme l'ulcère simple près du pylore ; les autres localisations par fréquence décroissante sont la grande courbure, la face antérieure ou postérieure, la petite courbure. Arrondie le plus souvent, l'ulcération peut aussi revêtir une forme étoilée, irrégulière. Son diamètre est très variable : on en trouve de toutes petites, ayant à peine les dimensions d'une tête d'épingle ; on en observe aussi de très étendues mesurant de 3 à 4 centimètres de diamètre. Leur bord est en général épaissi, infiltré, formant rempart. Sur leur fond, de coloration jaunâtre, on peut noter des corpuscules arrondis, légèrement saillants qui ne sont autre chose que des granulations tuberculeuses. Peu étendu en profondeur, l'ulcère ne dépasse pas en général la sous-muqueuse, quelquefois il creuse davantage et atteint la musculeuse. Parfois même, mais très rarement, il se produit une adhérence aux anses intestinale voisines et l'ulcère creusant toujours peut ainsi créer une fistule intestinale complète. Dans un cas, le fond de l'ulcère était formé par le foie. Dans une observation que j'ai publiée avec Rémond de Metz dans la thèse de Letorey, une fistule creusée à travers l'anneau pylorique s'étendait de l'estomac au duodénum. La perforation simple dans la cavité péritonéale n'a été notée que très rarement. Au niveau de l'ulcération, le péritoine ne présente pas en général de granulations tuberculeuses, il est néanmoins enflammé et épaissi. Les ganglions situés derrière l'estomac au-dessus du pancréas, et ceux qui se trouvent le long de la petite courbure, sont souvent augmentés de volume et caséeux.

Au *microscope*, on distingue au centre de la lésion, sur le fond et sur les bords, un territoire ayant subi la dégénérescence caséeuse. Plus à la périphérie, on observe une infiltration diffuse de cellules embryonnaires, suivant les vaisseaux, dans le chorion sous-muqueux et la celluleuse. C'est également au même niveau que l'on peut rencontrer des nodules tuberculeux et assez souvent aussi des bacilles de Koch.

Bien différente en cela de l'ulcère rond, l'ulcération gastrique de l'estomac ne se traduit en général par *aucun symptôme spécial*. Les signes que l'on peut relever, l'anorexie, les vomissements, le pyrosis, s'observent également chez les phtisiques qui n'ont aucune ulcération gastrique. La douleur notée parfois n'a jamais l'intensité de la douleur de l'ulcère, c'est une sensation douloureuse plus ou moins vive, plus ou moins pénible rapportée au creux épigastrique. Cette indolence relative est même le symptôme le plus curieux, surtout si l'on songe à ce que l'on observe dans les autres ulcérations gastriques. La faible teneur en acide chlorhydrique du suc gastrique dans ces estomacs presque toujours atteints de gastrite interstitielle, doit peut-être expliquer ce symptôme paradoxal.

Dans quelques cas où l'ulcération siégait près du pylore, on a pu songer, par suite des signes de sténose, à un cancer du pylore.

L'*hématémèse* est le seul signe à peu près certain : mais elle n'a été notée que dans un nombre très restreint d'observations ; peu abondante en général, elle a pourtant pu entraîner la mort dans un cas. Parfois le sang n'est pas vomi et il n'existe que du mélæna.

La *marche* de cette lésion est progressive ; on ne connaît qu'un cas de guérison, et encore est-il des plus douteux. La durée en est difficile à préciser ; d'après Debove et Rémond on peut l'évaluer à dix-huit ou vingt mois.

Le *diagnostic* est impossible dans la majorité des cas. Lorsqu'il existe une hématémèse chez un phtisique, on peut évidemment songer à l'existence d'une ulcération gastrique ; mais l'origine gastrique du sang rejeté par la bouche étant bien établie, on ne doit pas oublier, que les tuberculeux, à la dernière période, présentent parfois des érosions hémorragiques capables de donner du sang en quantité.

Le *traitement* ne comporte aucune indication spéciale ; il sera purement symptomatique ; on s'efforcera de calmer les douleurs, et s'il excite des hématémèses, on établira une diète sévère pour empêcher l'extension trop rapide des lésions stomacales.

CHAPITRE XIV

CORPS ÉTRANGERS DE L'ESTOMAC

Mode de pénétration des corps étrangers dans l'estomac ; leur nature. — Les corps étrangers susceptibles de pénétrer dans l'estomac sont extrêmement nombreux et variés.

Les uns sont introduits par l'alimentation comme les noyaux de fruits, les fragments d'os ; d'autres sont avalés par les enfants en jouant, d'autres par des adultes à la suite de paris. Il n'est pas très rare que les aliénés ingèrent des corps étrangers de divers ordre, soit par pure perversion mentale, soit pour se suicider, et c'est chez eux qu'on a trouvé les objets les plus volumineux et les plus étranges. Près des aliénés, prennent place les hystériques qui, elles aussi, avalent souvent des substances diverses, pour se suicider ou tout au moins pour se donner et pour donner aux autres la comédie du suicide. Le plus souvent, elles choisissent des objets peu dangereux tels que des cheveux, du papier, du fil, etc.

L'intervention médicale ou chirurgicale peut devenir la cause de la pénétration de certains corps étrangers ; le bouton de Murphy, après la gastro-entérostomie, tombe assez souvent dans l'estomac, où il peut séjourner du reste sans provoquer aucun trouble.

Dans une catégorie à part doivent se ranger les calculs qui ont pris naissance soit dans l'estomac lui-même, soit dans les voies biliaires. Doit-on ranger parmi les corps étrangers de l'estomac les divers animaux qui peuvent y séjourner momentanément : parasites venus de l'intestin, larves d'insectes dont les œufs ont été ingérés en même temps que les aliments ?

On ferait tout un musée avec les corps étrangers trouvés dans l'estomac ; leur nature et leur nombre ont, souvent, à bon droit, surpris les observateurs.

Dans un travail d'ensemble, Ch. Mignon a relevé 163 observations. Il signale comme ayant été rencontrés dans la cavité stomacale, les objets suivants : 15 médailles d'or, des épingles à cheveux, une boucle de soulier, un morceau d'épée de 9 pouces, des ciseaux très aigus, 170 francs en or, 80 épingles, une roulette de table de nuit, 35 couteaux, une pipe en terre, un jeu de dominos tout entier, une flûte de 4 pouces, 100 francs en or, 1 400 à 1 500 épingles, une fiole de verre, 1 barreau de plomb pesant 500 grammes, 1 pied de marmite, 1 affiloir, 3 fois une fourchette. Chez un forçat de Brest mort en 1773, dont l'estomac était très dilaté, on trouva 52 pièces diverses pesant au total une livre, entre autres un bout de cercle de barrique de 19 pouces de long sur 1 de large.

Sur ces 163 cas, il n'y en eut que 10 de mortels.

Comme exemple du nombre et de la diversité des objets qui peuvent se réunir dans le même estomac, nous pouvons citer le fait récemment rapporté par Fricker. Une femme aliénée, dans le but de se faire mourir, ingéra, en trois mois, les objets suivants :

1 clef de 7,5 centimètres de long ;
1 cuillère à café en argent de 15,5 centimètres ;
1 cuillère à café en ruoltz de 14,7 centimètres ;
1 fourchette de 20,5 centimètres ;
2 bouts de fil de fer de 6,5 et de 8,5 centimètres ;
2 épingles à cheveux ;
12 morceaux de verre ;
1 crochet de fenêtre ;
1 plume de fer ;
9 aiguilles à coudre ;
1 morceau de graphite ;
1 bouton de bottine ;
2 petites billes ;
1 aiguille à crochet.

En tout 37 objets d'un poids de 261 gr., 15. Un abcès fut causé par une épingle à cheveux qui avait perforé l'estomac. La malade fut opérée et guérit de la façon la plus simple.

Que deviennent les objets avalés ? — Ils peuvent être rapidement évacués par les voies naturelles, par les vomissements ou par les selles. Les objets de petit volume, arrondis, sans aspérité, sont naturellement le plus facilement expulsés de cette façon. Assez souvent aussi des pièces d'or ont été rendues sans accident. On comprend que la présence de corps étrangers plus ou moins volumineux, surtout s'ils présentent des irrégularités ou des aspérités, peut devenir, dans l'intestin, la cause de complications sérieuses : ulcérations, abcès, péritonite, occlusion intestinale, etc.

Quelquefois des objets volumineux peuvent être expulsés par la voie rectale alors qu'on eût pu considérer ce cheminement comme impossible. De Saint-Germain a conté l'histoire d'un enfant qui avait avalé une roulette de 7 centimètres de long terminée par une pointe aiguë : elle fut rendue par l'anus sans avoir provoqué aucun trouble grave dans l'appareil digestif.

Les objets qui séjournent dans l'estomac y subissent souvent des modifications plus ou moins marquées; ceux qui sont en fer se couvrent de rouille; les noyaux de fruits sont noircis, érodés. Un petit couteau, du genre dit « eustache », avait séjourné plusieurs années dans l'estomac d'un matelot où il avait produit du reste des lésions ulcéreuses; le manche avait presque complètement disparu. Les corps étrangers peuvent exceptionnellement s'accroître dans l'estomac; il s'agit alors de véritables calculs. En voici un exemple curieux.

Un homme de cinquante-deux ans présentait à la région épigastrique une tumeur superficielle, anguleuse, douloureuse à la pression, du volume d'une petite pomme, pouvant se déplacer vers la gauche, suivant dans une certaine mesure les mouvements respiratoires. L'appétit était conservé, cependant l'amaigrissement et la cachexie progressive faisaient penser au cancer de l'estomac. Les vomissements étaient rares, mais à plusieurs reprises il y avait eu de légères hématémèses. L'absence d'acide chlorhydrique dans le liquide stomacal, la présence d'une adénopathie axillaire et sus-claviculaire gauches semblaient confirmer pleinement l'hypothèse d'une lésion cancéreuse. A l'autopsie, on trouva l'estomac presque rempli par une masse de 18 centimètres sur 8, du poids de 885 grammes, de couleur brune, d'odeur fécaloïde marquée. On y voyait la trace de stratifications successives, avec de petites géodes. A l'examen microscopique on trouva dans cette masse des grains d'amidon et des débris de tissu végétal.

Dans un autre cas, il y avait un véritable calcul de l'estomac, mais d'origine exogène. A l'autopsie d'un ébéniste, ivrogne avéré pendant sa vie, on rencontra un calcul de 10 sur 5 et 4 centimètres, du poids de 70 grammes seulement; c'était une concrétion produite aux dépens du vernis que l'ébéniste buvait au lieu de s'en servir pour vernir ses meubles.

Accidents produits par la présence des corps étrangers dans l'estomac. — Ils peuvent être à peu près nuls, soit parce que les corps étrangers sont rapidement évacués, soit parce qu'étant lisses et arrondis ils sont facilement et parfaitement tolérés. Des noyaux de fruits, de petites billes, un bouton de Murphy peuvent ainsi séjourner très longtemps dans l'estomac sans provoquer aucun accident. Un jeune détenu fut pris de vomissements après avoir fumé une dizaine de cigarettes coup sur coup; il rendit ainsi 75 centimètres d'un tube de caoutchouc de 8 millimètres de diamètre. On sut alors que, quatre mois auparavant, à la suite d'un pari, il avait ingéré 4 mètres d'un tube à gaz. Le lendemain il rendit le restant par fragments à la suite d'un vomitif. La présence de ce corps étranger assez insolite n'avait produit que quelques aigreurs et un peu de diarrhée.

Christian trouva à l'autopsie, dans l'estomac d'un aliéné, une série de corps étrangers, bouton de chemise, cailloux, fragments de journaux, etc. Il ne paraissait y avoir eu aucun trouble de la digestion. Il faut dire que, chez les aliénés, des accidents dyspeptiques même assez graves peuvent assez facilement passer inaperçus; il n'en serait pas de même chez des personnes saines d'esprit.

L'ingestion des corps étrangers peut provoquer des accidents immédiats d'une certaine intensité et même d'une réelle gravité : douleurs, vomissements, vomissements de sang, intolérance gastrique absolue, sensibilité épigastrique extrêmement vive à la pression. S'ils sont pointus, ils peuvent amener une perforation de l'estomac et une péritonite généralisée rapidement mortelle. Assez souvent, il se produit des adhérences et le danger de la péritonite suraiguë par perforation se trouve ainsi diminué. Des collections purulentes peuvent se former, plus ou moins volumineuses, plus ou moins solidement enkystées. La gastrite ulcéreuse se produit aussi facilement dans ces conditions.

L'estomac est souvent dilaté et même très dilaté, sans qu'il soit facile de décider si cette dilatation était antérieure à l'introduction des corps étrangers ou si elle ne s'est produite qu'après, en vertu des lésions des parois de l'estomac ou de l'orifice pylorique.

L'intolérance gastrique, la douleur, les vomissements de sang peuvent rappeler soit la gastrite aiguë, soit même l'ulcère rond.

Un enfant de trois ans et demi avait avalé une épingle à grosse tête. De temps en temps, il était pris de vomissements douloureux; le corps étranger fut expulsé au bout de cinq mois et demi.

On comprend que l'embarras puisse être très grand pour le diagnostic lorsque l'on ne sait pas qu'un corps étranger a été avalé. Dans plusieurs cas, la présence de noyaux de cerises a pu faire croire à un cancer de l'estomac.

Une femme de quarante-sept ans était atteinte depuis plusieurs mois d'accidents dyspeptiques graves : dilatation très marquée de l'estomac, vomissements, amaigrissement. Le lavage amena l'issue de 65 noyaux de cerises en quatre mois; les cerises avaient été mangées un an auparavant. Dans un cas très analogue de Daudé, il y eut élimination de 69 noyaux de cerises avalés quinze mois auparavant.

A titre anecdotique, nous allons rapporter une des histoires les plus curieuses de corps étrangers de l'estomac que nous ayons rencontrées dans la préparation de cette étude : c'est celle d'un enfant qui avait avalé une chauve-souris vivante.

« Un pauvre berger des environs d'Olendorf habitait une cabane dans laquelle chaque nuit voltigeaient une grande quantité de chauves-souris. Sa femme avait couché près d'elle un de ses enfants âgé de trois ans, en lui laissant à la main un morceau de pain. L'enfant s'endormit en mangeant, restant la bouche ouverte et à moitié remplie par le pain qu'il mâchait. Une chauve-souris s'approche et pénètre brusquement dans sa bouche. Réveillé en sursaut, l'enfant ferme subitement la bouche, et, par un mouvement de déglutition involontaire, la chauve-souris est poussée dans l'œsophage et de là dans l'estomac. Aussitôt surviennent des douleurs extrêmement vives, des efforts de vomissements et des vomissements de sang. Ces accidents durèrent pendant deux heures et se calmèrent ensuite peu à peu. Le médecin appelé le lendemain ne voulut pas ajouter foi au récit qui lui fut fait ; toutefois il se contenta de prescrire du lait et des boissons mucilagineuses. Au bout de huit heures, l'enfant rendit par les selles une grosse chauve-souris enveloppée de mucosités sanguinolentes. Elle était comme écrasée dans toute sa longueur et le poil qui la recouvre était enlevé çà et là ; l'enfant fut longtemps souffrant, mais il n'éprouva pas d'autres effets de ce singulier accident. »

Animaux vivants dans l'estomac. — On a prétendu que des sangsues avalées en buvant sans précaution de l'eau des ruisseaux avaient pu pénétrer dans l'estomac et y provoquer des hémorragies. Il est beaucoup plus propable qu'elles s'étaient fixées sur le pharynx.

Les lombrics sont assez souvent rendus par vomissement ; cela a donné lieu à des histoires fantastiques de serpents vivants dans la cavité stomacale et expulsés après un séjour plus ou moins prolongé.

Ce qui est plus rare, plus extraordinaire, c'est l'expulsion par les voies digestives supérieures d'oxyures vermiculaires, puisque ces parasites ne vivent que dans la partie inférieure du rectum, au niveau de l'anus. On en cite un cas.

Les larves de certaines mouches, de la mouche domestique, et surtout de la *techomyza fusca*, peuvent se développer dans l'estomac après l'ingestion des œufs correspondants. Elles résistent à l'action des sucs digestifs grâce à la couche de chitine dont elles sont revêtues. Elles peuvent ainsi être expulsées vivantes soit par les selles, soit par les vomissements. Dans un cas de Senator, un jeune homme de vingt-huit ans avait vomi une certaine quantité de larves ; un an et demi plus tard, il en rejeta de nouveau un certain nombre par simple expuition ; ces dernières paraissaient venir du pharynx ou des fosses nasales.

Diagnostic. — Rien de plus facile que de reconnaître la présence des corps étrangers dans l'estomac dans certains cas ; rien de plus difficile dans d'autres. Lorsque des accidents gastriques intenses ont succédé immédiatement à l'ingestion d'un ou de plusieurs objets semblables à ceux que nous avons énumérés plus haut, on sait immédiatement à quoi les attribuer. Il n'en est plus de même lorsque leur pénétration dans l'estomac est ignorée comme cela se rencontre volontiers avec des enfants ou des aliénés.

Nous avons vu que la présence d'une grande quantité de noyaux de cerises ingérés très longtemps auparavant, avait pu faire croire à un cancer de l'estomac. Le champ des possibilités symptomatiques est donc très étendu.

S'il s'agissait de corps étrangers de nature métallique, on pourrait avoir recours aux rayons de Rœntgen, surtout chez les individus maigres. On aurait soin, s'il n'y avait pas de danger à le faire, de distendre l'estomac auparavant, soit en injectant de l'air, soit en administrant un mélange effervescent.

Pronostic. — Il est très variable suivant les cas. Des corps étrangers relativement volumineux, mais arrondis, sans aspérités, peuvent, comme le bouton de Murphy, séjourner indéfiniment dans l'estomac, sans que leur présence donne lieu à aucun accident. Des corps beaucoup plus petits, mais anguleux ou pointus, pourront être beaucoup plus dangereux et amener soit la perforation de l'estomac et la péritonite suraiguë, soit des ulcérations ou des abcès.

On a lieu toutefois d'être étonné de la bénignité relative des accidents causés par l'introduction et même le séjour des corps étrangers dans l'estomac. Sur les 163 cas relevés par Mignon, il n'y a eu que 10 morts. Les progrès de la chirurgie moderne rendront certainement les guérisons plus fréquentes encore.

Traitement. — Assez souvent les corps étrangers ont été expulsés sans aucune intervention thérapeutique. Quelquefois un purgatif ou un vomitif ont servi à en amener le rejet soit par la voie intestinale, soit par la voie œsophagienne. On comprend qu'un vomitif puisse être donné sans danger quand il s'agit de corps étrangers peu volumineux, arrondis comme des noyaux de cerises ou des grains de plomb ; dans les mêmes conditions, le lavage de l'estomac pourrait être utile. Il n'en est plus de même lorsqu'il s'agit d'objets volumineux et anguleux. Il est dangereux alors de provoquer des efforts de vomissements qui pourraient très bien amener la production d'une perforation ou d'autres accidents graves.

Dans ces conditions, il faut avoir recours à l'intervention chirurgicale, il faut faire la gastrostomie.

Nous avons entre les mains un relevé de Ficker, qui montre bien les bons résultats qu'on en peut attendre. Sur 54 cas d'intervention chirurgicale, il y a eu 44 guérisons et 10 morts.

Les cas dans lesquels il n'y avait pas d'adhérences péritonéales de l'estomac ont donné d'aussi bons résultats que ceux dans lesquels ces adhérences existaient, ce qui est très favorable à l'intervention rapide.

CHAPITRE XV

ENTÉRITES

Sous le nom commun d'entérites, on devrait comprendre toutes les maladies inflammatoires de l'intestin : c'est dire qu'à côté des entérites consécutives à des intoxications ou à des infections plus ou moins bien déterminées, on devrait ranger la fièvre typhoïde, la dysenterie, le choléra, la tuberculose intestinale, les ulcères du duodénum, etc...

En réalité, c'est ce que l'on a fait jusqu'au commencement du XIXe siècle, tant que ces diverses maladies n'ont pas été isolées et bien décrites. Mais, depuis cette époque, grâce aux méthodes de l'anatomie pathologique et de la bactériologie, on a délimité dans le domaine confus de l'entérite, un certain nombre de types morbides très nets : ce fut d'abord la fièvre typhoïde et la dysenterie, puis le choléra et la tuberculose intestinale, puis plus récemment l'appendicite, qui jusqu'à ces dernières années était décrite comme une variété d'entérite sous le nom de typhlite : enfin, actuellement une dernière variété d'entérite chronique a acquis son autonomie, la colite muco-membraneuse.

Ainsi, comme cet aperçu historique le met en lumière, à toutes les époques, on a désigné sous le nom d'entérite les maladies inflammatoires de l'intestin qui n'étaient pas encore isolées : c'est en quelque sorte le *caput mortuum* de la pathologie intestinale, l'étiquette sous laquelle on range les cas de maladies intestinales que l'on ne peut pas encore classer.

Par définition, ce chapitre sur les entérites comprendra donc un ensemble de faits assez disparates, et l'ordre que l'on est obligé d'établir est, il faut bien l'avouer, quelque peu artificiel. Néanmoins, nous essaierons de classer avec le plus de logique possible tous les faits que nous allons avoir à citer, en priant les lecteurs de ne pas oublier que ce n'est ici qu'une classification d'attente.

ENTÉRITES AIGUES

Étiologie. — Dans le développement des entérites il faut tenir compte de plusieurs facteurs ; il y a tout d'abord la *prédisposition individuelle*, qui joue un rôle considérable : nous sommes loin de connaître exactement la valeur de cette cause, mais son influence est souvent indéniable. Chez les enfants par exemple, surtout chez les nourrissons, l'intestin est d'une susceptibilité toute particulière : une simple élévation de température, un orage suffisent, pendant la saison d'été, pour faire apparaître des entérites graves chez un grand nombre d'enfants sans que, comme nous l'exposerons plus loin, la pullulation des germes dans les aliments puisse expliquer la genèse de ces accidents.

Le *traumatisme* de la muqueuse intestinale peut aussi dans quelques cas, assez restreints d'ailleurs, avoir un rôle pathogène.

Il existe tout un groupe de faits, dans lequel la constipation suffit à amener des lésions aiguës graves de la muqueuse intestinale. Ce sont tous les cas d'obstruction intestinale chronique quelle que soit d'ailleurs la cause même de l'obstruction, bride tuberculeuse, cicatrice, cancer, etc.

Les lésions intestinales se caractérisent dans ce cas, d'abord par des ulcérations à marche aiguë qui peuvent aller jusqu'à la perforation : ces ulcérations ont en effet une tendance marquée à creuser dans la profondeur : au microscope on voit qu'elles n'atteignent qu'un espace restreint de l'intestin, sans amener de fortes réactions inflammatoires, mais qu'elles marchent rapidement vers la couche profonde de la muqueuse. Dans la même région, la muqueuse est altérée, les glandes, augmentent de volume et de nombre, et cette hypertrophie et hyperplasie considérable des glandes du voisinage, permet de différencier ces ulcérations des ulcérations dysentériformes (Letulle).

C'est pour obéir à la coutume que nous avons qualifié ces lésions de traumatiques ; en réalité il intervient là vraisemblablement un élément infectieux et toxique, capable de produire les lésions d'inflammation et de nécrose, comme cela se fait dans le vermium cæcal au cours de l'appendicite.

Mais les deux grandes causes qui provoquent ces entérites sont d'une part les infections, d'autre part les intoxications ; c'est surtout sur ces deux groupes de faits que nous devons insister ici.

I. — Les infections

Il est certain que des lésions d'origine microbienne de la muqueuse intestinale se produisent très fréquemment ; en dehors de tout autre constatation, ce qui suffirait à le prouver, ce sont les entérites secondaires aux maladies infectieuses les plus diverses, que l'on observe chaque jour en clinique. Au cours de la variole, de la pneumonie, de la grippe, du rhumatisme, du paludisme, de la rougeole et de la scarlatine, on peut voir apparaître des accidents intestinaux : coliques, diarrhée, évacuation de selles muqueuses qui relèvent sans aucun doute d'une localisation intestinale ; nous n'avons pas d'ailleurs à insister sur ces faits, et ce que nous étudierons ici, ce sont les entérites où la lésion intestinale constitue a elle seule toute la maladie ou du moins l'accident primitif.

Plusieurs questions se posent à propos de l'étiologie et de la pathogénie de ces infections intestinales : quels sont les microbes qui peuvent atteindre la muqueuse intestinale. Comment ces microbes parviennent-ils dans l'intestin ? Quelles sont parmi ces microbes, les espèces vraiment pathogènes ? Quelles lésions anatomiques peuvent-ils déterminer, et comment ces lésions peuvent-elles expliquer les troubles parfois si graves que l'on voit apparaître au cours des entérites ? Il faut bien avouer que, sur bien des points, la science est encore muette ; et si des travaux tous récents nous permettent d'indiquer dans ses grandes lignes la pathogénie des infections intestinales, il est des détails qu'il est encore impossible de préciser. Dans les pages qui vont suivre, nous grouperons les notions déjà acquises dans les deux chapitres suivants :

a) Les microbes des infections intestinales et leur origine.

b) Les lésions infectieuses de la muqueuse intestinale.

a) Les *microbes des infections intestinales et leur origine.*

La flore bactérienne de l'intestin est extrêmement riche comme nous l'avons vu plus haut. A l'état normal, on trouve dans les résidus alimentaires de l'intestin grêle et surtout du gros intestin, les formes bactériennes les plus nombreuses et les plus diverses. Aussi est-il fort difficile de discerner dans une entérite infectieuse quelconque les microbes réellement pathogènes. Comme nous allons le voir, on ne sait même pas encore d'une façon certaine la part qu'il convient d'attribuer soit aux microbes anormaux venus du dehors, soit aux microbes normaux devenus plus virulents.

Un des microbes auxquels on a attribué l'importance la plus grande dans l'étiologie des entérites et surtout des entérites de l'enfant, c'est certainement le *colibacille*. Gilbert et Girode sont les premiers auteurs qui aient insisté sur le rôle pathogène du colibacille dans les entérites graves. Sur les quatre observations qu'ils ont rapportées dans leur travail, trois fois le malade succomba après avoir présenté des symptômes cholériformes. Dans tous les cas, les selles des malades examinées au point de vue bactériologique fournissaient des cultures presque pures de colibacille, et, dans un cas où il existait en plus de l'hépatisation pulmonaire, l'examen du liquide retiré par ponction du poumon, de la rate et du foie révéla l'existence de ce même microbe.

Après ces auteurs, Chantemesse, Widal et Legry, puis Ménétrier, rapportèrent des faits analogues. Ils tendaient à attribuer au colibacille le rôle principal dans le développement du choléra nostras. A la même époque, Lesage et Thiercelin publiaient leurs recherches sur les entérites des nouveau-nés, et arrivaient aussi à cette conclusion que le colibacille est le microbe que l'on rencontre le plus souvent et en plus grande quantité dans les diarrhées infantiles. Des recherches ultérieures semblèrent prouver que le colibacille retiré des matières diarrhéiques était extrêmement virulent. Si bien que Macaigne pouvait avancer que, dans les diarrhées ayant une origine infectieuse certaine, la présence exclusive du colibacille dans les selles et sa virulence extrême constituaient deux caractères suffisants pour attribuer à ce microbe la cause même de la maladie.

Des recherches plus récentes tendent au contraire à diminuer l'importance de cet agent ; la plupart des caractères sur lesquels on s'était appuyé pour accorder à ce microbe une action pathogène, sont en effet des plus discutables. Nobécourt, dans un travail récent, en a fait une critique très judicieuse.

Tout d'abord, on ne peut pas accorder une valeur trop considérable à la simple augmentation du nombre des colibacilles dans les selles ; les selles diarrhéiques, en effet, quelle que soit leur cause, entraînent avec elles la plus grande partie des germes qui vivent dans l'intestin. Il suffit de rappeler à ce propos les recherches de Gilbert et Dominici, ces auteurs ont montré que, sous l'influence d'un simple purgatif salin, le nombre des microbes évacués en vingt-quatre heures peut atteindre 411 milliards au lieu de 12 milliards habituellement trouvés. Et il ne s'agit pas d'un simple balayage de l'intestin ; en effet, malgré l'abondance des liquides de sécrétion, la *proportion* des microbes augmente ; elle passe de 54 000 par milligramme, chiffre normal, à 270 000.

On a cru pendant un certain temps pouvoir accorder plus d'importance à l'existence du colibacille en culture pure : il est certain que, lorsque les matières fécales d'un enfant atteint d'entérite ne contiennent que du colibacille, il est logique d'attribuer à ce microbe les symptômes morbides que l'on observe. Mais faut-il ajouter, c'est seulement dans un nombre relativement restreint de cas que l'on constate l'existence isolée du colibacille dans les selles. Lesage, par exemple, n'a pu observer ce fait que 297 fois sur 770 examens.

D'autre part, il ne faut pas oublier que le colibacille existe parfois seul dans les matières fécales chez des enfants parfaitement normaux (Escherish) et sous des influences assez variables on peut observer le même fait : ainsi Sanarelli a réalisé ce fait expérimentalement sur le cobaye en injectant sous la peau des cultures typhiques ou des toxines typhiques. Ramond est arrivé au même résultat par des injections sous-cutanées de toxine colibacillaire ou streptococcique et Nobécourt par des injections sous-cutanées de solutions salines.

La constatation de la virulence, pour le cobaye, du colibacille extrait des matières fécales n'a pas non plus l'importance qu'on pourrait lui attribuer : d'après Lesage, c'était pourtant là le meilleur critérium de l'action nocive du colibacille. L'existence dans les selles d'un colibacille dont la culturs à 37°, au bout de vingt-quatre heures, est capable de tuer un cobaye de moins de 200 grammes à la dose de 2/3 de centimètre cube dans le péritoine suffirait à démontrer son rôle pathogène. Malheureusement, très souvent on peut trouver un colibacille virulent dans des selles absolument normales ; le fait est même très loin d'être rare, Macaigne l'a constaté 3 fois sur 13 cas pris au hasard et Nobécourt sur *huit* nourrissons normaux, ayant des selles jaunes, fermes, a pu isoler *quatre fois* des colibacilles virulents. Les variations de virulence du colibacille dépendent de causes que nous ignorons encore. D'après Nobécourt, Valagussa, en soumettant des chats à une alimentation variable, a constaté que le régime lacté et le régime carné diminuent la virulence du colibacille tandis que le régime végétal l'augmente. Sanarelli et Ramond, après injections sous-cutanées de toxines typhiques ou colibacillaires sur le cobaye, ont vu augmenter la virulence des microbes intestinaux.

Lesage se basant sur un certain nombre d'expériences pour la plupart positives, a pu croire que le sérum sanguin des enfants atteints d'entérite colibacillaire produisait l'agglutination des cultures de colibacille, de la même façon que, dans la réaction de Widal, le sérum des typhiques agglutine les cultures de bacille d'Eberth.

Nobécourt, en France, Escherich et Pfaundler en Allemagne ont établi que cette réaction était des plus inconstantes, se rencontrait aussi fréquemment chez l'homme sain que chez le malade et qu'elle n'avait par conséquent aucune valeur diagnostique. Lesage lui-même s'est, dans ces derniers temps, rallié à ces conclusions.

Ainsi, aucun des caractères invoqués, culture pure, virulence, séro-réaction, ne suffit à établir la valeur nocive du colibacille dans un cas donné : il peut en résulter une présomption en faveur du rôle pathogène du colibacille; mais il est difficile d'aller plus loin. Aussi, alors qu'il y a quelques années le colibacille paraissait devoir dominer toutes les infections gastro-intestinales, nous assistons maintenant à un mouvement inverse. Sans aller jusqu'à lui dénier toute influence pathogène, comme le font certains auteurs, il nous paraît pourtant qu'il convient de réduire sensiblement son rôle dans les entérites. Les seuls cas où l'on puisse affirmer à peu près sûrement qu'il est en cause sont ceux où il existe en culture pure dans les selles de malades atteints d'entérite. Or, d'après les chiffres donnés par Lesage, nous avons vu que cela ne s'observe que dans le tiers des cas environ des entérites des jeunes enfants; pour les adultes, nous n'avons aucun chiffre précis.

Mais dans les autres cas, à quels agents parasitaires peut-on avoir affaire? On a incriminé un certain nombre d'autres microbes. Le *streptocoque* paraît capable de déterminer des entérites; un certain nombre d'auteurs, Escherich, Hirsch, Libmann et Spiegelberg, ont, dans ces derniers temps, publié des travaux importants sur ce sujet. Le streptocoque que l'on trouve ainsi dans les selles des enfants atteints d'entérite, diffère quelque peu du streptocoque pyogène, en particulier par l'absence de chaînettes longues dans les bouillons de culture (Escherich) et par son peu de virulence.

Ce qui permet d'attribuer à ce microbe le développement de l'entérite, d'après Escherich, c'est sa grande abondance dans les matières fécales : les streptocoques se substituent aux bactéries qui se trouvent habituellement dans les selles; à mesure que les symptômes de l'entérite s'atténuent, on les voit diminuer de nombre pour faire place à la flore normale de l'intestin. D'autre part, dans les selles d'entérite à streptocoque, on trouve ces microbes surtout dans les fragments de mucus et non pas dans les parcelles fécales proprement dites.

Enfin, lorsqu'on a l'occasion de faire l'autopsie d'un petit malade ayant succombé à une entérite à streptocoque, on trouve des microbes dans le mucus adhérent aux parois intestinales et dans l'intérieur de ces parois mêmes. Mais, malgré tout, il faut bien admettre que ce streptocoque n'est pas toujours pathogène car on le retrouve très fréquemment dans les selles d'enfants parfaitement sains; dans les huit examens de matières fécales normales faits par Nobécourt, la présence du streptocoque est notée sept fois.

Ce ne sont pas là d'ailleurs, les deux seules variétés de microbes auxquelles on ait attribué le développement des entérites. On a signalé chez l'enfant des entérites à *B. pyocyanique* (Nobécourt) très rares d'ailleurs, des entérites à *bacillus mesentericus* (Ardoin) des entérites à *Proteus* (Booker); tout récemment, Thiercelin a attribué le plus grand nombre des entérites aiguës ou chroniques de l'enfant ou de l'adulte à un diplocoque saprophyte de l'intestin, susceptible de devenir pathogène, et pour lequel il a proposé le nom d'*entérocoque*. Ce microbe semble occuper une place intermédiaire entre le pneumocoque et le streptocoque.

Dans tous les cas, si l'on a incriminé tel ou tel parasite, c'est parce qu'on l'a rencontré avec une fréquence extraordinaire dans les selles diarrhéiques du malade : mais, très rarement les selles ne contiennent qu'une seule espèce de microbe, presque toujours, on peut en isoler un certain nombre. Et la question se pose de savoir si l'on ne doit accorder d'influence pathogène qu'à une seule variété de microbes, la plus abondante. Ne peut-il pas exister entre les espèces qui vivent et se développent dans l'intestin des malades une sorte d'association, si bien que réunies elles acquièrent une action nocive, qu'elles n'auraient jamais eue isolément ? Nous savons que ces phénomènes de symbiose s'observent assez souvent et Metchnikoff est arrivé à montrer, par exemple, que des cultures très virulentes de vibrions cholériques ne peuvent reproduire le choléra chez le jeune lapin qu'associées à des microbes favorisants.

Ce problème très complexe des phénomènes de symbiose qui peuvent exister dans l'entérite, a été abordé tout récemment par Nobécourt. Il a étudié d'abord l'association du colibacille et du streptocoque, association qui se rencontre si souvent dans les matières fécales. Il a pu constater ainsi que souvent, sur le cobaye, l'ingestion simultanée de colibacilles et de streptocoques à des doses qui isolément n'ont aucune action, peut amener la mort de l'animal; il n'y a là évidemment rien d'absolu. Dans un nombre restreint de cas, l'animal en expérience résiste aussi bien à l'association de ces deux cultures qu'à chacune d'entre elles isolément. Ces exceptions paraissent tenir d'ailleurs pour une grande partie aux échantillons associés.

Quoiqu'il en soit, le résultat expérimental intéressant, c'est que le mélange de ces deux microbes peut être plus actif que chacun des microbes pris à part.

On peut même aller plus loin et reconnaître l'action respective de ces deux variétés de microbes; si l'on examine en effet à plusieurs reprises l'œdème pris au point d'inoculation cutanée on constate que les colibacilles augmentent de nombre et finissent par prédominer, tandis que les streptocoques diminuent et finissent par disparaître : le streptocoque n'a donc qu'une action passagère, il prépare les voies au colibacille en quelque sorte, mais l'animal meurt de collibacillose et non de strepto-colibacillose.

Maintenant, en essayant d'appliquer ces notions à la clinique, Nobécourt a pu constater que les streptocoques et les colibacilles extraits des selles d'enfants atteints d'entérite aiguë ou chronique n'étaient pas seuls actifs ; bien que ces microbes associés déterminent le plus souvent la mort du cobaye, ils sont aussi quelquefois inoffensifs, et, d'autre part, les mêmes microbes retirés des fèces d'enfants normaux, peuvent aussi, quoique plus rarement, faire mourir le cobaye auquel on les inocule.

Il n'en reste pas moins vrai que, d'une part, l'expérimentation montre l'importance de cette association, et que, d'autre part, les examens de matières fécales décèlent la coexistence fréquente de ces germes en proportion notable : il semble donc légitime d'accorder à cette association une valeur pathogène.

On pourrait aussi d'après Nobécourt attribuer une certaine influence à l'association du colibacille et du bacillus mesentericus, et à l'association du proteus et du colibacille ; ces cultures associées tuent en effet parfois le cobaye à des doses qui, isolément, seraient inactives : mais les recherches sur ce point sont encore très incomplètes.

Reste encore un point à élucider, d'où viennent les microbes observés dans les matières fécales au cours des entérites infectieuses ? Viennent-ils de l'extérieur, et sont-ils introduits avec les aliments ; ou bien s'agit-il au contraire de microbes normaux de l'intestin dont la virulence s'exalte sous une influence mal connue ?

La première tendance fut de rapporter le plus grand nombre des cas à des infections exogènes, au moins en ce qui concerne les entérites infantiles : on savait en effet que le nombre des bactéries du lait abandonné à l'air augmente rapidement et peut passer de 9000 bactéries par centimètre cube deux heures après la traite, à 120000 onze heures après, et à 5600000 vingt-cinq heures après (Miquel).

D'autre part, Lesage avait pu déterminer que le lait non stérilisé, altéré par les ferments acidifiants, tue souvent, 28 fois sur 100, le cobaye auquel on l'injecte, et il avait montré que cette action est due à la fois aux microbes que contient le lait (en l'espèce il s'agissait surtout du colibacille) et aux produits toxiques qu'il sécrète. La conclusion naturelle était qu'en donnant aux nourissons du lait stérilisé on devait voir disparaître les entérites.

Malheureusement, les résultats n'ont pas répondu à ce qu'on attendait. Récemment Lesage observait que, malgré la généralisation à Paris de l'emploi du lait stérilisé, le nombre des entérites infantiles augmentait dans l'été d'une façon considérable, et, en particulier, pendant les deux mois d'août et de septembre de 1898, la mortalité des nourrissons par entérite dépassa de beaucoup le chiffre des années précédentes. Or, si l'on rapproche cette observation de ce fait que les microbes contenus dans les fèces des malades atteints d'entérite sont dans la grande majorité des cas les mêmes que ceux qui existent chez les individus bien portants, on arrive à se demander si les entérites ne résultent pas surtout d'une augmentation de virulence des saprophytes de l'intestin. Et c'est bien là l'idée qui semble résulter des travaux les plus récents de Baginski, Szego, Nobécourt etc... Ce qui contribue à confirmer cette opinion, c'est qu'on ne trouve en réalité aucun caractère permettant de reconnaître les races pathogènes de ces microbes. Lesage avait pensé que l'on pourrait arriver à ce résultat à l'aide du séro-diagnostic au moins en ce qui concerne le colibacille; il avait même observé quelques faits qui semblaient justifier cette opinion, mais Nobécourt a montré que le germe d'un animal inoculé avec un colibacille donné, jusqu'à ce qu'il ait acquis la propriété agglutinante, n'agglutine nullement le colibacille provenant des fèces d'autres malades atteints d'entérite.

Donc, sans vouloir nier que, dans un certain nombre de cas, les microbes qui provoquent les phénomènes intestinaux puissent venir de l'extérieur et être introduits avec l'aliment, il semble que, le plus souvent, il s'agit de la pullulation et de l'augmention de la virulence de simples saprophytes produite sous des influences que nous commençons à distinguer.

L'étude *expérimentale* nous a permis de reconnaître certaines de ces influences extérieures.

Sanarelli et Ramond ont démontré l'augmentation de la virulence du colibacille après l'ingestion de toxines typhiques, colibacillaires, ou streptococciques au cobaye; et, comme nous l'avons déjà dit, Valagussa a montré sur le chat que le régime végétal augmente la virulence du même microbe. Sur l'enfant enfin, Nobécourt a vu la grippe et la rougeole amener une pullulation des streptocoques de l'intestin. Tous ces faits ne doivent pas nous étonner : de Klecki a bien mis en évidence que les modifications circulatoires de la muqueuse intestinale suffisent à modifier la virulence du colibacille. La stase veineuse l'accroît d'une façon considérable, et suffit, si elle se prolonge un peu, pour faire du saprophyte banal de l'intestin une bactérie pathogène des plus redoutables. Tout ceci permet de supposer que les causes nombreuses qui agissent sur la muqueuse intestinale peuvent être l'origine d'entérites infectieuses : une simple diarrhée réflexe ou encore une diarrhée consécutive à une alimentation défectueuse, peut suffir à exalter la virulence des germes de l'intestin et à provoquer une entérite infectieuse des plus graves.

En dehors de la pullulation des microbes dans le lait et les aliments, c'est peut-être de la même façon que peut s'expliquer en partie l'influence indéniable de la *température extérieure;* il est certain, en effet, que les fortes chaleurs de l'été sont très favorables aux développements des entérites; c'est pendant l'été que l'on observe les cas de choléra nostras, c'est également à cette époque que les diarrhées infantiles se multiplient.

b). *Anatomie pathologique des entérites infectieuses.*

Après avoir déterminé à l'aide des recherches les plus récentes le rôle et l'importance des microbes dans les entérites infectieuses, il nous faut aller plus loin et voir comment ces microbes altèrent l'intestin où ils se développent. Une première question qui se pose est de savoir si les microbes qui pullulent dans l'intestin au cours des entérites altèrent la muqueuse intestinale directement pour ainsi dire, en pénétrant dans son intérieur. C'est un point qui a été le sujet d'une série d'études récentes. Contrairement à ce qu'avaient avancé autrefois Bizzozero et Ribbert, la muqueuse intestinale normale ne contient pas de microbes, et, sur des coupes, on n'en trouve aucun entre les cellules ou dans les follicules clos, et seulement un très petit nombre à l'intérieur du canal des glandes de Lieberkürhn; mais il n'en va pas de même dans des cas pathologiques. Marfan et Bernard ont pu le constater sur l'animal, à la suite d'une entérite toxique, il est vrai, déterminée par l'ingestion d'acide arsénieux. L'animal ayant été sacrifié et sa muqueuse fixée aussitôt de façon à empêcher toute altération cadavérique, ces auteurs ont pu voir sur des coupes que les microbes étaient nombreux dans la tunique muqueuse et dans la couche sous-endothéliale de la séreuse. Ces microbes, peu abondants dans les portions supérieures de l'intestin, augmentaient de nombre à mesure qu'on s'éloignait du pylore, et ils étaient très nombreux dans la muqueuse du gros intestin. Ces recherches ne font que confirmer les résultats publiés par Würtz il y a déjà quelques années; ayant provoqué sur des lapins, des cobayes et des souris, ce qu'il appelait le choléra arsenical expérimental, il put constater le passage dans le sang des microbes de l'intestin alors que la température s'abaissait au-dessous de 34°.

Toutefois il faut remarquer que, dans toutes ces expériences, la muqueuse était d'abord lésée par l'ingestion d'arsenic. La pénétration des microbes dans la muqueuse était sans doute consécutive aux lésions produites.

Escheich a pu aussi constater sur l'homme, dans des cas d'entérite infectieuse, la réalité de cette pénétration des microbes. Sur des enfants ayant succombé à des entérites à streptocoque, il a vu que la muqueuse contenait ces microbes dans son intérieur au niveau des foyers d'inflammation et d'infiltration. Et, d'autre part, il avait pu constater pendant la vie sur ses malades, la présence du streptocoque dans le sang et dans l'urine.

Mais quelle est au juste la valeur de cette invasion microbienne de la muqueuse intestinale. Dans un travail tout récent, Marfan et Bernard sont arrivés à cette conclusion « qu'il n'y a pas de relations entre la présence ou l'absence de microbes dans la muqueuse intestinale et la forme clinique ou anatomique de la gastro-entérite. Aussi bien dans les formes surtout épithéliales que dans les formes surtout folliculaires, dans les formes aiguës que dans les formes chroniques, nous constatons tantôt la présence, tantôt l'absence des microbes. » On ne décèle d'ailleurs dans la paroi de l'intestin, par les méthodes de coloration actuelles, que deux variétés de microbes ; ce sont des parasites normaux de l'intestin : le colibacille et l'entérocoque de Thiercelin.

Ainsi ces auteurs en arrivent à penser que cet envahissement de la muqueuse est un fait secondaire : les microbes ne pénètrent dans la muqueuse que parce que cette muqueuse est déjà altérée probablement par les produits toxiques qui se sont formés dans l'intérieur de l'intestin. Ce qui n'empêche pas que cette invasion de la muqueuse ait probablement un rôle important dans la pathogénie des infections secondaires.

Lésions macroscopiques. — Ces lésions sont en général étendues à tout l'intestin grêle, et il est rare que le côlon soit absolument indemne ; néanmoins, dans certains cas, les lésions d'entérite sont absolument localisées à une partie de l'intestin ; le jéjunum et l'iléon peuvent être seuls intéressés, et la lésion cesse brusquement au niveau de la valvule de Bauhin. Parfois c'est le côlon qui est seul atteint, parfois même une seule partie du côlon (sigmoïdite). Les lésions dominantes de l'appendice, et celles qui frappent surtout la partie terminale du gros intestin, forment des ensembles morbides actuellement séparés de l'entérite et décrits dans des chapitres à part.

A l'œil nu, la muqueuse de l'intestin atteint d'entérite présente une vascularisation intense, et, par places, des taches rouges, de teinte hortensia avec parfois des extravasations sanguines.

Lorsque la desquamation est intense, les éléments épithéliaux et le mucus peuvent masquer la congestion : mais il ne faut pas se laisser induire en erreur par ce détail, et, en grattant avec un scalpel, on découvre vite la teinte véritable de l'intestin (Lesage).

Les follicules clos font une saillie plus ou moins marquée, réalisant l'aspect que l'on a désigné sous le nom de psorentérie.

Les ganglions mésentériques sont légèrement augmentés de volume, surtout dans les formes aiguës; ils sont congestionnés et présentent parfois à la coupe un piqueté hémorragique.

Lésions microscopiques. — L'examen histologique, d'une façon générale, ne révèle pas de lésions très accusées. Sur les coupes, on voit que l'épithélium a subi par places une transformation muqueuse, qu'il est desquamé et que les interstices des glandes de Lieberkühn sont distendues par des cellules rondes plus ou moins abondantes.

Ce sont du reste les recherches faites sur l'enfant qui succombe si souvent à l'entérite, qui ont permis de connaître plus exactement les lésions produites : ces lésions deviennent vite méconnaissables sur le cadavre, et, pour les observer nettement, il faut recueillir les pièces à examiner le plus tôt possible, une heure ou deux après la mort. Les lésions consistent surtout dans une transformation muqueuse de l'épithélium intestinal, mais elles ne sont vraiment très intenses que dans les cas très graves. Ainsi, chez un enfant ayant succombé en deux jours à une entérite cholériforme, Heubner a vu l'épithélium des villosités comme celui des glandes, transformé en une masse, sans éclat, trouble, sans noyau, sans limite entre les cellules, avec à la surface de l'intestin des amas de mucus remplis de streptocoques.

Baginski a observé le même aspect de la muqueuse, mais parfois l'altération va plus loin et l'on trouve des lésions plus intenses, une véritable nécrose allant jusqu'aux couches profondes de la muqueuse. Si les tissus altérés sont restés en place, on les reconnaît à la difficulté qu'il y a à les colorer; le noyau ne prend plus les colorants, et tout l'ensemble des tissus superficiels ne se reconnaît plus qu'à une ombre. Quand la partie nécrosée s'élimine, il reste une perte de substance où les glandes de Lieberkuhn et les villosités sont comme rasées.

La sous-muqueuse est en général congestionnée et distendue par des cellules rondes; mais, dans un certain nombre d'autres cas, il y a au contraire un état anémique de cette tunique, les vaisseaux ne sont pas dilatés et il n'y a pas d'infiltration de cellules rondes sans qu'on puisse dire à quoi tient cet aspect spécial de la paroi intestinale. On trouve souvent dans la couche sous-muqueuse de grosses cellules qui portent le nom de *mastzellen*. Toutes ces lésions prédominent d'ailleurs dans l'intestin grêle et sont beaucoup moins marquées dans le gros intestin.

Dans d'autres cas, au contraire, le gros intestin est aussi intéressé, c'est une variété d'entérite que l'on n'observe guère que chez l'enfant, l'*entérite folliculaire*. Dans ce cas, à l'œil nu, on reconnaît déjà que les lésions prédominent sur le gros intestin ; la muqueuse est rouge, la paroi est épaissie, les follicules solitaires sont entourés d'une zone hémorragique, et, à la place de certains follicules, on aperçoit de petits ulcères creusés dans la muqueuse.

Sur des coupes, au microscope, on voit qu'il y a une distension énorme de la sous-muqueuse par des cellules rondes, surtout au voisinage des follicules clos ; les follicules eux-mêmes sont distendus par des cellules rondes, on observe même parfois à ce niveau de petites hémorragies. A un degré plus avancé, le follicule a rompu, détruit la muqueuse et s'est ouvert dans la cavité même de l'intestin, il se fait ainsi un petit ulcère cratériforme, rempli de cellules rondes.

La muqueuse n'est pas intacte d'ailleurs et elle présente presque toujours par places plus ou moins étendues des zones de dégénérescence muqueuse.

Cette hypertrophie folliculaire ne constitue pas d'ailleurs le caractère distinctif d'une variété spéciale d'entérite. On l'observe dans les infections légères comme dans les infections graves, et, selon Lesage, la présence ou l'absence de cette hypertrophie folliculaire dépend de la réaction lymphatique de l'enfant plutôt que de la maladie.

Marfan et Bernard, qui ont fait une étude spéciale des altérations de la muqueuse de l'intestin dans des cas de gastro-entérite catarrhale chez des nourrissons, ont décrit une lésion qu'ils considèrent comme spécifique de cette affection.

Dans ce cas, on trouve dans la muqueuse, à côté des cellules cylindriques et des cellules caliciformes, des figures d'une forme toute spéciale : ce sont des globes réfringents, de forme diverse, ordinairement arrondis ou ovoïdes, dont le volume est souvent plus considérable que celui d'une cellule épithéliale : leur limite est dessinée par une ligne régulière ; les globes se trouvent dans les glandes de Lieberkuhn, ils sont soit inclus dans les cellules glandulaires, soit intermédiaires à ces cellules, soit libres dans l'intérieur de la glande. Parfois la glande subit une transformation totale, il ne reste plus trace de cellules cylindriques ou caliciformes et le tube est complètement rempli de globes hyalins : la substance qui constitue ces formations anatomiques n'est pas du mucus ; elle n'en a ni les qualités physiques ni les réactions histochimiques. Cette lésion n'est d'ailleure jamais généralisée à l'intestin et il reste toujours de grands espaces de muqueuse saine.

Cela n'a rien d'étonnant ; comme nous le verrons en effet à propos des symptômes, la lésion de l'intestin ne suffit pas à expliquer tous les accidents graves de l'entérite, et, à côté de cette entérite desquamative aiguë, bénigne en elle-même, somme toute, il existe des phénomènes toxiques qui ont pour le pronostic une importance bien plus considérable.

ENTÉRITES AIGUES D'ORIGINE TOXIQUE

Les substances toxiques peuvent atteindre l'intestin par deux voies différentes, ou bien elles sont directement ingérées par la bouche, et, après avoir altéré l'estomac, elles viennent atteindre la muqueuse intestinale, ou bien elles circulent dans le sang et viennent s'éliminer par les glandes de l'intestin qu'elles altèrent plus ou moins profondément.

Il est difficile d'énumérer toutes les substances toxiques qui peuvent aller atteindre l'intestin après avoir été ingérées par la bouche ; poussés par les idées de suicide ou simplement par erreur, les malades peuvent absorber les substances les plus variées. Les acides minéraux ou organiques, les alcalis, les sels de cuivre, de plomb, de zinc de mercure, d'argent, — l'arsenic, le phosphore, l'antimoine, l'acide phénique, l'acide picrique, la créosote, des alcaloïdes comme la colchicine, l'aconitine, — les cantharides, et bien d'autres substances encore ont pu déterminer des entérites. D'autres substances sont employées dans un but thérapeutique, elles provoquent des entétérites légères, ainsi, la coloquinte, la gomme gutte, l'huile de croton, et, comme nous le verrons tout à l'heure, même le sulfate de soude ou le sulfate de magnésie.

Ces toxiques peuvent aussi être introduits avec les aliments ; les albuminoïdes en voie de putréfaction, arrivent à léser plus ou moins profondément la muqueuse de l'intestin, mais aux lésions légères qu'elles provoquent s'ajoutent des intoxications très graves qui dominent de beaucoup tous les symptômes présents?

La circulation sanguine représente l'autre voie par laquelle certaines substances toxiques peuvent atteindre la muqueuse de l'intestin. Les sels de mercure en sont l'exemple le plus remarquable ; introduits par une voie quelconque sous la peau, ou dans une cavité naturelle, ils vont provoquer sur l'intestin les mêmes lésions que s'ils étaient ingérés par la bouche.

Les lésions consécutives aux entérites toxiques varient peu, somme toute. Si l'on consulte en effet les travaux des médecins légistes, qui ont eu l'occasion d'examiner les entérites toxiques les plus diverses, on voit qu'il existait toujours de la congestion de l'intestin par places, quelquefois des ecchymoses et souvent une sorte d'éruption psorentérique due aux développement des follicules clos. Il n'y a que quelques substances toxiques dont l'action sur la muqueuse de l'intestin se traduise par un aspect bien spécial. Ainsi le phosphore, les cantharides, amènent la production de plaques gangréneuses sur l'intestin (Tardieu). La coloquinte, la gomme gutte, l'huile de croton, le veratum, l'ellébore blanc, le colchique, la gomme résine d'euphorbe, respectent à peu près l'estomac, mais touchent profondément l'intestin.

A l'autopsie, on le trouve rempli d'un liquide floconneux blanchâtre ou sanguinolent, la membrane muqueuse est ramollie et présente des altérations et des taches gangréneuses (Tardieu). Clopatt, dans ses recherches récentes sur les purgatifs, a vu que des substances peu toxiques habituellement employées comme purgatifs pouvaient déterminer des lésions d'entérite manifestes. Ces recherches étaient faites sur le lapin; la substance à essayer était laissée dix minutes en contact avec l'intestin : il a vu que le sulfate de magnésie, le sulfate de soude, le sucre de canne, la mannite, l'extrait de coloquinte provoquaient des lésions cellulaires manifestes; si on laisse la solution en contact pendant une heure ou une heure et demie, la muqueuse perd tout à fait sa structure normale et on aperçoit à sa place une massse irrégulière composée de cellules épithéliales désagrégées, défigurées, dont les noyaux sont difficilement ou pas du tout colorables; on peut même voir l'hémorragie de la muqueuse et de la celluleuse. Toutes ces lésions s'observent avec le sulfate de soude et le sulfate de magnésie.

Mais les lésions les plus caractéristiques sont obtenues par l'intoxication avec le *sublimé*. Tout l'intestin grêle congestionné présente en même temps un œdème très manifeste; les mêmes altérations se voient au niveau du gros intestin; mais de plus, le gros intestin présente de nombreuses escarres ; ces escarres existent aussi sur la partie terminale de l'iléon; quelquefois aussi mais rarement elles n'existent que sur l'iléon. Ces ulcérations ont des bords très nets, creusés à pic; elles sont en général perpendiculaires au grand axe de l'intestin et en occupent quelquefois toute la circonférence. Les follicules clos sont gros, tuméfiés, comme prêts à éclater; et, en vérité, parfois on trouve de petites ulcérations folliculaires.

Quant aux lésions cellulaires, Pillet a pu en suivre plus exactement la marche sur un chien intoxiqué par injection intra-veineuse de sublimé. Sur l'*intestin* grêle, on constate que les villosités sont très renflées et paraissent œdémateuses, elles sont remplies de globules rouges qui ne se colorent pas par les réactifs. L'épithélium cylindrique est aplati; les cellules sont soudées par amas et n'ont plus de plateau. La lumière des glandes de Lieberkuhn est distendue par des amas de boules colloïdes. Dans le gros intestin, la congestion est beaucoup plus marquée : on note une dilatation énorme de tous les capillaires superficiels de la muqueuse, de sorte qu'il existe là une couche sanguine qui paraît continue, envoyant des prolongements réguliers vers la profondeur. Il n'y a pourtant pas de chute totale de la muqueuse; des glandes qui subsistent, les unes sont vides, les cellules sont tombées, et il n'en reste plus que la charpente ; les autres ont des cellules réduites de hauteur, formant parfois des amas de cellules polygonales tassées dans lesquelles la lumière centrale de la glande a disparu, à moins qu'elle soit encore indiquée par des accumulations de cellules colloïdes.

Somme toute, les causes et les lésions des entérites aiguës que nous venons de passer en revue, ne présentent aucune homogénéité. L'anatomie pathologique fait constater suivant les cas les altérations les plus variables de la muqueuse ; tantôt il s'agit d'une simple congestion avec transformation muqueuse de l'épithélium, comme dans les entérites infectieuses, tantôt, dans les entérites toxiques, de grandes ulcérations pouvant entraîner la perforation de la muqueuse. Aussi est-il certain que, dans un avenir plus ou moins prochain, grâce à une connaissance plus approfondie des causes et des lésions, on arrivera à dissocier ce groupe par trop disparate des entérites.

SYMPTOMES DE L'ENTÉRITE AIGUE

Les entérites se présentent en clinique sous des aspects fort différents; depuis la simple diarrhée sans phénomènes généraux, jusqu'aux symptômes effrayants du choléra nostras, on peut trouver tous les intermédiaires; néammoins, si l'on y fait attention, on verra que, dans ces formes si variées et si diverses, dès que l'entérite cesse d'être latente pour se traduire par des symptômes extérieurs, il y a un groupe de phénomènes qui ne changent guère d'un cas à l'autre, ce sont les symptômes qui traduisent directement la lésion intestinale. A côté de ces symptômes fondamentaux, on peut observer une série de troubles généraux qui ne relèvent pas à proprement parler de l'entérite, mais qui constituent, comme nous le démontrerons plus loin, des *complications* toxiques ou infectieuses : ces derniers symptômes peuvent, suivant le cas, présenter des aspects les plus différents.

I. *Symptômes qui traduisent la lésion intestinale*. — La *diarrhée* constitue le symptôme le plus caractéristique, c'est le premier acte de défense de l'intestin contre les substances toxiques ou infectieuses qui irritent la muqueuse. L'intensité de cette diarrhée peut varier beaucoup et aller de quelques selles par jour à 10, 15, 20 garde-robes; elle est en général proportionnelle à la lésion du gros intestin. Les premières matières évacuées sont assez épaisses encore, mais très rapidement les résidus qui stagnaient dans le gros intestin sont évacués, et la diarrhée devient de plus en plus liquide ; elle peut être parfois complètement aqueuse. La masse de substance ainsi éliminée par la diarrhée dépasse de beaucoup la quantité totale des ingesta; il y a une véritable déshydratation de l'organisme qui devient très manifeste dans les cas de diarrhée séreuse et intense.

L'*odeur* de ces selles varie d'après l'intensité des fermentations intestinales; acides lorsque les amylacés sont seuls à fermenter, elles prennent une odeur infecte de putréfaction lorsque les albuminoïdes sont aussi décomposés : l'odeur d'œuf pourri que l'on perçoit alors a de l'importance pour déterminer la gravité de l'infection ; ce sont en effet les produits de décomposition des albuminoïdes qui jouissent des pouvoirs toxiques les plus élevés et qui contribuent pour la plus large part à l'apparition des accidents que l'on observe dans ces cas.

La *réaction* varie suivant l'alimentation ; lorsque le malade est au régime lacté, il se développe presque toujours une réaction acide, due à la fermentation lactique : la réaction ne devient alcaline que dans les cas très graves lorsqu'il se produit des composés ammoniacaux aux dépens des albuminoïdes.

La *couleur* brun sombre, lorsque la diarrhée est assez épaisse, devient jaune plus ou moins claire quand la proportion d'eau augmente ; dans ces selles jaune clair, il est facile très souvent de caractériser les pigments biliaires, mais la réaction de Gmelin est surtout nette dans une forme de diarrhée verte des enfants ; cette coloration est due en effet à la bile évacuée en grande abondance, et, plus exactement, à la biliverdine : cette fréquence de la diarrhée verte chez les enfants en bas âge s'explique par l'activité fonctionnelle du foie à cette époque de la vie ; c'est l'organe qui seul est capable d'éliminer ou de détruire une grande quantité de poison. A mesure que l'enfant avance en âge le rôle du foie diminue, et aussi la fréquence et la diarrhée verte. D'ailleurs, chez les enfants, la couleur verte n'est pas toujours due à la bile ; dans un certain nombre de cas, il est impossible d'obtenir la réaction de Gmelin : au contraire, la coloration disparaît au contact des acides ; comme Lesage et Thiercelin l'ont montré, il existe dans ce cas un microbe chromogène vert dans les selles, et ce microbe n'est autre chose qu'une variété du bacterium coli.

Dans toutes les matières fécales évacuées au cours d'une entérite, il existe une certaine quantité de *mucus* : ce mucus provient de l'hypersécrétion et de la dégénérescence muqueuse des cellules de la paroi et des glandes de l'intestin, trouble sécrétoire qui est caractéristique de toutes les variétés d'entérite comme nous l'avons vu. Ce mucus est en filaments plus ou moins longs, transparents et clairs, ou bien colorés par les matières fécales et la bile.

Parfois les masses de mucus sont opaques, troubles et peuvent ressembler plus ou moins à du pus ; cet aspect est du à la présence dans le mucus de nombreuses cellules épithéliales desquamées, et de leucocytes. Parfois aussi, au lieu de nager dans le liquide évacué, ou d'être appliqué sur les fèces, le mucus peut se mêler aux matières et leur donner la consistance d'une gelée ; on se rend compte néanmoins de la présence du mucus en agitant les matières fécales avec un bâton et en notant la facilité avec laquelle on peut les étirer en filaments. Lorsque le mucus est aussi facile à voir, c'est qu'il provient de la partie terminale du gros intestin ; le mucus sécrété dans l'intestin grêle, ou vers le cæcum, est au contraire mêlé intimement avec les matières fécales, et, pour reconnaître les grains de mucus, il faut avoir recours au microscope (Nothnagel).

Plus rarement, on peut noter du *sang* dans les matières fécales ; en général il s'agit de petites stries sanguinolentes mêlées avec les matières et provenant d'hémorragies dues aux lésions des petits vaisseaux superficiels de la muqueuse; toutefois, dans les entérites toxiques, on peut voir du sang en plus grande abondance ; on peut même observer des matières composées uniquement de sang : ces hémorragies parfois très graves, résultent des lésions profondes de la muqueuse qui existent dans ces cas.

Il n'est pas rare de reconnaître à l'œil nu une certaine quantité de substances alimentaires ; ce sont des substances qui ont été évacuées avec les selles avant d'avoir pu être attaquées et détruites par les sucs digestifs.

Ce sont surtout des débris de viande que l'on peut reconnaître ainsi ; les restes d'amylacés ont presque toujours complètement disparu.

Nous ne reviendrons pas ici sur la bactériologie des matières fécales au cours des entérites ; nous y avons insisté assez longuement à propos de l'étiologie des entérites infectieuses.

La *douleur intestinale* est encore un symptôme qui dépend directement de l'entérite : on peut observer deux variétés de douleurs ; d'abord les *coliques ;* elles ne sont pas continues, mais viennent par paroxysmes et sont en général suivies de l'expulsion d'une selle diarrhéique. Lorsque l'entérite frappe le rectum, on observe surtout du *ténesme*, c'est-à-dire les envies fréquentes et impérieuses d'aller à la selle, pour n'évacuer chaque fois qu'une quantité minime de matières. L'autre variété de douleur est la sensibilité anormale de l'intestin du fait même de l'entérite ; cette douleur se révèle surtout à la pression : on peut ainsi quelquefois limiter par la pression les parties de l'intestin intéressées, surtout lorsqu'il s'agit du côlon. Cette sensibilité anormale à la pression peut même persister alors que les coliques ont complètement disparu.

L'examen extérieur du ventre ne révèle rien de très intéressant ; on peut, parfois au moment des coliques, entendre des *borborygmes* qui traduisent la contraction violente de l'intestin et le déplacement dans sa cavité du liquide et des gaz. Quelquefois, lorsque les fermentations sont très abondantes, on observe un météorisme plus ou moins marqué.

L'*urine*, d'autant plus rare que les évacuations alvines sont plus abondantes, peut contenir une certaine quantité d'albumine, même dans ces variétés d'entérites non accompagnées de fièvre ; Fischl a même signalé la présence de cylindres, apparaissant quelques heures après la diarrhée et cessant de même.

La *température* est très variable ; quelquefois à peine marquée, elle peut, dans d'autres cas, s'élever jusqu'à 40° et 41°. On peut aussi observer de l'algidité, et surtout dans les entérites graves des enfants, voir la température d'abord très élevée, s'abaisser au-dessous de la normale, tandis que l'enfant tombe dans le collapsus et meurt.

Il faut enfin signaler que l'*estomac* est souvent intéressé, au même titre que l'intestin ; la maladie évolue comme une gastro-entérite, et au point de vue clinique l'existence de la lésion gastrique se révèle surtout par des vomissements allant quelquefois jusqu'à l'intolérance absolue.

Localisation de l'entérite aiguë. — Lorsque l'inflammation frappe la muqueuse du *duodénum*, on peut observer une invasion des voies biliaires se traduisant par des poussées d'ictère catarrhal. Le canal de Wirsung et le pancréas sont peut-être envahis au même titre, mais nous ne pouvons pas à l'heure actuelle démontrer cliniquement l'existence de cette lésion.

Chez les jeunes enfants et plus rarement chez les adultes, la *côlite aiguë* se traduit parfois par un ensemble symptomatique qui rappelle absolument la dysenterie. Au début, il y a quelques selles diarrhéiques, légèrement glaireuses, quelquefois sanguinolentes ; puis, au bout de quelques jours, leur aspect se modifie : avec des douleurs abdominales intenses, et un ténesme marqué, l'enfant n'émet à chaque garde-robe qu'un liquide muqueux et sanguinolent : l'anus rouge et béant traduit l'inflammation intense des parties inférieures du tube digestif.

Les symptômes généraux, température, faiblesse extrême, sont plus ou moins graves. Mais au bout de quelques jours, tous les symptômes s'amendent et l'état normal se rétablit. Cette évolution relativement bénigne et l'absence de la contagion permet de distinguer la côlite dysentériforme de la dysenterie vraie (Guinon).

II. *Symptômes liés aux complications toxiques et infectieuses.* — L'état général des malades ne doit pas être perdu de vue ; en effet, il donne souvent pour le pronostic les indications les plus précieuses. Dans les formes bénignes, le malade supporte très bien l'entérite, qui ne constitue somme toute qu'une lésion minime de l'intestin ; un peu de fatigue, un amaigrissement surtout marqué chez les enfants, voilà tout ce que l'on peut noter. Mais il n'en va pas toujours de même ; les symptômes généraux peuvent imprimer un aspect tout particulier à l'affection et devenir la note dominante du tableau. Hutinel a bien insisté sur ces variétés d'entérite.

Ces symptômes sont d'ailleurs assez variés ; souvent on observe un abattement très marqué, une céphalée intense, des bourdonnements d'oreille, des vertiges, des troubles de la vue ; la langue est recouverte d'un enduit blanchâtre, la bouche est amère, l'haleine fétide. Sur la peau on peut voir apparaître des érythèmes, en général très fugaces, et revêtant les aspects les plus variés.

Quelquefois ces troubles deviennent plus graves, et l'entérite revêt la forme algide : le patient est dans le décubitus, immobile et inerte : le teint de la face est plombé : les yeux, comme retirés au fond des orbites, sont entourés d'un cercle bleuâtre, les paupières sont peu mobiles, et ne parviennent pas à chasser vers l'angle interne de l'œil le mucus qui s'amoncelle sur la cornée et ses conjonctives ; la cornée elle-même perd en partie sa transparence. Le nez s'effile et les plis naso-labiaux se marquent fortement. Sur le corps, ce qui frappe, c'est la cyanose des extrémités ; les doigts sont teintés de bleu, et cette couleur s'aperçoit très bien à travers l'ongle transparent : si l'on palpe ces extrémités, on est frappé par leur froideur. L'amaigrissement est rapide : chez l'enfant il est parfois marqué par le *sclérème* qui se développe rapidement ; la peau presque blanche adhère fortement au tissu conjonctif sous-cutané et au pannicule adipeux, de telle sorte qu'il est impossible d'y faire un pli.

Enfin, pour compléter la ressemblance avec le choléra, des crampes très douloureuses apparaissent dans les masses musculaires des membres surtout chez l'adulte.

Cette variété d'entérite s'accompagne en général d'évacuations extrêmement abondantes et aqueuses : toutefois, dans un certain nombre de cas, ces évacuations sont tellement rares qu'Hutinel a proposé pour ces faits le nom de *choléra sec des enfants*. Ces formes peuvent se rencontrer chez l'adulte quoique plus rarement ; le pronostic en est très grave, et, bien que le malade puisse sortir de cet état, il succombe très souvent aux progrès de l'algidité.

A quoi sont dus ces symptômes généraux parfois si menaçants ? Évidemment ils ne tiennent pas à l'entérite elle-même ; chez des malades ayant succombé avec les symptômes de choléra algide, on ne trouve à l'autopsie que l'entérite desquamative aiguë que nous avons signalée : or ces lésions sont absolument insuffisantes pour provoquer des manifestations si alarmantes. En réalité, l'opinion qui tend de plus en plus à prévaloir, c'est que l'on trouve dans ces cas en face de véritables *intoxications intestinales :* ce qui tue, ce n'est pas l'entérite, ce sont les produits toxiques qui ont pris naissance aux dépens des fermentations alimentaires, dans un intestin déjà malade. L'odeur fétide des fèces fréquemment constatée suffit à indiquer que les matières albuminoïdes subissent dans l'intérieur du tube digestif une véritable putréfaction ; or nous savons que, dans la décomposition des albumines, prennent naissance des produits extrêmement toxiques. La toxicité si grande de ces produits a pu être comparée à celle de l'acide cyanhydrique ; du reste nous avons exposé plus haut l'ensemble des données acquises sur ce sujet en faisant l'étude des auto-intoxications intestinales. Nous nous contenterons d'y renvoyer le lecteur.

On peut, somme toute, comparer ces accidents à ceux qui sont consécutifs à l'ingestion de viandes plus ou moins altérées ; ce sont les ferments contenus dans ces viandes au moment de leur ingestion qui se développent et se multiplient dans le tube digestif, jusqu'à produire les accidents terribles que l'on connaît. Et dans ces cas il est possible de noter la quantité d'alcaloïdes contenus dans les urines, qui peut être d'après Bouchard, dans des cas assez bénins, de cinquante fois supérieure à la quantité habituelle. Quant à la facilité de la résorption de ces produits de putréfaction, elle tient probablement à ce que ces fermentations ont lieu dans l'intestin grêle, et non pas dans le gros intestin dont la muqueuse résiste beaucoup plus. Il est possible toutefois que la desquamation épithéliale tende à accroître notablement le taux de l'absorption des toxines par le gros intestin.

Phénomènes dépendant de lésions viscérales à distance. — En dehors de ces phénomènes d'intoxication, on peut observer un certain nombre de lésions viscérales qui relèvent d'infections à origine intestinale ; comme nous l'avons vu, en effet, la muqueuse de l'intestin atteint d'entérite, n'oppose qu'une barrière insuffisante aux bactéries. Les microbes pénètrent profondément dans la muqueuse, ils peuvent ainsi atteindre les vaisseaux sanguins et lymphatiques et de là être dispersés et semés dans tout l'organisme.

Ces complications de l'entérite surtout fréquentes chez l'enfant peuvent s'observer aussi chez l'adulte. Une des plus souvent notée est l'apparition de *phénomènes pulmonaires;* au cours de l'entérite, à une période plus ou moins rapprochée du début, on voit la température s'élever, la toux s'installer, et se développer une dyspnée plus ou moins intense. A l'auscultation, on ne trouve souvent que des râles de congestion mobiles d'un jour à l'autre, sans matité, sans rien qui permette de diagnostiquer un foyer de broncho-pneumonie. Toutefois, dans quelques cas assez rares, on peut nettement reconnaître une induration pulmonaire. L'évolution de ces lésions pulmonaires est variable; tantôt tous les symptômes s'aggravent, la dyspnée devient plus intense, et le malade meurt vers le dixième jour de la maladie; tantôt au contraire l'évolution est beaucoup plus bénigne; l'entérite diminue d'intensité, les symptômes pulmonaires suivent une marche parallèle, et, vers le septième ou huitième jour de la maladie, tout est terminé. Quelquefois encore, la durée est beaucoup plus longue; l'entérite après une rémission momentanée reprend sa marche et de nouveau les complications pulmonaires s'aggravent.

L'examen anatomique a permis de constater que, dans la grande majorité de ces cas, il n'existe que de la *congestion pulmonaire.* Quelquefois on observe de petits noyaux de *bronchopneumonie.* Dans un certain nombre de cas aux lésions pulmonaires s'ajoutaient des lésions pleurales, *pleurésie séreuse ou purulente.*

Quant à la cause pathogénique des accidents, il s'agit très souvent d'une infection secondaire; l'examen du liquide extrait du poumon pendant la vie par ponction exploratrice permet de constater la présence du colibacille, associé parfois au pneumocoque ou au streptocoque. Pourtant, dans un certain nombre de cas chez l'enfant, la ponction du poumon ne révèle l'existence d'aucuns microbes; Sevestre qui a noté ce fait suppose qu'il s'agit alors d'une *congestion pulmonaire toxique* dépendant des autointoxications intestinales; ce qui le prouverait, ce serait l'évolution de ces accidents suivant la marche même de l'entérite, augmentant et diminuant avec elle.

Nous ne ferons que signaler la possibilité des *thromboses pulmonaires*, avec apoplexie consécutive que l'on a parfois rencontrée chez les enfants.

Le système nerveux peut être aussi intéressé: nous ne parlons pas seulement des *symptômes pseudo-méningitiques*, qui relèvent probablement d'une intoxication : mais on trouve aussi des paraplégies, et même des paralysies totales de tout le corps, sur la nature desquelles on est loin d'être fixé. Ces accidents sont en général curables. S'agit-il ici d'une intoxication ou bien d'une infection légère des centres nerveux ? Ce qui est certain c'est que, dans un certain nombre d'autopsies, on a trouvé des *abcès cérébraux* à colibacille et aussi la *thrombose des sinus*.

Les *accidents hépatiques* peuvent apparaître au cours des entérites; l'*ictère* en général bénin, paraît dû à la propagation de l'infection au canal cholédoque ; quant aux *abcès du foie* à colibacille, ils sont surtout consécutifs à la dysenterie et à l'appendicite, affections dont nous n'avons pas à nous occuper ici.

On a cité aussi, surtout dans les entérites chroniques, de véritables *phlegmons* sous-cutanés à marche extensive rapide, et des *gangrènes de la peau* apparaissant aux points du corps qui supportent une pression ou un frottement répété.

DIAGNOSTIC

Il y a peu de choses à dire sur le diagnostic des entérites aiguës ; il est en général facile de reconnaître les diarrhées d'origine nerveuse (diarrhée émotive) ou les diarrhées réflexes. Mais, dans certains cas, la limite est difficile à trancher entre la diarrhée par hypersécrétion et péristaltisme exagéré et la diarrhée consécutive à l'entérite; il est même parfois impossible de se prononcer sûrement. Cela n'a d'ailleurs aucune importance pratique : qu'il s'agisse d'hypersécrétion ou d'entérite, du moment que la question se pose, c'est que l'affection est de peu d'importance ; dès que l'entérite aiguë atteint une certaine gravité, le diagnostic ne fait plus de doute.

ENTÉRITES CHRONIQUES

Les causes de l'entérite chronique sont d'une façon générale les mêmes que les causes de l'entérite aiguë, ce qui nous dispensera d'y insister longtemps. Ici aussi il faut tenir compte de la *prédisposition individuelle* et de la susceptibilité toute particulière de certains intestins, surtout de l'intestin des nourrissons ; chez eux, on voit souvent une entérite chronique succéder à une poussée d'entérite aiguë et amener une cachexie rapidement mortelle. *Les lésions traumatiques* de la muqueuse intestinale jouent également un rôle important, et il est certain que le contact de scybales dures serrées dans un intestin contracturé est un facteur important dans le développement de l'entérocolite muco-membraneuse. Toutefois nous n'avons pas à insister ici sur cette forme d'entérite qui sera décrite plus loin dans un chapitre spécial.

Les *infections*, bien que fort peu connues encore, interviennent certainement dans le développement des entérites chroniques : la dysenterie, qui revêt si souvent les allures d'une maladie épidémique est produite par un parasite encore mal déterminé. Pour Thiercelin, il faudrait aussi attribuer une certaine importance aux infections dans le développement de l'entérocolite muco-membraneuse ; il a rencontré en effet en grande quantité dans les fausses membranes qui caractérisent cette affection le microbe qu'il a décrit sous le nom d'entérocoque ; il convient d'ailleurs de faire de sérieuses réserves sur ce point, l'entérocoque étant un saprophyte normal de l'intestin, et sa présence dans les fausses membranes n'indiquant nullement qu'il ait un rôle pathogène quelconque. Enfin, dans les diarrhées chroniques des pays chauds, on a pu trouver dans les matières certains infusoires dont la valeur n'est pas encore bien établie. Il semble, par exemple, que l'anguillule décrite par Normand, soit un parasite banal, et n'apparaisse qu'une fois que la diarrhée chronique est installée.

Quant au rôle des amibes dans la pathogénie des entérites, il sera exposé et discuté plus loin, aussi nous bornerons-nous à y renvoyer le lecteur.

Enfin les *intoxications* qui, à dose massive, provoquent des entérites aiguës, peuvent aussi, par leur action répétée à dose moins forte, amener et entretenir des entérites chroniques parfois très rebelles. On a relevé en particulier parmi les toxiques les plus habituels, l'usage prolongé des purgatifs drastiques, de l'arsenic, l'abus du colchique. Leudet a signalé des cas d'entérites chroniques, caractérisées par des selles fréquentes et impérieuses chez les vieux buveurs. Enfin, l'urémie peut donner lieu à une variété toute spéciale d'entérite, puisque ici les poisons viennent du sang lui-même et lèsent la muqueuse probablement par leur élimination à travers les glandes de l'intestin.

Les lésions observées dans l'entérite chronique diffèrent peu des lésions que nous avons décrites à propos de l'entérite aiguë. Elles sont du reste beaucoup moins bien connues, et nous ne nous y attarderons pas.

A un degré léger, on ne constate guère qu'une production de mucus exagérée ; la muqueuse plus ou moins congestionnée, plus ou moins épaissie, est recouverte de fausses membranes muqueuses adhérentes ; à l'examen pathologique, on constate la transformation muqueuse d'un grand nombre de cellules et l'on voit des filaments de mucus pénétrer jusque dans l'orifice des glandes de Lieberkuhn. A part cela, la muqueuse peut être absolument normale; pourtant l'on constate parfois une légère infiltration embryonnaire. Dans la côlite muco-membraneuse, tantôt on n'a relevé aucune lésion, tantôt on n'a constaté que cette infiltration embryonnaire.

Dans d'autres cas, la muqueuse est plus altérée; à l'examen le plus superficiel, on s'aperçoit que la muqueuse intestinale est épaissie, et, sur les coupes, on voit que cet épaississement est dû à l'abondante infiltration de cellules rondes qui sépare les glandes de Lieberkuhn. Cette inflammation peut aller plus loin, et parfois l'on observe par endroits des ulcérations plus ou moins nombreuses et plus ou moins larges dues au ramollissement central et à l'ulcération des follicules clos; dans d'autres cas, il existe des plaques de nécrose de la muqueuse consécutives aux troubles circulatoires ou à l'action de substances toxiques; elles donnent naissance à des ulcérations plus vastes.

Si l'entérite dure depuis longtemps, on peut voir les lésions précédentes évoluer dans deux sens différents : sous l'influence de causes que nous ne connaissons pas encore, on verra apparaître des lésions caractéristiques de l'entérite chronique hypertrophique ou de l'entérite chronique atrophique.

Dans la *forme hyperthrophique*, le tissu interstitiel prend un développement considérable; il dessine de larges travées entre les glandes il augmente considérablement l'épaisseur du gros intestin, et, par endroits, dans le côlon, il donne naissance à des excroissances pédiculées que l'on désigne sous le nom de *polypes*. Ailleurs, le tissu conjonctif obstrue l'orifice des glandes; elles sont distendues par leur propre sécrétion; elles donnent naissance à des kystes d'ailleurs peu volumineux. Le tissu conjonctif n'est pas seul à s'hypertrophier, la couche musculaire peut aussi augmenter d'épaisseur, et Nothnagel a constaté que, dans certains cas, elle pouvait atteindre le double de ses dimensions normales.

La *forme atrophique* est caractérisée par la disparition de la couche des glandes de Lieberkuhn. A l'œil nu, la muqueuse ainsi altérée est remarquable par son aspect lisse, et, à la section, on est frappé par la minceur de l'intestin. Au microscope, on reconnaît que toute la couche des glandes de Lieberkuhn a disparu; la muqueuse n'est plus représentée que par une mince couche de tissu conjonctif avec çà et là une légère infiltration de cellules rondes. Dans l'intestin grêle, les villosités s'amincissent; elles peuvent même disparaître par places complètement. L'atrophie s'arrête là, en général, et on ne constate ni atrophie de la couche celluleuse, ni atrophie de la musculeuse.

Cette dernière subirait parfois la dégénérescence graisseuse et encore très rarement. Quant aux lésions du plexus nerveux, elles sont des plus hypothétiques; la technique employée par les auteurs qui les ont décrites est des plus délicate, et les lésions des cellules nerveuses qu'ils ont signalées des plus incertaines.

D'après Nothnagel, qui a étudié avec beaucoup de soin cette atrophie de l'intestin, il est rare que la lésion soit généralisée; elle ne se rencontre en général que par places, surtout dans le gros intestin, en particulier dans le cæcum et le côlon ascendant; on la rencontre aussi, mais moins souvent, à la partie terminale de l'iléon, au voisinage de la valvule de Bauhin.

Nous devons ajouter que quelques auteurs et en particulier Gerlach ont mis en doute l'existence de l'atrophie de la muqueuse intestinale; ils ont prétendu qu'il s'agissait de lésions cadavériques, et Gerlach a reproduit l'atrophie de la muqueuse en laissant des anses intestinales distendues par des gaz subir une légère décomposition cadavérique. Il faut bien avouer que cet auteur a parfaitement reproduit ainsi toutes les lésions décrites, mais il semble certain qu'un observateur aussi consciencieux que Nothnagel a dû éviter une cause d'erreur aussi grossière : c'est pourquoi, jusqu'à nouvel ordre, il convient d'accepter la description anatomique qu'il a donnée de l'atrophie intestinale.

La *diarrhée chronique* des pays chauds se caractérise aussi par des lésions atrophiques d'un ordre un peu spécial; ces lésions ont bien été étudiées par Kelsch dans un mémoire déjà ancien.

Sur les coupes du gros intestin, on observe un développement considérable du tissu embryonnaire entre les glandes de Lieberkuhn, et l'organisation de bourgeons charnus qui se substituent au tissu glandulaire et donnent à la surface du gros intestin l'aspect d'une plaie granuleuse. En même temps, les glandes de Lieberkuhn en se déformant, se dilatent, puis s'atrophient et disparaissent. La celluleuse infiltrée d'éléments jeunes se mamelonne. Enfin, d'après Kelsch, le tissu folliculaire se modifie profondément. Les follicules disparaissent, et, à la place qu'ils occupaient, on voit de vraies glandes en tube dilatées, revêtues d'un épithélium cupuliforme. Ce sont ces glandes de néoformation qui sécrètent les grandes quantités de mucus observé dans les selles.

Il n'y aurait pas d'ulcération, et, d'après Kelsch, c'est là un caractère spécial à la diarrhée chronique et qui permet de la séparer de la dysenterie.

Toutefois il convient d'ajouter que, d'après Bertrand et Fontan, qui ont pu réunir 208 observations d'autopsie de diarrhée de Cochinchine, on trouve souvent des ulcérations dans toute la longueur du tube digestif, mais surtout dans le gros intestin où on les observe dans 70 pour 100 des cas.

Une dernière variété d'entérite toxique dont il nous reste à parler est celle qui s'observe au cours des *néphrites graves;* Treitz en 1859 a bien décrit les troubles intestinaux qui peuvent se développer dans l'urémie et les lésions anatomiques qui leur correspondent. D'après lui, elles peuvent se classer en trois groupes différents : dans une première forme, la muqueuse est épaissie, piquetée de noir au niveau des villosités, et l'intestin est rempli de mucosités. Dans une deuxième forme, ce qui domine, c'est la congestion de la muqueuse. Enfin un troisième groupe est constitué par les lésions ulcéreuses de la muqueuse ; ces ulcérations siègent surtout dans toute la hauteur du gros intestin; dans la partie terminale de l'intestin grêle et elles se développent au niveau des follicules clos, puis elles s'étendent sur le tissu avoisinant et prennent une direction parallèle au grand axe de l'intestin. Elles peuvent se cicatriser et amener un rétrécissement de l'intestin grêle; elles peuvent aussi creuser une profondeur et amener une perforation de l'intestin. D'après Treitz, ces ulcérations seraient causées par le carbonate d'ammoniaque, produit de décomposition de l'urée qui s'élimine par la muqueuse intestinale. Mais il n'est pas sûr que ce soit la cause véritable de ces lésions; en effet Fischer n'a pas pu les reproduire sur des lapins auxquels il liait les deux uretères; il a vu toutefois, à la suite de cette opération, se développer une vive inflammation de la muqueuse de l'intestin, surtout de la muqueuse du gros intestin.

SYMPTOMES DE L'ENTÉRITE CHRONIQUE

Du groupe total des entérites chroniques, trois formes ont été peu à peu isolées et classées comme maladies distinctes; ce sont la tuberculose intestinale, la dysenterie chronique, et plus récemment la colite muco-membraneuse. Ce qui reste dans le groupe des entérites chroniques, se sont des cas mal étudiés, plus ou moins disparates, de sorte qu'il est difficile de donner un tableau symptomatique précis de cette affection; on ne peut viser qu'à une description d'ensemble schématique sur plus d'un point. Nous essaierons pourtant de nous rapprocher le plus possible de la vérité, et, pour diviser les difficultés, nous suivrons dans notre description les trois variétés de lésions anatomiques que nous avons reconnues.

Dans l'entérite catarrhale chronique, lorsque l'*intestin grêle est seul intéressé*, on observe deux symptômes, les coliques et la diarrhée; les coliques plus ou moins intenses apparaissent d'une façon intermittentes et précèdent les évacuations alvines. Ces évacuations se répètent plus ou moins souvent dans les 24 heures; quelquefois il n'y a qu'une selle diarrhéique par jour, d'autre fois on en compte, 5, 6, 7 et davantage; ces évacuations se présentent de préférence à certaines heures de la journée. Très souvent le matin, au réveil, le malade est pris d'un brusque besoin d'aller à la selle; les évacuations se répètent alors, 3 ou 4 fois de suite, puis tout s'arrête, et la journée se passe sans accident. D'autres fois les repas, l'ingestion d'eau froide, provoquent des coliques et de la diarrhée; enfin ces malades présentent presque toujours de la diarrhée à la moindre émotion; ils finissent en effet par devenir extrêmement émotifs, et le trouble le plus léger suffit à amener une série de selles diarrhéiques.

Les matières, plus ou moins liquides, ont un caractère important; elles ne contiennent jamais de mucus visible à l'œil nu; le mucus n'existe qu'en petits grumeaux, qu'on ne reconnaît bien qu'au microscope et surtout à l'aide des colorants électifs. Enfin, signe important, on retrouve dans les matières des pigments biliaires non modifiés.

La plupart du temps les malades conservent de l'appétit, leur digestion gastrique s'accomplit normalement, et, pendant longtemps ils peuvent rester dans un état de santé générale très suffisant. Mais si l'entérite se prolonge trop, ils finissent par perdre leur force, ils pâlissent, ils maigrissent, et peuvent même succomber dans le marasme.

Cette complication s'observe surtout dans la *diarrhée des pays chauds*. Cette variété d'entérite existe aux colonies, et surtout en Indo-Chine, où elle règne d'une façon endémique. Elle frappe en particulier les Européens non acclimatés; elle apparaît souvent chez les individus affaiblis, atteints de fièvre intermittente. Elle débute sans phénomènes dysentériques, par de simples poussées de diarrhée, qui reviennent à intervalles d'abord éloignés, puis de plus en plus courts. D'après de Santi, on pourrait observer au début des poussées dysentériques. Lors des premières attaques, la diarrhée est bilieuse; plus tard les selles deviennent moins liquides et sont comme mucilagineuses et peu à peu s'installe la période d'état de la maladie.

A ce moment, la diarrhée est permanente. Tous les jours le malade présente un certain nombre de selles diarrhéiques, cinq à six par jour quelquefois beaucoup moins, deux ou trois seulement en général, se produisant le matin ou après les repas. Les matières évacuées ont l'aspect « d'une purée claire, huileuse, renfermant des flocons et des débris solides en suspension, jaunâtre d'abord, parfois verdâtre, mais qui s'éclaircit peu à peu jusqu'à une teinte gris foncé ou café au lait clair » (de Santi). On a encore comparé ces selles décolorées à du plâtras délayé. Leur odeur est assez particulière, rappelant à la fois l'aigre et le pourri, assez semblable parfois à l'odeur des écoulements cancéreux du col de l'utérus. Normand a signalé la présence d'un parasite, une anguillule, qu'il considérait comme l'agent causal de l'affection; en réalité ce n'est qu'un parasite secondaire, et, lorsqu'il apparaît dans les selles, la diarrhée dure depuis longtemps.

Le malade résistait plus ou moins à cette diarrhée; mais à la fin apparaissent des phénomènes de dyspepsie; l'appétit diminue puis se supprime; l'amaigrissement fait de rapides progrès, le malade peut prendre une apparence squelettique; l'anémie devient extrême, la peau est sèche, ridée, chagrinée, squameuse. On observe assez souvent de la furonculose et des ulcérations. La mort résulte de cet affaiblissement progressif et survient dans le coma.

Mais, chose importante, les malades rapatriés à temps guérissent presque toujours.

On peut exceptionnellement, chez les personnes qui n'ont jamais quitté la France, constater une diarrhée chronique absolument analogue à la diarrhée des pays chauds, et l'épuisement qui en résulte peut être assez grand pour amener une cachexie profonde et même la mort. Nous avons vu ainsi, il y a quelques années, succomber un jeune homme dans l'intestin duquel nous n'avons pu constater à l'autopsie aucune ulcération et aucune lésion tuberculeuse.

Chez les enfants, l'entérite chronique est bien plus grave encore. Si l'enfant est jeune et a moins de trois mois, il arrive rapidement à cet état de dénutrition profonde caractérisée par le nom d'atrepsie. S'il est plus avancé en âge, il maigrit, il se cachectise; la croissance se ralentit, le ventre se ballonne et bientôt apparaissent les symptômes du rachitisme.

Lorsque l'entérite catarrhale frappe uniquement le gros intestin, les signes sont assez modifiés pour qu'un examen attentif du malade puisse faire reconnaître la localisation des lésions. Les douleurs sont toujours à peu près du même genre, et elles ne prennent un nouvel aspect que lorsque l'entérite siège assez près du rectum pour provoquer du ténesme.

La palpation du ventre permet de reconnaître des zones douloureuses, plus ou moins étendues et qui correspondent au gros intestin; suivant les cas la pression en ce point est plus ou moins pénible.

L'examen des matières est très important. On y trouve toujours du mucus et du mucus visible à l'œil nu (Nothnagel); ce mucus est d'autant plus apparent et d'autant moins mêlé aux résidus alimentaires que la lésion catarrhale siège plus bas sur le gros intestin.

Le malade peut d'ailleurs présenter de la diarrhée ou de la constipation alternant avec des débacles diarrhéiques; lorsqu'il existe de la diarrhée on ne peut pas y déceler de pigments biliaires non modifiés.

Boas recommande enfin de faire dans les cas douteux un lavage d'épreuve du gros intestin; lorsqu'il est enflammé, l'eau de lavage entraîne toujours une quantité plus ou moins grande de mucus.

Lorsqu'à l'entérite catarrhale s'associent des ulcérations, les symptômes peuvent se modifier. Ce qui peut révéler l'existence des ulcérations, c'est avant tout l'examen attentif des matières fécales : on y trouve parfois du sang; rarement en grande quantité, il est en général intimement mélangé avec des matières fécales et on ne le met parfaitement en évidence qu'avec des réactifs colorants. Il ne faudrait pas d'ailleurs attacher une importance trop considérable à la présence du sang dans les selles; on peut en observer en effet en l'absence de toute ulcération et inversement il peut manquer alors que la muqueuse présente des ulcérations véritables.

Un symptôme de plus de valeur, c'est la présence du pus dans les selles; ce pus est d'ailleurs toujours en petite quantité, il demande à être recherché; il faut aussi éviter de tomber dans une erreur opposée et prendre pour du pus du mucus de nuance plus ou moins opaque.

Quant à la douleur localisée en un point du côlon, que l'on a citée comme un signe d'ulcérations, on ne doit lui attribuer qu'une valeur relative. En effet, on observe ces points douloureux localisés dans des affections où la muqueuse n'est pas ulcérée, dans l'entérocolite muco-membraneuse par exemple, mais en général sur une portion plus étendue du gros intestin.

Pour ce qui est des *entérites hypertrophiques* ou *atrophiques* nous ne connaissons que peu de chose de leur séméiologie. L'entérite atrophique de l'intestin grêle doit pourtant avoir une action profonde sur la nutrition, mais nous manquons d'observations cliniques et d'examens anatomiques; nous rappellerons seulement que, d'après Martius et Lubarsch, l'atrophie de la muqueuse gastrique associée à celle de la muqueuse de l'intestin grêle, peut se traduire par les symptômes de l'anémie pernicieuse progressive.

D'après Nothnagel, l'atrophie totale de la muqueuse du gros intestin se traduit par deux symptômes : tout d'abord l'évacuation de selles très aqueuses, les évacuations n'étant pas d'ailleurs plus fréquentes qu'à l'état normal, mais ne se produisant qu'une fois par jour. D'autre part, on ne trouve pas dans ces matières la moindre trace de mucus; ces deux symptômes relèvent directement de l'atrophie de la muqueuse qui ne peut plus résorber l'eau et dont les glandes ne sécrètent plus de mucus. Il faut d'ailleurs pour observer ces symptômes une atrophie complète de la muqueuse du gros intestin, et il suffit que l'S iliaque et le rectum soient épargnés pour que les matières reprennent une consistance normale et puissent contenir du mucus.

Les signes qui traduisent l'entérite chronique sont assez nets pour qu'en général le diagnostic ne reste pas hésitant. La diarrhée, la présence de mucus sous une forme quelconque dans les selles, les coliques suffisent à révéler l'état de souffrance du tube digestif.

Il est pourtant un point assez délicat à fixer, c'est de savoir reconnaître et distinguer de l'entérite les troubles nerveux de l'intestin; une simple modification de l'innervation intestinale peut en effet amener de la diarrhée et des coliques, et ces symptômes peuvent passer à l'état chronique; lorsque les troubles intestinaux apparaissent au cours d'une maladie nerveuse bien classée comme le tabes ou la maladie de Basedow, le diagnostic est facile; mais il n'en est pas toujours ainsi.

On a décrit des cas de diarrhée chronique d'origine neurasthénique dans lesquels le malade présenterait des stigmates de l'épuisement nerveux en dehors des symptômes intestinaux; or, dans bien des cas, la constatation de cette coïncidence ne suffit pas, car la diarrhée persistante d'une entérite chronique peut épuiser le malade et créer de toutes pièces un état neurasthénique qui vient compliquer le tableau symptomatique de l'affection. On pourra faire le diagnostic en examinant avec soin les antécédents des malades. L'existence au début de l'affection d'un choc moral, d'une période de surmenage, permettra de penser plutôt à une diarrhée chronique d'origine neurasthénique. Au contraire, si les troubles intestinaux ont existé seuls pendant longtemps, si les symptômes de neurasthénie n'ont apparu que lorsque le sujet commençait à maigrir, il est propable qu'il s'agit d'une entérite compliquée de neurasthénie. Le traitement viendra dans bien des cas, faciliter le diagnostic, la diarrhée neurasthénique cédant, en général, si l'on met le malade au repos absolu et à une hygiène morale sévère.

TRAITEMENT DES ENTÉRITES

Les développements dans lesquels nous sommes entrés à propos de la thérapeutique générale des maladies de l'intestin, les indications que nous avons données relativement au traitement de la diarrhée et de la constipation et à l'antisepsie gastro-intestinale nous permettrons de n'exposer ici que d'une façon sommaire le traitement des entérites qui n'est le plus souvent, malheureusement, qu'un traitemens purement symptomatique.

Toutes les fois qu'on se trouve en présence d'une entérite, qu'elle soit aiguë ou chronique, les mêmes indications générales se posent :

Il faut :

a) En supprimer les causes dans la mesure du possible ;

b) Régler l'alimentation du malade tant au point de vue de la qualité que de la quantité ;

c) Combattre certains symptômes ;

d) Amener, si possible, la guérison et la réparation des lésions.

La façon de remplir ces indications générales varie naturellement quelque peu suivant les formes de l'entérite.

Traitement des entérites aiguës. — Il n'est pas au pouvoir du médecin de supprimer les causes de la détermination intestinale lorsque l'entérite dépend d'une infection spécifique, telle que la rougeole ou la variole ; mais il est, dans une large mesure, maître de régler l'influence de certains agents extérieurs, le froid, le chaud, et surtout la constitution du régime alimentaire; ce dernier point est de beaucoup le plus important.

Dans l'entérite aiguë, l'*organe doit être mis le plus possible au repos*. On doit restreindre au minimum l'excitation produite par le contact des aliments ; on doit surtout diminuer l'apport des substances susceptibles de renfermer des agents microbiens ou toxiques ou de devenir un milieu de culture favorable à la multiplication de ces agents et à la fabrication des toxines qui résultent de leur vitalité.

D'une façon générale, l'alimentation solide doit être complètement suspendue dans les cas intenses d'entérite aiguë. L'efficacité de la *diète hydrique* exclusive a été bien démontrée par les bons effets obtenus dans l'entérite aiguë des enfants, qui, par son intensité et sa gravité, reste le type de l'entérite à marche aiguë.

Les malades doivent être mis au repos le plus complet. Il ne leur sera donné dès les premiers jours que de l'eau pure, de la limonade lactique, ou encore du champagne étendu d'eau largement. Lorsque l'amélioration a été obtenue, que la diarrhée a cessé, l'alimentation est reprise d'une façon très prudente, progressivement : eau albumineuse, eau de riz, bouillon de poulet, lait coupé d'eau de Vichy ou d'eau de chaux, potages légers au tapioca, jaunes d'œufs battus dans du bouillon. Le lait pur, les purées très cuites, les viandes légères (poulet bouilli, puis rôti, poissons maigres bouillis ou frits dans la pâte, viande crue finement pulpée) ne seront permis que plus tard, successivement, en tâtant la tolérance du malade. La diarrhée, il ne faut pas l'oublier n'est pas le phénomène le plus grave, ni l'indication la plus urgente dans ces conditions ; le grand danger, c'est l'intoxication d'origine intestinale, intoxication dont la cause est la prolifération des microbes dans le milieu intestinal. L'entérite aiguë peut être très grave sans qu'il y ait beaucoup de diarrhée, c'est une sorte de *choléra infantile sec* suivant l'expression de Hutinel, et c'est dans cette forme, qu'on rencontre aussi chez les adultes, qu'il convient d'être le plus sévère au point de vue de la diète alimentaire.

Sous l'influence de la diète hydrique et de l'alimentation très restreinte qui lui succède, les malades s'amaigrissent et s'affaiblissent, c'est évident, mais ils guérissent.

La diète hydrique est certainement un des meilleurs moyens de diminuer le microbisme intestinal et de réduire au minimum les auto-intoxications digestives. Mais elle ne détruit pas les microbes préexistants qui ont tendance à proliférer dans les sécrétions intestinales. Il faudrait pouvoir arrêter leur croissance et les supprimer. L'expérience clinique montre que l'antisepsie médicamenteuse de l'intestin n'a qu'une efficacité très douteuse dans les entérites aiguës. Nous ne conseillons l'emploi que de l'acide lactique. Mieux vaut s'efforcer d'expulser *mécaniquement* les microbes et les produits toxiques ; on y arrive par l'emploi des purgatifs et des lavages de l'intestin. Au calomel si souvent employé en cas semblable nous préférons de beaucoup les purgatifs salins employés à doses convenables, d'une façon prudente, mais par doses répétées.

Les purgatifs dans ces conditions ne doivent être employés qu'avec beaucoup de prudence et de ménagement.

Quand les évacuations, sont excessives, que l'intolérance empêche de faire pénétrer dans l'organisme une quantité suffisante d'eau, comme dans le choléra asiatique et les diarrhées cholériformes, il ne faut pas hésiter à introduire de l'eau par injection sous-cutanée et même, en cas d'urgence très grande, par injection intra-veineuse.

Le *traitement symptomatique* rend des services, mais il ne vient qu'au second plan. S'il est utile de calmer la douleur et la diarrhée par des préparations opiacées, il ne faut pas oublier que, en arrêtant la diarrhée de cette façon, on enferme dans l'intestin les agents microbiens et les produits toxiques.

Il serait précieux d'agir directement sur les lésions de la muqueuse intestinale et d'en accélérer la réparation. Nous sommes malheureusement bien désarmés à ce point de vue. Il n'y a guère que dans la *colite dysentériforme* que certaines injections, certains lavages modificateurs paraissent réellement agir sur la lésion. Les grands lavements au nitrate d'argent très dilué (1/4000-1/5000) paraissent particulièrement utiles.

Traitement de l'entérite chronique. — Le traitement des entérites chroniques, même en laissant de côté l'entérite tuberculeuse, la dysenterie chronique et la diarrhée d'Extrême-Orient est particulièrement difficile, et, il faut bien l'avouer, encore insuffisamment réglé. Le progrès de la thérapeutique suivra certainement le progrès de la pathologie le jour où nous saurons mieux distinguer l'une de l'autre les diverses maladies de l'intestin dont la description se trouve actuellement confondue sous l'appellation commune d'entérite.

En attendant, leur traitement est presque exclusivement symptomatique ; c'est en somme, d'une façon générale, le traitement de la diarrhée sur lequel nous ne reviendrons pas. Il faut bien savoir toutefois qu'en faisant disparaître la diarrhée on ne guérit pas la maladie dans le plus grand nombre des cas. Les malades passent quelquefois avec une déplorable facilité de la diarrhée à la constipation ; or, la constipation est une cause d'irritation pour l'intestin, de débâcles et de rechutes diarrhéiques.

Dans la mesure du possible, on supprimera les causes d'entérite : elles ne sont pas toujours faciles à dépister. En tout cas, il conviendra de régler d'une façon suffisante l'alimentation et le régime sera maintenu avec toute la persévérance et toute la sévérité voulues sans rigueur exagérée. Dans les cas graves, le régime lacté absolu sera employé dès le début et on n'en viendra au régime mixte que d'une façon progressive et prudente, en s'inspirant d'une façon générale des principes que nous avons exposés à propos de l'alimentation des dyspeptiques.

La crainte des auto-intoxications dues à l'alimentation carnée a amené tout naturellement à restreindre au minimum l'usage de la viande. Le régime lacto-végétarien réussit en effet quelquefois mais non toujours et certains de ces malades supportent mal les aliments végétaux. Il est souvent nécessaire de tâter par des essais successifs la susceptibilité personnelle des malades.

Avons-nous des moyens d'agir sur les lésions elles-mêmes ? La clinique démontre que par l'observation rigoureuse du traitement et surtout du régime il peut y avoir dans les entérites chroniques une amélioration considérable, et même, en apparence, une guérison durable. En est-il réellement ainsi et les lésions de la muqueuse intestinale rétrocèdent-elles dans ces conditions ? Nous ne connaissons aucun fait qui le démontre.

Existe-t-il des médications capables d'amener cette rétroversion des lésions de l'entérite chronique ? Certaines d'entre elles produisent souvent une amélioration marquée et durable, mais rien ne démontre que les lésions de la muqueuse intestinale puissent réellement disparaître sous leur influence.

L'usage de certaines eaux minérales produit souvent des résultats excellents et durables dans le traitement des entérites chroniques ; l'eau de Vichy, de Chatel-Guyon et surtout de Carlsbad. On obtient encore des résultats appréciables avec les sels purgatifs, en particulier avec le sulfate de soude. Avec les eaux minérales, leurs sels naturels et des sels artificiels imitant la composition des sels naturels, il faut précéder par *petites cures répétées*.

D'autres eaux, celles de Plombières, en particulier, sont employées surtout en injections rectales, en douches ascendantes et en lavages. Elles sont particulièrement indiquées lorsque l'entérite chronique siège surtout sur le côlon. Leur emploi convenablement réglé est, on l'a vu, très utile dans le traitement de la côlite muco-membraneuse, mais il l'est aussi dans la côlite catarrhale chronique.

L'eau de Châtel-Guyon me paraît convenir surtout lorsqu'il existe des alternatives de constipation et de diarrhée, lorsqu'il y a souvent des débâcles diarrhéiques avec putréfactions excessives dans le gros intestin.

Il ne faut pas l'oublier, l'entérite chronique s'observe souvent chez des sujets neurasthéniques ; elle devient volontiers une cause d'affaiblissement, d'anémie et de nervosisme plus grand. Il sera donc souvent indiqué d'agir sur l'état général. Contre les phénomènes neurasthéniques, l'hydrothérapie, le massage général, la gymnastique suédoise seront quelquefois mis en œuvre avec fruit.

Il sera utile de diminuer le surmenage physique et intellectuel ; le repos, la vie au grand air, un régime alimentaire bien réglés feront dans certains cas ce que n'aura pu faire la médication la mieux comprise en apparence.

CHAPITRE XVI

APPENDICITE

Historique. — L'inflammation de l'appendice et ses conséquences si graves ont été pendant très longtemps méconnues. L'attention, malgré quelques protestations isolées et non écoutées était tout entière accaparée par le cæcum. L'appendicite était absolument méconnue. On ne connaissait que la *typhlite* et la pérityphlite.

Ménière (1828) et Albers, de Bonn (1839), avaient formulé la théorie stercorale de l'inflammation du cæcum et du tissu avoisinant, elle satisfit les médecins jusqu'à il y a vingt ans environ. Quand on relevait une perforation de l'appendice, ce qui arrivait forcément au cours d'un certain nombre d'autopsies, on la considérait comme la conséquence de la typhlite, comme une complication de ses formes graves. La typhlite était regardée comme la conséquence de la constipation et de l'accumulation des matières fécales dans le cæcum. Cette accumulation devenait la cause d'une inflammation de la muqueuse qui se communiquait au tissu cellulaire en dehors et, plus rarement, au péritoine en dedans. Il en résultait une *pérityphlite* qui pouvait aboutir à la production d'un abcès sous-péritonéal de la fosse iliaque.

Il y a vingt ans, commença une série de publications qui vint renverser de fond en comble cet édifice en apparence si solide ; elles démontrèrent que l'appendicite et la périappendicite due souvent à une perforation, étaient la cause des accidents dans l'immense majorité des cas, sinon même dans leur généralité. On en vint même à dire que la typhlite devait être rayée des cadres nosologiques et faire place à l'appendicite.

Cependant, il est curieux de constater que, dès 1827, Mélier avait parfaitement reconnu l'existence et l'importance de l'appendicite en se basant sur six observations dont quatre personnelles. Il avait parfaitement distingué les principales particularités cliniques et anatomopathologiques de la lésion appendiculaire et il terminait son mémoire par ces lignes que Jalaguier considère avec raison comme prophétiques : « S'il était possible d'établir d'une manière certaine le diagnostic de ces affections, on concevrait la possibilité d'en débarrasser les malades au moyen d'une opération ; on arrivera peut-être un jour à ce résultat. »

Le travail de Mêlier passa complètement inaperçu. Son mérite fût complètement méconnu, sort habituel aux publications des initiateurs qui sont trop en avance sur leur époque.

Le mouvement de réaction contre la typhlite et la pérityphlite date de 1879. A cette date, Biermer déclarait que la pérityphlite est *toujours* la conséquence d'une perforation de l'appendice due à une concrétion stercorale. La même année, au Congrès de Copenhague, With présenta un travail sur la péritonite appendiculaire basé sur 30 observations. Il attribuait à des appendicites adhésives guéries ce qu'on considérait jusque-là comme des typhlites terminées par résolution : cette conclusion parût alors aussi hardie qu'aventurée. Mais le branle était donné, et, à partir de ce moment, les publications allaient se multiplier, aboutissant toutes à substituer l'inflammation et la perforation de l'appendice à la typhlite et la pérityphlite. L'année suivante, en 1810, Matterstock ayant rassemblé 146 cas de suppuration péricæcale démontrait que, dans 132 cas, il y avait eu perforation de l'appendice. En 1882, à la Société anatomique, dans une communication sur un cas d'appendicite, Talamon montrait l'influence de l'infection microbienne et formulait pour la première fois dans son principe la théorie devenue célèbre du vase clos.

La démonstration irréfutable du rôle de l'appendicite dans les inflammations pérityphliques devait être donnée par les chirurgiens. Les interventions précoces permirent de suivre l'évolution de la maladie dès sa phase initiale, d'en reconstituer toutes les étapes et d'en observer toutes les variétés dans leur évolution. Les opérations de l'appendicite au début de la maladie furent faites d'abord par les chirurgiens américains à partir de 1885. A Réginald Fitz, de Boston, est due la première publication sur ce sujet ; en 1886, dans un premier mémoire : il conclut à l'intervention chirurgicale précoce, deux ans plus tard, il confirma et accentua ses conclusions, les basant sur des observations personnelles. Il convient de citer encore les noms de Bull, Lewis-Smith, Murray, Weir, qui sont les principaux de la pléiade des chirurgiens américains. D'après Jalaguier, Mac Burney, dont nous retrouverons le nom à propos de la séméiologie, a été le premier en 1889, à proposer le terme d'appendicite.

La chirurgie européenne ne tarda pas à suivre la chirurgie américaine dans la voie nouvelle des interventions précoces. Krafft de Zurich, présenta en 1888 pour thèse inaugurale un travail d'ensemble intitulé : *Essai sus la nécessité de traiter chirurgicalement la périty-*

phlite appendiculaire stercorale perforatrice. En France, la question nouvelle de l'appendicite fût surtout connue grâce aux publications de Talamon (1890-92), et à la thèse de Maurin (1890). A partir de ce moment l'intervention chirurgicale devint de plus en plus fréquente. Treves, en Angleterre, Kümmel à Hambourg (1890), Schwartz, Routier, Jalaguier (1891-92), en France, firent les premières résections d'appendice à *froid.*

La résection de l'appendice faite à chaud ou à froid à des périodes initiales ou terminales de la maladie, les autopsies permirent de faire une étude complète de l'appendicite et de la péri-appendicite à toutes ses phases, dans toutes ses formes : nous aurons plus loin à citer le nom des auteurs dont les recherches ont surtout contribué à l'avancement de cette partie de la pathologie de l'appendicite.

Depuis dix ans, les publications sur l'appendicite sont devenues innombrables. La question a été portée devant toutes les sociétés savantes où elle a suscité des discussions animées et prolongées. On a surtout discuté dans ces derniers temps la question de l'opportunité de l'intervention, de ses indications, de l'époque à laquelle elle doit se faire. Les uns ont prétendu qu'il fallait intervenir immédiatement dans tous les cas où le diagnostic était certain ; les autres qu'à moins d'avoir la main forcée, il valait mieux attendre et intervenir à froid.

Nous nous contenterons de signaler, pour terminer cette rapide esquisse historique les travaux d'ensemble très remarquables de Talamon, de Brun, de Ch. Monod et Vaverts, de Jalaguier, de Legeu, de Broca, dans lesquels l'étude de la question a été mise au point d'une remarquable façon. Il n'est que juste de déclarer que pour la rédaction de cet article, nous nous sommes surtout guidé sur l'excellent travail publié par Jalaguier dans la seconde édition du Traité de chirurgie.

ANATOMIE PATHOLOGIQUE

Considérations préliminaires. — L'appendice est un diverticule étroit et allongé, situé vers le fond du cæcum avec la muqueuse et la cavité duquel sa cavité et sa muqueuse se continuent. Les dimensions de l'appendice sont telles, son calibre est si étroit, sa longueur relativement si grande, qu'il constitue, suivant la comparaison de Reclus, une sorte de trajet fistuleux, de fistule borgne. Dans cette fistule peuvent s'engager des particules solides venues du cul-de-sac cæcal et surtout des microbes qui y restent enfermés, dans de bonnes conditions de pullulation. On comprend donc très bien que, en vertu de la continuité des tissus, la muqueuse appendiculaire, puisse participer aux lésions de la muqueuse cæcale, et aussi qu'elle puisse s'enflammer isolément, après la pénétration des microbes venus du gros intestin, que ces microbes soient suffisamment virulents déjà ou qu'ils soient destinés à le devenir par le fait de leur séjour dans ce diverticule étroit. Il arrive quelquefois, assez souvent, mais non toujours, que ce diverticule s'oblitère vers sa partie terminale et que les microbes ainsi renfermée *en vase clos* y acquièrent beaucoup plus facilement une virulence exagérée.

Ce n'est pas tout : sous la muqueuse se trouve un riche réseau lymphatique et une couche abondante de follicules lymphatiques. Ils deviennent facilement le siège d'une inflammation qui peut devenir le point de départ de trainées de lymphangite et d'ulcérations. La couche de follicules peut s'enflammer à la suite d'une inoculation microbienne venue de la muqueuse ou du sang, par la voie artérielle. On comprend ainsi que l'appendicite puisse être la conséquence d'une infection générale.

Les abcès sous-muqueux peuvent amener la production d'ulcérations ouvertes dans le canal de l'appendice, et, chose plus grave, les follicules enflammés peuvent devenir le point de départ de trainées lymphatiques allant à travers les couches musculaires vers la séreuse péritonéale. Ainsi peuvent se produire une inflammation plastique, des adhérences fibrineuses et même de véritables petits abcès. Il peut se produire même des ulcérations de dedans en dehors, de la cavité de l'appendice vers le péritoine ou, par mortification des tissus, une véritable escarre. L'appendice se trouve ainsi plus ou moins largement ouvert, quelquefois sectionné et même presque complètement détruit. Il résulte de la propagation de l'inflammation au dehors, de la perforation plus ou moins large de l'appendice des lésions plus ou moins étendues, plus ou moins graves du péritoine au voisinage immédiat de l'appendice et du cæcum. Tout peut se borner à l'apparition de productions fibrineuses ; mais il peut aussi se faire soit une collection purulente, soit une péritonite généralisée. Si des adhérences défensives ont pu se constituer, il se fera un abcès limité, intra-péritonéal, mais enkysté par les néo-membranes. Dans le cas contraire, il se produit une péritonite généralisée de la plus haute gravité.

Ces lésions inflammatoires peuvent s'atténuer, se prolonger, s'étendre, il en résulte des altérations chroniques de l'appendice et du péritoine avoisinant qui présentent, elles aussi, un grand intérêt.

Tel est le schéma général des lésions de l'appendicite, nous allons maintenant en faire l'étude détaillée.

I. — Lésions macroscopiques

Avant d'entreprendre la description des lésions macroscopiques de l'appendice, il nous suffira de rappeler en quelques mots sa disposition normale. On sait que l'appendice, long de 6 à 12 centimètres, d'un diamètre moyen de 5 à 6 millimètres, se trouve appendu au cul-de-sac cæcal avec lequel sa cavité communique. Il est formé, en allant de dedans en dehors, par une muqueuse qui se continue avec celle du cæcum, par une tunique musculaire composée successivement d'une couche de fibres longitudinales et de fibres circulaires, et par un revêtement séreux constitué par le péritoine. Le cæcum et l'appendice, ainsi que l'ont démontré les recherches de Tuffier, sont pourvus d'un véritable méso ; ils ne sont pas accolés contre les parois de la fosse iliaque par un simple pont séreux jeté au-dessus d'eux. Ils sont libres dans la cavité péritonéale. Clado a décrit dans le méso-appendiculaire un ganglion qui joue parfois un rôle important dans la propagation des lésions inflammatoires.

Enfin, l'appendice n'occupe pas toujours exactement la même situation relativement au cæcum, ni la même direction. C'est un point sur lequel nous reviendrons plus loin ; il a une importance très grande sur la situation des collections purulentes consécutives à l'appendicite.

Appendicite aiguë

Division. — Les auteurs ne sont pas complètement d'accord relativement aux formes de l'appendicite aiguë que l'on doit admettre. Talamon distingue trois variétés : l'appendicite simple aiguë ou appendicite pariétale, l'appendicite suppurée et l'appendicite gangréneuse. Sonnenburg admet seulement la forme aiguë catarrhale et la forme ulcéreuse ou gangréneuse perforante. Letulle et Weinberg, dans leur excellente étude histologique sur les lésions de l'appendicite distinguent quatre variétés : hypérémique, suppurative, ulcérative, nécrosante.

Avec Jalaguier, nous admettrons les formes anatomiques suivantes :

1° Appendicite aiguë légère ;

2° Appendicite suppurée et ulcéreuse ;

3° Appendicite gangréneuse ;

1° *Appendicite aiguë, légère.* — C'est l'appendicite catarrhale de certains auteurs, l'appendicite pariétale de Talamon. Le terme d'appendicite catarrhale n'est pas très exact, puisqu'il y a le plus souvent des lésions de la tunique péritonéale.

« Elle a été étudiée sur des appendices enlevés le deuxième ou le troisième jour d'une attaque légère d'appendicite. L'appendice augmenté de volume, vascularisé, turgescent a été comparé à un pénis d'enfant en érection ; sa courbure est rouge, violacée, parfois ecchymotique. La séreuse est dépolie, couverte par places d'exsudats établissant des adhérences molles avec les anses intestinales voisines qui présentent ordinairement elles-mêmes des traces d'inflammation. Le méso-appendice, très vascularisé est épaissi et induré, ainsi que, souvent, la fin du mésentère où il n'est pas rare de trouver des ganglions lymphatiques tuméfiés. Dans quelques cas fort légers, les altérations inflammatoires sont strictement limitées à l'appendice lui-même, mais, presque toujours, le cæcum et le commencement du côlon sont congestionnés, enflammés et recouverts, eux aussi, dans une étendue plus ou moins considérable d'exsudats opalins qui les unissent aux parties voisines (paroi abdominale, épiploon).

Une coupe pratiquée sur l'appendice montre un épaississement de toutes les couches ; cependant, l'infiltration prédomine sur la muqueuse qui est turgescente, épaissie, quelquefois ecchymotique ; le canal de l'appendice a presque complètement disparu, il est rempli d'une petite quantité de mucus visqueux louche ou rougeâtre » (Jalaguier).

2° *Appendicite suppurée, ulcéreuse.* — La suppuration se produit primitivement dans la couche folliculeuse ; ainsi que le démontrent les recherches histologiques que nous aurons à résumer plus loin. Les petits abcès ainsi produits se vident le plus souvent dans la cavité de l'appendice et c'est ainsi que se produisent les ulcérations de la muqueuse que l'on aperçoit à l'œil nu dans un certain nombre de cas.

On comprend qu'il puisse se produire par ce mécanisme de petites ulcérations limitées, ou, par confluence de petits abcès miliaires, de véritables nappes ulcératives.

Il peut arriver, comme Siredey et Le Royen ont observé un exemple, que l'ouverture des abcès folliculaires se fasse à la fois vers la muqueuse et vers le péritoine. Il se produit une perforation qui met la cavité de l'appendice en communication avec la cavité péritonéale. C'est là une éventualité rare d'après Letulle et Weinberg, et, le plus souvent, il se produirait seulement des traînées de lymphangite allant de la couche folliculaire à la couche sous-séreuse. Il peut en résulter la formation de petits abcès miliaires sous-séreux. Ces petites collections purulentes peuvent devenir assez importantes pour être visibles à l'œil nu. Au point où aboutissent ces traînées de lymphangite térébrante, il peut se produire aussi des fausses membranes fibrineuses quelquefois hémorragiques et des foyers enkystés de péritonite suppurée. La propagation peut même se faire très loin à distance par la voie lymphatique et l'on peut observer dans ces conditions, soit des foyers de suppuration éloignés, soit de la péritonite généralisée sans perforation. Toutefois la péritonite généralisée est beaucoup plus souvent la conséquence d'une ulcération de l'appendice.

3° *Appendicite gangréneuse.* — Dans cette forme, on observe la production de véritables escarres plus ou moins étendues des parois de l'appendice. Ces escarres sont facilement reconnaissables à la surface extérieure de l'appendice quand elles ne se sont pas encore détachées, et Brun en donne des dessins très démonstratifs. Lorsqu'elles se sont détachées, il en résulte des pertes de substance à bords déchiquetés, irréguliers, géographiques, qui d'après Brun e Jalaguier, ont tout à fait l'aspect de celles qui résultent des lymphangites gangréneuses de la peau. Comme on peut facilement se le représenter par les dessins que Brun a fait faire d'après nature, le détachement des plaques sphacélées peut donner lieu à des ulcérations des parois de l'appendice plus ou moins irrégulières. « Quelquefois on a affaire à un phlegmon gangréneux total qui détruit l'appendice jusqu'à son insertion au cæcum ; plus souvent, il s'agit de gangrènes partielles, en plaques plus ou moins larges, tantôt noires, bronzées ou feuille morte, parfois blanches, laiteuses. Ces plaques de sphacèle occupent de préférence le voisinage de la pointe de l'appendice, elles intéressent le tiers, la moitié, quelquefois même toute la circonférence de l'organe. Leurs limites sont irrégulières, festonnées, mais la séparation du mort et du vif est nettement tracée. L'analogie de ces escarres avec les plaques de gangrène de la lymphangite gangréneuse de la peau que j'ai décrite autrefois, m'avait depuis longtemps frappé, mais je ne pouvais donner la démonstration de cette hypothèse que j'ai bien des fois émise devant mes élèves. Brun et Letulle, qui, de leur côté, avaient fait la même remarque, viennent d'établir dans un remarquable travail, que les destructions suraiguës et totales des parois évoluent à la façon des lymphangites gangréneuses observées ailleurs. » (Jaiguaer.)

Perforation. — Une des conséquences les plus graves des lésions microbiennes de l'appendice, c'est la production de perforations ; elles sont toujours la cause de lésions de péritonite, mais, suivant les circonstances, ces lésions sont limitées ou généralisées. Il est donc très intéressant de savoir comment se présentent ces perforations ; voici comment Jalaguier les décrit ; après avoir rappelé qu'elles sont presque toujours la conséquence de l'élimination d'une escarre :

« Les perforations ont pour siège de prédilection le voisinage de la pointe de l'appendice ; on les voit assez souvent sur une des faces ; rarement, elles occupent l'insertion de l'appendice sur le cæcum. Leurs dimensions, de même que leur forme, sont des plus variables ; tantôt on trouve un ou plusieurs orifices punctiformes au centre de la partie nécrosée, ou bien un orifice arrondi ou ovalaire de 5 à 6 millimètres de diamètre, dont les bords sont amincis ou déchiquetés, tantôt on voit une fente linéaire s'enfonçant sous les bords de l'escarre détachée au niveau du sillon d'élimination. Quelquefois, l'appendice est amputé aux deux tiers ou aux trois quarts, et sa partie nécrosée qui ne tient plus que par une mince bande de paroi, flotte dans le pus qui l'environne ; dans certains cas de nécrose circulaire, l'amputation spontanée est complète, Matterstock, Eichorst (cités par Roux), ont observé des faits de ce genre. » Jalaguier en a lui-même observé un cas. « Lorsque l'appendice nécrosé flotte ainsi dans le foyer, il se présente quelquefois sous la forme d'un cylindre flasque et aplati, grisâtre ou verdâtre, perforé en plusieurs points, plus souvent il est presque méconnaissable et réduit à un lambeau déchiqueté. »

La portion amputée n'est pas fatalement mortifiée. Elle peut continuer à vivre si elle a contracté des adhérences vasculaires capables de la nourrir, ou si l'anneau de sphacèle est situé au-dessus du point par lequel l'artère nourricière pénètre dans la paroi de l'appendice (Roux). Le bout périphérique se rétracte et n'est plus rattaché au bout cæcal que par quelques tractus fibreux.

Lésions du péritoine. — On peut dresser le tableau suivant des lésions du péritoine consécutives à l'appendicite aiguë.

A. *Péritonites circonscrites.*

Péritonite plastique, fibrineuse ou adhésive. Péritonite suppurée circonscrite. Abcès péritonéal péri-appendiculaire.

B. *Péritonites généralisées.*

Péritonite généralisée avec adhérences.

Péritonite généralisée sans adhérences.

Péritonite septique diffuse. Septicémie péritonéale.

A. *Péritonites circonscrites.* — Les péritonites aiguës circonscrites dans l'appendicite sont le plus souvent des péritonites suppurées.

Cependant lorsqu'il n'y a pas eu perforation, on peut trouver simplement des lésions de péritonite plastique fibrineuse ou adhésive.

Péritonite plastique, fibrineuse ou adhésive. — On trouve au niveau de l'appendice, du cæcum, de la partie terminale de l'intestin grêle, un exsudat fibrineux qui englobe et agglutine toutes ces parties, et les fait adhérer les unes aux autres. Parfois, au centre de ces adhérences faciles à décoller, on trouve une petite quantité d'une sérosité louche ou brunâtre souvent fétide. L'appendice présente les lésions décrites plus haut, il est augmenté de volume hyperémié, dépoli. Des modifications analogues peuvent se rencontrer sur le cæcum et toutes les parties de l'intestin comprises dans le foyer inflammatoire. L'épiploon est quelquefois lui-même adhérent, épaissi et congestionné. Dans l'appendice, on trouve après qu'on l'a incisé les lésions folliculeuses précédemment décrites.

Péritonite suppurée circonscrite. Abcès péritonéal péri-appendiculaire. — L'abcès, on en connaît quelques cas, peut se produire sans perforation, par le mécanisme de la lymphangite qui porte les germes de la suppuration de la couche folliculaire sous-muqueuse à la couche sous-séreuse à travers la tunique musculaire ; mais, dans le plus grand nombre des cas, il y a eu perforation.

La perforation de l'appendice n'amène pas forcément la production d'une péritonite aiguë généralisée parce que des adhérences peuvent limiter l'inflammation et empêcher le pus produit de se répandre librement dans la cavité péritonéale. Il peut arriver, et cette possibilité se réalise assez fréquemment, que des adhérences dues à une poussée antérieure d'appendicite existaient déjà au moment où la perforation s'est produite. C'est là une circonstance particulièrement heureuse. Toutefois, il n'est pas impossible que les adhérences se produisent seulement pendant la crise d'appendicite terminée par la perforation, ni même qu'elles soient postérieures à celle-ci. Cela ne peut se faire que si le diamètre de la perforation n'est pas trop étendu « que si la virulence des microbes n'est pas excessive, que si la quantité du liquide puriforme où venu de l'appendice n'est pas trop considérable et, enfin que si l'intestin se trouve suffisamment immobilisé. » On comprend facilement l'importance très grande de cette dernière condition.

Au début, le volume de l'abcès n'est pas considérable ; il ne dépasse pas celui d'une noisette ou d'une noix ; il se trouve immédiatement en contact avec la partie de l'appendice qui a été le siège de la perforation, complètement encapsulé pour les adhérences fibrineuses. Le pus est souvent épais, verdâtre, brunâtre, d'odeur fécaloïde ; quelquefois on ne trouve qu'une petite quantité d'un liquide brun, rougeâtre, d'odeur infecte (Jalaguier). C'est là le début de l'abcès. Il peut prendre des dimensions beaucoup plus considérables, soit que la première collection purulente augmente progressivement de volume ou qu'il se soit produit de petits abcès du voisinage qui se sont ensuite fondus en une masse unique. On peut ainsi découvrir un abcès qui renferme jusqu'à plusieurs verres de pus. Ses parois se trouvent en général formées, en dehors par les parois de la fosse iliaque ou du bassin, en dedans par le cæcum, les anses de l'intestin grêle, le grand épiploon réunis par des adhérences plus ou moins résistantes, plus ou moins organisées suivant qu'elles sont récentes ou anciennes. Quand elles sont récentes, elles sont molles, glutineuses, faciles à décoller et à déchirer ; au contraire, quand elles sont anciennes, elles sont denses, solides, il est difficile de les déchirer ou de les décoller, sans s'exposer à déchirer les parois de l'intestin.

Le pus, l'exsudat fibrineux, les fausses membranes forment une masse plus ou moins considérable qu'on peut très bien percevoir par la palpation abdominale. D'après son volume il est impossible de conclure au volume réel de l'abcès et à la quantité de pus qu'il renferme; ainsi que le font remarquer Brun et Jalaguier, la masse perçue par la palpation dépend le plus souvent beaucoup plus des adhérences et des exsudats fibrineux que du pus. Jalaguier a trouvé seulement deux ou trois cuillerées à café de pus épais au centre d'une masse inflammatoire qui s'étendait de l'arcade crurale aux dernières côtes et de l'épine iliaque à l'ombilic. Ce petit foyer purulent se trouvait placé sous le cæcum et tout le reste de la masse était constitué par des exsudats fibrineux qu'on put voir, après l'opération, se résorber avec une grande rapidité.

L'abcès ne siège pas toujours entre le cæcum et les parois de la fosse iliaque ou du bassin, il peut se produire ailleurs, le siège de la collection purulente dépendant surtout de la situation de l'appendice au moment de la perforation. Nous reviendrons tout à l'heure sur ce point.

Le contenu de la poche purulente est plus ou moins nettement purulent ; très souvent il exhale une odeur fécale des plus nettes. On peut y trouver des concrétions calculeuses, des fragments de nature stercorale, ou, plus rarement, de véritables corps étrangers. Parfois il y a des gaz fétides. L'appendice peut flotter librement dans le pus ou se trouver adhérent contre les parois de la poche purulente. Quelquefois il a disparu, on en trouve dans le pus des fragments plus ou moins facilement reconnaissables ; plus rarement encore, il peut se trouver complètement détaché, et spontanément amputé par une ulcération circulaire au voisinage de son point d'implantation.

La perforation de l'appendice peut donner lieu à un abcès unique; mais il peut aussi y avoir plusieurs foyers purulents séparés les uns des autres, quelquefois même assez éloignés du foyer primitif. On comprend que, dans ces conditions, les foyers de suppuration occupent une grande étendue de la cavité péritonéale, et ces petites collections purulentes, peuvent constituer une péritonite généralisée, mais aréolaire, et non à foyer unique. Il y a là une distinction d'une grande importance au point de vue du pronostic de la péritonite généralisée.

Le siège de l'abcès dépend surtout de la situation de l'appendice au moment de la perforation. Les recherches faites dans ce sens par H. Biggs et Byron Robinson ont démontré que les situations les plus fréquentes de l'appendice relativement au cæcum sont en dedans, derrière, en bas et en dedans. Une fois sur six environ, l'appendice se trouve dans l'excavation pelvienne. Plus rarement, il se trouve placé en haut, en dedans, en arrière ou en dehors ; enfin viennent un certain nombre de situations plus rares encore.

On comprend d'après cela que le siège des abcès puisse se ramener comme l'a indiqué Talamon à un certain nombre de types. Il admet : 1° l'appendicite iliaque; 2° l'appendicite prérectale ; 3° l'appendicite sous-ombilicale ; 4° l'appendicite rétro-cæcale ou lombaire ; 5° enfin, les localisations anormales.

Ces dernières se trouveraient expliquées par les situations exceptionnelles de l'appendice. Il faut tenir compte aussi des fusées à distance. Ainsi se produisent des foyers aberrants dont l'origine ne peut être quelquefois que bien difficilement attribuée à une appendicite. Ces abcès peuvent se trouver dans la région ombilicale, au-dessous du diaphragmme, au-dessous du foie, au-dessus du pubis au niveau de la cavité de Retzius et même dans la fosse iliaque du côté gauche.

Signalons encore l'appendicite herniaire dont on a signalé un certain nombre de cas ; on comprend que, lorsque le cæcum et l'appendice font partie d'une grosse hernie, l'inflammation et la perforation de l'appendice puissent donner lieu à des accidents graves d'une interprétation bien difficile. L'intervention chirurgicale seule peut démontrer l'origine et la nature exacte des accidents observés.

B. *Péritonites généralisées.* — En général, la péritonite généralisée résulte d'une perforation de l'appendice et se produit immédiatement, *d'emblée* ; dans quelques cas exceptionnels, il pourrait y avoir péritonite généralisée d'emblée *sans perforation*, ce sont des faits très rares. Enfin, il est possible que la péritonite généralisée résulte de la rupture d'un foyer de suppuration primitivement collectée : on peut l'appeler alors *péritonite généralisée secondaire.*

Jalaguier considère cette seconde forme comme relativement rare, sur 41 cas de péritonite généralisée qu'il a personnellement observés, il n'en a trouvés que 5 dans lesquels ce mécanisme était vraisemblable. Il cite deux cas dans lesquels la rupture de l'abcès a paru se produire sous l'influence d'explorations de l'abdomen faites sans ménagements.

La péritonite généralisée secondaire pourrait éclore par un autre procédé ; l'inflammation tout d'abord limitée autour de l'appendice et du cæcum, se propagerait de loin en loin, en donnant lieu à des exsudats fibrineux et à des adhérences limitant des cavités aréolaires remplies de pus. Il peut se faire, de cette façon, un envahissement progressif de toute la cavité abdominale. Il nous semble que cette variété pourrait être qualifiée de *péritonite secondaire progressivement généralisée*. On pourrait ajouter *à foyers successifs*. A la Société de chirurgie, Brun, Nélaton, Quénu, Routier et Jalaguier ont insisté sur l'importance de cette distinction, la péritonite secondaire progressive à foyers successifs étant d'un pronostic moins sombre que la péritonite secondaire généralisée à grand foyer unique.

En se basant sur cette distinction et sur la nature du liquide épanché qui correspond à une virulence différente des agents d'infection microbienne, on peut décrire les trois variétés suivantes de péritonite généralisée :

1° Péritonite généralisée avec adhérences ;

2° Péritonite généralisée sans adhérences ;

3° Péritonite septique diffuse. Septicémie péritonéale.

1° *Péritonite généralisée avec adhérences.* — Des exsudats inflammatoires se forment en partant de la région cæcale et tendent à envahir la cavité abdominale tout entière. Entre elles se forment des collections purulentes qui peuvent être volumineuses et en petit nombre ou, au contraire, plus petites et multipliées. Entre ces deux variétés, tous les intermédiaires sont possibles.

Il peut n'y avoir qu'un seul foyer de suppuration enkysté remplissant un quart, le tiers, la moitié de la cavité abdominale ; le pus, en général séreux et fétide, s'accumule dans le petit bassin, les fosses iliaques ; il peut remonter plus ou moins haut dans les flancs. Les anses intestinales sont agglomérées de façon à constituer un seul paquet qui limite le gros abcès enkysté. C'est là une circonstance relativement favorable.

Le pus peut être réparti dans deux ou trois poches distinctes accolées ou éloignées les unes des autres. Jalaguier dit avoir trouvé le plus souvent, dans ces conditions, un gros foyer situé derrière le cæcum remontant plus ou moins haut le long du côlon ascendant ; un autre foyer plus considérable encore dans le bassin, enfin, très souvent, un troisième dans la fosse iliaque gauche, ou encore sous le foie, à la région ombilicale ou au voisinage de la rate.

Il peut y avoir trois ou quatre foyers plus ou moins espacés les uns des autres au milieu de la masse intestinale agglomérée par les adhérences ; d'après Sonnenburg, la guérison serait possible dans ces conditions, mais des accidents d'étranglement intestinal seraient à craindre par la suite.

2° *Péritonite généralisée sans adhérences.* — Dans cette forme, la cavité péritonéale tout entière est remplie de pus. Le pus peut être phlegmoneux ou encore blanchâtre, laiteux, ce qui, pour Routier, est un indice relativement favorable. Les intestins qui baignent dans le liquide purulent sont contractés, vascularisés, dépolis, recouverts par place de placards d'un enduit fibrineux et purulent. Plus souvent, le pus est sanieux, d'une fétidité marquée ; il s'accumule surtout dans le bassin et les flancs ; il s'insinue entre les anses intestinales lorsqu'elles ne sont pas défendues par des adhérences qui les agglomèrent. On trouve tous les intermédiaires entre le pus nettement phlegmoneux, qui est très rare dans ces conditions, et la sérosité trouble de la septicémie péritonéale.

Dans les péritonites généralisée sans adhérences, le pus phlegmoneux ou simplement laiteux se rencontre beaucoup plus rarement que la sérosité sanieuse des formes septicémiques. Jalaguier déclare n'avoir jamais rencontré de suppuration franche totale du péritoine ; il a vu quelquefois du pus phlegmoneux au voisinage immédiat du cæcum et de l'appendice, mais à distance, le liquide perdait ce caractère nettement purulent pour prendre celui de la sérosité trouble.

3° *Péritonite septique diffuse. Septicémie péritonéale* : « Dans 12 cas, j'ai eu affaire à cette forme terrible. La cavité péritonéale est remplie d'un liquide infect, trouble, ressemblant à du bouillon sale. Les anses intestinales, parfois à peine rouges, sans adhérences, nagent dans ce liquide qu'on trouve en abondance dans le bassin, dans les flancs et jusque sous le diaphragme ; il en vient de partout, et nulle part on ne rencontre de collections nettement circonscrites. La production de l'exsudat peut être extrêmement rapide ; sur une petite fille de huit ans que j'ai opérée vingt-deux heures après le début des accidents, le liquide septique était déjà répandu dans tout l'abdomen. Il s'agit d'une véritable inoculation. Parfois, on rencontre bien çà et là quelques adhérences mollasses entre les anses intestinales ou entre celles-ci et l'épiploon, comme si le péritoine avait fait effort pour endiguer, mais nulle part la barrière n'a pu être établie d'une façon efficace ». Jalaguier, auquel nous empruntons cette description considère cette forme comme fatalement mortelle. Il pense que, si l'on pouvait la diagnostiquer d'une façon certaine, on devrait se dispenser d'intervenir chirurgicalement.

Lésions du tissu cellulaire sous-péritonéal. Para-appendicite. — Autrefois, on pensait que le péritoine passait par-dessus le cæcum sans le recouvrir complètement, le laissant en dehors en contact avec les parois de la fosse iliaque. On pensait donc que l'abcès consécutif à une typhlite était en réalité un abcès de la fosse iliaque, extérieur et sous-jacent au péritoine. Actuellement, on sait que le cæcum et l'appendice sont complètement enveloppés par le péritoine et qu'ils possèdent des mésos ; on sait aussi que les collections purulentes dues à l'appendicite sont en réalité intra-péritonéales. Elles sont en général enkystées et accolées de telle façon contre la paroi de la fosse iliaque, qu'elles ont tout à fait l'air d'être sous-jacentes au péritoine, ce qui justifie l'erreur commise autrefois par les anatomo-pathologistes. Ce n'est pas à dire cependant que les lésions du tissu cellulaire sous-péritonéal n'existent pas et qu'elles ne puissent pas être le siège d'une collection purulente d'origine appendiculaire. Ces lésions extra-péritonéales constituent la *para-appendicite* de Ch. Monod et Vanverts.

L'inflammation venue de l'appendice peut se propager entre les lames du méso-appendice et du méso-cæcum, et atteindre ainsi la fosse iliaque. Le ganglion décrit par Clado dans l'épaisseur du méso-appendice, qu'on trouve souvent tuméfié au cours des appendicites, peut sans doute jouer un rôle dans la propagation des lésions ; il peut représenter un relai intermédiaire et devenir le point de départ de la suppuration.

Plus souvent, l'inflammation du tissu cellulaire sous-péritonéal est consécutive à celle du péritoine ; l'abcès sous-péritonéal succède en général à un abcès enkysté du péritoine. L'inflammation limitée en dedans par des adhérences solides semble se propager plus facilement en dehors qu'en dedans.

Les collections purulentes sous-péritonéales, peuvent fuser dans différents sens : en bas vers l'arcade crurale, en haut vers la région lombaire, en arrière vers l'articulation sacro-iliaque. Quand le pus fuse en haut dans la direction du rein, il décolle les lames du méso-côlon, et le côlon se trouve soulevé. Il n'est pas englobé dans la collection purulente, comme dans les cas où cette collection est enkystée dans le péritoine. Le pus se dirigeant en bas peut parvenir dans la cavité vaginale en suivant le cordon spermatique ; se dirigeant en haut, il peut parvenir sous le foie et même donner lieu par propagation à travers le diaphragme à une pleurésie purulente ou à un abcès sous-pleural.

Parmi ces collections à distance par fusée sous-péritonéale, il faut signaler particulièrement à cause de sa fréquence relative l'abcès péri-néphrétique.

COMPLICATIONS

On peut les distinguer en complications de voisinage et complications à distance.

Les *complications de voisinage* résultent de la propagation du travail inflammatoire par contiguité ou de l'ouverture des collections purulentes dans certains organes creux de l'abdomen.

La propagation du travail inflammatoire *par contiguïté* donne lieu à l'abcès de la fosse iliaque que nous venons d'étudier ; il peut aussi provoquer la psoïtis qu'il y ait effraction de l'aponévrose ou simplement propagation lymphangitique.

Les abcès d'origine appendiculaire peuvent s'ouvrir dans l'intestin, en particulier dans le côlon ou le cæcum, ce qui est une circonstance favorable, ou dans la vessie, ce qui est beaucoup plus grave. L'ouverture dans le gros intestin est assez souvent suivie de guérison ; toutefois, il peut y avoir issue du contenu de l'intestin dans la cavité de l'abcès et production d'un abcès gazeux. Enfin, il peut y avoir simultanément ouverture dans l'intestin et la vessie.

On a vu dans quelques cas le pus ulcérer la paroi des artères iliaques.

La *propagation à distance* peut se faire par fusée à long trajet, par la voie lymphatique ou la voie veineuse.

Pleurésie. — La pleurésie purulente a été rencontrée dans un certain nombre de cas d'appendicite. Wolbrecht dans sa thèse lui attribuait la fréquence très exagérée de 38 cas pour 100.

La pleurésie peut résulter d'une perforation du diaphragme et d'une effraction du pus dans la cavité pleurale ou d'une propagation à distance par la voie lymphatique. Ce sont toujours des pleurésies purulentes ; il s'agit presque toujours d'une pleurésie droite consécutive à un abcès hépatique ou sous-diaphragmatique. Ces pleurésies sont le plus souvent enkystées et les qualités du pus sont absolument analogues à celles du pus de l'abcès péri-appendiculaire. Elles peuvent s'ouvrir secondairement dans les bronches par une vomique.

La pleurésie sans perforation du diaphragme, par *propagation lymphatique* est le plus souvent séro-fibrineuse ; elle peut quelquefois cependant être purulente, mais alors les caractères du pus pleural n'ont aucun rapport avec ceux du pus péritonal.

La propagation par la voie veineuse se fait nécessairement par la veine porte qui dessert les viscères abdominaux : on peut, en conséquence de la pénétration des germes infectieux dans les rameaux de la veine porte, observer la pyléphébite, les abcès du foie, des abcès isolés dans des régions éloignées, en particulier les parotidites suppurées, la phlébite, et, enfin, la grande pyohémie avec abcès disséminés un peu partout.

Les abcès du foie consécutifs à l'appendicite ont été étudiés par une série d'auteurs, parmi lesquels nous citerons Leudet, Gendron, Achard, Bertelin, Piard, Dieulafoy. Le foie est très augmenté de volume et de poids, on y trouve des abcès disséminés ou confluents plus ou moins nombreux. Quelquefois c'est une quantité innombrable de petits abcès gros comme des grains de millet ou de chènevis ; quelquefois, des abcès plus gros, du volume d'un poids ou d'une noisette. Alors ils peuvent communiquer les uns avec les autres. Ce sont des abcès *aréolaires*, suivant l'expression de Chauffard, spongieux disait Hanot. Ils désorganisent le tissu hépatique en disséquant ses lobules. Le pus est mal lié, souvent granuleux, chariant des détritus de la glande hépatique ; parfois il est noirâtre, fétide, véritablement gangréneux.

On trouve de la phlébite des rameaux veineux, allant de la région appendiculaire au tronc de la veine porte, comme l'ont montré Achard et Dieulafoy. C'est par l'intermédiaire de la phlébite que se fait l'infection suppurative du foie.

Rarement l'inflammation se propage aux veines sus-hépatiques. Piard n'en a pu relever qu'un seul cas : il y avait alors des abcès du poumon. En général, le foie arrête les germes infectieux à la façon d'un gros ganglion veineux et il ne se produit pas de pyohémie. Cependant la pleurésie peut, à la suite de l'hépatite suppurée, résulter d'une propagation par la voie lymphatique.

La *parotidite suppurée* signalée par Achard a été vue dans plusieurs cas ; c'est la conséquence du transport à distance des germes infectieux venus de l'appendice. La parotidite peut n'être qu'une des localisations de la pyohémie. On peut, par exemple, trouver en même temps un abcès du cerveau.

La *phlébite* des membres inférieurs, plusieurs fois notée reconnaît le même mécanisme.

APPENDICITE CHRONIQUE

Des recherches faites sur le cadavre d'individus morts d'une maladie quelconque autre que l'appendicite par Tuffier, il résulte qu'il est très fréquent de trouver des traces d'inflammation de l'appendice appréciables à l'œil nu, même chez des personnes chez lesquelles l'appendicite n'avait jamais été soupçonnée. Les recherches histologiques montrent également que les lésions histologiques latentes de l'appendice, alors même que cet organe paraît absolument sain à l'œil nu sont très communes. Il est très fréquent de rencontrer une hypertrophie de la couche folliculaire qui correspond à un degré permanent d'inflammation devenu ainsi en quelque sorte l'état normal. Brun et Letulle pensent que les poussées d'appendicite aiguë succèdent *toujours* à des lésions chroniques de la couche des follicules qui jusque là avaient évolué silencieusement.

En somme, l'appendicite chronique à son dégré initial est très fréquente, et il est absolument impossible de déterminer la limite entre l'état normal absolu, état rarement réalisé, et l'état qui mérite déjà la qualification d'appendicite chronique.

Dans le présent chapitre, nous n'aurons en vue que les lésions macroscopiquement appréciables qu'on rencontre lorsqu'il y a eu nettement auparavant une poussée d'appendicite. Les faits dans lesquels le chirurgien intervient à froid, peuvent servir de type de description.

Aspect extérieur de l'appendice. — L'appendice peut avoir conservé son apparence normale, ne présenter aucune adhérence, aucune déformation. Il peut être plus ou moins long, plus ou moins gros, cela n'a aucune importance, les variations dans les dimensions de l'appendice normal étant des plus considérables. Quelquefois cependant il est notablement augmenté de volume. A sa surface on peut trouver de fines arborisations vasculaires, par plaques, qui correspondent sans doute à des foyers antérieurs d'inflammation péritonéale.

L'appendice qui a subi une ou plusieurs poussées d'inflammation de quelque intensité en conserve souvent des déformations plus ou moins appréciables. Il est incurvé soit dans toute son étendue, soit seulement sur un point de sa largeur ; il présente, soit un épaississement également réparti, uniforme, soit un, ou plusieurs épaississements limités. A la surface on note une arborisation vasculaire partielle ou généralisée, quelquefois une augmentation sensible du diamètre de l'artère appendiculaire. Le méso-appendice peut sembler épaissi, infiltré de graisse ; le ganglion de Clado est gros et induré.

Très souvent, il y a des *adhérences* qui unissent l'appendice aux organes voisins et qui contribuent à produire ou à augmenter sa déformation. L'appendice peut être étranglé ou tiraillé, il peut avoir subi une torsion simple ou double ; on comprend que les possibilités soient très variables, suivant que les poussées inflammatoires ont été plus ou moins répétées plus ou moins intenses. Quand le processus inflammatoire a été très prolongé, très marqué, on retrouve des traces d'inflammation, des adhérences, une vascularisation prononcée non seulement de l'appendice, mais même du cæcum. Le péritoine est épaissi, infiltré de graisse ; le grand épiploon adhère à l'appendice, qu'il peut encapuchonner ou au cæcum, il contribue avec les pseudo-membranes d'origine inflammatoire et avec la dilatation du cæcum rempli de matières fécales à constituer la masse perçue par la palpation dans la fosse illiaque.

L'appendice, dans ces conditions peut être très difficile à découvrir, il est chassé de sa situation normale, son aspect extérieur est modifié, il est caché par les néo-membranes, par le grand épiploon épaissi, vascularisé, adhérent.

Lui-même peut adhérer aux organes du voisinage, au cæcum, au rectum, à la vessie ce qui augmente on le comprend facilement, les risques de l'intervention chirurgicale. Jalaguier l'a vu deux fois adhérer à l'artère iliaque interne, une fois à l'uretère qu'il a failli léser.

Dans un bon nombre de cas, on trouve des traces de *suppuration antérieure* dans le voisinage. Ce sont en général des grumeaux jaunâtres, comme caséifiés. Ces foyers se rencontrent soit au voisinage immédiat de l'appendice, en contact avec lui, ou à une certaine distance, et, plus particulièrement entre le cæcum et la paroi de la fosse iliaque. On peut rencontrer, lorsqu'il y a eu perforation de l'appendice, au niveau même de cette perforation, et en contact avec elle, une petite collection non de pus mais de sérosité plus ou moins foncée, souvent brunâtre, hématique. Une collection semblable peut communiquer avec la cavité close d'un appendice dont le canal a subi une oblitération partielle. Autre possibilité, un petit abcès résultant d'une perforation s'est formé, est resté en communication avec la cavité de l'appendice, et, d'autre part s'est vidé dans le cæcum. Il peut en résulter la persistance d'une petite fistulette bimuqueuse.

La cavité remplie de sérosité sanieuse ou hématique a des parois épaissies, sa surface interne est quelquefois rougeâtre, bourgeonnante.

Examinons maintenant ce qu'est devenue la *cavité de l'appendice.* Il se peut, et cela résulte déjà de ce que nous avons dit plus haut, que cette cavité soit en apparence tout à fait normale. Elle peut être rétrécie sur certains points, normale ou dilatée dans les autres. On peut y rencontrer des épaississements, des plissements de la muqueuse, des ulcérations plus ou moins étendues, quelquefois petites et arrondies, donnant l'idée de follicules abcédés et vidés dans la cavité appendiculaire. Il peut se produire une oblitération totale de l'appendice, c'est une circonstance rare; il est plus fréquent de rencontrer une oblitération limitée, partielle. Lorsque l'oblitération est totale, l'appendice est réduit à l'état d'un cordon dur et aminci. Lorsqu'elle est partielle, il se fait une dilatation en amont, dilatation plus ou moins considérable suivant que le rétrécissement siège plus ou moins près de l'extrémité libre de l'appendice. Nous venons de mentionner l'oblitération vraie, mais assez souvent il y a simplement rétrécissement ou imperméabilité du canal, bien que celui-ci persiste. Une torsion, une coudure, la compression par un petit faisceau fibreux de néoformation, peuvent expliquer la rétention des produits de sécrétion de la muqueuse au-dessus de l'obstacle, et la production d'une cavité close.

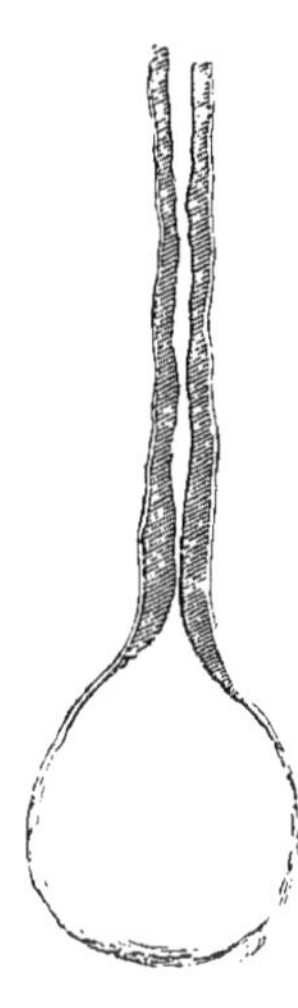

Fig. 42. — Dilatation kystique de l'appendice (d'après Brun).

Cette cavité close est quelquefois assez petite, elle ne renferme qu'une très petite quantité de liquide, quelquefois l'appendice atteint à son niveau le volume du pouce, ses parois s'amincissent, c'est en somme un véritable kyste par distension, mais c'est là une éventualité assez rare.

Dans l'appendice dilaté, oblitéré, on trouve un liquide d'aspect variable, séreux, séro-muqueux, purulent, hématique. Très souvent il renferme des fragments de matière fécale plus ou moins délayées, une sorte de mastic grisâtre en masse ou en grumeaux ou de véritables concrétions calculeuses semblables à celles que nous allons maintenant décrire.

La paroi des cavités closes est souvent amincie, quelquefois inégalement; en général elle est fongueuse, boursoufflée, on peut y voir des ulcérations superficielles et même des pertes de substance plus ou moins étendues. Sa paroi interne est parfois rougeâtre, injectée, vascularisée, les hémorragies interstitielles n'y sont pas rares; le contenu présente souvent alors une teinte hématique.

Corps étrangers de la cavité appendiculaire. — D'après des statistiques qui portent sur un nombre considérable de faits, les corps étrangers de la cavité appendiculaire se rencontreraient dans un tiers des cas environ. Mitchell, dans un travail publié dans le *John Hopkin's Hospital Bulletin* a fait un relevé portant sur 1400 cas d'appendicite ; il y a signalé la présence des corps étrangers dans la proportion de 45 fois sur 100 (Talamon).

Ces corps étrangers sont de trois ordres ; ils comprennent : 1° des corps étrangers venus du dehors ; 2° de petits amas de matière fécale ; 3° des calculs minéraux, véritables entérolithes.

1° *Corps étrangers proprement dits.* — Les anciens auteurs ont attribué une fréquence et une importance excessives aux pépins et aux noyaux de fruits, mais il paraît certain qu'ils ont souvent pris pour tels des calculs appendiculaires à cause de leur forme et de leur aspect extérieur. En réalité, on doit considérer comme très rare la présence de ces productions végétales dans l'appendice. Mitchell n'estime la proportion des corps étrangers proprement dits qu'à 7 p. 100 ; Rochaz, sur 200 observations de Roux, de Lausanne, minutieusement étudiées, n'a trouvé que 2 corps étrangers pour 63 concrétions stercorales.

Toutefois, il existe un certain nombre de faits incontestables dans lesquels on a vu dans l'appendice des épingles, des clous, des poils, des morceaux d'os, des arêtes de poisson, des grains de plomb, des débris de coquilles de noix ou d'huîtres, de petits calculs biliaires qui certainement avaient pénétré du cæcum dans la cavité appendiculaire.

2° *Amas de matières fécales.* — On peut rencontrer dans la cavité de l'appendice, une sorte de boue constituée par des matières fécales diluées dans du mucus, des grumeaux stercoraux, des cylindres remplissant la cavité de l'appendice sur laquelle ils se moulent ou des boulettes formant de véritables petites scybales. Dans un cas de Castaigne, cité par Talamon, l'appendice dilaté était rempli par un petit cylindre de matière stercorale qui se continuait avec un amas de matière fécale contenu dans le cæcum.

Les matières fécales peuvent pénétrer dans la cavité appendiculaire sous la forme d'une bouillie qui peut s'y épaissir et s'y concréter ultérieurement; mais il semble aussi qu'elles puissent y pénétrer à l'état solide en forçant l'orifice de l'appendice, sous l'action des contractions du cæcum.

Les grumeaux stercoraux peuvent devenir le noyau autour duquel se produisent des calculs entérolithiques, et, du reste, dans la composition des calculs de la cavité appendiculaire, il entre toujours une proportion plus ou moins grande de matière organique, de sorte qu'on peut trouver tous les degrés intermédiaires entre la petite scybale et l'entérolithe calcaire.

3° *Calculs ou entérolithes appendiculaires.* — Ce sont de véritables concrétions calcaires absolument analogues comme composition à la lithiase intestinale précédemment étudiée. Ces concrétions sont plus ou moins résistantes, plus ou moins friables, d'une couleur grisâtre,

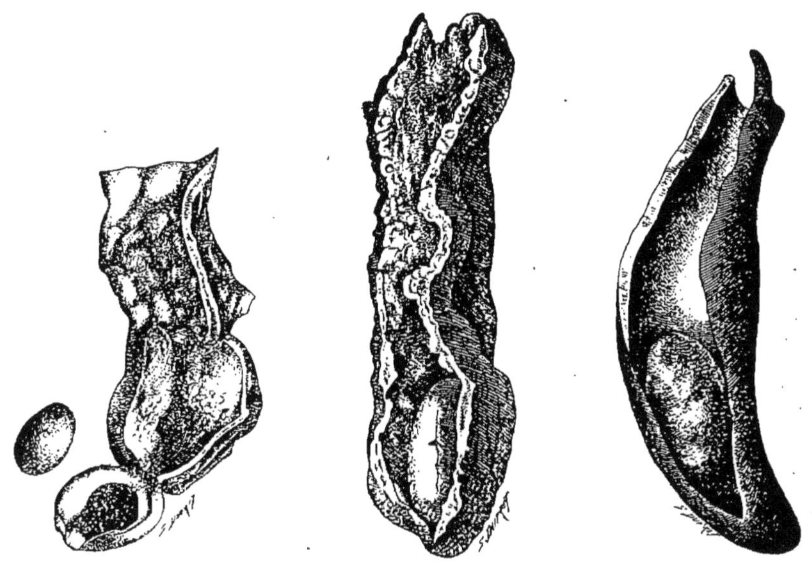

Fig. 43, 44, 45. — Une série de cas d'appendicite chronique avec calculs appendiculaires (d'après Brun).

jaunâtre, quelquefois brunâtre. Par leur forme, elles rappellent souvent des pépins de pomme, des grains de raisin; d'autres fois elle sont beaucoup plus irrégulières. Leurs dimensions varient depuis celles d'une graine de moutarde ou d'un grain de raisin, jusqu'à celles d'un noyau de cerise et peut-être même d'un haricot.

Rochaz a analysé une série de calculs appendiculaires pris dans la collection de Roux, de Lausanne; il y a trouvé des sels de chaux et de magnésie, des phosphates et des carbonates, avec une certaine quantité de matière organique. Il paraît certain que la formation de ces concrétions reconnaît le même mécanisme que celle du sable et des calculs intestinaux; elles résultent d'un véritable catarrhe lithogène, comme nous l'avons indiqué plus haut. En somme, la lithiase appendiculaire n'est qu'un cas particulier de la lithiase intestinale; sa présence indique une inflammation chronique de la muqueuse et une stase de longue date.

Nous verrons plus loin que l'on a fait jouer un rôle important aux corps étrangers dans la pathogénie de l'appendicite. Sans contester leur participation à quelques-uns des accidents de l'appendicite, nous pensons que les calculs appendiculaires indiquent surtout une inflammation chronique antérieure à la poussée d'appendicite aiguë qui a permis d'en constater l'existence. On verra plus loin que cette idée cadre bien avec ce qu'ont vu Letulle et Weinberg dans leurs recherches histologiques.

Considérations préliminaires sur l'histologie normale de l'appendice. — La connaissance de la structure normale de l'appendice est indispensable pour bien comprendre la nature, le siège et l'évolution des lésions inflammatoires de cet organe.

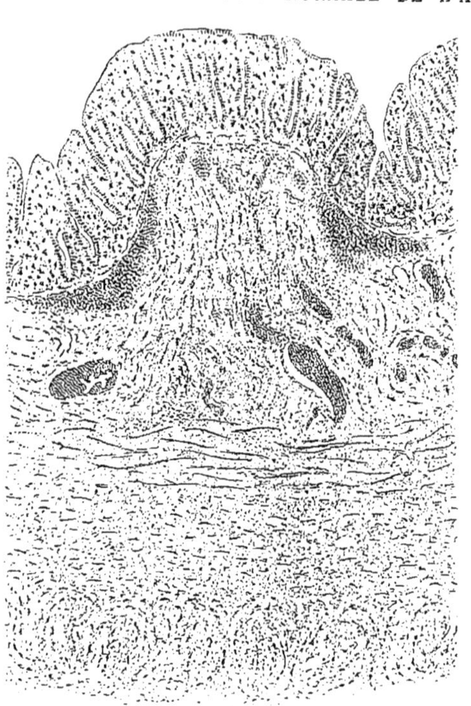

Fig. 46. — Coupe de l'appendice normal (d'après Letulle et Weinberg).

On y trouve successivement, en allant de la cavité appendiculaire vers le revêtement péritonéal extérieur : la muqueuse, la couche sous-muqueuse, la couche musculaire et la couche séreuse.

La *muqueuse* est constituée par un chorion cellulo-vasculaire revêtu d'une couche d'épithélium cylindrique et renfermant un assez grand nombre de glandes en tubes simples, rarement bifides, qui appartiennent au type des glandes de Lieberkuhn.

La muqueuse est séparée de la couche sous-muqueuse par une mince lame de fibres musculaires qui constituent la *muscularis mucosæ*. Les culs-de-sac des tubes glandulaires arrivent à son voisinage. Ils se trouvent ainsi séparés par cette mince barrière musculaire de la partie superficielle de la couche sous-muqueuse dans laquelle se rencontrent en grand nombre les follicules lymphatiques que nous allons décrire, mais il arrive parfois que ces follicules empiètent sur le chorion muqueux, et que la musculaire sous-muqueuse se trouve ainsi interrompue sur un point de son étendue.

Dans la *couche sous-muqueuse*, Letulle et Weinberg distinguent trois étages superposés.

Dans *l'étage superficiel*, immédiatement au-dessous de la musculaire sous-muqueuse, se rencontre un nombre relativement considérable de follicules lymphatiques qui présentent tout à fait la structure caractéristique du tissu réticulé des ganglions lymphatiques et des amygdales. Ces follicules sont sphériques ou plus souvent encore aplatis, formant des amas coniques dont la base repose sur la face profonde de la musculaire sous-muqueuse. Parfois on trouve des amas, des nappes de ces formations lymphatiques qui soulèvent la musculaire sous-muqueuse et rappellent dans une certaine mesure l'aspect des plaques de Peyer dans l'intestin grêle. Letulle et Weinberg font remarquer qu'il est impossible de dire quelle est normalement l'importance de cette couche folliculaire. Sous l'influence des causes d'irritation inflammatoire, elle tend à s'hypertrophier, et il est tout à fait rare de rencontrer chez l'adulte un appendice dont la couche des follicules lymphatiques puisse être considérée comme parfaitement normale.

L'*étage moyen* de la couche sous-muqueuse est lâche, elle renferme des pelotons graisseux, assez nombreux ; c'est elle qui permet le glissement de la muqueuse sur les tuniques musculaires.

L'étage profond est surtout caractérisé par la présence de gros troncs vasculaires, artérioles, veinules, troncs lymphatiques qui s'y étalent et s'y subdivisent.

La *tunique musculaire* est relativement considérable ; elle est formée par deux couches de fibres musculaires lisses nettement accusées, la plus interne de fibres circulaires, la plus superficielle, sous-jacente au revêtement séreux, de fibres longitudinales.

Enfin vient la *tunique séreuse* dans laquelle peuvent se distinguer deux couches, l'une séreuse, revêtue d'un endothélium à minces cellules plates, et dont la structure est identique à celle de toutes les séreuses, l'autre sous-séreuse, celluleuse, très mince à l'état normal dans laquelle rampent les troncs vasculaires qui abordent l'appendice ou qui en viennent.

Cette esquisse succinte de la structure normale de l'appendice nous aidera beaucoup à comprendre les lésions de l'appendicite. Nous devons cependant pour terminer attirer l'attention sur la richesse de l'appendice en vaisseaux lymphatiques. D'après Letulle, ces lymphatiques joueraient un rôle considérable dans la propagation des lésions inflammatoires de la muqueuse de l'appendice à son revêtement péritonéal. Le réseau lymphatique de l'appendice est beaucoup plus riche que le réseau correspondant de l'intestin. Des capillaires lymphatiques descendent du chorion muqueux vers les follicules, ils s'abouchent sans doute dans les espaces péri-folliculaires ; les vaisseaux sanguins sont le plus souvent entourés d'une gaîne lymphatique ; les troncs lymphatiques sont nombreux dans l'étage profond de la sous-muqueuse ; ils traversent les couches musculaires en présentant quelques sinuosités et vont constituer un important réseau dans la sous-séreuse. De ce réseau partent des troncs relativement importants, qui se rendent en partie à un ganglion décrit par Clado dans l'épaisseur du méso-appendice.

Considérations générales sur les lésions histologiques de l'appendicite. — L'abondance et le mode de distribution de l'appareil lymphatique dans l'appendice donne, en partie tout au moins, la clef de l'évolution et l'explication de la gravité des lésions inflammatoires de cet organe.

Les lésions de la muqueuse elle-même n'ont pas une grande importance, elles ne jouent qu'un rôle secondaire. Il n'en est pas de même de la couche folliculaire sous-jacente. Depuis les recherches microscopiques de Pilliet et Coste, de Siredey et Le Roy, de Letulle et Brun, de Letulle et Weinberg, on peut considérer l'inflammation des follicules lymphatiques comme la lésion initiale de l'appendicite. Cette inflammation paraît être extrêmement commune, et l'on peut penser qu'il n'est presque pas d'appendice cæcal chez l'homme qui n'ait à un moment donné, d'une façon le plus souvent latente, présenté à un degré plus ou moins marqué de la folliculite. Brun et Letulle sont arrivés à cette conclusion importante que les poussées d'appendicite aiguë, capables de se traduire par un ensemble symptomatique cliniquement reconnaissable sont toujours greffées sur des lésions antérieures de folliculite chronique.

La folliculité aiguë peut amener la production de petits abcès capables de s'ouvrir dans la cavité appendiculaire et de donner lieu à des ulcérations isolées arrondies ou à des pertes de substance en nappe, plus ou moins étendues lorsqu'il y a eu confluence des follicules enflammés et abcédés. L'ulcération peut se faire aussi vers le péritoine, et il peut se produire une perforation par *abcès folliculaire*, mécanisme bien étudié par Siredey et Le Roy. Toutefois, d'après Letulle, ce serait là un accident relativement rare. Le plus souvent, la propagation de l'inflammation se ferait par les voies lymphatiques préexistantes, par véritable lymphangite ; quant à la perforation, elle reconnaîtrait pour cause bien moins souvent l'ouverture d'un abcès folliculaire que la production d'un escarre par mortification aiguë des parois de l'appendice.

Des lésions chroniques succèdent souvent aux lésions aiguës, et il peut ainsi se produire une sclérose d'origine inflammatoire qui amène rarement l'oblitération totale de l'appendice, plus souvent son oblitération partielle. Des adhérences se sont produites avec les parties avoisinantes par organisation des fausses membranes primitivement et purement fibrineuses.

A côté de la folliculite aiguë et chronique, il faut, dans l'étude générale du processus de l'appendicite, donner une place importante à la *mortification aiguë des parois appendiculaires.* Elle aboutit souvent à la perforation, comme on l'a vu à propos de l'anatomie pathologique macroscopique. Il semble que cette mortification en masse soit la conséquence de l'action des produits de sécrétion microbienne sur la muqueuse et la sous-muqueuse et même les tuniques musculaires. La folliculite ici ne vient plus qu'en seconde ligne, mais cependant il semble encore qu'elle ait souvent préexisté et qu'elle ait préparé le terrain ; elle favorise la pénétration des agents d'infection et diminue la résistance des tissus.

Nous allons étudier maintenant avec plus de détails les lésions histologiques de l'appendicite aiguë et de l'appendicite chronique bien qu'il soit très difficile, impossible même, de tracer une démarcation certaine entre les lésions aiguës et les lésions chroniques lorsqu'il s'agit d'inflammation en général et plus particulièrement d'inflammation de l'appendice.

Comme pour l'anatomie pathologique macroscopique, nous distinguerons les trois formes suivantes d'appendicite aiguë :

Appendicite aiguë légère ;

Appendicite suppurée et ulcéreuse ;

Appendicite gangréneuse.

Appendicite aiguë, légère. — Dans l'appendicite aiguë légère simplement pariétale, suivant l'expression de Talamon, la lésion prédominante est la lésion des follicules lymphatiques. Ces follicules sont augmentés de volume, nettement tuméfiés. Ils sont gorgés de cellules rondes, la plupart sont des leucocytes, mais un certain nombre d'entre elles sont des éléments fixes en voie de prolifération inflammatoire, ce qu'on reconnaît à la tuméfaction de leur protoplasma, et à l'état de leurs noyaux en voie de segmentation. Certaines de ces cellules renferment deux noyaux. L'infiltration leucocytaire n'est pas limitée au follicule, elle déborde dans l'espace lymphatique périfolliculaire. Les vaisseaux sont très congestionnés, et souvent il se produit de petits foyers hémorragiques, dans le follicule lui-même, dans l'espace lymphatique dans lequel il se trouve enfermé, et parfois dans le chorion de la muqueuse. Assez fréquemment, des nappes hémorragiques se rencontrent encore dans la sous-séreuse, en même temps qu'une exsudation fibrineuse plus ou moins considérable.

Ainsi augmentés de volume, les follicules arrivent à se toucher et à former une nappe continue ; la couche folliculaire acquiert quelquefois ainsi une épaisseur six ou huit fois plus considérable que son épaisseur normale (Macaigne).

Partie des follicules clos, l'inflammation diffuse dans le voisinage ; l'infiltration embryonnaire s'étend à la muqueuse, elle en dissocie les glandes, qui se trouvent écartées les unes des autres. Dans la profondeur, au-dessous des follicules augmentés de volume, on voit des traînées d'éléments embryonnaires irradier vers la tunique musculaire : ce sont, d'après Letulle et Weinberg, des lymphatiques enflammés, gorgés de leucocytes ou des espaces lymphatiques. La tunique musculaire leur donne passage sans participer beaucoup à l'inflammation. Il n'en est pas de même de la sous-séreuse et de la séreuse elle-même. Dans la sous-séreuse, on retrouve des traces plus nettes d'inflammation, des lymphatiques dilatés et gorgés de globules blancs, une infiltration embryonnaire interstitielle, assez souvent une congestion vasculaire marquée, et fréquemment aussi, des nappes hémorragiques ; à la surface de le séreuse, une exsudation lamelleuse de fibrine.

Letulle et Weinberg insistent surtout sur les lésions folliculaires et sur les trainées profondes de lymphangite térébrante. Quelquefois cependant, les lésions de la muqueuse elle-même méritent qu'on s'y arrête.

On ne connait pas d'inflammation purement catarrhale de la muqueuse, c'est-à-dire d'inflammation exactement limitée à la muqueuse, et y prédominant. Cela peut tenir à ce que ces formes superficielles d'inflammation passent inaperçues, guérissent facilement et n'entrainent jamais l'intervention chirurgicale. Cela tient aussi, sûrement à ce que la muqueuse laisse en quelque sorte filtrer rapidement les agents d'irritation vers la couche folliculaire sous-jacente qui, eux, réagissent d'une façon beaucoup plus intense que la muqueuse elle-même. Ses lésions *en retour*, par invasion des follicules enflammés sont souvent beaucoup plus importantes que ses lésions directes. Elles sont en tout cas beaucoup mieux connues.

Venue de la couche sous-muqueuse, après avoir franchi la musculaire sous-muqueuse, l'infiltration embryonnaire écarte les culs-de-sac glandulaires, écarte et comprime les glandes. Elles finissent par se détruire, et disparaître. La masse des cellules rondes atteint alors la couche épithéliale qui tombe et il se fait une ulcération.

Les lésions que nous venons d'indiquer sont plus ou moins intenses suivant les cas, elles sont en général assez irrégulièrement réparties par foyers, par nappes plus ou moins étendus.

Elles peuvent guérir et guérissent sans aucun doute dans un grand nombre de cas. Elles laissent souvent aussi une trace durable de leur passage; les follicules lymphatiques restent tuméfiés, volumineux. Il est certain aussi qu'elles représentent la première phase des

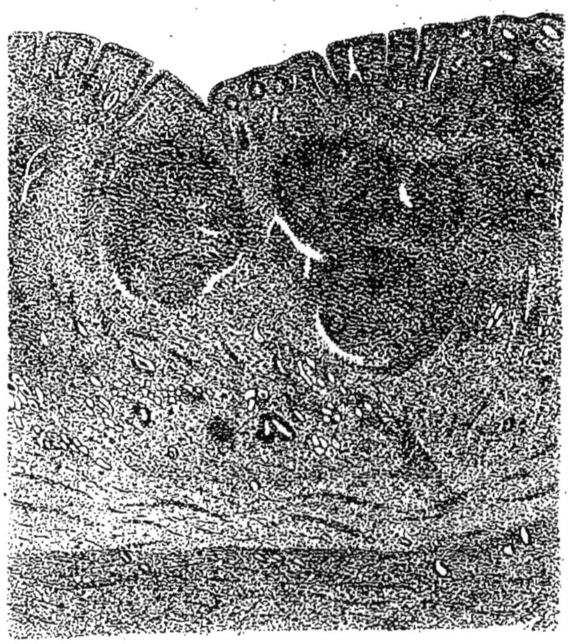

Fig. 47. — Tuméfaction des follicules dans l'appendicite aiguë (d'après Letulle et Weinberg).

lésions plus graves, suppuratives et ulcéreuses que nous allons décrire.

2° *Appendicite suppurée, ulcéreuse.* — Les lésions peuvent, dans certains cas, aboutir à la production de petits abcès et à l'ulcération de la muqueuse. Ces abcès folliculaires peuvent rester isolés, miliaires, ou, par leur confluence, s'étaler en nappes. De leur ouverture résulteront des ulcérations en rapport quant à leur forme et à leurs dimensions avec celles des abcès dont elles dérivent.

La suppuration peut gagner vers la profondeur, et, à travers les tuniques musculaires atteindre la séreuse. Il se produit alors tout d'abord un petit abcès sous-séreux, puis, quelquefois, ce petit abcès s'ouvre dans la cavité péritonéale. Heureusement il peut être enkysté par les fausses membranes fibrineuses et ne pas déterminer l'apparition d'une péritonite généralisée.

Après l'ouverture des abcès, on trouve des cavités tapissées par un amas d'éléments embryonnaires confluents sur les bords de l'ulcération, moins tassés à mesure qu'on s'en éloigne et infiltrés entre les éléments cellulaires normaux.

Que deviennent ultérieurement ces ulcérations? Elles peuvent guérir; la perte de substance est de nouveau tapissée par un revêtement d'épithélium cylindrique, mais les tubes glandulaires ont disparu, il ne se reproduiront pas. Dans certains cas, il persiste une

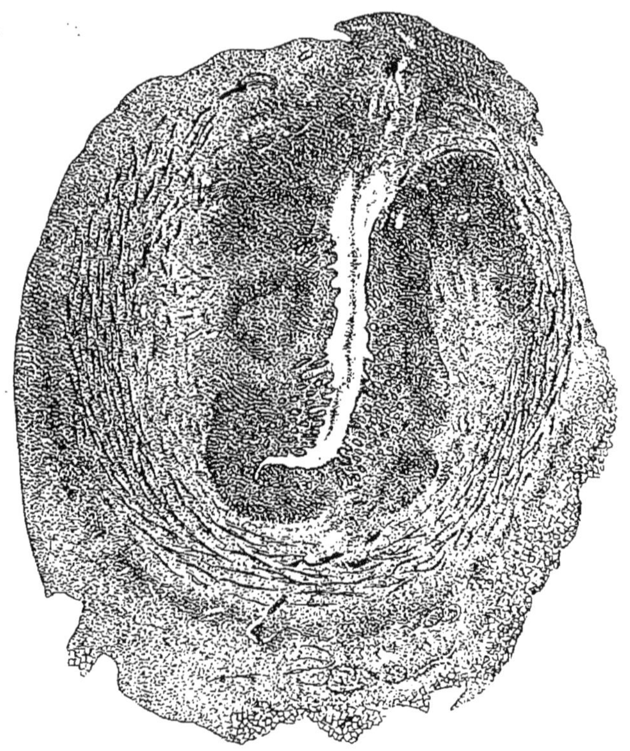

Fig. 48. — Appendicite perforatrice (d'après Letulle et Weinberg).

perte de substance qui ne guérit pas, un ulcère chronique, de l'appendice. Enfin, l'inflammation peut devenir le point de départ d'une sclérose cicatricielle qui tend à amener un étranglement et même une oblitération plus ou moins étendue du canal appendiculaire.

Appendicite gangréneuse. Malgré l'importance et le rôle considérable de la folliculite et des lymphangites dans l'appendicite aiguë, elles ne représentent pas sa lésion la plus grave, ni la cause la plus commune de sa perforation. D'après Letulle et Weinberg, la perforation de l'appendice résulte très souvent de la mortification aiguë des parois de l'appendice. Cette mortification se voit déjà à l'œil nu dans un assez grand nombre de cas; elle se traduit, comme nous l'avons indiqué par des plaques blanches, grisâtres ou noirâtres, dont les contours sont irréguliers, anfractueux, découpés irrégulièrement à la façon d'une carte géographique.

Dans cette mortification aiguë, deux processus différents peuvent se distinguer, à l'examen macroscopique déjà, et aussi à l'examen histologique : *la nécrose de coagulation et la gangrène*. Les parois atteintes de nécrose de coagulation sont blanches, assez résistantes; la lésion qui débute par la muqueuse et présente de ce côté son diamètre le plus grand, atteint aussi les autres tuniques, mais souvent dans une étendue d'autant moindre qu'on se rapproche davantage de la séreuse. Les lésions sont surtout bien nettes dans la tunique musculaire. Les fibres lisses ont un aspect rigide, comme vitreux. Elles prennent mal les divers réactifs colorants, bien qu'on

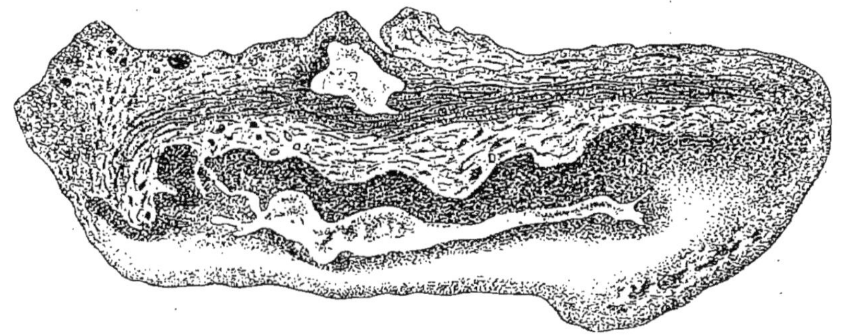

Fig. 49. — Appendicite gangréneuse (d'après Letulle et Weinberg).

puisse cependant distinguer nettement chacune des fibres. L'ensemble de la couche musculaire et des autres tuniques dans toute la partie atteinte a l'air d'être infiltré par de la fibrine coagulée.

Les parties atteintes de gangrène sont molles, noires ou grisâtres, elles se détachent facilement et présentent souvent une odeur gangréneuse marquée. A l'examen histologique, toute trace d'organisation cellulaire tend à disparaître, on ne reconnaît guère que des tractus conjonctifs altérés. Les tissus prennent plus mal encore les réactifs colorants que dans la nécrose de coagulation.

Il y a souvent combinaison de la nécrose et de la gangrène; mais d'après Letulle et Weinberg, la nécrose de coagulation peut, par elle seule, amener la perforation sans intervention de la gangrène ou de la suppuration.

Dans les cas de mortification aiguë des parois de l'appendice, on trouve toujours dans le restant de l'organe des lésions d'inflammation folliculaire semblables à celles que nous avons précédemment décrites. Les lymphangites disséminées existent presque toujours plus ou moins accusées.

Dans certains cas, on constate dans la sous-séreuse une infiltration marquée par de la fibrine et des leucocytes. Il se produit parfois une véritable nappe de suppuration infiltrée à la limite de la zône de mortification; c'est l'indice d'un travail pathologique susceptible d'aboutir à l'élimination des parties nécrosées ou gangrénées.

Appendicite chronique. — Nous ne reviendrons que très sommairement sur les lésions chroniques de l'appendice dont nous avons parlé plus haut, sur la fréquence des hypertrophies inflammatoires de la couche folliculaire qui précèdent si souvent des poussées aiguës susceptibles d'aboutir à la perforation. Nous avons indiqué aussi que les ulcérations d'origine folliculaire pouvaient n'avoir aucune tendance apparente à se réparer, à se combler.

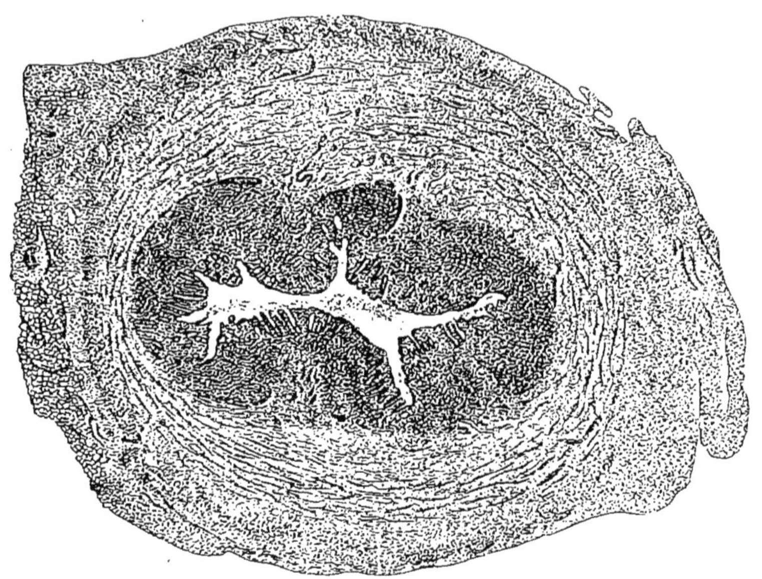

Fig. 50. — Appendicite aiguë folliculaire. Infections lymphatiques (d'après Letulle et Weinberg).

L'infiltration embryonnaire des parois de l'appendice peut aboutir à la sclérose de l'organe, sclérose plus ou moins également répartie, plus ou moins diffuse. D'autre part, la cicatrisation des ulcérations de la muqueuse et de la sous-muqueuse, la cicatrisation des perforations et des pertes de substance étendues peut amener des oblitérations et des déformations très variées. En amont d'un rétrécissement, au pourtour d'une cirrhose péricanaliculaire, la tunique musculaire peut subir une hypertrophie considérable. D'autres fois, la sclérose diffuse des parois plus encore que la rétention des produits de sécrétion en amont d'un rétrécissement peuvent amener la production d'un véritable kyste.

La *dilatation kystique* intéresse rarement l'appendice tout entier;

elle est le plus souvent partielle; quelquefois encore, elle est latérale, à la façon des anévrysmes.

L'hypertrophie de la couche folliculaire, la sclérose pariétale, l'oblitération cicatricielle, la dilatation kystique peuvent coexister et se combiner de la façon la plus complexe; il n'y aurait aucune utilité à chercher à décrire toutes les possibilités.

Letulle et Weinberg sont revenus sur cette classification et ils répartissent les nombreux faits qu'ils ont examinés en deux grandes catégories : l'*appendicite atrophique* et l'*appendicite hypertrophique*.

Dans l'*appendicite atrophique*, ils distinguent trois grandes variétés : les *ectasies*, les *ulcérations* et les *oblitérations*.

Dans les ectasies, on peut distinguer l'ectasie généralisée et les dilatations partielles ou kystes de l'appendice.

Dans la *dilatation kystique généralisée*, les parois sont amincies. La muqueuse est conservée, son épithélium normal, son chorion fibroïde, ses glandes atrophiées ou au contraire dilatées. Les follicules clos de la sous-muqueuse, sont étalés en une nappe aplatie; la sous-muqueuse dans son ensemble est sclérosée, elle adhère souvent à la tunique musculaire, et perd ainsi toute laxité, toute possibilité de glissement. Les deux couches musculaires sont amincies, leurs faisceaux sont comme atrophiés. Les vaisseaux eux-mêmes sont diminués de volume. En général, la sous-séreuse et le péritoine lui-même ont subi une transformation fibroïde, ils forment comme une coque scléreuse adhérente à la musculaire.

L'atrophie pariétale cause de l'ectasie peut être uniforme ou inégalement répartie.

Les *dilatations kystiques* reconnaissent une genèse tout à fait analogue, elles ont en général de 1 centimètre à 1 centimètre, 5 de diamètre. Elles peuvent être développées exactement dans l'axe de la cavité appendiculaire ou, au contraire, être plus ou moins excentriques.

La dilatation kystique n'est jamais la conséquence d'une lésion ulcéreuse; elle résulte toujours d'une sclérose des parois de l'appendice. Elle communique avec le canal appendiculaire par un orifice plus ou moins étroit; quelquefois il y a une oblitération complète. Cette oblitération est plus fréquente à la partie inférieure qu'à la partie supérieure du kyste.

Dans l'*appendicite ulcéreuse chronique*, Letulle et Weinberg distinguent plusieurs types: l'ulcération chronique simple, les ulcérations diverticulaires et les diverticules cicatriciels.

L'*ulcération chronique simple* consiste en une perte de substance au niveau de laquelle toute trace de la muqueuse et des follicules sous-muqueux a disparu; la cavité est tapissée par une bande fibroïde lisse, non végétante, à peine irritée lorsqu'il n'y a pas de réinfection aiguë.

Les *ulcérations diverticulaires*, sont le plus souvent constituées par un abcès pariétal, dont l'orifice de communication avec l'appendice est quelquefois très difficile à découvrir.

Dans les *diverticules cicatriciels*, une perte de substance due à un abcès latéral se trouve tapissée par un prolongement de l'épithélium cylindrique.

Les *oblitérations de l'appendice* résultent d'une sténose cicatricielle, elles sont toujours la conséquence de lésions destructives ayant porté sur la totalité ou la presque totalité de la muqueuse, presque toujours aussi sur la zône folliculaire lymphatique sous-muqueuse.

Par le fait du travail inflammatoire qui succède souvent à une inflammation aiguë, il peut y avoir simple sténose ou véritable oblitération du canal appendiculaire. L'oblitération vraie suppose nécessairement la destruction totale de la muqueuse.

Le rétrécissement par sténose peut-être unique ou multiple. Il peut, dans des cas exceptionnels, être généralisé à la totalité de l'appendice. La sténose siège le plus souvent au voisinage de la partie terminale de l'appendice: le canal, dans sa partie retrécie, peut être resté dans l'axe général de la cavité où se trouve plus ou moins dévié. La sténose peut être plus ou moins étroite.

Le rétrécissement résulte de la cicatrisation d'une perte de substance qui n'a pas intéressé tout l'anneau de la muqueuse. Lorsque la muqueuse a été détruite dans toute son étendue, il se produit une oblitération totale, qui peut être plus ou moins étendue, et, dans certains cas, véritablement généralisée.

L'*hypertrophie* dans les appendicites chroniques ne porte que très exceptionnellement sur la totalité des tuniques de l'organe. Nous avons signalé déjà la fréquence de l'hypertrophie de la couche des follicules lymphatiques. L'hypertrophie de la couche musculaire est plus commune encore ; elle est habituelle dans les cas de sténose et d'appendicite chronique diffuse.

On constate parfois aussi une hypertrophie de la muqueuse dans son ensemble : chorion, glandes, muscularis mucosæ et même follicules lymphatiques annexes.

BACTÉRIOLOGIE DE L'APPENDICITE

Il ne paraît pas douteux que les microbes pathogènes jouent un rôle considérable dans la production des lésions de l'appendicite. C'est un point que nous aurons à discuter plus loin.

Nous voudrions nous contenter d'exposer les notions encore incomplètes que nous possédons sur la nature des agents microbiens rencontré dans la cavité ou les parois de l'appendice enflammé ou encore dans les collections purulentes du voisinage.

Les premières recherches ont surtout mis en cause le colibacille. Mais ce microbe n'existe pas seul, Macaigne y a rencontré beaucoup d'autres bactéries, et, plus particulièrement le streptocoque. Achard, sur 20 cas, a trouvé 7 fois le colibacille seul; dans 10 autres cas, il était associé à d'autres microbes, le streptocoque, assez souvent, plus rarement le staphylocoque, des saprophytes variés etc. Achard pense que souvent le colibacille n'est pas l'agent principal de l'infection et qu'on doit attribuer une importance plus grande aux microphytes avec lesquels il est assez associé ; du reste le colibacille peut manquer dans l'appendicite. Pour Veillon et Zuber, l'infection appendiculaire serait le fait beaucoup moins du colibacille et du streptocoque que des microbes anaérobies encore mal déterminés, qu'on trouve toujours, en quantité plus considérable et d'une façon plus constante que les microbes aérobies. On devrait leur attribuer la fertilité du pus et la mortification aiguë des parois que nous avons vue, avec Letulle et Weinberg, jouer un rôle si fréquent et si grave dans les perforations de l'appendicite.

Mlle von Meyer, a rencontré dans 23 cas des microbes dans les parois d'appendices opérés à froid après une ou plusieurs poussées d'appendicite. Ces faits sont favorables à cette idée souvent défendue par son maître Roux, de Lausanne, que souvent l'appendicite résulte de la repullulation et de l'accroissement de virulence de microbes restés à l'état latent dans la cavité ou dans les parois de l'appendice.

Récemment Thiercelin a mis en cause un diplocoque auquel il attribue la paternité de beaucoup d'entérites aiguës.

APPENDICITES SPÉCIFIQUES

Nous nous occuperons ici de l'appendicite tuberculeuse et de l'appendicite actinomycosique.

Appendicite tuberculeuse. — Le cæcum est souvent atteint de tuberculose et l'appendice peut être, en même temps que le cæcum atteint d'une lésion de même nature. Dans quelques cas, on a constaté une lésion tuberculeuse isolée de l'appendice. En général, la lésion de l'appendice donne lieu secondairement à des accidents qui rappellent beaucoup ceux de l'appendicite aiguë simple. Il peut se faire, comme l'a indiqué Cornil, que des ulcérations tuberculeuses servent de porte d'entrée au coli-bacille et que la suppuration soit la conséquence de cette infection secondaire.

Des fistules stercorales s'établissent le plus souvent après l'ouverture spontanée ou chirurgicale de foyers de suppuration consécutifs à la tuberculose de l'appendice. Cependant la guérison n'est pas impossible si la lésion était parfaitement limitée et si l'incision a pu en être complète.

Appendicite actinomycosique. — Un élève de Gangolphe qui en a observé un cas à ce moment unique en France, Hinglais a relevé dans la science 120 cas d'actinomycose du cæcum et de l'appendice. Les lésions donnent lieu à une tumeur d'une dureté ligneuse : cette tumeur peut se ramollir et occasionner des fistules. Elles est souvent le point de départ de lésions métastatiques du foie de même nature.

ÉTIOLOGIE

Causes prédisposantes. — *Age.* — C'est entre 10 et 20 ans qu'on observe le plus grand nombre de cas d'appendicite. cela résulte de la plupart des statistiques publiées. La statistique de Jalaguier comprenant 182 cas lui a donné 42 cas de 5 à 10, 64 de 10 à 15, 25 de 15 à 20, 22 de 2 à 30, et 13 de 30 à 40 ans. G. Armstrong a analysé 517 cas observés dans les hôpitaux de Montréal ; il est arrivé à cette conclusion que la fréquence de l'appendicite va en augmentant jusqu'à 30 ans et qu'elle atteint son maximum de fréquence de 20 à 30 ans.

L'appendicite serait donc rare dans la première enfance et au-delà de 40 ans. On l'a quelquefois observée cependant chez de tout jeunes enfants et chez des vieillards.

Sexe. — Les hommes sont plus souvent atteints que les femmes ; d'après Talamon. Sur 190 cas, il y en aurait 79 chez l'homme ; Fitz et Pravaz retrouvent à peu près exactement la même proportion. Jalaguier et Armstrong d'après des statistiques citées plus haut admettent que l'appendicite est deux fois plus fréquente chez l'homme que chez la femme; chez les enfants l'influence du sexe serait moins sensible.

Race. — La race ne serait pas sans action, ou tout au moins les habitudes alimentaires des différents peuples. L'appendicite serait plus fréquente dans les races anglo-saxonne et germanique que chez les Français. En Écosse et en Sibérie, d'après Mlle Gordon, il faudrait surtout incriminer l'usage du pain de seigle; il laisserait des corpuscules indigestes capables de s'introduire dans l'appendice et d'y devenir la cause de l'irritation inflammatoire.

Il nous semble plus logique d'admettre avec Talamon que la nourriture irritante et les excès gastronomiques sont susceptibles de provoquer fréquemment chez certains peuples une inflammation de l'intestin dont l'appendicite est la conséquence, par propagation.

Hérédité. — L'influence de l'hérédité est nettement admise par un certain nombre d'auteurs. On a cherché à expliquer ce fait, qui paraît réel, par l'existence d'une tare constitutionnelle telle que l'arthritisme qu'invoque Dieulafoy, ou par une malformation congénitale de l'appendice (Talamon). L'appendicite familiale pourrait aussi s'expliquer par une susceptibilité particulière de l'intestin, une tendance à l'entérite chronique, ou encore par une richesse particulière de l'appendice en follicules clos.

Dyspepsie antérieure. — L'existence de phénomènes de dyspepsie gastro-intestinale a été relevée souvent dans les antécédents des malades atteints d'appendicite. On a notamment constaté des accidents intestinaux : constipation, diarrhée, alternatives de diarrhée et de constipation. Il est vraisemblable que les troubles stomacaux n'ont qu'une importance indirecte, qu'ils soient seulement parallèles aux troubles intestinaux sous l'influence d'une même viciation du fonctionnement du tube digestif dans son ensemble, ou que la mauvaise élaboration des aliments dans l'estomac, devienne une cause d'entérite. Ainsi pourrait s'expliquer l'influence de la dilatation de l'estomac signalée par Bouchard et Le Gendre. Jalaguier dit avoir noté assez souvent les coliques hépatiques avant l'appendicite; or on sait qu'on tend actuellement à considérer la lithiase biliaire comme la conséquence d'une angéiocholite dont la cause peut être souvent la propagation ascendante d'une inflammation du duodénum.

Grossesse. — L'appendicite a été observée au cours de la grossesse avec une fréquence assez grande pour qu'on soit amené à lui attribuer un rôle dans la pathogénie de la lésion intestinale. (Dieulafoy, Pinard). Dieulafoy pense que la grossesse favorise la production de la lithiase appendiculaire de la même façon qu'elle favorise celle de la lithiase biliaire. On a invoqué aussi les congestions pelviennes capables de réveiller une lésion latente et la constipation si fréquente chez les femmes enceintes.

Causes occasionnelles. — Dans bon nombre de cas, l'influence d'une cause occasionnelle déterminée ne peut être reconnue. Dans d'autres, les accidents d'appendicite sont survenus à la suite d'un repas trop copieux, d'un refroidissement surtout au cours de la digestion, d'un surmenage, d'une marche trop prolongée, par exemple, de traumatismes, de chocs sur l'abdomen.

Les femmes, paraissent plus exposées à l'appendicite, pendant la durée de la menstruation, qu'en dehors de cette période.

Corps étrangers. — L'influence des corps étrangers accidentellement introduits dans l'appendice : pépin de fruits, noyau de cerise, poil de brosse, épingle, fragments d'émail, arête de poisson, n'est pas douteuse, mais elle s'exerce beaucoup moins fréquemment qu'on ne le croyait autrefois. Ici encore l'intervention chirurgicale méthodique a permis de réformer les idées courantes il y a quelque vingt ans.

Quant aux calculs autochtones et aux boulettes de matière stercorale nous aurons à discuter leurs actions dans le chapitre suivant.

Pathogénie

L'attention des médecins a été attirée par les perforations de l'appendice avant de l'être sur l'appendicite et ces perforations ont été attribuées surtout à la présence de corps étrangers. On a longtemps méconnu la nature et la fréquence des corps étrangers autochtones, on ne connaissait guère que les corps étrangers hétérogènes tels que les pépins de fruits, les grains de plomb, les fragments d'émail, les épingles etc. Nul doute que souvent des calculs appendiculaires n'aient été pris pour des pépins de raisin, de pomme ou de poire à cause de leur aspect extérieur.

L'existence et la fréquence des coprolithes et des calculs appendiculaires ayant été reconnue, on fût amené à leur attribuer un rôle prépondérant. On les crut capables de produire mécaniquement une ulcération par simple pression ou encore, en comprimant les vaisseaux, de déterminer une mortification gangréneuse de la paroi appendiculaire.

Talamon leur concéda un rôle plus complexe. Il expliqua d'une façon différente les petites crises appendiculaires sans péritonite et les crises plus graves avec péritonite. De petits fragments de matière stercorale venus du cæcum pourraient s'engager dans la cavité de l'appendice, et, sous l'influence de ses contractions, s'y rouler en boulette, de façon à constituer une sorte de calcul stercoral. L'appendice se contracte vigoureusement pour s'en débarrasser et les contractions éveillent des douleurs que l'on peut comparer au point de vue de leur mécanisme à celles des coliques hépatiques ou néphrétiques : c'est la *colique appendiculaire*. La même cause amenant le même résultat, on comprend la récidive fréquente de ce genre d'accidents. Si le calcul stercoral est plus volumineux, il s'enclave à la sortie de l'appendice dont il oblitère le canal. Les sécrétions muqueuses puis muco-purulentes s'accumulent en arrière de l'obstacle. Les microbes intestinaux qui s'y trouvent prolifèrent dans cet espèce de *vase clos*. Les parois de l'appendice distendues résistent mal à l'orifice, à cause de la viciation de la circulation qui résulte de leur distension, de leur amincissement et des ulcérations se produisent, non pas à l'endroit même ou siège le calcul, mais au-dessous. Ainsi s'expliquerait ce fait gênant pour la théorie mécanicienne de l'ulcération par pression directe du corps étranger; ce n'est pas à son contact même que se produit la perte de substance de la muqueuse mais à distance.

Talamon, pour la première fois, faisait donc entrer en ligne de compte deux éléments nouveaux : l'oblitération de l'appendice, sa transformation en vase clos et l'infection microbienne. Dieulafoy fit sienne la théorie du vase clos qu'il défend encore actuellement à l'exclusion de toute autre. Pour lui, l'oblitération du canal appendiculaire, quelle qu'en soit la cause, qu'elle soit due à un calcul formant bouchon, à la tuméfaction inflammatoire de la muqueuse, à une rétraction cicatricielle ou à une torsion de l'appendice, amène la production du *vase clos*. Dans les produits de sécrétion de la cavité close, les microbes pullulent, leur *virulence s'exalte*, et cette exaltation de leur virulence est la cause de tous les accidents ultérieurs. La douleur est la conséquence de la distension de l'appendice ; la perforation des parois, l'infection du péritoine péri-appendiculaire et péri-cæcal, l'infection du foie et de l'organisme entier la conséquence de l'action des microbes à virulence exaltée et de leurs produits de sécrétion.

Cette théorie n'est pas acceptée par tout le monde : Reclus, Laveran, Jalaguier, Brun et d'autres encore lui ont opposé la théorie plus satisfaisante de l'infection simple, avec ou sans vase clos.

Nous allons rapidement discuter les théories de la colique appendiculaire et du vase clos et exposer ensuite comment il nous semble que, à l'aide des documents cliniques et expérimentaux, on peut actuellement comprendre la pathogénie de l'appendicite.

Théorie de la colique appendiculaire. — Cette conception de

Talamon est actuellement en pleine défaveur. On lui objecte que, lorsqu'on a opéré pour des cas légers d'appendicite, on a toujours trouvé des lésions de la muqueuse, de la sous-muqueuse et souvent des lésions du péritoine avoisinant. Roux et Tripier pensent même que la douleur est toujours attribuable à la lésion du péritoine, à sa participation si minime, si restreinte qu'elle soit à l'inflammation de l'appendice.

Les expériences de Beaussénat et d'autres auteurs ont toutefois mis en lumière ce fait intéressant que l'appendice peut, par ses contractions musculaires, se débarrasser très rapidement des corps étrangers même volumineux qui y ont été artificiellement introduits. Dans le protocole des expériences on ne note rien chez les lapins qui rappelle l'ensemble symptomatique de la colique appendiculaire. En serait-il de même chez l'homme? Il faut avouer que nous n'en savons rien. L'existence de la colique appendiculaire n'est donc pas impossible *a priori*. Pourrait-on la distinguer d'une appendicite pariétale? Cela parait très incertain.

Théorie du vase clos. — Que penser de la théorie du vase clos défendue avec tant de chaleur et d'éloquence par Dieulafoy? Elle s'appuie sur des faits d'ordre clinique et des faits d'ordre expérimental. En intervenant au cours d'une crise d'appendicite, les chirurgiens ont trouvé dans un assez grand nombre de cas l'appendice oblitéré et sa cavité en arrière de l'obstacle distendue par un liquide muco-purulent riche en microbes; on y trouvait surtout le coli-bacille et le streptocoque. D'autre part, plusieurs expérimentateurs ont réussi en oblitérant l'appendice à reproduire anatomiquement le vase clos, l'ulcération des parois de l'appendice et la péritonite. Dieulafoy invoque surtout les travaux de Klecki qui aurait constaté une virulence exagérée des microbes retenus dans un segment oblitéré de l'appendice.

Toutefois, si la réalité du vase clos a été directement constatée au cours même de l'appendicite aiguë il faut reconnaître qu'elle ne l'a pas toujours été, et même que, d'après les faits nombreux observés par Roux, Jalaguier, Broca, Walher, Brun, etc., l'oblitération et le vase clos font défaut dans un nombre de cas notablement plus grand que ceux dans lesquels on les contate. L'oblitération aurait-elle disparu? C'est peu probable dans les faits ou l'intervention a eu lieu au cours même des accidents aigus.

Si expérimentalement on a pu reproduire les accidents de l'appendicite et le vase clos par la ligature de l'appendice au voisinage de son insertion au cæcum, il n'en a pas toujours été ainsi. Roger et Josué ont bien produit par la ligature la dilatation de l'appendice et sa distension par du muco-pus, mais il n'y avait pas d'accident vrai d'appendicite et la virulence des microbes était plutôt diminuée qu'exaltée. Klecki lui-même, dans un travail récent sur la pathogénie de l'appendicite, a attribué les accidents beaucoup moins à la virulence exagérée des microbes renfermés dans le vase clos qu'à la viciation de la circulation et surtout de la circulation veineuse dans les parois appendiculaires. Beaussénat n'a trouvé d'ulcération de l'appendice que lorsque la ligature était trop serrée et amenait la mortification directe des parois.

Conclusions : on ne peut refuser dans quelques cas un certain rôle au vase clos dans les accidents de l'appendicite, soit en vertu de l'exaltation de la virulence des microbes, soit en vertu de la diminution de la vitalité des parois appendiculaires, mais on n'a pas le droit de faire dériver tous les accidents de l'appendicite exclusivement du vase clos.

Seule la *théorie de l'infection* très largement comprise peut expliquer l'ensemble des faits décrits sous le nom d'appendicite.

La fièvre, la suppuration, les accidents de péritonite et d'infection à distance sont des éléments qui suffisent déjà, étant données les notions acquises en pathologie générale pour faire considérer comme certaine la nature infectieuse des lésions. Un argument très important est apporté à cette conception par la démonstration microscopique de la présence de microbes dans les liquides de la cavité appendiculaire, dans ses parois, dans le pus des collections péritonéales, bien qu'il soit difficile de dire d'une façon certaine dès maintenant l'espèce microbienne qu'il faut mettre en cause dans tel ou tel cas donné. L'expérimentation en reproduisant à volonté les accidents de l'appendicite a définitivement démontré l'exactitude de la théorie infectieuse. Les recherches de Beaussénat sont particulièrement démonstratives. Elles ont prouvé qu'on peut produire l'appendicite par infection expérimentale soit par la voie intestinale, par la cavité appendiculaire, soit par la voie sanguine. On peut la provoquer en injectant directement des cultures microbiennes dans la cavité de l'appendice ou en produisant des entérites intenses, par exemple en gavant les animaux avec de la viande putréfiée. On peut la provoquer aussi en injectant ces cultures dans le sang, mais d'une façon moins certaine. Pour que l'expérience réussisse, il faut, dans les deux ordres d'expériences, créer un point d'appel et un lieu de résistance moindre du côté de l'appendice en ulcérant sa muqueuse, en traumatisant ses parois, en amenant des troubles de circulation. L'appendice renferme toujours un certain nombre de microbes inoffensifs en temps normal avec un appendice sain. Il n'en est plus de même lorsque les parois de l'appendice se trouvent déjà malades, surtout si leur virulence se trouve momentanément exagérée, par exemple par leur incarcération en vase clos.

On conçoit très bien que l'infection puisse aborder l'appendice par la face libre de sa muqueuse ou lui venir par la voie sanguine ; mais pour pouvoir y prendre pied, y provoquer des lésions graves, pour pouvoir réaliser l'ensemble des accidents anatomo-pathologiques et symptomatiques de l'appendicite, il est le plus souvent nécessaire que l'appendice présente déjà des lésions antérieures. Cela cadre très bien avec ce que nous ont appris l'anatomie pathologique et la clinique.

L'observation clinique démontre la fréquence des poussées d'entérite antérieures à l'appendicite, la fréquence des alternatives de diarrhée et de constipation, de côlite muco-membraneuse. Les calculs si souvent rencontrés dans les appendices excisés ou dans le pus des abcès sont eux-mêmes, à n'en pas douter, l'indice d'une lésion inflammatoire chronique, de même que le sable intestinal est la conséquence de la côlite chronique.

Parfois c'est à la suite d'une infection générale qu'apparait l'appendicite. Jalaguier le premier a insisté sur cette possibilité. Les malades avaient depuis quelque temps de la fièvre, du malaise, de la courbature lorsque les accidents abdominaux ont éclaté. Parfois ils se sont montrés à la suite d'une pyrexie de nature plus nettement déterminée, oreillons, rougeole, amygdalite. Merklen et Faisans ont successivement rapporté des cas d'appendicite consécutifs à la grippe. Faisans a même tendance à croire que la grippe méconnue ou larvée est derrière beaucoup d'appendicites de cause indéterminée. Il faut mettre la fièvre typhoïde à part parce qu'elle présente normalement des déterminations sur l'intestin.

L'appendice, comme le dit Reclus, représente une sorte de fistule borgne interne en communication avec le cul-de-sac cæcal ; la stase y est facile surtout lorsqu'un certain degré d'inflammation a affaibli ou paralysé ses tuniques musculaires, ou encore lorsqu'il existe une coudure ou une torsion. La muqueuse communique largement avec une couche sous-jacente de follicules lymphatiques qu'on a souvent comparés aux amygdales au point de vue de leur structure anatomique et de leur facilité à l'inflammation. Cette couche folliculaire n'est presque jamais intacte, chez un grand nombre de personnes elle présente des signes d'inflammation chronique répétée, quelquefois des lésions plus intenses, reliquat de poussées antérieures d'appendicite. Parfois même, des ulcérations, des rétrécissements cicatriciels et des calculs, des dilatations. Toutes ces lésions constituent l'appendice en état de moindre résistance, elles représentent des points d'appel pour la localisation d'agents infectieux venus par l'intestin ou par la voie sanguine. Ainsi s'expliquent la facilité et la fréquence des inflammations de l'appendice ; ainsi se comprend aisément la répétition des poussées d'appendicite chez certaines personnes.

La large communication de la muqueuse avec la couche sous-séreuse par les lymphatiques, la fréquence de la mortification des tissus par nécrose ou gangrène expliquent la participation du péritoine avoisinant et la perforation fréquente.

Cette conception systématique est très satisfaisante pour l'esprit ; elle rend très suffisamment compte dans leur ensemble du mécanisme des accidents de l'appendicite. Toutefois un certain nombre de points restent encore obscurs. Quels microbes faut-il surtout accuser ? S'agit-il, comme beaucoup d'auteurs ont tendance à l'admettre de microbes communs, hôtes habituels de l'intestin dont la virulence se trouve accidentellement renforcée ? Y a-t-il un ou plusieurs microbes plus particulièrement nocifs, jouant un rôle véritablement pathogène ? Quels sont ceux qui donnent lieu à la suppuration et ceux qui provoquent la nécrose et la gangrène de la muqueuse et des parois ? D'autres questions encore pourraient être posées auxquels il serait impossible de répondre actuellement autrement que par des hypothèses.

SYMPTÔMES ET FORMES CLINIQUES

Nous décrirons successivement l'appendicite aiguë et l'appendicite chronique.

Appendicite aigue. — Les formes cliniques de l'appendicite aiguë ne peuvent pas se superposer exactement aux formes anatomo-pathologiques décrites plus haut. Les manifestations symptomatiques sont en effet l'expression extérieure beaucoup moins des lésions propres de l'appendice que des lésions du péritoine avoisinant. On a même prétendu, peut-être avec raison, qu'il n'y a pas de syndrôme d'appendicite sans réaction inflammatoire du péritoine.

Il convient de décrire à part les cas où il y a péritonite limitée et péritonite généralisée.

Appendicite aiguë avec péritonite limitée. — On peut distinguer trois possibilités principales dans les cas où il n'y pas de péritonite généralisée.

1° Il n'y a pas de signe extérieurement appréciable de péritonite plastique ;

2° La péritonite plastique se traduit à la palpation par une sensation plus ou moins nette de tumeur péri-cæcale ;

3° Il y a un abcès enkysté péri-appendiculaire.

On n'oubliera pas que ces formes peuvent ne présenter que des degrés successifs dans l'évolution des accidents. La péritonite suppurée enkystée peut, par exemple, succéder à l'appendicite avec ou sans péritonite plastique appréciable, et la péritonite généralisée peut se produire d'emblée ou résulter de l'ouverture d'un abcès péri-appendiculaire dans la grande cavité péritonéale.

Quelle que soit la forme que doive prendre une appendicite ultérieurement, le début reste le même ; le plus souvent pendant les 12 à 36 premières heures, on ne sait pas ce que sera une appendicite qui commence. Il convient donc de décrire d'abord les accidents de début de l'appendicite. Dans les cas légers, ils représentent à peu près toute la crise.

Accidents de début de l'appendicite aiguë avec péritonite circonscrite. — Parfois il y a des *prodrômes*. Les accidents appendiculaires peuvent être précédés par des symptômes cliniques vagues d'embarras gastrique fébrile ou d'entérite légère : malaise, courbature, inappétence, langue blanche. Quelquefois, à la constipation antérieure succède une poussée diarrhéique. Nous avons vu plus haut que l'appendicite pouvait se produire à la suite de quelque maladie fébrile déterminée : amygdalite, grippe, rougeole, variole, oreillons etc.

Plus souvent encore, il n'existe aucun prodrôme, les malades sont pris subitement d'une façon imprévue de phénomènes d'indigestion ou d'une douleur vive, intense dans la fosse iliaque droite qui attire immédiatement l'attention. Quelquefois cependant, la crise douloureuse a été précédée par une sensation plus ou moins pénible dans cette région plusieurs jours avant que n'éclatent les phénomènes douloureux.

Le début par des accidents d'indigestion en apparence banale est assez commun, surtout chez les enfants. Trois ou quatre heures après l'ingestion des aliments, et surtout pendant la nuit, les malades sont pris de malaise, de nausées, de vomissements alimentaires et quelquefois de selles diarrhéiques. C'est seulement au bout de quelques heures, lorsque ce premier orage est passé, que l'attention se trouve attirée vers la fosse iliaque droite par une sensation d'endolorissement, de pesanteur qui va bientôt faire place à une vive douleur.

D'autres fois, c'est tout d'abord une sensation d'endolorissement généralisé de l'abdomen, ou une sensation de barre au voisinage de l'ombilic qui ne fait place que plus tard à une douleur bien nette vers la fosse iliaque droite.

Le début le plus caractéristique se fait par une douleur brusque, atroce, au niveau de l'appendice. Elle est soudaine, *comme un coup de pistolet*, suivant la comparaison de Roux, de Lausanne, et d'une très grande intensité. Elle est bientôt suivie de vomissements. Il y a des différences individuelles très grandes au point de vue de la violence et du siège de cette douleur initiale. Elle peut avoir son maximum à l'ombilic et même vers la fosse iliaque gauche.

La face est angoissée, le nez pincé, les yeux excavés ; c'est en somme le facies qu'on retrouve dans les péritonites par perforation, les coliques néphrétiques, les coliques hépatiques. Le ventre est dur, excavé ; il ne se ballonne que plus tard.

La fièvre peut s'allumer immédiatement, mais la température peut aussi rester normale ; quand la fièvre se montre, le pouls est précipité ; il y a quelquefois tendance à l'algidité et à la syncope.

1° *Appendicite légère sans signes ultérieurement appréciables de péritonite plastique.* La crise est presque toute entière représentée par les accidents de début que nous venons de décrire. A la douleur intense, aux vomissements, à l'angoisse succède une période de rémission et de calme. La figure reprend son expression habituelle. La palpation de l'abdomen devient possible ; le ballonnement, s'il existait, disparaît. On constate de l'endolorissement, et encore un peu de défense musculaire dans la fosse iliaque droite. Par la pression faite à l'aide d'*un seul doigt*, sur le milieu d'une ligne allant de l'épine iliaque antérieure et supérieure du côté droit à l'ombilic, on constate une douleur marquée, *maxima* ; *c'est le point dit de Mac Burney*, d'après l'auteur américain qui a le premier indiqué sa valeur séméiologique. Par la palpation, on constate souvent encore un certain degré de défense musculaire et d'endolorissement léger de la peau. Certains auteurs prétendent qu'on peut sentir assez souvent, en dedans de l'épine iliaque, à peu près exactement au niveau du point de Mac Burney, un cylindre gros comme l'auriculaire environ, qui ne serait autre que l'appendice tuméfié. N'ont-ils pas été trompés quelquefois, soit par la présence de faisceaux musculaires contractés, soit par l'existence de la contracture du cæcum ? Le boudin cæcal, la corde cæcale et la corde colique ascendante peuvent exister antérieurement chez des constipés, donner le change et être pris pour des accidents consécutifs à la poussée appendiculaire.

Jalaguier déclare n'avoir jamais perçu nettement l'appendice dans ces conditions ; par contre, il l'a quelquefois nettement reconnu en combinant le toucher rectal et la palpation abdominale.

Au bout de quelques jours, tout est fini ; l'intestin reprend rapidement ses fonctions, la douleur disparaît complètement ; des crises semblables correspondent à ce que Talamon a appelé la *colique appendiculaire* ; elles se reproduisent chez certains individus une ou plusieurs fois par an ? Quelle en est exactement la pathogénie ? La conception de la colique appendiculaire de Talamon n'est plus acceptée par les auteurs. L'expérimentation a cependant démontré, nous l'avons vu, que l'appendice peut se débarrasser rapidement de corps étrangers relativement volumineux artificiellement introduits dans sa cavité. L'inflammation folliculaire suffit-elle pour produire ces accidents ? Il semble que non, étant donné la fréquence de la folliculite latente. La crise appendiculaire est-elle la conséquence d'une rétention momentanée du contenu de l'appendice en vase clos ? Résulte-t-elle d'une atteinte passagère, limitée du péritoine ? C'est l'hypothèse vers laquelle nous penchons personnellement, mais il faut reconnaître que l'appendicite excisée dans ces conditions n'a quelquefois présenté que des lésions banales et même limitées de folliculite, sans péritonite appréciable. D'autres fois, il y avait un certain degré de congestion de la séreuse péri-appendiculaire.

2° *Appendicite avec péritonite plastique circonscrite.* Cette forme correspond assez exactement à l'ancienne typhlo-pérityphlite. Après que les phénomènes de début se sont effacés, la guérison ne se produit pas en quelques jours comme dans la forme précédente. Les vomissements cessent ou deviennent beaucoup plus espacés, mais la fièvre persiste ou s'allume, elle atteint 38°,5 à 39° et même 39°,5. Le pouls est plein, fort, bien frappé. La face n'a plus l'impression d'angoisse du premier jour. La douleur tend à s'atténuer et à se limiter à la région de la fosse iliaque droite. Tantôt c'est une sensation de douleur pongitive, presque continue, avec des exacerbations, tantôt une sensation de pesanteur plus ou moins pénible. La douleur irradie quelquefois vers les testicules ou la partie supérieure de la cuisse. La constipation s'est établie d'emblée ou bien elle a succédé à la diarrhée initiale.

Le ventre est souvent *ballonné*. Ce ballonnement est d'ordinaire modéré, rarement il atteint des proportions considérables ; il peut cependant être assez marqué pour amener une certaine gêne de la respiration. Par la *palpation*, on ne provoque aucune douleur, le plus souvent, à distance de la fosse iliaque droite. Quand on commence la palpation par la région du flanc et de la fosse iliaque gauches, on constate la souplesse de la paroi, et l'absence de toute douleur à la pression ; la douleur n'apparaît qu'aux environs du point de Mac Burney, qu'on trouve d'une façon nette, mais souvent mal limité. L'endolorissement, plus ou moins marqué, existe sur toute l'étendue de la fosse iliaque droite.

Ce qui caractérise surtout la forme que nous étudions en ce moment, c'est l'existence d'une *tumeur* ou d'un *gâteau* au niveau du cæcum. Parfois on a la sensation d'une masse profonde, arrondie, allongée suivant la direction du cæcum, tantôt celle d'un gâteau ou d'un plastron situés en arrière de la paroi abdominale. Le bord de cette tuméfaction se rencontre, plus ou moins loin du bord externe du grand droit du côté droit lorsqu'on palpe comme on doit toujours le faire, de gauche à droite. Son étendue est le plus souvent celle de la main environ. Il y a de la douleur ou tout au moins de l'endolorissement à ce niveau, et on a parfois la sensation d'une contraction de défense musculaire vers la fosse-iliaque droite. Cette contraction peut même donner lieu à la production d'un faux plastron qui disparaît sous le chloroforme. Le ballonnement de l'abdomen lorsqu'il est très marqué peut rendre la masse pérityphlique plus difficile à percevoir et à limiter. Par la percussion, on constate une diminution de la sonorité dans la fosse iliaque droite, surtout si l'on se borne à la percussion superficielle.

La tumeur péri-appendiculaire n'est pas toujours exactement localisée comme nous venons de l'indiquer; sa situation peut être différente, en vertu d'une position anormale de l'appendice lui-même. Elle peut se produire et prédominer en dedans ou en arrière du cæcum ou encore vers l'excavation pelvienne. Quand elle siège en dedans du cæcum, il y a un espace libre entre elle et l'épine iliaque. Quand elle siège en arrière, on ne la trouve que plus tardivement et seulement par une palpation profonde. Lorsque la péritonite plastique s'enfonce vers l'excavation pelvienne, il faut pour la reconnaître avoir recours au toucher rectal.

Lorsque l'inflammation se produit en dedans et en bas, elle retentit souvent sur la vessie. Il y a de l'irritation vésicale, des envies fréquentes d'uriner et quelquefois un véritable ténesme.

La tumeur pérityphlique n'est complètement constituée que quatre ou cinq jours après le début des accidents. Elle reste stationnaire pendant trois ou quatre jours et commence alors à diminuer, lorsque la terminaison doit se faire par résolution. La fièvre, la douleur, la constipation, le ballonnement de l'abdomen persistent pendant tout ce temps.

Rarement, il y a d'une façon un peu durable suppression de l'émission des gaz par l'anus ou diarrhée.

L'appendicite avec tumeur pérityphlique par péritonite plastique peut se terminer par *résolution* ou aboutir à la production d'un *abcès enkysté*.

Résolution. — La terminaison par résolution se fait en général vers le cinquième ou le septième jour, quelquefois cependant, elle se trouve retardée jusqu'au neuvième ou dixième jour.

La température tend à s'abaisser et à revenir à la normale; les douleurs s'atténuent, les gaz sont émis plus facilement, le ballonnement diminue, on sent plus facilement la tumeur ou le plastron iliaque.

Cette amélioration de l'ensemble des phénomènes locaux et généraux s'accentue rapidement. La langue se nettoie, la soif s'apaise, la faim réapparaît. Souvent il se produit des selles spontanées.

La tumeur de la fosse iliaque diminue progressivement, mais il n'est pas rare qu'il lui faille quinze à vingt jours et même davantage pour disparaître complètement.

Parfois la guérison de cette forme d'appendicite se trouve retardée par des exacerbations qui durent pendant quelques jours, mais ne présentent aucune gravité ; elles sont souvent la conséquence d'imprudences et surtout d'écarts de régime.

Lorsque l'appendicite avec péritonite limitée aboutit à la production d'un abcès d'un certain volume, se trouve constituée la forme que nous allons maintenant décrire.

3° *Appendicite avec péritonite circonscrite et abcès enkysté.* — Pendant les premiers jours, le tableau clinique est exactement celui de la forme précédente ; du reste, il ne faut pas croire qu'il n'y ait jamais de pus dans cette forme, il est au contraire démontré qu'il y en a souvent, mais le pus reste en petite quantité, perdu au milieu d'un amas relativement considérable de fausses membranes, et il est susceptible, dans ces conditions, de se résorber complètement. La présence du pus dans des appendicites avec pérityphlites qui guérissent a été démontré par les ponctions exploratrices faites par Renvers et par les constatations biopsiques lorsqu'on a réséqué l'appendice à froid assez longtemps même après une semblable poussée d'appendicite. Nous ne devrons donc comprendre dans la description de l'appendicite avec péritonite circonscrite et abcès enkysté que les cas dans lesquels le pus se collecte en quantité relativement considérable.

Souvent, dès les premiers jours, on peut noter une fièvre plus élevée, une douleur plus intense, un ballonnement plus accusé ; mais malgré cela, il est impossible de savoir avant le cinquième ou le sixième jour, si la résolution va se faire ou un abcès se produire. « Lorsque la suppuration s'établit, dit Jalaguier, on note souvent à partir du deuxième ou troisième jour, un ascension progressive du thermomètre vers 40° et même plus haut. En même temps, il existe parfois un état typhoïde plus ou moins marqué. D'autre fois, l'état local ne se modifiant pas, on assiste, vers le quatrième ou le cinquième jour, à une défervescence thermique mais sans abaissement proportionnel du chiffre des pulsations. Par exemple, chez un enfant, le thermomètre marque 37°,2, 37°,5, et le nombre des pulsations dépasse 110 ou 120. J'ai constaté plusieurs fois cette rémission trompeuse et toujours j'ai trouvé un abcès. Quelquefois l'ascension ou la baisse de la température est précédée par quelques légers frissons et par une aggravation des douleurs spontanées revenant par crises très pénibles à l'occasion des contractions intestinales.

Ces phénomènes apparaissant au cours d'une appendicite circonscrite à partir du cinquième au sixième jour et se maintenant plus de quarante-huit heures en dépit du traitement rationnel, indiquent, presque à coup sûr, l'existence d'un foyer purulent dont on n'a plus le droit d'attendre la résorption. »

Les signes locaux de la suppuration sont souvent très incertains. La douleur à la palpation est plus vive, surtout sur un point limité voisin de l'épine iliaque, la sensation de résistance de la tumeur plus marquée. Roux a signalé une sorte de ramollissement du plastron qui donnerait la sensation d'une lame de carton mouillé ; Jalaguier dit ne l'avoir jamais nettement constatée. Quelquefois, la peau présente un certain degré de boursoufflure œdémadeuse, la pression du doigt y produit un léger godet. Il ne faut pas compter sur le signe de la fluctuation qui manque le plus souvent quand il y a réellement du pus ou qui peut être simulé par le cæcum distendu.

Quand le pus existe en quantité relativement considérable, il y a de l'œdème et une dilatation veineuse souvent très appréciable de la peau. Au centre de l'empâtement, il existe une voussure souvent très nette au niveau de laquelle on perçoit une consistance mollasse, différente de l'induration qui l'encadre. Parfois, la tumeur donne la sensation d'une masse hémisphérique à contours arrondis qui s'enfonce vers la profondeur, occupe la fosse iliaque et le flanc, se prolonge vers l'ombilic, l'hypochondre et même du côté de la ligne médiane en descendant vers le pubis.

Par le toucher rectal, on peut quelquefois percevoir nettement la saillie produite par la collection purulente, mais dans les cas habituels, on ne constate qu'une sorte d'empâtement, d'induration limitée au côté droit du bassin.

Lorsque la collection purulente est très considérable, on trouve la fluctuation derrière la paroi abdominale ; quelquefois on peut se la renvoyer de la main qui palpe la fosse iliaque droite au doigt enfoncé dans le rectum.

Abandonné à lui-même, un volumineux abcès de ce genre peut amener la rougeur œdémateuse de la paroi abdominale et s'ouvrir par cette voie : c'est un fait des plus rares.

L'état général est variable suivant l'abondance du pus ; avec un abcès peu considérable, la fièvre peut diminuer sensiblement et même tomber complètement vers le huitième ou le dixième jour. Avec une collection purulente volumineuse, la tendance à la cachexie ne tarde pas à se montrer. L'amaigrissement est rapide, le teint terreux ou plombé, les yeux excavés, la langue se sèche, la fièvre est intense, il y a des oscillations très étendues de la température ; la diarrhée tend à succéder à la constipation.

Si l'on n'intervient pas, la collection purulente peut s'ouvrir dans l'intestin ou dans la vessie. Son ouverture dans le cæcum et le rectum est une circonstanee relativement favorable; elle peut amener la guérison.

Plus souvent encore, il se fait des collections purulentes à distance; la péritonite généralisée, des abcès gazeux succèdent à l'ouverture des abcès dans l'intestin et la mort est la conséquence de ces diverses éventualités.

Complications. — L'appendicite avec abcès enkysté peut amener un certain nombre de complications que nous avons signalées déjà à propos de l'anatomie pathologique : la pyléphlébite, les abcès du foie, les abcès périhépatiques, sus et sous-hépatiques, la pleurésie droite. Parfois même, on peut constater une véritable pyohémie avec production d'abcès multiples dans le poumon, la rate, le cerveau, les reins, les parotides, etc. Nous ne pouvons nous arrêter ici à la description de ces diverses complications.

Appendicite avec péritonite généralisée. — La péritonite généralisée peut se produire d'emblée ou succéder à une appendicite avec péritonite circonscrite. Dans ce dernier cas, les phénomènes de péritonite succèdent à une première phase d'appendicite plastique circonscrite telle que nous l'avons décrite plus haut, quelquefois par une aggravation progressive des symptômes, quelquefois brusquement par l'ouverture d'un abcès dans la grande cavité péritonéale. En dehors de la modalité de son début, la péritonite généralisée secondaire ne diffère pas de la péritonite généralisée d'emblée ; nous n'avons donc guère à nous y arrêter. Les vomissements répétés, l'accélération du pouls, l'abaissement de la température, l'altération profonde des traits constituent l'ensemble des symptômes le plus souvent observés dans ces conditions. Parfois, le début de la péritonite généralisée est marqué par une rémission des accidents, par une amélioration passagère : l'abaissement brusque de la température, la rapidité et la petitesse du pouls, le facies mauvais permettront de ne pas se laisser prendre à ce calme trompeur.

La *péritonite généralisée d'emblée* comme l'a fait remarquer justement Talamon se produit le plus souvent à une première attaque d'appendicite.

La physionomie de la péritonite généralisée, est loin d'être toujours la même ; tantôt il y a une réaction péritonéale des plus franches, des plus intenses, tantôt, au contraire ce qui domine ce sont les phénomènes d'intoxication septicémique. Il existe du reste des transitions entre l'une et l'autre formes.

Nous allons successivement décrire ces deux types : la péritonite purulente proprement dite et la septicémie péritonéale. Toutefois, comme la différenciation entre ces deux formes ne peut pas toujours se faire dès le commencement, il convient de décrire tout d'abord le début de la péritonite généralisée considérée d'une façon générale.

Dans certains cas rien ne fait prévoir pendant les vingt-quatre ou trente-six premières heures qu'il va se produire des accidents de péritonite généralisée. Au bout de ce temps, l'amélioration habituelle ne se montre pas, les vomissements persistent, le facies s'altère, le hoquet continue ou apparaît, les douleurs abdominales n'ont pas tendance à se localiser nettement ; le ventre se ballonne, la constipation est absolue, il n'y a aucune émission de gaz, le pouls est petit, rapide, le tableau de la péritonite aiguë se trouve ainsi au complet. Parfois le début a une brusquerie plus grande que pour l'appendicite simple : la douleur initiale est violente, en coup de pistolet, les vomissements apparaissent, il y a du refroidissement, de l'anurie, la face est profondément altérée : en quelques heures la situation est très grave.

D'autres fois encore, et, d'après Jalaguier plus particulièrement chez les enfants, le début est beaucoup plus insidieux. Il y a des vomissements, de la diarrhée ; sans la dépression profonde des forces et l'abattement extrême du facies on croirait avoir à faire à une simple indigestion. Le petit malade souffre à peine, le ventre est plat ou ballonné avec un peu de douleur à la palpation vers la fosse iliaque droite ; le pouls est petit, rapide, la température peu élevée. A ce début succèdent habituellement des accidents de septicémie péritonéale.

a) *Péritonite purulente proprement dite.* — Elle peut se produire d'emblée ou succéder à une péritonite d'abord circonscrite.

Le début est en général bruyant : douleur vive avec maximum le plus souvent à droite mais quelquefois aussi à gauche ; vomissements répétés, alimentaires puis bilieux, porracés quelquefois, même fécaloïdes ; constipation absolue, suppression des gaz, ballonnement du ventre. Tout cela fait volontiers penser à de l'occlusion intestinale ; rarement de la diarrhée. A la contracture des muscles abdominaux succède bientôt un météorisme appréciable ; la respiration est courte, anxieuse. Le facies est nettement péritonéal mais moins altéré que dans la forme septicémique, la discordance du pouls et de la température est aussi moins marquée. Le ventre est douloureux à la palpation, surtout dans sa partie inférieure, parfois on constate dans les parties déclives une matité qui correspond à la présence d'une certaine quantité de liquide purulent; pas de tumeur dans la région cæcale. La peau de l'abdomen est souvent légèrement œdématiée, les veines sous-cutanées sont dilatées.

b) *Septicémie péritonéale.* — Jalaguier a particulièrement insisté sur les caractères de cette forme redoutable de la péritonite généralisée d'origine appendiculaire. Le début est habituellement moins franc, moins bruyant que celui de la forme précédente; les vomissements sont peu abondants, souvent il y a de la diarrhée. La température, après être montée aux environs de 39°, ne tarde pas à descendre le deuxième ou le troisième jour à 37°, 37°,5; le pouls reste à 110, 130, les pulsations sont souvent irrégulières, leur intensité varie d'une heure à l'autre, la respiration est rapide. La langue est humide, rouge sur les bords et à la pointe. Le facies est profondément altéré, le teint terreux ou plombé, les conjonctives subictériques. Le ventre n'est que fort peu douloureux à la pression.

L'intoxication générale de l'organisme l'emporte donc nettement sur la réaction péritonéale, aussi la nature des accidents est-elle souvent méconnue, on songe à une simple indigestion, à de la grippe gastro-intestinale, à un début de fièvre typhoïde et nullement à une péritonite d'origine appendiculaire.

La péritonite septicémique évolue d'une façon générale plus rapidement que la péritonite franche suppurée ; elle peut amener la mort en 36 ou 48 heures. Rarement la survie dépasse 5 ou 6 jours. Elle atteint quelquefois 12 ou 15 jours avec la forme franchement suppurée. Il ne faut pas oublier toutefois qu'il y a des faits intermédiaires aux deux formes.

APPENDICITES ANORMALES

La situation anormale de l'appendice relativement au cæcum amène des anomalies dans ses manifestations symptomatiques. Nous avons décrit plus haut les formes internes et postérieures de l'appendicite. Quelquefois les foyers de suppuration se produisent à distance vers la région lombaire, sous le foie, vers la fosse iliaque gauche.

Parfois aussi l'inflammation d'origine appendiculaire s'étend surtout du côté de la cavité pelvienne. Il n'y a pas de tuméfaction appréciable à la palpation de la fosse iliaque droite ; le toucher rectal est indispensable. Il fait percevoir une tuméfaction qui quelquefois prédomine à droite mais quelquefois aussi remplit tout le petit bassin. Souvent il y a des phénomènes vésicaux, dysurie et même rétention d'urine.

On croyait autrefois que l'abcès de la pérityphlite était un abcès de la fosse iliaque sous-jacent à la séreuse ; on sait maintenant qu'il est le plus souvent enkysté dans le péritoine. Toutefois, primitivement ou secondairement, le tissu cellulaire de la fosse iliaque peut cependant être le siège de la suppuration, ce qu'il est possible de soupçonner à sa situation profonde en dehors et en arrière du cæcum et au peu d'intensité de la réaction péritonéale. L'abcès peut gagner en haut la région rénale et donnera lieu à un abcès périnéphrétique secondaire, il peut aussi fuser en bas vers le bassin, ou vers la cuisse par la gaine des vaisseaux.

La *psoïtis*, assez rarement observée, donne lieu à la flexion de la cuisse, à une vive douleur dans les tentatives d'extension, et quelquefois à un abcès qui vient aboutir au triangle crural. La rétraction permanente du psoas peut être la conséquence de son inflammation.

APPENDICITE CHRONIQUE

Il résulte des données d'anatomie pathologique exposées plus haut que les lésions chroniques de l'appendicite sont très fréquentes : folliculite chronique, lésions cicatricielles, vascularisation anormale, coudures, torsions, dilatation partielle ou généralisée, adhérences avec les organes voisins, telles sont les modifications qu'on rencontre chez des malades qui ont eu une ou plusieurs poussées d'appendicite. Il y a donc lieu de décrire une appendicite chronique. Toutefois, quand on se place au point de vue clinique, ce terme n'a plus une signification tout à fait équivalente parce que les lésions de l'appendice que nous venons de signaler peuvent être absolument latentes ou tout au moins ne pas présenter les caractères de la crise appendiculaire dans les formes que nous avons décrites.

La succession de crises semblables plus ou moins nettes a naturellement tout d'abord attiré l'attention des observateurs. On a été amené à faire un type clinique particulier de l'appendicite à rechutes ou à répétitions.

Appendicite à rechutes. — Les types cliniques de l'appendicite à rechutes peuvent être très variables suivant le nombre des rechutes, leur intensité, suivant que, dans l'intervalle, les phénomènes douloureux, les viciations du fonctionnement de l'intestin et les accidents locaux persistent dans une certaine mesure ou disparaissent complètement.

Certains malades ont, une ou plusieurs fois par an, une crise légère d'appendicite correspondant au type de la colique appendiculaire. Ces crises qui s'accompagnent d'une poussée fébrile plus ou moins marquée, ne durent que quelques jours ; ils peuvent reprendre leurs occupations après quelques jours de repos. Chez quelques-uns, il n'y a que de la constipation habituelle, chez d'autres de la côlite muco-membraneuse. Dans l'intervalle des crises, la palpation ne permet de constater rien de particulier dans la fosse iliaque droite, ou bien on y trouve le boudin cæcal ou la corde colique comme dans des cas simples de constipation chronique ou de côlite muco-membraneuse. Parfois on distinguerait par la palpation l'appendice augmenté de volume gros comme le doigt par exemple. Il est facile de prendre pour l'appendice tuméfié le bord du cæcum contracté, des faisceaux musculaires de la paroi abdominale contractée ou encore des brides épiploïques.

Dans un autre type, les poussées d'appendicite sont plus éloignées les unes des autres, mais beaucoup plus intense. Quand plusieurs de ces attaques se sont succédé, il peut persister des adhérences péricæcales qui donnent lieu à une véritable tumeur, d'autant plus que le cæcum dilaté se laisse encombrer par les matières fécales. Il se produit dans ces cas une typhlo-pérityphlite chronique. Les malades conservent en dehors des grandes crises paroxystiques un endolorissement de la région, une sensation de gêne, de pesanteur qui augmente sous l'influence de la fatigue, d'excès alimentaires ou encore d'une constipation prolongée.

Chez certains malades, après une ou deux crises bien accentuées, se produisent des malaises, des pesanteurs dans la fosse iliaque droite qui durent pendant quelques jours ou persistent presque en permanence. Pour peu qu'ils soient neurasthéniques et effrayés par l'idée de leur appendicite, ils vivent dans une crainte permanente de quelque accident grave.

Dans les catégories de faits que nous venons de passer en revue, l'attention se trouvait attirée nettement du côté du cæcum et de son appendice par la localisation même des phénomènes douloureux. Il n'en est plus de même dans certains cas où on se trouve en présence de troubles digestifs plus vagues, de phénomènes dyspeptiques dont l'origine appendiculaire reste incertaine : malaises après le repas, pesanteurs, dilatation de l'estomac, douleurs vagues dans l'abdomen, constipation habituelle, crises de coliques, débâcles diarrhéiques, etc.

Dans certains cas, tous ces malaises ont cédé après l'excision de l'appendice. Il faut donc penser à l'appendicite chronique dans des conditions analogues chez des malades qui en ont eu autrefois des poussées aiguës bien déterminées. Walther attribue dans des cas de ce genre un rôle important non seulement à l'inflammation chronique du vermium, mais encore et surtout à l'épiploïte chronique, aux brides et aux adhérences qui en résultent. Ces adhérences peuvent quelquefois être soupçonnées, lorsqu'il existe une certaine rénitence dans la fosse illiaque gauche, mais elles peuvent aussi échapper complètement à l'exploration directe et ne se traduire que par les troubles fonctionnels.

En terminant, nous ferons remarquer que l'intensité des accidents ne correspond nullement à l'étendue des lésions dans l'appendicite chronique. Il faut tenir compte ici encore de la susceptibilité individuelle, de l'état plus ou moins marqué de nervosisme qui fait que des lésions qui passeraient à peu près inaperçues chez les uns donnent lieu chez les autres à des malaises incessants, à des douleurs et à une inquiétude qui aggrave encore toutes les manifestations.

DIAGNOSTIC

Dans le plus grand nombre des cas, le diagnostic d'une crise d'appendicite aiguë ne présente aucune difficulté sérieuse ; les caractères de ces crises sont actuellement bien déterminés et l'attention des médecins et des malades eux-mêmes est suffisamment attirée vers l'appendice pour que sa lésion ne soit pas aussi souvent méconnue qu'elle a pu l'être autrefois. Peut-être pourrait-on penser qu'à l'heure actuelle, on pèche plutôt en sens contraire et qu'on diagnostique l'appendicite avec une trop grande facilité.

Nous n'avons pas à revenir sur les caractères cliniques des différentes formes d'appendicite, ni sur le diagnostic de la péritonite limitée, plastique, ou suppurée et de la péritonite généralisée, purulente ou septique. Nous allons surtout nous occuper dans le présent chapitre du *diagnostic différentiel* de l'appendicite et des maladies avec lesquelles on a pu la confondre ; la liste des erreurs que l'expérience a démontrées possibles ne laisse pas que d'être assez longue et intéressante par son inattendue variété.

Avec Jalaguier nous diviserons les faits en trois grandes catégories :

a) Appendicite aiguë sans tuméfaction ;

b) Appendicite aiguë avec tuméfaction ;

c) Péritonite généralisée.

a. *Appendicite aiguë sans tuméfaction.* — L'apparition brusque d'une douleur intense dans l'abdomen peut faire penser à une *colique hépatique* ou à une *colique néphrétique*. Le siège de la douleur, la défense musculaire à la palpation, l'hyperesthésie cutanée avec maximum au point de Mac Burney, la fièvre, l'absence d'ictère et des calculs dans les selles ou dans les urines permettront de distinguer la crise appendiculaire.

Des *crises nerveuses de l'intestin* peuvent simuler l'appendicite. Chez les hystériques, le diagnostic peut être très malaisé : la douleur intense spontanée, la douleur à la pression dans la fosse iliaque droite, les vomissements, le ballonnement du ventre, la constipation peuvent simuler de très près une crise appendiculaire. L'absence de fièvre, la localisation moins nette de la douleur au point de Mac Burney, son *caractère hystérogène*, les antécédents du malade, l'existence de stigmates hystériques bien nets plaident en faveur d'une crise névropathique. Toutefois le diagnostic peut présenter de très grandes difficultés. Il n'est pas impossible en effet que l'appendicite se montre chez des hystériques avérés. Dans un cas rapporté par Milian, on ne dût d'éviter l'erreur qu'à ce que le malade avait subi auparavant l'excision de l'appendice.

En dehors de l'hystérie, l'*entéralgie*, ou mieux la *colalgie*, peut simuler la crise appendiculaire. Chez de jeunes enfants, mal nourris, débiles, on voit se produire des coliques très douloureuses avec ballonnement du ventre par accès. Pendant les attaques, le faciès s'altère et l'aspect du petit malade rappelle assez bien celui d'un enfant atteint d'une crise aiguë d'appendice ; mais il n'y a pas de fièvre, il n'y a pas de douleur maxima dans la fosse illiaque droite, et tous les accidents disparaissent au bout de quelques jours après d'abondantes évacuations de gaz, ou une ou deux selles spontanées.

Chez les enfants surtout, on l'a vu plus haut, une crise d'appendicite peut être prise pour une simple *indigestion*. Il suffit d'être prévenu de la possibilité de cette erreur et d'y penser pour ne pas la commettre.

Le diagnostic de la *colite muco-membraneuse* et de l'appendicite peut présenter de réelles difficultés. Dieulafoy enseigne que la côlite muco-membraneuse exclut l'appendicite, et qu'il suffit de constater des muco-membranes dans les selles pour être autorisé à rejeter l'appendicite. Nous sommes convaincu que c'est une erreur ; nous avons vu quelquefois des crises d'appendicite bien nettes survenir chez des malades antérieurement atteints de côlite muco-membraneuse ; dans trois cas l'opération chirurgicale a été faite chez des malades soignés par nous. Dans un cas, il y avait un abcès, dans les deux autres, l'appendice était énorme et certainement atteint de folliculite hypertrophique. Il convient donc de ne pas s'endormir dans une fausse sécurité et de ne pas considérer l'appendicite comme impossible dans la côlite muco-membraneuse. Elle sera soupçonnée quand les crises douloureuses s'accompagneront de fièvre, que la douleur sera nettement limitée à la fosse iliaque droite, que le point de Mac Burney sera évident, que les crises n'aboutiront pas au rejet d'une quantité plus ou moins considérable de membranes muqueuses ou de sable intestinal.

L'erreur de diagnostic avec la *fièvre typhoïde* peut être faite dans les deux sens ; on peut prendre une fièvre typhoïde pour une appendicite et réciproquement. Il est exceptionnel qu'on prenne une fièvre typhoïde pour une appendicite, moins rare qu'une appendicite à début insidieux avec phénomènes d'embarras gastrique donne le change pour la fièvre typhoïde. Il suffit souvent du reste de penser à l'appendicite pour éviter cette erreur que nous avons commise une fois.

Il en est de même pour la *péritonite tuberculeuse;* cependant l'hésitation peut être permise pendant plusieurs jours, même pour des médecins prévenus et expérimentés.

L'*occlusion* ou l'*obstruction intestinales* sont encore souvent diagnostiquées alors qu'il s'agit en réalité d'une appendicite. Cette erreur est déplorable car elle amène à instituer un traitement des plus dangereux, à donner des purgations énergiques, de grands lavements, des lavements électriques, au risque de provoquer une perforation de l'appendice et de transformer une péritonite circonscrite en péritonite généralisée. Mieux vaut infiniment prendre une occlusion pour une appendicite, que de commettre l'erreur contraire. En cas de doute, c'est donc le traitement de l'appendicite qu'il faut instituer.

b. *Appendicite aiguë avec tuméfaction.* — Autrefois, la lésion de l'appendice était méconnue dans les cas d'appendicite avec tumeur ; les médecins n'y voyaient qu'une inflammation du cæcum, du tissu cellulaire sous-péritonéal de la fosse iliaque et de la lame séreuse, consécutive à une accumulation des matières stercorales dans le cæcum ; actuellement, on sait que ces accidents sont attribuables dans la grande majorité des cas à une appendicite, la typhlite lorsqu'elle existe n'est, dans la très grande majorité des cas, que la conséquence de l'appendicite. Les cas dans lesquels l'inflammation débute par le cæcum existent réellement, quelques observations en font foi, mais sont exceptionnelles.

Des faits cités récemment par Quénu, G. Marchant, Bazy à la Société médicale des hôpitaux, il résulte que l'*inflammation des gan-*

glions voisins du cæcum peut jouer un rôle important dans la production des tumeurs inflammatoires de la région et qu'elle peut résulter de lésions du cæcum ou de la partie terminale de l'iléon.

L'*obstruction cæcale* n'est pas très rare, surtout chez des personnes déjà d'un certain âge. Elle est la conséquence de la constipation habituelle et de l'accumulation des matières stercorales durcies dans le cæcum. La constipation peut être méconnue à cause des débâcles diarrhéiques ou de la fausse diarrhée. Les malades éprouvent après un repas trop copieux, une longue marche, un refroidissement, des coliques, des douleurs sourdes dans le ventre, prédominantes vers la fosse iliaque droite. Le malaise va en augmentant et le ventre se ballonne, il survient des vomissements ; la fièvre manque ou est très légère. Par l'examen de l'abdomen, on constate à la palpation une tuméfaction plus ou moins pâteuse ou allongée en boudin au niveau du cæcum. Parfois, il y a de la submatité à la percussion, quelquefois aussi une sonorité hydro-aérique, ou du clapotage cæcal ; on peut constater des scybales arrêtées le long du côlon ascendant et du côlon transverse. Le *point de Mac Burney n'existe pas*. Les accidents disparaissent dès que des évacuations fécales suffisantes ont eu lieu.

L'*invagination iléo-cæcale*, fréquente surtout chez les enfants comme on le sait, peut être d'un diagnostic extrêmement difficile dans certains cas, si difficile même que la laparotomie seule peut lever l'incertitude. Dans l'invagination comme dans l'appendicite on observe une douleur brusque dès le début, des vomissements, un maximum douloureux dans la fosse iliaque droite, une tuméfaction circonscrite au même point, de la constipation, du ballonnement du ventre. Toutefois, dans l'invagination iléo-cæcale, il y a souvent des selles sanguinolentes, il n'y a pas de fièvre, la tuméfaction se présente sous l'aspect d'une tumeur profonde et mobile et non d'un plastron faisant corps avec la paroi abdominale. De plus, chez les enfants du second âge, l'appendicite est beaucoup plus fréquente que l'invagination, c'est le contraire pour les enfants du premier âge.

Dans la *psoïtis*, l'inflammation remonte vers le rein, elle descend en bas au-dessous de l'arcade crurale, elle ne détermine pas de réaction péritonéale. Elle amène la flexion de la cuisse. On n'oubliera pas que la psoïtis peut être consécutive à l'appendicite.

c. *Péritonite généralisée.* — De la description que nous en avons précédemment donnée, on peut induire aisément que le diagnostic différentiel de la péritonite généralisée d'origine appendiculaire n'est pas quelquefois sans présenter de grandes difficultés.

L'erreur le plus facilement commise est de prendre la péritonite pour de l'*occlusion intestinale :* les vomissements, le ballonnement du ventre, la constipation, la rétention des gaz, le facies grippé, autant de signes communs aux deux maladies. En faveur de la péritonite, on invoquera la fièvre, la douleur limitée dans la fosse iliaque, la présence d'un réseau fibrineux dans le sang examiné d'après la méthode d'Hayem.

L'erreur est beaucoup plus difficile encore à éviter lorsque la péritonite résulte de la perforation d'un appendice inclus dans une hernie ; l'idée qui vient alors naturellement à l'esprit est celle d'un *étranglement herniaire.*

Avec la péritonite septique diffuse, on est exposé à des erreurs différentes : les vomissements et la diarrhée peuvent faire penser à une *indigestion* ou à de la *diarrhée cholériforme.* La grande altération du facies, la douleur dans la fosse iliaque droite attireront l'attention vers le péritoine et l'appendice.

En réalité, la péritonite généralisée d'origine appendiculaire est le plus souvent une *péritonite par perforation ;* son diagnostic doit donc être établi avec celui de toutes les autres péritonites par perforation : ulcère simple de l'estomac et du duodénum, ulcérations de la fièvre typhoïde, de la dysenterie, ulcérations tuberculeuses, rupture de la vésicule biliaire, rupture d'une trompe suppurée, etc.

Appendicites anormales. — Les appendicites dont les symptômes sont anormaux en raison d'une situation exceptionnelle de l'appendice relativement au cæcum, sont souvent d'un diagnostic particulièrement délicat. Nous avons déjà donné plus haut des indications relatives à ce cas particulier.

Un abcès situé très haut constitue en somme un *abcès péri-néphrétique* d'origine appendiculaire dont le point de départ ne pourra être établi que par la localisation exacte du début des accidents.

On a pu aussi, en cas semblable croire à une *sacro-coxalgie.*

L'abcès pelvien d'origine appendiculaire fera volontiers penser à une *salpingite* ou à une *hématocèle.* Le diagnostic avec la salpingite suppurée du côté droit peut être des plus difficiles. Nous avons vu dans un cas l'hésitation durer encore après l'ouverture de l'abdomen, et même après la résection de l'appendice.

Jalaguier rapporte une observation dans laquelle il prit momentanément pour une appendicite avec péritonite circonscrite la rétention des règles par imperforation de l'hymen.

Diagnostic de l'appendicite chronique. — L'appendicite à rechutes est quelquefois d'un diagnostic malaisé. Les crises douloureuses peuvent être prises, sur le récit du malade, pour des crises de *colique hépatique*, de *colique néphrétique* ou encore des crises douloureuses du *rein mobile*. L'existence du point de Mac Burney présente dans ces conditions une grande importance pour le diagnostic.

Une appendicite chronique avec induration et foyer chronique de suppuration peut simuler de très près la *péritonite* ou la *typhlite tuberculeuses*. L'amaigrissement, la fièvre hectique, la constipation, des alternatives de diarrhée et de constipation, les poussées douloureuses, un empâtement, une induration plus ou moins marqués dans la fosse iliaque peuvent se constater dans l'un et l'autre cas. En faveur de l'appendicite chronique, on tiendra compte du mode de début, et de la limitation des lésions. Dans la typhlite tuberculeuse, on constate habituellement une induration beaucoup plus grande, beaucoup mieux limitée. Dans certains cas, la laparotomie exploratrice pourra être indispensable pour fixer le diagnostic.

Les lésions chroniques de l'appendice, ses adhérences, les adhérences et l'épaississement de l'épiploon peuvent, d'après Walther, devenir la cause de phénomènes chroniques de dyspepsie gastro-intestinale susceptibles de disparaître après la section des brides et l'avulsion de l'appendice.

PRONOSTIC

Il est extrêmement difficile d'avoir une idée exacte sur le pronostic de l'appendicite. Il n'y a pas de doute qu'autrefois, à l'époque de la typhlite, bon nombre de cas d'appendicite n'aient été méconnus et que beaucoup de péritonites partielles et surtout généralisées, n'aient pas été rapportées à leur véritable cause. Comme c'est la fréquence et la précocité de l'intervention chirurgicale qui nous ont fait connaître l'appendicite telle que nous la connaissons actuellement, il est devenu par là même très difficile de déterminer le pronostic de l'appendicite médicalement traitée.

Si actuellement on oppose les statistiques d'origine médicale aux statistiques d'origine chirurgicale, on y trouve une différence considérable dans la mortalité. Hartmann relevant les cas cités par ses collègues dans une discussion à la Société de chirurgie (1898) arrive au total de 360 cas avec 66 morts, soit une mortalité de près de 18 p. 100, Sonnenburg sur 77 cas a eu 15 morts.

Les statistiques médicales sont beaucoup plus favorables; Guttmann, sur 96 cas soignés en onze ans à l'hôpital Moabit, n'a relevé que 4 morts; sur 2000 typhlites observées dans l'armée allemande en six ans, Renvers a noté une mortalité de 3 à 4 p. 100 ; Fürbringer accuse 12 morts sur 120 malades, Fowler 15 sur 99. Au treizième Congrès de médecine interne tenu à Munich en 1895, Sahli de Berne, a communiqué les résultats d'une enquête faite parmi les médecins suisses. Sur 7 213 cas, 473 avaient été opérés. Les 6 740 cas traités médicalement ont donné une mortalité de 8,8 p. 100 ; 20,8 p. 100 des malades guéris ont eu des récidives.

De l'ensemble de ces chiffres, on peut conclure que 8 à 10 p. 100 au moins des malades non opérés succombent. Les statistiques des chirurgiens des hôpitaux de Paris accusant pour les opérés une mortalité de 18 p. 100, faut-il en conclure que le traitement médical est *d'une façon absolue* préférable au traitement chirurgical ? Non, certainement, car les statistiques en présence ne portent pas sur des faits analogues. Il est évident que les chirurgiens ont eu surtout à traiter des cas graves pour lesquels souvent ils ont été appelés de seconde main par les médecins. Beaucoup des morts parmi les opérés sont attribuables à la péritonite généralisée antérieure à l'opération et on ne peut en rendre la chirurgie responsable.

Il convient d'ajouter que les statistiques médicales sont trop favorables parce qu'elles ne tiennent pas compte des récidives qui dans la statistique de Sahli se sont élevées jusqu'à près de 21 p. 100. Comme l'a très exactement dit Reclus, les statistiques médicales donnent la gravité des crises d'appendicite, beaucoup plus que de l'appendicite elle-même.

Tous les cas d'appendicite ne présentent pas naturellement une égale gravité. Les cas légers correspondant à ce que Talamon appelle la colique appendiculaire sont les moins graves. Les plus graves de beaucoup sont ceux dans lesquels il existe une péritonite généralisée. Abandonnés à eux-mêmes, ils entraînent toujours la mort. Opérés, ils l'entraînent encore dans la très grande majorité des cas. La péritonite septique ne présente aucune chance de guérison, même par l'intervention chirurgicale. L'appendicite avec péritonite circonscrite tient une place intermédiaire dans l'échelle de la gravité, la péritonite suppurée étant naturellement plus grave que la péritonite plastique.

Ce qui assombrit surtout le pronostic des appendicites médicalement traitées c'est la possibilité des récidives. Il ne faudrait pas croire cependant que la gravité s'accroît en raison du nombre des récidives. C'est plutôt, comme l'a indiqué Talamon, le contraire qu'il faut admettre. Dans l'appendicite à rechutes, il peut se faire des barrières protectrices qui empêchent l'extension et la généralisation de la péritonite. Il n'y a pas toutefois là rien d'absolu.

On ne peut pas préjuger d'après la bénignité d'une crise d'appendicite de ce que seront les crises ultérieures ; une crise très grave amenant la production d'un abcès ou même la péritonite généralisée peut toujours se produire alors que les crises antérieures n'ont pas dépassé les proportions de la colique appendiculaire.

La crise légère qui ne laisse pas derrière elle de barrière protectrice représentée par des adhérences péritonéales est à ce point de vue d'un pronostic moins favorable que l'appendicite plastique.

Il est impossible, le plus souvent, au début d'une crise de savoir exactement quelle en sera l'évolution, la gravité et le pronostic.

On peut trouver, on le voit, dans les considérations sur le pronostic qui viennent d'être exposées, des arguments puissants en faveur de l'intervention chirurgicale ; nous aurons à discuter dans le chapitre suivant dans quelles conditions elle devra se faire.

TRAITEMENT

La question du traitement de l'appendicite est encore très discutée. Les chirurgiens sont actuellement divisés en deux camps, les radicaux et les opportunistes. Les radicaux, adoptant les idées défendues par Dieulafoy dans une série de communications à l'Académie et de leçons cliniques, déclarent qu'il faut intervenir dans tous les cas d'appendicite et le plus tôt possible. Les autres se réservent de n'intervenir que si la marche de la maladie l'exige ; ils préfèrent enlever l'appendice à froid lorsque toute trace d'inflammation aiguë a disparu.

Nous mettrons tout à l'heure les deux doctrines en présence et nous discuterons la valeur des arguments sur lesquels elles s'appuient. Auparavant, nous allons exposer ce que doit être le traitement médical de l'appendicite. On peut affirmer en tout cas, que beaucoup de crises d'appendicite guérissent par le traitement médical ; on peut affirmer aussi que ce traitement mal compris, mal institué peut amener les complications les plus graves. Il importe donc de savoir en quoi il devra consister. L'accord sur la meilleure façon de l'instituer est, du reste, actuellement presque complet entre les médecins et les chirurgiens.

TRAITEMENT MÉDICAL

Le traitement médical est très simple dans son principe et dans ses moyens, mais il doit être mis en œuvre immédiatement sans hésiter et dans toute sa rigueur. *Il se propose d'immobiliser l'intestin, de façon à éviter la perforation de l'appendice, et à faire que, s'il se produit de la péritonite soit par perforation, soit par lymphangite, elle reste limitée, circonscrite par des adhérences protectrices.*

Dès que l'appendicite est diagnostiquée ou seulement même légitimement soupçonnée, le malade doit être mis au lit dans le repos horizontal le plus complet ; on appliquera sur le ventre, au-devant de la fosse iliaque droite de la glace en permanence. L'alimentation sera complètement suspendue ; on ne donnera, si cela est nécessaire, qu'une cuillerée à bouche d'eau toutes les deux heures de façon à calmer la soif. On donnera de l'opium ; on peut donner à un adulte 10 centigrammes d'extrait thébaïque par pilules de 0 gr. 01 à 0 gr. 02 régulièrement espacées. On conseille même de dépasser cette dose ; Jalaguier va jusqu'à 0 gr. 15 en vingt-quatre heures. A des enfants de quatre ou cinq ans, il donne jusqu'à 0 gr. 05 d'extrait thébaïque en vingt-quatre heures. Il convient de surveiller les accidents possibles d'intoxication.

Ce traitement sera maintenu dans toute sa rigueur pendant quatre ou cinq jours ; tout d'abord, on augmentera la quantité d'eau donnée en boisson ; on commencera l'alimentation si l'évolution de la maladie le permet au bout de cinq à six jours seulement en donnant des substances liquides, du bouillon, du lait coupé d'eau de Vichy, puis des potages, des œufs, et enfin des purées et de la viande légère. Il faut être très prudent dans cette reprise de l'alimentation.

Avant tout, il faut s'abstenir de donner des purgatifs. — Nul doute que les purgatifs intempestivement administrés n'aient souvent provoqué la perforation et la péritonite généralisée. Les médecins autrefois se trouvaient amenés à provoquer des évacuations intestinales d'une façon énergique par la conception de la typhlite stercorale. Nous savons maintenant que le danger n'est pas dans l'obstruction stercorale mais dans la lésion de l'appendice et dans la péritonite.

Trop souvent encore les accidents initiaux de l'appendicite sont méconnus et pris pour des phénomènes d'indigestion ou d'occlusion intestinale ; il faut se garder de tomber dans cette erreur : mieux vaut infiniment ne pas purger dans un cas d'occlusion intestinale que de purger dans un cas d'appendicite.

Dans le doute, il faut infiniment mieux instituer le traitement médical de l'appendicite. En cas d'occlusion intestinale, il n'y aura pas grand dommage, tandis que les conséquences d'une purgation énergique dans l'appendicite peuvent être d'une gravité irréparable.

Quelques médecins ou chirurgiens conseillent encore la purgation au début de l'appendicite ; ils représentent une infime minorité parmi les autorités compétentes. La conception actuelle de l'appendicite leur donne évidemment tort, l'expérience clinique les condamne plus sévèrement encore.

Certains préfèrent appliquer des cataplasmes ; d'autres mettent des sangsues ou des ventouses scarifiées. La glace nous paraît préférable ; elle calme mieux la douleur, maintient mieux une température constante, ne salit pas le ventre et ne provoque pas d'éruption. Il faut éviter en effet de produire des lésions de la peau capables de compromettre l'antisepsie en cas d'intervention chirurgicale. C'est pourquoi il vaut mieux ne pas appliquer de sangsues bien qu'une saignée locale ait l'incontestable avantage de calmer la douleur d'une notable façon.

Certains chirurgiens sont opposés à l'administration de l'opium à doses élevées; ils lui reprochent d'amener un calme trompeur, qui masque l'aggravation des accidents locaux pour nous laisser en face d'un fait accompli. Il y a du vrai dans cette objection, mais cependant il faut reconnaître que l'opium a une telle utilité que cet inconvénient ne doit pas en empêcher l'emploi. Au début du traitement, surtout lorsque la douleur est très vive, il est bon de faire d'emblée une injection hypodermique d'un quart de centigramme à un centigramme de morphine.

Il n'y a aucun inconvénient à ce qu'un malade atteint d'appendicite reste six à huit jours sans aller à la selle ; ce n'est qu'au bout de ce temps, si tout va bien, qu'on pourra provoquer des garde-robes. On le fera avec douceur et prudence, prêt à revenir en arrière en cas d'alerte. Pour cela, on peut employer plusieurs moyens ; on peut se servir de suppositoires glycérinés, on peut encore donner le soir un petit lavement d'huile pure et le lendemain matin, s'il en est besoin : un lavement d'eau bouillie tiède ou de décoction de racines de guimauve. Personnellement nous préférons l'*huile de ricin* à petites doses. On en donne le matin une cuillerée à café, immédiatement après on fait prendre une tasse de lait ou de bouillon. Si cela ne suffit pas et que rien ne presse, on peut attendre le lendemain et en donner deux cuillerées à café à une heure environ d'intervalle l'une de l'autre. Si l'on croit devoir agir plus activement on peut donner une cuillerée à café d'huile de ricin d'heure en heure jusqu'à ce qu'effet s'en suive.

Quelques médecins préfèrent le *calomel*, quel que soit le purgatif choisi, on n'oubliera pas qu'il y a un très grand intérêt à n'agir qu'avec douceur et prudence.

Une fois la crise guérie, le malade ne devra pas être abandonné à lui-même. Il devra éviter la constipation, le surmenage et le refroidissement.

Il évitera les excès alimentaires, l'usage des mets faisandés ou fortement épicés, de la charcuterie, des viandes de conserve. Il devra, en somme suivre à peu près l'hygiène alimentaire indiquée pour les malades atteints de colite muco-membraneuse.

Nous devons faire une mention spéciale à propos des corps étrangers ; il est certain qu'on a exagéré autrefois l'importance des corps tels que les pépins de poire ou de pomme ou les grains de raisin dans la production de la perforation appendiculaire, et qu'on a méconnu le rôle si fréquent des calculs ; malgré cela, il est plus prudent d'éliminer de l'alimentation tous les débris solides qui seraient capables de s'introduire dans la cavité de l'appendice.

TRAITEMENT CHIRURGICAL

Il est bien entendu que nous n'avons pas ici à discuter la modalité opératoire, mais seulement l'indication du traitement chirurgical.

Il y a des points sur lesquels tout le monde est à peu près d'accord, c'est sur la nécessité de l'intervention en cas d'abcès, de péritonite généralisée et d'appendicite à rechute.

En cas de *collection purulente* tout le monde est d'avis qu'il faut marcher au pus et vider l'abcès. Aucune hésitation en cas de gros abcès. On ne devra plus voir, comme cela a pu avoir lieu autrefois, des abcès s'ouvrant spontanément à la peau, ou fusant à distance en produisant quelquefois des délabrements considérables. Il vaut même beaucoup mieux que l'intervention chirurgicale prévienne l'ouverture dans l'intestin, bien qu'elle constitue une terminaison relativement favorable.

L'hésitation et le désaccord apparaissent lorsqu'il s'agit de petits abcès perdus dans une masse de pseudo-membranes. Souvent un abcès qui renferme une cuillerée à café et même davantage de pus existe dans les néoformations fibrineuses sans que rien puisse permettre d'en affirmer ou d'en nier l'existence.

Les interventionnistes radicaux voient même dans ce fait anatomo-pathologique un gros argument en faveur de l'intervention à la période du plastron ou de la tumeur cæcale. Toutefois, on sait très bien actuellement, les opérations à froid nous l'ont appris, que de semblables abcès peuvent guérir spontanément.

En cas de *péritonite généralisée*, pas d'hésitation, il faut intervenir le plus tôt possible. L'opération rapidement et largement faite pourra sauver quelques malades en cas de suppuration franche du péritoine. Il ne semble pas devoir en être de même en cas de péritonite septique. Roux est même d'avis qu'en cas semblable il vaut mieux s'abstenir que de courir à un échec certain et de hâter la terminaison fatale par la chloroformisation et le choc opératoire.

En cas d'*appendicite à rechute*, accord complet. Bien que cette forme soit relativement bénigne, que les accidents graves de péritonite circonscrite suppurée ou de péritonite généralisée, y soient relativement rares, en vertu sans doute des adhérences protectrices qui se sont établies aux poussées précédentes, on n'est jamais absolument certain qu'à un moment donné une semblable complication ne se produira pas. Puis, d'autre part, les malades atteints de cette forme d'appendicite sont constamment exposés à une crise ; ils ne peuvent vivre de la vie commune, ils sont obligés constamment de prendre des précautions particulières. Vivant dans la crainte perpétuelle d'une crise nouvelle et plus grave, ils deviennent volontiers neurasthéniques et nosomanes. Mieux vaut donc sans aucun doute les débarrasser de leur appendice.

Mais où commence l'appendicite à rechutes ? Après combien de crises doit-on intervenir ? Actuellement la tendance est de ne pas laisser s'établir les rechutes de l'appendicite. La plupart des chirurgiens sont d'avis d'opérer à froid après une seule crise bien nette d'appendicite. Cette conduite présente d'incontestables avantages. En effet, on évite la production d'une nouvelle crise, qui peut toujours être infiniment plus grave que la crise précédente et on intervient avant que ne se soient produites des adhérences très étendues fort gênantes pour l'opération.

La querelle des interventionnistes radicaux et opportunistes porte surtout sur les indications de l'intervention à *chaud* dans le cas d'appendicite sans tumeur appréciable ou d'appendicite plastique avec tumeur ou plastron mais sans abcès directement reconnaissable.

La formule des interventionnistes radicaux est très simple : dès que le diagnostic de l'appendicite est établi, il faut intervenir immédiatement. On éviterait ainsi sinon la perforation de l'appendicite, au moins la généralisation de la péritonite.

On ne sait du reste jamais ce que sera une crise d'appendicite; la plus bénigne en apparence peut donner lieu au bout de quelques jours aux accidents les plus graves.

La résection de l'appendice arrête la crise présente et met le malade à l'abri de crises ultérieures. Il n'y a pas de traitement médical de l'appendicite (Dieulafoy).

Voilà qui est net et *théoriquement* très logique. Les opportunistes font cependant des objections à cette formule absolue. Si disent-ils vous êtes appelé dès le début de la crise, si vous pouvez enlever l'appendice avant que la perforation ne se soit produite, avant que la péritonite appendiculaire ne se soit propagée, réséquer l'appendice est absolument parfait. Passé les premières heures, les conditions ne sont plus les mêmes; il s'est fait un exsudat fibrineux, des adhérences avec des parties voisines, des fausses membranes tendent à s'organiser, il se fait en somme un travail de défense du péritoine et de limitation des lésions. Le chirurgien est alors obligé de déchirer ces fausses membranes, de décoller les adhérences. Il risque de propager l'inflammation et de provoquer la péritonite généralisée que son intervention avait la prétention d'éviter. De plus il lui est souvent difficile de découvrir l'appendice dans la tumeur inflammatoire péricæcale, et, dans bon nombre de cas, il lui est impossible de le réséquer. L'opération dangereuse en elle-même n'a donc pas atteint entièrement son but.

Mieux vaut, disent les opportunistes, et il est à remarquer qu'on trouve parmi eux les chirurgiens qui s'occupent particulièrement de la chirurgie infantile et qui, à ce titre, voient le plus d'appendicites, comme Brun, Broca, Jalaguier, mieux vaut surveiller son malade avec soin et n'opérer que si la nécessité s'en fait réellement sentir. Le malade sera vu par le chirurgien matin et soir. On examinera avec soin le pouls, la température, l'état de l'abdomen. La persistance d'une température élevée, la persistance des accidents de réaction péritonéale au-delà de 24 à 36 heures, alors que le traitement médical a été institué dans toute sa rigueur; le désaccord entre la température et la fréquence du pouls, le pouls restant fréquent alors que la température s'abaisse à 38°,5 et même au-dessous, l'absence d'émissions gazeuses par l'anus, telles sont les indications de l'intervention. *En cas de doute intervenir.*

Le traitement médical étant institué le plus tôt possible de la façon indiquée plus haut, très sévèrement, on a les plus grandes chances pour que la crise évolue sans accident. On peut alors pratiquer la résection de l'appendice à froid quelques semaines plus tard. Cette opération est beaucoup plus facile et beaucoup moins grave que la résection à chaud.

Les radicaux déclarent ne pas être effrayés par l'intervention en plein foyer de péritonite circonscrite, ils ont la prétention de pouvoir éviter la propagation de l'infection au péritoine sain. Ils disent que l'on ne sait jamais exactement ce qu'on trouvera, que parfois on rencontre de gros abcès dont la présence ne pouvait pas être soupçonnée.

Telles sont, impartialement exposées, les opinions en présence ; on nous demandera sans doute quelle est notre façon d'agir personnelle. Eh bien, nous déclarons adhérer à la doctrine opportuniste.

En présence d'une crise appendiculaire nettement reconnue dès son début, nous pensons que l'intervention immédiate serait très légitime. Passé les douze ou 24 premières heures, il est trop tard. L'inflammation a gagné le péritoine, l'exsudation fibrineuse a commencé, des adhérences sont en train de s'organiser. Le pus est à ce moment à son maximum de virulence. Par son intervention même, le chirurgien peut provoquer l'éclosion de la péritonite généralisée. Il est possible encore que le choc opératoire, les vomissements que cause si souvent le chloroforme, la diminution de la sécrétion urinaire qu'amène l'opération provoquent une aggravation telle des accidents que la vie du malade se trouve mise en danger parce que l'opération est venue aggraver une situation déjà des plus précaires.

Le diagnostic dès le début peut présenter de grandes difficultés ; le traitement médical suivi jusqu'au moment où se présentera le médecin imbu des idées que nous venons de défendre n'aura pas toujours été, loin de là, celui que nous avons indiqué, et, dès lors l'expectative armée devient la conduite de choix. On cherchera alors à faire que l'inflammation péritonéale se limite et s'éteigne sur place le plus rapidement possible, de façon à pouvoir opérer à froid dans des conditions beaucoup moins dangereuses. Mais le malade doit être surveillé avec le plus grand soin ; un chirurgien doit être appelé immédiatement de façon à intervenir si l'opération devient urgente. Nous avons énuméré plus haut les indications qui doivent, par crainte de la péritonite généralisée, amener à opérer à chaud.

Évidemment en agissant de la sorte il arrivera dans quelques cas que la généralisation de la péritonite se produira sans qu'on ait pu s'y opposer et que quelques malades mourront que l'opération faite dès le début eût pu sauver. L'argument serait péremptoire contre l'expectation si les interventionnistes à outrance ne perdaient jamais de malades. Malheureusement ils en perdent également. La question est dès lors de savoir si le nombre des décès est plus considérable avec l'une qu'avec l'autre méthode.

A. Broca, à l'hôpital Trousseau de 1892 à 1895, a toujours opéré le plus tôt possible les enfants atteints d'appendicite qu'il a eus à traiter. Sur 87 cas, il a eu 22 décès, soit à peu près 25 p. 100. De 1896 à 1898, il a cherché autant que possible à n'opérer qu'à froid. Sur 100 opérations 10 décès, dont 3 opérés en pleine péritonite, donc 10 p. 100, et même en réalité moins. La différence est frappante. Dans un service voisin, dirigé par un chirurgien interventionniste quand même, la mortalité a été de 50 p. 100 (14 morts sur 28).

Ces chiffres me paraissent plaider éloquemment la cause de la temporisation chirurgicale.

Il faut donc savoir attendre, mais il faut se tenir prêt à opérer d'une heure à l'autre. *La veillée doit être chirurgicale.*

CHAPITRE XVII

TYPHLITE

Doit-on encore consacrer un chapitre particulier à la typhlite ou admettre avec Talamon que la typhlite primitive des auteurs est une maladie purement théorique ? Jalaguier après avoir décrit l'inflammation primitive du cæcum dans la première édition du *Traité de chirurgie*, s'est depuis rangé à cette opinion et il déclare, dans la seconde édition, que « le mot typhlite qui signifie inflammation du cæcum doit disparaître et faire place dorénavant à celui d'appendicite. » La typhlite stercorale telle que la décrivaient les auteurs ne serait qu'une modalité clinique de l'appendicite ; qu'il y ait ou non lésion du cæcum, l'ensemble symptomatique serait dominé par l'inflammation de l'appendice.

Cette opinion nous paraît bien absolue et nous pensons qu'on a trop complètement dépossédé le cæcum au profit de l'appendice.

Lorsque les chirurgiens interviennent au cours d'une appendicite, ils résèquent l'appendice et cet organe seul est complètement examiné. On l'ouvre, on le sectionne, on le débite en tranches pour l'examen histologique. Sa tuméfaction, les modifications de sa cavité, l'épaississement de ses tuniques sont relevés avec soin. A l'examen histologique, suivant Letulle et Weinberg, il est exceptionnel de rencontrer un appendice absolument sain. Le plus souvent, on constate à un degré plus ou moins marqué une tuméfaction des follicules clos, des traces d'ulcération anciennes, des cicatrices. La preuve paraît ainsi faite d'une façon péremptoire de la culpabilité de l'appendice. En réalité, il n'y a pas eu de procès contradictoire puisque le cæcum n'a pu être examiné qu'extérieurement. Peut-être, eût-il présenté des lésions aussi marquées de sa muqueuse. Nous avons tendance à penser qu'on a souvent confondu l'*appendicite histologique* avec l'*appendicite clinique*.

A l'appui de l'existence de la typhlite primitive, on a bien souvent invoqué l'observation publiée par L. Mariage dans sa thèse qui date de 1891.

Un jeune garçon de dix ans avait depuis plus de deux ans de la constipation opiniâtre, de la fièvre, de la douleur dans la fosse iliaque droite, un boudin cæcal, pas de vomissements, pas de symptômes généraux graves. Pendant la convalescence, l'enfant contracta la diphtérie et succomba rapidement. A l'autopsie, on trouva les parois du cæcum augmentées de volume. La muqueuse était rouge, tuméfiée, sans ulcération ni perforation. Il existait des adhérences péricæcales, et, au milieu d'elles, de petits abcès bien limités ; le plus gros avait le volume d'une noisette. *L'appendice était libre de toute adhérence, et en apparence tout à fait sain.*

On s'est contenté d'un examen macroscopique, et c'est sans doute ce qui a amené certains auteurs à ne plus attribuer à ce fait l'importance qu'ils lui avaient autrefois concédée.

Dans une récente discussion à la Société de Chirurgie, la possibilité de lésions inflammatoires primitives ni tuberculeuses ni typhiques du cæcum a été soutenue par Quénu et Bazy qui s'appuyaient tous deux sur des constatations faites au cours d'interventions chirurgicales. De faits observés par Quénu et Albarran, il semble ressortir que les lésions de la partie terminale de l'iléon près de son abouchement dans le cæcum peuvent être la cause d'accidents cliniquement très analogues à ceux de l'appendicite.

L'adénite de la région cæcale d'après Quénu, G. Marchant, Bazy, Albarran, Doyen, pourrait donner lieu à un syndrome analogue. Cette adénopathie existait dans des cas dans lesquels l'appendice paraissait absolument sain ou peu malade.

Il semble donc légitime de penser que le syndrome de l'ancienne typhlo-pérityphlite peut dans certains cas être du à d'autres lésions qu'à celles de l'appendice, et, en particulier, à des lésions primitives de l'iléon au voisinage de la valvule iléo-cæcale et du cæcum.

Toutefois, *au point de vue thérapeutique, il faut toujours se comporter comme s'il s'agissait d'une appendicite.* Il ne serait pas prudent d'en revenir à l'ancienne thérapeutique de la typhlite stercorale alors même qu'on relèverait de la façon la plus nette l'ensemble symptomatique qui lui était et lui est encore attribué : constipation, boudin cæcal douloureux, fièvre modérée, phénomènes péritonéaux nuls ou très limités.

CHAPITRE XVIII

TUBERCULOSE INTESTINALE

Le nombre des travaux qui ont fixé nos connaissances sur la tuberculose intestinale est extrêmement considérable. Entrevues par Morgagni, Baumès et Bayle, les ulcérations tuberculeuses intestinales ont été décrites par Laennec. « Il est rare, dit-il, que chez les phtisiques, le poumon seul contienne des tubercules ; presque toujours les intestins en présentent en même temps dans leurs parois, où ils déterminent des ulcères qui deviennent la cause de la diarrhée colliquative, compagne de la phtisie pulmonaire » Depuis, presque tous les auteurs qui se sont occupés de la tuberculose pulmonaire ont parlé de la tuberculose intestinale ; nous nous bornerons à citer, à l'époque contemporaine, les travaux de Cornil, Klebs, Baumgarten, Laveran, Friedlænder, Colin, et la thèse si consciencieuse de Girode.

Étiologie et pathogénie. — Dans la grande majorité des cas, l'entérite tuberculeuse apparaît plus ou moins tôt au cours de la phtisie pulmonaire. D'après Louis on trouverait des tubercules de l'intestin dans un quart des cas.

D'ailleurs, qu'elle soit primitive ou secondaire, la tuberculose intestinale est toujours consécutive à l'ingestion du bacille de Koch. Chez les phtisiques, les bacilles sont amenés dans l'estomac par les crachats déglutis; chez les individus sains, ils peuvent être introduits avec la viande ou avec le lait des bovidés tuberculeux. La viande des animaux tuberculeux, est certainement moins riche en microbes que les viscères, néanmoins elle peut suffire à contaminer des cobayes. (Toussaint, Mandel, Galtier). La viande cuite est moins dangereuse, et, si on la porte à une température de 70°, on coagule l'albumine et on tue le bacille de Koch.

Le lait des vaches tuberculeuses, surtout les vaches atteintes de mammite tuberculeuse est au contraire extrêmement riche en microbes. Il peut jouer un rôle indéniable dans le développement de la tuberculose intestinale, et les cas négatifs rapportés par Wurzboug, d'enfants alimentés avec du lait de vache tuberculeuse, sans infection consécutive, peuvent seulement indiquer que le microbe n'est pas tout, et que le terrain à aussi de l'importance.

On connaît assez bien aujourd'hui le rôle qu'il faut attribuer à ce second facteur ; Chauveau fit voir que les chances d'infection n'étaient pas proportionnelles à la quantité de substance tuberculeuse ingérée, et Baumgarten a montré sur l'animal, combien les lésions traumatiques de la muqueuse favorisaient l'infection. Aussi, aujourd'hui, la plupart des cliniciens font-ils jouer un rôle important à l'*entérite prémonitoire*. Comme le fait remarquer Hanot, si les lésions sont plus fréquentes à la partie terminale de l'iléon et au cæcum c'est parce que le tube digestif est soumis à ce niveau à des irritations plus fréquentes. « Les diarrhées négligées des enfants, disait Fonsagrives, ne sont pas moins à redouter que les rhumes négligés et pour la même raison. » La constipation peut avoir la même action d'après Lasègue, et, d'après Leudet, c'est par suite des irritations qu'il provoque sur la muqueuse digestive que l'alcool favorise le développement de la tuberculose intestinale. Bien qu'elles puissent se développer sur n'importe quelle partie de l'intestin grêle ou du gros intestin, les lésions tuberculeuses présentent pourtant des points d'élection. Le duodénum et la partie supérieure du jéjunum sont habituellement indemnes. Il en est de même de la partie terminale du gros intestin ; c'est surtout dans la partie terminale de l'iléon et dans le cæcum qu'elles s'observent le plus souvent et c'est là aussi qu'elles sont le plus confluentes.

Anatomie pathologique. — Ces lésions se présentent sous deux aspects différents suivant leur degré d'évolution ; au début ce sont des tubercules plus ou moins volumineux, plus ou moins saillants ; puis les tubercules subissent la transformation caséeuse et donnent naissance à des ulcérations.

Tubercules. — Les tubercules se présentent en général sous forme de granulations arrondies faisant saillie à la surface de la muqueuse et de volume très variable. On trouve tous les intermédiaires depuis les granulations grises, demi-transparentes, dures, jusqu'aux tubercules crus, jaunes, à centre caséeux, pouvant atteindre le volume d'un grain de raisin. Plus ou moins disséminées sur toute l'étendue de l'intestin, ces granulations peuvent se développer dans toutes les parties de la muqueuse, villosités, stroma interglandulaire, follicules isolés ou plaques de Peyer. On les observe également dans toutes les couches de l'intestin, aussi bien dans la muqueuse que dans la celluleuse et dans la séreuse. Dans ce dernier cas, ils ne sont visibles qu'à la surface externe de l'intestin.

Ces tubercules sont tantôt isolés, tantôt agglomérés ; c'est dans les plaques de Peyer surtout qu'ils se présentent sous ce dernier aspect.

Toute la plaque peut être envahie et subir dans toute son étendue la transformation caséeuse.

Ulcérations. — Il est rare de n'observer que des tubercules dans l'intestin des tuberculeux ; sur les 120 observations rassemblées par Louis, les ulcérations existaient 96 fois ; dans les 24 cas restants il n'y avait que des tubercules.

Le nombre de ces ulcérations est très variable ; lorsque la maladie a évolué lentement, on peut en compter plus d'une centaine disséminées sur toute l'étendue de l'intestin.

Ces ulcérations se rangent sous deux types différents bien décrits par Spillmann : les *ulcérations lenticulaires* et les *grandes ulcérations.*

Les *ulcérations lenticulaires* résultent de la fonte caséeuse et de l'ouverture à la surface de la muqueuse des tubercules isolés. Ils constituent une petite ulcération tantôt en forme de godet, tantôt en forme de gourde, lorsque le fond de l'ulcération s'est élargi en décollant les bords. On peut observer à leur pourtour de petites granulations.

On peut observer plusieurs ulcérations lenticulaires sur une plaque de Peyer, séparées l'une de l'autre par des bandes de muqueuse plus ou moins altérées.

Les *grandes ulcérations*, revêtent deux formes : l'ulcère annulaire. et l'ulcère longitudinal.

Les *ulcérations annulaires* étendues transversalement peuvent faire le tour complet de l'intestin. Andral a vu sur un intestin tuberculeux douze anneaux ainsi échelonnés le long du jéjunum et de l'iléon. Plus souvent, elles ne se développent que sur une partie du pourtour de l'intestin. La largeur moyenne de ces ulcérations est d'un centimètre. Leur fréquence a été un peu exagérée par certains auteurs ; en particulier par Rokitansky et Niemeyer. D'après Girode, on observe à peu près aussi souvent des ulcérations longitudinales. La forme de ces ulcérations tient sans doute à la répartition des tubercules le long des lymphatiques ou des artères. En effet, les branches terminales de la mésentérique supérieure, au niveau de l'intestin, se dédoublent en deux branches, l'une antérieure l'autre postérieure, qui enserrent l'intestin dans un cercle vasculaire. Peut-être aussi faut-il faire jouer un certain rôle à la compression des artérioles terminales par les ganglions caséeux, et au sphacèle consécutif de la muqueuse (Colin).

Les *ulcérations longitudinales* se développent sur les plaques de Peyer, soit qu'elles résultent de la coalescence d'ulcères lenticulaires multiples, soit qu'elles succèdent à une caséification en masse de la plaque. D'après Leube, elles seraient plus fréquentes dans la tuberculose intestinale infantile ; mais Girode a montré qu'elles sont loin d'être rares sur les intestins d'adultes. Dans toutes ces grandes ulcérations, les bords sont tuméfiés, rouges ou violacés, souvent décollés, quelquefois semés de granulations. Le fond brunâtre, quelquefois teinté de jaune ou de rouge, est inégal, et présente des saillies formées par des tubercules.

La profondeur de ces ulcérations est variable ; la celluleuse est en général atteinte, et, d'après Girode, la vraie barrière est constituée par la tunique musculeuse ; encore cette limite est-elle parfois franchie ; l'ulcération creuse jusqu'à la séreuse et peut même la perforer.

Les vaisseaux sanguins sont en général oblitérés avant que l'ulcération les atteigne.

Au niveau des ulcérations, la face externe de l'intestin présente une tâche grise ou brune et un semis de granulations fines que l'on distingue très bien à jour frisant.

Variétés suivant le siège. — Les ulcérations tuberculeuses présentent quelques particularités suivant la région où elles se développent. Ainsi, *dans le cæcum*, il n'est pas rare que les ulcérations qui atteignent la valvule de Bauhin, s'accompagnent d'une infiltration sous-muqueuse très considérable ; ce boursouflement de la valvule peut être tel que la progression des matières soit très gênée ; dans un cas cité par Duguet, on pouvait à peine passer le petit doigt par l'orifice iléo-cæcal ; et l'on comprend sans peine que, dans ces conditions, on puisse observer les accidents d'obstruction intestinale. Dans d'autres cas, la tuberculose cæcale peut revêtir un aspect anatomique tout spécial, se traduire par des signes physiques qui lui sont propres, être justiciables enfin d'une intervention chirurgicale ; mais nous ne décrirons pas ici cette variété de tuberculose fibreuse et hypertrophiante. Il est impossible en effet de la confondre avec la tuberculose intestinale commune ; nous en rejeterons l'étude à la fin de ce chapitre.

Dans tous le gros intestin, les ulcérations tuberculeuses sont moins régulières que dans l'intestin grêle ; les ulcérations annulaires s'y observent moins souvent.

Les ulcérations du rectum qui, d'après Frerichs, s'observent dans un douzième des cas, sont assez précoces ; elles peuvent exister alors que tout le reste de l'intestin est encore normal. Les fistules rectales des tuberculeux ne sont souvent qu'une suite d'ulcérations rectacles méconnues.

Les ulcérations tuberculeuses de l'intestin s'accompagnent souvent de lymphangites. A l'œil nu, on peut suivre sous la séreuse péritonéale le trajet des lymphatiques distendus par une infitration caséeuse. Dans la grande majorité des cas, les ganglions mésentériques sont aussi atteints ; ils sont gros, infiltrés de granulations tuberculeuses, et finissent par se caséifier. Ces adénopathies sont surtout marquées chez l'enfant : suivant l'expression de Parrot elles sont le miroir des lésions intestinales ; mais, par leur développement, elles peuvent constituer des tumeurs énormes et devenir le symptôme capital de l'affection ; c'est cette infiltration tuberculeuse des ganglions mésentériques qui était désignée autrefois sous le nom du *carreau*. Les ganglions mésentériques, peuvent aussi présenter la dégénérescence amyloïde, colloïde ou crétacée.

Le canal thoracique peut être aussi envahi et la tuberculose intestinale peut être l'origine d'une granulie (Ponfick, Cornil). Toutefois Girode, dans tous les cas où il a examiné le canal thoracique, l'a trouvé constamment sain.

Le *péritoine* est toujours plus ou moins intéressé ; on aperçoit toujours des granulations tuberculeuses sur la séreuse au niveau des ulcérations intestinales, et il n'est pas rare d'observer par places des fausses membranes correspondant aux régions malades du tube digestif ; on les rencontre plus souvent dans la fosse iliaque droite. D'ailleurs, contrairement à ce que pensait Delpeuch, la péritonite tuberculeuse est souvent consécutive aux lésions de la muqueuse intestinale, et l'on peut souvent, surtout chez les enfants, constater la coexistence d'une péritonite tuberculeuse généralisée et d'ulcérations de l'intestin.

Les ulcérations intestinales arrivées à ce stade de développement peuvent rester stationnaires ou évoluer dans deux directions différentes. Elles peuvent en effet creuser en profondeur et arriver à *perforer* l'intestin : elles peuvent au contraire se cicatriser.

La perforation est un accident rare ; on ne l'observerait que dans 3 p. 100 des cas d'après Lebert ; selon Laënnec, elle est plus fréquente lorsque la tuberculose a débuté par l'intestin que lorsqu'elle est consécutive à une phtisie pulmonaire.

La perforation ne se crée d'ailleurs que très lentement : aussi est-il rare qu'elle s'ouvre dans la grande cavité péritonéale ; presque toujours il s'est fait des adhérences à ce niveau, et les matières s'épanchent dans une cavité limitée : il se forme ainsi un pseudokyste rempli d'une bouillie fétide. Ces *foyers circonscrits* peuvent s'évacuer à l'extérieur ; ils viennent ainsi parfois s'ouvrir au niveau de l'ombilic et donner naissance à une fistule stercorale.

Dans un certain nombre de cas, par suite des adhérences, la perforation fait communiquer deux anses intestinales : c'est un accident sérieux qui peut entraîner une dénutrition rapide si une anse supérieure de l'intestin grêle vient à s'aboucher dans le côlon.

Enfin, dans quelques cas, on a vu la perforation s'établir entre l'intestin et la vessie, la trompe ou l'utérus.

L'ulcération tuberculeuse peut aussi se cicatriser et guérir ; elle n'est plus marquée alors à la surface interne de l'intestin que par un tissu induré, blanchâtre, légèrement déformé. Ce processus de guérison peut lui-même être l'origine d'accidents graves lorsqu'il s'agit d'une ulcération annulaire. Il peut en effet amener une cicatrisation des parois intestinales et devenir l'origine d'un rétrécissement souvent fortement marqué. Sur un même intestin, on peut ainsi observer plusieurs rétrécissements à peu de distance l'un de l'autre. Comme Girode l'a constaté dans quelques cas, le rétrécissement de l'intestin peut résulter aussi de la cicatrisation d'une ulcération longitudinale assez étendue.

Il n'est pas sans intérêt de signaler que la tuberculose intestinale peut parfois déterminer une sclérose sous-muqueuse sans ulcération de la muqueuse. Darier a observé ce fait chez une femme qui avait présenté un lupus de la face et une tuberculose pulmonaire à évolution fibreuse.

Lésions histologiques. — Les microbes de la tuberculose pénètrent surtout au niveau des formations lymphoïdes. Dans les follicules clos, on distingue facilement le tubercule embryonnaire avec les cellules géantes caractéristiques. On peut aussi en rencontrer dans les villosités et dans le tissu sous-muqueux.

Mais, à côté de cette forme anatomique, on observe aussi très souvent le tubercule diffus ou infiltré ; toute l'épaisseur de la muqueuse et de la celluleuse est occupée par une zone tuberculeuse diffuse ; les glandes à ce niveau ont disparu, et la musculaire muqueuse seule peut servir de point de repère ; encore dans bien des cas est-elle elle-même détruite.

Dans un stade plus avancé de la lésion, la partie centrale du tubercule subit la dégénérescence caséeuse ; dans le tubercule diffus, cette dégénérescence débute sur plusieurs points à la fois. Ces masses caséeuses font une saillie plus ou moins marquée, refoulent et amincissent les parties susjacentes et finissent par s'ouvrir dans la cavité de l'intestin. Ainsi se forment soit les ulcérations folliculaires, soit surtout, si la caséification se développe sur un tubercule diffus, les vastes ulcérations intestinales.

Sur les bords de l'ulcère, les villosités plus ou moins déformées sont infiltrées de cellules embryonnaires, les glandes sont remplies de cellules tuméfiées, granuleuses. Le fond de l'ulcère, inégal, présente des tubercules caséifiés et des amas de cellules embryonnaires. De la périphérie de l'ulcère partent des lymphatiques dilatés remplis d'éléments embryonnaires ; la paroi des vaisseaux sanguins subit souvent la dégénérescence amyloïde.

Lorsque l'ulcération est cicatrisée, on ne voit plus sur les coupes qu'une muqueuse très amincie ; la celluleuse très augmentée de volume est formée de tissu scléreux. Au-dessous, la tunique musculeuse est également hypertrophiée et envoie des traînées de fibres lisses dans la celluleuse. Sur la muqueuse, autour de la zone cicatricielle, on voit des glandes altérées, des villosités infiltrées de cellules rondes, et, par endroits encore, des tubercules.

Avec les colorants habituels, on peut retrouver des bacilles de Koch dans toutes les lésions de l'intestin ; ils sont surtout abondants dans les tubercules en de voie caséification : la zone en voie d'élimination des ulcérations de l'intestin en contient une grande quantité.

SYMPTÔMES

Qu'elle soit primitive ou secondaire, la tuberculose intestinale se révèle dans la majorité des cas par une *diarrhée* quotidienne, tenace, persistante. Dans la tuberculose primitive de l'intestin, elle peut rester pendant longtemps le seul symptôme ; dans la phtisie pulmonaire, au contraire, elle s'installe en général quand apparaît la fièvre hectique d'après Grisolle.

La fréquence des évacuations est en général proportionnelle à l'étendue des lésions intestinales. Le nombre des selles peut varier de 1 à 15 par jour : ces selles diarrhéiques se produisent surtout le matin, au réveil ou bien après les repas ; l'ingestion d'aliments trop chauds ou trop froids, de substances indigestes, amène immédiatement des selles parfois lientériques. Les besoins sont en général très impérieux, et, malgré leurs efforts, il arrive souvent que les malades perdent leurs matières dans le lit.

Au début, il n'est pas rare d'observer des évacuations à demi solides ; plus tard, elles deviennent de plus en plus liquides, ne contiennent que quelques grumeaux grisâtres ou jaunâtres, des mucosités et parfois des lambeaux de muqueuse (côlite diphtéritique ou gangréneuse d'Andral).

Blanches ou grises dans les premiers stades de la maladie, les évacuations ne tardent pas à devenir foncées et même noirâtres ; cette coloration est persistante et se fonce par intervalle. Elle paraît tenir dans bien des cas aux hémorragies plus ou moins abondantes qui se produisent si souvent à la surface des ulcérations intestinales. Lorsque les ulcérations siègent sur la partie terminale de l'iléon ou dans le côlon on peut observer des stries sanguinolentes dans le liquide évacué.

L'odeur des selles est très fétide et devient parfois presque gangréneuse : cette odeur paraît tenir aux troubles digestifs précoces et aussi aux fermentations qui se produisent au niveau des ulcérations.

Au microscope, on peut reconnaître dans ces selles des débris alimentaires, des cellules granulo-graisseuses, des globules de pus, des globules sanguins plus ou moins déformés et des cristaux octaédriques (Nothnagel) qui paraissent identiques à ceux que Charcot a décrits dans la rate (Bizzozero). Enfin, au milieu d'un grand nombre de microorganismes variés, on peut déceler le *bacille de Koch*. Il faut avouer toutefois que cette recherche est souvent difficile, et que, dans un grand nombre de préparations, on ne peut déceler aucun bacille.

Dans un certain nombre de cas, la tuberculose intestinale au lieu d'amener de la diarrhée ne se traduit que par une *constipation* opiniâtre : il semble qu'il existe une véritable paralysie de l'intestin. Parfois on note des alternatives de diarrhée et de constipation, et, sur certains malades, c'est à la suite d'un purgatif énergique administré contre une constipation opiniâtre que s'établit une diarrhée difficile à arrêter.

La *douleur*, qui n'est pas constante existe pourtant très souvent ; les évacuations diarrhéiques sont précédées de coliques très pénibles. Parfois les malades ont une sensation douloureuse continue, localisée en un point du ventre : cette douleur s'exagère par la pression et surtout par une décompression brusque.

Le ventre est en général souple, et, sauf chez les enfants, il est rare que l'on arrive à sentir les adénopathies secondaires.

Aux troubles intestinaux s'ajoutent presque toujours des *troubles gastriques*, nausées, vomissements, douleurs, anorexie parfois absolue. Ils viennent encore aggraver le pronostic et rendre la marche de la maladie plus rapide.

PRONOSTIC. ÉVOLUTION

L'*état général* devient mauvais, le malade maigrit, sa peau se sèche, sa figure et ses mains se pigmentent, la fièvre hectique s'installe. C'est surtout dans la tuberculose pulmonaire que l'entérite tuberculeuse est d'un pronostic très sévère.

Pourtant, dans un certain nombre de cas de tuberculose intestinale primitive, les ulcérations peuvent se cicatriser, et le malade guérit ; mais il est exposé à d'autres dangers car, ainsi que l'anatomie pathologique nous l'a appris, les cicatrices d'ulcérations peuvent être l'origine d'un rétrécissement de l'intestin.

Dans l'entérite tuberculeuse primitive, la marche est continue et progressive ; la diarrhée persiste, sans changer d'aspect jusqu'à la mort. Les lésions pulmonaires lorsqu'elles se développent secondairement, peuvent rester presque silencieuses (Laennec).

Lorsque l'entérite apparaît au cours d'une tuberculose pulmonaire, la marche est plus irrégulière ; la diarrhée se montre par périodes puis disparaît brusquement ; mais, une fois qu'elle a pris la teinte mélænique, elle s'installe et persiste jusqu'à la mort.

La *perforation intestinale* constitue une des complications de la tuberculose de l'intestin : il est rare que cet accident se produise avec grand fracas ; le plus souvent, les signes locaux ou généraux sont insignifiants, le contenu intestinal s'épanche dans une cavité limitée par des adhérences, et la perforation n'est découverte qu'à l'autopsie. Parfois l'existence d'une lientérie très intense fait soupçonner la perforation ; dans ces cas, il s'est établi une communication large entre un segment supérieur et un segment inférieur de l'intestin.

Dans la *tuberculose aiguë* de l'intestin, les troubles digestifs peuvent disparaître au milieu de symptômes généraux ; on a pourtant observé des *hémorragies intestinales* très graves, susceptibles d'entraîner rapidement la mort.

DIAGNOSTIC

Lorsque l'entérite apparaît au cours de la tuberculose pulmonaire, le diagnostic s'impose et n'offre en général aucune difficulté.

Il n'en va pas de même de l'entérite tuberculeuse primitive. A une période avancée de l'affection, il est assez facile de reconnaître la nature de l'affection ; il suffit de se rappeler suivant le précepte de Chomel et Trousseau, que « la diarrhée chronique avec fièvre et sueurs nocturnes est un signe à peu près certain de tuberculisation ». En cas de doute, on peut chercher le bacille de Koch dans les selles, mais sa découverte y est assez difficile.

Mais au début, le diagnostic est souvent très délicat et difficile à poser d'une façon ferme. Lorsqu'on est en présence d'un sujet présentant une diarrhée tenace, et après qu'on a éliminé les diarrhées des pays chauds, les diarrhées toxiques, les diarrhées nerveuses, ou consécutives à une mauvaise hygiène alimentaire, il faudra toujours examiner avec grand soin les sommets des poumons ; le moindre signe anormal dans la respiration sera alors d'un grand poids ; il pourra faire pencher la balance vers le diagnostic d'entérite tuberculeuse.

TRAITEMENT

Le traitement de la tuberculose intestinale est jusqu'à présent purement symptomatique : pendant la longue évolution de la maladie on a en général recours aux différents spécifiques employés contre la diarrhée : on usera successivement du sous-nitrate de bismuth, du tanin, de la tannalbine, du talc, de la craie préparée. Le laudanum et les préparations opiacées permettront de lutter à la fois contre les douleurs et contre la diarrhée. On a encore préconisé le *nitrate d'argent*, soit en pilules (2 à 10 centigrammes par jour) soit en lavements. Enfin il faut aussi surveiller le régime alimentaire ; l'usage exclusif de la viande crue pendant quelques jours peut parfois arrêter une diarrhée rebelle.

Si les malades sont constipés, il faudra éviter les purgatifs trop violents, car ils peuvent être l'origine d'une diarrhée tenace plus gênante pour le malade que la constipation.

CHAPITRE XIX

TUBERCULOSE ILÉO-CÆCALE CHRONIQUE

Nous décrivons ici, dans un chapitre à part, cette variété d'entérite tuberculeuse; en effet elle diffère à peu près sur tous les points de la tuberculose intestinale vulgaire aussi bien par l'aspect des lésions que par les symptômes ou par le traitement qui lui convient.

Décrite d'abord par Hartmann et Pilliet en 1891, cette forme de tuberculose n'a pas tardé à fixer l'attention des chirurgiens. L'ensemble des connaissances sur ce sujet a été exposé par Benoit, d'abord dans sa thèse, puis dans une excellente revue générale.

Anatomie pathologique. — Le caractère dominant de cette lésion est l'épaississement considérable des parois du cæcum, augmentée encore par le développement de masses scléro-adipeuses à sa périphérie. On sait que la tuberculose peut provoquer les mêmes lésions au niveau du rectum et causer des rétrécissements longtemps confondus avec les rétrécissements syphilitiques.

Les lésions tuberculeuses, nées souvent au niveau de la valvule stomacale, parfois au niveau de l'appendice, peuvent remonter jusqu'à une distance de sept ou huit centimètres sur l'iléon et s'étendre aussi sur le côlon ascendant. Le cæcum est envahi dans toute son étendue; les parois sont très épaisses et ne laissent à la partie centrale qu'un étroit canal; l'hypertrophie des bords de la valvule iléo-cæcale rétrécit également l'orifice qu'elle limite; très souvent c'est à peine si l'on peut y introduire une plume d'oie. L'appendice est en général englobé dans la masse tuberculeuse.

La muqueuse intestinale à ce niveau présente un *aspect villeux* ou *verruqueux*, « dû à ce que l'ulcération découpe la muqueuse en une série de petites languettes papillaires, groupées en bouquets ». On observe une disposition analogue dans certaines tuberculoses chroniques du larynx. L'ulcération est souvent unique, plus ou moins étendue, limitée par un rebord fongueux et bourgeonnant. Sur l'iléon on trouve quelques ulcérations tuberculeuses typiques.

La tumeur ainsi formée est souvent accrue encore par une transformation scléreuse du tissu conjonctif avoisinant et par son adhérence aux anses intestinales voisines. Les ganglions correspondants sont augmentés de volume et caséeux. Enfin, il peut s'établir des trajets fistuleux qui viennent s'ouvrir à la paroi abdominale.

Examen histologique. — Au microscope, on constate une infiltration embryonnaire considérable autour des nodules tuberculeux disséminés dans le chorion muqueux, la celluleuse et la sous-séreuse. Cette dernière tunique contient seule de véritables tubercules à évolution fibreuse et qui contribuent à donner à la tumeur sa rigidité toute spéciale. Les villosités que l'on note sur l'ulcération sont dues à des portions de la muqueuse qui sont respectées, qui s'enflamment et bourgeonnent.

La tuberculose peut se propager dans diverses directions : la propagation dans le péritoine, amenant une péritonite généralisée est rare. Dans l'intestin, les lésions ont une tendance à envahir tout le côlon jusque vers l'anus. Mais c'est surtout dans les ganglions iliaques ou prévertébraux que se développent les lésions tuberculeuses secondaires.

Étiologie et pathogénie. — Comme la typhlite ordinaire, la tuberculose iléo-cæcale s'observe surtout chez l'homme et à l'âge moyen de la vie. Son développement est favorisé par la constipation : parfois elle a paru succéder à la fièvre typhoïde ou à la dysenterie. Quant aux raisons qui déterminent cette évolution anatomique toute spéciale de la tuberculose de l'intestin, elles sont très mal connues ; faut-il penser avec Hartmann et Pillet que l'ulcération tuberculeuse à ce niveau comme sur la peau serait le siège d'infections secondaires ralentissant la marche de la lésion primitive ? Ou bien ne s'agit-il pas plutôt comme le pense Benoit d'une tuberculose primitive localisée sur un sujet vigoureux et par suite très atténuée ?

Symptômes. — La maladie peut s'annoncer par des symptômes très différents.

Quelquefois il n'existe au début qu'une *douleur* sourde, continue, persistante dans la fosse iliaque droite.

Dans d'autres cas, le malade présente des *crises de colique* très douloureuses, avec vomissements et débâcles diarrhéiques se reproduisant plusieurs fois par an. Dans l'intervalle, il n'existe qu'une sensibilité très atténuée dans le côté droit du ventre.

Plus rarement, les premiers symptômes sont constitués par des troubles gastriques, crises douloureuses et vomissements quelques heures après le repas.

Enfin on a signalé aussi le début par une *péritonite iliaque* circonscrite, s'accompagnant de fièvre, de frisson, de suppuration ; la collection vient faire saillie sous la peau de la région iliaque droite ; après son ouverture, il persiste un trajet fistuleux.

Sauf dans ce dernier cas, la période prodromique est lente ; elle peut durer de un à dix ans.

A la période d'état, les symptômes sont caractérisés par des signes d'obstruction intestinale et la présence d'une tumeur dans la fosse iliaque droite. Le malade est constipé, ne peut aller à la selle qu'en usant de purgatifs énergiques ; il est sujet à des vomissements parfois fécaloïdes. Puis, par périodes, survient la diarrhée, durant plusieurs jours, avec cinq ou six selles quotidiennes. Il est rare d'observer du sang rouge ou altéré dans les matières.

La palpation de la région cæcale permet de sentir une tumeur allongée verticalement appliquée contre la fosse iliaque droite, peu mobile en général par suite des adhérences qui se produisent rapidement. La percussion à ce niveau donne de la matité.

Quelquefois viennent s'ouvrir à la peau des trajets fistuleux ; un stylet introduit à ce niveau permet souvent de pénétrer jusque dans l'intestin.

On ne doit jamais négliger le toucher rectal ou le toucher vaginal qui permettent de mieux apprécier les connexions de la tumeur. Les ganglions de l'aine sont parfois envahis à la période terminale.

L'appareil pulmonaire est en général fort peu intéressé.

La fièvre fait souvent défaut même à la période ultime.

La *marche de la maladie* est lente : une fois la tumeur constituée elle est de deux ou trois ans ; mais peu à peu les forces déclinent, le malade s'amaigrit, se cachectise, et la mort survient soit par inanition, soit par généralisation tuberculeuse. On a observé également la mort à la suite d'une perforation ou d'une obstruction aiguë.

Diagnostic. — La difficulté du diagnostic varie beaucoup suivant les cas. Lorsqu'il existe des fistules, l'examen bactériologique du pus suffit pour décider de la question : les bacilles de Koch sont toujours très abondants. On pourra ainsi éliminer les *sarcomes de la région iléo-cæcale.* On reconnaîtra enfin qu'il ne s'agit pas d'une *ostéite tuberculeuse de l'os iliaque*, en explorant les fistules avec un stylet. Il faudra songer aussi aux *abcès par congestion* venant de la colonne vertébrale, et à la *psoïtis suppurée.*

Lorsque la peau est intacte, le signe capital est la constatation d'une *tumeur* ou d'une *induration diffuse* dans la région iliaque droite. Si la tumeur est nette, on confond souvent la tuberculose iléo-cæcale avec le *cancer de la région ;* dans bien des cas, le diagnostic ne peut être fait que par l'examen anatomique. Toutefois il faut savoir que l'existence de crises très douloureuses, la présence de la fièvre, la jeunesse relative du malade, la longue durée de l'affection sont en faveur de la tuberculose iléo-cæcale. Le cancer de cette région est beaucoup plus indolent, et il a une durée qui ne dépasse guère douze à quatorze mois. On devra aussi chercher avec soin s'il n'existe pas de lésions tuberculeuses pulmonaires.

Le *lymphadénome* de l'intestin se généralise vite et est facile à distinguer.

Avec l'*adénite iliaque*, avec l'hydronéphrose, avec le rein mobile, il n'existe pas de symptômes de rétrécissements de l'intestin.

S'il n'existe qu'un empâtement diffus il sera souvent difficile de reconnaître la nature de l'affection et l'on aura plus de tendance à admettre une *appendicite à répétition*. L'examen bactériologique des matières fécales peut avoir ici une importance considérable.

Traitement. — Une fois le diagnostic posé, si les lésions sont bien localisées à l'angle iléo-cæcal, et si l'état général le permet, il faut avoir recours à l'intervention chirurgicale. L'opération de choix est la résection totale ; Benoit en a réuni 22 observations avec 18 succès durables, ce qui constitue une moyenne de guérison très remarquable. Si la résection totale est impossible, il faut avoir recours soit à l'entéro-anastomose, soit à l'exclusion intestinale. Cette dernière opération consiste à isoler du reste de l'intestin le segment malade dont l'extraction est impossible.

CHAPITRE XX

ULCÉRATIONS NON CANCÉREUSES DE L'INTESTIN

Les ulcérations de l'intestin peuvent apparaître sous l'influence des causes les plus variées. Les maladies au cours desquelles on les observe d'une façon constante ou fortuite, ne constituent nullement un groupe homogène ; ce n'est que dans un but didactique qu'il est permis de réunir toutes les ulcérations intestinales dans une description d'ensemble.

Ceci vient encore une fois confirmer la nécessité où l'on est de ne pas classer les maladies uniquement d'après les lésions anatomiques ; les réactions morbides des tissus sont en effet limitées et la diversité des lésions ne correspond pas à la complexité des causes morbides. Aussi l'étiologie et la clinique doivent-ils contribuer au même titre que l'anatomie pathologique à isoler des maladies différentes. Il est bien évident, par exemple, qu'en dehors de la lésion de l'intestin, il n'y a aucun rapport entre la fièvre typhoïde, les ulcérations stercorales et l'ulcère du duodénum.

On conçoit donc quelles doivent être les limites de cet article. Nous ne pouvons entrer dans le détail des affections qui peuvent s'accompagner d'ulcérations intestinales : il faudrait aborder trop de questions qui ne touchent nullement à la pathologie intestinale. Nous devrons nous borner, dans un premier chapitre d'*étiologie*, à citer les affections au cours desquelles on peut observer des ulcérations de l'intestin. Nous rappellerons en même temps, les *caractères anatomiques* spéciaux à certaines variétés d'ulcérations. Puis, dans une seconde partie, nous étudierons les *signes cliniques* qui peuvent au cours d'une maladie quelconque révéler la présence d'ulcérations intestinales. Dans un *troisième chapitre*, nous exposerons la thérapeutique générale de ces lésions.

Étiologie et anatomie pathologique. — Les causes des ulcérations intestinales sont très nombreuses et d'ordre assez différent : dans le tableau synoptique suivant, nous avons essayé de ranger ces ulcérations en groupes naturels d'après leurs causes et leur nature.

I. — *Ulcère simple du duodénum.*

II. — *Ulcérations consécutives à des processus infectieux aigus.*

1° Ulcérations au cours des entérites aiguës ;

2° Ulcérations au cours des maladies infectieuses aiguës ;

Fièvre typhoïde ;

Dysenterie ;

Diphtérie ;

Charbon ;

Septicémie ;

Érysipèle ;

Variole.

3° Ulcérations par embolies infectieuses ;

4° Ulcérations stercorales.

III. — *Ulcérations au cours des maladies infectieuses chroniques.*

1° Ulcérations tuberculeuses ;

2° Ulcérations syphilitiques ;

3° Ulcérations amyloïdes ;

4° Ulcérations dans l'actinomycose.

IV. — *Ulcérations intestinales d'origine toxique.*

1° Ulcérations mercurielles ;

2° Ulcérations urémiques ;

3° Ulcérations consécutives aux brûlures étendues de la peau ;

4° Ulcérations intestinales des nouveau-nés.

V. — *Ulcérations dans les maladies constitutionnelles.*

Ces très nombreuses variétés d'ulcérations se présentent à l'autopsie avec des caractères anatomiques très différents. Un certain nombre d'entre elles ont été décrites longuement dans les divers chapitres de ce volume ; pour un grand nombre d'autres, il nous sera impossible d'entrer dans les détails ; la description des affections où on les observe déborde les limites de cette étude.

Aussi devrons-nous nous borner à donner les caractères qui permettent au cours d'une autopsie de faire le diagnostic différentiel de ces ulcérations.

I. — Ulcère du duodénum

L'ulcère se développe surtout dans la première portion, horizontale, du duodénum : il est plus rare dans la deuxième partie, plus rare encore dans la troisième. Il présente absolument les mêmes caractères anatomiques que l'ulcère simple de l'estomac. Il est plus ou moins arrondi, ses bords sont nettement tranchés, quelquefois verticaux et à pic, d'autres fois, au contraire, disposés en terrasses. Il n'y a pas de pus à sa surface. Au niveau de l'ulcération, la tunique séreuse peut s'enflammer, contracter des adhérences avec les ulcères voisins. Si l'ulcère continue encore à creuser en profondeur, il peut pénétrer dans le tissu même des organes avoisinants. Parfois, au contraire, et cela est assez fréquent dans l'histoire de l'ulcère du duodénum, il ne se forme point d'adhérences et il se fait une perforation. Un gros vaisseau peut aussi être intéressé par l'ulcération et il en résulte une hémorragie abondante.

II. — Ulcérations consécutives a des processus infectieux

1° *Ulcérations intestinales au cours des entérites infectieuses aiguës.* — Nous avons déjà décrit en détail ces diverses variétés d'ulcérations à propos des entérites : nous ne ferons que rappeler ici les variétés et les caractères principaux de ces lésions. Dans les entérites infectieuses, les ulcérations sont relativement rares : dans la grande majorité des cas, on n'observe qu'un catarrhe desquamatif aigu plus ou moins étendu sur l'intestin grêle ou le gros intestin.

Les ulcérations revêtent deux types différents suivant qu'elles se développent ou non aux dépens des follicules clos. En dehors des follicules, elles résultent d'une nécrose plus ou moins étendue des tissus superficiels causée sans doute par les produits toxiques contenus dans la cavité de l'intestin. L'escarre ainsi formée s'élimine et laisse une ulcération superficielle, irrégulière, à bords surélevés. A l'œil nu, on observe des détritus tapissant le fond de l'ulcération. Au microscope, on trouve dans la profondeur et sur les bords une infiltration de petites cellules rondes, une dilatation considérable des petits vaisseaux sanguins. La barrière épithéliale étant tombée, il n'est pas rare non plus de constater à ce niveau une invasion des tissus profonds par les bactéries de l'intestin.

Les ulcérations qui se forment aux dépens des follicules clos ont un tout autre aspect ; on les observe sur l'intestin grêle, mais surtout sur le gros intestin ; elles succèdent à la suppuration localisée d'un follicule. Au microscope, on suit bien les stades de transition qui conduisent de l'infiltration lymphatique jusqu'à l'ulcération ; on voit

1. On trouvera dans un chapitre antérieur une description plus complète de l'ulcère simple du duodénum. Voir p. 644.

le follicule de plus en plus volumineux faire hernie à la surface de la muqueuse ; son extrémité saillante finit par rompre la couche épithéliale, alors le follicule clos se vide et déverse son contenu dans l'intérieur même de l'intestin; il en résulte une ulcération profonde avec un orifice étroit, et, dans la profondeur, une base élargie en cul de bouteille. Plus tard, l'orifice augmente de dimension et l'ulcération devient cratériforme. Elle peut même empiéter peu à peu sur le tissu péri-folliculaire et alors il est difficile de reconnaître l'origine des lésions.

Ajoutons que souvent les deux variétés d'ulcérations coïncident sur le même intestin.

Quant aux ulcérations de l'appendice vermiculaire, au cours de l'appendicite, elles sont décrites dans le chapitre de ce volume consacré à cette question.

2° *Ulcérations au cours des maladies infectieuses aiguës.* — Il convient de diviser en deux catégories distinctes ces variétés d'ulcérations intestinales.

Dans la première variété qui comprend la *fièvre typhoïde* et la *dysenterie*, la lésion de l'intestin constitue le caractère anatomique constant et pour ainsi dire spécifique de la maladie ; mais il n'en est pas de même dans les autres maladies infectieuses. L'ulcération de l'intestin ne représente qu'une complication assez rare et relevant probablement, comme nous le verrons, d'un mécanisme tout différent.

Nous n'avons pas d'ailleurs l'intention de décrire ici en détail les diverses ulcérations.

Nous rappellerons seulement que la *fièvre typhoïde* s'accompagne toujours de lésions des follicules clos et des plaques de Peyer. D'abord tuméfiés, ces organes lymphatiques commencent à s'ulcérer à partir du dixième jour de la maladie environ. Ainsi se forment les ulcérations allongées, situées le long du bord libre de l'intestin, nombreuses surtout à la partie terminale de l'iléon, et qui constituent la lésion spécifique de la fièvre dothiénentérique.

La *dysenterie* se traduit surtout par les lésions du gros intestin : dans la *forme ulcéreuse*, des ulcérations petites, nombreuses, plus ou moins confluentes, mais peu profondes, puisqu'elles ne dépassent pas en général la couche celluleuse, peuvent atteindre toute la surface muqueuse du gros intestin. Dans la *forme gangréneuse*, les ulcérations succèdent à des escarres souvent de dimensions considérables, creusant rapidement en profondeur et pouvant amener une perforation de l'intestin.

Dans un travail récent et très consciencieux, Gandy a relevé toutes les observations d'ulcérations intestinales au cours des infections :

il est peu d'infection grave de l'homme ou de l'animal qui ne puisse s'accompagner de pareilles lésions ; sans le suivre dans cette étude très longue, nous dirons qu'il a pu relever ces accidents intestinaux dans l'*érysipèle*, dans les *septicémies* de cause locale, dans la *variole*, dans la *scarlatine*, dans l'*infection puerpérale* dans les *affections septiques* des voies urinaires, dans l'*étranglement herniaire*, dans les *infections biliaires*, dans la *pneumonie*, dans les *infections broncho-pulmonaires et pleurales* et dans la *diphtérie*.

Dans tous les cas, ces ulcérations sont très analogues par leurs caractères anatomiques et leur évolution.

On retrouve toujours à l'examen anatomique une vaso-dilatation générale, excessive des veinules et des capillaires, compliquée parfois d'une infiltration hémorragique étendue de la sous-muqueuse et de la muqueuse. On note parfois aussi une thrombose spéciale, hyaline, des petits vaisseaux du voisinage ; enfin la lésion caractéristique est constituée par une *nécrose* débutant par la surface des glandes de la muqueuse, frappant les éléments en bloc, par îlots séparés à limites nettement tranchées. A la périphérie de l'ulcération, on trouve une infiltration inflammatoire d'éléments embryonnaires, avec un œdème de la sous-muqueuse plus ou moins marqué.

Il s'agit, somme toute, suivant Gandy, d'une *nécrose hémorragique*.

Ces lésions paraissent dues à l'élimination de toxines au niveau de la muqueuse ; elles se rapprochent par là des lésions intestinales qu'on peut observer au cours des intoxications mercurielles ou de l'intoxication urémique.

Ces lésions ont une marche aiguë ; lorsqu'elles amènent une perforation, celles-ci survient du dixième au quinzième jour après le début de l'infection. Mais elles peuvent guérir et se cicatriser parfaitement.

3° *Ulcérations consécutives à des embolies ou à des thromboses infectieuses.* Dans l'infection purulente, les embolies se disséminent dans tout le système artériel et peuvent aller oblitérer les vaisseaux de l'intestin. Si l'embolie est volumineuse et s'arrête dans la mésentérique supérieure ou inférieure, il en résulte des accidents très graves, symptômes péritonéaux, hémorragies intestinales et le malade meurt avant qu'une ulcération intestinale ait eu le temps de se constituer. Il n'en va pas de même si le vaisseau atteint est de dimension minime et ne se distribue qu'à une petite portion de l'intestin. Le sang reflue alors dans le territoire de l'artère oblitérée, la muqueuse prend à ce niveau une teinte noire, puis rapidement, en quelques jours, les tissus ainsi altérés se nécrosent et s'éliminent. Il se fait ainsi une ulcération plus ou moins étendue, plus ou moins irrégulière, plus ou moins profonde, suivant la grosseur de la branche oblitérée : il peut se faire à ce niveau une perforation de la paroi, entraînant une péritonite rapidement mortelle. Au pourtour de l'ulcération, dans la muqueuse intestinale, on trouve une infiltration inflammatoire nette.

On peut observer les mêmes accidents au cours des endocardites et dans l'artério-sclérose généralisée.

Kussmaul et Maier, Minkowski, Lorenz ont signalé dans les *névrites infectieuses généralisées* des ulcérations intestinales, qu'ils rapportent également à des lésions inflammatoires des artérioles de la paroi de l'intestin. Il s'agit de petites ulcérations rondes peu profondes, en général disséminées sur toute l'étendue de l'intestin, n'ayant aucun rapport avec le follicule clos. L'examen anatomique aurait permis de constater l'obstruction ou même l'oblitération des artères correspondantes.

3° *Ulcérations stercorales.* — C'est également à des infections d'origine intestinale favorisées par le traumatisme de la muqueuse qu'il faut rapporter les ulcérations qui s'observent dans la stase des matières fécales. La constipation simple suffit, d'après Nothnagel pour provoquer l'apparition d'ulcérations dans le gros intestin ; mais c'est surtout au-dessus des rétrécissements du gros intestin qu'on les observe nettement.

Nous en avons donné la description anatomique détaillée à propos des entérites, nous rappellerons seulement que ces ulcérations localisées en général dans le gros intestin immédiatement au-dessus d'un rétrécissement syphilique ou tuberculeux, peuvent s'étendre à tout le côlon et gagner l'intestin grêle. Peu étendues en surface, ces ulcérations, d'après Letulle, se caractérisent par leur rapide évolution en profondeur. Au microscope, on note à leur pourtour une hypertrophie et une hyperplasie des glandes de l'intestin qui n'atteint jamais un pareil développement dans la dysenterie.

III. — Ulcérations intestinales au cours des maladies infectieuses chroniques

1° *Ulcérations tuberculeuses.* — Nous avons déjà longuement décrit les lésions et les symptômes des entérites tuberculeuses. Nous nous contenterons donc de rappeler ici brièvement leurs principaux caractères.

Les ulcérations tuberculeuses de l'intestin se présentent sous deux formes différentes.

a) Les *ulcérations lenticulaires*, petites, en forme de godets ou de gourde, consécutives à la fonte caséeuse d'un tubercule isolé.

b) Les *grandes ulcérations* ayant soit une direction longitudinale, lorsqu'elles se développent sur une plaque de Peyer, soit une disposition annulaire, lorsqu'elles succèdent à des lésions des vaisseaux sanguins ou lymphatiques.

Peu profondes en général, ces ulcérations se reconnaissent à leurs bords décolés, minces, et surtout à ce qu'à leur niveau on voit toujours sur la face externe de l'intestin un fin semis de granulations tuberculeuses.

Rappelons aussi qu'au niveau du cæcum et du rectum la tuberculose détermine souvent des lésions fibreuses et hypertrophiantes ; la muqueuse présente alors des ulcérations peu profondes, dont la surface est comme villeuse : cet aspect est dû à ce que de petites portions de la muqueuse sont respectées par l'ulcération ; ces petits îlots s'enflamment et bourgeonnent.

2° *Ulcérations syphilitiques.* — Les ulcérations syphilitiques de l'intestin sont des lésions fort rares et encore très mal connues. C'est, semble-t-il, dans la syphilis héréditaire qu'elles ont leur plus grande netteté. Elles succèdent à des gommes dont la partie centrale s'est nécrosée et s'est ouverte dans la cavité de l'intestin : il se forme ainsi une ulcération à bords saillants et verticaux dont le fond est constitué tantôt par des masses gommeuses, tantôt par du tissu cicatriciel. Ce qui d'ailleurs facilite beaucoup le diagnostic anatomique de l'affection et en constitue pour ainsi dire la signature à distance, c'est la coïncidence d'autres lésions d'hérédo-syphilis indéniable chez le nouveau-né.

Dans les cas de syphilis acquise, les observations d'ulcérations intestinales sont beaucoup plus douteuses : dans bien des cas, les sujets étaient nettement tuberculeux et la nature de la lésion pût être constatée. D'après Cornil, on doit, lorsqu'il s'agit d'une lésion syphilitique, retrouver des gommes dans les bords et autour des ulcérations ; le fond de l'ulcération est lui-même gris jaunâtre, dur et fibreux. Enfin, au niveau de l'ulcération, sur la face externe de l'intestin, on trouve un épaississement fibreux du péritoine.

Toutefois, au niveau du rectum, les ulcérations syphilitiques revêtent un aspect facile à reconnaître. Lorsqu'on peut examiner anatomiquement ces lésions, elles tendent vers la guérison et sont plus ou moins modifiées par un tissu fibreux et cicatriciel. Ces ulcérations s'observent jusque sur une étendue de dix centimètres au-dessus de l'anus. Elles occupent plus ou moins régulièrement toute la circonférence du rectum. Assez bien limitée en général, leur fond est formé par un tissu cicatriciel et scléreux. Parfois elles creusent en profondeur pouvant atteindre le tissu cellulaire de la fosse ischiorectale et donner lieu à des abcès et à des fistules. Orth a vu un abcès de ce genre venir s'ouvrir à la paroi abdominale antérieure.

La lésion syphilitique dans ces cas, ne se borne pas d'ailleurs à la production d'ulcérations. Toute la paroi rectale et même le tissu voisin sont envahis par un tissu fibreux dont le développement progressif finit par constituer un rétrécissement du rectum.

3° *Ulcérations amyloïdes.* — Ce sont des ulcérations qui apparaissent sur une muqueuse intestinale atteinte de dégénérescence amyloïde; elles ont été décrites par Colberg; elles peuvent coïncider avec des ulcérations tuberculeuses; mais on peut aussi les observer à l'état isolé.

A l'autopsie, les ulcérations amyloïdes se présentent comme des pertes de subtance plus ou moins étendues, ayant des dimensions très variables, mesurant de quelques millimètres à plusieurs centimètres d'étendue. Elle sont peu profondes, atteignant tout au plus la couche musculaire; sur leur fond, on distingue des stries formées par des artérioles dont la paroi est atteinte de dégénérescence amyloïde. Leurs bords sont nets, à peine renflés; on n'y observe au microscope aucune lésion inflammatoire. Dans l'intervalle des ulcérations, la muqueuse présente aussi des lésions de dégénérescence amyloïde.

Ces ulcérations peuvent se produire dans les cas ou l'on observe la dégénérescence amyloïde (suppurations tuberculeuses prolongées, etc). Quant à leur pathogénie, pour les uns il s'agit d'une nécrose partielle de la muqueuse, consécutive aux lésions amyloïdes des artérioles; pour les autres, les ulcérations résultent des traumatismes que subit la muqueuse intestinale *altérée* de la part des substances alimentaires qui circulent dans l'intestin.

4° *Ulcérations intestinales dans l'actinomycose.* — Enfin, nous rappellerons que, dans l'actinomycose abdominale, on peut voir des foyers de suppuration au niveau du cæcum et au niveau du rectum, s'ouvrir dans la lumière de l'intestin et laisser à leur suite une ulcération à évolution aiguë et souvent curable.

IV. — Ulcérations intestinales d'origine toxique

1° *Ulcérations mercurielles.* — L'exemple le plus net d'ulcérations intestinales d'origine toxique est fourni par les ulcérations mercurielles. Que le poison soit ingéré par la bouche ou introduit par un point quelconque de l'organisme, on observe au niveau de l'intestin les mêmes lésions. Elles ont été étudiées soit sur l'homme, soit sur l'animal; dans tous les cas, il s'agit d'une nécrose de la muqueuse avec infiltration hémorragique au voisinage; les parties nécrosées s'éliminent et l'escarre en tombant laisse une ulcération profonde, assez étendue en général, occupant parfois toute la circonférence de l'intestin. Ces lésions assez rares au niveau de l'intestin grêle, s'observent surtout dans le gros intestin et en particulier dans le cæcum.

2° *Ulcérations urémiques*. — Nous avons décrit les ulcérations urémiques à propos des entérites chroniques. Ces lésions s'observent au cours de l'urémie confirmée. Il s'agit parfois d'ulcérations folliculaires à bords nettement limités, tantôt de vastes ulcérations disséminées dans le côlon, le rectum, parfois dans l'iléon. D'après Lancereaux, on ne les observerait jamais dans l'intestin grêle. Toute la muqueuse intestinale, dans l'intervalle des ulcérations présente les signes d'un catarrhe intense.

3° *Ulcérations consécutives aux brûlures étendues de la peau*. — Si nous rangeons ici les ulcérations intestinales des brûlés, c'est qu'il est très probable qu'elles résultent d'une véritable intoxication. Comme le fait remarquer Gandy, on peut invoquer toute une série de symptômes et de lésions à l'appui de cette hypothèse. Chez les brûlés, on a constaté de l'albuminurie, une augmentation de la toxicité des urines, de l'hémoglobinurie ; le sang souvent altéré présente les caractères du sang laqué (Schultze) ; enfin, dans le foie et dans le rein, on observe des lésions dégénératives des épithéliums.

Ces ulcérations siègent surtout dans la première portion du duodénum ; il est rare d'en rencontrer dans l'estomac, il est rare également d'en trouver dans l'intestin grêle à une certaine distance du duodénum.

Elles peuvent être assez nombreuses; on peut en observer 5 ou 6 à des états plus ou moins avancés de développement. Elles sont de forme irrégulière, quelquefois longues et étroites ; elles se présentent sous les formes les plus variées, depuis l'érosion hémorragique jusqu'aux ulcérations nombreuses et superficielles, jusqu'à l'ulcération large, profonde et perforante.

Souvent la muqueuse dans le voisinage est le siège d'une inflammation intense ; tous ces caractères suffisent à distinguer ces ulcérations de l'ulcère simple du duodénum; d'autre part, leur évolution est beaucoup plus rapide que celle de l'ulcère. L'ulcération apparaît en général sept à quatorze jours après la brûlure. Mais on peut constater des érosions hémorragiques multiples dix-huit heures après l'accident (Ponfick) et la perforation complète de la muqueuse peut être réalisée quatre-vingt-trois heures après la brûlure. Souvent leur évolution est absolulement latente et elles guérissent sans se traduire par aucun symptôme extérieur.

4° *Ulcérations intestinales des nouveau-nés.* — C'est également dans ce groupe des ulcérations toxiques, bien qu'avec plus de réserves, que nous rangerons les ulcérations intestinales des nouveau-nés. Ces lésions s'observent chez les enfants qui succombent deux à trois jours après la naissance après avoir présenté du mélæna. A l'autopsie, on trouve d'une façon constante des ulcérations disséminées sur la muqueuse du duodénum, de l'estomac, de la partie inférieure de l'œsophage. Ces ulcérations sont d'aspect très divers : on trouve, à côté d'ecchymoses de la muqueuse, soit des érosions hémorragiques, soit des ulcérations superficielles, soit des ulcérations profondes et perforantes. Toutes ces lésions ont évolué d'une façon suraiguë, en vingt-quatre ou quarante-huit heures. Leur pathogénie est des plus obscure. Les uns les rapportent à une infection suraiguë, les autres à une auto-intoxication intense ; d'après ces derniers, l'accumulation de substances toxiques dans le sang survient après la ligature du cordon ombilical, lorsque l'organisme de l'enfant est privé brusquement de la circulation placentaire par laquelle s'éliminaient les résidus de la vie des tissus.

Ulcérations dans les maladies constitutionnelles. — Dans la *leucémie*, surtout dans la leucémie aiguë, on observe parfois le développement sur la paroi de l'intestin de lésions qui peuvent donner naissance à des ulcérations à bords saillants : leur fond régulier et lisse est constitué par un amas de cellules lymphatiques.

Dans le *scorbut*, on a noté sur l'intestin des taches hémorragiques ; des érosions qui peuvent creuser en profondeur et constituer de véritables ulcères.

Enfin nous ne ferons que citer pour mémoire, les ulcérations intestinales observées au cours de la *goutte* : leur nature est encore des plus douteuse.

SYMPTOMES DES ULCÉRATIONS INTESTINALES

On peut dire que, d'une façon générale, la symptomatologie des ulcérations intestinales est des plus vagues. Le seul signe pathognomonique, la présence du pus dans les matières fécales, s'observe très rarement, et les autres symptômes, diarrhée, hémorragie, douleurs sont toujours d'une interprétation douteuse. Enfin, il faut ajouter que très souvent les ulcérations intestinales sont complètement latentes ; de sorte qu'au cours des maladies qui peuvent en amener la production, il est impossible, même en l'absence de tout signe positif d'affirmer l'intégrité du tube digestif.

Lorsque la lésion intestinale se traduit par quelques symptômes, le plus important c'est la *présence de pus dans les selles* (Nothnagel). En effet, contrairement à ce que l'on observe dans la vessie ou dans les bronches, le simple catarrhe de l'intestin ne provoque pas de sécrétion purulente ou muco-purulente : il en résulte que, lorsqu'on peut déceler des amas de cellules de pus au miscroscope, le diagnostic d'ulcération s'impose.

Ce pus n'est jamais très abondant d'ailleurs ; on ne peut en soupçonner l'existence que lorsqu'on constate sur les matières des filaments blancs, grisâtres ; mais seul l'examen microscopique peut préciser le diagnostic. Ce n'est qu'avec de vastes ulcérations siégeant au voisinage de l'anus, au-dessus d'un rétrécissement par exemple, qu'il peut exister dans les selles des masses de pus reconnaissables à l'œil nu.

D'ailleurs, lorsque les ulcérations sont situées à une certaine hauteur dans l'intestin, il est impossible de reconnaître même au microscope, la moindre trace de pus. Il a disparu, perdu dans les matières fécales, ou digéré par les sucs intestinaux.

La présence de *sang* dans les matières peut avoir aussi une grande importance *lorsque d'autres signes font songer à la possibilité d'ulcérations intestinales*. Le sang, dans les matières fécales, revêt différents aspects : lorsque l'hémorragie est très abondante, il peut être rendu en nature, même avec une ulcération située très haut dans l'intestin, même avec un ulcère du duodénum. Mais, le plus souvent, il se modifie, l'hémoglobine est réduite en hématine ; les selles demi liquides, ont une coloration noirâtre ou brune et une odeur fétide : c'est le mélæna typique. Lorsqu'il n'existe qu'une petite quantité de sang, mêlée aux matières fécales, si la couleur rouge est bien conservée, c'est qu'il provient de la partie tout à fait terminale du tube digestif.

Enfin, très souvent, le sang dans les matières fécales passe inaperçu : un examen heureux au microscope seul permet de reconnaître au milieu des résidus alimentaires des amas de globules rouges plus ou moins déformés ou des masses de cristaux d'hématine.

Toutefois les ulcérations intestinales peuvent s'accompagner d'hémorragie, mais cet accident est particulièrement fréquent avec les ulcérations à marche rapide, comme celles de la fièvre typhoïde ou de la dysenterie.

La *diarrhée* est un symptôme très inconstant des ulcérations intestinales ; elle peut manquer souvent, même avec des ulcérations très étendues de l'intestin grêle ou du gros intestin. Nous avons déjà signalé ce fait à propos de l'histoire clinique de la tuberculose intestinale, et l'on sait que la constipation s'observe fréquemment dans la fièvre typhoïde. Son absence ne permet donc pas de conclure à l'absence d'ulcération. Il semble toutefois qu'elle soit d'autant plus fréquente que les ulcérations siègent plus bas sur le gros intestin et sont plus étendues : il est rare qu'on ne l'observe pas quand il existe de nombreuses ulcérations dans le côlon descendant et le rectum.

D'après Nothnagel, il ne suffirait pas d'invoquer pour l'expliquer une irritation des extrémités nerveuses de l'intestin mises à nu. Le défaut de résorption de l'eau dans la partie terminale de l'intestin pourrait aussi, d'après le même auteur, jouer un rôle considérable.

Quant à la *douleur*, c'est un signe très inconstant des ulcérations intestinales. Bien différentes en cela de l'ulcère de l'estomac et de l'ulcère du duodénum, les lésions ulcéreuses de l'intestin sont en général indolentes. Lorsqu'il existe des douleurs spontanées, ce sont presque toujours des coliques, dues surtout aux contractions violentes de l'intestin que provoque la lésion intestinale, et non à la lésion elle-même. Du reste, d'après Nothnagel, les douleurs localisées à la pression semblent tenir à la péritonite localisée concomittante, qui accompagne très souvent l'ulcération.

Lorsque l'ulcération siège près de l'anus, elle s'accompagne d'un ténesme plus ou moins intense.

Quant aux troubles de la nutrition qui peuvent accompagner les ulcérations intestinales étendues, ils sont encore fort peu connus.

Toutefois, on a prétendu, rappelons-le, que l'absence d'une quantité notable de muqueuse intestinale, laissait passer dans l'urine des peptones en nature. Chvostek, qui a repris récemment l'étude de ce symptôme, arrive à cette conclusion que la peptonurie peut exister en effet lorsqu'il y a des lésions intestinales, mais que c'est là un signe très inconstant et qui peut manquer malgré la présence de vastes ulcérations.

Traitement des ulcérations de l'intestin. — Dans toute une série de cas que nous ne pouvons pas envisager ici, le traitement des ulcérations intestinales dépend avant tout de leur nature. Les indications thérapeutiques sont d'ordre très divers suivant qu'il s'agit d'ulcérations typhiques, dysentériques, ou consécutives à des lésions appendiculaires. Les ulcérations syphilitiques réclament avant tout un traitement spécifique, les ulcérations stercorales lorsqu'elles sont la conséquence d'un rétrécissement exigent une intervention chirurgicale capable de faire disparaître la sténose du rectum ou de l'intestin.

Il existe pourtant une série d'indications communes à toutes les ulcérations intestinales.

Lorsqu'il existe de la diarrhée, des hémorragies, de la douleur, et surtout s'il s'agit d'ulcération à évolution aiguë, il faut mettre le malade au lit, au repos absolu ; appliquer en permanence sur le ventre des compresses chaudes qui calment la douleur, et, au besoin, immobiliser l'intestin par quelques doses d'opium. Il faut régler la diète du malade ; diminuer tous les aliments qui peuvent léser mécaniquement la muqueuse et amener une perforation ; dans la majorité des cas, c'est au régime lacté absolu qu'il convient d'avoir recours.

Quant au *traitement direct* de l'ulcération, il n'est facile que dans les cas où le gros intestin est en cause. L'intestin grêle est en vertu même de sa situation profonde qui ne le rend accessible que par l'intermédiaire de l'estomac ou du gros intestin beaucoup plus difficilement soumis à un véritable pansement. Cependant, le bismuth à haute dose, le nitrate d'argent, le tannin, les antiseptiques sont communément ordonnés et produisent assez souvent des effets favorables.

Lorsqu'il s'agit d'ulcérations du gros intestin, on peut, à l'aide de lavages à faible pression, porter la substance modificatrice au contact des ulcérations. On peut avoir recours à des solutions étendues de salicylate de soude, de nitrate d'argent, de tannin. Les solutions de sublimé ne seront pas employées, de crainte de provoquer des accidents d'intoxication mercurielle et peut-être même une aggravation du processus ulcéreux.

Les lavages médicamenteux seront faits à faible pression, ils seront d'un volume d'autant plus considérable que la lésion présumée est située plus haut.

CHAPITRE XXI

OCCLUSION INTESTINALE

Définition. — Sous le nom d'occlusion intestinale, on décrit l'ensemble des accidents qui se produisent lorsque le cours des matières fécales dans l'intestin se trouve arrêté.

Dans l'occlusion il y a *arrêt complet* du cours des matières; dans la *constipation*, il y a seulement retard dans leur évacuation.

I. — Nature et mécanisme de l'occlusion intestinale

Les accidents de l'occlusion intestinale peuvent se produire avec ou sans obstacle mécanique à la progression des matières.

On peut dresser des causes de l'occlusion vraie le tableau suivant :

1° *Occlusion intestinale par lésion congénitale ou par vice de développement;*

2° *Compression de l'intestin :*

a) *Compression étroite.* — Hernies internes, étranglement par brides, diverticules;

b) *Compression large.* — Par des tumeurs diverses ou de larges adhérences.

3° *Vices de position de l'intestin.* — Occlusion par volvulus, torsions, coudures de l'intestin;

4° *Obstruction de l'intestin :*

a) Par des éléments qui ne sont pas en continuité avec l'intestin lui-même : calculs biliaires, calculs intestinaux, corps étrangers, masses fécales;

b) Par des éléments en continuité avec l'intestin lui-même : néoplasmes, polypes;

c) Par l'intestin lui-même : invagination intestinale;

5° *Rétrécissements :*

a) Rétrécissement simple;

b) Rétrécissement cancéreux.

1° *Occlusion intestinale par lésion congénitale.*

La cause de beaucoup la plus fréquente de l'occlusion intestinale par lésion congénitale est l'*agénésie* ou l'*imperforation* de l'anus. Lorsque l'anus est imperforé, il se termine par un cul-de-sac dirigé en haut tandis que le côlon se termine par un cul-de-sac dirigé en bas; quelquefois il n'y a qu'une simple membrane entre les deux, d'autres fois, le rectum ne s'est pas développé et le côlon descendant se termine en cul-de-sac à la hauteur du promontoire. Dans 40 p. 100 des cas, d'après la statistique de Leichtenstern, il y avait en même temps une communication anormale du rectum avec une des cavités voisines : vessie, vagin, urèthre. D'après le relevé de plusieurs statistiques, l'imperforation de l'anus ne se serait rencontrée que 3 fois sur plus de 66 000 naissances.

L'atrésie congénitale du côlon et de l'intestin grêle serait plus rare encore; sur 375 cas d'atrésie congénitale, 10 portaient sur le côlon et 74 sur l'intestin grêle (Leichtenstern).

Le *rétrécissement congénital du côlon* porte le plus souvent sur l'S iliaque; il est ordinairement attribuable à une poussée de péritonite fœtale. Le rétrécissement de l'intestin grêle se montre de préférence au niveau du duodénum, plus rarement sur l'iléon.

Le *rétrécissement congénital du duodénum* se produit au niveau de l'embouchure du canal cholédoque ou à la limite du duodénum et du jéjunum. Il se forme souvent dans ces points une valvule qui paraît être une valvule de Kerckrings anormalement développée.

Le plus souvent, le rétrécissement congénital de l'iléon s'observe au niveau de l'orifice iléo-cæcal, ou un peu plus haut à l'insertion du canal omphalo-mésentérique.

La péritonite fœtale peut être la cause d'une série de rétrécissements irrégulièrement situés sur l'intestin; quelquefois ces rétrécissments sont multiples sur le même sujet.

2° *Compression de l'intestin.*

a) *Compression étroite.* — L'occlusion est due quelquefois à l'étranglement de l'intestin par le bord d'un orifice naturel ou artificiel, par une bride étroite, par l'appendice cæcal ou un diverticule de l'intestin, le diverticule de Meckel, en particulier.

Hernies internes. — De véritables hernies peuvent se faire à l'intérieur de l'abdomen par suite de la pénétration d'une anse intestinale dans un orifice naturel ou accidentel. Ces hernies peuvent s'étrangler de la même façon que les hernies externes au niveau des orifices de la paroi abdominale. Voici les principales :

La *hernie rétropéritonéale de Treitz* ou *hernie duodéno-jéjunale* se produit au-dessous du repli que forme le méso-côlon transverse en passant au-dessus de la veine mésentérique supérieure, c'est-à-dire au niveau du point où le duodénum pénètre dans le mésentère. Cette hernie peut être très volumineuse et décoller l'épiploon transverse sur une notable partie de son étendue.

Les *hernies péricæcales* se produisent au voisinage du cæcum, en refoulant le péritoine au niveau des fossettes de la région. Il peut s'en produire de la même façon au voisinage de l'S iliaque.

L'intestin peut s'engager dans l'*hiatus de Winslow*, ou encore dans des *orifices anormaux du grand épiploon.*

Les *hernies diaphragmatiques* sont assez différentes les unes des autres. Le diaphragme peut manquer partiellement en vertu d'un arrêt de développement et les viscères abdominaux se trouver ainsi directement en contact avec les viscères intra-thoraciques par une véritable ectopie : c'est la *fausse hernie diaphragmatique.*

La *hernie vraie*, beaucoup plus rare, possède un sac ; elle se fait à travers des dépressions ou des orifices normaux du diaphragme plus ou moins distendus. Le plus souvent, il y a déplacement de plusieurs organes : estomac, côlon transverse, épiploon, instestin grêle, foie, pancréas.

Jonnesco a rassemblé 19 observations d'étranglement aigu, par hernie interne, elles se décomposaient ainsi : 8 hernies jéjuno-duodénales, 7 péricæcales, 1 intersigmoïde, 3 par l'hiatus de Winslow. Il n'a pu trouver dans la science que 3 exemples d'étranglement chronique : 2 hernies duodénales, 1 hernie dans l'hiatus de Winslow.

Étranglement par brides. — C'est une des causes les plus fréquentes de l'occlusion intestinale ; l'étranglement est assez souvent causé par une mince membrane due à l'inflammation péritonéale. Ces membranes peuvent former des *arcades* au-dessous desquelles l'intestin se hernie, ou des *cordons* allongés qui peuvent entourer le pédicule d'une anse intestinale et l'étrangler, soit en se resserrant, soit en formant un nœud. Les brides péritonéales peuvent représenter encore l'axe rigide autour duquel se tord une anse de l'intestin.

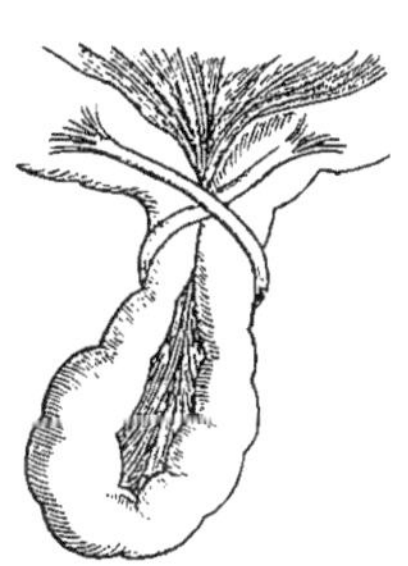

Fig. 51. — Étranglement d'une anse intestinale par une bride étroite.

C'est dans le petit bassin que ces brides donnent lieu le plus souvent à des accidents d'étranglement intestinal, non seulement à cause de la fréquence des inflammations péritonéales dans cette région, mais aussi à cause de l'étroitesse de la cavité et de la rigidité de ses parois sur lesquelles les fausses membranes prennent un point d'implantation solide.

Étranglement par des diverticules de l'intestin. — Le diverticule de Meckel, vestige du canal vitellin s'implante aux environs de la valvule iléo-cæcale, en général sur la face convexe de l'intestin; on le trouverait 1 fois sur 50 autopsies d'après Augier. Sa longueur varie de 2 à 16 centimètres, il se termine par une extrémité arrondie ou plus ou moins renflée, habituellement libre et flottante. Le diverticule peut devenir une cause d'étranglement intestinal soit en s'enroulant autour du pédicule d'une anse, soit en se fixant à distance par des adhérences péritonéales. Le nœud formé par le diverticule peut-être à *anse simple* ou *double;* on a fait jouer un rôle à l'ampoule par laquelle le diverticule se termine souvent : son renflement empêcherait le nœud de se défaire.

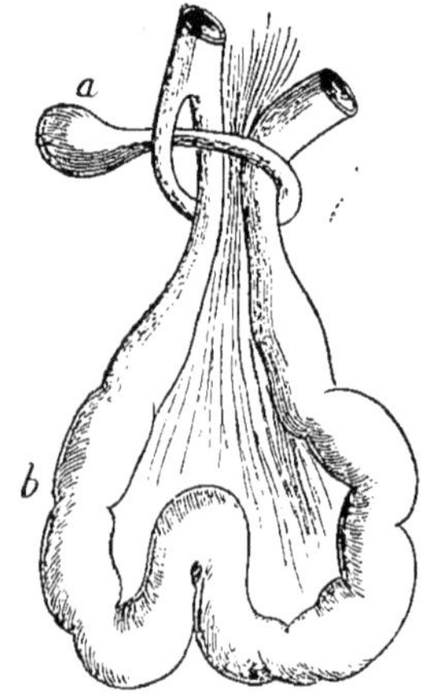

Fig. 52. — Etranglement d'une anse intestinale par le diverticule de Meckel (d'après Leichtenstern).

L'appendice vermiforme du cæcum peut quelquefois se comporter de la même façon et devenir une cause d'étranglement.

b) *Compression large.* — Elle succède à l'aplatissement produit sur l'intestin par des tumeurs volumineuses de nature très variée; d'origine utérine, ovarique, mésentérique, biliaire, pancréatique, ou par un organe hypertrophié comme l'utérus, la rate et le rein. La grossesse extra-utérine a été plusieurs fois la cause de l'occlusion intestinale.

Ces compressions par tumeurs se produisent avec une facilité plus grande dans le bassin : il en résulte que le rectum est la partie la plus exposée à ce genre d'occlusion.

Au point de vue de leur évolution, on peut distinguer les causes de compression en deux grandes catégories suivant qu'elles agissent rapidement ou lentement.

3° *Vices de position de l'intestin.* — Sous cette rubrique, nous comprenons les causes d'occlusion par volvulus, torsion ou coudure de l'intestin,

Le *volvulus* est constitué par une torsion de l'intestin autour d'un axe résistant formé par le mésentère ou le méso-côlon. La longueur exagérée et la laxité du mésentère sont une condition anatomique qui favorise beaucoup la production du volvulus.

L'S iliaque est particulièrement prédisposée à cet ordre d'accident. En effet, elle s'emplit souvent de matières fécales sous l'influence de la constipation et son mésentère s'allonge. L'anse toute entière peut alors tomber en avant en tordant son pédicule mésentérique, ou en se renversant complètement. Il en résulte une coudure au niveau des deux extrémités de l'S. Le volvulus de l'S iliaque, d'après Trèves représenterait le quarantième de tous les cas d'occlusion intestinale. L'iléo-jéjunum pourrait se tordre de la même façon dans son entier lorsque le mésentère est très long et que ses deux extrémités s'insèrent presque perpendiculairement à la colonne vertébrale.

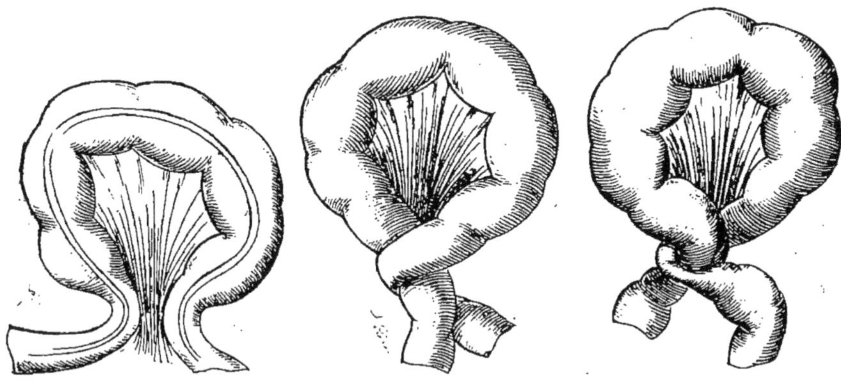

Fig. 53. — S iliaque avec son méso. Fig. 54. — Torsion de l'S iliaque. Fig. 55. — Torsion de l'S iliaque.

Torsion de l'intestin autour de son axe. — A la torsion de l'intestin autour de son mésentère, on oppose la torsion de l'intestin autour de son axe. Comme le fait remarquer Leichtenstern, c'est en réalité une coudure latérale produite par le déplacement de l'intestin; elle s'observe le plus souvent sur le cæcum et le côlon ascendant. Le cæcum pourvu d'un méso trop long se retourne en quelque sorte en se tordant sur lui-même de façon telle que sa face antérieure devient postérieure. Des adhérences ou même la simple pression produite par le mésentère d'autres anses intestinales, le maintiennent dans cette situation normale.

Coudures. — La flexion de l'intestin formant un angle plus ou moins aigu ouvert du côté du mésentère est une cause d'occlusion dans certains cas surtout lorsque l'intestin se trouve ainsi fixé par une adhérence péritonéale.

Nœuds de l'intestin. — Ils se produisent le plus souvent par la torsion et l'enroulement de l'S iliaque autour d'une anse de l'intestin grêle prise comme axe. C'était le mécanisme de l'occlusion par nouure 12 fois sur les 21 cas relevés par Leichtenstern. L'anse de l'S iliaque longuement pédiculée s'insinue d'abord en arrière du pédicule d'une anse de l'intestin grêle, se trouve relevée au devant de ce pédicule pour retomber encore derrière lui. Un schéma fera mieux comprendre le mécanisme de ce déplacement.

Cet accident qui donne lieu à une occlusion intestinale à début brusque et à évolution suraiguë n'a été observée que chez l'homme, jamais chez la femme.

Plus rarement des nouures semblables se produisent sur l'intestin grêle. Rarement aussi le côlon muni d'un long méso s'enroule autour du pédicule d'une anse de l'intestin grêle.

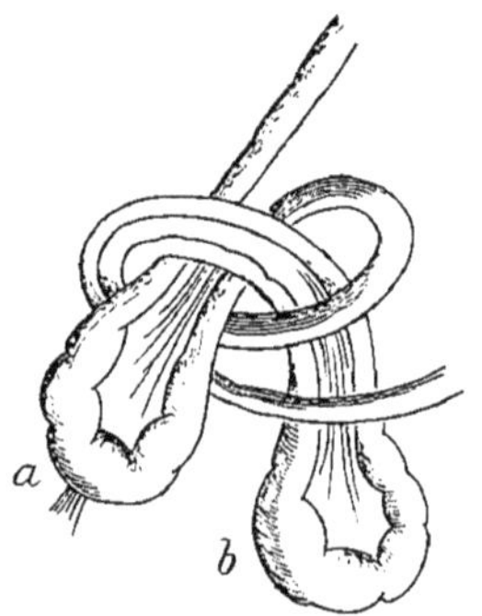

Fig. 56. — Nouure simple de l'intestin (d'après Leichtenstern).

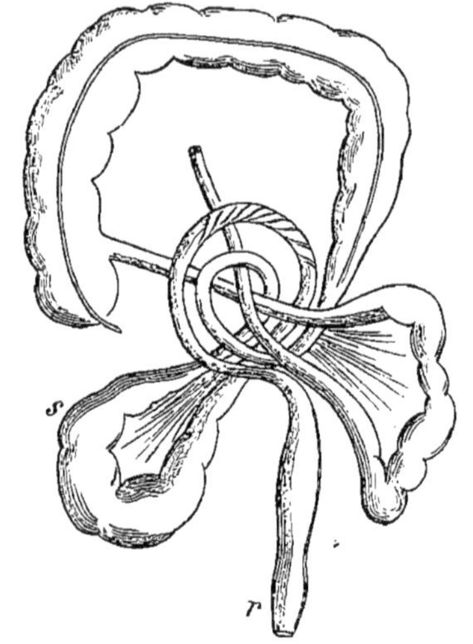

Fig. 57. — Nouure complexe de l'intestin (d'après Leichtenstern).

Les mouvements péristaltiques exagérés facilitent la production de ces nouures et de ces torsions, aussi les a-t-on vues souvent être précédées par des poussées de diarrhée avec coliques intenses.

L'étranglement du pédicule des anses intestinales tordues ou enroulées l'une autour de l'autre amène la compression des veines, la stase sanguine, et quelquefois même la gangrène au delà du siège de la compression.

4° *Obstruction intestinale.* — L'obstruction intestinale se trouve réalisée par l'accumulation dans la lumière de l'intestin de corps qu'il est incapable de faire progresser et d'évacuer.

L'obstruction de l'intestin peut être produite :

a) Par des éléments qui ne sont pas en continuité avec l'intestin ;

b) Par des éléments en continuité avec l'intestin ;

c) Par l'intestin lui-même (invagination).

a) *Obstruction par des éléments qui ne sont pas en continuité avec l'intestin.* — Les substances de cet ordre qui peuvent obstruer l'intestin sont les calculs biliaires, les calculs intestinaux, les matières fécales et des corps étrangers très variés. Le passage des calculs biliaires dans l'intestin peut devenir la cause d'accidents d'obstruction intestinale, lorsqu'ils sont volumineux et surtout lorsqu'il existe déjà quelque lésion qui diminue la lumière de l'intestin ou un affaiblissement de ses mouvements péristaltiques.

Les calculs biliaires notablement plus volumineux que ceux qu'on observe communément peuvent s'être produits et avoir cheminé dans des voies biliaires fortement dilatées, ou encore être parvenus directement de la vésicule dans le duodénum ou le côlon par une fistule.

Ils s'arrêtent le plus souvent dans le duodénum ou dans la partie inférieure de l'iléon.

Ils peuvent quelquefois donner lieu à des accidents d'occlusion intestinale incomplets ou passagers; ils peuvent aussi amener la mort : Leichtenstern en a relevé 52 observations.

Les calculs biliaires peuvent au point où ils s'arrêtent amener la production d'une dépression qui constitue quelquefois une sorte de diverticule artificiel de l'intestin. Ils peuvent alors se revêtir d'une couche crétacée formée par des sels dont l'origine est exactement celle que nous avons attribuée à la lithiase intestinale : phosphate et carbonate de chaux, phosphate ammoniaco-magnésien. Au-dessous d'une couche d'encroûtement périphérique, on retrouve la structure et la composition habituelle des calculs biliaires.

Les accidents d'obstruction dus à la pénétration d'un calcul biliaire dans l'intestin se trouvent, on le comprend, intimement liés à ceux de la lithiase biliaire; l'occlusion succède à plus ou moins bref délai à la colique hépatique qui a marqué le cheminement du calcul des voies biliaires dans l'intestin.

Calculs intestinaux. — Nous avons étudié la lithiase intestinale dans un chapitre antérieur; nous nous contenterons de dire ici qu'un calcul volumineux ou qu'une accumulation de calculs plus petits pourront amener l'obstruction de l'intestin.

Matières fécales. — L'accumulation des matières dans le gros intestin peut être la cause de véritables phénomènes d'obstruction. La stase des matières fécales dans le gros intestin est fréquente, elle existe en somme toutes les fois qu'il y a constipation. Le nombre des cas dans lesquels des manifestations d'obstruction intestinale se produisent est rare relativement au nombre considérable des constipés. Les vieillards y sont particulièrement prédisposés.

L'accumulation des matières fécales se fait de préférence dans le cæcum, l'S iliaque et le rectum. Elle peut donner lieu à la *tumeur stercorale* que nous avons décrite déjà à propos de la constipation, tumeur quelquefois très considérable, dure ou molle, quelquefois rendue douloureuse par l'inflammation de la partie du gros intestin qui en est le siège.

L'obstruction intestinale chez ces grands constipés ne se fait pas en général brusquement, elle se produit lentement par une aggravation progressive des accidents dus à la constipation : inappétence, flatulence, distension gazeuse de l'abdomen, état nauséeux, vomituritions. Le malade accuse des coliques souvent très pénibles. Les vomissements surviennent assez tardivement; tout d'abord alimentaires ils peuvent même devenir bilieux et même fécaloïdes. L'émission des gaz se trouve supprimée. L'ensemble symptomatique de l'occlusion intestinale se trouve ainsi réalisé. Cependant la guérison peut se produire sous l'influence d'une débâcle spontanée ou provoquée. Il n'est pas rare que des crises d'obstruction se présentent ainsi à des intervalles plus ou moins éloignés.

L'occlusion peut résulter de l'obstruction fécale du gros intestin sans sténose préalable, favorisée peut-être par la paralysie de l'intestin sus-jacent ; mais elle peut aussi venir compliquer un retrécissement antérieur. Le début est alors plus souvent aigu que lorsqu'il n'existe pas de lésion antérieure de l'intestin.

L'examen du ventre, le toucher rectal ou le toucher vaginal peuvent faire reconnaître l'existence d'une tumeur stercorale du cæcum, de l'S iliaque ou du rectum. Lorsqu'il existe une tumeur stercorale considérable du cæcum ou de l'S iliaque, on peut, si le météorisme n'est pas trop marqué, en reconnaître la saillie et constater de la matité à ce niveau.

Corps étrangers. — Beaucoup de corps étrangers peuvent parcourir tout le tube digestif et être rejetés par l'anus sans avoir causé d'accident d'occlusion intestinale. Toutefois leur nature, leur nombre, les rugosités ou les aspérités de leur surface, les lésions préalables de l'intestin ou les viciations de sa motricité peuvent faire que ces corps étrangers obstruent complètement la lumière de l'intestin et qu'il se produise ainsi des accidents de véritable occlusion.

On a pu retrouver dans l'intestin, comme dans l'estomac, les objets les plus variés et quelquefois les plus singuliers : billes de verre ou de marbre, petits cailloux, morceaux de verre, de bois, de fer, on y a même vu des lames de couteau, une fourchette, une clef, etc.

Ces objets ont été déglutis par des aliénés, des enfants, des hystériques, quelquefois dans un but de suicide, quelquefois par accident. La déglutition de paquets de cheveux a été assez souvent observée chez des hystériques.

Les corps étrangers peuvent suivant les cas provoquer rapidement des accidents graves ou séjourner pendant un certain temps dans une partie de l'intestin avant que les phénomènes d'occlusion apparaissent.

Il faut ranger dans une catégorie particulière les corps étrangers et les résidus indigestes déglutis avec les aliments : noyaux de fruits, peaux, pépins, écailles, arêtes de poisson, fibres végétales qui, en général, agissent par leur accumulation soit dans le cæcum soit dans le rectum.

L'obstruction rectale est quelquefois causée par un ou plusieurs corps étrangers introduits dans l'anus à la suite de manœuvres honteuses ou d'actes d'aliénation.

Vers intestinaux. — Obsédés par l'idée du rôle considérable des vers intestinaux dans la genèse des maladies, les anciens auteurs admettaient l'existence d'un *iléus vermineux* c'est-à-dire une obstruction de l'intestin par un amas d'ascarides. Leichtenstern qui a étudié la question, déclare ne pas être convaincu de la réalité de cette variété d'obstruction.

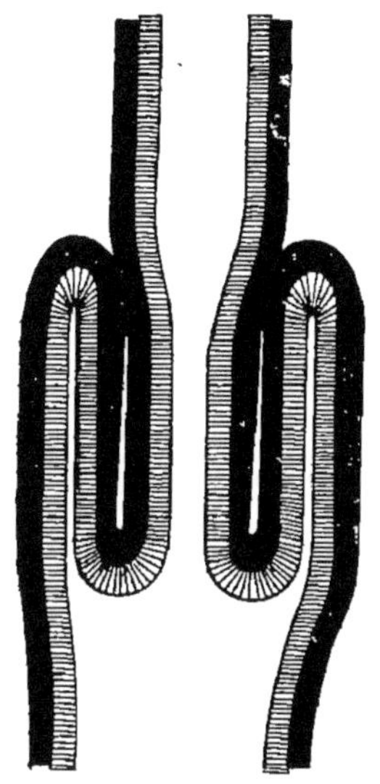

Fig. 58. — Schéma de l'invagination intestinale d'après Boas. (La tunique musculaire est représentée par le trait noir plein, la tunique muqueuse par la bande striée.)

c) *Invagination.* — Cruveilhier en a donné une définition très claire et très simple. « Le mot invagination désigne un mode de déplacement du canal intestinal qui consiste dans l'introduction ou intussusception d'une portion de l'intestin dans la portion qui lui fait suite, de telle sorte que la première est entraînée dans la deuxième à la manière d'un doigt de gant. » Ainsi se fait l'obstruction de l'intestin par l'intestin lui-même.

Au niveau d'une invagination intestinale, il existe trois cylindres intestinaux qui se recouvrent et s'engainent successivement. De dehors en dedans, on rencontre successivement la *gaine* formée par l'intestin invaginant et le *boudin* invaginé constitué par deux cylindres intestinaux adossés l'un à l'autre par leur séreuse.

Le pli circulaire au niveau duquel le boudin s'enfonce dans la gaine porte le nom de *collier de l'invagination.* L'extrémité de l'anse invaginée s'appelle la *tête de l'invagination.*

L'invagination telle que nous venons de la décrire est l'invagination *totale* ou *centrale.* On décrit aussi une invagination *partielle* ou *latérale.* Elle se produit lorsqu'une tumeur pédiculée de la face muqueuse de l'intestin s'enfonce dans l'anse sous-jacente, entraînant avec elle la partie de l'intestin à laquelle elle est fixée.

L'intestin n'est pas un tube libre d'adhérences ; il est attaché à la colonne vertébrale par son mésentère qui l'accompagne dans son invagination. La présence du mésentère a pour conséquence une déviation plus ou moins marquée dans l'axe de l'invagination, qui présente une concavité ou même une coudure plus ou moins accusées. La longueur du boudin invaginé se trouve diminuée par la présence du mésentère, plus ou moins, suivant sa laxité plus ou moins grande. L'étranglement du mésentère peut être la cause de lésions graves sur lesquelles nous reviendrons plus loin.

Le plus souvent l'invagination est *descendante*, c'est-à-dire que le boudin s'enfonce dans l'anse sous-jacente ; plus rarement, on observe le déplacement en sens inverse ; c'est l'invagination *ascendante*. Hunter avait proposé d'appeler la première variété invagination *progressive*, la seconde, invagination *rétrograde*.

La masse d'une invagination simple telle que nous venons de la décrire peut s'enfoncer à son tour dans l'intestin sous-jacent : l'invagination est *doublée* (Duchaussoy), elle compte alors cinq tuniques superposées. L'invagination doublée, pourrait elle-même s'invaginer à son tour et donner lieu à l'invagination triplée de Duchaussoy qui compte sept tuniques.

Lésions secondaires. — Nous venons de décrire l'invagination, en nous plaçant exclusivement au point de vue mécanique ; mais parfois l'intestin invaginé et le péritoine qui l'entoure ne tardent pas à réagir ; des lésions inflammatoires ou nécrosantes se surajoutent à l'intussusception.

Cependant, comme l'a bien fait voir Rafinesque dans son excellente étude sur l'invagination chronique, l'intestin peut rester invaginé pendant très longtemps sans présenter de lésions, et sans amener l'apparition des accidents d'occlusion intestinale.

Trop souvent, il n'en est pas ainsi. Les parois intestinales s'enflamment, les séreuses péritonéales en contact se soudent, il se fait des adhérences de voisinage, de telle sorte que la désinvagination de l'intestin devient impossible. Ce n'est pas tout, le collier de l'invagination joue vis-à-vis du boudin invaginé le rôle de l'anneau d'une hernie dans l'étranglement herniaire. La compression des veines du mésentère à ce niveau amène la congestion et la tuméfaction du boudin invaginé qui devient œdémateux, ecchymotique. Il peut se mortifier et s'éliminer d'un seul bloc par une sorte de résection spontanée qui a quelquefois amené la guérison. La gaine elle-même s'enflamme ; comprimée par le boudin augmenté de volume, elle peut s'ulcérer. On a vu le boudin faire saillie dans le péritoine à travers une semblable ulcération.

Des perforations peuvent se produire, beaucoup moins graves lorsqu'elles siègent au-dessous que lorsqu'elles siègent au-dessus du collier; dans ce dernier cas, elles sont à peu près fatalement suivies de la pénétration des matières fécales dans la cavité péritonéale et par conséquent d'une péritonite suraiguë.

La perforation dans l'invagination intestinale serait une cause de mort dans un peu plus du sixième des cas d'après Leichtenstern : 28 fois sur 175 observations.

La guérison spontanée à la suite de l'élimination du boudin ne peut se produire que s'il s'est fait des adhérences suffisamment complètes au niveau du collier; le travail d'élimination demande en général de 20 à 30 jours. L'élimination spontanée du boudin invaginé se produit beaucoup plus fréquemment dans l'intestin grêle que dans le gros intestin, 2 ou 3 fois plus souvent environ.

Si la mortification et la gangrène spontanée du boudin peuvent amener la guérison spontanée, elles peuvent aussi être une cause de grands dangers, immédiats ou consécutifs. En effet, si les adhérences au niveau du collier sont insuffisantes, elles peuvent laisser fuser de la matière intestinale dans le péritoine. Il peut se faire que la soudure correspondant à la section cède sous l'influence des mouvements de l'intestin. Enfin la cicatrice peut devenir plus tard le point de départ d'un rétrécissement annulaire.

Siège de l'invagination. — Elle peut se rencontrer sur toutes les parties de l'intestin et Leichtenstern distingue d'après leur siège les variétés suivantes : invagination duodénale, duodéno-jéjunale, jéjuno-iliaque, iliaque, iléo-cæcale, iléo-colique, colique, colico-rectale et rectale. Les plus fréquentes sont les invaginations qui se produisent dans le voisinage du cæcum : *iléo-cæcale* et *iléo-colique.*

L'invagination iléo-cæcale est la plus commune; l'extrémité de l'iléon s'enfonce dans le cæcum, l'orifice iléo-cæcal représentant la tête du boudin. Cette variété prend souvent la forme chronique. Chez les enfants, le côlon présente une grande mobilité et l'intestin invaginé, comprenant tout le côlon peut descendre jusque dans le rectum et même faire saillie à l'extérieur à travers l'anus.

Quelquefois encore, l'iléon s'invagine à travers l'orifice iléo-cæcal dilaté; enfin, beaucoup plus rarement, on voit une invagination de l'extrémité de l'iléon s'engager dans le cæcum, de façon à former une invagination redoublée à cinq cylindres intestinaux superposés.

Etiologie et mécanisme de l'invagination. — L'invagination s'observe surtout dans le jeune âge; sur 473 observations relevées par Leichtenstern, la moitié concernaient des enfants de 1 à 10 ans ; un quart des cas s'étaient produits au cours de la première année, après le troisième mois. Chez les enfants, l'invagination iléo-cæcale est de beaucoup plus fréquente, tandis que, chez les adultes, l'invagination de l'iléon et l'invagination cæcale se présentent avec une fréquence à peu près égale.

On a beaucoup discuté sur le mécanisme de l'invagination.

Dans la théorie de l'*invagination paralytique*, on admet qu'un segment intestinal se trouvant relâché, le segment supérieur animé de mouvements péristaltiques exagérés vient s'engager dans sa cavité, mécanisme qui se comprend mal du reste.

La théorie de la *contracture* admet qu'un segment de l'intestin transformé en une sorte de tige rigide par la contracture de ses anses circulaires s'enfonce dans le segment sous-jacent. Quelle force l'y pousse ? on ne le dit pas.

Ernest Besnier, après avoir discuté les théories émises, attribue un rôle important au glissement passif de l'intestin dans lui-même, comme premier temps de l'invagination, et à la contraction active de la gaine dans un second temps.

Un segment de l'intestin resserré sur un boudin fécal, ou encore un segment de l'intestin contracturé, s'enfonce passivement, *par son propre poids*, dans le segment sous-jacent, pendant une période de relâchement de celui-ci. Le retournement en doigt de gant se trouve ainsi commencé. L'anse réceptrice se contracte et fait cheminer l'intestin invaginé de la même façon qu'elle aurait fait cheminer un bol fœcal; l'invagination se continue ainsi jusqu'à ce qu'elle soit arrêtée par la tension de l'attache mésentérique. La gaine aurait ainsi un rôle actif dans l'intussusception, elle déglutirait le boudin, dès que ce boudin se trouverait amorcé.

On comprend de cette façon la rareté des invaginations ascendantes. Leichtenstern va même jusqu'à rejeter l'existence des invaginations rétrogrades en dehors de l'agonie et de la péritonite. Or les invaginations agoniques sont des invaginations très spéciales, qui ne sont jamais accompagnées de phénomènes inflammatoires.

On a vu l'invagination intestinale se produire avec une fréquence relative dans la dysenterie chronique, dans des cas de diarrhée ou de constipation chroniques, à la suite de commotions et de contusions de l'abdomen, au moment du sevrage chez les enfants, conditions qui toutes amènent une certaine perversion dans la motilité de l'intestin.

Les néoplasmes et en particulier les polypes de l'intestin favorisent la production de l'invagination intestinale. La tumeur intestinale surtout lorsqu'elle est pédiculée est déglutie par l'intestin; elle entraîne à sa suite l'intestin sus-jacent. Les sténoses circulaires peuvent aussi, mais plus rarement, devenir une cause d'intussusception.

5° *Rétrécissement de l'intestin.* — Les rétrécissements de l'intestin dus à une lésion propre de sa paroi se distinguent en *rétrécissements fibreux simples* et *rétrécissements cancéreux*.

a) *Rétrécissement fibreux simple.* — Il est le plus souvent d'*origine cicatricielle* et consécutif à une ulcération.

D'après Nothnagel, le rétrécissement cicatriciel succéderait le plus souvent à des ulcérations tuberculeuses ou à des ulcérations stercorales. Viendraient ensuite, par ordre de fréquence décroissante, la sténose consécutive à l'ulcus du duodénum, aux ulcérations dysentériques, aux ulcérations folliculaires et syphilitiques.

Malgré l'opinion classique, la sténose intestinale par cicatrices d'origine dysentérique serait très rare. En effet, Woodward a donné le relevé statistique des cas de dysenterie observés pendant la guerre de sécession des États-Unis d'Amérique. Sur 287.522 cas de dysenterie dont 28.450 de dysenterie chronique, ayant causé 9 431 décès dont 3 855 dus à la dysenterie chronique, on n'a pas relevé un seul cas de sténose cicatricielle de l'intestin. En admettant même que quelques cas de ce genre aient échappé à l'observation, leur rareté n'en reste pas moins très grande (Nothnagel). Leur réalité ne peut cependant pas être mise en doute; il en existe dans la science un certain nombre d'exemples probants.

La *sténose intestinale d'origine tuberculeuse* autrefois inconnue peut actuellement être considérée comme relativement fréquente. Les lésions tuberculeuses donnent lieu le plus souvent à des rétrécissements multiples. Dans un cas de Litten, il existait six rétrécissements sur une anse intestinale. Darier a compté huit rétrécissements cicatriciels de l'intestin grêle formés par une bride muqueuse dans laquelle se rencontraient des follicules tuberculeux.

Nothnagel fait remarquer que ces sténoses d'origine tuberculeuse se produisent quelquefois sans que rien dans la santé du malade ait pu faire soupçonner l'existence d'une lésion de cet ordre. Il peut être quelquefois difficile, même après l'autopsie, de démontrer sa nature exacte. On trouvera dans un autre chapitre l'histoire si curieuse de la forme scléreuse et hypertrophique de la typhlite tuberculeuse prise pendant longtemps pour une lésion cancéreuse. Il n'est pas impossible que certains rétrécissements hypertrophiques d'autres régions de l'intestin et surtout du rectum, encore actuellement indéterminés ou attribués à tort à la syphilis, soient en réalité de nature tuberculeuse.

La sténose cicatricielle de l'intestin grêle d'*origine typhique*, est d'une grande rareté, ce qui tient sans sans doute à ce que les ulcérations ne sont que rarement annulaires.

On a vu le rétrécissement se produire après la réduction d'une hernie étranglée, à la suite des lésions ulcéreuses de l'intestin au niveau de l'anneau herniaire. On peut en rapprocher le rétrécissement consécutif à l'élimination spontanée du boudin dans l'invagination intestinale.

Des accidents de sténose intestinale ont été observés quelquefois, mais rarement à la suite de traumatismes de l'abdomen : chutes, coup de pied de cheval, etc.

Quelquefois il a été impossible de déterminer la nature de certains rétrécissements de l'intestin. C'était le cas chez une jeune fille de vingt-deux ans à laquelle Kœberlé, en 1881, a réséqué deux mètres d'intestin. Il se trouvait sur la partie de l'intestin ainsi enlevée quatre rétrécissements qui ont paru pouvoir être rapportés à une ulcération suppurative des plaques de Peyer, mais dont l'examen histologique fait par un auteur aussi compétent que Recklinghausen n'a pu fixer la nature.

Le *rétrécissement du rectum* réclame une mention plus particulière. Il est beaucoup plus fréquent chez les femmes que chez les hommes, 190 cas contre 25 (Nothnagel). Les causes sont multiples: ulcérations tuberculeuses, dysentériques, opérations chirurgicales, résection du rectum prolabé, excision des hémorrhoïdes, etc., ulcérations par des corps étrangers, blessure par canules, inflammation du tissu cellulaire périrectal, de la glande de Bartholin chez la femme.

On a observé assez souvent des rectites hypertrophiques sténosantes; on les a le plus souvent attribuées à des lésions vénériennes : rectite blennorrhagique, chancre simple, chancre syphilitique, syphilome ano-rectal de Fournier; mais il est certain qu'on a aussi quelquefois englobé des lésions en réalité d'autre nature, par exemple des lésions dues à la tuberculose.

Siège du rétrécissement. — D'après Trèves, le rétrécissement est six fois plus fréquent dans le gros intestin que dans l'intestin grêle. Dans le gros intestin, il atteint le plus souvent le rectum, puis, d'après un ordre de fréquence décroissant, l'S iliaque, le côlon descendant, et les coudes du côlon.

b) *Rétrécissement cancéreux.* — Pour sa description nous renverrons au chapitre consacré au cancer de l'intestin.

II. — Lésions secondaires a l'occlusion intestinale

L'occlusion de l'intestin amène des modifications plus ou moins marquées, plus ou moins étendues du tube digestif. Il convient, à l'exemple de Nothnagel, de les étudier séparément dans l'occlusion à marche rapide et dans l'occlusion à marche lente.

Occlusion à marche lente. — Au-dessous du point sur lequel siège l'occlusion, l'intestin est vide et rétracté; au-dessus, au contraire, il est dilaté, plus ou moins, et sur une étendue variable. Lorsque l'occlusion durait depuis longtemps, on constate souvent une hypertrophie des tuniques musculaires dont les fibres lisses deviennent plus volumineuses sans que leur nombre augmente. Herczel a fait sur ce sujet, chez le chien, de curieuses expériences; il a vu l'hypertrophie des tuniques musculaires apparaître vers le quatrième jour de l'occlusion et devenir très évidente le neuvième.

Les veines et les capillaires sont dilatés. Il y a souvent des lésions de la muqueuse et de la sous-muqueuse. La muqueuse est rouge enflammée; on y voit quelquefois des *ulcérations* analogues aux ulcérations causées par la stase des matières stercorales; elles peuvent être très nombreuses et couvrir une notable étendue de la muqueuse dans l'intestin dilaté au-dessus de l'obstacle.

Ces ulcérations peuvent être le point de départ de *perforations;* s'il ne s'est pas établi d'adhérences péritonéales, elles amènent l'éclosion d'une péritonite aiguë.

On a noté non seulement la dilatation de l'intestin au-dessus de l'obstacle, mais aussi son allongement; cela a paru évident surtout pour le côlon lorsque l'occlusion siégeait à sa partie inférieure.

Occlusion aiguë. — Lorsque l'occlusion se fait rapidement, certaines des modifications indiquées dans le paragraphe précédent n'ont pas le temps de se produire, de là des différences qu'il convient de signaler. Les lésions varient du reste d'une assez notable façon suivant la modalité anatomique de l'occlusion.

On ne constate ni l'hypertrophie des tuniques musculaires, ni l'entérite, ni les ulcérations de la muqueuse observées dans l'occlusion chronique.

Au-dessus de l'obstacle, il existe une distension gazeuse de l'intestin qui tend à remonter dans la direction de l'estomac et à envahir l'intestin lui-même, mais qui reste cependant limité pendant un temps plus ou moins long aux anses immédiatement sus-jacentes; c'est ainsi que la distension à la suite d'une occlusion de la partie inférieure du côlon reste pendant quelque temps limitée au gros intestin, les gaz ne pouvant franchir l'orifice iléo-cæcal.

L'*étranglement du mésentère* qui se produit dans certaines variétés d'occlusion, le volvulus, l'invagination, l'étranglement par la production de nœuds, a une importance considérable. La compression des veines amène la stase sanguine dans l'anse correspondante; il en résulte une turgescence sanguine, qui peut aller jusqu'à produire l'effusion d'une sérosité sanglante dans la cavité de l'intestin et même dans le péritoine. Les tuniques intestinales se tuméfient, s'épaississent et il peut résulter de la viciation de la circulation sanguine une véritable mortification, une véritable gangrène. Quand il s'agit de l'invagination intestinale, cette mortification peut dans certains cas ne pas avoir de conséquences graves, elle peut se produire sans qu'il y ait effusion des matières fécales dans le péritoine. La guérison peut même se produire spontanément après l'élimination du boudin. En dehors de ces conditions particulières, la nécrose des parois intestinales amène une péritonite suraiguë.

D'après différents auteurs, et les expériences de Kader sont tout à fait favorables à cette conception, les anses intestinales congestionnées par la stase veineuse, deviendraient rapidement le siège d'un météorisme considérable, en vertu des viciations dans l'échange des gaz, et sans doute aussi du relâchement des tuniques musculaires.

III. — Séméiologie générale de l'occlusion intestinale

La rapidité plus ou moins grande avec laquelle se produit l'occlusion de l'intestin a une influence considérable sur son expression symptomatique, et il convient d'étudier successivement l'occlusion à marche aiguë et l'occlusion à marche lente.

A. Occlusion a marche aigue. — Elle peut débuter sans prodrôme d'une façon suraiguë ; quelquefois les malades éprouvaient depuis quelques jours des troubles de digestion, des coliques, de la diarrhée parfois même il y avait eu auparavant une ou deux crises avortées d'occlusion.

Dans certains cas, le tableau symptomatique de l'occlusion aiguë est au complet. Une douleur vive, souvent même déchirante et atroce, éclate subitement dans un point de l'abdomen. Le malade se tord de douleur, se comprime le ventre, sa figure exprime une souffrance intolérable et une angoisse extrême ; presque immédiatement se produisent des nausées, puis des vomissements. Les matières vomies sont successivement alimentaires, bilieuses, puis fécaloïdes. Le malade tombe rapidement dans un degré accentué de prostration. Les traits sont tirés, la face pâle, le nez pincé, les yeux excavés ; l'expression générale de la physionomie trahit la dépression et l'angoisse ; le pouls est petit, précipité, la température reste normale, assez souvent même s'abaisse. Dès le début, les selles sont supprimées, un lavement pourra bien amener l'évacuation des matières accumulées antérieurement dans l'S iliaque et le rectum, mais à partir de ce moment, les évacuations fécales sont complètement suspendues. Il *n'y a plus même d'émission gazeuse par l'anus*, et ce signe négatif présente une importance considérable pour le diagnostic. Les urines diminuent ou même se suppriment complètement. Le ventre, quelquefois rétracté au début, ne tarde pas à se ballonner, et ce ballonnement prend quelquefois un développement considérable. Cependant l'état général s'aggrave, la dépression s'accentue, l'angoisse devient extrême, le pouls est rapide, filiforme, la voix cassée ou éteinte ; le malade est secoué par un hoquet pénible, les vomissements persistent, l'intolérance de l'estomac est absolue. Des sueurs froides surviennent, l'hypothermie s'accentue, et le malade succombe souvent après une période d'accalmie, pendant laquelle la douleur et les vomissements ont disparu. La mort survient quelquefois très rapidement en douze, vingt-quatre, quarante-huit heures sous l'influence du choc, quelquefois seulement en six à dix jours.

Notons toutefois que ce tableau n'est pas toujours aussi complet et qu'il comporte bien des variantes : c'est ainsi que les douleurs et les ballonnements peuvent disparaître assez rapidement et ne pas se reproduire ; que la marche des accidents peut subir des arrêts momentanés, et qu'à un début dramatique peut succéder une trompeuse amélioration.

Il convient du reste de reprendre chacun des éléments du tableau symptomatique pour en noter les principales variations.

Douleur. — La douleur est en général le phénomène initial. Elle présente habituellement une très grande intensité, elle est souvent atroce ; d'abord limitée, elle ne tarde pas à se généraliser, souvent elle présente un maximum au-dessus de l'ombilic, au niveau du point épigastrique, ce qui correspond sans doute, suivant l'explication donnée déjà par Trèves, à l'irritation du plexus solaire. Elle peut être continue ou paroxystique ; les douleurs paroxystiques sont en réalité des coliques dues aux contractions spasmodiques de l'intestin. La douleur peut être très atténuée et le malade ne présente que des coliques d'une intensité peu marquée ; cela est assez rare dans l'occlusion aiguë.

La *douleur à la pression* manque au début, elle est toujours en tout cas beaucoup moins marquée que dans la péritonite ; sa fixité sur un point donné de l'abdomen peut constituer une indication d'une certaine valeur au point de vue du siège de la lésion.

Vomissements. — Ils apparaissent en général de bonne heure, peu de temps après la douleur ; souvent ils ne cessent que peu de temps avant la mort, mais ils peuvent aussi cesser rapidement. Alimentaires tout d'abord, ils deviennent successivement bilieux, puis fécaloïdes. Dans un cas, nous avons constaté des vomissements noirs, ce qui nous a amené momentanément à méconnaître la nature exacte de la maladie et à chercher dans l'estomac la cause d'une hématémèse. En réalité, il y avait eu effusion de sang dans l'intestin, reflux du liquide intestinal dans l'estomac et hématémèse d'origine intestinale ou pour mieux dire vomissements fécaloïdes mélæniques.

Il y a de grandes variétés dans la façon dont se présentent les vomissements au cours de l'occlusion intestinale ; ils peuvent disparaître assez rapidement et ne pas se reproduire ; ils peuvent ne se montrer qu'au bout de vingt-quatre à trente-six heures, ils peuvent n'apparaître que tardivement. Ils se montrent d'une façon générale beaucoup plus précoces, plus sévères et plus rebelles lorsque l'occlusion porte sur l'intestin grêle, que lorsqu'elle porte sur le gros intestin.

Constipation. — La suppression des selles et de l'émission des gaz est, comme il est facile de le comprendre, la conséquence la plus directe de l'occlusion intestinale aiguë ; nous verrons plus loin que cela est moins absolu dans l'occlusion à marche lente et à évolution chronique. Nous avons fait remarquer déjà que la partie sous-jacente à l'obstacle pouvait se vider et que l'arrêt des matières ne commençait qu'après cette évacuation. Nous avons aussi signalé l'importance symptomatique de la suppression des émissions gazeuses.

Dans certains cas, et nous y insisterons plus loin en étudiant la séméiologie spéciale des diverses formes de l'occlusion, il peut y avoir de la diarrhée ou des selles sanglantes. Cette dernière particularité appartient surtout à l'invagination aiguë.

Ballonnement. — Le ballonnement du ventre ne réapparaît pas immédiatement; au début, il y a rétraction de l'abdomen en vertu de la contracture réflexe des parois musculaires. Quelquefois il manque complètement; il est plus ou moins précoce, plus ou moins marqué; suivant le point ou siège l'obstacle ; nous y reviendrons à propos du diagnostic du siège de l'occlusion. Il peut pendant quelque temps rester localisé, puis se généraliser ensuite, ce qui n'appartient guère qu'à l'occlusion de la partie inférieure du gros intestin.

Le tympanisme peut devenir si considérable qu'il refoule le diaphragme et devient une cause importante de dyspnée.

Phénomènes généraux. — Ils s'expliquent par la compression des filets nerveux émanés des plexus abdominaux, par des phénomènes d'auto-intoxication, et aussi par la déshydratation de l'organisme sous l'influence de l'intolérance de l'estomac pour les liquides. Nous les avons précédemment énumérés : dépression générale des forces, faiblesse musculaire, faiblesse du pouls, tendance à l'hypothermie, cyanose, suppression des urines, accélération de la respiration, dyspnée considérable. La cessation de la douleur et des vomissements à la phase terminale est l'indice grave d'une dépression nerveuse très accentuée.

Durée. — La mort survient en général en six à huit jours ; quelquefois beaucoup plus rapidement. L'état antérieur du malade a une grande importance à ce point de vue ; par exemple, une lésion antérieure du cœur ou des reins donne aux accidents une gravité beaucoup plus grande et accélère le terme fatal. La mort se montre aussi plus rapidement avec une occlusion de l'intestin grêle qu'avec une occlusion de la partie inférieure du gros intestin.

La marche des accidents n'est pas toujours continue, il y a quelquefois des périodes trompeuses de rémission et d'accalmie. Cependant l'évacuation des selles et des gaz reste toujours supprimée.

Étiologie. — Les accidents d'occlusion intestinale aiguë se montrent surtout sous l'influence des étranglements de l'intestin par brides étroites, par des hernies internes, une invagination aiguë. Il est difficile du reste d'établir une démarcation certaine entre l'occlusion aiguë et l'occlusion chronique, l'occlusion aiguë survenant quelquefois au cours d'une occlusion à évolution lente.

B. Occlusion a marche lente. — Nous venons de passer en revue les cas dans lesquels l'occlusion se fait brusquement ; nous devons maintenant étudier ceux dans lesquels elle se fait lentement. Cela équivaut en somme à décrire les symptômes habituels du rétrécissement progressif de l'intestin. Nous ferons remarquer tout d'abord que cette occlusion lente ne se fait pas en général d'une façon absolument continue, par une aggravation non interrompue des symptômes. Le plus souvent, au contraire, elle procède par paroxysmes plus ou moins éloignés, dans l'intervalle desquels il se produit sinon une guérison apparente, tout au moins une atténuation marquée des accidents.

Très souvent, il n'existe au début que des accidents assez banals de dyspepsie gastro-intestinale : pesanteur après le repas, flatulence, coliques, périodes plus ou moins prolongées de constipation aboutissant assez souvent à des débâcles diarrhéiques ; puis, à un certain moment, soit parce que le rétrécissement de l'intestin s'est accentué, soit parce que des matières fécales solides ou quelque détritus jouant le rôle de corps étranger sont venus oblitérer la lumière au niveau de la sténose, éclatent des accidents d'occlusion, qui rétrocèdent le plus souvent pour se reproduire ensuite avec une gravité plus grande à chaque crise.

Nous allons passer en revue les principaux symptômes du rétrécissement de l'intestin.

Constipation. — Lorsque la sténose porte sur le rectum ou le côlon, surtout le côlon, la constipation est la règle ; elle est de plus en plus accentuée. Souvent à des périodes plus ou moins prolongées de constipation succèdent des débâcles diarrhéiques. Les matières ainsi évacuées sont en général alors très abondantes ; elles ont souvent une odeur des plus fétide. Parfois des mucosités en nature sont mélangées aux selles, on relève quelquefois en cas semblable la production de concrétions muco-membraneuses analogues à celles qui caractérisent la côlite muco-membraneuse.

Sous l'influence des débâcles, les malades sont momentanément améliorés ; mais la stase fécale ne tarde pas à se reproduire.

Lorsque la sténose siège sur l'intestin grêle, la constipation fait habituellement défaut, ce qui s'explique par la fluidité des matières intestinales. Lorsqu'elle s'est produite au niveau de la valvule iléo-cæcale du cæcum ou du côlon ascendant, la constipation peut, suivant Nothnagel, exister ou faire défaut. Le même auteur fait remarquer que la constipation peut manquer avec un rétrécissement situé beaucoup plus bas, à l'S iliaque, par exemple, comme il en rappporte un cas.

Crises douloureuses. — L'intestin est obligé de se contracter avec vigueur, soit pour lutter contre le rétrécissement progressif de la lumière de l'intestin, soit pour lutter contre une obstruction momentanée. Les tuniques musculaires présentent souvent une notable hypertrophie; les contractions sont d'autant plus intenses que cette hypertrophie musculaire a eu le temps de se développer davantage. Elles s'accompagnent souvent de coliques intenses, coliques très douloureuses qui coïncident nettement avec le durcissement spasmodique de l'intestin; d'après Nothnagel, les contractions péristaltiques si intenses qu'elles soient seraient incapables de les produire, elles ne résulteraient que des *contractures tétaniques*, comme toutes les autres coliques intestinales. C'est souvent au moment de crises plus ou ou moins pénibles d'occlusion que ces douleurs se produisent.

Elles s'accompagnent souvent de borborygmes perceptibles à distance. Ces paroxysmes douloureux peuvent se montrer pendant de longues périodes, pendant des semaines et des mois.

Météorisme. — Au moment des crises, on observe souvent un météorisme plus ou moins marqué, localisé ou généralisé suivant les cas.

Aspect des selles. — Nous ne reviendrons pas sur les débâcles diarrhéiques pendant lesquelles les selles perdent tout caractère particulier. Pour que le rétrécissement de l'intestin puisse donner aux selles une forme présentant quelque valeur au point de vue du diagnostic, il est nécessaire qu'elles aient une certaine consistance et que le rétrécissement siège à la partie inférieure du gros intestin. Or, on donne comme pouvant dépendre d'un rétrécissement de l'intestin, les selles ovillées et les selles rubanées ou laminées. Nous avons dit ailleurs qu'il n'y avait dans cet aspect des matières rien de caractéristique, ce même aspect des selles pouvant se rencontrer par le fait du spasme du gros intestin. Il arrive quelquefois que les matières après avoir franchi le point rétréci se reforment ensuite au-dessous et sont éliminées sous l'aspect de selles normales.

Aspect extérieur de l'abdomen. — L'abdomen peut subir une déformation assez marquée sous l'influence de la sténose intestinale. La sténose de la partie inférieure de l'intestin grêle peut amener un ballonnement tout au moins paroxystique de la partie moyenne du ventre. La déformation est plus marquée lorsque l'obstacle siège sur le gros intestin. Avec un rétrécissement de la partie inférieure du côlon, on peut voir le gros intestin se dilater et encadrer l'abdomen ; au moment des crises douloureuses, on peut le voir nettement se contracter. Bouveret a insisté sur la dilatation qui se produit au niveau du cæcum et du côlon ascendant sous l'influence d'un rétrécissement siégeant au niveau de l'angle droit du côlon ou sur le côlon transverse. Le cæcum et le côlon ascendant, parfois aussi le côlon transverse, sont dilatés en entier ou partiellement. Quelquefois on en aperçoit la saillie, lorsqu'il y a une distension gazeuse suffisante ; on détermine souvent du clapotage cæcal par la succussion digitale dans la région de la fosse iliaque droite. Enfin, au moment des crises douloureuses dues à la contraction du gros intestin qui lutte contre l'obstacle, on sent et même on voit l'intestin se contracter, se durcir, faire saillie sous la paroi abdominale. A ce moment le malade éprouve une colique parfois très douloureuse.

Nous dirons plus loin, en exposant les caractères particuliers des différentes variétés d'occlusion intestinale, en quoi se distinguent certaines des occlusions à marche lente, en particulier l'invagination intestinale chronique.

Nous n'avons pas à insister beaucoup sur la marche et l'évolution de ces occlusions à marche lente ; elles sont très variables comme durée suivant les cas. Après une série de crises d'occlusion aiguë plus ou moins intenses, plus ou moins rapprochées, elles finissent à aboutir à un état d'occlusion définitive dont les conséquences sont très analogues à celles de l'occlusion aiguë.

III. — Séméiologie spéciale, marche et évolution des différentes variétés d'occlusion intestinale

Les données de séméiologie générale que nous venons d'exposer vont nous permettre d'abréger beaucoup la description clinique des variétés anatomiques différentes de l'occlusion intestinale.

Étranglement interne. — L'étranglement interne de l'intestin par suite de la production d'une hernie interne, ou du resserrement aigu d'une anse intestinale par une bride péritonitique, etc., nous a servi de type dans la description générale de l'occlusion intestinale aiguë.

Le début est brusque, absolument inattendu au milieu d'une santé parfaite ; il se produit sans cause occasionnelle connue ou après un effort, une chute, un traumatisme de l'abdomen, par une douleur abdominale vive, bientôt suivie de vomissements et de tout l'ensemble symptomatique de l'occlusion aiguë.

Très rarement, la *douleur* insignifiante au début ne s'accentue que tardivement ; elle siège le plus souvent au voisinage de l'ombilic parce que l'intestin grêle est plus exposé que le gros intestin à ce genre d'accidents.

Les *vomissements* apparaissent rapidement après la douleur et sont souvent accompagnés de hoquets, de renvois, d'état nauséeux ; ils se montrent dans plus des 2/3 des cas. Ils sont assez rapidement fécaloïdes.

La *constipation* est absolue dans presque tous les cas (44 fois sur 50 d'après Trèves) ; les selles sanguinolentes sont très rares.

Le *ballonnement* du ventre peut manquer ; habituellement il est peu accusé, non seulement parce que c'est le plus souvent d'une occlusion de l'intestin grêle qu'il s'agit mais aussi parce que l'abondance des vomissements et des renvois s'oppose à l'accumulation d'une grande quantité de gaz (Nothnagel).

Rarement le *péristaltisme* de l'intestin devient visible.

Évolution et pronostic. — La mort est le plus souvent l'aboutissant des accidents qui résultent de l'étranglement interne ; la guérison spontanée est très rare. La mort peut survenir dans le collapsus au bout de quelques heures seulement ou ne se produire que vers le quinzième jour.

La *guérison spontanée* paraît pouvoir être admise, on a en effet constaté à l'autopsie un étranglement interne chez des personnes qui avaient succombé après avoir guéri quelque temps auparavant d'accidents pathologiques absolument analogues.

Volvulus. — Le volvulus de l'S iliaque est pris par Nothnagel comme type de description.

Le début est le plus souvent brusque, rarement progressif. En général, il y avait auparavant de la constipation, quelquefois depuis quelque temps de la diarrhée.

Une douleur vive localisée vers le flanc gauche masque le début des accidents; viennent ensuite des vomissements, quelquefois du ténesme, un météorisme localisé, puis un météorisme généralisé souvent très considérable et assez tardivement des vomissements fécaloïdes.

La *douleur* qui ne manque jamais est le premier symptôme du volvulus de l'S iliaque; elle n'a pas habituellement une intensité aussi grande que dans l'étranglement interne. Le plus souvent continue elle peut présenter quelquefois des rémissions, presque jamais toutefois des rémissions complètes. La douleur se localise à la fosse iliaque gauche ou vers le nombril.

Le *ténesme* se montre quelquefois aussi, mais plus rarement que dans l'invagination.

Les *vomissements* très fréquents ne sont cependant pas constants; ils peuvent manquer totalement. Le plus souvent ils surviennent dès le début, sont violents, continus, accompagnés de nausées, de hoquets, de renvois. D'après Trèves, ils ne prendraient le caractère fécaloïde que dans 15 p. 100 des cas, ce qui paraît en rapport avec le siège de l'occlusion vers la partie inférieure du gros intestin.

La *constipation* est complète; dès le début, les selles et les gaz sont supprimés; parfois se montrent des selles sanguinolentes, mais beaucoup plus rarement qu'avec l'invagination.

Le *météorisme* peut rester localisé au début à l'anse tordue qu'on reconnaît à la palpation, à la percussion et même à la vue; plus tard se produit un météorisme généralisé souvent des plus intenses.

Lorsque le *volvulus* porte sur l'intestin grêle, on a souvent signalé une douleur dorsale assez intense; le météorisme est moins intense, les selles persistent pendant plus longtemps.

Le volvulus de l'S iliaque amène en général la mort en une semaine, en moyenne, 3 jours au moins, 3 semaines au plus. Toutefois la simple torsion peut durer des mois.

Obstruction. — Nous ne parlerons ici que de l'obstruction par les calculs biliaires et de l'obstruction par des masses fécales.

Obstruction par des calculs biliaires. — Le plus souvent, mais non toujours cependant, elle est précédée par des coliques hépatiques.

Il est à remarquer que le calcul biliaire, cause de la crise d'occlusion, était quelquefois d'un volume insuffisant pour oblitérer la lumière de l'intestin : force est donc d'invoquer pour expliquer la genèse des accidents, soit un spasme, soit une paralysie de l'intestin.

A noter encore que l'occlusion peut être incomplète et que, malgré des vomissements fécaloïdes et le météorisme, les gaz par l'anus et même les selles peuvent n'être pas complètement supprimés.

La *mort* peut survenir du cinquième au dixième jour, quelquefois au quinzième.

La *guérison* peut se produire au bout de huit à dix jours, quelquefois même seulement de trois semaines. Dans un cas de Sand, cité par Nothnagel, elle n'eût lieu qu'au bout de quatre semaines, elle était due à la présence d'un calcul de 7 centimètres, 5 qui ne fût rendu que sept jours plus tard.

L'expulsion par l'anus du calcul cause de l'occlusion ne se produit souvent qu'avec un retard de plusieurs jours, ce dont il est bon d'être prévenu.

Obstruction par des masses fécales. — L'accumulation des matières fécales dans le gros intestin peut être la cause des accidents d'occlusion ; elle se fait de préférence dans l'S iliaque et le cæcum.

Ce qui la caractérise le mieux, c'est la présence d'une tumeur stercorale quelquefois très volumineuse, plus ou moins allongée sur le trajet du gros intestin. Son existence se constate surtout chez des personnes depuis longtemps atteintes d'une constipation très rebelle et surtout chez des vieillards.

Il n'est pas rare qu'il se soit produit déjà à plusieurs reprises des accidents semblables suivis de débâcle.

Cependant il peut y avoir une fausse diarrhée capable de donner le change sur la nature exacte des accidents. Nous y avons suffisamment insisté à propos de la constipation pour qu'il n'y ait pas lieu d'y revenir ici.

Invagination. — L'invagination est le mode d'occlusion de l'intestin qui présente le plus de variété dans son expression symptomatique ; son siège variable, le fait que l'occlusion est complète ou incomplète, la rapidité plus ou moins grande et l'intensité des phénomènes inflammatoires et des lésions congestives, gangréneuses ou ulcéreuses dans l'anse invaginée, expliquent bien comment peut se produire cette variabilité dans les formes cliniques.

Nous décrirons successivement la forme aiguë et la forme chronique de l'invagination intestinale.

Forme aiguë. — La *douleur* qui ne manque jamais, a souvent les caractères d'une colique intense survenant au milieu d'une santé parfaite ; quelquefois même, elle réveille les malades pendant leur sommeil.

La colique, plus ou moins intense au début, devient ensuite intermittente ; le malade prend quelquefois pour l'atténuer des attitudes extraordinaires. Assez souvent elle est soulagée par la pression. Elle peut durer jusqu'à la mort mais aussi s'atténuer quelque temps avant Il n'est pas rare qu'elle débute dans la fosse iliaque droite pour irradier de là dans tout le ventre.

La fréquence du début de la douleur dans la fosse iliaque droite est due à la fréquence relative de l'invagination iléo-cæcale ; elle se propage souvent en travers de l'abdomen au voisinage de l'ombilic sans doute à cause de la progression de l'invagination vers le côlon transverse.

L'invagination intestinale donne souvent lieu à du *ténesme ;* l'apparition concomitante de selles sanglantes fait volontiers penser à une attaque de dysenterie.

Les *vomissements* sont un symptôme infidèle de l'invagination, qu'on rencontre plus souvent chez les enfants que chez les adultes. Ils apparaissent d'autant plus tardivement et d'une façon d'autant plus atténuée que l'invagination s'est faite plus bas vers le rectum ; ils peuvent ne se montrer que quelques jours après le début des accidents ; ils ne deviennent guère fécaloïdes que dans environ le quart des cas aigus.

Il peut y avoir occlusion complète assez rapidement et suppression totale des selles et des émissions gazeuses.

L'invagination est la variété d'occlusion dans laquelle il y a le plus souvent de la diarrhée ; mais, dans les formes aiguës, il s'agit habituellement d'une fausse diarrhée tout à fait dysentériforme d'aspect.

Le météorisme d'abord localisé au gros intestin tend bientôt à se généraliser dans les formes aiguës. Ce que l'examen de l'abdomen permet de constater de plus caractéristique, c'est l'existence d'une *tumeur en boudin*, qui correspond à l'invagination elle-même. On pourrait même ce qui est rare, constater une dépression de la fosse iliaque droite en rapport avec l'invagination et le retrait du cæcum dans le côlon sous-jacent ; plus souvent, mais moins fréquemment toutefois que la tumeur, on peut percevoir une corde signalée par Dance, elle correspond au méso-côlon tiraillé. La *tumeur* se rencontrerait d'après la statistique de Leichtenstern à peu près dans la moitié des cas. Son volume peut varier beaucoup suivant qu'il y a ou non congestion et tuméfaction de l'intestin invaginé par stase veineuse et exsudation inflammatoire au pourtour. On la rencontre plus souvent vers les parties supérieures que vers les parties inférieures du côlon. Elle peut parvenir dans le rectum et même faire saillie au dehors à travers l'anus.

Parfois la tumeur a pu être successivement suivie dans tout le trajet de son invagination descendante. Le cylindre qui vient se montrer à l'anus peut avoir une longueur de 5, de 20 et même de 30 centimètres; il est d'un rouge foncé, vineux; quelquefois recouvert d'ulcérations.

La *durée* de l'invagination aiguë peut varier quelques heures à sept à huit jours.

La *mort* peut être la conséquence du schock, de l'occlusion complète, de la péritonite consécutive à la perforation de l'intestin par la gangrène.

La *guérison spontanée* peut se faire, soit par la désinvagination de l'intestin, soit par l'élimination du boudin invaginé. Quelquefois cette élimination peut être suivie d'accidents mortels de péritonite. En effet, des mouvements péristaltiques intenses se produisent pour chasser le boudin détaché, ou encore sous l'influence de la digestion si l'alimentation a été reprise trop tôt et la soudure qui s'est faite au niveau du collier de l'invagination cède sur un point plus ou moins étendu.

On peut encore, comme cause de mort ou d'accident grave, signaler la phlébite des veines mésaraïques, les ulcérations et les abcès enkystés, et plus tard le rétrécissement fibreux d'origine cicatricielle,

Forme chronique. — On l'a vu, l'absence de soudure des anses invaginées, la persistance de la perméabilité de la lumière du boudin invaginé, font que l'occlusion peut ne se produire que d'une façon très incomplète. La survie est aussi rendue possible pendant des semaines.

Cette forme de l'invagination a été fort bien étudiée par Rafinesque. Nous nous contenterons de rapporter ici les conclusions de sa thèse.

« Les symptômes d'un étranglement interne manquent, ou s'ils existent sont mal caractérisés. La douleur intermittente ou paroxystique, offre le caractère de coliques extrêmement violentes, les vomissements qui sont loin d'être constants, alimentaires d'abord deviennent souvent bilieux, quelquefois sanglants ou mélæniques, rarement fécaloïdes. L'appétit est quelquefois conservé ou même augmenté. Il existe rarement de la constipation. Les selles peuvent être normales ; elles ne contiennent du sang que dans la moitié des cas environ et ne sont accompagnées de ténesme que quand la tumeur occupe le gros intestin. Le relâchement du sphincter et la dilatation de l'anus ont lieu seulement dans ce même cas. L'abdomen n'est pas souvent ballonné, il demeure peu sensible à la pression tant qu'il n'existe pas de complication. La constatation par le toucher ou par le palper d'une tumeur allongée, de consistance variable, susceptible d'un processus d'érection ou de mouvements vermiculaires, changeant graduellement de place dans l'abdomen est *pathognomonique*. Elle devra donc être attentivement et longuement recherchée, au besoin avec l'aide du chloroforme. Son siège, son volume et sa forme permettront le plus souvent de déterminer le point du tube intestinal qu'elle occupe. L'attitude du malade, son amaigrissement, son état général profondément altéré peuvent être rangés parmi les signes de la maladie.

Le *début* est brusque ou graduel, la marche toujours lente. Celle-ci affectera tantôt une évolution absolument chronique, tout à fait comparable à celle d'une affection organique grave, tantôt une évolution lente, mais interrompue et précipitée de temps en temps par des épisodes aigus ; tantôt enfin une évolution plus rapide mais n'ayant que fort peu de rapports avec une invagination aiguë, ressemblant beaucoup, au contraire, à une côlite ou une dysenterie. Des rémissions quelquefois fort prolongées sont ordinaires, et la durée, longue de deux à quatre mois en moyenne, pourra atteindre et dépasser une année. »

La *mort* peut résulter de l'épuisement et de la cachexie dus à l'inanition et à la souffrance, d'une poussée de péritonite par perforation, d'une crise d'occlusion aiguë.

La *guérison* est exceptionnelle, sur 59 observations relevées par Rafinesque, il y a eu 51 morts. Dans 3 des 8 cas terminés par la guérison il y a eu intervention chirurgicale. La guérison spontanée n'aurait lieu environ que 4 fois sur 100 cas d'invagination chronique. L'invagination chronique est donc une des variétés les plus graves de l'occlusion intestinale.

Rétrécissement de l'intestin. — Le tableau clinique du rétrécissement de l'intestin correspond d'une façon générale à celui que nous avons tracé de l'occlusion intestinale à marche lente.

Il peut rester latent pendant longtemps, pendant des mois et des années et ne se révéler que par des troubles dyspeptiques assez vagues : digestions difficiles, alternatives de constipation et de débâcles diarrhéiques, crises de coliques. De temps en temps, peuvent survenir des accidents d'occlusion aiguë dus à l'obstruction momentanée de l'intestin rétréci.

Pour le diagnostic de la nature et du siège de l'obstacle mécanique, nous nous contenterons de renvoyer à ce qui précède et à ce qui suit.

IV. — Diagnostic de l'éclosion intestinale

Le diagnostic de l'occlusion intestinale soulève les trois questions suivantes :

a) Y a-t-il réellement occlusion intestinale ?

b) Quel est le siège de l'obstacle ?

c) Quelle est sa nature anatomique ?

Nous allons successivement les passer en revue.

a) *Y a-t-il réellement occlusion intestinale ?* — Le médecin, en présence d'un certain ensemble symptomatique, suppression des selles, suppression des émissions de gaz par l'anus, vomissements répétés et surtout vomissements fécaloïdes, doit immédiatement penser qu'il existe un obstacle à la progression des matières dans l'intestin. Il doit tout d'abord se demander s'il n'existe pas une *hernie étranglée*. Il ne se contentera pas des dénégations du malade, il explorera lui-même non seulement les régions dans lesquelles les hernies se produisent le plus habituellement : anneau crural et inguinal, ombilic ; mais aussi celles qui sont quelquefois le siège de hernies exceptionnelles, par exemple le triangle de Jean Louis Petit.

Si toute présomption de hernie étranglée peut être écartée, il reste à déterminer s'il s'agit réellement d'accidents d'occlusion.

Il n'existe de signe pathognomonique que dans les cas où le rétrécissement siégeant à la partie inférieure du rectum peut être atteint par le toucher digital : on peut *directement* sentir l'obstacle.

On peut encore le sentir, mais *indirectement*, lorsqu'il existe quelque tumeur capable de comprimer l'intestin ou bien de rétrécir sa lumière. Ici, il n'y a déjà plus qu'une présomption plus ou moins grande, et non une certitude matérielle.

Dans tous les autres cas, c'est par le groupement des symptômes que se fait le diagnostic, et la difficulté devient plus grande. En effet, il n'y a pas de syndrôme absolument caractéristique de l'occlusion mécanique de l'intestin. L'arrêt complet des selles, la suppression de toute émission de gaz par l'anus, les vomissements répétés (surtout les vomissements fécaloïdes), le météorisme abdominal : cet ensemble symptomatique n'a pas une valeur absolue. En effet, il peut se rencontrer au complet dans l'iléus nerveux et la péritonite. Quant aux vomissements fécaloïdes, on peut aussi les constater isolément lorsqu'il existe une fistule faisant communiquer l'estomac avec l'intestin grêle, ou, ce qui est plus fréquent encore, avec le côlon.

Toutefois, dans l'*occlusion chronique*, Nothnagel attribue presque la valeur d'un signe pathognomonique aux contractions visibles de l'intestin, lorsqu'elles présentent certains caractères que nous tenons à rappeler ici. Elles sont surtout caractéristiques lorsqu'il s'agit d'un rétrécissement du gros intestin. A certains moments, l'intestin se contracte de telle façon qu'il fait sur la paroi abdominale une saillie notable ; cette contraction qui s'accompagne souvent d'une douleur, d'une colique plus ou moins pénible, s'immobilise un certain temps dans une sorte de raideur tétanique, puis elle se déplace lentement, chassant devant elle les liquides et les gaz avec un bruit de borborygme évident. Ces contractions ont une réelle valeur pour le diagnostic de l'occlusion chronique, leur mode de répartition peut servir à déterminer le siège de l'obstacle, nous y reviendrons plus loin.

Occlusion sans obstacle mécanique. — Elle se produit surtout à la suite d'un traumatisme de l'abdomen, par la persistance de la paralysie ou d'un spasme localisé de l'intestin à la suite d'une opération de hernie étranglée, alors même que la hernie a été parfaitement réduite et l'étranglement supprimé, pendant ou à la suite de coliques hépatiques et néphrétiques et enfin chez les hystériques. Rappelons encore que, dans certains cas d'occlusion par contracture spasmodique du côlon, on peut percevoir nettement par la palpation la corde formée par la contracture du gros intestin.

Le diagnostic de l'occlusion purement fonctionnelle, par spasme ou paralysie de l'intestin peut présenter des difficultés insurmontables, et, dans certains cas, les malades ont dû être soumis à la laparatomie exploratrice.

Le mode de début des accidents, à la suite d'un traumatisme, d'une vive émotion, le nervosisme du sujet, l'existence de stigmates hystériques, peuvent apporter des présomptions sérieuses que l'occlusion n'est pas due à un obstacle mécanique. La terminaison brusque, sous l'influence de la suggestion, d'une piqûre de morphine, au cours d'une crise convulsive en rendent la nature névropathique évidente.

Péritonite. — Le diagnostic différentiel entre la péritonite aiguë et l'occlusion intestinale et le diagnostic d'accidents d'occlusion survenant au cours d'une péritonite chronique, peuvent présenter les plus grandes difficultés.

Le diagnostic entre la *péritonite aiguë par perforation* et l'occlusion aiguë est surtout délicat. Dans l'un comme dans l'autre cas, début par une douleur brusque, suppression des selles, vomissements, ballonnement du ventre, douleur à la palpation. Les vomissements de la péritonite aiguë peuvent être fécaloïdes.

La persistance de la douleur, l'endolorissement de tout l'abdomen, l'immobilité volontaire par crainte de la douleur provoquée par les mouvements plaident en faveur de la péritonite. Le météorisme limité, au début tout ou moins, appartient plutôt à l'occlusion. La présence d'un épanchement liquide appartient beaucoup plus à la péritonite qu'à l'occlusion, cependant le volvulus peut amener la stase veineuse par compression des veines mésentériques, la congestion passive de l'anse correspondante et l'exsudation de sérosité sanguinolente dans la cavité péritonéale.

La fièvre n'appartient pas directement à l'occlusion, lorsqu'elle s'y produit, elle résulte de la survenue d'une poussée de péritonite, tout au moins limitée. Par contre, la péritonite aiguë, suraiguë même, particulièrement la péritonite par perforation avec épanchement de sérosité putride peut évoluer sans fièvre et même amener un abaissement de la température.

Les contractions spasmodiques de l'intestin nettement visibles à travers la paroi abdominale sont plutôt en faveur de l'occlusion que de la péritonite.

b) *Quel est le siège de l'obstacle?* — Lorsque le médecin, après un examen attentif est arrivé à cette conclusion qu'il s'agit véritablement d'une occlusion mécanique de l'intestin, il n'est pas indifférent qu'il précise le siège de l'obstacle. En effet, la connaissance du point exact où se trouve la lésion peut être très utile en cas d'intervention chirurgicale. De plus, la nature et la localisation de la cause de l'occlusion sont souvent intimement liées l'une à l'autre, et ces deux notions se complètent mutuellement. Le diagnostic n'est réellement satisfaisant, et ne présente son maximum d'utilité que lorsque toutes deux y figurent.

L'*inspection de l'abdomen* peut fournir déjà quelques renseignements utiles. Lorsque l'occlusion siège très haut, sur le jéjunum ou le duodénum, il peut n'y avoir aucune déformation appréciable du ventre ; si elle siège beaucoup plus bas, on peut constater une tuméfaction de la partie moyenne de l'abdomen, les mouvements péristaltiques de l'intestin grêle distendus peuvent s'apercevoir au même niveau. Si l'obstacle se trouve sur le trajet du côlon, il se distend en amont et sa distension devient apparente à la vue et à la percussion. Nous avons signalé déjà les mouvements péristaltiques si intenses qu'on aperçoit dans les formes chroniques de l'occlusion côlique. La saillie du côlon est quelquefois perceptible à la vue, elle encadre l'abdomen lorsque l'occlusion atteint l'S iliaque ou le rectum; pendant assez longtemps; en cas semblable, elle peut rester limitée au côlon descendant. Au bout de quelques jours, dans les occlusions à marche aiguë, le météorisme d'abord limité au côlon s'étend à l'intestin grêle.

L'*injection d'eau par l'anus*, qui doit être faite à faible pression, et lentement, peut, d'après la quantité de liquide injecté, servir à apprécier la hauteur à laquelle siège l'obstacle.

L'*exploration par la sonde*, peut amener au même résultat. On pourrait, dans ce cas employer avec avantage la sonde flexible de Kuhn ou de Hemmeter.

Enfin, lorsqu'il s'agit d'un rétrécissement du rectum lui-même, il peut être accessible par l'exploration digitale.

Les *symptômes fonctionnels*, peuvent eux aussi fournir quelques renseignements sur le siège de l'obstacle ; ils ont une valeur beaucoup moins grande que les signes physiques.

La *douleur* peut manquer, elle peut avoir des irradiations paradoxales ; elle tend à se généraliser, par le fait de la distension gazeuse. Elle ne fournit quelque présomption sur le siège de l'occlusion que lorsqu'elle est fixe et assez limitée.

Elle est d'une façon générale plus précoce et plus intense lorsqu'il s'agit de l'intestin grêle que lorsqu'il s'agit du côlon. La douleur lombaire serait en faveur du volvulus de l'intestin grêle.

La *modalité des vomissements* n'a pas non plus une grande importance diagnostique ; c'est dans l'occlusion aiguë de l'intestin grêle qu'ils paraissent atteindre le maximum de leur intensité. Ils sont intenses aussi dans le volvulus de l'S iliaque.

En ce qui concerne les *selles*, on observe du ténesme et des épreintes avec une lésion du rectum ou de la partie inférieure de l'S iliaque et surtout une lésion cancéreuse. La présence de sang en nature indique une lésion du côlon au-dessous de la valvule iléo-cæcale.

L'*indicanurie*, en dehors de la péritonite aiguë et de la diarrhée, d'après les recherches de Jaffé contrôlées par celles de Nothnagel, aurait une certaine valeur pour la détermination du siège de l'occlusion. Elle se produirait beaucoup plus rapidement et d'une façon beaucoup plus intense après l'occlusion de l'intestin grêle qu'après celle du gros intestin.

La *marche* des phénomènes d'occlusion est plus rapide d'une façon générale, quand l'obstacle se trouve sur l'intestin grêle que quand il se trouve sur le gros intestin. Toutefois, d'après Trèves, il y aurait là une confusion tenant à ce que les causes d'occlusion aiguë atteignent plus souvent l'intestin grêle, les causes d'occlusion chronique plus souvent le gros intestin.

Nous terminerons cet exposé par quelques remarques sur le mode de production et le diagnostic de l'occlusion du duodénum et du rectum.

Duodénum. — Le duodénum fixé à la colonne vertébrale échappe difficilement à des causes de compression que ses rapports anatomiques rendent assez fréquentes : cancer du pancréas, tumeurs de la vésicule biliaire, cholécystite, cancer secondaire des ganglions lymphatiques. Enfin, il y a des néoplasies propres au duodénum et des sténoses cicatricielles consécutives à ses ulcérations.

Le rétrécissement du duodénum a le plus souvent une marche chronique. Ses symptômes sont différents suivant qu'ils siègent au-dessus ou au-dessous de l'ampoule de Vater. Quand il siège au-dessus il ne peut guère se distinguer du rétrécissement du pylore, quand il siège au-dessous, il amène le reflux de la bile et du suc pancréatique dans l'estomac, et la décoloration des fèces ; il produit de plus une dilatation du duodénum qui peut être considérable. Il se constitue de cette façon une poche qui, d'après Riegel et Hochhaus, peut donner lieu à un phénomène que l'on trouve également, par le même mécanisme, dans l'estomac biloculé ; l'estomac vidé par la sonde se remplit rapidement, ou bien encore un vomissement assez copieux, renfermant des débris alimentaires assez nombreux se produit peu de temps après un lavage complet de l'estomac.

Rectum. — Le rectum doit être exploré par le toucher rectal d'une façon systématique lorsqu'il existe des phénomènes d'occlusion intestinale. Cet examen sera particulièrement indiqué dans les cas ou il y a des alternatives de diarrhée et de constipation, des selles sanguinolentes, des hémorrhoïdes, un écoulement de sérosité sanieuse par l'anus même en dehors des selles, du ténesme rectal phénomènes qui, — ces deux derniers surtout, — sont de nature à faire naître dans l'esprit la présomption d'une lésion peu distante de l'anus.

c) *Quelle est la nature anatomique de l'occlusion intestinale ?* — Étant donné qu'il existe réellement des accidents d'occlusion intestinale, il convient autant que possible d'en déterminer la nature ; ce n'est pas chose facile dans bien des cas.

Les *éléments de certitude* ne peuvent guère être fournis que par le toucher rectal lorsqu'il existe un rétrécissement du rectum accessible par le doigt, ou encore lorsque le boudin invaginé vient se présenter à l'anus ou faire saillie à l'extérieur. Des *éléments de présomption* que nous allons passer successivement en revue peuvent être fournis par la marche de l'occlusion, par l'âge du sujet, le siège de l'obstacle, la présence ou l'absence d'une tumeur, par les commémoratifs ; malgré cela, la tâche est si difficile parfois que seule la laparotomie exploratrice peut permettre d'établir le diagnostic anatomique et physiologique.

Marche de l'occlusion. — Les causes principales de l'*occlusion aiguë* sont l'étranglement interne, le volvulus, l'invagination, l'obstruction par calculs biliaires, par corps étrangers ; les causes principales de l'*occlusion lente* sont le rétrécissement fibreux ou cancéreux, le rétrécissement par compression large, l'invagination chronique, l'obstruction fécale. Nous avons indiqué plus haut quels sont les signes qui permettent de soupçonner ces diverses variétés d'occlusion et de les distinguer l'une de l'autre.

Age. — Chez les enfants au-dessous de dix ans, et plus particulièrement encore chez les nourrissons, l'invagination intestinale est de beaucoup la cause la plus habituelle d'occlusion. De dix à quarante ans, l'invagination et l'étranglement interne se rencontrent avec une fréquence à peu près égale. Au-dessus de quarante ans prédominent le volvulus de l'S iliaque et l'obstruction fécale.

Siège. — Les causes d'occlusion de l'intestin grêle les plus fréquentes sont la sténose cicatricielle, la hernie interne et l'étranglement par brides péritonitiques. Du côté du *gros intestin* nous trouvons les rétrécissements fibreux consécutifs à des ulcérations tuberculeuses fécales ou dysentériques, l'invagination, les compressions dans le petit bassin par des tumeurs, des brides inflammatoires, d'anciennes hernies, des attaques d'appendicite et de pérityphlite, des lésions cancéreuses, l'obstruction fécale.

Rappelons encore une fois que le toucher rectal peut dans un assez grand nombre de cas permettre de reconnaître directement le siège et quelquefois de déterminer la nature anatomique d'un rétrécissement du rectum.

Tumeur. — Une tumeur peut se rencontrer dans les quatre conditions suivantes : *a*) tumeur extérieure à l'intestin et en amenant la compression ; *b*) tumeur organique de l'intestin lui-même, tumeur cancéreuse ou tuberculeuse, cette dernière se rencontre à peu près exclusivement au niveau du cæcum ; *c*) invagination, surtout invagination iléo-cæcale ; *d*) tumeur stercorale, due à l'accumulation de matières fécales dures dans le gros intestin, plus particulièrement dans le cæcum et l'S iliaque.

Commémoratifs. — Les commémoratifs peuvent avoir une importance considérable au point de vue du diagnostic ; ils pourront expliquer la production des brides péritonéales par péritonite, du rétrécissement consécutif à des ulcérations. La notion de quelque opération antérieure sur l'utérus ou l'appendice pourra mettre immédiatement sur la voie du diagnostic et donner des présomptions importantes sur le siège et la nature de l'occlusion.

Nous n'avons pas la prétention d'avoir fait un exposé complet du diagnostic de l'occlusion intestinale. Il eût fallu pour cela reprendre toutes les notions exposées dans l'étude anatomique et clinique de cet accident morbide ; nous avons dû nous contenter d'en énumérer les principaux éléments. En réalité, pour arriver à une présomption sur la nature et le siège de l'obstacle, il faudra comparer avec soin les divers éléments d'information fournis par les commémoratifs, l'évolution des symptômes, l'examen du malade ; cela trop souvent ne suffira pas pour arriver à une certitude que la laparotomie exploratrice peut seule donner dans bien des cas.

OCCLUSION INTESTINALE SANS OBSTACLE MÉCANIQUE

Des accidents très nets et très graves d'occlusion intestinale peuvent se produire sans qu'il existe d'obstacle mécanique au cours des matières dans l'intestin. Suppression des évacuations fécales et des émissions gazeuses par l'anus, tuméfaction tympanique, vomissements, l'ensemble symptomatique de l'occlusion se trouve au complet et cependant l'intervention chirurgicale et l'autopsie elle-même — car la mort peut terminer la scène morbide — démontrent de la façon la plus nette qu'il n'y avait aucun des obstacles mécaniques que nous avons précédemment étudiés.

Historique. — Vers le milieu du XIXe siècle, après une série d'études, l'occlusion intestinale de cause mécanique était bien connue ainsi qu'en témoigne le remarquable mémoire de E. Besnier sur les étranglements internes de l'intestin grêle (1860).

Bientôt cependant, on dût reconnaître que la lésion et l'obstacle pouvaient manquer totalement. Duchaussoy avait vu déjà l'ensemble symptomatique de l'occlusion interne se produire et même se terminer par la mort, sans qu'on pût invoquer d'autre facteur pathogénique que la paralysie de l'intestin et l'accumulation des matières. Nelaton, en voyant le cours normal des fèces se rétablir peu de jours après l'établissement d'un anus contre nature, est lui aussi amené à invoquer la paralysie de l'intestin. En 1865, dans une thèse qui fait époque, H. Henrot étudie les *pseudo-étranglements*, qu'on peut rapporter à la paralysie de l'intestin et il poursuit cette étude dans une série de mémoires. Des faits du même ordre sont rapportés et commentés dans la thèse de Denarié. L'existence des pseudo-étranglements est également admise en Angleterre et en Allemagne.

Dans sa thèse qui date de 1884, G. Thibierge rapporte un fait nouveau suivi d'autopsie ; il étudie l'intestin des vieillards, et il voit dans l'atrophie de leur tunique musculaire une prédisposition à la constipation et à l'occlusion par obstruction.

Duplay, Leduc, montrent que les vomissements fécaloïdes peuvent se rencontrer au cours de la péritonite aiguë. Poupon rapporte des faits analogues, il décrit une forme de péritonite avec vomissements fécaloïdes dans laquelle il semble y avoir une prédominance des accidents septiques.

La paralysie était jusque là presque exclusivement invoquée ; dans ces derniers temps on a démontré la réalité de l'occlusion spasmodique.

Pathogénie. — Voici d'après Nothnagel l'énumération des circonstances dans lesquelles peut se produire une *paralysie de l'intestin.*

a) Inflammation d'un testicule retenu dans l'anneau inguinal (Trèves). Opération sur l'utérus, les hémorrhoïdes, les abcès des aines, ponction d'ascite ;

b) Hernie réduite complètement, tout obstacle étant réellement levé sans que les accidents d'occlusion cessent ;

c) Colique hépatique ;

d) Péritonite aiguë ;

e) Sténose ou obstruction de l'intestin sur un point sous-jacent ;

f) Distension gazeuse de l'intestin ;

g) Paralysie hystérique de l'intestin.

Le mécanisme de la paralysie de l'intestin n'est pas toujours le même dans cette série complexe de faits : on peut invoquer une inhibition réflexe (*a*, *b*, *c*, *d*), l'épuisement nervo-moteur (*e*, *f*) la viciation de l'innervation cérébro-spinale (*g*).

Il y a déjà longtemps qu'on a admis la possibilité d'une occlusion purement spasmodique de l'intestin (ileus spasticus). Il était invoqué déjà depuis Briquet pour expliquer les vomissements de matière fécale chez les hystériques. Des constatations faites au cours de la laparotomie ont permis d'en constater directemeut la réalité. Heidenhain a vu une anse de l'intestin grêle contractée chez deux malades chez lesquels il existait, chez le premier un rétrécissement cicatriciel du rectum, et, chez le second, un volvulus de l'S iliaque. Chez un malade de Miller, l'étranglement réel siégeait au niveau de l'intestin grêle, et il y avait une contraction spasmodique de l'S iliaque.

La contracture n'était-elle pas aussi la cause probable de l'occlusion chez un malade chez lequel Körte a trouvé dans le côlon un calcul biliaire d'un diamètre insuffisant pour expliquer l'oblitération de l'intestin ? Une malade d'Israël présentait dans le jéjunum, à 20 centimètres de la valvule iléo-cæcale un calcul biliaire de 2 centimètres de diamètre parfaitement mobile ; les vomissements cessèrent après l'enlèvement du calcul et une selle se produisit.

Une jeune fille observée par Leube, présentait des vomissements nerveux ; ces vomissements devinrent fécaloïdes. Il n'y avait pas de météorisme. On pouvait par la palpation percevoir le côlon contracté du cæcum à l'S iliaque sous forme d'un cordon du volume du petit doigt. Les vomissements fécaloïdes disparurent au bout de vingt-quatre heures, mais il se reproduisit une crise semblable dix jours plus tard.

Nous avons observé un fait analogue chez une jeune femme atteinte de colite muco-membraneuse, des injections rectales faites à une pression trop considérable déterminèrent un spasme total du côlon et des vomissements bilieux répétés. On sentait parfaitement le côlon resserré sur toute son étendue et présentant à peu près les dimensions du pouce. La crise qui durait déjà depuis trois jours cessa rapidement dès qu'on eut suspendu les injections à pression élevée, sous l'influence d'applications chaudes, d'injections hypodermiques de morphine et de suppositoires d'extrait de belladone.

Mentionnons pour terminer une originale théorie du mécanisme des vomissements fécaloïdes dans la paralysie de l'intestin avec météorisme considérable. Les anses intestinales dans le décubitus dorsal seraient élevées notablement au-dessus du plan de la colonne vertébrale. Au contraire, le duodénum et le jéjunum étant fixes, ne peuvent suivre ce mouvement ascensionnel. Il en résulte que les liquides, par le fait même de la déclivité, tendent à tomber vers le duodénum et l'estomac. La distension gazeuse de l'intestin grêle par elle seule, sans autre obstacle à la progression des matières, pourrait donc amener la production de vomissements incoercibles bilieux et même fécaloïdes. Cette explication ne s'applique qu'aux cas dans lesquels il y existe une distension gazeuse marquée de l'intestin grêle.

Le spasme de l'intestin, et sans doute aussi sa paralysie, peut se superposer à une sténose incomplète ou à une cause d'occlusion mécanique telle que le volvulus. On comprend que, dans ces conditions, des moyens thérapeutiques purement calmants puissent quelquefois amener la disparition des phénomènes d'occlusion alors que les excitants, les purgatifs énergiques par exemple, ne feraient que les exagérer. C'est une donnée dont il convient de tirer parti dans le traitement de l'occlusion intestinale.

Symptomatologie. — Les faits dans lesquels peuvent se produire des accidents d'occlusion sans obstacle mécanique doivent être rangés dans des catégories différentes.

a) *Phénomènes d'occlusion réflexe.* — Dans une série de cas, il semble y avoir une paralysie de l'intestin d'origine réflexe. Tels sont ceux dans lesquels la cause des accidents d'occlusion paraît être l'inflammation d'un testicule retenu dans l'anneau, une opération faite sur la partie inférieure de l'intestin ou sur les organes situés dans le petit bassin. Ces faits sont évidemment très voisins de ceux que Gubler expliquait par le péritonisme, c'est-à-dire par une réaction péritonéale analogue à celle qui accompagne la péritonite aiguë généralisée, mais sans trace d'inflammation ou seulement avec une inflammation limitée du péritoine.

A cette série se rattachent encore les accidents d'occlusion consécutifs à la colique hépatique. Dans un cas typique d'Armand Siredey, le calcul était resté enclavé dans le canal cholédoque, ainsi que le montra l'autopsie.

b) *Péritonite avec vomissements fécaloïdes.* — Lorsque la péritonite s'accompagne de vomissements fécaloïdes, sauf la fièvre et certaines modalités de la douleur abdominale, l'ensemble symptomatique est assez exactement celui de l'occlusion intestinale.

3° *Occlusion intestinale de nature hystérique.* — Dans le chapitre consacré à l'hystérie gastro-intestinale, nous avons mentionné les vomissements de matière fécale qui peuvent se produire chez les hystériques sans qu'il existe chez elles d'occlusion intestinale, sous l'influence sans doute de mouvements antipéristaltiques anormaux. On peut aussi observer chez ces malades de véritables accidents d'occlusion. Straus en a récemment rapporté un exemple bien typique d'autant plus curieux qu'il s'agissait d'un cas d'hystérie masculine. Un homme de vingt-neuf ans était atteint d'une constipation chronique survenue à l'âge de quatorze ans à la suite d'une chute de cheval. De temps en temps se produisaient de véritables crises d'occlusion intestinale. A deux reprises, il subit la laparotomie sans qu'on pût trouver un obstacle mécanique suffisant pour expliquer les accidents d'occlusion.

Quatre ans après la première de ces laparotomies, au cours d'une nouvelle crise d'occlusion, on vit tous les accidents abdominaux, météorisme, douleurs, vomissements, absence de selles et d'émissions gazeuses par l'anus, disparaître complètement à la suite d'une crise convulsive.

4° *Spasme colique.* — Dans le fait de Leube et celui qui nous est personnel, il y avait une contraction spasmodique très marquée du côlon, qui se présentait sur toute son étendue sous l'aspect d'un cordon dure du volume du doigt ou du pouce, pas ou peu de météorisme, des vomissements repétés, bilieux ou même fécaloïdes.

5° *Pseudo-étranglement avec météorisme marqué.* — Une fois parvenus à la période d'état, ces faits présentent un ensemble symptomatique qui ne diffère guère de celui qu'on trouve dans l'occlusion par obstacle mécanique. Dans un cas observé par Thibierge dans le service de Gosselin, il s'agissait d'une femme de soixante-quatre ans habituellement très constipée. Dans un cas de H. Henrot, le début eut lieu brusquement à la façon d'une indigestion grave par des coliques intenses, puis survinrent de la diarrhée et des vomissements. A cette première période succéda une période d'occlusion avec absence de selles et de gaz, avec météorisme et vomissements. Ne semble-t-il pas que, dans ce dernier cas, il y ait eu paralysie de l'intestin à la suite d'une auto-intoxication grave d'origine intestinale.

On donne l'absence de contractions péristaltiques visibles de l'intestin (Boas), comme un signe d'une réelle valeur pour le diagnostic de l'occlusion intestinale sans obstacle mécanique.

Evolution, pronostic. — L'occlusion intestinale sans obstacle mécanique peut se terminer par la mort. Elle se termine habituellement par la guérison ; les faits dans lesquels le syndrome complet de l'occlusion intestinale a disparu sous l'influence d'une piqûre de morphine, de lavements électriques, ou encore après l'établissement non pas seulement d'un véritable anus contre nature, mais même d'une simple boutonnière cæcale ou sigmoïdale sont relativement nombreux. On en a cité toute une série à la discussion de la Société de chirurgie sur le traitement de l'occlusion intestinale en 1897.

Pas de doute qu'un traitement médical trop énergique et longuement prolongé n'aggrave beaucoup le pronostic.

Diagnostic. — Nous n'insisterons pas sur le diagnostic des pseudo-occlusion d'origine réflexe et des péritonites avec syndrome d'occlusion. Le plus souvent, l'accident qui a servi de point de départ au réflexe sera facilement aperçu et déterminé : testicule enflammé, inflammation périutérine, colique hépatique, etc.

La fièvre permettra de reconnaître l'existence de la péritonite aiguë. Le diagnostic de la péritonite chronique peut dans quelques cas être véritablement impossible.

La pseudo-occlusion d'origine hystérique, survient chez des hystériques nettement stigmatisés. Elle peut guérir au moment d'une attaque convulsive. On aurait sans doute prise sur elle, par la suggestion, à l'état de veille ou de sommeil provoqué.

Dans l'occlusion par spasme du côlon, Leube et moi avons pu constater nettement l'existence de la corde spasmodique du gros intestin, à cause de la minceur des parois abdominales et de l'absence de tympanisme. En est-il toujours ainsi ? Ne pourrait-il pas dans certains cas y avoir un météorisme suffisant pour masquer le spasme ? Ce spasme lui-même ne pourrait-il pas être partiel et se dérober plus facilement aux recherches ?

Quant à l'occlusion sans obstacle mécanique à forme grave, rien ne permet de la distinguer de l'étranglement interne véritable. L'absence de péristaltisme intestinal visible ne suffit pas à la caractériser. La laparotomie elle-même peut laisser des doutes, car l'exploration complète est bien difficile lorsque le météorisme est accusé. La disparition des accidents par des injections hypodermiques de morphine, par le lavement électrique, par le simple établissement d'un anus contre nature permettant l'échappement des gaz, sont autant d'arguments de présomption en faveur du pseudo-étranglement. Toutefois, il est bien difficile de savoir si une invagination ne s'est pas dégagée, si des accidents dus à la paralysie ou au spasme de l'intestin ne se sont pas momentanément superposés à ceux d'une sténose incomplète de l'intestin.

TRAITEMENT DE L'OCCLUSION INTESTINALE

Traitement médical et traitement chirurgical. — On a mis bien des fois en parallèle le traitement médical et le traitement chirurgical. Cette comparaison ne présente en réalité aucun intérêt ; ces deux modes de traitement ne doivent pas être mis en opposition, ils doivent se compléter l'un l'autre, sans s'exclure réciproquement.

La comparaison des statistiques médicales et chirurgicales ne présente en réalité aucun enseignement pratique et, par conséquent, aucune utilité. Pour que la comparaison puisse être établie avec quelque profit, il faudrait tout d'abord éliminer les cas dans lesquels l'intervention chirurgicale a été faite trop tardivement.

De plus, dans beaucoup de cas, le traitement médical est mis en œuvre sans qu'on ait pu établir le diagnostic d'une façon suffisamment précise ; si le malade guérit, il est démontré que l'obstacle n'était pas encore définitivement constitué par des lésions organiques irréductibles, mais on n'est pas fixé sur la nature exacte des accidents, on ne sait pas s'il ne s'agissait pas simplement d'un pseudo-étranglement paralytique ou spasmodique.

Quand il y a un étranglement intestinal causé ou entretenu par des lésions organiques de l'intestin (étranglement par une bride, rétrécissement fibreux ou cancéreux, invagination avec soudure des tuniques séreuses en contact), il est bien évident que l'on ne peut pas espérer la guérison du traitement médical. S'il était possible de diagnostiquer exactement la nature et le siège de l'obstacle, on ne s'attarderait pas à des moyens thérapeutiques forcément inutiles. Malheureusement, le diagnostic reste souvent fort incomplet; on ne connaît pas la nature de la lésion ou de l'obstacle, on ne sait pas même quelquefois s'il n'y a pas réellement une cause mécanique aux accidents d'occlusion. On est donc obligé d'agir un peu à l'aventure.

Dans ces conditions, la principale préoccupation du médecin doit être plus que jamais de ne pas nuire au malade. Pour cela, il ne doit pas oublier que les sujets atteints d'occlusion perdent rapidement leurs forces, qu'ils deviennent à partir d'un certain moment incapables de subir une intervention chirurgicale grave et une opération un peu longue. Il ne doit pas oublier que la péritonite ou la gangrène de l'intestin peuvent se développer brusquement et enlever le malade.

Il convient donc de savoir prendre une décision en temps opportun; il faut saisir le moment où il n'est plus permis de rien attendre des moyens médicaux, où si l'on temporise davantage, le malade n'aura plus la force de supporter l'opération.

Pour saisir cet instant, on se guidera non seulement sur la persistance et l'intensité des phénomènes d'occlusion : tympanisme, vomissements, absence de selles et d'émissions gazeuses, mais *encore et surtout* sur l'état du pouls et des forces. Une dépression générale marquée, un pouls petit et précipité indiqueront qu'il faut opérer sans plus perdre de temps. Il faut que l'opération soit faite à temps; ce sera naturellement beaucoup plus tôt dans l'occlusion aiguë que dans l'occlusion à marche lente; mais, en somme, dans l'une, comme dans l'autre, on sera guidé par les mêmes principes.

Une statistique rassemblée par Naunyn, montre bien le bénéfice d'une intervention précoce. Elle porte sur 288 cas. Il y a eu 75 p. 100 de succès pour les cas opérés dans les deux premiers jours; et 35 à 40 p. 100 seulement pour les cas opérés au-delà du troisième.

Faut-il conclure d'une semblable statistique qu'il vaut mieux rejeter complètement le traitement médical? Non certainement, elle démontre seulement le danger qu'il y a à intervenir trop tard par le bistouri.

Il ne nous paraît pas y avoir une grande utilité à passer en revue les diverses variétés d'occlusion, mais il y a certainement intérêt à étudier successivement le traitement de l'occlusion à marche aiguë et celui de l'occlusion à marche lente.

Traitement de l'occlusion aigue. — Un des arguments en faveur de l'opportunité du traitement médical de l'occlusion aiguë, c'est que souvent on ne sait pas s'il s'agit, dans un cas donné, d'une occlusion vraie avec obstacle mécanique ou d'une fausse occlusion par spasme ou paralysie de l'intestin. On peut considérer, non pas certainement d'une façon absolue, les moyens médicaux que nous allons indiquer comme susceptibles d'établir le diagnostic différentiel entre l'occlusion vraie et le pseudo-étranglement. Le lavement électrique nous paraît surtout présenter une grande valeur à ce point de vue.

Nous rappellerons qu'on a vu souvent aussi les accidents d'occlusion disparaître complètement après l'établissement d'un anus contre nature, et les matières fécales être normalement éliminées par l'anus. Il est évident que, dans ces cas, l'élimination des gaz et la diminution de la tension tympanique de l'intestin ont permis à quelque coudure, à quelque étranglement de se dégager, aux mouvements péristaltiques de l'intestin de reprendre leur force et leur action normales.

La première indication, ici comme partout, est d'abord de ne pas nuire. On devra donc, en présence d'un cas d'occlusion intestinale aiguë, renoncer complètement à se servir de moyens thérapeutiques qui comportent plus de dangers que d'avantages. Nous avons en ce moment en vue l'emploi des purgatifs, le massage et la ponction des anses intestinales.

Purgatifs. — On ne donnera pas de purgatifs. Quand ils ne sont pas vomis, ils fatiguent inutilement l'intestin, ils augmentent sa paralysie, et peut-être sa contraction spasmodique. Ils augmentent le danger de péritonite et de perforation.

Massage. — Des raisons analogues feront rejeter le massage qui agit aveuglément.

Ponction capillaire des anses intestinales. — Préconisée par des médecins, elle est presque d'une façon unanime rejetée par les chirurgiens. Évidemment on a vu à la suite d'une ponction capillaire, la tension gazeuse diminuer dans l'intestin au-dessus de l'obstacle et la résolution de l'occlusion se produire; mais c'est là un moyen dangereux qui expose à des accidents de péritonite.

Il est logique de vider le mieux possible le tube digestif au-dessus et au-dessous de l'obstacle; ceci sera réalisé par la suppression de l'alimentation, les lavages de l'estomac, les lavages de l'intestin.

Suppression de l'alimentation. — Dans l'occlusion aiguë, on supprimera complètement l'ingestion des aliments solides ou liquides. Pour calmer la soif, on fera sucer des morceaux de glace, on donnera de l'eau par cuillerées à café; enfin on donnera, s'ils peuvent être gardés, des lavements avec une solution légère de chlorure de sodium (3 ou 4 lavements espacés, de 250 à 300 grammes chacun), ou bien au besoin, on aura recours à des injections hypodermiques d'une solution de chlorure de sodium à 7 p. 1000.

Lavages de l'estomac. — Préconisés vivement par Kussmaul et Kahn, les lavages de l'estomac sont indiqués surtout lorsque l'occlusion porte sur l'intestin grêle. On a vu quelquefois leur emploi être suivi de la disparition des phénomènes d'occlusion. En tout cas, ils amènent souvent une amélioration momentanée de l'état du malade, soit en produisant une certaine déplétion liquide ou gazeuse du segment du tube digestif situé au-dessus du siège de l'occlusion, soit en éliminant des toxines nocives (Bouchard).

Lavages de l'intestin. — Il est indiqué de vider le mieux possible l'intestin au-dessous de l'obstacle, pour en amener la déplétion, pour évacuer des matières stercorales qui constituent un obstacle mécanique et une cause d'auto-intoxication, pour favoriser l'élimination des gaz et la diminution de la pression abdominale. Nous y reviendrons dans un instant à propos des grandes injections de liquide par l'anus.

Injections d'air ou d'eau par le rectum. — On conseille encore d'injecter de l'air ou de l'eau par le rectum dans l'espoir de dégager une invagination encore incomplète, une hernie interne, ou de redresser une coudure ou une torsion de l'intestin.

Il nous semble qu'il est beaucoup plus facile d'injecter de l'eau méthodiquement à faible pression, sans danger, que d'injecter de l'air en connaissance de cause. On a conseillé des injections d'eau à forte pression. Fitz (de Boston) cité par Jalaguier conseille d'employer la pression produite par une colonne d'eau de 10 pieds de haut, et, chez l'adulte, d'une colonne de 20 pieds. Cette manœuvre indiquée tout autant en vue du diagnostic que du traitement est certainement très dangereuse. On a pu de cette façon amener la rupture de l'intestin, ce qui n'a rien d'étonnant si l'on se rappelle l'expérience connue en physique sous le nom d'expérience du crève-tonneau. Si l'on veut injecter de l'eau dans l'intestin, on ne le fera qu'à la faible pression de 20 à 40 centimètres. Nous l'avons dit ailleurs, les expériences de Lesage et Dauriac ont démontré que ces pressions faibles pouvaient seules faire pénétrer le liquide jusque dans l'intestin grêle.

En somme, les deux grands moyens médicaux sont l'emploi de l'opium et de la morphine, et le lavement électrique.

Opium et morphine. — L'opium a l'avantage de calmer la douleur, de modérer l'exagération des mouvements péristaltiques, de diminuer la tension abdominale et même de soutenir les forces du malade. Jalaguier, Boas, Glaser qui ont récemment exposé le traitement méthodique de l'occlusion intestinale lui sont nettement favorables.

Moutard Martin conseillait de le donner par la bouche sous forme d'extrait thébaïque par pilules de 1 centigramme prises d'heure en heure jusqu'à la dose totale de 15 à 20 centigrammes par jour. Il n'est pas toujours nécessaire d'atteindre ces hautes doses, mais, pour obtenir un effet marqué il faut donner une dose d'opium suffisante. Quand les vomissements empêchent l'opium d'être absorbé par la voie stomacale, on peut employer les injections hypodermiques de morphine.

Des succès étonnants sont dus à cette méthode. Pour notre part, nous avons vu trois fois des accidents graves d'occlusion traités inutilement et peut-être aggravés auparavant par des purgatifs et des lavements, disparaître rapidement et complètement sous l'influence d'injections de morphine.

Le reproche fait à cette méthode, c'est qu'en calmant la douleur elle masque le danger et laisse l'épuisement du malade devenir tel qu'il n'a plus la force de résister à l'intervention chirurgicale. Quand on emploie l'opium et la morphine, il ne faut pas oublier que la douleur n'est pas tout; le calme obtenu sera considéré comme trompeur si les vomissements et le météorisme persistent, si les gaz et les selles ne réapparaissent pas. On tiendra surtout compte de l'état du pouls, et des forces générales. Si la dépression augmente, si le pouls devient petit et rapide, il faudra provoquer l'intervention chirurgicale.

Lavement électrique. — Leroy d'Étiolles en 1825, eut le premier l'idée de traiter l'invagination intestinale par l'électricité. Bucquoy, en 1878, fit connaître trois succès ; il avait employé les courants induits. Henrot eut de même recours aux courants induits par peur de l'électrolyse.

Boudet de Pâris, au contraire a préconisé l'emploi des courants continus ; il a perfectionné la technique des lavements électriques, et, par ses publications successives, il a réussi à en vulgariser l'emploi.

Voici le dispositif conseillé par lui. « L'excitateur rectal se compose d'une grosse sonde en gomme que l'on introduit dans le rectum, aussi profondément que possible ; cette sonde est armée d'un mandrin métallique tubulaire dont l'extrémité n'atteint pas le niveau de l'œil de la sonde ; ce mandrin est rattaché par un fil conducteur à un des fils de la batterie, et, au moyen d'un tube de caoutchouc, on le raccorde avec la canule d'un irrigateur ordinaire plein d'eau salée. Cette eau traverse le mandrin, s'y électrise et remplit l'intestin, en portant l'électricité sur tous les points où elle entre en contact avec la muqueuse; elle joue par le fait le rôle d'un excitateur liquide très étendu. Le danger résultant de l'action chimique locale se trouve ainsi écarté, puisque le point correspondant au maximum de densité du courant,

l'extrémité du mandrin est isolé par la sonde des parois de l'intestin. » Le second pôle est représenté par une large plaque métallique recouverte de peau de chamois imbibée d'eau salée que l'on met en contact soit avec la peau de la région dorsale soit avec celle de la région abdominale. On peut faire passer des courants dont l'intensité varie de 10 à 40 milliampères. La durée de chaque séance varie de 5 à 20 minutes. Il est souvent utile de renverser à plusieurs reprises le sens du courant.

Cette méthode a donné de beaux succès. En 1884, Boudet de Pâris sur 74 cas comptait 59 succès. Larat, dans un mémoire présenté à l'Académie de médecine rapportait 19 cas avec 10 succès.

Boudet de Pâris considère l'affaiblissement marqué du cœur, la tendance à la syncope comme des contre-indications à l'emploi du lavement électrique ; on ne devra en tout cas, les employer dans des conditions semblables, qu'avec la plus grande prudence.

Il est bien certain que, dans la plupart des cas guéris par le traitement électrique, il s'agissait soit de pseudo-étranglement paralytique ou spasmodique, soit d'obstruction fécale. Cependant, on doit considérer comme possible que l'électrisation de l'intestin réduise un commencement d'invagination, d'étranglement ou de volvulus.

On peut, en cas d'occlusion aiguë, employer successivement le lavement électrique et la médication opiacée sans perdre beaucoup de temps, sans aggraver l'occlusion et sans provoquer l'éclosion de la péritonite.

Traitement de l'occlusion a marche lente. — Avec l'occlusion à marche lente, on a du temps devant soi. Les conditions sont meilleures pour l'établissement d'un diagnostic plus exact du siège et de la nature de l'occlusion. L'intervention chirurgicale peut se faire après mûre réflexion : elle est d'une façon générale rendue nécessaire par l'existence ou la menace d'accidents dus à l'effacement de la lumière de l'intestin.

A ce type d'occlusion appartiennent le rétrécissement de l'intestin de nature fibreuse ou cancéreuse, les compressions lentes, l'invagination chronique. Lorsque la nature et le siège de l'obstacle sont nettement déterminés, comme il arrive avec le cancer du côlon ou du rectum, ou encore avec des tumeurs du petit bassin, l'opération peut se proposer non seulement de lever l'occlusion, mais même d'en faire disparaître la cause.

D'une façon générale, le traitement médical ne pourra guère se proposer que d'atténuer les conséquences de la diminution progressive de la lumière de l'intestin et de retarder l'échéance inévitable des accidents d'occlusion.

Il convient d'alimenter le malade, de soutenir ses forces le mieux possible. Pour éviter qu'il ne se produise une accumulation au niveau de l'obstacle, on donnera une alimentation liquide ou demi-liquide, laissant aussi peu que possible de détritus rebelles à la digestion.

Il convient d'empêcher la constipation de se produire. On aura recours pour cela aux lavements, aux laxatifs, et, de préférence parmi ceux-ci, à l'huile de ricin donnée à petites doses, par cuillerées à café, répétées au besoin d'heure en heure ou de deux heures en deux heures jusqu'à ce que l'effet voulu se produise.

Les crises aiguës d'occlusion qui peuvent plus ou moins brusquement imprimer une marche aiguë à une maladie jusque la d'évolution lente pourront être traitées quelquefois d'après les mêmes principes que l'occlusion aiguë primitive. Toutefois, on ne s'attardera aux moyens médicaux que si l'état du malade le permet, si son épuisement antérieur ne l'a pas déjà trop affaibli.

Modalité de l'intervention chirurgicale. — Nous n'avons pas à décrire les différentes opérations qui peuvent se faire contre l'occlusion intestinale ; mais nous ne pouvons guère nous dispenser d'en indiquer le principe.

Le chirurgien peut, suivant les cas, lever l'obstacle, réséquer la partie d'intestin malade, aboucher l'intestin situé au-dessus de l'obstacle avec une partie de l'intestin située au-dessous, et enfin, établir un anus contre nature.

Lever l'obstacle comporte une action différente suivant qu'il y a une hernie interne à réduire, une torsion à redresser, une bride à sectionner, une invagination à défaire. Pour cela, il faut que l'intestin ne soit pas trop fortement lésé, soit par la maladie qui cause l'occlusion, soit consécutivement à l'occlusion elle-même, comme dans l'invagination ; dans ces deux cas mieux vaut réséquer la partie correspondante de l'intestin. D'autres fois, il vaudra mieux faire une entéro-entérostomie, c'est-à-dire rétablir la perméabilité du tube intestinal en abouchant une anse de l'intestin située au-dessus d'un obstacle non susceptible d'être supprimé, avec une anse de l'intestin située au-dessous.

Dans quelques cas, le chirurgien se contentera d'établir un anus contre nature. La condition la plus favorable pour cela est, naturellement que l'occlusion siège sur le gros intestin. L'établissement de l'anus contre nature n'a été pendant longtemps qu'une opération de nécessité, qu'on faisait faute de mieux. Le ventre ouvert l'obstacle ne pouvait être trouvé, ou une fois trouvé, supprimé, et on établissait un anus contre nature. Il est arrivé tant de fois que les accidents d'occlusion ont complètement disparu dans ces conditions, que les matières se sont remises à sortir par l'anus naturel, l'anus contre nature devenant inutile, qu'on s'est demandé s'il ne conviendrait pas quelquefois d'établir un anus contre nature momentané, et on a quelquefois réussi en n'établissant qu'une ouverture très petite, suffisante pour l'échappement des gaz, insuffisante pour le passage des matières fécales [1].

1. Voir à ce propos la discussion sur le traitement de l'occlusion intestinale qui a eu lieu à la Société de Chirurgie en octobre 1897.

CHAPITRE XXII

TUMEURS MALIGNES DE L'INTESTIN

Nous aurons à décrire successivement les tumeurs malignes d'origine épithéliale (épithéliome, carcinome) et les tumeurs malignes d'origine conjonctive (Sarcome et lymphosarcome).

I. — Tumeurs malignes d'origine épithéliale

Elles comprennent presque en entier l'ensemble des faits décrits sous la dénomination de cancer de l'intestin ; ils sont représentés par des épithéliomes et des carcinomes. Nous avons dit déjà, à propos des tumeurs malignes de l'estomac, que le carcinome n'est en réalité qu'une forme anatomique de l'épithéliome.

Étiologie. — Nous n'avons pas de notions plus nettes sur l'étiologie du cancer de l'intestin que sur celle du cancer des autres organes. Nous devons nous borner à enregistrer ici quelques données sur sa fréquence et l'influence de l'âge et du sexe.

Fréquence. — A l'hôpital général de Vienne, sur 20 480 autopsies faites pendant une période de douze ans (1870-1881) il fut constaté 100 cas de cancer de l'intestin, soit environ 1 cas sur 200 autopsies. Pendant la période de 1882-1893, sur 21 358 autopsies, 243 cas de cancer de l'intestin, soit un peu plus de 1 cas pour 100.

Sexe. — Le sexe ne paraît pas avoir d'influence décisive sur la répartition des cas de cancer de l'intestin; cependant, le cancer du rectum paraît notablement plus fréquent chez l'homme que chez la femme.

Age. — D'après la statistique de Maydl qui correspond à la période d'observation de 1870 inclus à 1881 à l'hôpital général de Vienne, un sixième des cas de cancer de l'intestin se sont présentés chez des individus âgés de trente à quarante ans, un septième au-dessous de trente ans. La période de la vie dans laquelle la fréquence de cette lésion reste la plus grande est de quarante à soixante-cinq ans.

Le cancer de l'intestin peut se rencontrer chez de jeunes sujets et même chez des enfants. Nothnagel a vu un cas de cancer de l'intestin chez un enfant de douze ans, Aar en a vu un chez un enfant de trois ans. Toutefois, comme nous le verrons plus loin, le sarcome beaucoup plus rare d'une façon générale s'observe à un âge relativement moins avancé que le cancer.

ANATOMIE PATHOLOGIQUE

Siège. — Les statistiques de Maydl (100 cas) de Nothnagel (243 cas) donnent au point de vue du siège du cancer de l'intestin des indications concordantes, le cancer se rencontrerait seulement environ une fois sur 20 sur l'intestin grêle ; les autres cas se répartiraient à peu près avec une égale fréquence sur le rectum et le côlon. La statistique de Leichtentern indique une prépondérance marquée pour le rectum, il a compté, en effet, 616 cas de cancer du rectum sur 760 cas de cancer de l'intestin.

Sur le côlon, le cancer se rencontre surtout au niveau du cæcum et de l'S iliaque. On signale aussi les coudures comme un point d'implantation relativement fréquent.

On ne connaît pas d'exemple de cancer du jéjunum ; le cancer de l'intestin grêle se voit quelquefois au duodénum, mais beaucoup plus fréquemment vers la fin de l'iléon ; son siège primitif peut être la valvule iléo-cæcale.

Cancer secondaire. — On rencontre rarement une localisation secondaire du cancer a l'intestin, le noyau primitif se trouvant sur un point éloigné ; mais il n'est pas rare que le cancer d'un des organes contenus dans la cavité abdominale se propage par contiguïté à l'intestin, ou encore que des greffes cancéreuses, venues par exemple d'un cancer du pylore, viennent s'implanter et se développer sur la face séreuse de l'intestin. Letulle a fait une bonne étude anatomo-pathologique des faits de ce genre.

Bard, dans un mémoire sur la coexistence de deux cancers primitifs, a signalé une série de cas dans lesquels il existait en même temps qu'un épithélioma le plus souvent cylindrique de l'intestin, un épithélioma ou un carcinome sur un autre point du corps ; les deux noyaux appartenant à des variétés anatomiques différentes. Ne semble-t-il pas qu'il existe alors soit une diathèse, soit une infection cancéreuse qui se révèle sur des points éloignés de l'organisme, parallèlement, par des lésions malignes d'origine épithéliale ?

Description macroscopique. — On peut d'une façon générale distinguer les cancers de l'intestin en deux grandes variétés suivant qu'ils sont *annulaires* ou n'occupent qu'une partie de la circonférence de l'intestin.

Le *cancer latéral* peut se présenter sous l'aspect d'une nodosité, d'une masse arrondie saillante, quelquefois végétante ou d'une plaque indurée.

Lorsque la tumeur a acquis un certain développement, elle devient inégale, mamelonnée, parsemée de saillies quelquefois véritablement végétantes. Souvent aussi elle s'ulcère, et prend alors l'aspect si caractéristique du cancer des muqueuses en voie d'ulcération avec ses pertes de substances à fond sanieux et ses saillies arrondies ou bourgeonnantes.

Quelquefois, les productions cancéreuses sont assez volumineuses pour amener une oblitération presque complè t de la lumière de l'intestin et devenir la cause d'accidents d'occlusion.

Cancer annulaire. — Le cancer de l'intestin prend volontiers une forme annulaire, peut-être parce qu'il se fait une greffe épithéliomateuse de la muqueuse intestinale sur tout le segment correspondant à la tumeur primitive.

Le squirrhe annulaire peut être si étroit que l'intestin a l'air d'être étranglé par une ficelle. On comprend combien cette disposition est favorable à l'exérèse.

Sur 188 autopsies de cancer de l'intestin, Haussman a compté 170 cas de cancer annulaire.

Tantôt, dans les *formes squirrheuses*, il s'agit d'un anneau étroit qui étrangle l'intestin à la façon d'un cordon, tantôt d'un anneau plus large et quelquefois même d'un véritable cylindre. L'anneau large et le cylindre sont souvent irréguliers, leurs bords sont sinueux, leur surface plus ou moins saillante, plus ou moins bourgeonnante ou ulcérée. Parfois il s'agit d'une couronnne de végétations reposant sur une base indurée. Le calibre de l'intestin est souvent fortement diminué par les productions cancéreuses; son axe est souvent dévié. Quelquefois, entre une série de productions néoplastiques on constate un pertuis inégal, irrégulier dans lequel il est difficile d'introduire un stylet. Il peut se faire que l'ulcération des masses et des végétations cancéreuses rétablisse momentanément tout au moins la perméabilité de l'intestin.

Au début, le cancer de l'intestin n'intéresse que la muqueuse; les tuniques musculaires et la tunique séreuse ne sont atteintes qu'en dernier lieu. Plus tard, des nodosités, des saillies apparaissent sur la surface péritonéale de l'intestin et l'induration devient plus marquée, plus étendue.

Lorsque la tumeur existe depuis quelque temps, il se développe des lésions secondaires qui en masquent l'aspect et qui en accroissent notablement le volume.

Ces lésions secondaires résultent pour une large part des infections secondaires qui se font au niveau de la tumeur lorsqu'elle est ulcérée, ou encore sur l'intestin sus-jacent. Il se fait des adhérences avec les organes voisins, des soudures avec d'autres anses, des foyers d'inflammation aiguë ou subaiguë du péritoine, quelquefois des abcès, des fistules qui font communiquer deux segments plus ou moins éloignés de l'intestin, des perforations. La généralisation des lésions cancéreuses ou inflammatoires au péritoine est possible. Dans ces conditions, on comprend combien est variable l'aspect de la lésion, et comment elle se refuse à toute description d'ensemble.

L'intestin *au-dessus et au-dessous* de la lésion cancéreuse subit souvent des modifications considérables. Au-dessus, il se distend, quelquefois dans des proportions considérables. La muqueuse est rouge, enflammée, quelquefois ulcérée, et il peut se produire une perforation comme au-dessus du siège de toute occlusion intestinale. Au-dessous, au contraire, l'intestin est vide, rétréci, contracté, revenu sur lui-même. Le contraste est quelquefois des plus frappants entre ces deux portions de l'intestin.

Propagation et métastases. — Le cancer se propage très souvent aux glanglions qui correspondent à la région atteinte. Il semble, en particulier en ce qui concerne le gros intestin, que cette propagation est assez lente. L'envahissement ne se ferait que tardivement et avec une certaine lenteur, circonstance favorable pour l'intervention radicale. Haussmann a réuni dans sa thèse 112 faits dans lesquels la participation des ganglions était mentionnée, 30 fois on note la propagation aux ganglions prévertébraux ; dans 35 cas on déclare que la généralisation ganglionnaire faisait défaut, sans mentionner spécialement l'état des ganglions rétropéritonéaux; dans 20 cas enfin, la lésion était absolument localisée sans doute possible.

On a particulièrement étudié les adénopathies consécutives au cancer du rectum, parce que l'intervention chirurgicale peut quelquefois les atteindre ; mais sur ce point les auteurs ne sont pas d'accord, elles seraient rares d'après Maydl et Müller, fréquentes au contraire, d'après Hauser.

Il se développe souvent des noyaux secondaires dans le foie. L'envahissement cancéreux peut aussi atteindre le péritoine, le grand épiploon, le mésentère, les poumons, les reins.

D'après Hauser, le cancer colloïde se propagerait de préférence aux séreuses, rarement aux viscères; le carcinome encéphaloïde se propagerait volontiers aux ganglions lymphatiques; le cancer squirrheux, pour sa part, envahirait plus volontiers le foie.

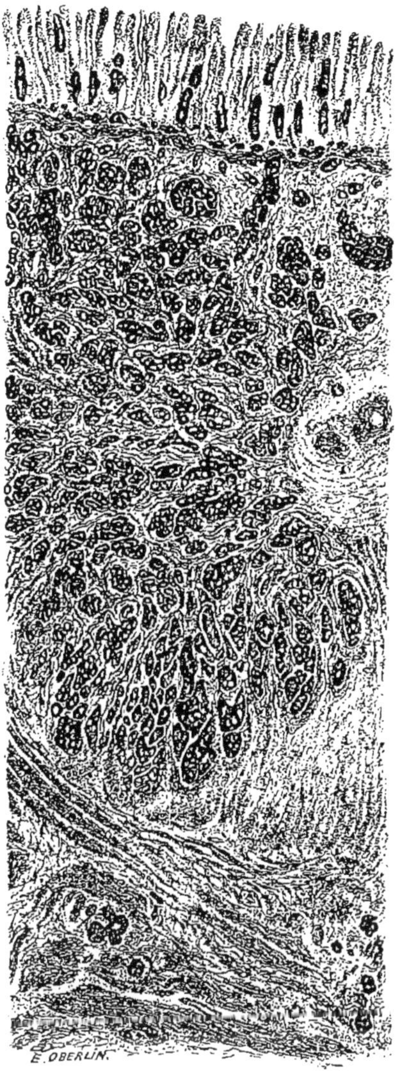

Fig. 59. — Un cas d'épithéliomia cylindrique du rectum montrant le début de la lésion dans la muqueuse et sa fusée à travers la musculaire sous-muqueuse. (D'après une préparation de Brault.)

ÉTUDE HISTOLOGIQUE. — Le cancer de l'intestin est d'origine épithéliale, et nous ne répéterons pas ici les considérations dans lesquelles nous sommes entrés à propos de l'histogénèse du cancer de l'estomac, ce que nous en avons dit s'appliquant entièrement aux tumeurs carcinomateuses de l'intestin.

L'*épithéliome cylindrique* est de beaucoup la forme la plus commune, viennent ensuite, le *carcinome encéphaloïde* et le *carcinome squirrheux*, ce dernier beaucoup plus rare que dans l'estomac.

La dégénérescence colloïde est relativement fréquente.

CANCER DES DIVERSES RÉGIONS. — Suivant sa localisation, le cancer de l'intestin peut présenter des particularités intéressantes.

Cancer du duodénum. — Le cancer du duodénum peut se localiser à la première partie du duodénum, au voisinage de la valvule pylorique, à la partie descendante au voisinage de l'ampoule de Vater, ou à la fin du duodédum, près de l'iléon. Le cancer de la partie initiale et de la partie terminale du duodénum n'offre rien de bien particulier au point de vue anatomique; il se présente le plus souvent sous l'aspect d'un anneau plus ou moins étroit; il en résulte un degré plus ou moins marqué de sténose, et, dans certains cas, une rétention des liquides dont nous aurons plus loin à exposer la séméiologie différentielle. Le cancer de la région moyenne siège volontiers au niveau même ou au voisinage de l'ampoule de Vater et de l'orifice du canal cholédoque et du canal de Wirsung. Il est le plus souvent pariétal, constitué par une tumeur dont l'aspect, l'origine première, et l'histologie sont variables.

D'après Nattan-Larrier, on peut en distinguer trois variétés anatomiques principales : *a*) dans le premier type, le plus fréquent, le cancer forme tumeur dans le duodénum, c'est une petite masse mamelonnée, d'un relief de un à deux centimètres. En général le cholédoque débouche à la partie de la tumeur la plus rapprochée du pylore, il est rétréci à sa terminaison, mais encore perméable et dilaté plus haut ; *b*) dans le second type, la tumeur forme une petite nodosité ou une sorte de petit disque qui englobe l'orifice du cholédoque ; le néoplasme s'est développé dans l'ampoule de Vater elle-même, il se trouve masqué et on ne le voit bien que sur une coupe perpendiculaire. *c*) le troisième type est fourni par une observation de R. Durand Fardel, c'est un cancer de la partie terminale du cholédoque, et, par conséquent un cancer des voies biliaires.

Le cancer de la région vatérienne suivant son point de départ pourrait être ainsi un cancer de l'intestin ayant envahi secondairement l'ampoule, un cancer primitif de l'ampoule, ou un cancer de l'extrémité terminale du cholédoque et peut-être même du canal de Wirsung.

La sténose de ces canaux, et plus particulièrement encore celle du canal biliaire, se traduit par une séméiologie sur laquelle nous insisterons plus loin. Au point de vue anatomique il en résulte souvent la dilatation des voies biliaires, et, plus rarement, des voies pancréatiques.

Cancer de l'iléon. — Il a été particulièrement étudié par Du Castel : il occupe la partie terminale de l'iléon et peut même pendant quelque temps rester limité à la valvule de Bauhin. Il en résulte une sténose, dont la nature peut être difficile à reconnaître sur le vivant. Souvent aussi l'extrémité de l'intestin grêle ne se trouve pas seule intéressée et le cæcum est envahi également. Il devient alors difficile de déterminer quel a été le point de départ du néoplasme.

Cancer du gros intestin. — On a vu déjà que le cancer du gros intestin est beaucoup plus fréquent que le cancer de l'intestin grêle et que le cancer du rectum est beaucoup plus fréquent que le cancer des autres segments du gros intestin. Viennent ensuite le cæcum, l'S iliaque et les coudes qui unissent le côlon transverse au côlon ascendant et au côlon descendant. La fréquence du cancer du cæcum a pu jusque dans ces dernières années paraître plus grande qu'elle ne l'est réellement parce qu'on englobait dans sa description une forme particulière de tuberculose fibreuse que nous avons décrite dans un chapitre précédent. Les histologistes eux-mêmes ont eu de la peine à établir cette différenciation, tant la ressemblance était grande.

Nous dirons plus loin quels sont les rapports anatomiques qui unissent le polyadénome au cancer du gros intestin.

COMPLICATIONS. — Un certain nombre de complications peuvent se produire : on les a divisées en *complications dues aux progrès du néoplasme*, en *complications mécaniques* et en *complications septiques*.

Les progrès du néoplasme amènent la propagation au péritoine et par suite la production d'une péritonite cancéreuse avec ou sans ascite. Il peut encore se produire des fistules ou des communications avec d'autres organes. Il peut se faire un anus contre nature spontané : le plus souvent, il se trouve dans la fosse iliaque droite, quelquefois aussi au voisinage de l'ombilic.

Des communications anormales peuvent s'établir avec une autre partie de l'intestin, l'estomac, la vessie.

Comme complications mécaniques, on peut citer : l'occlusion intestinale, dans laquelle l'occlusion mécanique, l'obstruction stercorale, l'iléus paralytique et l'invagination intestinale peuvent jouer un rôle, et la perforation.

La *perforation* peut se produire par le fait de l'ulcération cancéreuse, mais elle peut aussi résulter des lésions de l'intestin au-dessus de l'obstacle. Souvent des adhérences se sont établies qui protègent le péritoine contre la diffusion du contenu de l'intestin, il se fait ainsi des abcès stercoraux, mais il peut se produire une péritonite suraiguë.

Les *complications septiques* ont été peu étudiées ; elles jouent cependant un rôle important dans l'inflammation de l'intestin susjacent, l'ulcération de la tumeur et quelquefois même la production de lésions infectieuses à distance : adénites, adénites suppurées, phébite, phlegmatia alba dolens, fièvre hectique, troubles digestifs, diarrhée incoercible. A côté des formes septiques du cancer de l'estomac, on pourrait décrire des formes septiques du cancer de l'intestin (Lardennois).

SYMPTÔMES

L'aspect clinique du cancer de l'intestin peut être très variable suivant sa localisation, suivant l'existence, l'absence et le degré de la sténose, suivant encore qu'il s'est produit ou non des lésions péritonéales plus ou moins étendues.

Phénomènes généraux. — Dans la grande majorité des cas, l'attention est attirée par les phénomènes généraux, par l'anémie, l'amaigrissement, la tendance à la cachexie. Dans certains cas, ces phénomènes sont presque exclusifs ou très prédominants; la lésion intestinale peut ne se trahir que par des phénomènes banaux, tels que diarrhée prolongée ou alternatives de diarrhée et de constipation. Lorsqu'il n'existe pas un ensemble particulier d'accidents intestinaux, une tumeur abdominale appréciable, une lésion perceptible par le toucher rectal, le diagnostic peut présenter de véritables difficultés. Dans quelques cas exceptionnels, on a relevé de la fièvre, et l'élévation de la température a pu, en présence d'une tumeur du cæcum, faire croire à une pérityphlite.

Phénomènes locaux. — Pour la clarté de la description, il vaut mieux examiner successivement la séméiologie et le diagnostic du carcinome des divers segments de l'intestin.

Cancer du colon. — Les *phénomènes douloureux* sont très variables, ils peuvent manquer, bien que cela soit rare. On a avec raison distingué la douleur directement attribuable à la lésion, à la tumeur cancéreuse, de la douleur due aux contractions de l'intestin luttant contre l'obstacle.

La *douleur due à la tumeur* est souvent sourde; c'est un endolorissement permanent, avec de temps en temps des exacerbations. Elle est habituellement augmentée par la palpation; elle devient plus vive lorsqu'il existe des lésions péritonéales secondaires. Parfois la douleur peut irradier et présenter un maximum assez éloigné du siège réel du cancer. Il peut y avoir encore des douleurs à distance dues à la lésion de filets ou de troncs nerveux : ainsi s'explique la névralgie crurale, par exemple, avec un cancer du cæcum ou de l'S iliaque.

Les *contractions musculaires* des parois intestinales qui luttent contre l'obstacle et contre la stase se traduisent assez souvent par des crises paroxystiques de *coliques* très pénibles. Elles peuvent concorder avec la contraction visible d'anses intestinales distendues; ces crises douloureuses sont souvent réveillées par la palpation. Elles procèdent souvent par paroxysmes au cours desquels des vomissements peuvent survenir. Entre ces crises douloureuses, il existe des rémissions plus ou moins complètes.

La *constipation* est fréquente chez les malades atteints de cancer. Elle peut être absolue et persister pendant des périodes plus ou moins prolongées. Elle est assez souvent suivie de débâcles diarrhéiques; elle peut aussi devenir le point de départ d'accidents de véritable occlusion. Parfois la diarrhée l'emporte sur la constipation, il peut même se faire que ce soit le seul signe de la lésion intestinale. Toutefois, il faut en cas semblable se défier des *fausses diarrhées*, qu'on reconnaît surtout à ce que le liquide entraîne des fragments nombreux de matières dures, même lorsqu'il y a eu auparavant dans la même journée une série de selles liquides.

Les selles ont quelquefois un aspect que l'on considère comme caractéristique d'une *sténose* de la partie inférieure du gros intestin. Elles sont ovillées, ou minces et comme laminées. En réalité, ces caractères n'ont nullement une valeur pathognomonique.

Souvent il existe dans les selles une assez grande quantité de *mucus ;* c'est l'indice d'une irritation catarrhale de la muqueuse tout à fait banale.

Les mucosités peuvent être *sanguinolentes*, et, lorsque le cancer siège au rectum, ou au voisinage du rectum, à l'S iliaque, il peut y avoir des phénomènes dysentériformes qui rappellent de très près ce qu'on rencontre dans la dysenterie. Le mélange de sang et de muco-pus ne se rencontre guère que dans le cancer du côlon et dans la dysenterie, ainsi que le fait remarquer Nothnagel.

Dans quelques cas, il peut y avoir de *véritables hémorragies* intestinales.

Dans certains cas exceptionnels, on a pu rencontrer dans les selles des fragments de *végétation cancéreuse* dont l'examen histologique a permis de déterminer la nature de la lésion. Ce signe tout à fait rare est en somme le seul qui soit absolument pathognomonique du cancer de l'intestin.

Les accidents d'*occlusion intestinale* s'établissent souvent d'une façon progressive comme dans les sténoses organiques du gros intestin. Souvent il se produit une série de crises prémonitoires auxquelles nous avons fait allusion déjà précédemment. Il existe de la distension de l'intestin au-dessus de l'obstacle, les anses dilatées font souvent une saillie visible. Elles se contractent violemment et douloureusement à certains moments, et, pendant un certain temps, leur contraction suffit pour faire momentanément disparaître la stase stercorale. Quelquefois, il se produit de véritables crises d'occlusion, soit que le point rétréci soit momentanément infranchissable, soit qu'il y ait un spasme ou une véritable distension paralytique de l'intestin. Le météorisme augmente, des vomissements surviennent alimentaires, bilieux et même quelquefois fécaloïdes. Parfois l'occlusion se produit plus rapidement, par le fait d'une véritable obstruction, par accumulation des matières au point rétréci.

Nous n'insisterons pas autrement sur les phénomènes d'occlusion intestinale que nous avons décrits en détail dans un chapitre précédent.

La *tumeur cancéreuse* peut manquer ou être perçue par la palpation abdominale. Quelquefois elle échappe à l'exploration à cause de son petit volume ou parce qu'elle est masquée par le tympanisme. Son volume est très différent suivant les cas; il peut varier de celui d'une noix à celui d'une orange, ou même d'une tête de fœtus. Sa surface est tantôt lisse, tantôt inégale; elle peut être indolore ou douloureuse à la pression. Lorsqu'il n'y a pas d'adhérences péritonéales, sa mobilité est assez grande; il en est ainsi surtout pour l'S iliaque dont le mésocôlon est relativement long. La mobilité est encore étendue avec une tumeur du côlon transverse ou des côlons ascendant et descendant, moindre pour le cæcum. Cette mobilité peut s'exercer spontanément sous l'influence de la pesanteur ou être provoquée par la palpation.

Les exsudats péritonéaux et les adhérences fixent la tumeur; elles modifient sa consistance et tendent à augmenter son volume. Dans le volume de la tumeur il faut aussi faire entrer en ligne de compte l'accumulation plus ou moins considérable de matière stercorales. Sous l'influence de cette cause, on peut ainsi constater des variations assez considérables d'un jour à l'autre, lorsqu'une débâcle, par exemple, a amené l'évacuation de la masse stercorale.

Diagnostic du cancer du côlon. — Nous pouvons à ce point de vue envisager plusieurs éventualités cliniques.

a) Il n'y a pas encore de tumeur appréciable ou de signes de sténose colique;

b) Il y a des signes de sténose colique sans tumeur;

c) Il y a une tumeur abdominale avec ou sans phénomènes de sténose colique;

d) Il existe des complications du cancer colique.

a) *Il n'y a pas encore de tumeur appréciable ou de signes de sténose colique.* — La diminution des forces, l'amaigrissement, l'anémie, la tendance à la cachexie peuvent faire naître l'idée qu'il existe un cancer quelque part sans que rien permette de présumer sa localisation.

La diarrhée, les coliques, les alternatives de diarrhée et de constipation peuvent attirer l'attention vers l'intestin, sans que rien permette d'affirmer l'existence d'une lésion cancéreuse.

b) *Il y a des signes de sténose du côlon sans tumeur.* — L'absence de la tumeur dans ces conditions ne doit pas éloigner complètement l'idée d'un cancer du côlon; en effet, il peut se faire qu'elle échappe par son volume, qu'il existe par exemple un noyau profondément situé ou encore que le néoplasme présente la forme d'un anneau étroit, scléreux. L'accumulation des matières et des gaz masquent facilement une nodosité cancéreuse ou un anneau étroit.

Nous l'avons dit en décrivant l'occlusion intestinale, dans un assez grand nombre de cas, on a pu reconnaître seulement par la laparotomie ou à l'autopsie que la cause des accidents était un cancer de l'intestin.

c) *Il y a une tumeur abdominale avec ou sans phénomènes de sténose intestinale.* — Une tumeur peut exister et amener à tort à croire à la présence d'une tumeur néoplasique du côlon. Les tumeurs susceptibles de provoquer cette erreur sont assez nombreuses et assez variées.

α) Tout d'abord, il peut s'agir d'une fausse tumeur intestinale, d'une *tumeur stercorale*. Nous ne reviendrons pas sur la description que nous en avons faite plus haut. Nous nous contenterons de rappeler que la meilleure façon de se mettre à l'abri de toute erreur sera d'amener une évacuation suffisante du contenu du côlon par des purgatifs ou de grands lavements.

β) Il peut exister une tumeur du côlon sans que cette tumeur soit de nature cancéreuse. Pendant longtemps, on a par exemple considéré comme cancéreuses des tumeurs du côlon qui sont en réalité des productions de nature tuberculeuse.

Même confusion dans certains cas de typhlite chronique sans doute d'origine appendiculaire. Leube a décrit une *sigmoïdite chronique* avec épaississement inflammatoire qu'on pourrait confondre avec le cancer de l'S iliaque.

d) La tumeur n'appartient pas à l'intestin; il peut s'agir d'une *tumeur du pylore*, adhérente au côlon et en déterminant la compression. Dans certains cas, — j'en ai vu un récemment — il existe à la fois une dilatation de l'estomac et une sténose de l'extrémité droite du côlon transverse, avec dilatation et stase cæcales, et il est très difficile de décider si la tumeur est primitivement pylorique ou colique.

Il faut citer encore les noyaux cancéreux du grand épiloon, le cancer des autres organes de la cavité abdominale. Nous avons vu récemment un cancer de l'angle gauche du côlon être pris pour un cancer du rein par un chirurgien des plus distingués très versé dans la pathologie des organes urinaires. L'erreur contraire pourrait également se produire.

Le rein mobile, la rate ptosée, un lobe pédiculé du foie ont pu être pris pour une tumeur cancéreuse du côlon; les adhérences consécutives à la ptose peuvent dans une certaine mesure expliquer cette erreur.

d) *Il existe des complications du cancer du côlon.* — Toute une série de complications du cancer du gros intestin peuvent en modifier les allures cliniques et le rendre plus ou moins méconnaissables :

nous citerons dans cet ordre d'idées les *adhérences inflammatoires*, la *péritonite chronique*, avec adhérences étendues, ou encore avec ascite, les *adhérences avec l'estomac*, les *fistules* faisant communiquer le côlon avec l'estomac, ou une autre anse intestinale, les *abcès* de voisinage surtout avec ouverture dans un organe voisin, tel que la vessie, le rectum, ou la paroi abdominale.

Cancer de l'S iliaque. — D'après E. Quénu et P. Duval le cancer de l'S iliaque, qu'ils préfèrent dénommer côlon pelvien, mériterait d'être étudié à part.

Certains troubles fonctionnels lui sont communs avec le cancer du côlon : sensation pénible d'arrêt une ou deux heures après le repas, distension intestinale suivie d'une détente, mauvaise haleine, mauvaise bouche, crises de coliques sèches, parfois douleur sourde correspondant à la tumeur réveillée surtout par la pression ; quelquefois diarrhée tenace rebelle à tout traitement et à tout régime alimentaire.

On peut distinguer trois sièges principaux au cancer du côlon pelvien : portion inférieure ou recto-sigmoïde, portion moyenne ou anse sigmoïde, portion supérieure ou iléo-pelvienne.

Le *cancer de la partie recto-sigmoïde* peut être perçu par le toucher rectal quand on déprime fortement l'hypogastre ; il occasionne du ténesme, des envies pressantes d'aller à la selle et des saignements ; il se comporte en somme comme un cancer rectal.

Le *cancer de la partie supérieure ou iléo-pelvienne* se perçoit dans la fosse iliaque gauche sous la forme d'une plaque mal limitée et dure qu'on ne devra pas confondre avec le cylindre qu'on rencontre quelquefois dans la côlite muco-membraneuse par suite du spasme colique.

Le *cancer du segment moyen ou anse sigmoïde* donne lieu à une tumeur dont le siège est des plus variables ; elle peut être pelvienne, iliaque droite, abdominale, vésicale ou latéro-utérine. Comme le cancer du gros intestin se rencontre souvent chez des individus gros et obèses, la palpation ne donne souvent aucun renseignement précis dans ces conditions. La laparotomie exploratrice est indispensable pour faire un diagnostic précoce permettant une intervention chirurgicale radicale.

Cancer du rectum. — Les phénomènes subjectifs lorsque le cancer siège à la partie supérieure du rectum ressemblant complètement à ceux que nous avons énumérés dans le paragraphe précédent à propos du cancer de l'S iliaque. Il sera quelquefois possible chez les individus maigres d'abaisser suffisamment la tumeur en comprimant la paroi abdominale, pour que la tumeur devienne accessible au toucher rectal.

Lorsque la lésion siège à la partie inférieure du rectum, les *phénomènes dysentériformes* qu'on peut quelquefois voir apparaître déjà avec un néoplasme de la partie inférieure de l'S iliaque tendent à s'accentuer : envies fréquentes, ténesme, selles muqueuses ou muco-sanguinolentes et quelquefois même véritablement sanglantes. Avec une tumeur située très bas, on constate même des selles involontaires, et l'écoulement permanent dans les vêtements d'un liquide sanguinolent ou sanieux d'une odeur repoussante.

En même temps, il y a souvent des *douleurs* extrêmement intenses qui irradient en différents sens, vers les os du bassin, dans le domaine du plexus crural ou encore du sciatique.

Malgré cet écoulement liquide et cette apparence de diarrhée, il y a en réalité une *constipation tenace;* les malades s'épuisent en efforts douloureux de défécation. Quelquefois les selles sont de petit diamètre, comme cannelées et passées à la filière; il ne faut pas trop compter sur ce signe pour reconnaître un rétrécissement du rectum, car les matières peuvent être délayées avant de traverser le point rétréci, ou encore, lorsque le rétrécissement est situé à la partie supérieure, elles peuvent se reformer dans l'ampoule sous-jacente et prendre l'aspect de selles moulées.

De véritables *hémorragies* peuvent se produire de temps en temps; hémorragies de sang rouge en nature. Lorsqu'il existe une polypose du gros intestin, le sang peut être noir, véritablement mélænique et les hémorragies se produire tous les jours pendant des mois.

Leube a insisté avec raison sur la présence assez fréquente d'*hémorroïdes* symptomatiques. Il importe, dans ces conditions, de pratiquer le toucher rectal et de ne pas s'en laisser imposer pour de simples hémorroïdes.

Le *toucher rectal* permet souvent d'établir un diagnostic solide. La lésion cancéreuse peut être perçue sous la forme d'une lésion partielle, latérale ou d'un anneau circulaire.

Dans le premier cas, il peut s'agir d'une tumeur affectant la forme d'un noyau limité, d'une plaque indurée, d'un champignon, plus ou moins végétant. Quelquefois, plusieurs végétations sont juxtaposées au même niveau, de façon à former une sorte de couronne dans la lumière de l'intestin. Quand il s'agit d'un anneau plus ou moins resserré, le segment induré a généralement tendance à descendre, à s'invaginer dans la partie sous-jacente de l'ampoule rectale. Par le toucher, la tumeur donne une impression qu'on a justement comparée à celle que donne le col de l'utérus dans le fond du vagin. L'orifice est légèrement béant, entouré de saillies, plus ou moins inégales, on peut souvent y introduire l'extrémité de l'index. Le doigt ramène alors un peu de mucosité ou de sanie sanguinolente d'une odeur fétide analogue à celle de la sanie qui s'écoule dans le cancer du col de l'utérus.

La propagation de la lésion aux organes du bassin, les adhérences qui s'établissent, les communications fistuleuses sont la cause de *complications* sur lesquelles nous n'avons pas le loisir de nous étendre. Le cancer de la partie supérieure du rectum donne plus particulièrement lieu à des complications péritonéales.

Les *métastases* dans les autres organes sont fréquentes. Il faut signaler tout particulièrement le cancer du foie.

Il n'est pas rare que l'attention étant attirée par le cancer du foie ou la péritonite cancéreuse avec ou sans ascite, on méconnaisse la nature ou tout ou moins l'origine réelle des accidents. On pense à cause du volume du foie à une *cirrhose*, à cause des nodosités et des masses abdominales à une *péritonite tuberculeuse*, en cas d'ictère à un *cancer des voies biliaires ou de la tête du pancréas*. Il importe donc de toujours songer dans ces conditions, à l'existence possible d'un noyau cancéreux du rectum, cela d'autant plus que ce sont souvent les néoplasmes les moins volumineux du rectum qui donnent lieu aux propagations et aux métastases les plus considérables et les mieux faites pour détourner l'attention.

Cancer du duodénum. — Il convient, d'après Pic, de distinguer trois ordres de tumeurs cancéreuses du duodénum d'après leur localisation, le cancer juxta-pylorique, le cancer de la région de l'ampoule de Vater et le cancer préjéjunal.

Cancer juxta-pylorique. — Les symptômes ne diffèrent en rien du cancer du pylore et le diagnostic différentiel est absolument impossible.

Cancer de la région de l'ampoule de Vater. — Ce qui le différencie surtout, c'est la fréquence de l'oblitération du canal cholédoque et l'ictère par rétention qui en résulte. L'ictère ressemble alors à ce qu'il est dans le cancer de la tête du pancréas. Cet ictère peut survenir après une série de phénomènes dyspeptiques plus ou moins vagues, ou se produire presque sans prodromes, brusquement ou à la façon d'un ictère catarrhal. On l'a constaté 23 fois sur 25 cas de cancer de la région vatérienne. Il s'accompagne quelquefois de petites poussées fébriles surtout vers la fin de la maladie ; c'est l'indice d'une infection secondaire des voies biliaires.

Contrairement à ce qu'on voit avec le cancer de la tête du pancréas où l'ictère est continu et régulièrement progressif, l'ictère dans le cancer de la région vatérienne subit des alternatives de plus ou de moins et même de véritables intermittences (Hanot, Rendu). Un amaigrissement progressif, des troubles digestifs, un ictère intermittent, il y aurait là un ensemble symptomatique qui devrait faire penser à un cancer péri-vatérien.

Les douleurs sont en général peu marquées, le plus souvent on ne trouve pas de tumeur à la palpation. Le foie est habituellement augmenté de volume, la vésicule distendue et saillante comme dans le cancer de la tête du pancréas.

Cancer préjéjunal. — Le cancer sous-jacent à la région de l'ampoule de Vater est en général, on l'a vu, un cancer annulaire ; ce qui le caractérise cliniquement, c'est d'établir une sténose au-dessous du point où viennent s'aboucher les conduits biliaire et pancréatique. Sa présence amène la dilatation du duodénum et le reflux de la bile et du suc pancréatique dans l'estomac. L'estomac est fortement dilaté, la stase considérable, le liquide évacué renferme une proportion élevée de bile. On a même pu quelquefois y démontrer la présence du suc pancréatique. En tout cas, l'évacuation d'une notable proportion de ce suc par l'estomac devient une cause importante d'amaigrissement et de cachexie. La dilatation considérable du duodénum peut amener l'apparition de phénomènes assez analogues à ceux qu'on rencontre lorsqu'il existe une biloculation de l'estomac. Riegel a vu, après un lavage à fond de l'estomac, se produire un grand vomissement de substances alimentaires diluées : la poche duodénale s'était à son tour vidée dans l'estomac.

Diagnostic. — Le cancer duodénal juxta-pylorique ne peut pas être distingué pendant la vie du cancer du pylore. Quant aux autres variétés topographiques, on doit, d'une façon générale, les distinguer des diverses causes de sténose d'origine intestinale, intrinsèques ou extrinsèques.

Les principales causes de *sténose duodénale d'origine* intrinsèque sont les sténoses cicatricielles dues à une ulcération consécutive à des brûlures étendues, à l'action de substances corrosives ou à un ulcère simple du duodénum. La connaissance de la brûlure, de l'ingestion d'une substance corrosive pourra permettre le diagnostic. L'ulcus s'est, en général, signalé auparavant par les phénomènes douloureux et l'hémorragie. La succession d'un épithélioma à un ulcus antérieur peut rendre le diagnostic très incertain.

L'*enclavement d'un calcul biliaire dans le duodénum* peut aussi en produire le rétrécissement ; il a été précédé par les signes habituels de la lithiase biliaire.

Les causes extrinsèques de sténose duodénale sont beaucoup plus nombreuses et plus variées encore : péritonite circonscrite, tumeur du mésentère, hydronéphrose, kyste du rein droit, kyste hydatique de la face inférieure du foie, anévrysme de l'aorte abdominale, phlegmon profond de l'abdomen, tumeurs de la paroi abdominale. L'absence des phénomènes de cachexie plaidera en faveur d'une tumeur bénigne, l'absence de phénomènes primitivement intestinaux en faveur d'une lésion extérieure à l'intestin.

Les *ptoses abdominales* pourraient être aussi une cause de compression du duodénum soit directement par un organe abaissé (rein, rate), soit par l'étranglement produit sur la seconde portion du duodénum par l'insertion supérieure du mésentère (Nicaise, Glénard), ou par la traction du muscle de Treitz à l'union du duodénum et du jéjunum (Doyen).

CANCER DE L'ILÉO-JÉJUNUM

Le cancer du jéjunum est si rare qu'il ne peut guère s'agir ici que du cancer de l'iléon.

Le début de l'affection est assez incertain, ce sont des phénomènes dyspeptiques vagues, un affaiblissement progressif de la santé, des alternatives de diarrhée et de constipation, puis, quelquefois à un moment donné, une diarrhée continue.

Enfin surviennent des accidents d'occlusion intestinale de plus en plus graves.

La constatation d'une tumeur a dans ces conditions une importance considérable au point de vue du diagnostic. Elle siège souvent dans la fosse iliaque droite au niveau de la valvule iléo-cæcale. Quand l'intestin grêle est seul atteint, elle présente une mobilité qui en rend quelquefois la constatation difficile, elle est peu volumineuse, dure, mobile; elle échappe facilement aux recherches, lorsque le ventre est ballonné. Les phénomènes douloureux sont habituellement peu marqués, ils peuvent manquer totalement. Les douleurs siègent le plus souvent vers la fosse iliaque droite, mais elles peuvent aussi irradier vers la région ombilicale.

Les ébauches d'occlusion intestinale s'accompagnent souvent de crises de coliques intenses. Des vomissements peuvent se produire en dehors même des crises d'occlusion. Quand celles-ci se produisent, l'ensemble observé est celui de l'occlusion de l'intestin grêle dont la description a été faite précédemment.

Quand l'adénopathie secondaire donne lieu à une tumeur située à distance, elle peut être perçue beaucoup plus facilement que la tumeur primitive, ce qui rend le diagnostic beaucoup plus malaisé.

La durée du cancer de l'iléon est assez difficile à déterminer. D'après Nothnagel, elle peut varier de 6 mois à 2 ans. Il est du reste très délicat de préciser sa durée exacte, à cause de l'incertitude des débuts.

II. — Tumeurs malignes d'origine conjonctive

Sarcome et lymphosarcome. — Leur rareté est beaucoup plus grande que celle du cancer épithélial. A l'hôpital général de Vienne, pendant une période de douze ans (1882-1893), on a constaté 274 cas de cancer de l'intestin et seulement 3 cas de sarcome et 9 de lymphosarcome. A Berne, Müller n'a constaté qu'un cas de sarcome de l'intestin contre 41 cas de cancer.

Siège. — L'intestin grêle est le siège de prédilection du sarcome de l'intestin.

Sur les 9 cas de lymphosarcome de l'hôpital général de Vienne, 1 siégeait dans le duodénum, 3 au jéjunum, 3 à l'iléon et 2 au cæcum. Sur les 3 sarcomes, il y en avait un à l'iléon, au cæcum et au rectum.

Anatomie pathologique. — Le point de départ du *sarcome* serait la celluleuse sous-muqueuse, d'après la plupart des auteurs ; ce pourrait être aussi la muqueuse pour quelques-uns. Le plus souvent, il s'agirait de la forme à cellules rondes, mais quelquefois aussi du sarcome à cellules fusiformes. Dans un cas de Trèves, il s'agissait d'un mélanosarcome.

Le point de départ du *lymphosarcome* est dans l'appareil lymphatique de l'intestin ; il est quelquefois primitif, mais plus souvent encore il résulte de la propagation d'une lésion lympho-sarcomateuse des ganglions. Très rarement cette propagation se fait par voie de métastase.

Le *sarcome* et le *lymphosarcome* déterminent non le rétrécissement, mais la dilatation de l'intestin, et quelquefois cette dilatation peut atteindre des proportions énormes. Elle peut être cylindrique, en fuseau, ou, plus rarement, latérale, en poche anévrysmale.

Le sarcome se montre de préférence chez les individus jeunes et même chez les enfants ; Horn a même rapporté un cas de sarcome congénital du côlon sur un enfant qui succomba le troisième jour après sa naissance.

Symptômes. — Dans la séméiologie du sarcome de l'intestin, les phénomènes généraux l'emportent notablement sur les accidents locaux. L'affaiblissement, l'anémie, la cachexie font des progrès rapides. Comme il n'y a pas rétrécissement, mais au contraire dilatation de l'intestin, il n'y a pas non plus d'accidents de sténose et d'occlusion. Habituellement il n'y a pas de fièvre, mais dans un cas de Madelung, on a vu la température atteindre 39°5.

Les selles sont régulières, ou bien il y a des alternatives de diarrhée et de constipation. Toutefois la constipation peut s'installer en permanence sous l'influence de quelque complication telle que l'invagination, la torsion de l'intestin sur son axe.

La *tumeur* atteint en général un volume considérable ; elle s'accroît rapidement et peut acquérir les dimensions d'une tête d'adulte. Elle reste pendant longtemps mobile. Sa consistance est le plus souvent dure, mais elle peut être molle, et même fluctuante.

La marche est, d'une façon générale, plus rapide que celle du carcinome ; la durée de la maladie est en moyenne de huit à neuf mois ; elle peut être plus rapide encore, mais aussi plus lente.

La mort est causée le plus souvent par les progrès de la cachexie.

La séméiologie du *lymphosarcome* est très vague ; dans un cas cité par Nothnagel, il y avait eu une diarrhée prolongée et on avait cru à l'existence d'une entérite et d'une péritonite tuberculeuse. Dans un autre cas, anémie, cachexie, pas de diarrhée, douleurs abdominales intenses, signes de sténose intestinale, vers la fin de la vie 38 à 39°4.

TRAITEMENT. — Le traitement des tumeurs malignes peut être médical ou chirurgical.

Traitement médical. — Le traitement médical est purement palliatif. Il présente trois grandes indications principales : 1° alimenter le malade le mieux possible ; 2° restreindre la stase gastro-intestinale ; 3° combattre les phénomènes douloureux.

1° *Régime alimentaire.* — Il convient d'alimenter le malade le mieux possible. On donnera une alimentation suffisante, très nourrissante sous un petit volume, liquide ou finement divisée, laissant peu de détritus alimentaires de façon à restreindre au minimum la stase gastro-intestinale, les fermentations anormales qui en résultent, et à diminuer les chances d'obstruction. Nous avons indiqué précédemment quels sont les moyens par lesquels il sera possible de remplir le mieux ces indications ; il serait inutile d'y revenir ici. Le lait et ses différents dérivés, les œufs, les viandes finement divisées, les potages épais, les purées très cuites sont, d'une façon générale, les aliments qui conviennent surtout. La facilité relative de l'alimentation, la sévérité du régime dépendront surtout de deux facteurs ; le degré du rétrécissement de la lumière intestinale et son siège plus ou moins élevé. Les conditions les plus favorables sont un rétrécissement peu marqué situé très bas.

2° *Restreindre la stase gastro-intestinale.* — Cette indication est déjà partiellement remplie par l'institution d'un régime alimentaire qui laisse un minimum de corpuscules rebelles à la digestion.

Lorsqu'il existe une notable dilatation de l'estomac avec stase permanente, en vertu d'un rétrécissement du duodénum, les conditions seront en somme les mêmes que lorsqu'il existe un rétrécissement cancéreux du pylore, le lavage de l'estomac pourra alors rendre de réels services.

Lorsque le néoplasme siège sur le gros intestin, il est bon, à l'aide de laxatifs doux, d'entretenir une diarrhée légère. Il faut avant tout éviter la constipation cause d'entérite et d'obstruction.

Les grands lavements, les lavages de l'intestin peuvent se montrer véritablement utiles. Les lavages pourront être faits avec une solution de biborate de soude à 5 ou 6 p. 1 000, une solution de salicylate à 2 ou 3 p. 1 000, ou encore, lorsque le néoplasme siège vers l'S iliaque ou le rectum avec une solution de chlorate de soude à 5 p. 1 000.

3° *Calmer les douleurs.* — Pour cela on aura recours à l'intérieur aux narcotiques de divers ordres, à l'extérieur aux applications émollientes.

Traitement chirurgical. — Le chirurgien peut se proposer d'extirper la tumeur néoplasique, ou seulement de rétablir le cours des matières fécales.

Extirpation. — L'extirpation de la tumeur donne encore entre les mains des meilleurs chirurgiens une mortalité de 40 à 50 p. 100. C'est donc une intervention d'une grande gravité.

Le médecin auquel incombe le plus souvent le devoir de provoquer l'opération ne doit pas oublier que les conditions sont d'autant plus favorables que l'intervention chirurgicale a lieu plus tôt, alors que les lésions sont limitées, sans adhérences, sans adénopathie secondaire Quénu a particulièrement insisté dans ces derniers temps sur la nécessité d'une intervention aussi précoce que possible, à propos du traitement du cancer de l'S iliaque. Lorsqu'on sent nettement la tumeur dit-il, il est déjà trop tard. Il conviendrait dans un cas suspect, pour ne pas perdre de temps, de faire une laparotomie exploratrice.

Des malades ont survécu à l'opération pendant deux ou trois ans. Un malade de Wölfer opéré en 1879 était encore bien portant en 1896. Un malade de Krœnlein cité par Rüpp, était encore exempt de toute récidive neuf ans après l'opération. Un malade de Kœrte, d'après Boas, était encore bien portant sept ans après avoir subi la résection du cæcum pour un carcinome.

On peut penser que ces cas heureux deviendraient plus nombreux si l'intervention avait lieu plus tôt.

Extirpation du cancer du rectum. — L'extirpation du cancer du rectum mérite d'être considérée à part ; elle a été très perfectionnée depuis une quinzaine d'années. La méthode de Kraske a permis d'atteindre les cancers haut situés par la voie sacrée.

La statistique de Czerny est particulièrement encourageante. De 1878 à 1891, il est intervenu dans 152 cas de cancer du rectum. 109 malades ont subi une opération radicale, 21 un curettage, 12 étaient inopérables ; la côlotomie a été pratiquée dans 8 cas. Sur 83 cas opérés d'après la méthode périnéale, il y a eu 3 morts, soit une mortalité de 3,6 p. 100 ; sur 66 opérés par la voie sacrée, 9 morts soit une mortalité de 13,64 p. 100. Sur 99 malades ayant subi l'opération radicale avec succès, 21 ont vécu deux ans et plus, 15 ont vécu trois ans et plus, 13, quatre ans et plus, 8, cinq ans et plus. Parmi ces derniers, des malades ont vécu, treize ans trois quarts, onze ans et demi, huit ans trois quarts, et six ans trois quarts.

CHAPITRE XXIII

TUMEURS BÉNIGNES DE L'INTESTIN

Les tumeurs bénignes de l'intestin sont une rareté anatomo-pathologique ; leur variété est cependant assez grande. On peut y rencontrer des tumeurs à structure simple : adénomes, lipomes, fibromes, myomes, et des tumeurs mixtes, telles que : myosarcomes, fibrosarcomes, myxosarcomes.

A. Heurteaux de Nantes a fait récemment un travail d'ensemble très intéressant sur les tumeurs bénignes de l'intestin dont il a personnellement observé et opéré plusieurs cas. Il fait remarquer que chacune des tuniques de l'intestin en fournit son contingent : la muqueuse les adémones, le tissu cellulaire sous-muqueux les fibromes et les lipomes, la musculaire les myomes et l'élément vasculaire, quel qu'en soit le siège, les augiomes[1].

Il existe une transition entre les tumeurs bénignes et les tumeurs malignes, les polyadénomes pouvant se transformer en véritables épithéliomes.

Plusieurs des tumeurs peuvent se présenter sous la forme de véritables polypes (lipomes, fibromes, myomes, adénomes).

Adénomes. — Les adénomes, souvent multiples comme on va le voir, sont quelquefois isolés. Le rectum est leur siège de prédilection, ils s'y présentent à l'état de tumeurs planes, sessiles ou pédiculées.

Polyadénomes multiples du gros intestin. — Ils ont été à l'étranger l'objet d'une série de travaux de la part de Luschka, Whitehead, Hauser, Schwab, Port, Holtmann etc. ; en France, Quénu et Landel leur ont consacré une très bonne étude générale basée sur 42 observations dont 2 personnelles.

Anatomie pathologique. — Le plus souvent ces tumeurs sont extrêmement nombreuses, on en compte des centaines sur la muqueuse du gros intestin qui en est comme tapissée.

Le rectum et l'S iliaque sont leur siège de prédilection ; même lorsque tout le tube intestinal est envahi, c'est au niveau de la partie inférieure du gros intestin que prédominent les polypes.

Les polyadénomes se présentent sous l'aspect de polypes dont les uns sont sessiles et les autres pédiculés; leur volume peut varier du volume d'un pois à celui d'une cerise, et plus rarement d'un œuf. Ces saillies sont rougeâtres, molles, souvent couvertes de mucus.

Étude microscopique. — L'étude histologique montre que ces polyadénomes dérivent des glandes de Lieberkühn. Ils sont constitués par des tubes d'aspect glandulaire, à lumière très large, quelquefois transformés en cavités kystiques, tapissés par un épithélium cylindrique, renfermant de très nombreuses cellules caliciformes. Le stroma est formé par du tissu conjonctif lâche, riche en cellules lymphatiques.

Dans un cas de Quénu, il y avait en dehors de la zone polypeuse une atrophie très accentuée de la muqueuse, avec atrophie très marquée de la membrane qui par places était complètement détruite, et disparition des éléments glandulaires.

Les polypes adénomateux apparaissent sur des points de la muqueuse absolument normaux. Tout d'abord il ne s'agit que d'une simple hypertrophie glandulaire ; les glandes commencent à se ramifier lorsqu'elle a atteint les dimensions d'un grain de chènevis.

Les polyadénomes peuvent subir la transformation épithéliomateuse ou adénomateuse ; Quénu et Landel l'ont relevée 20 fois sur 42 observations.

En général, le cancer apparaît un assez grand nombre d'années après la polypose. L'examen histologique montre qu'un nombre plus ou moins considérable de polypes ont simultanément ou successivement subi la dégénérescence cancéreuse. On peut même voir la structure adénomateuse et carcinomateuse coïncider sur le même polype.

Étiologie. — La polypose intestinale appartient d'une façon générale à un âge peu avancé, plus de la moitié des cas relevés par Quénu et Landel s'étaient montrés entre seize et trente et un ans.

A noter fréquemment l'existence de la diarrhée assez longtemps auparavant, ce qui indique tout au moins un certain degré d'irritation ou même d'inflammation intestinale.

Symptômes. — On peut décrire à la polyadénomatose intestinale quatre ordres de symptômes fondamentaux : la diarrhée, les hémorragies, les douleurs et la présence dans le rectum de polypes accessibles par le toucher.

La *diarrhée* est très abondante ; on compte souvent 15 à 20 selles par jour ; elle résiste à tous les traitements.

L'*hémorragie* est fréquente. Le sang peut présenter une coloration noire ou rouge. Les selles mélæniques peuvent persister pendant des mois. L'hémorragie peut être assez abondante pour entraîner la mort.

Les *douleurs* sont en général intenses ; le ventre gonflé ne supporte aucune pression, quelquefois il y a du ténesme.

Par le *toucher rectal*, on atteint parfois une série de polypes ; le doigt en rencontre aussi haut qu'il peut aller. Quelquefois, comme dans un cas de Boas, une série de polypes se présente à l'orifice de l'anus sous l'influence d'efforts de défécation à la façon des hémorroïdes. Il est parfois facile de détacher quelques-unes de ces masses polypeuses pour en faire l'examen histologique.

Quand il existe *un cancer du rectum*, en plus des polypes, on observe par le toucher une induration caractéristique.

L'*anémie* et la *cachexie* sont la conséquence de la diarrhée, des hémorragies, des douleurs, et des troubles digestifs. L'apparition d'un cancer aggrave encore l'état général.

Traitement. — La médecine et la chirurgie n'ont guère de prise contre cette lésion. Quénu se demande s'il ne conviendrait pas d'anastomoser l'iléon avec l'S iliaque de façon à préserver le côlon de l'irritation produite par le passage des matières.

Lipomes. — Des lipomes peuvent se développer dans la sous-muqueuse et dans la sous-séreuse. Les premiers très rares forment de petites tumeurs pédiculées. Les autres plus volumineux, pouvant atteindre les dimensions d'une poire et même davantage, se développent dans la cavité péritonéale.

Fibromes. — Les fibromes de la muqueuse intestinale sont rares, on en voit se produire à la suite de la dysenterie chronique. Parfois le tissu conjonctif de certains adénomes prend un développement et une dureté tels qu'il s'agit de véritables adéno-fibromes.

Au niveau du rectum, les fibromes restent souvent aplatis, et se présentent sous l'aspect de véritables papillomes.

Myomes. — Steiner qui a fait une étude d'ensemble des tumeurs bénignes de l'estomac et de l'intestin a relevé dans la littérature médicale 19 cas de myomes internes, et 15 cas de myomes externes de l'intestin. On entend par internes ceux qui se développent du côté de la muqueuse, par externes, ceux qui se développent du côté de la séreuse.

Leur siège de prédilection est l'intestin grêle, on ne les rencontre que rarement sur le gros intestin.

Les myomes ont pour point de départ les tuniques musculaires de l'intestin. Quelquefois ils forment un épaississement, une nodosité, qui soulève la muqueuse, quelquefois un véritable polype sessile ou pédiculé. Lode a décrit un myome intestinal externe qui présentait le volume du poing, ce serait d'après Nothnagel le plus gros qu'on ait signalé.

Le tissu fibreux prend quelquefois une importance assez grande pour qu'on puisse qualifier ces tumeurs de fibro-myomes.

Les *angiomes*, les *myxomes*, les *tératomes* sont exceptionnels et sans intérêt clinique.

Symptômes. — La présence des tumeurs que nous venons de décrire peut ne se trahir par aucun phénomène appréciable.

Les tumeurs internes pédiculées, tels que les myomes peuvent devenir le point de départ d'une invagination. Elles peuvent aussi devenir la cause d'accidents d'occlusion. La tumeur peut quelquefois être perçue par la palpation.

D'après Steiner, les signes propres des myomes seraient les suivants : tumeur lentement croissante, dont la mobilisation provoque une douleur déchirante, phénomènes de sténose et hémorragies intestinales.

Les myomes du rectum lorsqu'ils siègent du côté de la muqueuse peuvent quelquefois être directement perçus à l'état de polypes ; ils déterminent souvent des phénomènes d'irritation rectale. Les myomes externes sont d'un diagnostic beaucoup plus difficile.

La longue durée des accidents, la conservation d'un bon état général plaident en faveur d'une tumeur bénigne. Le diagnostic exact ne peut guère être fait en dehors de l'intervention chirurgicale que lorsque la tumeur se présente à l'anus, soit naturellement, soit après avoir provoqué l'invagination du gros intestin.

Traitement. — Les tumeurs pédiculées du rectum peuvent quelquefois être directement atteintes et extirpées.

Dans certains cas de sténose, les tumeurs des autres régions de l'intestin pourraient justifier la laparotomie : il faut bien dire que leur découverte serait un hasard d'intervention.

CHAPITRE XXIV

SYPHILIS DE L'INTESTIN

L'histoire de la syphilis de l'intestin est encore des plus incomplètes; on peut compter facilement les observations où l'on a noté l'existence de lésions syphilitiques certaines, et, si par la comparaison, on arrive à tracer les grandes lignes de leur évolution anatomique, bien des données nous manquent encore pour en faire une étude précise.

On observe la syphilis intestinale soit chez des nouveau-nés atteints de syphilis héréditaire grave et succombant au bout de quelques jours, soit à la période tertiaire de la syphilis acquise. Pendant la période secondaire, les plaques muqueuses qui se localisent si volontiers au pharynx et à l'anus, ne dépassent pas ces régions, et Cullerier les a vainement recherchées dans toute la hauteur du tube digestif.

Ces lésions syphilitiques sont d'ailleurs assez rares; nous avons quelques données sur leur fréquence dans la syphilis héréditaire, par les recherches de Mracek : cet auteur les a recherchées dans 209 autopsies de syphilitiques héréditaires et les a observées neuf fois. Elles ne débutent pas avant le septième mois; mais elles peuvent atteindre tout leur développement pendant que le fœtus est encore dans l'utérus. On aurait même observé des perforations intestinales consécutives aux lésions syphilitiques et s'étant produites chez le fœtus (Jürgens).

Les lésions syphilitiques de l'intestin sont du même ordre dans la syphilis héréditaire et dans la syphilis acquise : toutefois, elles sont plus nettes et plus faciles à reconnaître dans la syphilis héréditaire.

La syphilis se localise presque toujours à l'intestin grêle et surtout vers la limite du jéjunum ou de l'iléon. Les lésions syphilitiques du gros intestin ne se voient pas dans la syphilis héréditaire, et, dans la syphilis acquise, les observations en sont très rares. Nous mettons de côté bien entendu tout ce qui touche la syphilis du rectum.

Les syphilomes de l'intestin sont constitués par des épaississements légèrement en relief, gris-jaunâtres, visibles de l'extérieur de l'intestin, où ils se marquent souvent par un dépoli de la séreuse ou même par de véritables fausses membranes. Ces placards d'induration sont dirigés perpendiculairement au grand axe de l'intestin. A l'examen microscopique, on constate que cette tuméfaction s'est produite aux dépens de la couche sous-muqueuse de l'intestin infiltrée de cellules rondes et de cellules fusiformes. La lésion peut d'ailleurs fuser plus loin dans la profondeur, et les couches musculaires peuvent être comme dissociées par des stries de cellules embryonnaires.

Cette lésion syphilitique peut d'ailleurs se nécroser et amener ainsi la production d'une ulcération. Il s'agit d'une dégénérescence granulo-graisseuse qui serait due à l'obstruction des vaisseaux des parties malades (Kleinschmidt).

Ces ulcérations sont en général assez superficielles; elles vont en profondeur jusqu'à la sous-muqueuse, parfois jusqu'à la tunique musculaire. Dans certains cas, l'ulcération peut même aller plus loin. Mracek, Bjornstrom ont vu des perforations intestinales consécutives à l'ulcération de la paroi. Le fond de l'ulcération, gris-jaunâtre, a aspect lardacé est plat; il est entouré d'un rebord saillant.

Ces ulcérations peuvent être fort nombreuses. Meschede en a observé 54 sur le même intestin.

Après une durée variable, impossible à déterminer, ces ulcérations se cicatrisent; elles laissent leur marque sur la paroi intestinale; ce sont des cicatrices étoilées, rétractées, parfois même accompagnées de néoformations nodulaires saillantes. En général, ces cicatrices ne déterminent aucun trouble dans les fonctions motrices de l'intestin (Klebs, Oser, Roth, Meschede. Kleinschmidt, Hayem et Tissier). On a pourtant noté dans deux ou trois cas, des rétrécissements syphilitiques de l'intestin grêle (Hahn-Norman.)

Le diagnostic anatomique de ces lésions est souvent fort délicat; les ulcérations, en particulier, ont été certainement confondues dans bien des cas avec les ulcérations tuberculeuses; c'est ce qui fait qu'on ne doit pas tenir compte de bon nombre d'observations anciennes. D'autre part, comme le dit Cornil « on ne doit pas perdre de vue ce fait que la phtisie pulmonnaire et la tuberculose de l'intestin coïncident souvent avec la syphilis et que des ulcérations liées à un état amyloïde des vaisseaux intestinaux peuvent être la suite de suppurations syphilitiques prolongées : aussi faut-il dans chaque cas particulier faire avec soin le diagnostic anatomique différentiel, et encore la syphilis ne pourra-t-elle pas être affirmée sûrement s'il n'y a pas de néoplasme gommeux ».

Quant aux symptômes, on ne les trouve notés que dans un nombre restreint d'observations: dans ces cas le malade présentait presque toujours une diarrhée rebelle et intense. Mais il existe aussi quelques observations où les ulcérations syphilitiques ont été de véritables découvertes d'autopsie, sur des sujets ayant succombé à des affections intestinales diverses.

Hayem et Tissier ont décrit également une *typhose syphilitique* due à la présence d'ulcérations syphilitiques dans le cæcum : leur malade, qui présentait des syphilides papulo-squameuses, était mort au milieu de symptômes typhiques, sans qu'on ait constaté pourtant de tuméfaction de la rate, de taches rosées, ni de phénomènes thoraciques. Cet ensemble symptomatique serait à rapprocher de la typhose syphilitique essentielle de Fournier qui, elle d'ailleurs, n'est pas liée à des déterminations intestinales et qui guérit toujours.

Le traitement sera celui de toutes les syphilis tardives graves. Dans un cas très curieux, Lereboulet et Fournier ont vu, chez un ancien syphilitique, une diarrhée chronique rebelle aux traitements habituels, guérir par l'iodure et les injections mercurielles : c'est un fait à ne pas oublier et un exemple à suivre en cas analogue. Il semble toutefois que le traitement puisse rester impuissant, même dans des cas avérés de syphilis de l'intestin.

CHAPITRE XXV

LES PARASITES DE L'INTESTIN

VERS INTESTINAUX

On divise les vers intestinaux de l'homme en deux groupes : les uns, larges, plats, rubannés appartiennent à l'ordre des Cestoïdes, ce sont les Tænias et les Bothriocéphales : les autres arrondis, plus ou moins longs, font partie de l'ordre des Nématodes, ce sont les Ascarides, les Oxyures, les Trichocéphales, les Ankylostomes [1].

TÆNIAS ET BOTHRIOCÉPHALES. — Si nous les réunissons dans une même étude d'ensemble, c'est que ces vers différents provoquent tous les mêmes accidents et réclament un traitement identique. Aussi, après avoir décrit séparément l'aspect et l'évolution des divers tænias rencontrés habituellement chez l'homme, décrirons nous dans deux chapitres communs leur symptomatologie et leur thérapeutique.

1° *Tænia armé de l'homme*. — Synonymes : (*Tænia solium*, *Linné*. — *Tænia cucurbitina*. — *Tænia plana*. — *Tænia vulgaris*. *Tænia humana armata*).

Comme tous les tænias, ce ver est composé d'anneaux successifs, plus étroits et plus courts au voisinage de l'extrémité céphalique, larges et carrés vers la partie médiane, plus longs que larges à l'extrémité. Le ver total est composé de 900 à 1000 anneaux ; sa longueur est en général de 3 à 5 mètres, elle peut atteindre 7 à 8 mètres.

La tête est très petite, mesurant moins d'un millimètre de largeur, pourvue sur les parties latérales de quatre ventouses arrondies et en avant d'un rostre saillant muni de deux rangées de crochets. Ce rostre, mobile pendant la vie du tænia, peut faire saillie ou s'invaginer dans la tête. Les crochets sont au nombre de 22 ou 32. Ils sont légèrement recourbés en forme de faucille et ils sont disposés en

[1] Toutes les figures reproduites au cours de ce chapitre sont empruntées à l'ouvrage de Bérenger-Féraud. (*Leçons cliniques sur les Tænias de l'homme*).

deux rangées alternantes. La tête du tænia se fixe sur la muqueuse intestinale à l'aide de quatre ventouses, musculeuses et contractiles, les crochets n'ont qu'un rôle assez accessoire.

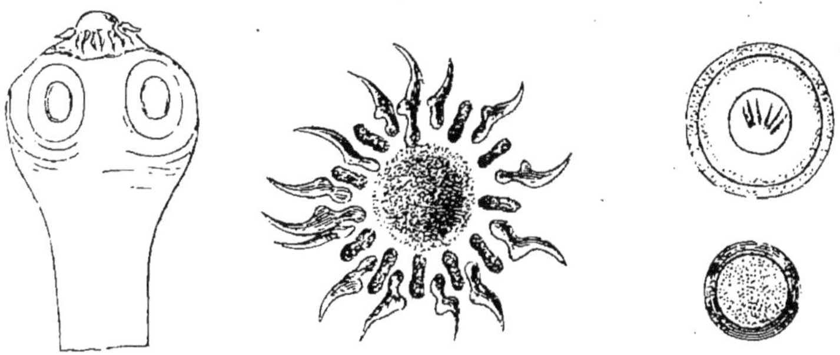

Fig. 60. — Tête du tænia solium. Fig. 61. — Couronne de crochets du tænia solium. Fig. 62. — Œufs du tænia armé.

Comme chez tous les tænias, il n'y a pas d'appareil digestif; l'animal vit aux dépens des sucs digestifs intestinaux dont il s'imbibe. Le système nerveux est formé par deux cordons latéraux communiquant l'un avec l'autre dans la tête ; l'appareil sécréteur est constitué par des vaisseaux aquifères situés le long des parties latérales du tronc et réunis par des anastomoses transversales.

Dans chaque anneau, on retrouve les organes reproducteurs mâles et femelles. Ils s'ouvrent à l'extérieur par un pore situé sur les parties latérales de l'anneau. Un signe distinctif important, c'est que chez le *Tænia solium*, *les pores génitaux sont régulièrement alternes*.

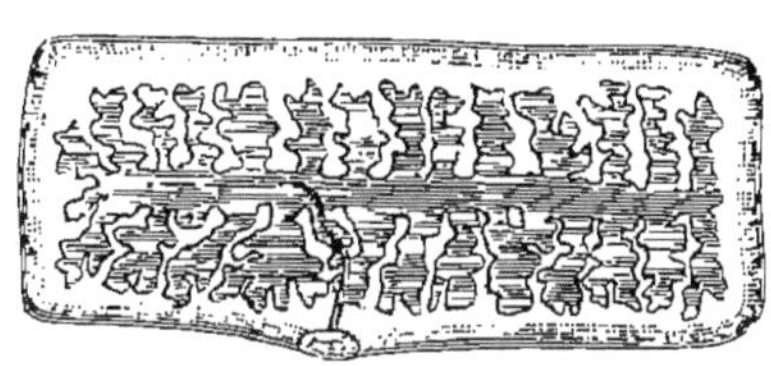

Fig. 63. — Anneau du tænia armé.

Les derniers anneaux du tænia, remplis d'œufs se détachent successivement et sont rejetés avec les matières fécales. L'œuf globuleux mesure 33 μ environ.

Une fois rejeté à l'extérieur, l'œuf sera absorbé par un porc ; sa coque sera dissoute par le suc gastrique de l'animal et l'embryon muni de ses six crochets (exacanthe) ira se loger dans les fibres musculaires de l'animal. Telle est l'origine des *cysticerques*, petites vésicules ovales, abondantes dans l'interstice des fibres musculaires. L'animal attend alors qu'un hasard heureux le fasse pénétrer encore vivant de la viande du porc ladre où il est logé dans l'intestin de l'homme. Si cette chance lui arrive, le cysticerque libre se fixe par ses ventouses entre les villosités de l'intestin grêle, se segmente, se développe, atteint la taille considérable que nous avons signalée et ses derniers anneaux recommencent la même évolution.

Le tænia habite l'intestin grêle; en général solitaire, il vit de longues années dans l'intestin, à moins qu'une intervention thérapeutique vienne rompre le cycle de ses jours. On a vu parfois deux ou trois tænias coexister dans le même intestin. Kleefeld en a compté 41 dans un cas, Laker 59.

La distribution géographique du tænia armé est exactement celle du porc. On l'observe surtout dans l'Amérique du Nord : il est plus rare en Asie, en Afrique, dans l'Amérique du Sud. Il est très rare dans les populations juives et musulmanes, qui ne font pas usage de viande de porc ; il est inconnu dans la zone torride où le porc ne peut pas vivre.

Lorsque le porc est atteint de ladrerie, c'est-à-dire est envahi par les cysticerques, on peut le reconnaître déjà sur l'animal vivant; sous la langue on trouve des kystes opalins, ovoïdes, demi-transparents. Les éleveurs les font souvent disparaître en les piquant ou en les enlevant avec des ciseaux, pour dissimuler la maladie dont est atteint l'animal. Mais l'animal abattu on reconnait sur la viande les vésicules en grande quantité, et, si le boucher essaie de les faire disparaître, elles se marquent encore sur la surface de section.

2° *Tænia inerme.* — Synonymes : (*Tænia saginata.* — *Tænia inermis.* — *Tænia dentata.* — *Tænia mediocanellata*).

Dans sa structure générale, le tænia inerme se rapproche beaucoup du tænia armé. Comme lui, c'est un ver aplati, rubanné, formé d'anneaux successifs, de plus en plus longs, à mesure que l'on s'éloigne de la tête de l'animal. Toutefois, les anneaux terminaux sont plus longs que ceux du tænia armé; ils peuvent atteindre 10 à 20 millimètre de long, sur 6 à 8 de large. De plus, ces anneaux détachés sont encore doués d'une grande contractilité et ils peuvent s'échapper de l'anus, même dans l'intervalle des gardes-robes, malgré les efforts des malades pour les retenir.

La tête, assez volumineuse, mesure 1 et demi à 2 millimètres. Elle est globuleuse, sans prolongement antérieur. Elle ne présente aucune trace de crochets. Sur la tête on voit quatre ventouses en forme de capsule rétractée, qui servent à l'animal pour se fixer à la muqueuse de l'intestin.

On trouve sur le tænia inerme le même appareil nerveux, le même appareil excréteur que sur le tænia armé. Il existe quelques différences uniquement dans les dispositions des organes génitaux ; l'utérus est beaucoup moins ramifié : au lieu de présenter une arborisation dendritique, comme chez le tænia armé, il présente simplement de chaque côté 20 à 30 branches divisées dichotomiquement. Enfin,

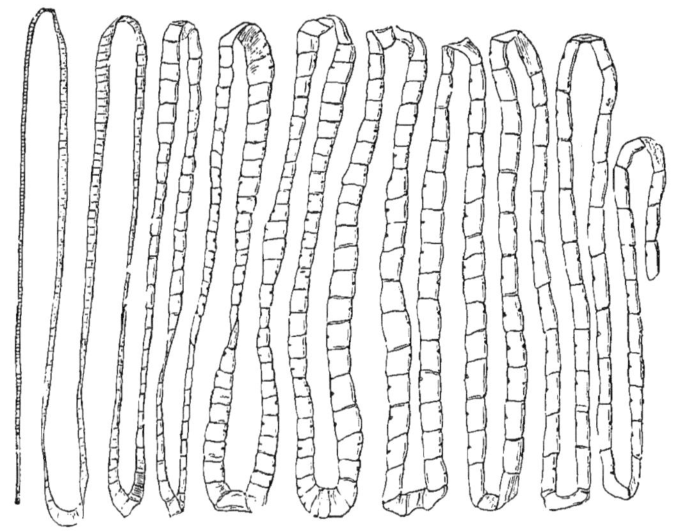

Fig. 64. — Tænia inerme d'après Bérenger-Féraud (au tiers de sa grandeur naturelle).

caractère important, *les pores génitaux sont irrégulièrement alternes*, cette dernière particularité permet facilement de faire le diagnostic de l'espèce sur quelques anneaux du tænia.

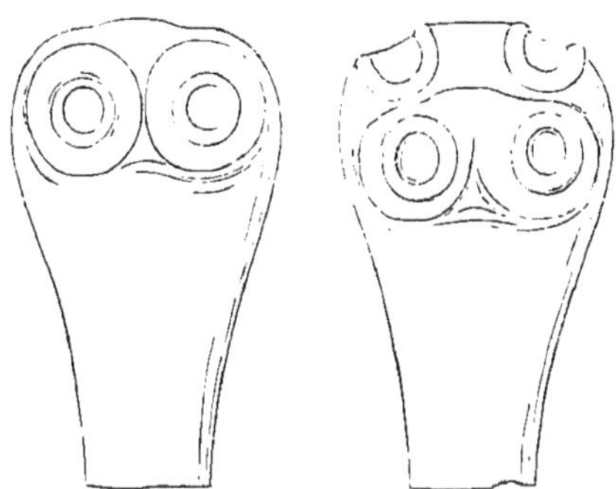

Fig. 65. — Tête du tænia médiocanellata ou tænia inerme.

La longueur totale du ver est de 4 à 10 mètres. Il vit dans l'intestin grêle, mais son extrémité terminale peut pénétrer dans le gros intestin et arriver même jusqu'au rectum. Il est en général unique : ce n'est que dans des cas exceptionnels que l'on a pu noter la coexistence de 20 à 30 de ces tænias.

L'œuf plus gros que celui du tænia armé, contient un embryon hexacanthe. L'embryon va s'insérer dans les muscles du bœuf qui l'a par hasard dégluti, et c'est qu'ainsi qu'il pénètre parfois dans l'intestin de l'homme. Il

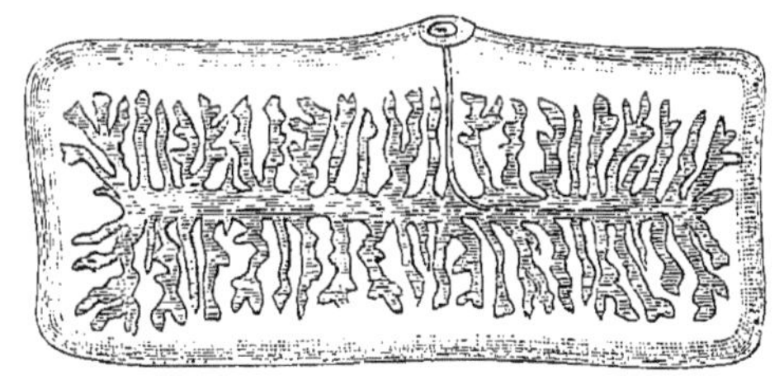

Fig. 66. — Anneau mur du tænia inerme montrant la disposition de l'utérus.

est souvent délicat de reconnaître les cysticerques dans la viande du bœuf : les vésicules s'affaissent rapidement à l'air, et, pour les apercevoir, il faut humecter la surface de section ; on voit alors les kystes se gonfler et reprendre leur apparence primitive.

Le tænia inerme est de beaucoup le plus répandu en France ; sa fréquence augmente même avec l'usage de plus en plus commun de manger la viande de bœuf saignante. Ce tænia se trouve d'ailleurs dans toutes les parties du monde ; il est cosmopolite comme le bœuf.

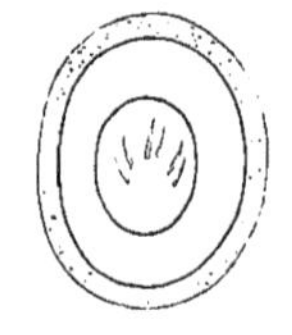

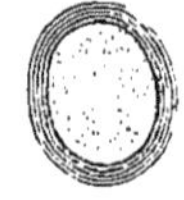

Fig. 67. Œuf du tænia inerme.

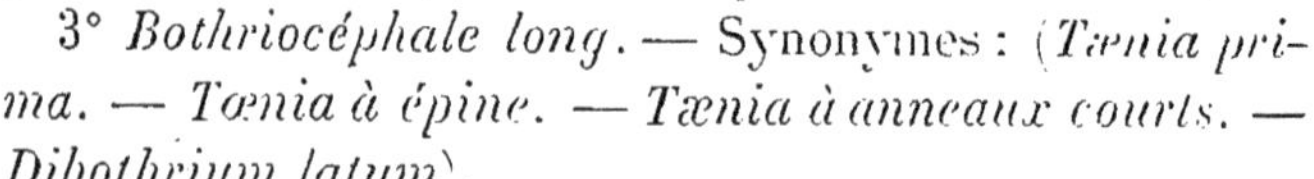

3° *Bothriocéphale long*. — Synonymes : (*Tænia prima*. — *Tænia à épine*. — *Tænia à anneaux courts*. — *Dibothrium latum*).

C'est le plus gros et le plus long des tænias. Il mesure de 6 à 10 mètres, et peut atteindre parfois 12, 14 et 16 mètres. La tête, ovoïde, mesure de 2 millimètres à 2 millimètres et demi de longueur.

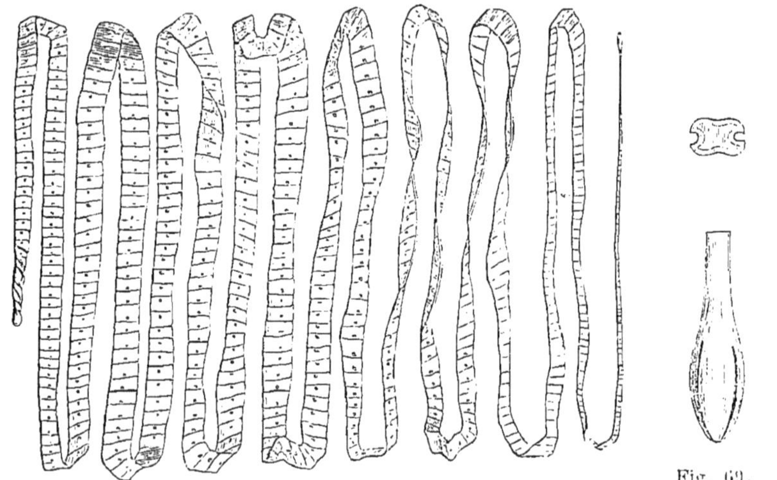

Fig. 68. — Bothriocéphale large dans son ensemble (au minima de sa grandeur naturelle).

Fig. 69. Tête du bothriocéphale.

Elle est dépourvue de crochets et de ventouses ; mais, de chaque côté, on voit deux profondes fentes musculeuses, pouvant remplir l'office de ventouses. Les anneaux sont au nombre de 3 500 à 4 000.

Les anneaux sont toujours plus larges que longs ; d'autre part, les œufs sont pondus dans l'intestin et les anneaux qui s'échappent avec les matières fécales sont vides, flétris, parfois enroulés sur eux-mêmes.

Un autre caractère important, c'est la disposition des organes génitaux dans chaque anneau : ils sont situés à la partie médiane de l'anneau, et s'ouvrent sur la *face ventrale* de l'anneau par deux pores superposés. Lorsque l'utérus est rempli d'œufs, les organes

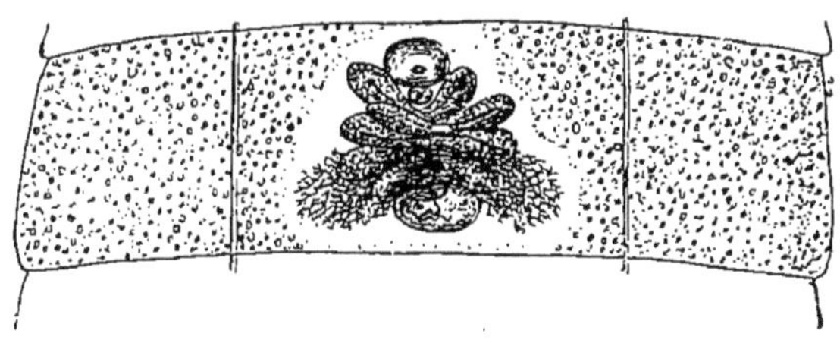

Fig. 70. — Anneau du bothriocéphale d'après Leuckart.

génitaux font une saillie légère sur la région moyenne de cet anneau aplati, c'est la rosette en relief dont parlaient les anciens auteurs.

L'œuf, beaucoup plus gros que celui des tænias inerme ou armé, puisqu'il mesure 70 μ sur 45, est pondu dans l'intestin et rejeté avec les matières fécales. Son sort ultérieur est encore assez mal connu; on sait qu'il commence à se développer dans l'eau. Puis on le retrouve à l'état de cysticerque dans les muscles du brochet, de la latte et aussi de la perche, de l'ombre chevalier, de la truite commune des lacs. Toutefois il doit exister un premier hôte inconnu; car il est impossible d'infecter ces poissons en leur faisant absorber les embryons de bothriocéphales. Quoi qu'il en soit, c'est des muscles de ces poissons qu'il pénètre dans l'intestin de l'homme.

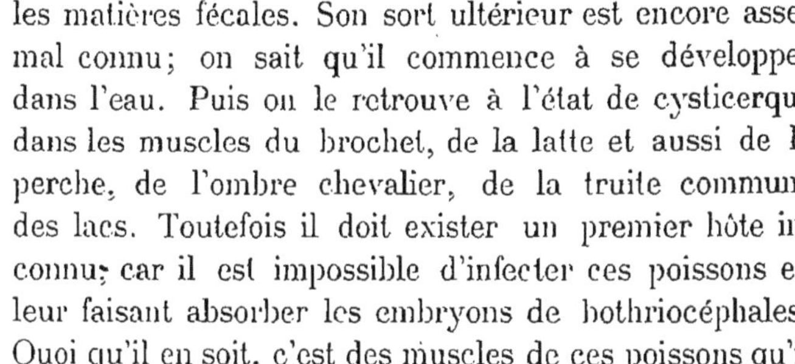

Fig. 71.— Œuf du bothriocéphale (grossi).

Aussi la répartition géographique du bothriocéphale est-elle en rapport direct avec la constitution hydrologique du pays. On l'observe surtout dans la Suisse française au voisinage des lacs de Genève, de Neufchâtel, de Brienne, de Morat. On le retrouve sur le littoral de la Baltique, et aussi sur les bords des lacs de Bavière.

On a observé encore chez l'homme un certain nombre de tænias appartenant à d'autres variétés mais d'une façon beaucoup plus rare.

Le *tænia canina* est un parasite de l'intestin du chien. Son évolution se fait en deux temps; il se développe d'abord dans l'intérieur des poux qui vivent sur le chien et s'y immobilise à l'état de cysticerque; puis les chiens s'infectent en mangeant leurs propres parasites. Le tænia se développe dans l'intestin, il atteint une longueur de 1 mètre, et les œufs entraînés avec les matières fécales, restent parfois adhérents aux poils des parties postérieures où le pou peut les avaler, et le même cycle recommence. Ce tænia a été observé un certain nombre de fois sur l'homme ou sur l'enfant.

Le *tænia nana*, est un petit tænia long de 15 à 20 millimètres; qui vit dans l'intestin de l'homme. Découvert au Caire par Bilharz, il a été de nouveau signalé par R. Blanchard en Serbie et par Grassi en Sicile et en Lombardie où il paraît très commun. Son développement paraît être direct et les œufs ingérés par l'homme se développent dans l'intestin : aussi le nombre de ces parasites est-il parfois fort considérable. On peut en trouver 4 000 à 5 000 chez le même individu.

Le *tænia flavopunctata*, long d'environ 30 centimètres, n'a été observé que deux fois sur des enfants en Amérique.

Le *tænia madagascariensis* n'a été observé que deux fois à l'île Mayotte. On ne sait que fort peu de chose sur ce tænia; l'anatomie même n'en est pas fixée, les échantillons que l'on possède étaient incomplets et n'avaient pas de tête.

Symptômes. — Dans la très grande majorité des cas, le tænia, par sa présence dans l'intestin, ne détermine aucun trouble, et on n'en reconnaît l'existence qu'aux fragments du ver rejetés avec les matières fécales.

Pourtant on observe parfois des troubles locaux portant sur l'appareil digestif : douleurs abdominales, coliques revenant de façon intermittente ; l'appétit est assez souvent exagéré, et, enfin, on a noté une sensation de prurit autour de la bouche et de l'anus. Laboulbène a parfois observé une diarrhée opiniâtre durant tant que le ver restait dans l'intestin.

Chez les névropathes, on peut voir aussi les symptômes d'ordre reflexe ou toxique les plus variés, crises épileptiformes, hémiplégie, paraplégie, chorée, aphasie, surdité, troubles visuels, cécité, hémorragies diverses, intestinales, vésicales, utérines. Très souvent aussi on a vu des troubles mentaux, mais ici il semble que le tænia n'ait été en quelque sorte que la cause occasionnelle : c'est l'état névropathique antérieur du sujet qui permet à l'hypochondrie de s'installer si facilement.

Ces malades finissent par n'avoir qu'une idée, qu'une pensée ; ils vivent avec une attention concentrée sur leur abdomen, sur leur ver ; ils étudient les moindres sensations d'origine abdominale et les rapportent à des mouvements du ver, dont ils arrivent à suivre, à ce qu'ils croient, tous les déplacements. C'est une obsession qui persiste souvent après l'expulsion du tænia, et qui relève d'un traitement moral.

Traitement. — L'expulsion du tænia à l'aide des substances anthelmintiques, n'a lieu que si l'on prend quelques précautions. Il faut en effet agir en deux temps, d'abord engourdir le tænia pour qu'il lâche prise, puis l'expulser comme un corps étranger. L'expérience a montré que le ver, s'il n'est pas engourdi, se rompt plutôt que de lâcher l'intestin : la tête reste, la série d'anneaux se reproduit peu à peu, et, en fin de compte, au bout de deux ou trois mois, le tænia a recouvré sa longueur primitive.

La substance la plus communément employée est l'*extrait éthéré de fougère mâle* : on en donne 6 à 8 grammes associées à du sirop d'éther, dans une potion gommeuse. Quelques heures après, on administre un purgatif, du calomel de préférence.

On peut encore avoir recours aux capsules de Créquy et Limousin qui contiennent chacune 50 centigrammes d'extrait éthéré de fougère mâle et 0 gr., 05 de calomel.

Voici comment on doit procéder : la veille au soir, le malade ne prend que du lait. Le lendemain matin on lui donne de 5 en 5 minutes, 12 à 16 capsules ; en général il suffit de 12.

Au bout d'une heure, si le tænia n'est pas rendu, on donne 100 grammes de sirop d'éther ; au bout d'une heure encore, s'il n'y a aucun résultat, on donne au malade 40 grammes d'huile de ricin.

Enfin, détail important, le malade doit aller à la selle sur un vase plein d'eau chaude pour que le tænia ne se rompe pas pendant la défécation.

L'*écorce de racine de grenadier* à la dose de 60 à 90 grammes en macération dans l'eau, a également une action excellente. On lui associe un purgatif (huile de ricin, eau-de-vie allemande, eaux purgatives).

Le *kousso*, excellent dans le pays d'origine, en Abyssinie, perd assez rapidement ses propriétés, aussi il vaut mieux ne pas y avoir recours. La *teinture de kamala* est également très infidèle et trop souvent fraudée pour qu'on n'évite pas de s'en servir.

Si le malade rend le ver entier avec la tête, tout est pour le mieux : mais il peut se faire que la tête manque : quelquefois cela tient à ce que la tête s'est séparée après que le ver a quitté la paroi intestinale. Elle reste perdue dans les matières fécales. Quelquefois aussi elle est restée adhérente à l'intestin ; alors on attendra quelque temps, et, lorsque le malade recommencera à rendre des anneaux, on administrera avec plus de précautions un nouvel anthelmintique.

Les nématodes. — Ce sont, comme leur nom l'indique (νῆμα fil, εἶδος apparence) des vers allongés, cylindriques ; ils ne présentent aucune segmentation. Tous ont un certain nombre de caractères anatomiques communs : le corps est enveloppé dans une *cuticule*, recouvrant immédiatement une *couche musculaire* épaisse. Le tube digestif s'ouvre à la partie antérieure du corps par une bouche plus ou moins simple, souvent armée de crochets et de piquants : l'anus est situé vers la région terminale sur la face ventrale. Le système nerveux est essentiellement constitué par un anneau riche en cellules ganglionnaires entourant l'œsophage et d'où partent les nerfs destinés aux divers organes.

Il n'y a pas d'appareil circulatoire : mais seulement un système excréteur de vaisseaux aquifères, s'ouvrant par un petit pore, à la face ventrale sur la ligne médiane. L'appareil respiratoire est absent.

Les nématodes sont presque toujours à sexes séparés ; l'orifice vulvaire est toujours situé à la face inférieure du corps. Ils sont ovipares, ou ovovivipares.

Ascaride lombricoïde. — Ce ver, de dimensions considérables, puisque le mâle mesure de 15 à 20 centimètres et la femelle de 20 à 40 centimètres, est cylindrique, gris rosé pendant la vie, blanchâtre après la mort. Le mâle, plus rare, plus petit, se reconnaît à son extrémité postérieure recourbée en crochet vers la face ventrale : l'orifice du cloaque terminal est muni de deux spicules visibles à l'extérieur. Sur la femelle, on trouve deux orifices à la face ventrale, l'anus situé près de l'extrémité terminale et la vulve qui se trouve dans le tiers antérieur.

La bouche est pourvue de trois lèvres : les deux lèvres inférieures sont munies de papilles tactiles.

L'œuf, ellipsoïde, long de 60 à 65 μ, large de 35 à 55 μ, est entouré de deux enveloppes : l'externe est formée d'une couche albumineuse mamelonnée, l'interne lisse est plus résistante. L'œuf est expulsé avec les selles. L'embryon se développe à l'extérieur du corps, lentement en hiver, rapidement en été où son développement est complet en un mois. L'embryon est cylindroïde, enroulé en spirale. Il est très résistant ; Davaine a pu conserver pendant cinq ans des embryons vivants, en ayant soin de les maintenir dans un milieu humide.

Ainsi développé et protégé par la coque de l'œuf, l'embryon attend le jour où il sera ingéré par un homme ou par un enfant. Le suc gastro-intestinal dissout la coque ; le parasite acquiert dans l'intestin son complet développement, et, après l'accouplement, car il est rarement solitaire, la même évolution recommence.

L'ascaride lombricoïde est cosmopolite. On l'observe dans nos contrées comme en Chine, au Japon, en Afrique, en Finlande : mais partout il est plus répandu dans les villages que dans les villes ; on s'infecte en effet le plus souvent par l'usage d'une eau impure où parviennent d'une façon plus ou moins directe des matières fécales humaines. Les légumes crus, les salades, arrosés avec des eaux souillées de matières fécales, peuvent également introduire l'embryon dans l'intestin de l'homme.

Les ascarides vivent dans l'intestin grêle; leur nombre est en général très considérable; Petit (de Lyon) a vu un jeune garçon rendre en moins de cinq mois 2 500 ascarides. Cruveilhier, à l'autopsie d'une idiote de la Salpêtrière, rencontra 1 000 ascarides environ dans l'intestin. Ce sont là d'ailleurs des faits exceptionnels.

Symptômes. — Très souvent les ascarides ne déterminent aucun trouble par leur présence dans l'intestin, et le seul symptôme, c'est leur expulsion avec les selles. Le malade se traite, on expulse tous les parasites et la guérison complète survient ainsi; il n'y a pas d'histoire clinique dans ces cas de beaucoup les plus fréquents.

Mais, dans d'autres cas, l'ascaride révèle sa présence par les symptômes les plus bizarres. Ce sont des troubles digestifs, coliques, désordres de l'appétit, diarrhée glaireuse et même sanguinolente, ou bien des désordres nerveux, prurit nasal, péribuccal ou inégalité pupillaire, cécité, agitation, rêvasseries, grincement des dents, pouls irrégulier, attaques épileptiformes, ou encore des accidents pulmonaires, odeur aigre de l'haleine, toux nerveuse. Enfin on a observé autrefois un ensemble symptomatique rappelant la fièvre typhoïde, et Chauffard en a récemment rapporté une observation. Tous ces troubles sont attribués soit à des réflexes soit à une véritable intoxication. Les lombrics contiennent en effet une substance toxique; en les disséquant, on s'expose à des conjonctives, à des coryzas, et, si la peau est atteinte par une goutte de liquide, on peut observer une tuméfaction avec rougeur et douleur à ce niveau. Il est facile de comprendre qu'une substance toxique aussi violente puisse, si elle est absorbée par la muqueuse intestinale, amener les troubles divers, que nous avons signalés. On comprend aussi que la présence d'ascarides ait pu compliquer l'évolution d'une fièvre typhoïde ou d'une entérite.

D'autres accidents peuvent encore s'observer dans la lombricose intestinale; ils sont dus non pas à une action réflexe ou toxique mais à la présence même du parasite. Ainsi on a rapporté des cas d'occlusion intestinale complète dus aux ascarides; mais il faut dire que ces cas ne présentent pas un degré suffisant de certitude. D'autres fois, la complication tient à la migration des ascarides hors de l'intestin grêle; nous ne parlerons pas seulement de leur passage par le pylore dans l'estomac d'où il sont en général expulsés par vomissement; et pourtant, même dans ces cas, l'ascaride a pu devenir dangereux lorsque, remonté dans l'œsophage, il a pénétré dans la glotte : il a pu en résulter un spasme capable d'amener rapidement la mort. L'ascaride a aussi été trouvé dans des abcès péri-œsophagiens, on en à vu se glisser dans la trompe d'Eustache et s'échapper par le conduit auditif externe. Enfin, dans quelques observations célèbres d'Amatus Lusitanus et de Vrayet, les ascarides jeunes ont pu passer des fosses nasales dans le canal nasal et de là s'échapper par les points lacrymaux.

Des accidents plus fréquents sont dus à la pénétration de l'ascaride dans le canal cholédoque ou le canal de Wirsung. S'il s'introduit dans les voies biliaires, il s'oppose au cours de la bile, il en résulte de l'ictère, de l'angiocholite, des abcès du foie ; on a vu l'ascaride suivre la voie tracée par ces abcès lorsqu'ils s'évacuent par les bronches et gagner ainsi le poumon. On a signalé aussi la présence d'une ascaride dans un appendice cæcal dilaté.

Autrefois on admettait que l'ascaride pouvait perforer l'intestin et pénétrer dans le péritoine. Les faits où cette migration se produit sont des plus rares; d'après Davaine, toutes les observations publiées seraient même fort sujettes à caution. Après la mort, l'ascaride tend à fuir son milieu et il peut alors en effet pénétrer dans le péritoine à travers une paroi intestinale plus ou moins putréfiée. Néanmoins Laboulbène pense que, lorsqu'il existe un catarrhe intestinal avec desquamation, l'ascaride peut provoquer par ses crochets, par les substances toxiques qu'il excrète, de petits abcès intestinaux par l'intermédiaire desquels il gagne le péritoine, amenant ainsi une perforation rapidement mortelle.

Le *diagnostic* est difficile à faire tant que le malade n'a pas expulsé un parasite. S'il existe quelques symptômes qui permettent de croire à la présence des ascarides dans l'intestin, il faudra rechercher dans les matières fécales les œufs dont nous avons donné la description plus haut. D'autre part, de temps à autre, les ascarides muent, ils perdent leur tégument externe ; la présence dans les selles de cette membrane formée de fibrilles entrecroisées pourrait permettre aussi de faire le diagnostic.

Traitement. — Le semen contra et le principe actif qu'on en retire, la santonine, constituent le médicament le plus énergique contre les ascarides.

On donne *la poudre de semen contra* à la dose de 2, 6 et même 8 grammes, dans du miel, du pain d'épices, du sucre pour en dissimuler le mauvais goût.

Mais, en général, on a plutôt recours à *la santonine* la dose est de 5 à 10 centigrammes pour les enfants, en général autant de centigrammes que l'enfant a d'années d'âge ; pour les adultes, de 20 à 30 centigrammes. La poudre est avalée en nature ou mêlée avec du sucre ; on ne doit pas la donner à jeun, mais plutôt après le repas du soir ; le lendemain, on donne un purgatif, surtout du calomel.

Quelquefois la santonine détermine des troubles toxiques ; le malade voit les objets comme derrière un verre jaune ; le rouge lui paraît orangé, le bleu vert. Il peut aussi avoir des troubles du goût et de l'odorat ; parfois même de la prostration, des convulsions. Mais cette intoxication n'est pas grave, elle n'est jamais mortelle. (Laboulbène.)

On pourra aussi employer la mousse de Corse, à la dose de 2 ou 4 grammes dans du miel. Ou bien encore on aura recours à l'infusion sucrée ; pour 100 grammes d'eau, on mettra 2 à 6 grammes de mousse pour les enfants jusqu'à sept ans ; 8 à 15 grammes jusqu'à 15 ans ; 15 à 30 grammes pour les adultes.

Oxyure vermiculaire. — Synonymie : *Ascaris vermicularis*. — *Fusaria vermicularis*.

L'oxyure vermiculaire est un petit ver effilé à ses deux extrémités, de couleur blanc grisâtre. Le mâle mesure 3 à 5 millimètres ; le cloaque est situé à peu près à l'extrémité postérieure du corps. La femelle est plus longue, elle mesure en moyenne 10 millimètres ; son corps est allongé par une queue effilée. L'anus, chez elle, est situé à la face ventrale au niveau de l'origine de la queue ; la vulve est placée aussi à la face ventrale, à 3 millimètres de l'extrémité céphalique. Dans les deux sexes, la bouche est limitée par trois lèvres saillantes.

L'œuf, elliptique, mesure 50 μ sur 16 et 20 μ de large. Il est entouré par une coque résistante. Au niveau du pôle céphalique, en un point très limité, la couche moyenne la plus visible manque, et c'est par ce point ramolli par les acides ou par la putréfaction que l'embryon peut sortir. Au moment où l'œuf est pondu par la femelle, l'embryon est déjà développé. L'œuf est ainsi introduit dans l'estomac avec l'eau de la boisson, avec les poussières, avec les détritus attachés aux doigts que l'enfant porte à sa bouche. Sous l'action du suc gastrique, le pore céphalique est détruit ; l'embryon mis en liberté pénètre dans l'intestin grêle. C'est là que s'accouplent les oxyures jeunes ; les mâles gagnent ensuite le gros intestin, meurent et sont éliminés avec les fèces. Les femelles fécondées restent dans le cæcum, puis, le moment venu, elles gagnent le rectum et pondent leurs œufs. Elles sont elles-mêmes souvent entraînées avec les matières fécales. Chaque femelle a plusieurs pontes successives. Chez certains malades, les oxyures sont si abondants qu'ils tapissent la surface entière du gros intestin, il a pu alors être comparé à une fourrure.

Il n'y a pas d'hôte intermédiaire. Comme nous l'avons indiqué plus haut, l'œuf est ingéré directement : c'est grâce au nombre immense d'œufs pondus par une seule femelle que cette infection est possible ; c'est par l'auto-infection qu'il faut également expliquer la persistance d'oxyures chez ces mêmes personnes pendant des années. Les plus grandes précautions sont nécessaires pour éviter cette infection et Heller et Leuckart, lorsqu'ils étudiaient ce parasite, furent atteints d'oxyurasis, malgré tous les soins qu'ils prenaient.

Comme l'ascaride, l'oxyure est cosmopolite.

Symptômes. — Les oxyures sont surtout fréquents chez les enfants, néanmoins on les observe aussi chez les adultes, surtout chez les femmes.

Le symptôme le plus fréquent est le prurit anal, le soir, lorsque le malade s'est mis au lit. Sous l'influence de la chaleur des couvertures, la femelle descend dans le rectum et gagne la marge de l'anus; c'est à son contact que sont dues les démangeaisons insupportables dont se plaignent les malades. L'oxyure peut sortir de l'anus et s'égarer sur le périnée; chez les petites filles, il peut gagner la vulve, et, par le prurit qu'il provoque, les porter à la masturbation. Chez l'homme, le prurit anal s'accompagne quelquefois d'érections douloureuses et de pollutions involontaires.

En dehors de ces symptômes locaux, la présence d'oxyures dans l'intestin peut s'accompagner d'accidents nerveux réflexes; ils sont aussi nombreux et aussi variés que ceux que nous avons signalés à propos de l'histoire des tænias et des ascarides.

Traitement. — Le traitement est long et difficile. Il est rare que le sujet ne s'infecte pas de nouveau de temps à autre. Aussi la première précaution à prendre, c'est d'éviter cette auto-infection en exigeant du malade des soins de propreté extrême; il faut l'empêcher de porter à la bouche les doigts si souvent chargés d'œufs d'oxyures. On se trouvera bien, surtout chez les enfants, de tremper le soir l'extrémité des doigts dans une décoction de quassia amara ou dans de l'eau additionnée de quelques gouttes de teinture d'aloès.

Le traitement en lui-même consiste en une combinaison d'anthelmintiques pris par la bouche et de remèdes locaux portant sur la dernière partie du gros intestin. La santonine et le calomel sont encore ici les anthelmintiques qui conviennent le mieux. On les administre de la façon décrite à propos des ascarides.

Le traitement local consiste en grands lavages de l'intestin avec de l'eau froide salée ou vinaigrée, ou bien encore en lavements à l'ail, à l'absinthe, à la tanaisie, à la spigélie, aux espèces anthelmintiques. (8 grammes de poudre pour un lavement d'enfant, 2 à 3 fois plus pour un adulte).

Laboulbène conseille aussi les lavements glycérinés, les lavements sucrés. Davaine préconisait les lavements avec 5 à 6 grammes d'éther sulfurique. Enfin, on a aussi employé les lavements d'huile mentholée. Pour prolonger l'action des lavements on a enduit l'anus d'onguent napolitain, ce qui n'est pas sans danger d'intoxication mercurielle.

Ankylostome duodénal. — Ce parasite a été découvert dans l'intestin de l'homme par Angelo Rubini, à Milan, en 1838.

L'ankylostome mâle mesure 8 à 11 millimètres, la femelle 10 à 18. La tête présente une cupule munie de six crochets et de deux lames situées dans la profondeur. Le mâle porte à son extrémité postérieure une bourse caudale, sorte de capsule qui lui sert à fixer la femelle au moment de la copulation.

L'animal vit dans le duodénum et dans l'extrémité supérieure de l'intestin grêle. Il se fixe à la muqueuse et l'incise avec les fortes dents dont il est armé ; il arrive ainsi à sectionner de petits vaisseaux sanguins. Il suce le sang et en remplit son tube digestif, mais la blessure saigne même lorsqu'il est repu et le sang s'écoule dans l'intestin.

Lorsque ces parasites sont très nombreux, on comprend que les hémorragies puissent provoquer un état d'anémie grave.

Les œufs pondus par la femelle sont longs de 60 μ environ, larges de 40. L'éclosion a lieu au bout de 12 à 15 jours, lorsque l'œuf est dans un milieu demi solide, comme les matières fécales, et ainsi prend naissance l'embryon ; cet embryon est entièrement libre, la coque de l'œuf a disparu. Il subit plusieurs mues, et enfin la larve de l'ankylostome arrive dans l'estomac de l'homme avec l'eau de boisson, avec la boue qui souille les mains et les objets d'alimentation dans un certain nombre de professions.

C'est surtout chez les mineurs, chez les briquetiers et les ouvriers des rivières que l'on a trouvé l'ankylostome, en un mot chez tous les individus qui travaillent dans une terre boueuse. C'est à l'existence de ce parisite et aux hémorragies qu'il détermine qu'il faut attribuer l'anémie des mineurs, décrite autrefois par Noël Hallé chez les ouvriers employés aux mines d'Anzin ; c'est lui qui occasionna l'anémie à laquelle succombèrent tant de mineurs au moment du percement du Saint-Gothard (Perroncito). On l'a observé à Saint-Etienne, à Valenciennes, à Commentry, dans le bassin houillier de Liège et dans celui d'Aix-la-Chapelle, en Italie, en Allemagne. L'Angleterre semble jusqu'à présent avoir échappé à ses atteintes.

Il existe aussi dans les Indes, au Japon, à Bornéo, en Egypte, sur la côte de Zanzibar, dans le haut Sénégal, en Guinée, aux Antilles, en Colombie, au Brésil.

Les *symptômes* dus à la présence de l'ankylostome sont une anémie progressive accompagnée de mélæna, à laquelle le malade finit par succomber, s'il ne change pas de milieu.

Le *traitement* est difficile. Le seul anthelmintique qui paraisse avoir quelque action est l'extrait éthéré de fougère mâle ; on l'a donné à la dose de 10 à 20 grammes et même plus, ce qui n'était certainement pas sans danger d'intoxication grave. On a aussi conseillé l'huile de ricin additionnée de 1 à 2 gouttes d'huile de croton. Le thymol ou acide thymique se serait montré efficace à la dose de 4 à 10 gr. en capsules ou en cachets. Beaucoup d'autres substances ont été employées sans succès.

Contre l'anémie, on a eu recours aux ferrugineux, à l'hydrothérapie, à la suralimentation.

Le *traitement prophylactique* présente une importance considérable dans les chantiers et les mines infectés. Il faudra établir un bon drainage du sol, éviter que les excréments soient déposés sur la terre, surveiller l'eau des boissons, et, enfin, exiger la propreté des mains avant le repas.

TRICHOCÉPHALE DE L'HOMME

Nous ne dirons qu'un mot de ce parasite très rare à l'heure actuelle. C'est un ver très long et très grêle : le mâle mesure environ 50 millimètres, la femelle est un peu plus longue. Il doit son nom à sa forme bizarre, l'extrémité céphalique est en effet mince et allongée comme un cheveu.

Ce parasite vit normalement dans le cæcum ; on n'en trouve en général qu'un petit nombre, 6 à 8 en moyenne. Les œufs sont entraînés avec les matières fécales; l'embryon protégé par la coque de l'œuf se développe dans l'eau, et c'est par l'eau de boisson qu'il pénètre dans l'estomac et de là, la coque étant dissoute, dans l'intestin. Très commun autrefois à Paris, puisque Pascal et Mérat le trouvaient chez tous les individus, il est devenu très rare aujourd'hui, avec les progrès de l'hygiène. C'est néanmoins un parasite cosmopolite.

La *symptomatologie* est des plus frustes; en général le trichocéphale ne provoque aucun accident. Pourtant, parfois, on a noté des symptômes nerveux réflexes.

Le *traitement* consiste à administrer soit de l'extrait éthéré de fougère mâle, soit de la santonine.

LES AMIBES

Parmi les parasites que l'on peut rencontrer dans les matières fécales, il faut faire une place à part aux amibes : on désigne sous ce nom des protozoaires constitués par une seule cellule, qui sont doués de mobilité, et qui peuvent se reproduire par division de leur masse.

Leur présence dans l'intestin a été signalée pour la première fois par Lambl en 1859, puis par Lewis et Cunningham en 1870. Mais c'est Lösh qui, en 1875, publia le premier travail précis sur ce sujet. Depuis, des travaux très nombreux se sont succédé et ont jeté quelque lumière sur la valeur séméiologique des amibes dans l'intestin : le problème est pourtant encore fort loin d'être complètement résolu.

Ce qui rend l'étude des amibes particulièrement délicate, c'est leur extrême fragilité; quelques heures à peine après l'expulsion des matières, elles ne présentent plus de mouvement et meurent : comme on ne les reconnaît guère qu'à leur mobilité, leur recherche devient dès lors impossible. Pour les mettre en évidence, il faut donc examiner les selles peu de temps après leur émission; on prend une petite masse glaireuse des matières, on l'écrase entre une lame et une lamelle et on la porte sur la platine du microscope. En été la chaleur de l'atmosphère permet d'observer les amibes vivantes pendant un certain temps; mais le procédé le plus sûr, c'est d'avoir recours à une platine chauffante qui maintient la préparation à une température toujours égale. Observées à un grossissement de 500 diamètres, les amibes apparaissent comme de petites masses protoplasmiques mesurant 20 μ en moyenne; elles se distinguent par leur mouvement et leur déplacement au milieu des substances inertes. Leur structure très simple se compose d'un noyau et d'un protoplasme fortement granuleux au centre, plus clair à la périphérie où il forme une bande hyaline qui entoure complètement l'amibe ; on aperçoit presque toujours des vacuoles à l'intérieur du protoplasma.

Quant à leur mouvement, il est lié à la formation des pseudopodes; on désigne ainsi les prolongements que l'amibe pousse en dehors d'elle. Parfois petit et hyalin, le pseudopode peut devenir gros et épais, et contenir alors jusqu'à son milieu du protoplasma granuleux.

Le développement se fait tantôt avec lenteur, tantôt avec brusquerie ; une fois formé, le pseudopode persiste quelques minutes, puis on le voit diminuer de longueur et de volume et l'amibe reprendre la forme sphérique. D'après quelques auteurs, l'amibe peut se présenter sous une forme différente; elle n'émet plus de pseudopode, mais pourtant elle est encore animée de mouvements d'ensemble : c'est la forme enkystée ou encapsulée. Ce serait une forme de défense qui permettrait à l'amibe de vivre dans un milieu insuffisant pour son développement complet.

On manque de renseignements sur la façon de cultiver les amibes; les essais de Kartulis n'ont pas grande importance, il y avait trop de causes d'erreur. Celli et Fiocca disent avoir obtenu de splendides cultures d'amibes, mais ils ne donnent pas la formule du milieu qu'ils employaient. Vivaldi les aurait cultivées facilement dans une infusion de foin alcalinisée, filtrée, puis stérilisée par chauffage discontinu à 55° pendant trois jours. Enfin, dans un travail plus récent, Frosch pense que la culture pure des amibes est impossible, les amibes d'après lui, se développent aux dépens des bactéries; il aurait isolé de la terre une bactérie qui permet d'obtenir facilement de très riches cultures d'amibes. (! !)

Le rôle pathologique des amibes n'est pas encore absolument établi : si l'on réunit et si l'on condense les différents travaux publiés sur ce sujet, on arrive aux conclusions suivantes. Il est certain que les amibes se rencontrent assez souvent chez les individus sains, ne présentant aucun trouble intestinal, et qu'elles peuvent aussi apparaître en grand nombre dans les selles d'un individu sain à la suite d'une purgation saline. Mais, d'autre part, on les trouve aussi dans les selles dysentériques, même dans les abcès du foie consécutifs (Kartulis), bien que ce ne soit pas là une règle absolue et que beaucoup d'observateurs les aient vues manquer dans des épidémies de dysenterie à manifestations graves. On les trouve aussi dans les selles de certains diarrhéiques; elles sont alors beaucoup plus nombreuses que sur les individus sains, et, d'après Boas, sur l'individu sain, on ne trouverait que la forme encapsulée. Il semble, en somme, qu'on puisse admettre actuellement que, si certaines amibes ont un rôle pathologique, d'autres n'exercent sur l'intestin aucune influence nocive; cela s'explique peut-être tout simplement par des différences de virulence : c'est au moins ce que tendraient à prouver les expériences de Vivaldi. Dans deux cas de diarrhée où les selles contenaient une grande quantité d'amibes, Boas a fait diminuer le nombre des parasites par l'administration du salicylate de bismuth et par des lavages au nitrate d'argent à 1 p. 10 000. Le calomel ne lui avait pas donné de résultats appréciables.

Coccidies. — On a signalé dans quelques observations fort rares l'existence de coccidies dans l'intestin de l'homme. Ces parasites sont des sporozoaires, nus pendant la première partie de leur existence; mais, lorsque la croissance est achevée, ils s'entourent d'une coque à l'intérieur de laquelle le protoplasme se rétracte et subit diverses transformations correspondant à des phases diverses de reproduction.

Les coccidies se développent dans les cellules épithéliales de l'intestin qu'elles détruisent et ainsi prennent naissance de petites ulcérations superficielles.

Flagellés. — Les flagellés sont des organismes constitués par une masse de protoplasma, munie d'un noyau, recouverte ou non d'une cuticule, et pourvue d'un ou plusieurs flagellums grâce auxquels ils se déplacent.

On a signalé l'existence chez l'homme d'un flagellé, la *Lamblia intestinalis* (Lambl, 1855), long de 10 à 16 μ, large de 5 à 7, piriforme; ce parasite porte sur l'un des côtés une sorte de ventouse.

Il est muni de quatre flagellums. Il vit dans l'intestin ; un certain nombre d'individus enkystés sont entraînés avec les matières fécales et sont ingérés ensuite avec l'eau de boisson souillée. Calanduccio a démontré sur lui-même la réalité de ce genre d'infection. Ce parasite a été observé une dizaine de fois chez l'homme, sur des enfants, sur sur des phtisiques atteints de diarrhée ; il ne paraît avoir aucune valeur pathogène.

Infusoires. — On a noté la présence dans l'intestin de l'homme, d'un infusoire, le *balantidium coli ;* c'est un parasite beaucoup plus élevé en organisation que les amibes. Comme tous les infusoires, il est couvert de cils vibratiles ; il a une forme ovoïde, il mesure de 70 à 100 μ de longueur.

On l'a observé dans un certain nombre de régions, à Saint-Pétersbourg, à Dorpat, à Upsal, à Stockholm, à Kiel, et également au Japon et en Cochinchine.

Il vit dans le gros intestin, chez des malades atteints d'une affection intestinale (fièvre typhoïde, dysenterie).

On l'a observé dans un cas de carcinome du rectum. Il semble que, par sa présence, il contribue à entretenir la diarrhée.

Le *balantidium coli* meurt dès qu'il sort de l'intestin et jusqu'à présent toutes les tentatives de culture, ou toutes les tentatives d'infection expérimentale des animaux ont échoué.

Lorsqu'il existe dans un intestin, il est très difficile de l'en faire disparaître. Le meilleur moyen pour en débarrasser les malades, c'est de leur donner des lavements avec du sulfate de quinine ou de l'acide salicylique à 1/1000.

BIBLIOGRAPHIE

TRAITÉS GÉNÉRAUX

BOAS. Diagnostik und Therapie der Magen u. Darmkrankheiten.
BOUVERET. Traité des maladies de l'estomac. Baillère. 1893.
BRINTON. Traité des maladies de l'estomac. Traduction Riant.
COURTOIS-SUFFIT. Article Intestin. *Traité de médecine* de Charcot-Bouchard.
DEBOVE ET RÉMOND. Traité des maladies de l'estomac.
EINHORN (MAX). Die Erkrankungen des Magens. Berlin. 1898.
EWALD. Klinik der Verdauungskrankheiten.
FLEINER. Lehrb. der Krankheiten der Verdauungsorgane. 1te Hælfte, 1898.
FLEISCHER. Klinik der Verdauungskrankheiten.
GALLIARD. Article Intestin. *Traité de médecine et de thérapeutique* de Brouardel et Gilbert.
HAYEM et LION. Article Estomac. *Traité de médecine et de thérapeutique* de Brouardel et Gilbert.
HEMMETER. Diseases of the stomach, Philadelphie, 1897.
HERZ. Die Stœrungen der Verdauungs-apparates als Ursache u. Folge anderer Erkrankungen, 1898.
LEO. Diagnostik der Krankheitein der Bauchorgane 2te Auflage 1895.
LEUBE. Die Krankheiten des Magens u. des Darmes. Ziemssen's Hdb. Bd VII. 1878.
MATHIEU (ALBERT). Article Estomac. *Traité de médecine* de Charcot-Bouchard. Masson. 2e édit. 1900.
NOTHNAGEL. Beitræge zur Physiologie u. Pathologie des Darmes. Berlin 84.
NOTHNAGEL. Die Erkrankungen des Darms und des Peritoneums. Wien. 1898.
RIEGEL. Die Erkrankungen des Magens. Wien, 1897.
ROBIN (ALBERT). Traité de thérapeutique. Paris, Rueff.
SÉE (GERMAIN). Des dyspepsies gastro-intestinales. 2e édition 1883.

PREMIÈRE PARTIE

ANATOMIE ET PHYSIOLOGIE NORMALES ; TECHNIQUE SÉMÉIOLOGIQUE ET SÉMÉIOLOGIE ANALYTIQUE

ABELMANN. Ueber die Ausnützung der Nahrungstoffe nach Pancreasextirpation mit besonderer Berücksichtigung auf der Lehre von Fettresorption. *Inaugural Dissertation.* Dorpat, 1890.

Abelous. Recherches sur les microbes de l'estomac à l'état normal. Thèse de Montpellier, 1889.

Arnozan. Étude expérimentale sur les actes mécaniques du vomissement. Thèse de Paris, 1879.

De Bary. Organismes inférieurs dans le contenu de l'estomac. *Archiv für experiment. Path. und Pharmakologie*, 1882.

Baradat. Etude sur le bruit de clapotement stomacal. Thèse de Paris 1884.

Bechterew et Mislawski. Ueber centrale und peripheriche Darminnervatio *Archiv für Anat. und Physiol.*, 1889.

Bernard Cl. Leçons sur la physiologie du système nerveux, p. 300, t. I.

Bidder et Schmidt. Die Verdauungssäfte und der Stoffwechsel, 1852.

Boas. Untersuchung ueber das Labferment und Labzymogen im gesunden und kranken Magen. *Zeitschrift für klinische Medicin*, Bd XIV, p. 249.

Boas. Asthma dyspepticum. *Archiv für Verdauungskrankheiten*, décembre, 1896.

Boas. De la présence de l'H^2S dans l'estomac. *Deutsche medicinische Wochenschrift*, 1892.

Boas. Eine neue Methode der qualitativen und quantitativen Milchsäurebestimmung im Mageninhalt. *Deutsche medicin. Wochensch.*, 1893, n° 39.

Boas. Diagnostik und Therapie der Magenkrankheiten.

Bokai. Archiv fur experiment. Pharmak. und Path., Bd 33 et 34.

Bouchard. Leçons sur les auto-intoxications, Paris. 1887.

Bouveret et Dévic. Recherches cliniques et expérimentales sur la tétanie d'origine gastrique, *Revue de médecine*. 1892.

Bourget. Examen de la pepsine par les digestions artificielles. *Congrès de médecine interne*, Lyon, 1894.

Braune. Sur la mobilité du pylore et du duodénum. *Archiv der Heilkunde*, 1874, p. 76.

Brücke. Sitzungsbericht der Wiener Academie, Bd XLIII.

Bunge. Lehrbuch der Physiologische Chemie, 3e Auflage, Leipzig, 1894, p. 143.

Busch. Beitrag zur Physiologie der Verdauungsorgane. *Virchow's Archiv*, Bd XIV, 1858.

Cahn u. Mering. Die Säuren der gesunden und kranken Magens. *Deutsch. Archiv für klinische Medic.* Bd. XXXIX, p. 233.

Capitan et Morau. Recherches sur les microorganismes de l'estomac. *Société de Biologie*, janvier 1889.

Cannon (B. W.). The movements of the stomach studied by means of the Röntgen Rays. *American journal of Physiology*, mai 1898.

Carrion et Hallion. Dilatation de l'estomac par section des nerfs vagues. *Association française pour l'avancement des sciences*. Congrès de Bordeaux, 1895.

Carle et Fantino. Les sténoses pyloriques dans leurs rapports avec l'hyperchlorhydrie. Semaine médicale, juillet 97.

Chapotot. L'estomac et le corset. Thèse de Lyon, 1891.

Chaput. Villosités intestinales. *Société anatomique*, 1891.

Cohn. Inaugural Dissertatio, Strassburg, 1879.

Cohnheim Ueber Gastrectasie nach Traumen. u. s. w. *Arch. für Verdauungskrankheiten*, Berlin, 1899.

COURTADE et GUYON. Innervation de l'estomac. *Revue de Physiologie et de path. générale*, 15 février 1899.

COURTADE et GUYON. Influence motrice du pneumogastrique sur l'intestin grêle, 21 janvier 1899. *Société de Biologie*.

COURTADE et GUYON. Contribution à l'étude de l'innervation motrice de l'estomac. *Journal de physiologie et de pathologie générale*. 15 février 99.

CRUVEILHIER. Traité d'anatomie path., 1852, t. II. p. 855.

DASTRE. Influence de la bile sur l'absorption de la graisse. *Archives de Physiologie*, 1891, p. 186.

DEBOVE et COURTOIS-SUFFIT. Hématémèse dans les cirrhoses du foie. *Société médicale des hôpitaux*. 15 octobre 1890.

DOYEN. Spasme du pylore. *Médecine moderne*, 29 mai 1897.

DUCLAUX. Traité de microbiologie, t. II, 1897, Paris, Masson.

DUNIN. Neurasthénie et constipation. *Berliner Klinik*. 1891, Hft 34.

EBSTEIN. Sur l'insuffisance du pylore. *Volkmanns Sammlung*., n° 155.

EBSTEIN. Zur Etiologie der acut sich entwickelnden hysterichen Bauchtympanie. *Neurologisches Centralblatt*. 15 janvier 1883.

EHRMANN. Medichinische Jahrbücher. 1885.

EINHORN. Berliner klinische Wochenschrift. 1892.

EWALD. Cité par Schmidt : Beobachtungen über die Zusammensetzung des Fistelkothes. *Archiv für Verdauungskrankh*. 1898.

EWALD et SIEVERS. Therapeutische Monatshefte. 1887.

FALKENSTEIN. Ueber Sarcina. *Arch. für experiment. Path. und Pharmak*.. 1885.

FEYAT. La constipation et les phénomènes toxiques qu'elle provoque. Thèse de Lyon. 1890.

FLEINER. Ueber Behandlung der Constipation u. s. w. *Berliner klinische Wochensch*., 1893, n° 3 et 4.

FR. FRANK. Vasoconstriction du poumon. *Arch. de physiologie*, 1896.

FRANK et HALLION. Innervation vaso-motrice intestinale, avril 1896.

FRANK et HALLION. Vasomoteurs intestinaux. *Archives de Physiologie*. 1897.

FROMONT. Contribution à l'étude anatomo-topographique de la partie sous-diaphragmatique du tube digestif. Thèse de Lille. 1890.

GAUTIER. Cours de chimie. t. III, p. 543. Paris, 1892.

GAMGEE. Die physiologische Chemie der Verdauung (D. Ausg. von L. Asher u. H. R. Bayer, 1897).

GEVAERT. *Annales de la Société Belge de chirurgie*, 15 avril 94.

GILBERT et MODIANO. Société de biologie, juillet 1894.

GILBERT et DOMINICI. Antisepsie intestinale par la purgation et le régime lacté. *Société de Biologie*, 10 février, 14 avril, 11 décembre 1894.

GLÉNARD. Exposé sommaire et traitement de l'entéroptose. *Lyon médical*, 1887. Application de la méthode naturelle à l'analyse de la dyspepsie nerveuse. *Lyon médical*, 1865. De l'entéroptose. Lyon, 1889.

GLÉNARD. Des ptoses viscérales, Alcan, Paris 1899.

GOODSIR. Vomissements périodiques contenant des organismes végétaux d'une forme non décrite. *Edimburg medical and scientific. Journal*, 1842.

GRUETZNER. Zur Physiologie der Darmbewegungen. *Deutsche medicinische Wochenschrift*, 1894, n° 48.

GUENIOT. Prolapsus graisseux de l'abdomen. Cité par Glénard dans « de l'Entéroptose ».

Hammerschlag. Ueber eine neue Methode zur quantitativen Pepsinbestimmung. *Internat. klinische Rundschau*, n° 39, 1894.

Hammarsten. Upsale Lackare forennigs Forhendlingen, B^d^ 2, 1872.

Hartmann et Soupault. Revue de chirurgie 1899.

Hayem. Des sténoses incomplètes pyloriques et sous-pyloriques. *Académie de Médecine*, 18 et 25 mai 1897.

Hayem et Winter. Du chimisme stomacal, Paris, 1891.

Hédon et Ville. Digestion après ablation du pancréas et fistule biliaire. *Archives de Physiologie*, 1897.

Hehner et Seemann, Zeitschrift für klinische Medicin., B^d^ V.

Hermann. Pflüger's Archiv, 1898, B^d^ 46.

Herz. Abnormitäten in der Form und Lage der Bauchorgane u. s. w. Berlin, 1894.

Heryng und Reichmann. Therapeutische Monatshefte, 1892.

Hirschfeld. Archiv für die gesammte Physiologie, XLVII, p. 500.

Hirsch. Fonctions motrices de l'estomac chez le chien. *Centralblatt für klinische Medicin.*, 1892, n° 47.

Hirsch. Influence des alcalins et des acides sur les fonctions motrices de l'estomac du chien. *Centralblatt für klinische Medicin.*, 1893, n°s 18 et 20.

Hofmeister et Schuetz. Ueber die automatischen Bewegungen des Magens. *Archiv für experiment. Pathologie*, B^d^ 20, p. 1.

Hoppe Seyler. Fermentation stomacale et examen des gaz de l'estomac. *Deutsches Archiv für klin. Medicin.*, 1892.

Huber. Zur Bestimmung der motorischen Thätigkeitn des Magens. *Münchener medicinische Wochensch.*, 1887.

Jackowski. Cité par Schmidt. *Archiv für die Verdauungskrankh.*, 98.

Jacksh. Klinische Diagnostik innerer Krankheiten, 4e edition. Wien und Leipzig, 1896, p. 167.

Jaccoud. Pathologie interne. Edit. 1873, t. II.

Jonnesco. Traité d'anatomie humaine de P. Poirier, t. IV, p. 206.

Josserand. Hémosialémèse. *Lyon médical*, 1893.

Kaufmann. Un nouveau bacille lactique et sa présence dans l'estomac. *Wiener klinische Wochenschrift*, 1895.

Kelling. Pression intra-abdominale. *Volkmann's Sammlung klin Vorträge* n° 144. *Archiv für die Verdauungskrankheiten*, B^d^ III, 1897.

Kermauner. Cité par Prauswitz. *Zeitschrift für Biologie*, 1897.

Klemperer. Diagnostiche Verwerthbarkeit des Labferments. *Zeitschrift für klinische Medicin.*, XIV.

Kuhn. Fermentations gazeuses dans l'estomac humain. *Deutsche medicinische Wochenschrift*, 1892 et 1893.

Kuhn. Ueber Hefegaehrung u s. w., *Ztschr. f. klin Medicin.*, Bd. XXI. Hft 5 u. 6.

Kussmaul. Peristaltische Unruhe des Magens. *Volkmann's Sammlung*, n° 181, 1860.

Landau. Ueber die Wanderniere der Frauen. Neuwied, 1881.

Lasègue. Études médicales.

Lesage. Contribution à l'étude du coli-bacille. *Soc. de Biol.*, 1892.

Legros et Onimus. Innervation de l'intestin. *Journal de l'anatomie et de la physiologie*, 1869.

Leo. Diagnostik der Krankheiten der Bauchorgane. 2e Auflage. Berlin. 1895, p. 286.

Leube. Ueber Darmschwindel. *Deustches Archiv für klinische Medicin.*, Bd XXXVI. 1885.

Leube. Emploi de la sonde dans le diagnostic. D. *Arch. f. klin med.*, 1883.

Lévy. L'auscultation de l'épigastre. Thèse de Paris, 1883.

Linossier. Recherche et dosage de la pepsine dans le contenu gastrique des dyspeptiques. *Journal de Physiol. et de path. générale*, 15 mars 1899.

Lindner. Die Wanderniere der Frauen 1888.

Macfadyen, Nencki et Sieber. Untersuchung ueber die chemischen Vorgänge im menschlischen Dünndarm. *Archiv für experiment. Path. und. Pharmakologie.* Bd XXXIII, p. 311, 1891.

Mac Naught. Dilatation de l'estomac avec éructations de gaz inflammables. *British medical Journal*, 1890.

Maly. Chemie der Verdauungssaefte und der Verdauung. *Handbuch der Physiologie.* Bd V. Leipzig. 1883.

Mannaberg. In Nothnagel : die Erkrankungen des Magens.

A. Mathieu. La motricité stomacale et le transit des liquides dans l'estomac. *Société de Biologie*, 18. 25 janvier et 15 février 1896.

A. Mathieu et L.-H. Hallopeau. Recherches sur les processus de peptonisation dans l'estomac. *Archives de médecine expérimentale*, 1893.

A. Mathieu et Milian. Pituite hémorragique des hystériques. *Société médicale des hôpitaux*, janvier 1896.

A. Mathieu et Rémond (de Metz). Société de Biologie, janvier 1890.

A. Mathieu et Hallot. Note préliminaire sur un moyen clinique de mesurer la motricité gastrique et le transit des liquides dans l'estomac. *Congrès de médecine interne de Lyon*, 1894.

Martius. Deutsche medicinische Wochenschrift, 1894, no 32.

Martius et Lubarsch. Achylia gastrica, Wien, 1897.

Martius et Luttke. Die Magensäure des Menschen. Stuttgart, 1892.

Mauclaire et Mouchet. Forme et moyens de fixité du côlon transverse. *Société anatomique*, 31 juillet 1896.

Mayor. Quelques mots sur une variété d'entérite iliaque. *Revue médicale de la Suisse Romande*, 1893.

Meltzing. Enteroptose und intra abdominaler Druck. *Archiv für Verdauungs krankheiten*, 1898.

Meltzing. Untersuchung ueber Grosse, Lage und Beweglichkeit des gesunden und kranken menchlischen Magens. *Zeitschrift für klinische Medicin*, 1895.

Meltzing. Magendurchleuchtung. *Zeitschrift für klinische Medicin.*, 1895.

Von Mering. Innervation de l'estomac. *Semaine médicale*, 20 avril 99.

Von Mering. Contribution à l'étude des fonctions motrices de l'estomac. *XVe congrès de médecine interne.*

Von Mering. Ueber die Fonction des Magens. *Verhandlung der XII. Congresses für innere Medicin.*, 471.

Mette-Samoljoff. Détermination du pouvoir fermentatif des liquides par le procédé de Mette. *Archives des sciences biologiques* de Saint-Pétersbourg, t. II, 1893, p. 699.

Mickulicz. Die chirurgische Behandlung der chronischen Magengeschwürs. *Archiv für klinische Chirurgie*, 1897.

Miller. Microorganismes de la bouche, Leipzig, 1889.

MINKOWSKI. Production des gaz dans l'estomac. *Mitth. an der medic. Klin. zu Königsberg*, 1888.

MINTZ. Eine einfache Methode zur quantitativen Bestimmung der freien Salzsaüre im Mageninhalt. *Wiener klinische Wochenschrift*, 1889, p. 400.

MONTEUUIS. L'entéroptose ou maladie de Glénard, Paris, 1894.

MOREAU. Influence de la section des nerfs sur la production des liquides intestinaux. *Comptes rendus. Académie des sciences*, LXVI, n° 11.

ONUF et COLLINS. Recherches expérimentales sur les localisations du sympathique dans la moelle et le cerveau. *Journal of nervous and mental diseases*, septembre, 1898.

OPENCHOWSKI. Ueber Centren und Leitungsbahnen für die Musculatur des Magens. *Archives de Du Bois Reymond*, 89.

OPENCHOWSKI. Ueber die nervösen Vorrichtungen des Magens. *Centralblatt für Physiologie*, Bd III, p. 1.

OPPLER. Ueber Sarcina. *Münchener medicin. Wochensch.*, 1894.

PAL. Ueber die Hemmungsnerven des Darmes. *Wiener klinische Wochenschrift*. 1893. p. 919.

PAL. Ueber den motorischen Einfluss des Splanchnicus auf den Dünndarm. *Archiv für die Verdauungskrankheiten*, 1899.

PATRY. Plaie pénétrante de l'abdomen : mécanisme du vomissement. *Acad. de médecine*, 1863.

PAWLOW. Die Arbeit der Verdauungsdrüsen. Wiesbaden, 1897.

PRAUSNITZ. Die clinische Zusammensetzung der Feces bei verschiedenartiger Ernährung *Zeitschrift für Biologie*. 1897.

PENZOLDT UND FABER. Ueber die Resorptionsfähigkeit der menschlichen Magenschleimhaut und ihrer diagnostischen Verwerthung. *Berliner klinische Wochenschrift*. Bd XIX, 1882, p. 363.

POTAIN. Colite chronique. *Sem. Médic.*, 1887.

REGNARD et LOYE. Progrès médical, 18 juillet 1885.

RICHET. Du suc gastrique chez l'homme et chez les animaux. Thèse de Paris, 1878.

ROBIN (ALBERT). Bulletin de l'académie de médecine, 25 mai 1897.

ROSSBACH. Nervöse Gastroxynsis. *Deutsch. Archiv für klin. Medicin*, Bd 35, 1884.

ROSSBACH. Bewegungen des Magens, Pylorus und Duodenums. *Deutsch. Archiv für klinische Medicin*. Bd 46, p. 296, 1890.

ROUX (JEAN-CH.) et BALTHAZARD. Étude du fonctionnement moteur de l'estomac à l'aide des rayons de Roentgen. *Archives de physiologie*, janvier 1898.

ROUX (JEAN CH.). Lésions du système grand sympathique dans le tabes. *Société de Biologie*, octobre 1899. Thèse de Paris, 1900.

ROUX (JEAN-CH.). Recherches sur les viciations de la sensibilité gastrique. *Revue de médecine*, 1899.

ROSENHEIM ET RICHTER. Production de l'acide lactique dans l'estomac. *Zeitschrift für klinische Medicin*, Bd XXVI.

SCHMIDT. Ueber die Schleimabsonderung im Magen. *Deutsch. Archiv für klin. Medicin*. Bd LVII.

SCHMIDT. Ueber Schleim im Stuhlgang. *Zeitschrift für kliniche Medicin*, 1897.

SCHMIDT. Sur un moyen d'explorer les fonctions de l'intestin. *Berliner klinische Wochenschrift*, 1898.

SCHMIDT. Beobachtungen ueber die Zusammensetzung des Fistelkothes einer

Patientin mit Anusp raeternaturalis. *Archiv für die Verdauungskrankheiten*. 1898.

SCHMILINSKI. Ueber Sondenpalpation und die Lage des Magens *Archiv für Verdauungskrankheiten*, 15 août 96.

SCHNITZLER. Wiener medicinische Wochenschrift, 9 avril 1898.

SCHOTELIUS. *Dictionnaire de physiologie* de Ch. Richet.

SCHUMBURG. Ueber das Vorkommen des Labferments im Magen des Menschen. *Virchow's Archiv*. B^d 97, p. 260.

SCHWERDT. Enteroptose und intra-abdominaler Druck. *Deutsche medicin. Wochensch.*. 1896.

SÉE et MATHIEU. De la dilatation atonique de l'estomac. *Revue de Médecine*, 10 mai et 11 septembre 1884.

SÉRÉ (DE). Relâchement du pylore. *Gazette des hôpitaux*, 1864, n° 22.

SJOQVIST. Einige Bemerkungen über die Salzäurebestimmung im Mageninhalt. *Zeitschrift für klinische Medicin*, 1897, B^d XXXII.

SOLLIER. Influence de la sensibilité sur les phénomènes de la digestion. *Revue de médecine*, 1895, p. 32.

SOUPAULT et HARTMANN. Revue de chirurgie, 1899.

STRAUSS. Fermentation gastrique. *Zeitschrift für klinische Medicin*. 1894.

STRAUSS. Sur le contenu de l'estomac. *Zeitschrift für klin. Medicin*, 1896.

STRAUS et WURTZ. *Archives de médecine expérimentale*, 1889, t. I, p. 370.

STRAUS. Des ecchymoses tabétiques à la suite des crises de douleurs fulgurantes. *Archives de Neurologie*, 1880, t. I.

STROUPP. De la constipation chez le vieillard. Thèse de Nancy. 92.

THIBIERGE. Obstruction intestinale sans obstacle mécanique. These de Paris. 1884.

TÖPFER. Eine Methode zur Titrirbestimmung der hauptsächlichster Factoren der Magenaciditæt. *Zeitsch. für physiologiche Chemie*. B^d XIX, p. 104.

TOPINARD. Troubles gastriques dans l'ataxie locomotrice. Thèse de Paris. 1860.

VAUTHEY. Des gaz de l'estomac. Thèse de Lyon, 96-97.

VERHAEGEN. La sécrétion gastrique. *La Cellule*, 1897, p. 33.

VON DER VELDEN. Ueber Vorkommen und Mangel der freien Salzssäure bei Gastrectasie. *Deusch. Archiv.*, B^d XXIII.

VINCENT. Traité de l'exploration manuelle des organes digestifs. 1898. Doin.

WERTHEIMER. Inhibition réflexe du tonus et des mouvements de l'estomac. *Archives de Physiologie*, IV, 1892, p. 379.

WEBER. Uber den Nachweis des Blutes im Magen und Darminhalt. *Berliner klinische Wochenschrift*, 1893, n° 19.

ZIEMSSEN. Klinische Vorträge ueber die physikalische Behandlung chronischer Magen und Darmkrankheitein, 1888.

ZUNTZ. Deutsche medicinische Wochenschrift, 1884, n° 44.

DEUXIÈME PARTIE

HYPERCHLORHYDRIE ET DYSPEPSIE SENSITIVO-MOTRICE

BOAS. Berliner klinische Wochenschrift, 1895, n° 46.

BOUVERET ET DEVIC. Dyspepsie par hypersécrétion gastrique, Paris, 1892.

CARLE. Les sténoses pyloriques dans leur rapport avec l'hyperchlorhydrie. *Semaine médicale*, 1897.

COHNHEIM. Ueber Gastrectasie nach Traumen, die Etiologie der Magenerweiterung in allgemeinen und ihr Verhältniss zur Atonie und zum Magensaftfluss. *Archiv für die Verdauungskrankh.*, Berlin, 1899.

DOYEN. Spasme du pylore. *Médecine moderne*, 1897.

EINHORN (MAX). On fonctionnal disorders of the stomach accompagnied with hypersecretion. *Médical Record*, nov. 1895.

HAYEM. Des sténoses incomplètes pyloriques et sous-pyloriques. *Bull. Acad. médecine*, 25 mai 1897.

HARTMANN et SOUPAULT. Revue de Chirurgie, 1899.

JAWORSKI et GLUZINSKI. Ueber Hypersecretion und Hyperacidität des Magensaftes. *Wiener medicinische Presse*, 1886, n° 52.

KORCZINSKI und JAWORSKI. Ueber einige bisher wenig berücksichtigten klinischen und anatomischen Erscheinungen im Verlaufe des runden Magengeschwürs und des sogenannten Magencatarrhs. *Deutsches Archiv für klinische Medicin.*, Bd XLVII.

LEGENDRE. Dilatation de l'estomac. Thèse de Paris, 1886.

LÉPINE. Observation d'un malade atteint de gastroxynsis. *Société médicale des Hôpitaux*, avril 1885.

LETULLE. Varices de l'estomac. *Presse médicale*, novembre 1898.

LEUBE. Ueber nervœse Dyspepsie. *D. Arch. f. klin. Medicin.*, 1879, Bd. XXIII.

MARTIUS. Deutsche medicinische Wochenschrift, 1894, n° 32.

MATHIEU. Contribution à l'étude de l'hypersécrétion chlorhydrique. *Gazette des Hôpitaux*, 1891.

REICHMANN. Ein Fall von krankhaft gesteigerten Absonderung des Magensaftes. *Berlin. klinische Wochenschrift*, 1882, p. 606.

REICHMANN. Ein zweiter Fall von continuirlicher stark sauer Magensecretion. *Berliner klin. Wochenschrift*, 1884, p. 21.

REICHMANN. Ueber Magensaftfluss. *Berliner klinisch. Wochenschrift*, 1887, p. 199, 222, 241.

RIEGEL. Ueber continuirliche Magensaftsecretion. *Deutsche medicinische Wochenschrift*, 1882, n° 21.

ROBIN (Albert). Discussion sur les sténoses pyloriques et sous-pyloriques. *Académie de médecine*, 25 mai 1897.

ROSSBACH. Nervöse Gastroxynsis als eine eigene genau characterisbare Form der nervösen Dyspepsie. *Deutsches Archiv für klinische Medicin.*, Bd XXXIV.

SAHLI. Ueber das Vorkommen abnormer Menge freier Salzsaüre im Erbrochenen, bei den gastrischen Krisen eines Tabetikers mit Rücksicht auf die Frage nach Nerveneinflüssen auf die Fonctionen des Magensaftes. *Correspondenzblatt für Schweizer Ærtze*, 1885.

SCHREIBER. Ueber den continuirlichen Magensaftfluss. *Deutsche medicinische Wochenschrift*, 1894, n° 21.

SCHREIBER. Der nüchterne und leere Magen in ihrer Beziehungen zur continuirlichen Saftsecretion. *Deutsches Archiv für klinische Medicin.*, Bd LIII.

SCHREIBER. Die spontane Saftabscheidung des Magens in Nüchternen. *Archiv für experimentelle Pathologie und Pharmakologie*, 1888, t. XXIV.

SCHREIBER. Ueber die Gastrectasie und deren Verhältnisse zur chronischer Hypersecretion. *Archiv für Verdauungskrankheiten*, 1896, t. II.

Sée. Hyperchlorhydrie et atonie de l'estomac. *Bullet. Acad. de médecine*, 1888, n° 18.

Sée et Mathieu. Dilatation de l'estomac. *Revue de médecine*, 1884.

Soupault. Des dyspepsies nerveuses. Thèse de Paris, 1893.

Sticker. Hypersecretion und Hyperaciditæt des Magensaftes. *Münchener medicinische Wochenschrift*, 1886, t. XXXII et XXXIII.

Von der Velden. Ueber Hypersecretion und Hyperacidität des Magensaftes. *Volkmanns Sammlung klinischer Vorträge*, n° 280.

DYSPEPSIE HÉPATO-PANCRÉATIQUE

Abelmann. Ueber die Ausnützung der Nahrungsstoffe nach Pancreas extirpation. *Inaugural Dissertation*, Dorpat, 1891.

Carvallo et Pachon. De l'extirpation totale de l'estomac chez le chat. *Société de biologie*, 1893 ; *Archives de Physiologie*, Paris, 1894.

Czerny et Kaiser. Beiträge zur operat. Chirurgie. Stuttgart, 1878, p. 141.

Dastre. Ferments du pancréas. *Soc. de Biologie*, 17 juin 1893, p. 648.

Frémont. Estomac isolé. *Bulletin de l'académie de médecine*, 1895.

Hédon et Ville. La digestion et la résorption des graisses après fistule biliaire et extirpation du pancréas. *Archives de Physiologie*, 1897.

Lancereaux. Maladie du foie et du pancréas. Doin, 1899.

Létienne. Recherches bactériologiques sur la bile humaine. *Archives de médecine expérimentale*, 1891, p. 761.

Maly et Emich. Ueber das Verhalten der Gallensäuren zu Eiweis und Pepton und über deren antiseptische Wirkungen. *Monastshefte für Chemie* Bd IV, 1880 p. 89.

Mering et Minkowski. Diabetes mellitus nach Prancreas, extirpation. *Archir für experiment. Pharmakol. und Pathologie*, Bd XXVI, 1889, p. 371.

Miller. *Sitzungsbericht der physikalisch. med. Gesellschaft zu Wurzburg*, 1885, p. 7.

Oser. Die Erkrankungen des Pancreas.

Schlatter. Extirpation totale de l'estomac. *Beitrag zur klinischen Chirurgie*, 1894.

Thiroloix. Étude sur la suppression lente du pancréas; rôle des glandes duodénales. *Société de Biologie*, 1892.

CRISES GASTRIQUES ET INTESTINALES

Babon. État gastrique des ataxiques. Thèse de Paris, 1896.

Charcot. Maladies du système nerveux, 1886. *Leçons du mardi à la Salpêtrière*, 1890.

Cherchewski. Contribution à la pathologie des névroses intestinales. *Revue de médecine*, 1883.

Landouzy et Déjerine. Bulletin de la société de biologie 1884.

Demange. Lésions du bulbe dans les crises gastriques du tabes. *Revue de médecine* 1882.

Fournier. Leçons sur la période préataxique du tabes, Paris, 1884.

Leyden. Ueber periodisches Erbrechen (gastrische Krisen).

Mathieu. Vomissements chez les malades atteints de rein mobile, *Bulletin de la Société médicale des Hôpitaux*, 21 octobre 1892.

NOORDEN (von). Zur Pathologie des Tabes dorsalis (gastrische Crisen). *Charite. Annalen*, Berlin, 1890.

ROSENTHAL. Magenneurosen und Magencatarrh, 1886.

SAHLI. Ueber das Vorkommen abnormer Mengen freier Salzsaüre im Erbrochenen bei gastrichen Crisen eines Tabetikers. u. s. w. *Correspondenzblatt für schweizer. Ærtze*, 1885.

SANDOZ. Beitrag zur Symptomatologie des Tabes dorsalis. Ileus im Verlauf desselben. *Correspondenzblatt für schweizer. Ærtze*, 1887 p. 44.

TOPINARD. De l'ataxie locomotrice progressive, Paris, 1860.

COLITE MUCO-MEMBRANEUSE

BROCA (A.). Bulletin de la société de chirurgie, 1898.

BRUN. Bulletin de la Société de chirurgie, 1898.

EDWARDS. Membranous enteritis. *The American Journal of the medical Sciences*, 1888, p. 33.

JALAGUIER. Bulletin de la société de chirurgie, 1898.

KITAGAWA. Beitrag zur Kenntniss der Enteritis membranacea. *Zeitschrift für klinische Medicin*, XVIII, 1890.

KRYSINSKI. Ueber Enteritis membranacea, Iena, 1884.

LABOULBÈNE. Recherches cliniques et anatomiques sur les affections pseudomembraneuses.

LANGENHAGEN (DE). L'entéro-côlite mucomembraneuse. *Semaine médicale*, 1898.

LYON. Entérite muco-membraneuse. *Gazette des Hôpitaux*, 1889.

MATHIEU (A.). Traitement de l'entérite muco-membraneuse. *Gazette des Hopitaux*, 1894.

MORGAGNI. 31e lettre.

POTAIN. Colite chronique. *Semaine médicale*, 1887.

RECLUS. Bulletin de la Société de chirurgie, 1898.

RICHE et SAMSON. Nouveaux éléments de pathologie médico-chirurgicale. 3e édition, t. I, p. 557, 1833.

ROTHMANN (O.). Beitrag zur Enteritis membranacea. *Zeitschrift für klinische Medicin*., 1890, t. XXIII, p. 25.

ROTHMANN (M.). Beitrag zur Enteritis membranacea. *Zeitschrift für klinische Medicin*., 1893, t. XXIII.

SCHMIDT. Schleim im Stuhlgang. *Zeitschrift für klinische Medicin*., 1897.

SÉE. Des dyspepsies gastro-intestinales, 1880.

SIREDEY et GUYOT. Côlite muco-membraneuse. *Société médicale des Hôpitaux*, 1868.

SVEN AKERLUND. Studien ueber Enteritis membranacea. *Archiv für Verdauungskrankheiten*, 1896.

THIERCELIN. Société de Biologie, 15 avril et 24 février 1899.

VORBE. Rapports de l'appendicite et de l'entérocolite muco-membraneuse. Thèse de Lyon, 1898.

VOUZELLE. Colite muco-membraneuse. Thèse de Paris, 1899.

WANNEBROUCQ. De l'entérite interstitielle (entérite pseudo-membraneuse) et particulièrement du siège et de la nature de cette affection. *Association pour l'avancement des sciences*. Lille, 1874.

WALTHER. Bullet. de la Société de chirurgie, 1898.

LITHIASE INTESTINALE

CHEVALIER. Lithiase intestinale. Thèse de Paris, 1898.

DIEULAFOY. Études sur l'appendicite. *Presse médicale*, 1896. Lithiase intestinale et entérocôlite sableuse. *Cliniques de l'Hôtel-Dieu*, 96-97.

LABOULBÈNE. Sur le sable intestinal. *Archives générales de médecine*, 1879, déc.

LAUGIER. Mémoires sur les concrétions, Paris, 1825.

MADELUNG. Ein seltener Fall von Darmstein. *Archiv für klinisch Medicin*, Bd V, 1869, p. 122.

MARCET. *On the historic. and medic. Traitement of calculous disorders*, 1817.

MATHIEU et RICHAUD. Deux cas de sable intestinal et d'entérite muco-membraneuse. *Bullet. et mémoires de la Société médicale des Hôpitaux*. Paris, 22 mai 1896.

MONGOUR. Note sur un cas de lithiase intestinale. *Société de Biologie*, février 1896.

ODDO. Sable intestinal. *Société médicale des Hôpitaux*, 1896.

HYSTÉRIE GASTRIQUE

DENIAU. De l'hystérie gastrique. Thèse de Paris, 83.

FERRAN. Vomissements de sang dans l'hystérie. Thèse de Paris, 1874.

GÉLIBERT. De l'hémosialémèse. Variété d'hématémèse hystérique. Thèse de Lyon, 1898.

GILLES DE LA TOURETTE. Traité de l'hystérie.

JOSSERAND. Hémosialémèse. *Lyon Médical*, 1893.

LASÈGUE. Anorexie hystérique. *Archives générales de médecine*, 1873, p. 305 à 403.

SOLLIER. Anorexie hystérique. *Revue de Médecine*, 1891.

VERHOOGEN. Tympanisme et météorisme hystériques. *Mercredi médical*, 2 octobre 95.

RETENTISSEMENT A DISTANCE DES VICIATIONS DE LA DIGESTION

ALBU. Tetanie bei Magendilatation u. s. w. *Archiv für die Verdauungskrankh.*, 1898.

BOAS. Asthme dyspeptique. *Archiv für die Verdauungskrankh.*, 1896.

BOIX. Le foie des dyspeptiques. Thèse de Paris, 95.

BOUCHARD. Leçons sur les auto-intoxications dans les maladies. Paris, 87.

BOUVERET et DEVIC. Recherches cliniques et expérimentales sur la tétanie d'origine gastrique. *Revue de médecine*, 1892.

GLUCINSKI und JAWORSKI. Sitzungsprotokoll des IV Congresses der poln. Naturforscher und Aertze. 2 Juin 84. Posen.

HANOT. Rapports de l'intestin et du foie en pathologie. *Congrès de Bordeaux*, 1895.

HUCHARD. Voir Picard. Journal des Praticiens, 97.

JAFFÉ. Pflügers Archiv, t. III, p. 448. Centralblatt für deutsche mediciniche Wissenschaften, 1872, n°s 32 et 33.

KUSSMAUL. Ueber die Behandlung der Magenerweiterung durch eine neue Methode, mittelst Magenssunde. *Deutsch. Archiv für klin. Medicin*, Band VI.

LORENZ. Untersuchung ueber Acetonurie. *Zeitschrift für klin. Medicin.*, t. XIX, 91.

MATHIEU et HALLOPEAU. Rapport des chlorures urinaires à l'urée dans le diagnostic de la dyspepsie. *Société méd. des Hôpitaux*, 1891.

MATHIEU et ROUX. Note sur une forme clinique particulière du syndrome de Reichmann. *Soc. médic. des hôp.*, 11 mai 1900.

MATHIEU et TRÉHEUX. Rapports de l'acidité gastrique et de l'acidité urinaire. *Arch. génér. de médecine*, 1895.

MEIXNER. Zeitschrift für klin. Medicin, t. VIII.

VON NOORDEN. Ueber den Stoffwechsel der Magenkrankheiten. *Berliner Klinik.* Heft, LV.

POTAIN. Clinique de la Charité, p. 205, 1894.

POTAIN. Dilatation cardiaque consécutive à des troubles dyspeptiques. *Revue internationale de médecine et de chirurgie*, 25 février 1898.

RÉGIS. Psychoses d'auto-intoxication. *Archives de Neurologie*, avril 1899.

ROBIN (ALBERT). Sur la question des toxines gastriques. *Société de thérapeutique*, 14 mars 1900.

ROBIN (ALBERT). Des albuminuries phosphaturiques. *Bulletins de l'Acad. de médecine*, 93.

ROBIN et LEREDDE. Acad. de médecine, 4 juillet 99.

STRICKER und HEUBNER. Zeitschrift für klin. Medicin., t. XII.

STROUP. Constipation chez le vieillard. Thèse de Nancy, 92.

THÉRAPEUTIQUE GÉNÉRALE

ALDOR. Untersuchung uber die Verdauungs und Aufsaugungsfähigkeit des Dickdarms. *Centralblatt für innere Medicin.*, 19 février 1898.

BARDET. Société de thérapeutique, 1898, 1899, 1900.

BÉCLARD. Traité élémentaire de physiologie, 7e édit., 1re partie, p. 664.

BERNARD (CL.). Leçons de physiologie expérimentale, t. II, 1855.

BERNARD (CL.). Académie de médecine, 6 mai 1856.

BLUMENAU. Influence de l'alcool sur la digestion stomacale des personnes bien portantes. Wratch, 1889, p. 42.

BOKAI. Experiment. Beiträge zur Kenntniss der Darmbewegungen. *Archiv für experiment. Patholog. und Pharmakolog.*, t. XXIII, 1887, p. 209.

BOIX. Le foie des dyspeptiques. Thèse de Paris, 95.

BOUCHARD. Leçons sur les auto-intoxications dans les maladies.

CARNOT. Hémostase par la gélatine. *Presse médicale*, 96.

CAUTRU. Action physiologique du massage de l'abdomen et ses indications thérapeutiques. *Revue générale de clinique et de thérapeutique*, 1897.

CHOMEL. Des dyspepsies, 1857.

DAURIAC. Sur l'irrigation totale et antiseptique de tout le tube digestif. *Bulletin médical*, octobre 93.

DIEULAFOY. Exulceratio simplex. *Presse médicale*, 19 janvier 1898.

EINHORN. Eine neue Methode der Magenelectrisation. *Berliner klin. Wochenschrift*, 1891.

EWALD. Société de médecine interne de Berlin, 1er novembre 88.

FARNSTEINER. Ueber Resorption von Pepton im Dünndarm, p. 476, *Zeitschrift für Biologie*, 1896.

FILIPPI. Untersuchungen ueber Stoffwechsel des Hundes nach Magenextirpation und nach Resection eines grossen Theiles des Dünndarms. *Deutsche medicinische Wochenschrift*, 1894.

Fleischer. Lehrbuch der inneren Medicin., t. II, 1879.

Fleiner. Berliner klinische Woch, 1893-94.

Frémont. Gastérine. Société de Thérapeutique, 1900, et brochure.

Gache-Sarraute. Le corset, Paris, Masson, 1900.

Von Genersich. Bulletin médical, oct. 93.

Gilbert et Dominici. Société de biologie, 1894.

Gilbert et Modiano. Action du bicarbonate de soude sur le chimisme stomacal dans l'hypopepsie. *Soc. de biol.*, 21 juillet 1894.

Grützner. Ueber Bewegungen des Darminhalts. *Pflügers Archiv*, 1898, p. 520.

Hayem. Leçons de thérapeutique, 1893, p. 387.

Huber. Nährwerth der Eierklysterien. *Deutsches Archiv für klin. Medicin.*, 1890-91, t. XVII, p. 425.

Klemperer. Société de médecine interne de Berlin, oct. 98.

Kuhn. Deutsche medicin. Wochensch., 92.

Laboulais. Soc. de biol., 97,

Linossier et Lemoine. Contribution à l'étude de l'action des alcalins sur la digestion gastrique chez l'homme. *Archives générales de médecine*, juin 93.

Linossier. Societé de thérapeutique, 1899, 1900.

Leube. Ueber die Ernährungen der Kranken von Mastdarm aus. *Deutsches Archiv für klinische Medicin.*, 1872, t. X.

Leube. Traitement chirurgical de l'ulcère de l'estomac. *Semaine médicale*, 97, p. 142.

Leubuscher. Action de la quinine et de l'opium sur l'absorption intestinale. *Neunter Congress für innere Medicin.* Vienne, 1890.

Luderitz. Experimentelle Untersuchungen über das Verhalten der Darmbewegungen bei herabgesetzter Körpertemperatur. *Virchows Archiv.* Bd. CXVI, 1889.

Marconi. Riforma medica., nº 128, p. 1891.

Mathieu et Laboulais. Soc. médic. des hôp., 27 juillet 94.

Mathieu et Richaud. L'eau bromoformée. Soc. de thérapeutique, 98.

Nothnagel. Virchows Archiv., t. LXXXVIII, 1884.

Ott. Schmidts Jahrbücher, t. CCVII, 1883.

Pal. Ueber Darminnervation. *Wiener klin. Wochenschrift*, 98.

Pal et Berggrün. Strickersarbeit. aus dem Institut allgemein. und experimental. Pathologie, 1891.

Pawlow. Die Arbeit der Verdauungsdrüsen, Wiesbaden, 96.

Pahl. Archiv für experimentel. Pharmakologie und Pathologie, 1894.

Penzold. Weitere Mittheilungen über Orexine inbesonders die Orexinebase. *Therapeut. Monatsheft.*, 1893, p. 205.

Pfungen (von). Cité par Josué. *Gaz. des Hôpit.*, sept. 95.

Rabuteau. Traité élémentaire de thérapeutique, 1884, p. 274.

Reichmann. Action des amers sur l'estomac de l'homme normal et malade. *Zeitschrift für klin. Medicin.*, 1888.

Reichmann. Ueber den directen Einfluss des Doppelltkohlens. Natrons auf die Magensaftsecretion. *Therapeut. Monatsheft*, 1895, p. 127.

Reichmann. Experimentelle Untersuchungen über den Localeneinfluss des NaCl auf die Magensaftsecretion. *Archiv für experime.nt. Pathologie und Pharmakologie.*

ROSENHEIM. Ueber die Magendouche. *Therapeut. Monatsheft*, 1892, p. 382.
ROSSBACH. Ueber Darmbewegungen des Menschen. *Deutsches Archiv für klin. Medicin.*, t. XLVI, 1890.
ROUX (JEAN-CH.). Lavements alimentaires. *Gazette des hôpitaux*, 27 mai 1899.
ROUX (JEAN-CH.). Thèse de Paris, 1900.
SCANZONI. Zeitschrift für Biologie, 1896, p. 467.
SEHRWALD. Zur Fettresorption im Darm. *Centralblatt für Biologie*, t. II, p. 782, 1889.
TCHELZOFF. Ueber den Einfluss der bitteren Mittel auf die Verdauung. *Centralblatt für die medicinischen Wissenschaften*, 1886, p. 401.
WAGNER. Archives générales de médecine, 1892, p. 129, t. I.
WEIR MITCHELL. Traitement de certaines formes de neurasthénie et d'hystérie.
WOLFF. Zeitschrift für klinische Medicin., Bd XVI, p. 222.
— D. Archiv für klinische Medicin., Bd XVI.
TRAVERSA. Münchener med. Wochenschrift, 1899.
TRIPIER. Des gastrorragies dans leurs rapports avec les ulcérations stomacales, etc. *Semaine médicale*. 1899.
VAMOSSY. Deutsche medicinische Wochenschrift, 15 juillet 1897.
VAUTHEY. Gaz de l'estomac. Thèse de Lyon, 1896-97.
VOIT et BAUER. Ueber die Aufsaugung im Dick und Dünndarm. *Zeitschrift für Biologie*. 1869.

TROISIÈME PARTIE

DÉFORMATION CICATRICIELLE DE L'ESTOMAC ET ADHÉRENCES PÉRIGASTRIQUES

GUELLIOT. Adhérences périgastriques douloureuses. *Congrès français de chirurgie*, 1896.
GUILLEMOT. De l'estomac biloculaire. Thèse de Paris, 99.
VON HACKER. Ueber Magenoperation bei Carcinom und bei narbigen Stenosen. *Wiener klin. Wochensch.*, 1895, p. 27.
MERKLEN. Périgastrite douloureuse par ulcère simple de l'estomac. *Société médicale des hôpitaux*, 1899.
PERRET. Estomac biloculaire. Thèse de Lyon, 1896.
POTAIN. Ulcère simple de l'estomac par violence extérieure. *Bullet. Société anatomique*, 1856, p. 385.
SOUPAULT. Médecine moderne, 1897.
ZAHN. Magendivertikel. *Deutsches Archiv*, Bd LXIII, ft. 4 u 5.

GASTRITES ET ATROPHIE DE LA MUQUEUSE

BEAUMONT. Experiments and observations on the gastric juice and the physiology of digestion. Boston, 1833.
BLASCHKO. Virchow's Archiv, Bd 94.
BOAS. Zur Symptomatologie des chronischen Magencatarrhs und Atrophie der Magenschleimhaut. *Münchner medicinische Wochenschrift*, 1887.
DIEULAFOY. Exulceratio simplex. *Presse médicale*, 1898.

EINHORN (MAX). Ueber Achylia gastrica. *New-York medicin. Monatschrift*, 1892, et *Medical records*, 1895.

EWALD. Ein Fall von Atrophie der Magenschleimhaut. *Berliner klinische Wochenschrift*, 1886.

FENWICK. Lectures on the atrophy of the stomach Lancet, 1877.

FENWICK. On Atrophy of the stomach and on the nervous affection of the digestive organe, London, 1880.

HANOT et GOMBAULT. Étude sur la gastrite chronique avec sclérose sous-muqueuse et rétropéritonite calleuse. *Archives de Physiologie*, 1882.

JAWORSKI. Zur Diagnose des atrophischen Magencatarrhs. *Wiener medicin. Presse*, 1888, n°s 48 et 49.

JÜRGENS. Verhandl. des Congress für innere Medicin., 1884.

KORCZINSKI und JAWORSKI. Ulcère rond et catarrhe acide de l'estomac. *Deutsches Archiv*, t. XLVII, 1890-91.

KUNDRAT. Ueber Gastro-enteritis favosa. *Wiener medicinische Blætter*, 1884.

LETULLE et VAQUEZ. *Archives de Physiologie*, 1889.

LEWY. Ein Fall von vollstændiger Atrophie der Magenschleimhaut. *Berliner klinische Wochenschrift*. 1887.

LEUK. Zur pathologischen Anatomie des menschlischen Magens. *Zeitschrift für klinische Medicin.*, 1899, t. XXXVII.

LUBARSCH. Achylia gastrica, ihre Ursachen und ihre Folgen. Leipzig und Wien, 1897.

MATHIEU. État de la muqueuse de l'estomac dans le cancer de cet organe. *Archives générales de médecine*, 1889.

MINTZ. Gastrite phlegmoneuse. *Deutsches Archiv für klin. Medicin.*, 1892.

NOTHNAGEL. Cirrotische Verkleinerung des Magens mit Schwund der Labdrüsen unter dem klinischen Bild der perniciosen Anaemie. *Deutsches Archiv für klin. Medicin.*, 1879, B^d^ XXIV.

PILLET. Gastrite toxique chez les lapins. *Revue de Médecine*, 1895.

PILLET. Érosions hémorragiques. *Société de biologie*, 1892.

PILLET. Gastrite par ingestion d'acide sulfurique in Thèse de du Bouays, Paris, 1892.

QUINCKE. Volkmanns Sammlung klinischer Vortræge, n° 100.

ROSENHEIM. Ueber atrophischen Process an der Magenschleimhaut und ihre Beziehungen zum Carcinom als selbständige Erkrankung *Berlin. klinische Wochenschrift*. 1888.

ROSENSTEIN. Berlin. klinische Wochenschrift, 1890.

SACHS. Zur Kenntniss der Magenschleimhaut in krankhaften Zustände. *Archiv für experimentel. Pathol. und Pharmakologie*, 1888.

SASAKI. *Virchow's Archiv*, B^d^ 96, p. 287.

SCHMIDT. Ein Fall von Magenschleimhautatrophie nebst Bemerkungen über die sogenannte schleimige Degeneration der Drüsenzellen des Magens. *Deutsche medicin. Wochenschrift*, 1895, n° 19.

SMIRNOW. Ueber Gastritis membranacea und diphterica. *Virchow's Archiv.*, CXIII.

SOLLIER. Revue de Médecine, 1895, n° 32.

STRAUS et BLOCQ. Archives de Physiologie, 1887.

THOROGWOOD. Fatal case of atrophy of the stomach. *Medical Times and Gazette*, 1881.

ULCÈRE DE L'ESTOMAC ET ULCÈRE DU DUODÉNUM

BOUVERET. Symphyse gastro-côlique. *Revue de médecine*, 10 avril 99.

BOUVERET et DEVIC. La dyspepsie par hypersécrétion gastrique. Maladie de Reichmann. Paris, 1891.

COHNHEIM. Ulcus simplex. *Vorlesungen ueber allgemeine Pathologie*, 1882, Bd II.

CRUVEILHIER. Ulcère simple. *Anat., path.*, vol. I, 1829-1835; *Revue médicale*, 1838; *Archives de médecine*, 1855.

DEBOVE et RÉMOND. Abcès gazeux sous-diaphragmatique par perforation de l'ulcère de l'estomac. *Gazette des Hôpitaux*, 1890.

DIEULAFOY. Syphilis de l'estomac. *Cliniques de l'Hôtel-Dieu*, 1897-1898, p. 62.

DIEULAFOY. Exulceratio simplex. *Presse médicale*, 19 janvier 1898.

DIEULAFOY. Transformation de l'ulcère stomacal en cancer. *Presse médicale*, novembre 97.

DUPLANT. De la prétendue transformation de l'ulcère rond en cancer. Thèse de Lyon, 1898.

EINHORN. Ein klinischer Beitrag zur Kenntniss und Behandlung der Erosionen des Magens. *Berliner klin. Wochenschrift*, 1895, n°s 20 et 21.

FIEDLER. Cité par Riegel : die Erkrankungen des Magens, p. 691.

FLEINER. Uber die Behandlung vom Magengeschwür u. s. w. *München. med. Wochenschrift*, 1893.

GALLIARD. Essai sur la pathogénie de l'ulcère de l'estomac, Thèse de Paris, 1882.

GANDY. Ulcère simple et nécrose hémorragique des toxémies. Thèse de Paris, 1899.

GERHARDT. Ueber Zeichen und Behandlung des einfachen runden Magensgeschwürs. *Deutsche medicinische Wochenschrift*, 1888.

GERHARDT. Ueber geschwürige Processe im Magen. *Virchows Archiv*, 1892.

GILLES DE LA TOURETTE. Traité de l'hystérie et *Société médicale des Hôpitaux*, 1894.

HAUSER. Das chronische Magengeschwür, Leipzig, 1883.

HALL. Cité par Riegel : die Erkrank. des Magens, p. 683.

HIRSCH und RITTER. Ueber die Säuren des Magensaftes und deren Beziehung zum Magengeschwür bei Chlorose und Anæmie, *Zeitschrift für klin. Medicin.*, Bd. XIII.

KORCKZINSKI und JAWORSKI. Klinische Befunde bei Ulcus und Carcinoma ventriculi sowie bei Magenblutungen. *Deutsch. medicin. Wochenschrift*, 1886.

KORCKZINSKI und JAWORSKI. Ueber einige bisher wenig berücksichtigen klinische nund anatomischen Erscheinungen im Verlauf des runden Magengeschwürs und des sogenannten saüren Magencatarrhs. *Deutsch. Archiv für klin. Medicin.*, 1890, Bd. XLVII.

LEBERT. Historique et étiologie de l'ulcère simple. *Berliner klinische Wochenschrift*, 1876.

LEBERT. Traité d'anatomie pathologique générale et spéciale, Paris, 1861, t. II, p. 172.

LETULLE. Origine infectieuse de certains ulcères de l'estomac. *Société médicale des hôpitaux de Paris*, 1888.

LEUBE. Ulcus ventriculi traumaticum. *Centralblatt für klinische Medicin.*, 1886.

LEUBE. Ziemssens Handbuch, 1876, Bd. VII.

LEYDEN. Zeitschrift für klin. Medicin., 1880, p. 320.

MATHES. Ueber den Vorschlag Fleiner's Reizercheinungen des Magens mit grossen Dosen von Wismuth zu behandeln. *Centralblatt für innere Medicin.*, 1894.

MATHIEU. Étude sur trois cas de cancer succédant à l'ulcère simple de l'estomac. *Société médicale des hôpitaux*, 20 juillet 1897.

NOLTE. Ueber die Haüfigkeit des Magengeschwürs in München. *Inaug. dissert. München*, 1889.

PAVY. On gastric erosion. *Guy's Hospital Report*, 1867, p. 505.

PICK. Ueber Zwerchfelldurchbohrungen durch das runde Magengeschwür. *Zeitschrift für Klinische Medicin.*, Bd. XXVI.

QUINCKE. Ueber die Enstehung des Magengeschwürs. *Deutsche medicin. Wochenschrift*, 1892, n° 6.

RIEGEL. Zur Lehre vom Ulcus ventriculi rotunden. *Deutsche medicin. Wochenschrift*, 1886.

RINDFLEISCH. Traité d'histologie path. Trad. franc. Paris, 1873, p. 368.

RITTER. Ueber den Einfluss von Traumen auf die Entstehung des Magengeschwürs. *Zeitschrift für klinische Medicin.*, Bd. XII.

ROBIN (A.) et LEREDDE. Cancer de l'estomac avec hyperchlorhydrie. *Bourgogne médicale*, 1895.

ROKITANSKI. Lehrbuch der anat. Path., 1861. Oesterreiche Jahrbücher, 1839.

SCHAEFFER. Berliner Klinische Wochenschrift, mai 1888.

SOHLERN (VON). Einfluss der Ernährung auf die Entstehung des runden Magengeschwürs. *Berliner klin. Wochenschrift*, 1889, nos 13 et 14.

TRIPIER. Des gastrorragies dans leur rapport avec les ulcérations stomacales et leur traitement par les lavements d'eau chaude. *Semaine médicale*, 1898.

WESTPHALEN. Ueber Hyperaciditæt und Hypersecretionzustände des Magens. *Petersburger medicinische Wochenschrift*, 1893, n° 52.

VIRCHOW. Virchows' Archiv, 1855.

ZENKER. Berliner klinische Wochenschrift, 1882.

BUCQUOY. Étude clinique sur l'ulcère simple du duodénum. *Archives générales de médecine*, t. I, p. 398, 1887.

CHWOSTEK. Medicinische Jahrbücher, Wien, 1883, t. I.

COLLIN. Étude sur l'ulcère simple du duodénum. Thèse de Paris, 1894.

DEVIC et ROUX. Ulcère chronique du duodénum. *Province médicale*, 1894.

FALKENBACH. De ulcero duodenale chronico, Berlin, 1863.

KLINGER. Zur Casuistik des perforirenden Duodenalgeschwürs. *Archiv der Heilkunde*, 1861.

KRAUSS. Das perforirende Geschwür im Duodenum, Berlin, 1865.

TRIER. Ulcus corrosivum duodeni. *Gazette hebdomadaire*, 2e série, t. I, p. 475.

CANCER DE L'ESTOMAC ET LINITE PLASTIQUE

BOAS. Ueber das Vorkommen und die diagnostische Bedeutung der Milchsäure im Mageninhalt. *München medicin. Wochensch.*, 1893; *Deutsch. med. Wochensch.*, 1893; *Zeitschrift für klinische Medicin.*, t. XXV, p. 285.

BOOKS BRIGHAM. Ablation totale de l'estomac. *Boston medical and surgical Journal*, 5 mai 1898.

BOUVERET. Symphyse gastro-colique, *Revue de Médecine*, 1899.

BRAULT. La recherche du glycogène comme moyen de pronostic dans les tumeurs. Œuvre médico-chirurgicale de Critzmann, 1899.

BRISSAUD. Polyadénome gastrique. *Archives générales de Médecine*, 1885.

BRISSAUD. Association française pour l'avancement des sciences. *Congrès de Besançon*, 1893.

CHESNEL. Cancer latent de l'estomac. Thèse de Paris, 1877.

CUNÉO. De l'envahissement du système lymphatique dans le cancer de l'estomac. Thèse de Paris, 1900.

DESCHAMPS. Thèse de Paris, 1884.

EISELSBERG. Ueber Ausschaltung inoperabler Pylorusstricktunen. *Archiv für klinische Chirurgie*, Berlin, 1899.

ERLACH. Wiener medicinische Wochenschrif. 1894.

FENWICK. États morbides de l'estomac en rapport avec les maladies des autres organes. *Virchow's Archiv*, 1889, t. CXVIII.

GUINARD. La cure chirurgicale du cancer de l'estomac. Thèse de Paris, 1887.

HABERKANT. Archiv für klinische Chirurgie, 1896, t. LI.

HÄBERLIN. Ueber Verbreitung und Etiologie des Magenkrebses, Zurich, 1889.

HAMMERSCHLAG. Untersuchungen über Magencarcinom. *Archiv für Verdauungskrankheiten*, B^d. II, p. 200.

HANOT. Note sur les modifications de l'appétit dans les cancers du foie et de l'estomac. *Archives générales de Médecine*, 1893.

HAYEM. Le Sang, Paris, 1889.

HAYEM. Contribution à l'étude de l'ulcère de l'estomac. *Société médicale des hôpitaux*, 1895.

ISRAEL. Ueber die ersten Anfænge des Magenkrebses *Berliner klin. Wochenschrift*, 1890.

KRÖNLEIN. Chirurgische Erfahrungen ueber Magencarcinom. *Beitræge zur klinischen Chirurgie*, 1896, t. XV.

LETULLE. Cancers multiples du tube digestif. *Presse médicale*, 15 mai 1897.

MARC MATHIEU. Thèse de Lyon, 1884.

MATHIEU (A.). Cas de cancer à évolution lente chez un jeune homme; disparition de la douleur sous l'influence de la laparotomie exploratrice. *Société méd. des hôpitaux*, mai 95.

MATHIEU (A.) et NATTAN LARRIER. Cancer du canal thoracique consécutif à un cancer de l'estomac. *Société médicale des hôpitaux*, 2 déc. 1898.

MATHIEU (A.). État de la muqueuse de l'estomac dans le cancer de cet organe. *Archives générales de Médecine*, 1889.

MÉNÉTRIER. Des polyadénomes gastriques. *Archives de physiologie*, 1888.

MERING (VON). Prüfung der resorptiven Thætigkeit des Magens. *Klinische Jahrbüch.*, février 1899.

MINKOWSKI. Naunyns Mittheilungen aus der medicinischen Klinik in Königsberg, 1888.

MULLER. Zeitschrift für klinische Medicin, B^d XVI.

RAUZIER. Thèse de Montpellier, 1889.

REINEBOTH. Diagnostik des Magencarcinoms aus Spülwasser und Erbrochenen. *Deutsch. Archiv für klinische Medicin*, B^d. LVIII.

ROBIN. Gazette médicale de Paris, 1884.

ROMMELAERE. Journal de médecine de Bruxelles. 1883.

ROSENHEIM. Zur Kenntniss des mit Krebs complicirten Magengeschwürs. *Zeitschrift für klinische Medicin.*, 1890, Bd XVII.

ROSENHEIM. Pathologie und Therapie der Krankheiten des Verdauungsapparates, Berlin, 1891, p. 203.

SCHLATTER. Ueber Ernärhung und Verdauung nach vollständiger Entfernung des Magens bei Menschen. *Beitræge von Chirurgie*, 1897.

SCHLESINGER. Magensarcom *Zeitschrift für klinische Medicin.*, 1897, t. 32.

SCHLESINGER und KAUFMANN. Vorläufige Mittheilungen. *Wiener klinische Wochenschrift*, 1895.

SCHNEYER. Das Verhalten der Verdauungsleucocytose bei Ulcus rotundum und Carcinoma ventriculi, t. XX et XXVII. *Zeitsch. für klinische Medicin.*

SCHUCHARDT. Archiv für klinische Chirurgie. Berlin, 1898.

SCHÜLE. Beitrag zur Diagnostik der Magenerveiterung. *Münchener medicinische Wochenschrift*, 1894.

SONICKSEN. Beitrag zur Statistik des Magenkrebses. *Inaugural Dissert.*, Kiel, 92-93.

SOUPAULT et HARTMANN. Résultats éloignés de la gastro-entérostomie. *Revue de Chirurgie*, 1899.

SOUPAULT et LABBÉ. Étude sur les altérations et sur le rôle des ganglions lymphatiques dans le cancer épithélial. *Revue de Médecine*, 1900.

STRAUSS. Ueber Magengärhung und deren diagnostische Bedeutung. *Zeitschrift für klinische Medicin.*, Bd. XXVI et XXVII.

TERRIER et HARTMANN. Chirurgie de l'estomac, Steinheil, Paris, 1899.

THIERSCH. Ueber die Anwesenheit freier Salzsaüre im Magensaft bei beginnenden Magenkrebs. *Munchener medicinische Wochenschrift*, 1886.

TROISIER. Des ganglions sous-claviculaires dans le cancer de l'estomac. *Gazette hebdomadaire de Médecine et de Chirurgie*, 1886.

TUFFIER. Résection étendue de l'estomac. *Bulletin de la Société de Chirurgie*, Paris, 1898.

UNVERRICHT. Centralblatt für klinische Medicin., 1893.

VAN DEN VELDEN. Ueber Vorkommen und Mangel der freien Salzsaüre bei Gastrectasie *Deutsches Archiv*, 1879, Bd. XXXIII.

WICKHAM LEGG. Saint Barthol. hosp. Report, 1880.

WOLFLER. Ueber Magendarmchirurgie. *Berliner klinische Wochenschrift*. 1896.

LINITE PLASTIQUE

BRET et PAVIOT. Linite plastique. *Revue de Médecine*, 1894, p. 384.

CRUVEILHIER. Anatomie pathologique générale, t. III, p. 25.

HANOT et GOMBAULT. Étude sur la gastrite chronique avec sclérose sous-muqueuse hypertrophique et rétropéritonite calleuse. *Archives de physiologie*, p. 412, 1882.

PILLET. *Soc. anatomique*, 1896.

TILGER. Ueber die stenosirende Pylorushypertrophie. *Virchow's Archiv*. Bd CXXXIII.

SYPHILIS DE L'ESTOMAC

Birsch Hirschfeld. Cité par Dieulafoy dans ses *Cliniques de l'Hôtel-Dieu*, 1897-98.

Chiari. Experimentelle Beiträge zur wissenschaftlichen Medicin., 1891, t. II.

Cornil et Ranvier. Traité d'anatomie pathologique, 1884, p. 291.

Dieulafoy. Syphilis de l'estomac. *Bulletin de l'Académie de Médecine*, 17 mai 1898.

Dieulafoy. Cliniques de l'Hôtel-Dieu, 97-98.

Fournier. Académie de médecine, 1898. (Cité par Dieulafoy dans ses *Cliniques* 97-98.)

TUBERCULOSE DE L'ESTOMAC

Debove et Remond. Traité des maladies de l'estomac.

Claude. Cancer et tuberculose de l'estomac. *Société de Biologie*, février 1899.

Letorey. Contribution à l'étude des ulcérations tuberculeuses de l'estomac, Thèse de Paris, 1895.

Marfan. Troubles et lésions gastriques dans la phtisie pulmonaire. Steinheil. Thèse de Paris, 1887.

Rokitansky. Lehrbuch der patholog. Anatomie, 9e édition, t. III, 1861.

Serafini. Contribuzione alla casuistica della tuberculosi dello stomaco, Naples; *Annale clinice dell' ospedale degl' incurabli*, 1888.

CORPS ÉTRANGERS DE L'ESTOMAC

Bojasinsky. Medicina, n° 10, 1892.

Bauvais (de). Journal de médecine de Paris, 29 octobre 1895.

J. Chatin. Sur les larves observées dans les vomissements et dans les selles. *Bullet. académ. de Médecine*, 1886, n° 36.

Christian. Annales médico-psychologiques, 1885, t. I, p. 65.

Daudé. Montpellier médical, 16 mai 1888.

Fricker. Deutsche medicinische Wochenschrift, 21 janvier 1897.

Heymann. Archives générales de médecine, t. IV, 2e série, p. 676.

Kooyder. Zur Casuistik der Gastrolithen beim Menschen. *Zeitsch. für klin. Medicin.*, t. XIX, p. 203.

Mathieu (A.). Gazette des hôpitaux, 1897.

Mignon. Corps étrangers des voies digestives, Paris, 1874.

Pomper. Cité par Scheiber. Berliner klin. Wochensch., 1890, n° 18.

Senator. Ueber lebende Fliegenlarven im Magen und in der Mundhohle. *Berliner klin. Wochenschrift*, 1890, n° 2.

Weil. Prager medicin. Wochenschrift, 1889, n° 31.

ENTÉRITES

Baginski. Zur Pathologie der Durchfallskrankheiten des kindlichen Alters. *Archiv für Kinderheilkunde*, t. XXII.

Bertrand et Fontan. De l'entéro-colite endémique des pays chauds, *Archives de médecine navale*, t. XLV, XLVI, XLVII.

BIZZOZERO. Ueber das constante Vorkommen von Bacterien in den Lymphfollikeln der Kaninchensdarmes. *Centralblatt für medicin. Wissensch.*, 1885, p. 801.

BOUCHARD. Leçons sur les auto-intoxications dans les maladies, Paris.

CLOPATT. Recherches expérimentales sur les purgatifs. *Archives de médecine expérimentale*, 1896, p. 85.

ESCHERICH. Importance des bactéries dans l'étiologie des maladies gastro-intestinales des nourrissons. *Journal de clinique et de thérapeutique infantile*, 6 octobre 1898.

GILBERT et DOMINICI. Société de Biologie, 1894.

GUINON. Traitement de la côlite. *Revue mensuelle des maladies de l'enfance*. mai 1898.

HEUBNER. Verhalten des Darmepithels bei Darmkrankheiten der Saüglinge. *Zeitschrift für klinische Medicin.*, t. XXIX, 1896, p. 1.

HUTINEL. Entérocôlites aiguës avec accidents graves chez les enfants (Choléra sec). *Semaine médicale*, 21 janvier 1899.

FISCHER. Zur Kenntniss der Darmaffectionen bei Nephritis und Urämie, *Virchow's Archiv*, 1893, t. CXXXIV.

FISCHL. De l'infection digestive chez les nourrissons. *Revue mensuelle des maladies de l'enfance*, mai 99.

GERLACH. Kritische Bemerkungen ueber die Darmatrophie. *Deutsches Archiv für klinische Medicin.*, 1896.

GILBERT et GIRODE. Société médicale des Hôpitaux, février 1891.

KELSCH. Anatomie pathologique de la dysenterie chronique. *Archives de physiologie*, 1873.

KLECKI. Pathogénie de l'appendicite. *Annales de l'Institut Pasteur*, 28 février 1899.

LESAGE. *Infection et intoxication digestives*. Traité des maladies de l'enfance, de Grancher.

LESAGE. Séro-diagnostic des entérites infantiles. *Soc. de Biologie*, 97.

LESAGE et THIERCELIN. Traité des Maladies de l'enfance, de Grancher.

LETULLE. Des côlites ulcéreuses. *Presse médicale*, 22 mars 1899.

LEUDET. Études médicales.

MACAIGNE. Le coli-bacille. Thèse de Paris, 1892.

MARFAN et BERNARD. Absence de microbes dans la muqueuse intestinale normale des animaux. *Presse médicale*, 1899.

MARFAN et BERNARD. Transformation mucoïde des cellules glandulaires de l'intestin dans la gastro-entérite des nourrissons. *Presse médicale*, 12 juillet 1899.

MARFAN et BERNARD. Sur la présence des microbes dans la muqueuse intestinale des nourrissons atteints de gastro-entérite. *Presse médicale*, novembre 1899.

NOBÉCOURT. Recherches sur la pathogénie des infections gastro-intestinales des jeunes enfants. Thèse de Paris, 1899.

NORMAND. Mémoire sur la diarrhée dite de Cochinchine. *Archives de médecine navale*, 1877.

NOTHNAGEL. Die Erkrankungen der Darmes und des Peritoneums. Wien, 1898.

PILLET. Intoxication mercurielle expérimentale chez le chien. *Société anatomique*, 1892.

De Santi. De l'entérite chronique paludéenne ou diarrhée de Cochinchine, Paris, 1892, Rueff.
Tardieu. Médecine légale.
Thiercelin. Sur un diplocoque saprophyte de l'intestin susceptible de devenir pathogène : l'entérocoque. *Société de Biologie*, 15 avril 1899.
Treitz. Prager Vierteljahrschrift, 1859.

APPENDICITE

Achard. Infections du foie compliquant l'appendicite. Pathogénie des abcès aréolaires. *Société médicale des Hôpitaux*, 16 nov. 1894.
Albers (de Bonn). Beobachtungen auf dem Gebiete der Pathol. und pathol. Anatomie, Bonn, 1898.
Armstrong. British medical Journal, 1897, octobre.
Bazy. Société de chirurgie, 1899-1900.
Beaussenat. Appendicites expérimentales. Thèse de Paris, 1898.
Bertelin. Complications hépatiques de l'appendicite. Thèse de Paris, 1895.
Biermer. Breslauer aertzliche Zeitschrift, 1879.
Broca (A.). Société de chirurgie, 1899-1900.
Brun. A propos de l'appendicite. *Presse médicale*, 1896, p. 384 et 611.
Brun. Société de chirurgie, 1899.
Clado. Appendice cæcal. *Mémoires de la Société de biologie*, 1892.
Dieulafoy. Etude de l'appendicite, *Académie de Médecine*, 10 mars 1896. *Académie de médecine* 1898. Cliniques de l'Hôtel-Dieu.
Faisans. La véritable cause de l'appendicite. *Société des Hôpitaux*, 24 mai 1899.
Fowler. Ueber Appendicitis. Traduct. par Steinteil, Berlin, 1896.
Furbringer. Cité par Monod et Vanverts dans l'*Appendicite*.
Gordon. Appendicite chez l'enfant. Thèse de Paris, 1896.
Hartmann. Société de chirurgie, 1898.
Hinglais. Sur l'actinomycose de l'appendice iléo-cæcal. Thèse de Lyon, 1892.
Jalaguier. Société de chirurgie, 2 déc. 1896. *Presse médicale*, 3 février 1897. *Traité de Chirurgie*, 2e édition 1899, Masson, Paris.
Krafft. Ueber die fruhzeitige operative Behandlung der durch Perforation des Wurmforsatzes hervorgerufenen Perityphlitis stercoralis.
Kummel. Zur radicalen Behandlung der Perityphlitis durch die frühzeitige Resection des Processus vermiformis. *Archiv für klinische Chirurgie*, 1890, p. 618.
Klecki. Recherches sur la pathogénie de la péritonite d'origine intestinale. *Annales de l'institut Pasteur*, t. IX.
Leudet. Recherches anat. path. et cliniques sur l'ulcération de l'appendice iléo-cæcal. *Archives générales de médecine*, 1859, 3e série, t. XIV.
Letulle et Brun. Lésions histologiques de l'appendicite. *Presse medicale* 4 août 1897.
Letulle et Weinberg. *Arch. des Sciences médic. de Bucarest*. sept.-nov. 1897, Masson, Paris.
Macaigne. Voir Monod et Vanverts, *de l'appendicite*.
Mac Burney. New-York medical Journal, 1888-91 ; New-York Records, 1892 ; Annales of surgery, 91-94.
Mayer (von). Revue médicale de la Suisse Romande, 20 avril 1897, p. 209.

MATTERSTOSCK. Handbuch der Kinderkrankheiten de Gerhardt, Tubingen, 1880, article Perityphlitis.

MAURIN. Essai sur l'appendicite et la péritonite appendiculaire. Thèse de Paris, 1890.

MENIÈRE. Mémoire sur les tumeurs phlegmoneuses occupant la fosse iliaque droite. *Archives générales de médecine*, 1828.

MÉLIER. Observations sur quelques maladies de l'appendice iléo-cæcal. *Journal de médecine, de chirurgie et de pharmacie*, 1827, p. 317.

MERKLEN. Appendicite grippale, 1898. *Société médicale des hôpitaux.*

MILIAN et BERTHIER. Pseudo-appendicites nerveuses. *Presse médicale*, 1898, n° 47.

MITCHELL. Corps étrangers de l'appendice. *John Hopkin's Hospital Bulletin.*

MONOD et VANVERTS. L'appendicite, Masson, Paris.

NÉLATON. Société de Chirurgie. 1895, t. XXI, p. 568.

PIARD. Des suppurations à distance dans l'appendicite. Thèse de Paris, 1896.

PILLET et COSTES. Études sur l'appendicite folliculaire. *Bulletin Société anatomique*, janvier 1895, p. 19.

PINARD. Appendicite et Grossesse. *Bulletin de l'Acad. de médecine*, 1899, p. 125.

PRAVAZ. De la pérityphlite et de son traitement. Thèse de Lyon, 1888.

QUÉNU. Bulletin de la société de Chirurgie, 1898, 1899, 1900.

RECLUS. Bulletin de société de Chirurgie, déc. 1896.

RENVERS. Mémoires de la société de médecine interne de Berlin, *Berliner klinische Wochenschrift*, 16 mars 1891.

ROGER et JOSUÉ. Recherches expérimentales sur l'appendicite. *Société médicale des Hôpitaux*, janvier 1896.

ROCHAZ. Calculs appendiculaires. *Revue médicale de la Suisse Romande*, 1894, p. 637.

ROUTIER. Société de Chirurgie, 1899.

ROUX (de Lausanne). Remarques sur une nouvelle série d'appendicites opérées à froid. Congrès français de chirurgie, 1895, p. 250.

SAHLI. Congrès de médecine interne de Munich, 1895.

SCHWARTZ. Bullet. de la Société de chirurgie, 1899.

SONNENBURG. Pathologie und Therapie der Perityphlitis. Deutsche Zeitschrift für Chirurgie, 92-94.

TALAMON. Société anatomique. 1882. Colique appendiculaire, Société anatomique, oct. 1890.

TALAMON. Appendicite et pérityphlite, *Société anatomique*, nov. 90.

TALAMON. Appendicite et pérityphlite. *Médecine moderne*, janvier 1896.

TALAMON. La colique appendiculaire et les formes non chirurgicales de l'appendicite, Rueff, 1900.

TREVES. Observations on a further serie of cases of relapsing typhlitis. *British medical Journal*, mai 1895, p. 517.

THIERCELIN. Société de biologie, 1899.

TRIPIER ET PAVIOT. Pathogénie de la crise appendiculaire. *Archives générales de médecine* juillet 1899.

TUFFIER ET JEANNE. Contribution à l'étude de l'appendicite, basée sur 180 necropsies. *Revue de gynécologie*, 1899.

WALBRECHT. Ueber Pleuracomplicationen bei Typhlitis und Perityphlitis. *Inaug. Dissertat.*, Berlin, 1891.

WITH. De la péritonite appendiculaire, Copenhague, 1879.

ULCÉRATIONS INTESTINALES

GANDY. Ulcère simple et nécrose hémorragique des toxémies, Thèse de Paris, 1899.

PONFICK. Ueber den Tod nach ausgedehnten schweren Verbrennungen. *Berliner klinische Wochenschrift*, 20 avril 1876.

TUBERCULOSE INTESTINALE

BENOIT. Tuberculose iléo-cæcale chronique. *Gazette des hôpitaux*, 2 avril 1898.

DARIER. Société anatomique, 1890.

GANDY. Thèse de Paris, 1900.

GIRODE. Thèse de Paris, 1888.

KLEBS. Handbuch der pathologischen Anatomie, Berlin, 1868.

LORENZ. Beitrag zur Kenntniss der multiplen degenerativen Neuritis. *Zeitschrift für klinische Medicin*, Bd XVIII.

MINKOWSKI. Naunyn's Mittheilungen aus der medicinischen Klinik in Kœnigsberg, 1888.

ORTH. Experimentelle Untersuchungen ueber Futterungstuberculose, *Virchow's Archiv*, Bd 76, 1879.

PONFICK. Ueber die Wechselwirkung zwischen œrtlicher und allgemeiner Tuberculose. *Berliner klinische Wochenschrift*, 1890, n° 40.

SPILLMANN. De la tuberculisation du tube digestif, thèse d'agrégation, 1878.

OCCLUSION INTESTINALE

BESNIER. Des étranglements internes de l'intestin. 1860.

CRUVEILHIER. Anat. pathologique, t. I, p. 513.

DARIER. Société anatomique, 1890.

DUCHAUSSOY. Thèse de Paris, 1878.

HERCZEL. Experimentelle und histologische Untersuchungen ueber compensatorische Muskelhypertrophie bei Darmstenosen. *Zeitschrift für klinische Medicin.*. Bd XI, 1886.

HEIDENHAIN. Beitrag zur Pathologie und Therapie des Darmverschluss. *Archiv für klinische Chirurgie*, 1897, Bd 55.

HENROT. *Des pseudo-étranglements*, Thèse de Paris, 1865.

HOCHHAUS. Ueber Magenerweiterung nach Duodenalstenose. *Berliner klin. Wochenschrift*, 27 avril 1891.

ISRAEL. Einige Beabochtungen von Ileusfällen. *Berliner klinische Wochenschrift*, 1892.

JAFFÉ. Cité par NOTHNAGEL. In : Die Erkrankungen des Darmes.

JALAGUIER. Traité de chirurgie. Article : Occlusion, 1899, Paris, Masson.

JONNESCO. Hernies internes rétropéritonéales ou hernies formées dans les fossettes normales du péritoine, Paris, 1890.

KADER. Experimentelle Beiträge zur Frage des localen Meteorismus bei Darmocclusion. *Inaugural Dissertat.*, Dorpat, 1891.

KORTE. Ueber Darmverschluss durch Gallensteine. *Archiv für klinische Chirurgie*, 1893, t. XLVI, p. 336.

KUSSMAUL-CAHN. Heilung von Ileus durch Magenausspülung. *Berliner klinische Wochenschrift*, 1884, nos 42 et 43.

LEICHTENSTERN. Verengerungen, Verschliessungen und Lageveränderungen des Darmes in *Ziemssen's Handbuch der speciellen Pathologie und Therapie*. Bd VII, 2e Hälfte, Leipzig, 1878.

LEUBE. Ueber Ileus spasticus. *Münchener medicinische Wochenschrift*, 1898, no 41.

MILLER. Edinburg med. Journal, t. II, 1890.

NAUNYN. Ueber Ileus. *Mittheilungen aus den Grenzgebieten der Medicin und Chirurgie*, Bd X, no 1, 1896.

NOTHNAGEL. Ueber compensatorische Muskelhypertrophie. *Zeitschrift für klinische Medicin.*, Bd X, 1886, p. 208.

RAFINESQUE. Thèse de Paris, 1878.

RIEGEL. Deutsche medicinische Wochenschrift, 1889, no 30.

SIREDEY. Société médicale des Hôpitaux, 1897.

STRAUSS. Hysteria virilis unter dem Bilde der chronischen Darmstenose., *Berliner klinische Wochenschrift*, 1898.

THIBIERGE. Obstruction intestinale sans obstacle mécanique. Thèse de Paris, 1884.

TRÈVES. Cité par Nothnagel. *Die Erkrankungen des Darmes*.

WOODWORD. The med. and surgical history of the war of rebellion.

TUMEURS DE L'INTESTIN

CZERNY. XIIter Chirurgie Congress, 1893.

DU CASTEL. Cancer de l'iléon. *Archives générales de Médecine*, 1882, t. II, p. 19.

DURAND FARDEL. Journal médical, 1896.

GLÉNARD. De l'entéroptose.

HANOT. Congrès de Médecine de Turin, 1897.

HAUSMANN. Thèse Paris, 1882.

HAUSER. Ueber Polyposis intestinalis adenomatosa. *Deutsches Archiv für klinische Medicin*. 1895, Bd 55.

HAUSER. Cylinderepithelial carcinom des Magens und Dickdarms, Jena, 1890.

HEURTEAUX. Note sur les tumeurs bénignes de l'intestin. *Archives provinciales de chirurgie*, 1899-1900.

LARDENNOIS. Cancer du gros intestin. *Gazette des hôpitaux*, février 1900.

LEUBE. Speciele Diagnose der inneren Krankheiten, Leipzig, 89.

LODE. Ein subserœses Myom des Ileums. *Wien. klinische Wochenschrift*, 1894, nos 21-22.

LUSCHKA. Ueber polypœse Vegetationen der gesammten Dickdarmschleimhaut, *Virchow's Archiv*, Bd XX.

MADELUNG. Centralblatt für Chirurgie, 1892, no 30.

MAYDL. Ueber Darmkrebs. Wien, 1883.

MÜLLER. Beitraege zur Kenntniss der Metastasenbildung maligner Tumoren *Inaug. Dissert. Bern.*, 92.

NATTAN-LARRIER. Cancer du duodénum. *Gazette des hôpitaux*, décembre 1899.

PIC. Cancer primitif du duodénum. *Revue de médecine*, 1892, et janvier 1894.

QUÉNU et LANDEL. Les polyadénomes du gros intestin. *Revue de chirurgie*, 10 avril 99.

RUEPP. Ueber den Darmkrebs. *Inaugural Dissertatio*. Zurich, 1895.

STEINER. Beitraege von klin. Chirurgie, B[d] 22.
SCHWAB. Beitraege von klinischer Chirurgie, B[d] 18.
WHITEHEAD. Britisch medical Journal, 1884, p. 400.
WÖLFLER. Langenbeck's Archiv. B[d] XXI.

SYPHILIS DE L'INTESTIN

BJORNSTROM. Darmsyphilis, *Vierteljahrschrift fur Dermat. und Syphilis*, 1846.
CULLERIER. De l'entérite syphilitique, *Union médicale*, t. VIII, 16 novembre 1854.
FOURNIER. Syphilis de l'intestin. *Académie de médecine*, 9 juillet 1900.
HAHN. Cité par Galliard, *Traité de médecine et de thérapeutique*, article : Intestin.
HAYEM et TISSIER. La syphilis de l'intestin. *Revue de médecine*, 1889.
JURGENS. Cité par Galliard, *Traité de médecine et de thérapeutique*, article : Intestin.
KLEINSCHMIDT. Ueber Darmsyphilis. *Inaug. Dissert.* Göttingen, 1895.
LEREBOULET. Syphilis de l'intestin. *Académie de médecine*, 9 juillet 1900.
MESCHEDE. Virchow's Archiv., B[d] 3, p. 365. 1866.
MRAZECK. Ueber Enteritis bei Lues hereditaria, *Vierteljahrschrift für Dermatol. und Syphil.*, 1883, p. 209.
ROTH. Hereditäre Syphilis, *Virchow's Archiv*, B[d] 43, p. 296.

PARASITES DE L'INTESTIN

BOAS Casuitischer Beitrag zur Kenntniss des Vorkommens von Trichomonas vaginalis im Darmcanal des Menschen. *Berliner klinische Wochenschrift*, 20 février 1896.
CELLI et FIOCCA. Riforma medica, 1894.
CUNNINGHAM. Quaterly Journal of microscop. Sciences, vol. XXI, 1881.
FROSH. Zur Frage der Reinzüchtung der Amœben. *Centralblatt für Bacteriologie*, 1897.
KARTULIS. Virchow's Archiv, 1885-1889. Centralbatt für Bacteriologie und Parasit., 1887.
LABOULBÈNE. Traité de médecine et de thérapeutique, t. IV, article : *Parasites intestinaux*, Paris.
LAMBL. Aus dem Franz Joseph Kinderspitale in Prag. Theil. I. Prag. 1860.
LOSH. Virchows Archiv, B[d] LXV 1875.
MATHIEU et SOUPAULT. Les amibes de l'intestin : leur valeur sémiologique et pathologique. *Gazette des Hôpitaux* 17 octobre 1896.
VIVALDI. Riforma medica, 1894.

TABLE DES MATIÈRES

PREMIÈRE PARTIE

TECHNIQUE SÉMÉIOLOGIQUE ET SÉMÉIOLOGIE ANALYTIQUE

DEUXIÈME PARTIE

ÉTUDE DES GRANDS COMPLEXUS SYMPTOMATIQUES GASTRO-INTESTINAUX RETENTISSEMENT A DISTANCE DES PHÉNOMÈNES DE LA DYSPEPSIE GASTRO-INTESTINALE

TROISIÈME PARTIE

MALADIES CARACTÉRISÉES PAR DES LÉSIONS DE L'ESTOMAC ET DE L'INTESTIN

ÉVREUX, IMPRIMERIE DE CHARLES HÉRISSEY

ERRATA

Page 68, ligne 64, *lire :* Glénard.
— 92, — 214, *lire :* dans ce cas.
— 123, — 6, *lire :* donner lieu au pyrosis, parvenir...
— 135, — 14, *lire :* viciations, *au lieu de* variations.
— 273, — 34, *lire :* décrire *au lieu de* d'écrire.
— 341, — *lire :* Chapitre IX.
— 380, — 42, *lire :* 800 gr. *au lieu de* 100 gr.
— 446, — 26, *lire :* dans la bouche *au lieu de* dans l'estomac.
— 452, — 14, *lire :* modérateurs *au lieu de* modificateurs.
— 472, — 40, *lire* diminue *au lieu de* détermine.
— 481, — 5, *lire :* traiter *au lieu de* constater.
— 508, — 35, *lire :* que ne déplace.
— 537, — 16, *lire :* il ne faudrait pas s'en tenir.
— 551, — 28, *lire :* développement exagéré dans un organe.
— 560, — 15-19, *lire :* Leudet.
— 583, — 33-34, *lire :* au fond de l'ulcération et son ouverture devient la cause...
— 601, — 14, *lire :* que la nutrition générale puisse...
— 624, — 41, *lire :* les vieux ulcères calleux : supprimer épithéliomateux.
— 655, — 39, *lire :* polyadénome en nappe.
— 691, — 3, *lire :* initial *au lieu de* irritatif.
— 717, — 4, *lire :* deux ans *au lieu de* neuf.
— 739, — 17, *lire :* sérum *au lieu de* germe.
— 749, — 42, *lire :* Escherich au lieu de Escheich.
— 757, — 14, *lire :* dans la partie terminale de l'intestin grêle, elles se...
— 768, — 25, *lire :* Vanverts et Legueu.
— 771, — 10, *lire :* surface *au lieu de* courbure.
— 776, — 27, *lire :* diaphragme.
— 782, — 36, *lire :* longueur *au lieu de* largeur.
— 799, — 13, *lire :* excision *au lieu de* incision.
— 802, — 12, *lire :* l'occlusion *au lieu de* l'orifice.
— 804, — 37, *lire :* lieu *au lieu de* lien.
— 816, — 12, *lire :* donner *au lieu de* donnera.
— 834, — 2, *lire :* un jour, il survient de la fièvre.
— 845, — 16, *lire :* iléo-cæcale au lieu de stomacale.
— 851, — 6, *lire :* viscères voisins.
— 879, — 29, *lire :* n'apparait pas.
— 928, — 12, *lire :* angiomes.

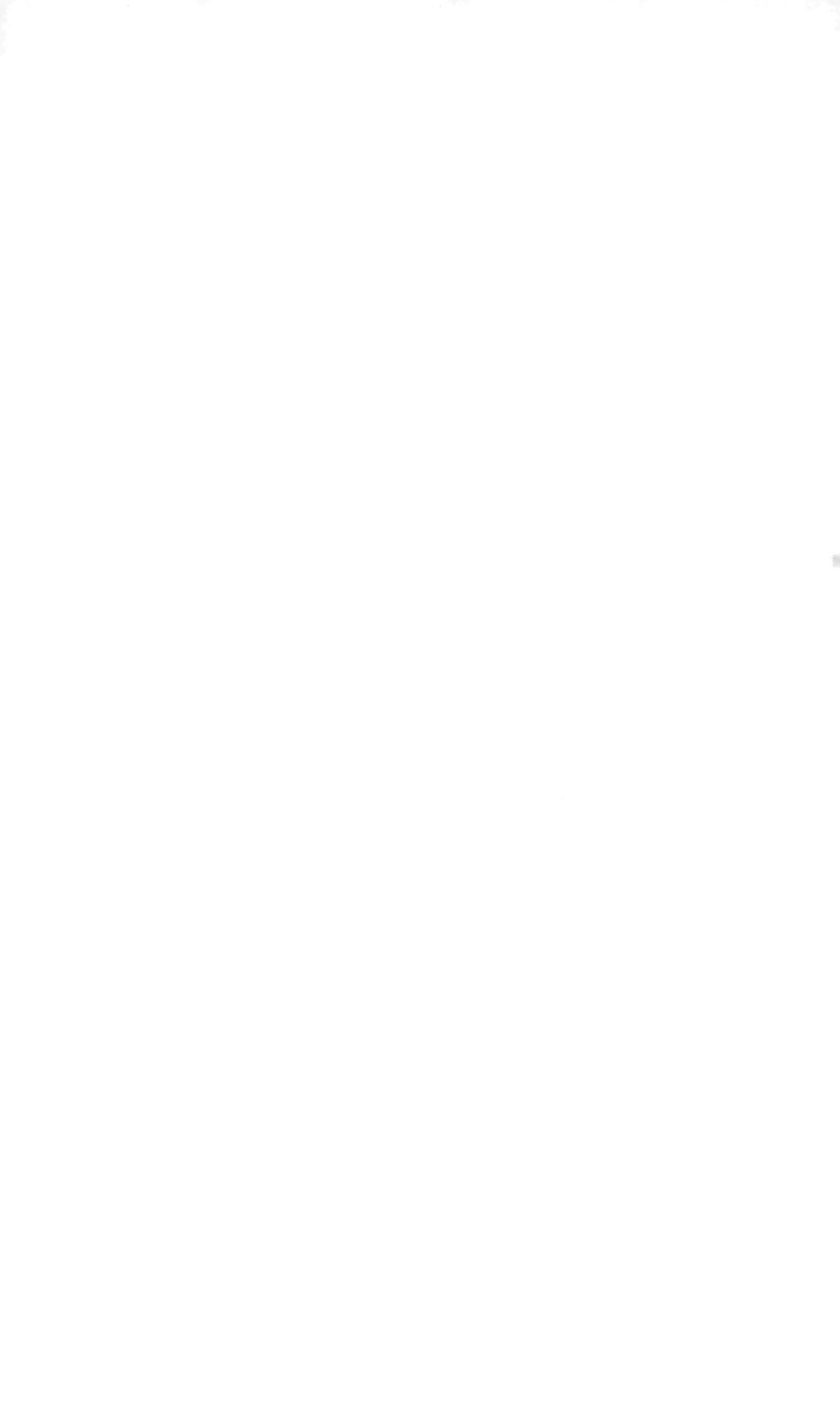

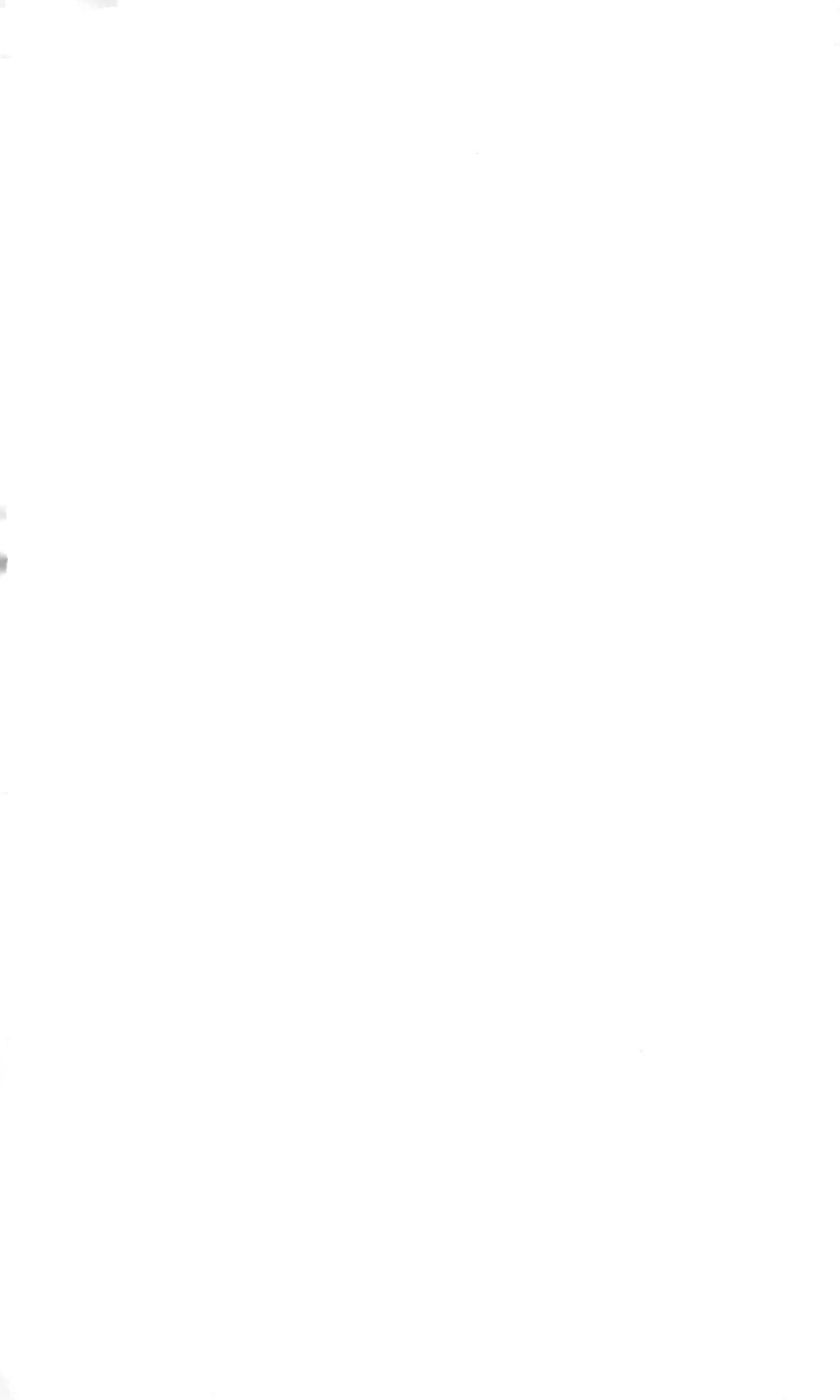

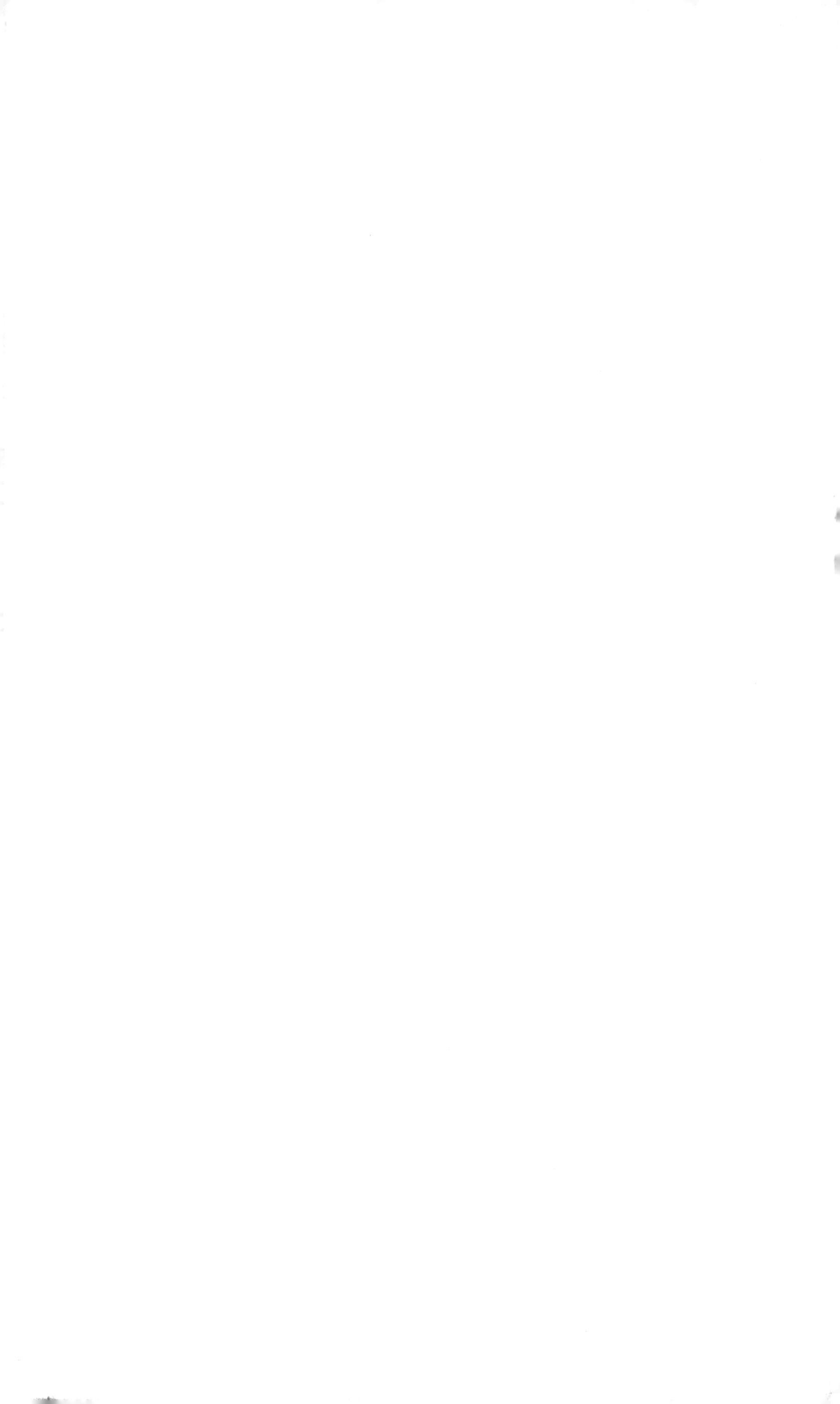